U0804999

中国中医药年鉴（学术卷）（2009卷）

周谷城题

国家中医药管理局　主办

上海中医药大学　承办

《中国中医药年鉴》（学术卷）编辑委员会　编审

上海中医药大学出版社

二〇〇九年·上海

责任编辑 黄 健
技术编辑 徐国民
责任校对 郁 静
封面设计 王 磊
出 版 人 华卫国

图书在版编目(CIP)数据

中国中医药年鉴. 2009卷. 学术卷/《中国中医药年鉴. 学术卷》编辑委员会编. —上海:上海中医药大学出版社. 2010.3

ISBN 978－7－81121－167－2

I. 中… Ⅱ. 中… Ⅲ. 中国医药学－2009－年鉴 Ⅳ. R2－54

中国版本图书馆 CIP 数据核字(2010)第 008749 号

中国中医药年鉴(学术卷)(2009卷)

《中国中医药年鉴》(学术卷)编辑委员会 编审

上海中医药大学出版社出版发行 (http://www.tcmonline.com.cn)
(上海浦东新区蔡伦路1200号 邮政编码 201203)
新华书店上海发行所经销 南京展望文化发展有限公司排版 上海申松立信印刷有限责任公司印刷
开本 889mm×1194mm 印张 30 字数 888 千字
版次 2010年3月第1版 印次 2010年3月第1次印刷

ISBN 978-7-81121-167-2/R.155 定价 190.00元(含光盘)
(本书如有印刷、装订问题,请寄回本社出版科或电话021－51322545联系)

Traditional Chinese Medicine Yearbook of China (Academic Volume) (2009)

Responsible Institution

State Administration of Traditional Chinese Medicine

Sponsor

Shanghai University of Traditional Chinese Medicine

Edited by

Editorial Office of Traditional Chinese Medicine Yearbook of China (Academic Volume)

Shanghai University of Traditional Chinese Medicine Press

2009卷《中国中医药年鉴》(学术卷)编辑委员会

主任委员 王国强

副主任委员 房书亭 吴刚 于文明 李大宁 马建中 谢建群

顾问 王永炎 石学敏 沈自尹 肖培根 陈可冀 陈凯先 胡之璧 强巴赤列

主编 谢建群

常务副主编 刘平 张玉萍 王志勇 华卫国

副主编 张如青 陶建生 蔡贞贞

委员 (以姓氏笔画为序)

于文明 马建中 马绍尧 王华章 王志勇 王克勤 王拥军 王国强
王树荣 王峥涛 王喜军 王道瑞 王新陆 仝小林 尼玛次仁 匡海学
朱锦善 华卫国 刘平 孙光荣 严世芸 严隽陶 李大宁 李孝刚
李洁 吴刚 吴勉华 邸若虹 沈远东 沈施德 张玉萍 张如青
张应文 陈伟 陈红风 陈信义 陈珞珈 范昕建 林端宜 罗颂平
周文泉 周登峰 郑玉玲 房书亭 孟庆云 柳长华 哈木拉提·吾甫尔
俞桂新 袁久林 徐列明 徐志伟 徐皖生 高思华 陶建生 黄龙祥
黄汉儒 黄健 曹洪欣 崔蒙 梁繁荣 蒋健 童瑶 谢建群
蔡贞贞 蔡宝昌 熊大经

资深编委 马贵同 王锦鸿 韦贵康 刘祖贻 孙国杰 严永清 张丽英 张学文
陈汉平 施杞 章臣桂

常务特邀编委 马骥 范永升

特邀编委 (以姓氏笔画为序)

王之虹 王键 吕志平 刘玉泉 刘晖晖 闫希军 池明宇 李大鹏
李宁 吴以岭 何光远 余甘霖 宋柏林 陈建杰 周永学 钟森
郭娇 曹文富 梁健 斯拉甫·艾白 谢海燕

编委办公室 主任 李洁
副主任 邸若虹

《中国中医药年鉴》(学术卷)编辑部

副主任 袁久林

学科编辑 (以姓氏笔画为序)

方东行(肿瘤、骨伤科、推拿、气功、国外中医药)
李洁(特载、专论、针灸、教学研究)
邸若虹(校院长论坛、中医基础理论、科技研究、学术会议、动态消息、中医药专利等)
张玉萍(名医经验、内科、港澳台中医药)
张如青(医史文献)
张应文(传染科、五官科)
袁久林(儿科、外科、方剂研究、养生与保健)
徐敏(护理、中外交流、出版新书目)
黄燕(中药)
鲍健欣(内科)
熊俊(妇科、民族医药)
薛建维(获奖项目、期刊一览表、学术期刊论文分类目录)

前　言

由国家中医药管理局主办、上海中医药大学承办的《中国中医药年鉴》是反映我国中医药事业和学术进展的资料工具书。自1983年卷创刊，已连续编撰出版了26卷。根据国家中医药管理局的决定，自2003年卷起，分行政和学术两卷出版。本书作为其学术卷，主要取材于原《中国中医药年鉴》中的学术进展部分，经栏目调整编纂而成，定名为《中国中医药年鉴》（学术卷），由国家中医药管理局主管、上海中医药大学主办、上海中医药大学出版社出版。

本书收录上一年度全国公开发行的中医药学术期刊和全国性学术会议中发表的优秀论文，经《中国中医药年鉴》（学术卷）编辑部学科编辑筛选论证，列出相关条目，由专业作者编写，学科编辑及主编初审、复审，《中国中医药年鉴》（学术卷）编委会审定后出版。

2009卷《中国中医药年鉴》（学术卷）由文字版（纸质）和光盘版两个部分组成。

文字版设有特载、专论、校院长论坛、学术进展、记事、索引等板块。其中对学术进展的选条，密切追踪各学科重大项目的连续性报道。如基础性研究条目突出反映在中医药理论指导下开展的各项实验研究，侧重理论与实践相结合；临床各科栏目，重点反映中医药对常见病、多发病、疑难疾病的治疗特色和用药经验。中医基础、中药及临床传染科、内科、外科、妇科等栏目引用国家973计划、863计划、国家自然科学基金、国家中医药管理局等资助项目的论文约200余篇。2009卷《中国中医药年鉴》（学术卷）的目录采用中英文对照。

光盘版设有2008年中医药学术期刊论文目录索引、中医药管理、科研获奖项目、出版新书目、广告视听等栏目。其中中医药学术期刊论文目录索引约200万余字，具有多途径的检索功能，为读者查询上一年度的中医文献信息提供便利。

本着“一切有利于中医事业发展”和“一切便利读者”的宗旨，我们会尽力将反映中医药事业前进足迹的《中国中医药年鉴》（学术卷）编纂和出版工作做得更好，以期成为中医药工作者的挚友。

编　者

2009年7月

Preface

Traditional Chinese Medicine Yearbook of China, sponsored by the State Administration of Traditional Chinese Medicine (SATCM), and compiled by the Shanghai University of Traditional Chinese Medicine (SUTCM), is the reference reflecting the academic advance of traditional Chinese medicine. Twenty-six volumes have been consecutively published since its first publication in 1983. It has been published in two volumes annually since 2003, administration volume and academic volume. The content of the academic volume is adapted from the academic progress part in the former yearbook after adjusting some columns. Traditional Chinese Medicine Yearbook of China (academic volume), is sponsored by SATCM, compiled by SUTCM, and published by Shanghai University of Traditional Chinese Medicine Press.

Editors initially select articles published in TCM journals and presented in TCM congresses in the previous year and list relevant items. Professional authors detail each item. The Yearbook is finally published after proofreading by editors and editor-in-chief. Traditional Chinese Medicine Yearbook of China 2009 (academic volume) consists of paper version and CD-ROM.

The paper version includes special coverage and papers, university president forum, academic progress, news and events, and index. The academic progress focuses on and follows up key projects. The contents of theoretical researches largely reflect the experimental studies and their application in clinic practice in accordance with the TCM theories. The contents of clinic specialties emphasize the specific therapies and prescription experience in common difficult diseases. There are about 200 articles from the projects sponsored by "National 973 Plan", "National 863 Plan", National Natural Science Foundation of China, and SATCM being incited in the categories of Basic Theories of TCM, Chinese Materia Medica, Infectious Diseases, Internal Medicine, Surgery, and Gynecology. The catalog of the Yearbook is written in both Chinese and English.

The CD-ROM includes catalog indexes of articles from TCM journals 2008, TCM management, awarded research projects, newly published book list, etc. The catalog indexes of TCM articles contain 2,000,000 characters with multi-way retrieval function, providing easy access for readers to find the useful TCM literature of 2008.

For the benefit of the progress of TCM career and the readers, we will try our best in compiling and publishing Traditional Chinese Medicine Yearbook of China (academic volume) in order to reflect the advance of TCM. We hope that the Yearbook would be the friend of the readers.

Editor

2009. 7

目　录

特载

专论

校院长论坛

学术进展

记　事

索　引

附：2009 卷《中国中医药年鉴》(学术卷)光盘目录

一、2008 年新订中医药规范、原则、标准

关于加强中药注射剂生产和临床使用管理的通知　卫医政发[2008]71 号　附件：中药注射剂临床使用基本原则

关于开展中药注射剂安全性评价工作的通知　国食药监办[2009]28 号　附件：中药注射剂安全性评价工作方案

关于提前终止有关中药品种保护的通知　附件：提前终止有关中药企业品种保护的品种名单

关于印发中药工艺相关问题的处理原则等 5 个药品审评技术标准的通知　国食药监注[2008]287 号　附件：1. 中药工艺相关问题的处理原则　2. 含毒药材及其他安全性问题中药品种的处理原则　3. 中药改剂型品种剂型选择合理性的技术要求　4. 中药外用制剂相关问题的处理原则　5. 中药质量控制研究相关问题的处理原则

关于恢复江西天施康中药股份有限公司复方蒲公英注射液(2 ml)肌内注射使用的通知　国食药监安[2008]290 号

关于恢复西安黄河制药有限公司鱼金注射液(2 ml)肌内注射使用的通知　国食药监安[2008]291 号

Contents

Events

Index

特　　载

在新的历史起点上推进中医药事业加速发展

国务院副总理　吴　仪

非常高兴出席今天的会议，这是我第三次出席全国中医药工作会议。下面，我讲三点意见。

一、充分肯定五年来我国中医药事业发展的成绩

五年来，在党中央、国务院的高度重视和正确领导下，在各地区、各有关部门积极支持和密切配合下，全国中医药行业团结一致，中医药工作取得了可喜的成绩。主要表现在以下几个方面：

——中医药继承与创新继续推进。在切实做好继承工作的基础上，积极运用现代科学技术，不断挖掘中医药理论和技术的科学内涵。一方面，加强规范性研究，制定了一批国家标准和行业标准，挖掘和整理了一批中医药和民族医药文献。一方面，以临床实践为中心，加强了与临床紧密相关的重大问题的研究，加大了中医药适宜技术的开发和推广力度。同时，依托多层次、多学科、多部门的参与，中医药科学研究不断取得新的成果。

——中医药服务体系进一步完善。全国已有3 072所中医医院，床位数达33.3万张，综合医院大多设有中医药科室，72%的乡镇卫生院、92%的社区卫生服务中心和54.7%的社区卫生服务站能为群众提供中医药服务，以中医医院为主体，以社区、农村卫生机构为基础的多层次、多形式中医药服务体系基本形成。实施"名医、名科、名院"战略，加强了重点中医医院和中医专科建设，农村中医工作先进县、中医药特色社区卫生服务示范区建设效果明显，中医药"简、便、验、廉"的优势在发展社区卫生服务和新农合制度建设中发挥了重要作用，中医药服务的可及性不断提高，已惠及越来越多的城乡居民。

——中医药人才队伍素质不断提高。基本形成了包括院校教育、师承教育、继续教育的中医药教育体系，初步建立了社区、农村基层中医药实用型人才的培养机制，中医药人才队伍结构逐渐适应中医药事业发展的需要，整体素质不断提高。通过开展名老中医药专家学术思想和经验继承、优秀中医临床人才研修项目等工作，培养、造就了一批优秀中医临床人才和中药技术人才。同时，也涌现出一批深入基层、心系百姓、服务群众的先进典型。

——中医药防病治病能力不断增强。中医药在防治常见病、多发病等方面发挥独特优势的同时，在重大疑难疾病和新发传染病防治方面也发挥了重要作用。特别是在2003年防治"非典"中，中医药在提高疗效、减少并发症方面取得良好效果，得到了世界卫生组织的积极评价与肯定。有关试点表明，中医药在治疗艾滋病方面，可以明显改善症状，提高患者生活水平，显示出良好的发展前景。我以为，你们充分发挥中医"治未病"的特色优势，积极探索构建"治未病"预防保健服务体系，具有重要意义。

——中药产业不断壮大。全国中药企业已近1 500家，中成药已有9 000多个品种、40多种剂型，产业经济规模已突破千亿元，总产值占医药工业总产值的26%，中药产品年出口总额已超过10亿美元。在一些地区，中药产业已成为新的经济增长点，中药材种植已成为农民增收的一个重要来源。

——中医药文化建设开创了新的局面。中医药的文化价值越来越受到重视，中医医院文化建设工作稳步推进，中医药文化宣传教育基地建设得到加强。通过深入开展"中医中药中国行"大型科普宣传活动，中医药科学知识得到普及，中医药文化得到弘扬，中医药更加贴近广大百姓。

——中医药国际影响日益扩大。中医药国际交流与合作的层次进一步提升，范围进一步扩大，目前已有130多个国家和地区有中医医疗机构。据不完全统计，在国外的中医医疗机构已达8万多家，针灸师20多万人，每年有30%的当地人和

70%以上的华人接受中医药服务,国际市场对中药产品的需求日趋加大。青蒿素等中药走出国门,为增进世界人民健康发挥了积极作用。

五年来,中医药工作在取得可喜成绩的同时,也积累了一些经验。一是坚持以人为本,把满足人民群众对中医药服务的需求、不断提高人民健康水平作为中医药工作的出发点和落脚点,努力完善中医医疗和预防保健服务体系建设,着力提高人才队伍整体素质,提高服务质量和水平。二是坚持中西医并重,把中医药与西医药摆在同等重要的位置,为中医药事业发展创造良好条件。三是坚持继承与创新的辩证统一,把保持和发扬中医药特色优势作为中医药工作的着力点,学习借鉴西医药和其他民族医药发展的经验和成果,不断丰富和发展中医药。四是坚持统筹兼顾,努力促进中医药发展与经济社会发展相适应,与卫生事业发展相协调。这些基本经验应该长期坚持下去。

中医药工作取得的成绩和积累的经验,是党中央、国务院正确领导的结果,是地方各级党委、政府和各有关部门大力支持的结果,是社会各界和人民群众关心参与的结果,更是广大中医药工作者团结奋斗的结果。我代表国务院,也以我个人的名义,向同志们并通过你们向广大中医药工作者和支持中医药工作的各有关方面,表示崇高的敬意和真诚的感谢!

二、进一步发挥中医药在维护人民健康、促进经济社会发展中的作用

五年来,我和广大中医药工作者共同度过了一段难忘的岁月。在这期间,我更多地接触了名老中医药专家和普通的中医药工作者,看到了中医药在农村、社区卫生服务中发挥的突出作用,感受到国际社会对中医药日益广泛的关注和认同,体会到中医药的博大与精深。非常肯定地说,我对中医药的发展充满信心。

中医药作为中华民族的伟大创造,是对人类健康和世界文明的伟大贡献。中医药是我国人民长期与疾病作斗争的实践经验总结,使世世代代的中国人民深受其益,为中华民族的繁衍昌盛做出了不可磨灭的贡献。同时,中医药也对世界文明产生了积极的影响,在世界传统医药领域独树一帜。这是祖先留给我们的一份宝贵财富,我们一定要倍加珍惜,并努力将其发扬光大。

中医药作为独具特色的卫生资源,是我国医药卫生事业的重要组成部分。中医药与西医药优势互补,相互促进,共同维护和增进人民健康,已成为中国特色医药卫生事业的显著特征和巨大优势。面对社会主义初级阶段的基本国情,要建立基本医疗卫生制度,解决十几亿人的医疗卫生保健问题,实现“人人享有基本医疗卫生服务”的目标,必须充分利用中医药这一宝贵的卫生资源,并使其特色优势得到充分发挥。

中医药作为我国原创的医药科学,具有极大的自主创新潜力。不断提高自主创新能力,切实把中医药的资源优势转化为产业优势和经济优势,将进一步提升我国医药产业水平,带动相关产业发展,形成新的经济增长点。进一步推动中医药自主创新,对于加快建设创新型国家具有重要作用。

中医药作为中华优秀传统文化的瑰宝,是我国文化软实力的重要体现。当今时代,文化越来越成为民族凝聚力和创造力的重要源泉,越来越成为综合国力竞争的重要因素。中医药凝聚着中华民族的智慧,蕴涵着丰富的人文科学和哲学思想,充分发挥其文化价值,对于增强民族凝聚力,繁荣社会主义文化,提高我国际影响力具有深远意义。

当前,人类生存环境发生了重大变化,健康观念和医学模式也在深刻转变,总的趋势是更加注重预防、自我保健和生态环境改善,更加注重综合治疗和个体化治疗,从以疾病为中心向以病人为中心发展。这正与中医药学“上工治未病”、强调人与自然和谐等理念相吻合,与中医药学的整体观、辨证施治的本质特征相一致,中医药的科学与文化价值日益彰显并越来越得到广泛认同。中医药发展前景广阔,潜力巨大,大有可为。

三、在新的历史起点上推进中医药事业加速发展

党的十七大把“人人享有基本医疗卫生服务”作为全面建设小康社会的重要奋斗目标之一,明确了今后一个时期卫生事业改革发展的主要任务,强调要坚持中西医并重,扶持中医药和民族医药事业发展。深化医药卫生体制改革也将进一步启动。这为中医药的加速发展带来了新的机遇。在新的历史起点上,面对新形势、新任务、新要求,我们必须全面贯彻党的十七大精神,深入贯彻落实科学发展观，抓住机遇，奋发图强，努力开创中医药事业发展的新局面。

第一，进一步推进中医药继承与创新，充分保持和发挥中医药特色优势。要大力加强古典医籍文献、历代医家医案、传统制药技术经验等系统研究，深入总结中医药学发展历史上重大学术创新的规律。有计划地对民族、民间医药传统知识和技术进行系统挖掘整理研究。切实做好名老中医药专家学术思想、临证经验和技术专长的继承工作。要以临床实践为核心，以重大、疑难、传染性疾病以及中医药具有优势的病种为突破口，充分利用现代科学技术成果，着力加强中医药基础理论、临床诊疗技术的深入研究和药物研制，努力提高临床疗效，丰富和发展中医药的理论与实践。

第二，进一步加强中医医疗和预防保健服务体系建设，不断提高中医药服务的可及性。要切实加强中医医疗机构内涵建设，以农村、社区中医药工作为重点，进一步实施"三名三进"工程，努力培育中医名院、名科、名医，推动中医药进农村、进社区、进家庭，不断完善覆盖城乡的中医医疗服务体系。要充分发挥中医药"治未病"的优势，努力构建和完善"治未病"预防保健服务体系，不断满足人民群众不同层次的中医药保健服务需求。

第三，进一步提升中医药人才队伍整体素质，不断提高中医药服务能力和水平。要遵循中医药人才成长规律，完善人才培养和使用机制，营造有利于中医药人才脱颖而出的环境。一是切实改进中医药院校教育，完善中医药师承教育制度，建立健全中医药继续教育网络。二是着力加强中医药学科带头人和技术骨干的培养，努力造就新一代中医药领军人才和一大批优秀中青年名中医。三是加大城乡基层中医药业务骨干和实用型人才的培养培训力度，为夯实农村、社区中医药服务基础提供人才支持。四是注重中医药管理型人才和技能型人才的培养。同时，要切实加强中医药行业作风建设，弘扬"大医精诚"的良好道德风尚，倡导开放包容、相互学习、共同提高，努力营造内部团结、外部和谐的良好氛围。

第四，进一步推进中药现代化，着力提高中药产业水平。要加强中药产业发展的统筹规划，加快建设现代中药技术体系和产业体系。一方面，促进中药企业资源、人才、技术有机结合，建设我国现代中药产业制造基地、物流基地、中药产品出口基地，着力打造中药制造"名厂"和中药经营"名店"，培育中药品牌"名药"。一方面，切实加强对中药资源的有效保护、研究开发和合理利用，促进中药资源的可持续发展。同时，按照中药的特点和自身规律，切实改进中药注册管理和医疗机构中药制剂管理，健全中药标准规范体系，保证中药材、中药饮片和中药制剂产品质量。

第五，进一步加强中医药文化建设，切实巩固和扩大中医药的社会基础。坚持把中医药文化建设与中医药事业发展紧密结合起来，使之相互促进，相得益彰。要大力推进中医药机构文化建设，加强中医药文物、古迹的保护利用，建设中医药文化宣传教育基地，做好中医药非物质文化遗产的保护与传承。要积极开发利用中医药文化资源，创作一批宣传中医药的文化产品，打造中医药文化精品，继续深入开展"中医中药中国行"活动，建立和完善中医药科普宣传长效机制，让更多的人了解中医药，感受中医药，使用中医药，形成全社会关心支持中医药发展的良好氛围。要继续加强对外交流与合作，推动中医药更广泛地走向世界。国家中医药管理局要有重点地在国外选点布局开办中医医疗机构，并派出优秀的中医人才开展服务，充分展示中医药的特色优势，树立良好形象。

这里，我想再强调一点，中医药事业的发展任重道远，需要广大中医药工作者解放思想、改革创新、团结奋斗，需要各级政府的高度重视和全社会的大力支持。各地区、各有关部门要从全局和战略的高度，继续关心和支持中医药事业的发展，协同配合，为中医药事业发展创造良好条件，提供有力保障。要充分发挥中医药工作协调机制的作用，深入研究制定扶持中医药事业发展的政策措施，推进中医药事业的全面协调可持续发展。

我国中医药事业正处于一个新的历史起点，全面建设小康社会的伟大历史进程为中医药事业发展带来了新的机遇，也提出了新的要求。希望全国广大中医药工作者深入学习贯彻党的十七大精神，抓住机遇，振奋精神，坚定信心，扎实工作，全面推进中医药事业又好又快发展，为维护和增进人民群众健康、促进社会和谐作出新的贡献！

（注：本文是吴仪同志 2008 年 1 月 24 日在全国中医药工作会议上的讲话）

转载于中国政府网 www.gov.cn
2008 年 01 月 14 日
来源：国务院办公厅

专　　论

打破中西医的壁垒

卫生部部长　陈　竺

打破中西医之间的壁垒，是东西方两种认知力量的汇聚，是现代医学向更高境界提升和发展的一种必然趋势。

中西医两种认知方法的不同，就像孔子遇到的一个难题：两个小孩争论距离的远近，一个小孩认为太阳刚出来的时候离得近，中午时离得远。因为日出时大得像车盖，到了中午就只有盘子那么大了。远的东西看起来小，而近的东西看起来大。另一个反对说，太阳刚升起时远些，中午时才近些。因为太阳刚升起时凉，到中午就烤得人热烘烘的。

其实，一个是依据分析测定，另一个则来自直觉和感受，两者代表了人类两种基本的认知方法。"东方文化中占主流的认知方法一直是经验和直觉，从整体上来认识和处理包括疾病和生命等复杂事物和问题，而不先把它们分割成一个个单元来认识"；而西方则主要是沿着"实证加推理"发展其认知方法。西医看到的是清晰的局部，而中医看到的是模糊的整体；类似传统的中国水墨画和古典的西洋静物油画。前者勾勒出一个轮廓，模糊而写意；后者描绘出许多细节，精确而写实。

但事实上，中医的基本概念与现代生命科学有很多相似之处：中医强调"阴阳平衡"，与现代系统生物学有异曲同工之妙；中医强调"天人合一"，与现代西方科学讲的健康环境因素十分相似；中医强调"辨证施治"，类似于西方医学通过药物遗传学为每一个病人找到最适合的药；中医的复方理论，实际上就是现在的西方治疗学越来越强调的各种疗法的综合使用。

医学研究应首先从人这个复杂的生物系统本身开始，在捕捉和了解其整体特性和规律的前提下着手进入微观领域。也就是说应该采用从整体到局部的研究策略，先有整体，尽管开始时很模糊，但在明确人体的系统运行功能和状态的基础上，逐步向局部直至最小单元进行科学的还原分析，最终使之自上而下地逐层清晰化。

沿着这个思维，传统中药大都采用含有几十种甚至几百种化合物的多味药材组成的方剂进行治疗，这样的复杂药物体系给现代药理评价带来极大的挑战，也是中医药被认为"说不清、道不明"的一个主要原因；如果将这许多组分的方剂视作为一个整体、一个单一组分的治疗药物，先研究其在人体内的整体生物效应，明确疗效后再去看局部，或许就简单得多或者更有方向了。

现代医学在专业化还原的策略下分工越来越细，致使整个医疗系统和疾病治疗的实施过程逐渐趋于"破碎化"。但是几乎所有复杂性疾病都受到多基因和环境的影响，同一种疾病的不同亚型以及不同疾病之间在发生和发展过程中的共性特征，在"破碎化"的诊疗体系下会被丢失，使我们失去不少用简单方法进行治疗或早期干预的机会。

中医首先看的是"人"，一个缺乏明确物质基础而相对"模糊"的整体，然后通过疾病相关临床表型特征再寻根溯源，逐层推断其病因病机。但是中医在很长的一段时间似乎一直停留在经验和哲学思辨的层面，没能"自上而下"地走下去，这导致长期以来中医理论无法用现代语言予以描述、中医与西方医学无法互通互融的格局。因此，中医要与时俱进，不断完善。中医的整体观、辨证施治、治未病等核心思想如能得以进一步诠释和光大，将有望对新世纪的医学模式的转变以及医疗政策、医药工业，甚至整个经济领域的改革和创新带来深远的影响。

转载于第 21929 期《人民日报》
2008 年 7 月 24 日第 14 版

统一思想　明确任务
为实现中医临床研究基地建设目标而努力奋斗
——在中医临床研究基地建设工作会议上的讲话

卫生部副部长、国家中医药管理局局长　王国强

同志们：

首先，我代表国家发改委和国家中医药管理局对大家在岁末年初工作繁忙之际来到北京出席会议表示诚挚的欢迎和感谢！对确定为国家中医临床研究基地的各建设单位表示热烈的祝贺！

为了更好地落实基地建设的目标和要求，今天，国家发展改革委员会和国家中医药管理局共同召开国家中医临床研究基地建设工作会议。会议的主要任务是，统一思想，提高认识，明确任务，加强领导，正式启动并全面部署中医临床研究基地建设工作，动员各基地建设单位为实现中医临床研究基地建设目标而努力奋斗。一会儿，东生司长还将代表国家发改委作重要讲话。下面，我先代表国家中医药管理局讲三点意见。

一、把基地建设作为推动中医药事业发展的一件大事来抓，必须统一思想，提高认识

2008年12月11日，按照中医临床研究基地遴选程序，经过初审、复审、终审以及公示，国家发展改革委员会、国家中医药管理局共同确定了16家国家中医临床研究基地建设单位，并予公告，从而正式拉开了中医临床研究基地建设的帷幕。

基地建设项目是一个创新型项目，组织实施基地建设项目在中医药行业具有里程碑式的意义。其首先被纳入国家"十一五"总体发展规划，列入国家中医药管理局"十一五"规划，最终由国家编制专项规划并给予大力支持，开创了中央大力扶持中医药事业发展的一个先例，是迄今为止中央投入最大的中医专项，实属来之不易。中医药事业经过新中国成立以来，尤其是改革开放30年来的发展，推进了中医药的继承与创新。但是，从整体上看，多年来中医基础理论没有重大突破，中医药学术发展相对缓慢，中医药防病治病能力没有显著提高，许多中医药独特临床诊疗技术、方法和手段没能得到很好地运用、丰富和发展。造成这些问题的原因是多方面的，但体现在中医临床科研工作中，一是研究与临床脱节、研究投入不足、研究过程不规范、研究优势不集中，标准化、信息化程度低，低水平重复投入，效率低下等；二是在研究体系上，中医临床研究有不少仍以实验室研究为主体，尚未形成一个稳定的、专业知识结构和梯队合理的专业化研究团队，中医临床研究一定程度上由研究者个人兴趣所推动，有利于临床问题解决的良性运行机制仍未形成；三是在思路与方法上，主要采用"病证"结合的方式，以西医的病来对应中医的证，参照西医疾病标准进行诊治成为当前中医临床的主要研究思路，体现中医诊疗特点的研究比较少。因此，加大投入，开展中医临床研究基地建设，创新中医临床科研模式，实现中医临床和科研的有机结合，构建起符合中医药特点的创新体系，成为振兴和发展中医药事业的必然选择。从2004年9月到2007年10月，经过三年多反复研究和论证，国家原则上同意了开展中医临床研究基地的建设方案。之后又一年有余，经过精心组织和严格的遴选评审工作，终于日前由国家发改委和我局共同确定了中医临床研究基地建设单位。

开展中医临床研究基地建设意义重大：

一是贯彻落实科学发展观和党中央、国务院对中医药工作指示的需要。党的十七大报告明确提出了坚持中西医并重，扶持中医药和民族医药事业发展的方针和要求。今年的政府工作报告指出，要制定和实施扶持中医药和民族医药事业发展的措施。党的十七届三中全会通过的《决定》指出，要积极发展中医药和民族医药服务。要使中医药更好地服务人民，必须加强中医药的继承与创新，发挥特色与优势，必须让群众享受到安全、有效、方便、价廉的中医药服务。

二是中医药学自身发展的需要。中医药学来源于临床，又服务于临床，临床是中医药研究的基础。只有遵循中医药学自身的发展规律，加强临床研究，并以临床研究带动中医药基础研究、中药开发研究，才能实现中医药学术的整体提高和全面发展。

三是继承和发展中医药事业的需要。中医药事业的发展，关键在提高临床疗效。建设中医临床研究基地，有助于解决科研和临床脱节的问题，不断提高中医临床研究专业化水平，不断提高临床疗效，发挥中医药在治疗疑难病和重大疾病防治方面的优势，为维护人类健康作出贡献。中药产业现代化的进程，中药的开发和应用研究，则更离不开中医临床研究和提高临床疗效。

四是建设高水平现代化综合性中医医院的需要。近年来，在一些综合实力较强的医院发展过程中，出现了医疗与科研相互促进的“双赢”局面，提升了医院的整体实力。但是，随着越来越多的临床科研任务和中药新药临床试验的开展，这些医院原有的以医疗为主体的运作模式难以适应这种新的要求。通过开展中医临床研究基地建设，形成临床和科研在中医医院协调发展的新的模式和运行机制，必将促进这些中医院发展成为更高水平的现代化综合性中医院。

五是促进中医药更好地走向世界的需要。尽管目前中医药在国际上得到了迅速的发展，但由于缺乏科学可靠的临床研究证据，影响了中医药进一步走向世界。中医临床研究基地的建立，既可作为中医药对外交流的窗口单位，又可以凭借其综合实力，利用自身的临床优势并借鉴现代科学的理论和方法来开展中医临床研究，使研究的结果得到世界医学界的认可，促进中医药更好地走向世界。

中医临床研究基地建设项目的设立和顺利实施，离不开方方面面的大力支持和通力协作。卫生部、国家发改委认真贯彻落实党中央、国务院对中医药工作的指示精神，把坚持中西医并重、扶持中医药事业发展作为贯彻落实科学发展观的重要举措，从国家医疗卫生事业和中医药事业发展的大局出发，在深入调查研究、广泛听取意见、充分分析论证的基础上，大力支持和开展这个创新型项目。陈竺部长、高强书记非常关心基地建设项目，多次听取汇报并作出重要批示，国家发改委的领导和同志们，尤其是社会发展司的同志们，对中医药事业发展高度重视，大力支持，为这个项目付出了艰辛的努力，倾注了大量心血。让我们以热烈的掌声向卫生部、国家发改委表示衷心的感谢并致以崇高的敬意。各省、自治区、直辖市政府及发改委、卫生厅、中医药局等有关部门大力支持各地申报基地建设项目，在人、财、物以及政策等方面都给予应有扶持，提供方便，确保了基地遴选评审工作的顺利进行。全国31个基地申报单位根据国家有关要求，努力争取省级人民政府支持，创造条件，创新模式，以最好的条件积极参与申报工作。基地遴选评审工作得到了全国130余人次知名中医药专家的参与，没有他们的热心参与和所做的公平、公正的评审工作，就不可能遴选出代表行业水平、符合国家中医药发展战略要求的基地建设单位。借此机会，我谨代表国家中医药管理局向所有关心和支持中医临床基地建设的有关部门、单位和专家们、同志们，表示衷心的感谢。

二、落实基地建设的目标、原则和主要任务，必须准确把握、整体推进

(一)中医临床研究基地建设的目标

基地建设的总体目标是：通过国家和地方的共同投入和强化管理，进一步改善条件，深化改革，创新机制，建成分布合理、具有较强辐射带动作用的国家中医临床研究基地，逐步建立起符合中医药发展规律的临床科技创新体制，在中医药理论研究、重大疾病防治和健康维护等研究方面取得突破性进展，全面提高中医药防病治病能力和自主创新能力，促进中医药事业发展。

每个基地建设单位通过开展中医临床研究基地建设，应成为基础设施完备、功能结构合理、设备配套先进、人员队伍精良、研究方向明确、科技优势领先、中医特色突出、临床疗效显著、模式机制创新，具有很强中医临床研究与创新能力、成果转化能力及技术辐射能力，在国家中医药服务和科技创新体系中发挥龙头作用的临床科研中心和现代化中医医院；能够承担起重大、疑难疾病的中医、中西医结合防治研究，中医临床研究重大项目的设计、组织、实施和质量控制，中医临床诊疗技术和方法的筛选、评价、规范和标准研究推广，中药新药临床研究与开发，优秀中医临床人才和高层次中医临床科研人才的培训，中医临床信息的采集、整理和分析，中医药对外交流与合作的窗口等任务。

每个基地建设单位通过开展中医临床研究基地建设,应取得以下成果:① 有1～2个以上重大、疑难、常见多发疾病的中医药诊疗达到国内或国际领先水平,形成可推广的临床诊疗规范,制订出中医药疗效评价标准;② 围绕所研究的疾病,研制出若干疗效确切的特色制剂和中药新药,整理并推广一批具有中医特色优势的安全、有效的临床诊疗技术,并力争在中医药理论研究方面取得新的进展;③ 培养一支专业化、高水平的中医临床研究队伍;④ 探索总结符合中医药发展规律和特点的临床科研新模式。

(二)基地建设原则

1. 统筹规划,分级负责

中央制定基地建设总体规划,明确指导原则、建设单位、支持范围和重点,安排补助投资,依据有关规定对基地建设进行审核和督导检查。省级人民政府根据中央部署和要求,制定具体项目建设计划,加强审批和管理,落实建设资金和政策措施,确保基地建设单位按期保质完成建设任务,实现建设目标。

2. 完善功能,满足需求

紧紧围绕基地建设目标和功能定位,充分考虑中医临床科研的特殊要求,加强能力建设、内设机构设置、设备配置,不断提高中医药防治疾病能力和科技创新能力。

3. 突出重点,保持特色

以增强中医药临床科研能力和提高临床疗效为重点,围绕中医药防治疾病的重点领域进行建设。根据各自基础和优势方向,整合集中资源,进行重点建设。突出中医药的特点,尊重中医药的规律,开展重点学科、重点专科(专病)和科研队伍建设,加强重点病种研究,提高学术发展能力。

4. 创新机制,发挥优势

在加强基础设施建设的同时,深化管理体制和运行机制的改革,探索建立适合于中医药特点和中医临床需求的科研组织模式和运行机制,不断彰显中医药的优势,扩大中医药的国内外影响,为人们提供更加满意的中医药服务。基地建设要与研究任务落实、人才培养及运行经费持续投入等工作共同推进,保证取得实效。

(三)基地建设的主要任务

1. 全面开展中医临床研究工作

每个基地建设单位要紧紧围绕本单位申报时提出的重点病种开展基地临床研究工作。要在中医理论指导下,运用中医(包括中西医结合、民族医)技法和方药对重点病种进行有效的预防和临床诊治,紧密结合疾病防治的实际需求开展科研。要运用中医药理论对重点病种的机理、临床诊断、治疗、药物、疗效评价进行研究,取得原创性成果,优化综合方案、制定诊疗规范、总结诊疗技术、开发有效药物、研制诊疗设备等,使其诊治水平达到国内或国际领先水平,促进临床研究成果的推广应用,促进中医药科技与临床实践和产业的紧密结合。对重点病种的研究,不仅仅是建设单位的任务,而且要举全省、全国之力,集全省、全国同行业、同病种临床科研人员的力量,共同研究,形成中医临床研究网络,建设单位要充分发挥好组织牵头作用。

加强传统诊疗技术继承研究。围绕基地的重点方向和领域,在全国范围内收集、整理和研究相关传统诊疗技术。基地建设单位对确有疗效且成本低廉的传统诊疗技术,要积极引进、普及使用。在临床延续应用的同时,开展规范评价,并大力推广,形成鲜明的中医药临床特色和优势。要采取先进可行的措施,认真做好名中医的学术思想、临证经验的继承,总结和推广。

2. 完善科技平台,创新管理机制

基地建设单位要依据基础设施建设和管理创新整合全院资源,围绕本单位的临床研究基础和优势,形成高水平、开放的临床研究平台、临床数据资源共享平台和成果转化推广平台,发挥基地建设的带动作用,提高中医药临床科研的整体水平。

建立良好的可持续发展的临床研究机制,是关系到基地建设能否可持续发展的问题,也是建设能否取得实效的核心问题。要以省(区、市)为单位,围绕基地建设探索中医临床科研的组织管理模式和机制,完善激励机制,保证长期、稳定的研究队伍,落实科研人员编制、经费投入,建立有利于临床科研的药品政策、医保政策,建立反映科研工作实绩的综合考评制度,促进科技资源共享,吸引各学科人才参与中医临床研究,形成开放、流动、竞争、协作的运行机制和高层次、高水平、大课题、大协作的临床研究局面。基地建设单位要主动地逐步建立起“医研互动”,医研协同发展的良好运行机制,并形成“医研双赢”的全新工作局面。

3. 建设高素质的中医临床研究专业队伍

每个基地建设单位要开展全员科研培训,提

高全员的科技素质,营造良好的临床研究氛围。要通过承担课题研究,培养建设一支知识、专业结构、人才梯队合理的高水平中医临床科研专业队伍,在临床研究重大项目的顶层设计、质量控制、疗效评价等方面达到较高水平。引进和培养一批掌握中医规律、熟悉现代科研方法、能够领衔组织重大中医临床研究项目的学科和学术带头人,形成中医临床科研的精英队伍。

4. 进行科研、临床教学和医疗业务用房的改扩建

业务用房主要围绕临床研究基地需要,包括科研用房、科研辅助用房和临床教学用房以及医疗业务用房等。科研用房主要包括研究型门诊、名中医工作室、临床研究室、临床科研实验室、研究型病房、中医特色诊疗技术研究室、相关医技科室、制剂室等。科研用房、科研辅助用房和临床教学用房要满足开展和支撑中医临床研究的需要,面积原则上控制在12 000平方米以内,其中医疗业务用房原则上控制在8.5平方米/床。

5. 配置临床科研、教学和基本医疗仪器设备

基地配置仪器设备主要是诊断和用于科研需求的仪器和设备,与基地重点研究方向配套,基本满足临床研究方向所需的疾病诊断治疗的技术要求。基地在重点更新和完善临床科研、教学和基本医疗仪器设备的基础上,按照填平补齐的原则,根据研究方向和人才培养的需求购置相应的专用设备。临床科研设备主要包括专用科研设备、中医特色诊疗设备、临床研究信息共享与开发系统等。

在这里我要特别强调一点,要处理好基地与医院的关系。医院是基地建设单位,但基地不等于是医院。基地是国家和省共同建设的项目,由医院具体负责建设,是一个相对独立的临床科研机构。它与医院有密切联系、相互依存、相互促进。为了使临床研究基地与医院紧密结合,为基地研究提供临床科研条件和基础,也为基地发展创造源源不断的重点学科、重点专科专病临床与科研成果,我们要求各基地建设单位必须按照申报基地时的要求,加强医院的重点学科和重点专科(专病)建设。每个基地建设单位应重点建设3个以上国家(局)级中医重点学科,每个国家(局)级重点学科病床应达到50张以上,床位使用率达到93%以上。重点学科建设点应设立临床研究室和实验室,要有3～5个稳定的研究方向。依据重点学科建设的需求,根据学科不同,配置相应的科研条件及设备。重点学科人才培养包括开展学科带头人、后备学科带头人、临床科研骨干的培训,以及本学科师资培训、接收本学科人员进修、承办本学科继续教育任务、开展本学科临床诊疗技术培训和成果推广等。重点学科建设要有相应的支撑条件作保障,包括本学科研究所需的图书、期刊、资料、网络设备、示教室及示教音像设备。

每个基地建设单位应重点建设6个以上中医重点专科(专病)。每个重点专科(专病)病床不少于40张,床位使用率达到93%以上。重点专科(专病)依据建设需求配置专用设备和专科(专病)实验室设备。应保持稳定的研究和发展方向,针对本科至少3个主要病种开展诊疗规范研究等工作,以总结治疗经验,优化诊疗方案,制定诊疗规范及指南,提高临床疗效。重点专科(专病)应开展专科(专病)带头人、继承人培养和专科(专病)技术骨干培养等,包括外出学习、出国培训、接收本专科(专病)进修、承办本专科(专病)继续教育等。加强专科(专病)协作组建设,举办学术讲座或培训班,带动各专科(专病)的人员培养,加强学术和科研成果的交流。开展技术成果的推广、应用和新技术、新项目的引进等工作。开展信息收集整理,包括专科(专病)研究所需的图书、期刊、资料、网络信息等。同时还要不断加强医院管理和内涵建设、文化建设,为基地建设创造良好的环境和氛围。

三、确保基地建设实现又好又快发展,必须加强领导,狠抓落实

根据规划要求,为完成16家国家中医临床研究基地建设单位的基地建设任务,实现基地建设目标,共需投资40余亿元,其中中央计划安排专项资金10余亿元,其余部分由地方政府为主负责落实。配合中央扩大内需促进经济增长的战略部署,国家将从2009年开始全面启动基地建设,并于2011年前完成投资计划。基地建设项目作为新中国成立以来国家投入最大的单体中医药建设项目,充分体现了党中央、国务院对中医药事业的高度重视和大力支持。我们要坚决按照国家统一部署和要求,从现在开始紧急行动起来,加强领导,精心组织,全面落实好有关任务和要求,推进基地建设又好又快发展。

为切实组织实施好基地建设,国家中医药管

理局将成立以我为组长，各位副局长为副组长，各司办主要负责同志为成员的中医临床研究基地建设领导小组，加强管理，完善机制，协调落实建设资金和有关扶持政策，切实承担起我局在基地建设中应负有的领导和组织管理责任。

一是进一步建立与国家发展改革委基地建设协商互动机制，加强与省级人民政府的沟通协调，共同研究推动各地的基地建设工作。

二是会同国家发改委组织专家及时论证和审核基地建设可行性研究报告和建设方案。

三是大力推广运用基地信息共享与利用系统，逐步建立国家中医临床研究数据共享中心、中医临床研究基地数据共享中心和信息共享技术开发团队，完善基地信息共享与利用系统运行机制，为基地建设提供现代信息技术保障和创新发展模式的支撑。

四是建立定期监督检查和建设项目验收制度，组织遴选一批专家成立中医临床研究基地建设项目督查工作组，全程追踪建设项目进展情况，对建设不合格的单位将取消其基地建设单位的资格。

五是争取中央财政投资，加大对基地重大疾病科研攻关项目、人才培养等方面的投入。

六是组织建立起基地与基地之间以及基地与具有相关优势病种的省级中医医院之间的紧密协作机制，加大省级中医医院建设与发展的支持力度，更好地发挥省级中医医院在全省中医药事业发展中的龙头作用。

为切实组织实施好基地建设，各省级人民政府和相关部门要按照国家相关要求，认真研究部署，抓好落实，为基地建设创造良好的条件。在此我要再次强调，基地是国家的基地，基地建设项目是在国家的直接指导和重点支持下开展工作，由国家和地方共同出资来建设的，一定要站在国家和中医药事业发展的高度来开展工作，要对国家负责，要举全省(区、市)、全国之力，集全省(区、市)、全国同行业的力量，共同推进。各地为申报基地，做了大量工作，付出了辛勤努力，现在申报成功了，对大家也是来之不易，一定要倍加珍惜，扎实推进，抓好落实。为此我提几点要求：

一是回去后及时向省委、省政府汇报，并组织召开基地建设专题工作会议，要结合本省基地建设单位实际情况，进行深入研究和全面部署。

二是切实把基地建设项目列入重要议事日程，做好项目的领导、组织实施工作，加强对项目、资金、招投标等的监督与管理，规范项目工作程序。

三是由省级发改委会同中医药管理部门按基本建设程序尽快完成审批基地建设项目，批复前要及时将可行性研究报告和建设方案报送国家发展改革委、国家中医药管理局进行论证和审核。

四是切实落实各项配套政策与措施。要抓紧制定并实施满足基地建设与发展的优惠、特殊政策，为基地建设创造良好的外部环境。要及时足额落实配套资金，基地建设项目所需资金主要由省级政府负责落实，需要解决建设用地的，由地方政府按国家有关规定划拨。地方政府应减免各种建设配套费用，支持项目建设，降低建设成本。

五是认真做好监督检查工作，确保建设进度和工程质量。

为切实组织实施好基地建设，各地发改委、卫生厅、中医药局要切实加强领导和具体指导，加强监督检查，确保建设项目目标任务的实现。各基地建设单位要按照有关要求全面行动起来：

一是及时召开基地建设动员大会，启动开展基地建设各项工作。

二是尽快建立健全基地建设工作制度。基地建设事关重大，要明确基地建设单位是基地建设的主体，院长是基地建设的第一责任人。

三是在省发展改革委员会、中医药管理部门的统一领导下，按照国家以及省级政府明确的任务要求抓紧研究制定基地建设可行性研究报告和建设方案。可行性研究报告和建设方案是各建设单位开展基地建设的蓝图和纲领性文件，一定要集中力量，精心组织，结合本单位的实际情况认真研究并制定。

四是围绕明确的重点病种完成全院资源整合，改革发展模式，创新运行机制，着手推进临床研究工作，要强化临床研究的力量，改革和优化临床研究运行机制，确保各项临床研究工作平稳、快速、顺利推进。

五是根据批复的建设方案和可行性研究报告全面开展基地建设工作。建设单位要定期向国家和省级人民政府及有关部门汇报基地建设进展情况，确保各项政策措施和资金落实到位。所有的建设准备工作务必于2009年上半年完成。

这次会议，我们还特意邀请了我局各直属医院的院长和解放军总后卫生部有关医院参加。尽管这些医院没有参加基地建设项目遴选评审工作，但这些医院都从不同方面具备承担临床研究基地的能力和条件，没有理由不在全国中医医院建设和中医药事业发展中发挥领军和示范带动作用，因此要充分发挥它们的人才优势、科研优势、中心优势、地缘优势。希望中医科学院和各局属医院，参照国家基地建设的要求，积极推动各个医院开展中医临床研究基地建设，不断提高中医药防病治病能力和学术水平，为全国中医药事业持续健康发展作出应有的贡献。

同志们，国家开展中医临床研究基地建设是振兴和发展中医药的一项战略举措，是一项具有开创性意义的工作，也是中医药发展的一次难得的极好机遇，意义重大，影响深远。这次会后基地建设工作就要全面启动了，时间紧迫，任务繁重，使命光荣而艰巨，需要我们付出艰辛的探索和努力。我们要认真贯彻落实党的十七大和十七届三中全会精神，坚持以邓小平理论和“三个代表”重要思想为指导，全面贯彻落实科学发展观，我们要振奋精神，开拓进取，不负众望，奋发有为，切实抓好中医临床研究基地建设，以更加饱满的热情投入到振兴和发展中医药事业中去，推动中医药事业又好又快发展，为维护人民群众健康，为促进经济平稳较快发展和构建社会主义和谐社会作出新的更大的贡献。

元旦、新春在即，在这里提前给大家拜年，祝大家新年快乐，阖家幸福，事业兴旺发达。祝中医临床研究基地明年开好头，起好步，抓落实，求实效。

转载于国家中医药管理局网站

当代科学与中医的交汇点

中国科技大学　朱清时

一、复杂系统科学与中医学的交汇

复杂系统科学是源于西方文化的自然科学新领域，中医学则植根于中国传统文化，它们可能交汇吗？是的。因为它们都要从整体上研究人体。

在任何层次上研究事物都有“还原论”和“整体论”这两种方法，对于简单系统（如理想气体）这两种方法结果一致。用还原论方法（整体＝部分之和）看，自然科学是把事物分解抽象为简单的基本单元来研究，然后推知它们组成的整体性质，社会科学则强调人权和个人主义；用整体论方法（整体＞部分之和）看，自然科学强调事物的整体性和各基本单元之间的关联，直接认知事物的整体性质；社会科学强调社会安定和集体利益。

在近代生物学史还原论与整体论的争论中，还原论认为生命现象可以还原为物理学和化学的运动规律，与之相应的机械论方法本质上是把生物有机体分解为各个部分和局部过程；而整体论则认为生命现象只能由生命内部非物质或超物质的“活力”或“生命力”来说明。在20世纪40年代末几乎同时兴起的系统论、信息论和控制论使整体论发生了质的飞跃，诞生了以整体论为基础的复杂性科学—系统科学，以下称为复杂系统科学。但是，现代科学的难题是还原论方法不适合复杂体系。自然界的各种基本单元的规律已经大致清楚，科学开始转向复杂事物本身。许多复杂事物的规律不能由其基本单元的规律推出。因为，一，基本单元的数目太大，而且类型太多，无法用统计方法简单处理。例如DNA的结构，根据国际核酸序列数据库的统计，1999年12月DNA碱基数目为30亿，2000年4月DNA碱基数目是60亿，现在这一数目已达140亿，大约每14个月翻一番。二，在一些非线性系统中，无法控制的初始条件中的微小变化可能导致最终结果的巨大差异，使这些系统的行为看起来像随机的（例如掷骰子、扔硬币等）。在社会生活中，人们对这种状况并不陌生，西方有个民谣就有这层意思：“少了一颗钉子，丢了一块蹄铁；少了一块蹄铁，丢了一匹战马；少了一匹战马，丢了一个骑手；少了一个骑手，丢了一场胜利；少了一场胜利，丢了一个国家。”复杂性的特点就是初始位置的小差异会造成结果上的大变化。

二、心念可以改变大脑

哈佛大学医学院的神经科学家阿瓦罗-帕斯库尔李昂做了一个实验。他让自愿受试者学习弹奏一小段钢琴曲，跟上节拍器每分钟69拍的节奏。他把这些自愿受试者分成两组，让其中一组的成员每天练习两小时，尽可能弹得流畅些，连续练了5天。每天练习结束时，受试者都坐在仪器下，接受跨颅磁波刺激术（TMS）对大脑皮质区（位于头顶到双耳之间的带状区域）的检测。他在这项实验中发现，经过一星期练习后，大脑皮质区掌管这些手指动作的区域延伸到周边区域，犹如蒲公英开满郊区草皮。进一步的研究发现，越经常使用特定肌肉，大脑就会分配越多的皮质区给那块肌肉。

他又要求另一组自愿受试者只在脑中想象弹奏那段简单的乐曲，即受试者不动手，只想象自己如何动手指。然后他们也坐在TMS仪器下边检测大脑皮质区。比较两组受试者（一组人实际用手弹琴；一组人单凭想象在脑中弹琴）的实验结果后，帕斯库尔李昂发现，靠想象弹奏音乐的受试者，大脑运动皮质区掌管手指弹琴的区域也会扩大，与实际动手弹琴的受试者无异。因此光凭想象或“念头”确实能改变大脑灰质的生理结构和功能。

这项发现告诉我们，心理训练具有改变大脑生理结构的力量。其实我们的生活早已积累了许多这样的经验。运动员们除了身体参与训练外，也经常在心里反复默记各个技术要领和动作细节。这样做公认是的确有效的。在心里练习指挥、向前传球或游泳转身，不需要全部实际操作也能精通。此外，当代医学已经在用心理训练方法来改变强迫症及忧郁症特有的脑内活动。由此可推测，既然禅定修行的心理训练能让人产生喜乐和慈悲等正面情绪，那么长期的禅定修行是否也能持久地改变大脑的状态呢？

三、大脑在不停地重塑

脑电波的节律来源于丘脑，科学家曾将动物大脑皮层与丘脑的联系切断，脑电波的节律消失，而丘脑的电节律活动仍然保持着。如果用8～13 Hz的电脉冲刺激丘脑，在大脑皮层可出现类似α节律的脑电波。因此，正常脑电波的维持需要大脑与丘脑都要完好无损。

2004年11月8日在美国著名的权威科学刊物《美国科学院院刊》(PNAS)上发表的一篇论文《长期禅修者于心智训练时同步自发性脑波的高振幅活动》中发现：在一些受测禅修者中发现的大振幅的波，是在非病理报告的记录中所发现的振幅最大的。假定波振荡的大小与参与振荡的神经细胞数多少有关。也与细胞振荡同步的精确度有关，那么这些实验数据显示，在禅修时，大规模分布的神经细胞联合体在高度精确同步地快速振荡。

禅定起“真气”。“真气”究竟是什么？在“瑜伽”术中称它为“灵能”；西藏的密宗则称它为“灵力”，或名为“灵热”。它是佛家唯识宗所讲“暖”、“寿”、“识”综合起来的“业识”的功能。它是生命的“本能”，但并非是物理学上的“能量”。“真气”可能是使大量细胞有序运动（如同步震荡）的东西，类似“信息”或“负熵”。

四、热力学第二定律与结构和秩序

按照热力学的第二定律，这个世界的总趋势是走向腐朽。例如，你无法复原一个已经打碎了的鸡蛋。根据这条定律，如果任凭事物自由发展，原子之间会尽其可能地随机混合。

但是，倒下的树虽会腐烂，但同时也有新的树木不断生长起来。自然界中既存在着解体结构，把事物搅和成某种平均水平的趋势，也存在着建立结构和秩序的趋势。为什么世界上总是存在结构和秩序？结构和秩序是从哪里来的？

什么是熵？熵是系统的不确定程度或混乱程度的度量。热力学第二定律指出，孤立系统总是向熵增加的方向演化，就是说总是变得越来越无序和混乱。例如，当我们打开一个充满气体分子的容器的隔板时，气体将跑到第二个容器中去，并均匀地充满两个容器。相反的过程，即第二个容器自发地变空，所有气体分子自动返回到原先的容器，这种现象从未在自然界出现过。

每个人体都是由氢、氧、碳、氮、磷、硫6种主要元素和其他一些微量元素的原子组成。这些元素都来自土壤和空气，它们按不同的结构模式组合就产生了不同的东西：一棵树、一只羊，或者一个人体。不同的人体，例如你和我的，也是由于结构模式上的细小差别造成的。如果问你是什么？你可能回答是一大堆各种各样的原子。这并不对。因为生物体时刻都在进行新陈代谢，过一定时间，组成你身体的原子就都被更换了，但你还是你，因为这些原子的结构模式没有变。

人体更是一个复杂系统，成年人是由大约10^{16}个细胞组成，每个细胞在演化过程中还有随机性，因此在细胞层次上研究人体的所有问题是不可能的。器官由大量细胞组成，它们以非常规则的方式协调一致地进行合作。各个器官又进一步服务于各种特定的目的，并在一个动物体内协调一致地进行合作。

世界上最复杂的系统大概要数人的大脑了，它由10^{10}个甚至更多的神经细胞所组成。它们协调一致地进行合作才使我们能够识别图样和说话，或者进行其他的思维活动。

生物系统最重要的特点是它的各个要素之间的高度协调。在一个细胞中，在同一时刻有条不紊地进行着数千个代谢过程。在动物体内，成千上万个神经和肌肉细胞密切协作，产生了井然有序的运动：心跳、呼吸或思维。认知识别是需要大量细胞高度协调地合作进行的过程，人类的思维和言谈也是如此。显然，所有这些高度协调、密切相关的过程只有通过交换信息才能实现。这些信息被产生、传输、接收、处理，还要转换成新的信息，并同时在系统的不同部分之间和不同的层次之间交流。因此可知，信息是生命复杂系统赖以存在的至为关键的因素。

总结，生命不仅是由大量细胞构成，还需要使大量细胞活动有序；“真气”可能是使大量细胞有序运动（如同步震荡）的东西，类似“信息”或“负熵”。

转载于第2999期《中国中医药报》
2008年9月24日第3版

中医异化现象的沉思

南京中医药大学 周仲瑛 史锁芳 季建敏 董 筠 陈四清

什么是"中医异化"

所谓"中医异化",是指现在的新生代中医,在西医电声光的现代诊断技术面前,忽视传统的望闻问切"四诊"手段、轻视四诊合参分析的原则,基本抛弃了中医的辨证论治,忽视处方用药升降浮沉、四气五味、严谨配伍的原则,临床思维往往以西医的某病为出发点,先入为主的分型,比附中医的某证,勉强给予一个中医的病证诊断,更有甚者打着"现代中医"、"中西医结合"的旗号,在西医观念的指导下,寻找合乎所谓现代药理作用的"特效药物"拼凑组方。比如一遇冠心病就一味"化瘀通脉",而忽视"寒"、"痰"、"虚"之因,一遇"感染"就大肆"清热解毒",而忽视"痰"、"饮"、"瘀"对因治疗;一遇"肝炎"就"抗病毒"却忽视"健脾"、"养血"等整体治疗……至于以西医疗法为主体,中医疗法为陪衬的,那已是趋向"质化"的一类,难以在本文中进行评估了。

另外,还有极少部分人,把中医理论说得过分玄乎,中医治疗过分神乎,甚至拔高到几乎神化的地步,或认为中医仅是古代的哲学传统文化,不承认它是我国独特的一门医学科学,使中医变得虚无缥缈、不切实际起来,从而出现另类异化。

凡此种种皆属中医异化现象。"异化"了的中医,脱离辨证论治、整体观念、圆机活法的中医特色,难以在临证中显示其优势,反而会降低疗效,如此下去不需外界取消中医,自身就会退出医疗市场,因此,其危害之大不容小觑。

异化现象产生的根源

为什么现今的中医会出现异化现象呢?分析其原因约有如下数端:

一是民族虚无主义全盘否定了中医学术,新文化运动浪潮,导致全盘追求西方文化,批评、改造、否定中国文化的学潮泛滥成灾。

某些中医人为了自身的生存,力图运用西方的哲学和医学理论来证明自己的理论也是"科学"的,借用西方的所谓科学标准来证明中医不是"唯心主义"和"玄学",反而导致中医学术理论的支离破碎、不得要领。如把阴阳五行学说解释成具体的"物质"或"物质元素",甚至解释为"电子"、"离子"等等"唯物"的物质概念,把中医特有的"藏象"解释成藏之于内的"脏器",把中医的"脾"看成仅是消化系统的"器官",心包络被理解成了"心包膜","津液"相当于"水液"或"组织液",其"气化"过程被"替换"为"水液代谢"等,将中医固有的理论,混淆不清。

研究中医古籍的也大多只是在整理文献、校勘古籍、疏理史实上有所成就,在对中医基础理论的阐释上缺乏自主、原创性的研讨,甚至多所误导,导致中医学术理论在根源处出了问题。这一根源处的问题,就是近一百多年来的"以现代医学解释中医",中医丧失了"以中医解释中医"的能力,中医学术理论沦为被现代医学任意解释的对象,中医渐渐脱离了"纯真的味道",中医学术理论成了西方文化视野下的中医学术理论。这种现象已经"初具规模",并有继续以不可阻挡的潮流迅猛发展之势。

二是中医自身的封闭,崇古思潮的自满,保护意识的禁锢,崇洋思想的高压,不让中医发展,导致中医不能与时俱进,学术停滞难前,客观上授人以柄。

三是现在从事中医者自我紧迫感不强。旧社会对中医的扼杀是主流,那时的中医从业者都有一种发自内心的危机感,能上下齐心,鞠躬尽瘁,而今的新生代大多不理解中医的艰难曲折以及曾经遭受迫害的惨痛,因此,也就缺乏那种苦斗精神。

四是由于中药材质量的伪劣、炮制不认真等问题,导致临床疗效的下降,使得中医人及病者对中医临床疗效的怀疑和不自信,也是重要原因之一。

五是中医立法不够完善，疾病诊断的标准、治疗指南（规范）均把西医作为依据，一旦出现医疗纠纷，中医常常处于劣势，因此，从事中医者常常担心忧虑，明哲保身，有些干脆放弃了。

六是现在铁饭碗不存在了，就业难、安身难，刚刚踏上中医临床的大夫并未将中医之术当作救世济民的道行，他们中的许多人只是把行医当作挣钱吃饭的职业而已。加之在经济驱动下，简、便、验、廉的优势反变为劣势，为了趋利避害，只好以西代中，弃中就西。同时，中、西多门学科俱能通晓亦属难事，知识结构决定了学术意识，求全反滥，求广难精。正因为如此，造成中医基本功薄弱，实践磨练少，临床功夫不深、疗效不高、阵地丢失、自我萎缩的情形就不足为奇了。这是导致中医异化的深层次根由。

思考与对策

中医异化现象产生的原因非常之复杂，有其历史的根源、社会的因素，更与人文精神、事业境界不无关联，尤其是在医疗市场的竞争中，西医得到了突飞猛进地发展，相反中医优势越发减少，中医阵地明显缩小了，很多中医院中医特色并不明显，中医医术并不突出，西医当家、西医为主的中医医院也不鲜见。要切实解决中医异化之弊，恐难一蹴而就，应当站在中医事业的高度，开展系统工程，综合治理，深入探索和研究改变现状乃至振兴中医之路，为此，我们提出如下设想和对策。

一是充分认识自身优势，变革创新，与时俱进。中医优势不是大生产化的新制剂，归根结底还是其辨证论治方法。因此，要强调在继承基础上的创新，在继承的基础上加以变革，否则空谈创新、变革，就是空中楼阁、无源之水。当然疾病谱发生了许多变化，中医学也需要与时俱进，充分吸收现代科技成果为我所用，在巩固和提升中医诊疗水平的基础上，再进一步扩大临床阵地。

二是衷中参西，以中为主，扬长补短，化短为长。要加强中医在急性病症、疑难病症中的研究力度，充分运用经方、温病理论指导急难重症的诊疗，切实提高临床疗效，从根本上改变中医“慢郎中”的形象。要正确看待中西医结合问题，中西医两法的并治，是医疗的需要、是疾病康复的需要。既要承认两者都是治疗疾病的有效手段，又要客观地认识两者在文化、思想、方法、技术等方面存在本质的差异。强调两者并存，不能片面地搞“狭义的中西医结合”，简单地搞“中西医药物相加”。

三是中医医院要以中医为主体，大力发展中医特色项目。中医医院要以中医特色技术为主导，要充分挖掘中医优势，强化中医特色服务，结合临床实际和现代疾病谱设计中医诊疗科目，如“疑难病门诊”、“亚健康门诊”等，充分发挥中医整体辨证优势和“治未病”优势；进一步拓展服务领域，如加强中医急诊研究，充分显示中医在高热、出血、暴喘、暴吐、暴利、惊厥、昏迷、斑疹、吐衄、厥脱等急症救治中的优势；又如肿瘤术后调理、配合放化疗治疗问题，进一步扩大中医阵地。

四是中医教育、人才培养要遵循中医行业自身发展规律。必须重视中医经典教学，不能忽视中医临床“师带徒”的教育方式。注重实用性中医人才的塑造，切实打造符合行业要求的中医人才。中医院校不宜盲目扩招，要强调中医院校的独立招生，实行自主自愿的原则。

课程组合要优化，必须突出中医药专业课程为主体，切实保证其必需课时及教学质量，不能削弱中医基本知识和技能的教学。西医课程的设置应重新组合，重视应用性知识和技能的传授，把中西医课程按培养目标需要，有比例地组合成为有机的课程体系，而不是双轨平行。既应拓宽相关学科的知识面，但对非实用性边缘学科及无关的学科知识，要有所选择和控制，以免冲击主干课。要看到古典医籍的“后劲”，有利于奠定学生基本理论的深度广度。

要强化中医文化教育和中医基础理论学习，临床教学可以实行导师制，打造出符合临床需要的应用性人才。研究生教育要注重培养以临床能力为核心的高尖人才，由过去的科研教育转变为精英教育，走以疗效见长、质量取胜的战略路线。不可只注重科研实验设计，更不可忽视经典理论的领悟和运用训练。

五是重视道地中药及炮制，保证中药质量。要遵循中医中药理论，严格按照道地药材要求，在中药种植、炮制、加工等方面科学管理，稳定工艺，保证质量，为临床疗效的提高提供保障。一方面大力挖掘传统的中药饮片及应急制剂，一方面解决剂型单调，不能适应临床需求的问题，研制多类剂型，保证临床多途径给药扩大应用范围。

六是中医科研要遵循中医理论，突出提高临床疗效。应提倡遵循中医理论、按照中医药学术特点进行知识创新，必须在基于临床疗效的基础上开展深入研究,逐步从验证性实验,上升到机理性探索,创立适合中医自身理论体系的科研设计思路和方法。要有勇气制订一套相对独立的真正属于中医药行业评价的标准和管理体系、管理制度(包括科研鉴定、中医医疗事故处理、中药不良反应鉴定、中药新药审批等),切实为中医研究创造良好氛围和条件。

总之,目前的中医异化现象是客观存在的,由于立场、观念、方法上的差异,可能有不同的评议,但总应以有利于中医药的发展为出发点和归宿,不尚空论,力戒浮夸,多做实事,众志成城,为中医药的未来添砖加瓦。

转载于第2986期《中国中医药报》
2008年8月29日第3版

校院长论坛

进一步发挥中医药高等院校的社会服务职能

——从"5·12"汶川特大地震中医药救援工作谈起

成都中医药大学校长　范昕建

高等院校具有科学研究、人才培养和服务社会三大职能。其中，服务社会是科学研究、人才培养两大职能的价值指向。在2008年5月12日抗击汶川特大地震灾害的紧张工作中，中医药的简、便、效、廉特色和中医药防病治病优势再次发挥了特殊的重要作用。中医药高等院校的救死扶伤和服务社会，得到了地震灾区群众的广泛赞誉，产生了深刻与广泛的社会影响。

一、中医药在地震灾后救治和防疫中发挥了重要作用

中医药在历次大规模暴发疾病如流感、乙脑、SARS等防治过程中发挥了重要的作用。在"5·12"汶川特大地震灾害发生后，全国中医药机构、中医药工作者发挥中医药特色和优势，克服灾区环境恶劣、当地医疗条件差、各种创伤疾患严重、救治条件不利等情况，运用中医药技术积极开展各种创伤疾病的抢救、康复、心理及灾后疾病防治工作，在抗震救灾中发挥了重要的价值，起到了不可替代的作用。

（一）我省发挥中医药优势特色抗震救灾概况

"5·12"汶川地震是建国以来最大的一次自然灾害。全国中医药系统按照胡锦涛总书记、温家宝总理的指示精神和卫生部、国家中医药管理局的领导和部署，充分发挥中医药特色优势，积极主动参与并承担了大量的医疗救治和疾病防治工作，为确保大灾之后无大疫和保障灾区群众的健康做出了应有的贡献。截至6月25日，仅四川省123个中医医疗机构、5个省级中医医疗单位门急诊和现场救治地震伤员就达13.311 4万人，收治伤病员住院人数为1.182 7万人，实施手术4 806台次。中医药系统各级机构向受灾群众和救灾队伍免费发放预防灾后疾病的中药大锅汤剂120多万人份。在救治受伤人群过程中，灾区中医医疗机构和中医医疗救援队专家大量使用中医药方法，加快了伤员救治速度，取得了良好的治疗效果。地震后的骨折，中医的手法复位小夹板固定治疗派上了大用场；震后的扭伤、挫伤，内服中药配以中药外敷、针灸、推拿、拔火罐、中药熏洗等，发挥了很好的治疗作用；灾后的心理恐惧、抑郁等病症，采取多种方式进行中医心理干预调适，效果明显。

在深入开展中医药技术抢救治疗伤员的基础上，广泛开展中医药防治疾病工作。灾区中医医疗机构采取多种方式，进行中医药科普知识宣传，介绍中医药防疫的简便易行的方法，受到广大灾民的好评。整个灾区无疫情发生，中医药"未病先防"发挥了重要作用。

卫生部部长陈竺在国家中医药管理局关于中医药系统抗震救灾工作有关情况的报告上作出重要批示，充分肯定了中医药系统在抗震救灾卫生工作中的重要作用。

（二）成都中医药大学积极参与地震灾后医疗救治和防疫情况

成都中医药大学温江主校区距离汶川震中直线距离仅55公里，强震灾害给该校师生带来了巨大的精神创伤和经济损失。面对残酷无情的灾难，面对灾区伤势惨重的伤员，时间就是生命，成都中医药大学师生员工第一时间行动起来，以各种方式到达灾区第一线，积极参与救治伤员。5月13日上午，卫生部副部长、国家中医药管理局局长王国强专程来到学校附属医院，看望正在紧急救治中的200余名都江堰重灾区受伤群众，明确指示学校要全力做好抗震救灾工作，尽一切努力抢治伤员，并要求在施救过程中尽可能运用中医药特色疗法，充分展示中医治疗的优势。在抗震自救恢复教学的同时，充分发挥中医药在震后疫情预防和疾病治疗的重要作用，深入灾区，开展医疗救治、防疫和中医药抗震救灾调研工作，从医

疗救治、康复、防疫和心理调适等方面进行了较为系统的研究和有益的探索。

1. **医疗救治与康复治疗**

5月12日晚8点30分左右，第一批伤员从都江堰地震灾区运来，医院的接诊、分诊在急救小组的指挥下紧张有序进行。运送担架不够、输液的支架不够，医务人员和数百名学生志愿者们用身体相托，一路小跑与死神抢夺生命。当晚，成都中医药大学附属医院收治了193名伤员，其中危重病人53名，血气胸患者6名，其余大部分是骨折病人。医院充分发挥了中医药治疗的特色，在急诊室设立简易手术室，骨科、外科专家立即根据病情对病员实施了急救手术及中医药治疗。

(1) 中医手法复位、小夹板固定：中医手法复位在伤科治疗中占有重要地位，是伤科的重要治疗方法之一，复位后予以小夹板固定。手法复位、小夹板固定方法具有取材方便、无需复杂的手术条件等特点，而在这次地震中，有很大部分伤员是单纯的四肢闭合性骨折或脱位，在当时伤员众多、大型手术不可能施行的情况下，中医的手法复位、小夹板固定法充分发挥了优势，施术时间短，所需医疗资源少，创伤少，恢复快。在本次抗震救灾中成都中医药大学附属医院共进行手法复位和小夹板固定40余次，其中复位后X片检查对位良好的占90%以上，有效缓解了病人的疼痛，为进一步的治疗争取了时间和机会。

(2) 中药治疗：中药治疗是中医骨科的一大内容，医院在此次救治伤员中运用了中药内服、外敷、熏蒸等方法，发挥了中药活血、消肿、止痛、祛腐、生肌等独特功效。

内服主要根据病人的不同情况，辨证论治。早期主要针对损伤后恶血内留、气滞血瘀、邪毒炽盛等，运用血府逐瘀汤、桃红四物汤、通窍活血汤、虎穴散、凉血地黄汤等。中期以和营生新，接骨续损为主，运用壮筋养血汤、和营止血汤等。晚期以固本培元、温通经络、补托清毒为主，运用右归丸、左归丸、八珍汤、参苓白术散、补中益气汤、独活寄生汤、麻辛乌附桂姜草汤、神功内托汤、托里消毒汤等。

中药外敷，主要有院内制剂活血散、消肿散、金黄散、寻痛酒等。其中我校附属医院的皮粘散，天津中医药大学的京万红、象皮生肌膏等的作用尤其突出。

“5·12”期间对伤员的治疗实践表明，中药内服、外敷，有助于促进伤口的尽快愈合，减少并发症的发生。

2. **中医药防疫**

大灾之后易发生疫病流行，预防瘟疫是地震灾后的一项紧迫任务。我校充分发挥中医药优势，开展灾后防疫工作。

(1) 研制防疫处方：灾后，学校当即成立成都中医药大学中医药防疫工作领导小组，连夜组织学校专家研究震后中医防疫调治方案，确定了灾后防疫、灾后调治和相应的疫病处方。处方先后在四川省人民政府、成都市人民政府等官方网站，四川省新闻网、中新网、中国中医药网、四川教育电视台等主要媒体上公布，得到社会各界的普遍认可和赞誉。

(2) 深入灾区开展防疫：学校组建了8支赴灾区中医药防治工作小组共80余人，先后前往平武、安县、都江堰、彭州等重灾区开展灾后防疫工作。以大锅汤形式配制并分发中药汤剂；针对灾后常见疾病，分发中成药，专家就地诊病处方；对一些皮肤病，采用中药内服、外洗等；开展灾后防疫防病知识的科普宣传；收集灾后疫情情况，收到了好的效果，受到灾区群众和部队官兵好评。以5月的统计为例，共为灾区群众和解放军指战员分发“灾后防疫汤”6万余人次，中成药1万余人次，颗粒饮片6 000人次，眼药水3 500人次。76岁高龄的四川省首届十大名中医吴康衡教授深入地震重灾区开展中医药防病治病。针对当地缺药和高温情况，吴老充分发挥中医药在灾后防病治病的优势，开展了对乡村医生利用当地现有的中草药进行防病治病的培训，并结合中医药在农村的优势对当地的防疫人员进行了防疫知识培训。针对部队官兵天气湿热连续奋战皮肤病增多的状况，防疫队一方面提供中药经验方，制成大锅汤集体服用，治疗和防止皮肤病的蔓延，另一方面组织皮肤科老专家会同301医院专家，制定出治疗大面积湿疹及皮肤溃烂外喷内服制剂，为预防治疗灾后皮肤疾病起到了很大作用，体现了中医药在灾后的重要作用。

3. **中医心理干预**

常言道，“惊则气乱、恐则气下”。地震“惊、恐、怒”致使人们气机逆乱，阳气不足，气郁下陷，气郁化火生狂者时有发生。中医心理干预活动和中药早期的介入治疗对于调节震后受灾群众的心理有着重要意义。

(1) 中医心理干预活动：强烈的汶川特大地震灾害，顷刻之间近10万人死亡。突然发生的震灾，使日常"心平气和"的人们顷刻间进入两类极端状态。一类是烦躁状态者，轻的不停哭泣、头痛头胀、彻夜不眠，重的胡言乱语、不认识人、呼喊失去的亲人等出现行为举止错乱、精神失常；另一类是精神抑郁状态者，终日"泪水洗面"或哭泣无泪、不言不语、不吃不喝，如同木头人一样。此外，在震灾救援过程中，救援人员处于过度疲劳的状态、面对数万具尸体发出的臭气，身体和心理也会出现不良反应，引起失眠、恐惧、头痛等症状。

学校迅速组建起以中医药专业、心理学专业为主，由校领导、中层干部、专家教授和学生等170多人组成的志愿者服务队，分9批轮流赴重灾区开展灾后思想工作和心理调适工作。学校的中医学专家、心理咨询师、心理干预服务队员运用中医学的吐纳、导引、疏导、中医药调理、太极拳(剑)、八段锦、针灸推拿以及情志相胜、移情易性等中医情志调理方法，积极开展对灾区人员的心理干预。

在对受灾群众的状况进行分析的基础上，我校派出的志愿者服务队重点对灾区的中小学师生进行了心理干预活动。灾难后的老师们痛失自己的学生和亲人，心理压力非常大。同时，学校也希望能通过对这批当地老师们心理学知识和心理调适技能的培训，能为灾区留下一支不走的心理调适的基本队伍，于是，冒着余震造成的滑坡、飞石可能带来的伤害，在随时可能发生塌方的羊肠小道上，队员们走遍了所在镇的每个村庄，首先对老师们进行了心理调适及其心理干预的技能培训。学校中医心理学专家还亲自为灾区孩子传授自己20多年潜心研究的"患恨导引功"，用以舒缓孩子们的紧张情绪，安抚和温暖他们受伤的心灵。据不完全统计，赴灾区志愿者服务队在当地举办了25场次的心理讲座和培训，前后共计450位教师和社会工作者接受了培训，为25 000人次的灾民进行了心理辅导。为他们在灾后健康重建创造了良好基础，为他们今后重建家园树立了坚强的信心。

(2) 中药治疗：针对地震后灾区群众出现的心理障碍症状，特别是心理创伤较严重、心理极度脆弱的人员，我们在进行一对一心理调适的同时，运用中医学理论，针对患者不同证候，因人而异，辨证论治。如气陷证，情绪低落，短气胸闷，胸口有压迫感，舌质淡红，苔白，方用升陷汤；气虚证，面色萎黄，气短乏力，纳食不香，舌淡苔白，脉弱，方用四君子汤；气郁化火证，情绪不稳，易激动，不寐，口苦，便秘，舌红苔腻，脉弦数，方用丹栀逍遥散，病情重者可用礞石滚痰汤，等等。学校灾后防疫方案还专门拟定了针对灾后心理和体力调治的一号方、二号方。经过中医药治疗，在对心理疾患较重的工作对象的回访中，欣慰地发现其情绪明显缓解，噩梦明显减少，运用中医药治疗方法帮助灾区人民克服心理灾难的效果比较明显。

在有效开展医疗救治的同时，本着发挥高校作用尽最大努力为灾区群众服务的宗旨，5月15日，成都中医药大学连夜组建"杏林爱心学校"，接待、安置并保障了近200名来自震中汶川映秀镇漩口中学高三毕业生复课。5月16日晨，学校校长范昕建亲自率队，冒着最高达6.1级的多次余震和沿途山体滑坡、不断落下的飞石，赶赴震中区域映秀镇紫平铺水库，迎接这些经历"5·12"汶川大地震生死浩劫、一瞬间与自己亲人生离死别的漩口中学的孩子们。5月26日，杏林爱心学校应届高三毕业生正式复课，心理干预、医治创伤和恢复教学循循善诱，周密安排，保障了全体高三同学参加高考，经过近40天紧张的备考冲刺，孩子们取得了较好的高考成绩。"杏林"一词诠释着济世众生的中国中医药精髓，是古代医家的专用名词，人们喜用"杏林春暖"、"誉满杏林"这类的话语来赞美具有高尚医风的苍生大医。杏林爱心学校的校名将永远铭刻在"5·12"抗震救灾的历史篇章中。

学校运用中医药优势全方位开展灾后救助工作得到了各级领导和受灾群众的高度评价。中共中央政治局常委、中央书记处书记、国家副主席习近平在视察灾区看望受灾群众时肯定了我校的救助工作并勉励师生志愿者再接再厉，确保群众的身心健康。科技部副部长李学勇在安县中医药防疫工作现场，对我校积极发挥中医药优势，组织开展灾后防治工作表示了高度赞赏和肯定。

二、对灾后进一步做好中医药服务的思考

2008年6月28日，中共中央政治局常委、中央书记处书记、国家副主席习近平在视察成都中医药大学驻重灾区平武县平通镇志愿者营地时，指出："高等院校参与抗震救灾和重建家园工作很有必要，灾区群众很需要高校的帮助，要切实发挥

高校的优势进一步为灾区人民群众服务。”在“5·12”地震灾害医疗救治、疾病防疫、康复和心理调适中,中医药的介入体现了优势,发挥了作用,取得了成效。但灾后总结中医药治疗、防疫经验和做好下一步的中医药服务值得我们思考。

1. 科学客观的总结中医药在“5·12”地震医疗、康复、心理、防疫等方面的经验。组织中医药专家深入灾区追踪调研救治后康复情况及防疫后灾区情况,根据灾后对气候变化、地理环境、人员体质和心理状况等调研的实际情况,对经验中带有规律性的做法进行概括和提炼,形成在医疗救治中实施小夹板等技术和方法的系列规范,形成更具针对性、操作性,较为全面、系统、科学的中医药抗震救灾医疗救治、康复与防疫诊疗预案,为我国地震灾后灾区中医药人员科学合理运用中医药,促进伤员身心康复,减少疫病发生起到积极的作用。

2. 加强中医药应急卫生救治队伍建设。一是根据救治过程中的流程和工作分工,在现有医疗队伍中抽调相关专业人员组建若干专业救治组,主要包括现场处置、紧急转运、医疗救护(又分为首诊、分处、会诊等)、卫生防护及灾后防疫、流行病学调查、传染源隔离等。并定期对全体人员进行灾害事故应急处置知识、技能培训,组织灾害事故应急预案模拟演练。二是在中医药院校选择与医疗、预防等相近专业的学生开设应急卫生救治知识技能培训,建设一支应急救治后备队伍,作为应急卫生救治队伍的必要补充,以满足灾难突发后大量的救治需求。三是打破地域,建立由不同专业领域专家组成的中医药应急救治专家库,为灾难发生地区应急救治提供技术指导和技术支持。

3. 开展中医药应对突发地震灾害医疗、防疫、情志调节等问题的科学研究,编制中医药应急卫生救治队伍培训教材,进行中医药卫生应急技术技能推广。当前,进一步发挥中医药优势,加强灾后健康重建工作,构建一个长效的灾区中医心理治疗网络和康复治疗体系,是广大灾区群众最大的现实需要,值得我们努力去探索和践行。

4. 利用当地中药资源和高校智力优势,学校将长期指导和帮助重灾区开展中药栽培种植,发展中药种植产业,全力帮助灾区群众恢复生产、重建家园。

学术进展

一、理论研究

(一)中医基础理论

【概述】

2008年中医学基础理论研究，从论文学术价值看，在理论上有所深化，对几个素不确切的概念进行了较清晰的阐述；在实验研究方面，有几个课题以其动物模型的新意设计和精细操作，展示着中医实验研究方法在不断进步。

《内经》以五行为间架构建的藏象学说，曾有两次发展：一次是在“七篇大论”中，五运和六气的互动而引发出“病机十九条”的“病机”。继后在金元时代以脾胃为气机升降的中枢，以气化学说进一步解说五脏功能的关系。但是五脏关系在五行的抽象化过程中，其生、克、乘、侮等关系，还不能把各脏之间的生理、病理做更详尽、深湛的表达，多年来一直呼唤对五行关系的突破。近年来五脏相关的研究有两方面的进展：一是突破了五角星互动连线式的抽象关系框架对思维方式的束缚，认识到各脏腑间有一脏对多脏、多脏对多脏的复杂关系。二是认识到各脏之间的关系还受虚实痰湿等诸多因素的影响。在临床上，辨治糖尿病肾病和多脏器功能衰竭时，运用五脏相关学说，启发了新的临床思路。

体质学说自倡立以来研究的视角和方法日渐繁富。有研究者认为，体质与基因组学关系至切，有认为体质与疾病的易感性有关，也有认为体质与证候乃至病种如肝癌、代谢综合征都有一定关系，有研究者提出了“方证体质学说”。目前中医体质学研究主要运用临床观察法和流行病学调查方法。

虚证是中医学独特的发现和富有实践价值的疾病概念。研制肾虚证动物模型已有50年的历史，近年来又有以情志因素刺激、腹腔注射抗生素和房劳加惊恐等方法造模，都达到了预期目标，这也说明对肾虚证动物模型研制已经具有一定的水平。

舌诊和脉诊在研究方法和思路上随着现代科技的进展不断增益新方法。例如以照相、色差分析、图像检索技术等研究舌色，并能进行舌色定量，这将是通向舌诊记录化的又一途径。近年来观察中风、脑外伤、肝病、高血压、大肠癌等病的舌象变化，已经在舌象拍摄设备和多种生理检测指标的配合下，进行连续的记录和描述。脉诊实验研究值得重视的是可视化的取向和小波模拟，后者对中医学的意向知识特征有契合之处。

在经络研究方面，有研究者注意到，在十二经络系统之前的经脉认识，对阐发经络、络脉的功能及经络系统的本质具有索引性，也是发展的关键。有研究者认为，任督二脉的循行及其经脉之穴位数量、经脉长度等问题，应该从文献学和理论上详加探讨与修正。

在对治法的研究方面，有作者从中国文化源流和制方实践上指出“和法”的丰富性，并以小柴胡汤为例，指出和法的变化无穷的内涵。此外，和法还可以引申为治病的基本哲学理念和思维方式，如肿瘤病人的“带瘤生存”也颇合宜于和法。

有学者指出，“毒邪”应有其统一认识和明确定义，其中包括从病因和病机角度的定义，以及从物质属性方面明确毒邪的概念。与此类似的医学名词，也可以借鉴这一研究方式，逐渐予以明晰。

(孟庆云)

【经络学说理论研究】

马晓彤等认为经络的本质与脉有关，脉的基本含义是节奏性运动，而非管道性约束，经络是一个以脉动方式运动着的、对机体气血、精神、脏腑功能进行调节控制的系统。脉象可视之为经络状态的表征。马氏组合了《内经》中经络的相关概念，提出6个层层递进的假说：① 经络是脉动的流体；② 经络是由气血驱动的、以脉动形式运动的流体；③ 经络是由气血驱动的，以脉动形式运动的流体,经脉分支成络脉处为气血互动的交界,谓之节(会),具有重要调控功能;④ 脏腑生成与转化气血,并能通过经络传输与调控气血,以保持自身的机能以及彼此间的平衡;⑤ 脏腑生成之气血通过经络传输于经筋,使之得以正常运动,从而使机体获得了行为的能力;⑥ 脏腑生成之气通过经络传输于皮部,与环境信息进行交换,使机体内外得到和谐统一。

王维兵通过对《内经》、《难经》等文献研究后认为,对诸如督脉循行有上有下、方向相悖,分支众多等问题有待理清;将督脉与任脉视为两条经脉计入全身经脉串联流注总条数及总长度等错误有待纠正;对经脉数目、经脉长度、经脉循行分布、经穴总数及其各条经脉所属经穴数量等与目前公认状况悬殊较大等问题均有待探讨修正。

邹万成等认为络脉的物质基础不仅是微循环、血管内皮细胞,细胞外基质也应是络脉的物质基础之一。细胞外基质与络脉的结构、分布具有一致性,其构成的网络、组织液的流动特点与络脉相似。细胞外基质改变细胞表型,调节细胞表面受体表达,促进细胞功能,以及对中性粒细胞、巨噬细胞等的趋化作用,对血凝的影响和对成纤维细胞、内皮细胞等在组织损伤时的趋化作用都可以理解为细胞外基质与气血运行关系密切。王静、徐邦生、周鸣鸣等观察到核素在大鼠胃经、任脉沿线脂肪条带结构上具有循行迁移现象,通过手术切断大鼠胃经及任脉沿线脂肪条带结构的前后,发现大鼠胃经及任脉沿线脂肪条带结构与针刺镇痛效应具有重要的相关性,在对这一结构做了深入研究后发现,大鼠胃经和任脉沿线真皮深层有完整的条带样脂肪组织,属于大鼠经脉沿线固有的组织构筑。提示脂肪条带可能是各条经络传输的组织学结构基础。

(李海峰)

【五脏相关学说研究】

邓铁涛等认为五行学说有助于早期医学理论体系的形成,但它已逐渐落后于医学理论和实践的发展。五行虽与五脏相配,但由于不能有效地反映对脏腑功能与脏腑间关系的新认识,其指导作用逐渐抽象化,让位于阴阳、气血、经络等具体医学理论。邓氏在五行学说的基础上提出五脏相关学说,综合藏象、阴阳、气血、经络等理论,全面反映人体五脏系统的功能及彼此关联。

五脏相关学说认为,五脏与全身器官之间的配属关系是多方位和多渠道的,五脏之间存在促进、抑制和协同三种作用模式。促进作用指一脏在某种生理功能中或某种病理状态下对另一脏发生的滋生和长养等作用。它包含了五行关系中的相生,也包括历代医家总结的反相生、隔相生等内容。抑制作用指一脏在某种生理功能中或某种病理状态下对另一脏产生的抑压和制约等作用。它包含五行关系中的相克、乘侮等内容。协同作用指两脏或多脏在完成人体某一生理功能,或者在造成与逆转某一病理状态的过程中,共同发挥作用。脏与脏的关联是通过具体的渠道实现的,了解其渠道才能有效地应用于临床。这些渠道均与五脏功能或经络有关,通过气、血、津、精等精微物质来发生作用。在脏与脏相互作用时,何者处于主动地位,既与各脏的功能特点有关,也与作用的渠道有关。

邓氏指出,五脏与外界环境之间存在不完全对应的联系。人体与外界存在联系是中医整体论的基本观点,这在引入五行学说之前已经形成,并非五行学说的推论。以五行为中介将五脏与外界相联系的体系中,包含了大量建立在观察基础上的资料,很多是有实践佐证的,只是其对应性未必那么惟一。五脏相关学说要在继承这些资料的基础上,重新分析和确立其关系性及影响规律。

五脏相关学说的方法学特点是:① 在实践的基础上保留"五"的配属系统;② 以系统和结构的观点认识五脏的相关性;③ 气血阴阳为五脏相关的信息单元和控制因子;④ 证伪与证实相结合,以"症状—病机"的逻辑认识五脏关系;⑤ 以文献和临床调研为依据,开展五脏相关研究。

范晔等在"五脏相关学说"指导下分析62例糖尿病肾病患者证候之间的关系。发现肾阳虚证与心气(阳)虚证及心阴(血)虚证相关较大;肾气不固证与脾气(阳)虚证相关较大;肾阴虚证与肝阴(血)虚证相关较大;肾气不固证与肺气虚证相关较大;心气(阳)虚证与脾气(阳)虚证相关较大;寒湿困脾证与痰湿阻肺证相关较大;肝阴(血)虚证与胃阴虚证相关较大;心阴(血)虚证与肝阴(血)虚证相关较大;痰湿阻肺证与肝风内动证相关较大;心气(阳)虚证与痰湿阻肺证相关较大。杨海娟等论述了"五脏相关学说"对多脏器功能不全(MODS)诊治的指导价值,认为MODS涉及多个系统及器官,而"五脏相关学说"更是注重多个脏腑之间的内在联系,提出MODS的发病是以脾胃为中心,涉及肺、心、肝、肾多个脏腑系统。

(邱若虹)

【毒邪概念研究】

田杰等认为毒既可以作为病因又可作为病机。毒的病因学概念指某些致病力强,引起病症较为急重或者造成广泛流行的致病因子。大凡由毒所致的疾病,主要有两个特点:一是自外直接感受,或间接由风、寒、暑、湿、燥等邪所转化;二是素体阳盛或阴亏,兼以七情失调,郁火内生,蕴而成毒。毒的病机学概念强调毒是六淫邪盛所致,如寒毒、湿热毒和温毒等。其中毒是病机的主体,而寒、湿、热等为毒的属性。

常富业等认为毒具有物质属性和病理学属性双重概念。毒的概念具有广义与狭义之分,狭义的毒是一类特殊的致病因素,如食毒、虫毒等;广义的毒则是指寓于病因和病机双重属性的一个概念,强调在病因的作用下,疾病发生和发展的骤然变化,出现功能破坏和形质受损。从病因学角度毒可分为外毒与内毒,从病理性质角度可分为阴毒与阳毒。内毒的来源主要有3个方面:一是机体在代谢过程中产生的各种代谢废物是内生之毒的主要来源,也是机体排毒系统功能紊乱时危害人体健康的主要因素。二是指那些本为人体正常所需的生理物质,由于代谢障碍,超出其生理需要量,也可能转化为致病物质形成毒。三是指本为生理性物质,由于改变了它所存在的部位,而成为毒。可见内毒既是一种生理物质,又是一种病理产物。外毒和六淫同属于外邪,二者可杂合为病。六淫在某种条件下,亦可酿变化毒。

崔文成认为毒邪仅是个病因概念,是一类致病物质的总称。毒邪与一般意义上的邪在程度深浅上有明显不同,只有引起机体严重的阴阳气血失调、具备一定特点和特殊症状的邪才能称为毒邪。可分为外毒、内毒两类:外毒包括化学致病物(药毒、毒品、各种污染、秽毒等)、物理致病物(跌仆损伤等意外伤害,水、火等)、生物致病物(温病毒邪、疫疠之毒、虫兽毒等);内毒包括饮食变毒(酒毒、食积化毒等)、水液成毒(水毒、湿毒等)、诸气生毒(火毒、热毒等)、血瘀生毒(瘀毒、出血等)。毒邪致病取决于毒邪的强弱和正气的盛衰及其相互作用的结果。娄静认为凡外界暴烈六淫、异常物质,或体内脏腑功能紊乱的病理代谢产物,能引起机体猛烈损害,耗伤正气,破坏阴阳平衡,出现危重证候和局部特殊体征的因素,即为“毒邪”。

敖海清等指出毒邪作为病因概念,其含义有以下几种:一是泛指一切致病邪气;二是特指“疫毒”(具有强烈传染性并可引起流行的致病因素);三是指有毒的致病物质(如蛇毒、食物中毒等)。毒邪致病具有其独有的临床发病特点:① 发病急骤,传变迅速。其中尤以风毒、寒毒及火热毒邪这一特性表现得更为明显。② 证候危重。③ 多易侵袭内脏,导致病情迅速恶化。④ 病程迁延难愈。由于毒邪致病性强,易伤正气,容易出现邪盛正虚之格局,致使病情迁延难愈。毒邪致病后在体内的传变过程可分为气、血、精三个阶段:侵及气分,主要损伤人体气的推动、温煦、固摄、防御及气化等功能,出现相应的临床证候,但不同性质的毒邪对气的功能的损伤不尽相同;毒邪深入血分,多见对血的运行及濡养功能造成损伤,出现血液瘀滞,肌肉关节及脏腑失于濡养;毒邪深入精分,可导致机体生长发育异常,表现为身体各部位有形包块的生长,进一步可致气血津液的生成、运行失常及脏腑功能失调而出现全身性症状。

(英洪友)

【体质学说研究】

孙广仁认为人体之精是人类个体体质形成的根本和基础。逯敏等认为体质学说与基因组学都具有遗传本质,都是在环境的影响下而存在某些变化,这些相似性决定了体质与基因组学的相互关联。

李真等根据《伤寒论》六经辨证体系,归纳出六经疾病的各自易感性,提出了六经体质学说。将人群分为7个体质类型,即太阳、厥阴、阳明、太阴、少阳、少阴及阴阳平和体质,并归纳出六经体质的特点。刘健从体质类型、体质与发病、体质与辨证、体质与治法方药、体质与病证转归及预后等方面阐述了《伤寒论》中所蕴含的“方证体质学说”,即符合某种方药所治疗的病证及体质类型。

盛国光将体质学说应用于肝病辨证施治,提出实则治其症,虚则治其质。即根据正气的强弱将患者分为“实人”、“虚人”两类体质。“实人”患急性病毒性肝炎,邪气偏盛,治法以解毒祛邪为主,邪祛则病愈;“虚人”则不然,多在祛邪的同时补其虚,甚至以扶正为主,待正气来复则邪退而安。贾永森从痰湿、瘀血体质特征出发,论述了不同体质食管癌患者在发病及病程演变中,具有相应证候和病机倾向,为食管癌等重大疾病的诊断和治疗提供参考依据。

唐靖一等选择高血压患者作为研究对象，其中腻滞质患者198例、正常质患者256例。结果腻滞质组动脉弹性指数均明显低于正常质组($P<0.05$)，而腻滞质组的胰岛素抵抗指数及超敏C反应蛋白明显高于正常质组($P<0.05$)。认为腻滞质高血压患者动脉弹性降低较正常质患者更为明显，并且与患者的胰岛素抵抗密切相关。王琦等筛选阳虚质60例、平和质50例，发现阳虚质血清皮质酮、cAMP/cGMP比值、IL-1β(白细胞介素1β)和TSH(促甲状腺素)含量较高，而血清皮质醇、ACTH(促肾上腺皮质激素)、cGMP及FT_4(游离甲状腺素)含量则较低。阳虚质与下丘脑-垂体-肾上腺轴、下丘脑-垂体-甲状腺轴功能减退，及环核苷酸系统和免疫功能紊乱具有一定的关联性。

钱会南等通过对自然人群调研，发现特禀体质具有遗传性，出生时父母亲年龄、出生方式、出生后4个月内的喂养方式以及既往有过疾病对特禀体质的形成有一定影响作用；特禀体质人群过敏、流涕、鼻塞、喷嚏、哮喘、皮疹、皮肤划痕症等表现较非特禀体质人群出现率高；在子女排行、血型、性格、运动、睡眠等方面与非特禀体质人群没有显著性差异。导致特禀体质过敏疾病发生的过敏原有药物、食物、金属、物品、气味等；特禀体质人群可以通过食入、接触、吸入、注射等多种方式接触过敏源而产生过敏反应。苏俊等采用《中医体质分类研究》调查问卷对自然人群进行调研，并利用简明健康状况调查问卷SF-36对特禀体质人群进行生命质量研究。发现特禀体质在生理、心理两大领域较平和质得分降低，差异显著；从8个维度分别比较，特禀体质的各项生命质量得分显著低于平和质，躯体疼痛、一般健康状况、精力、社会功能、情感职能、精神健康等6个方面与平和质存在显著差异。认为特禀体质人群生命质量有特异表现而未见特异性分布规律。

阮剑虹等认为目前体质学说研究缺乏统一的标准和规范，体质的命名方式与证相似，容易误解，应加强实验研究方面的深度和广度。宋咏梅认为分型依据混乱导致不同分类体系间有实质重合而难以沟通，分型方法单一以及体质与证候分型方法和命名原则高度相似，导致体质和证候无法截然分开，体质诊断无法真正实现其价值。因此，统一概念的界定、确立分型方法和标准的规范以及统一体质类型命名原则是当前体质分型研究亟待解决的问题。

(孔祥亮)

【舌诊研究】

张志枫等用尼康D70单镜头反光数码照相机分别设置于自动白平衡和手动白平衡(硬件校正)模式，拍摄麦克贝斯24色色卡5种红色类色块和154例舌象，应用NIKON CA-PURE NX 1.0.1软件对自动白平衡拍摄的图像进行软件校正，通过色差值计算、Imatest软件测试、人工判读比较三类图像的色差情况。结果表明，在自动白平衡、手动白平衡、软件校正三种方法中，软件校正图像的总色差值最小；判断结果提示，软件校正的舌像颜色与实际舌象的颜色最为接近，符合率最高。梁嵘等为探讨典型舌色与复杂舌色的颜色特征和颜色空间分布特征，选取典型红舌23例、偏紫舌36例、偏暗舌12例，典型红舌13例、偏紫舌20例、偏暗舌21例。采用Matlab软件，在CIELAB和LCH颜色空间中对各类舌色的数据及分布特征进行探讨。结果发现淡红舌的明度最高，色相偏于红黄，红舌的明度减低，彩度加大，偏暗舌以明度的减低为著，偏紫舌的特征为色相偏红紫色。彭明德等研究舌象底层特征与舌诊高级语义的映射关系，把临床经验与基于内容的图像检索技术相结合，通过舌象图的色彩量化，纹理分析，建立了基于舌象颜色和纹理的舌象索引。吕军影等刮取湿热证患者舌苔，经革兰染色后镜检，发现湿热证黄腻苔细菌总数明显多于正常薄白苔($P<0.05$)。两组各种球菌密集度级别比较发现，革兰阳性小球菌和微球菌有显著性差异($P<0.05$)，湿热证黄腻苔中G和微C的量较多；湿热证黄腻苔组真菌的例数和真菌种类明显多于对照组($P<0.05$)。张晓丽等采用超声裂解法提取舌苔蛋白，利用固相pH梯度等电聚焦对舌苔总蛋白进行双向电泳，将银染后获得的双向电泳图谱进行Image Master 2D Platinum软件分析，构建了高重复性的舌苔蛋白质双向电泳图谱，获得(1 082±105)个蛋白质斑点，pH主要集中在4～8之间，为后续舌苔蛋白质组学研究奠定了基础。

杨牧祥等通过分析259例缺血性中风患者舌象变化，发现随着中风病的发展，患者舌象呈现舌色由红绛舌向淡红舌、斑点舌转化，苔色由黄苔向白苔转化，舌形由裂纹舌、瘦薄舌向胖大或齿痕舌转化的趋势，显示中风病不同发展阶段邪正盛衰、寒热转化的病机变化过程。冷辉林等通过对230

例急性脑血管病住院患者进行系统舌象观察，并结合中国卒中量表，分别在患者入院第1、7、14、21天进行评分。发现病情由轻转重，舌质由淡→红→紫，舌苔由薄→厚→黄→腻，呈递增性改变；当病情由重转轻，则舌质、舌苔变化与之相反。康年松等发现脑外伤患者经甘露醇等脱水降颅压和(或)去骨瓣减压术及血肿清除术后，阴虚证型比例提高，主要表现为无苔症。武哲丽等发现肝病瘀血舌患者不同证型组（湿热瘀滞组、肝瘀痰阻组、气滞血瘀组、气虚血瘀组）的血液流变学指标与正常组比较有显著差异；肝病瘀血舌患者不同证型组与气虚血瘀组比较，湿热瘀滞组、肝瘀痰阻组、气滞血瘀组的全血高切黏度、血浆黏度、红细胞压积高于气虚血瘀组（$P<0.05$或$P<0.01$）。李燕等采用数码相机拍摄大肠癌患者化疗前后的数字舌图，并进行统计学分析。发现化疗前，有较高比例的患者表现为基本正常的舌象。舌象的异常率从高到低依次为苔色>舌色>苔质>舌形。化疗后紫舌、瘀斑舌的出现率明显增加；黄苔的程度和厚度加重，或变腻苔。丁喜艳等收集高血压病人71例，以数码相机拍摄患者舌像进行分析。结果发现舌下静脉分度与病程长短有关；舌下静脉分度为3度的本病患者血液黏度、甘油三酯、总胆固醇、HDL－C、LDL－C高于舌下静脉分度为2度的患者；舌下静脉分度为2度的患者以标实证候为主，舌下静脉分度为3度的患者以本虚证候为主，两组间舌质颜色无统计学差异。

（许家佗　张　利）

【脉诊研究】

1. 理论研究

郑志杰等将《伤寒论》脉诊特点归纳为以下几点：① 以阴阳为总纲；② 以尺、寸脉合诊判断病在何经；③ 多论脉象，少谈脉位；④ 多言“尺寸”，少语“关”部。以寸口诊法为主，辅以趺阳诊法与少阴诊法，可见张仲景对胃气、脉根的重视。田淑霞等认为脉诊难以同现代科学技术结合，原因在于对脉象的认识是以医生指下的体会结合该医生对脉象概念的领会来加以鉴别，缺乏客观指标作为判定脉象的标准。从而提出脉诊标准化研究应当遵循继承性原则、普适性原则、实用性原则、发展性原则、简约性原则。张治国等认为脉象具有复杂性系统的基本特征，并将复杂性科学方法论中方法与整体方法相结合、微观分析与宏观综合相结合、静态分析与动态考察相结合、定性判断与定量描述相结合的原则运用于脉诊现代研究中。陈涛等运用中医病案联机分析处理（OLAP）系统，对4 400例名医医案的脉象分析发现：脉象中复脉的出现频率要远大于单脉，两者之比为4.27∶1。在单脉病案中以细脉、弦脉、数脉、沉脉、滑脉、弱脉、浮脉、濡脉出现的频率最高；在复脉病案中则以沉细脉、弦滑脉、弦数脉出现的次数较多；迟脉不是寒证主脉；数脉在外感病中也主风证；虚证多细脉；弦脉为肝胆病的主脉，且湿热为患亦多见。

2. 实验研究

张治国等同步采集40例具有不同脉宽的患者和20例平人关部脉的压力脉图、心电信号和桡动脉横截面动态超声图像。在MATLAB7.0.1软件对超声图像进行分析处理的基础上，观察周期运动中不同宽度脉象的桡动脉横切面图形特征和轴心运动轨迹的变化情况。发现不同宽度脉象的桡动脉横切面面积、共轴心椭圆的长轴长度和轴心最大位移存在着一定的差异。认为长轴长度周期平均值、最大值、最小值，面积周期平均值、最大值、最小值，以及轴心在平行于皮肤表面的最大位移等参数可以作为初步判别脉宽的参数。陈冬志等采用最适取法提取左关部脉图有关参数：HB、SAB、SBE、SEG、HE/HB、TAB/TAG、TB/TAG；同时检测血流动力学相关指标：SV、CI、PEP、LVET、AC、TPR。与正常对照组比较，两涩脉组HB、SAB、SBE、SEG均减小（$P<0.01$）；HE/HB、TAB/TAG、TB/TAG均增大（$P<0.01$）；SV、CI、LVET、AC均减小（$P<0.01$），PEP、TPR增大（$P<0.01$）。与脉涩有力组比较，脉涩无力组HB、SAB减小（$P<0.01$）；SV、CI减小（$P<0.05$）。从而认为脉涩无力组心收缩功能较脉涩有力组降低更明显。许家佗等通过对15名运动员进行持续4个月的强化训练，建立慢性运动疲劳模型；检测疲劳前后脉图、血液和尿液生化指标、反应时、心率变异性（HRV）等的变化。发现慢性运动疲劳后脉率加快（$P<0.05$）、降中峡h4抬高（$P<0.05$）、w/t增大（$P<0.01$），脉图主波变宽大，降中峡抬高并前移，脉象变弦；皮质醇、血红蛋白明显升高（$P<0.01$），尿pH下降（$P<0.05$）；反应时显著延长（$P<0.01$）；心率变异性中TV、LF/HF呈增大趋势。认为慢性运动

疲劳后脉图变化以主波宽大、降中峡抬高并前移为主要特征,可将脉图作为慢性运动性疲劳的评价方法之一。刘亚琳等运用DY-SS-1型三探头中医脉诊仪对34例肝郁气滞证、28例肝火炽盛证患者及25例正常人群进行寸关尺六部脉象信息的动态采集与描记,并运用独诊法与辨证法相结合分析法。发现肝郁气滞证组以弦脉或其变异类型(缓慢、圆钝的负向波)为主,脉证诊断符合率为70.6%;肝火炽盛证组以弦数、滑数脉及变异类型(较快、高尖负向波)为主,脉证诊断符合率为64.3%。李墅娜等通过实验发现小波模极大分析方法可以较好地提取多种脉象信号的主要特征。

(许家佗 陈清光)

【和法研究】

李德顺等从道家"和"的观点审视中医和法,认为"和"即"中和",有4层含义:① 从事物规律上讲,为自然必由之正道;② 从事物变化上讲,不要超过一定的限度;③ 从空间上讲,有生化之义;④ 从时机上讲,即为"机",强调"不得已"而为之。狭义和法可分为3类:① 调和两个脏腑;② 调和不同病邪相兼为病;③ 针对半表半里。广义的和法包括两层含义:① 代表多种治法的组合;② 从"七法"化生的各种治法。因病情复杂,各种药物"不能全其特性",不得已而组合之。还有相对和法,是同一治法或两种不同治法在针对相似病证时,如果在功效上有所差异,较弱、较缓和者即为相对和法,体现了"缓和"之义。吴志明等认为和法体现了儒家"和而不同"的思想。"和"的前提是承认不同、矛盾,承认差异,是事物的"多样统一"造成的和谐与互补,"同"为相同的东西相加或与人相混同,而中医和法是通过和解或调和的方法,把各类药性不同、功效各异的药物配伍使用,使在半表半里之邪,或人体脏腑、阴阳、表里失和等病因病机复杂之证得以解除,达到人体"阴平阳秘"的健康状态。

叶庆莲、孙榕认为《内经》中和法为广义概念,以自和为基础,以调和为法度,调和经络、脏腑、营卫、气血、津液、神志、五味,使人体机能恢复阴阳动态平衡之状态。自和是《内经》和法的主要特点,即人体有自动维持和自动发挥其协调平衡状态的能力和趋势,通过阴阳的互根互制和五行的生克来实现。"自和"机制的实现主要体现在疾病不治自已,以及治疗疾病时重在促进机体的自和,顺应机体正气抗御外邪的趋势,加以辅助,以使疾病向愈。李俊玉认为和解少阳、透达募原、调和肝脾、调和胃肠、清热温阳、滋阴补阳、扶正祛邪等治法皆属和法。其核心含义是和解、调和。在方剂学角度,和法有以下含义:① 将药性相反的药物配伍应用的一种组方遣药方法,其作用是和解、调和;② 用缓剂或峻剂,小量分服,使余邪尽除而不伤正气,此乃缓和之义;③ 用药治病要顺应脏腑喜恶的生理特性,以防过犹不及之弊;④ 甘草调和药性的作用;⑤ 重症用轻剂。程磐基认为和法的形成,是后世医家在对《伤寒论》及小柴胡汤的阐发过程中逐渐产生的。首次提出和法的是成无己,其含义是融会多种治法合而应用于临床的一种方法,不是一种单一的、具体的治法。和法是一种变化无穷的治疗方法,小柴胡汤只是和法中的一种。张介宾、程钟龄、戴天章、何廉臣等医家有关"和法"的论述丰富、完善了中医学"和法"的理论。许波良认为和法应包括和邪正,即对邪盛一时暂无法祛除时,可调和邪正以权保正气免受伤害。任华萍认为在肿瘤治疗中"带瘤生存"就是"和"的理念的体现,用"和缓"平和之药,协调、重建和恢复机体的脏腑功能及阴阳气血平衡的和顺状态。

(李海峰)

【肾虚证实验研究】

郝蕊、孙理军等提出肾虚体质防御修复功能下降与其免疫功能失调密切相关的假设。采用猫恐吓孕鼠方法建立肾虚质大鼠模型,设立药物治疗组(服金匮肾气丸)、药物对照组(服归脾汤)、恐吓模型组和空白对照组。实验发现子代鼠血清的IL-2的含量组间两两比较差异比较明显,恐吓模型组、药物对照组IL-2的含量明显降低,IL-10的含量明显升高,与药物治疗组、空白对照组之间有统计学意义($P<0.05$),恐吓模型组与药物对照组差异无显著性($P>0.05$),药物治疗组与空白对照组差异无显著性($P>0.05$)。药物治疗组、药物对照组、恐吓模型组脾细胞悬液中$CD4^+$、$CD8^+$ T淋巴细胞百分率均低于空白对照组,但无显著性差异($P>0.05$)。

太史春等采用腹腔注射卡那霉素复制肾气虚证大鼠模型,发现模型组大鼠先后出现毛稀松,畏寒,食欲下降,精神萎靡,体重增长缓慢。模型组大鼠尿量增多,尿比重减低,与对照组相比,差异明显($P<0.01$)。模型组大鼠肾脏AQP2 mRNA

的表达减少($P<0.01$),AQP1表达低于正常组($P<0.01$),而肺组织AQP1表达高于正常组($P<0.01$)。认为模型组大鼠肾脏AQP2 mRNA、AQP1表达减少,导致肾集合管重吸收水分减少,而引起尿量增多。肺脏AQP1表达增加,可使肺泡周围水分转运至血管内的量有所增加,同时导致肺内随呼吸排出的水分减少。为肺肾相关理论提供了研究线索。

孙洁等将30只雄性昆明小鼠随机分为正常对照组、模型组和补肾组3组。其中模型组和补肾组采用房劳加惊恐的复合伤肾法制造肾精亏虚模型。补肾组每天给予补肾填精方浓缩液灌胃。从造模结束次日起,所有小鼠与正常雌鼠配对饲养5天后,取出雌鼠待其分娩。仔鼠饲养至6周龄时每组随机取出10只雄性仔鼠,检测其血清睾酮(T)、卵泡刺激素(FSH)含量。结果:模型组仔鼠血清FSH、T水平明显低于正常组($P<0.05$,$P<0.01$),但补肾组仔鼠血清FSH、T水平明显与正常组仔鼠、模型组仔鼠均无明显差异($P>0.05$)。认为惊恐、房劳可以明显降低肾虚仔鼠血清FSH、T含量。子代小鼠没有受到“恐伤肾”的情志刺激,却出现神经内分泌的异常表现,可能是父代肾虚使子代禀受先天不足,肾精亏虚而髓海不充的缘故。

(邱若虹)

[附] 参考文献

A

敖海清,朱艳芳.“毒邪”的内涵及其致病特点[J].山东中医杂志,2008,27(1):5

C

常富业,张允岭,王永炎,等.毒的概念诠释[J].中华中医药学刊,2008,26(9):1897

陈冬志,牛欣,董晓英,等.涩脉脉图和血流动力学观察[J].中国中医药科技,2008,15(3):164

陈涛,陈茂华,梁嵘.4 400例当代名中医医案的脉象分布频数分析[J].时珍国医国药,2008,19(5):1236

程磐基.对小柴胡汤“和法”的思考[J].上海中医药杂志,2008,42(10):54

崔文成.毒邪病因论[J].中医药通报.2008,7(5):25

D

邓铁涛,郑洪.中医五脏相关学说研究——从五行到五脏相关[J].中国工程科学,2008,10(2):7

丁喜艳,刘顺益.原发性高血压病中医证型与舌下静脉关系的临床观察[J].辽宁中医杂志,2008,35(6):867

F

范晔,莫传伟,陈群,等.糖尿病肾病五脏相关研究[J].安徽中医学院学报,2008,27(1):17

H

郝蕊,孙理军,薛昶.肾虚质大鼠血清白介素水平的实验研究[J].陕西中医,2008,29(8):1096

J

贾永森.从中医体质学说探讨食管癌痰瘀证候[J].中医研究,2008;21(4):5

K

康年松,别晓东.论脑外伤无苔症[J].江西中医药,2008,39(305):21

L

冷辉林,吴快英.以舌象变化揣急性脑血管病之预后及转归[J].辽宁中医杂志,2008,35(10):1544

李德顺,邓中甲.用道家“和”的观点审视中医“和法”[J].中华中医药学刊,2008,26(3):622

李俊玉,杨守光,徐春玲.和法广义[J].基层医学论坛,2008,12(31):1028

李墅娜,宋文爱.人体脉象信号特征提取方法的分析研究[J].辽宁中医杂志,2008,45(4):483

李燕,梁嵘,万冬桂,等.大肠癌化疗前后舌象变化的临床观察[J].江西中医学院学报,2008,20(1):38

李真,冯晓东,张铭.六经体质学说及其对治未病的意义[J].江苏中医药,2008,40(11):105

梁嵘,陈松鹤,黄庆梅,等.基于CIELAB、LCH的典型舌色与复杂舌色的颜色特征研究[J].江西中医学院学报,2008,20(3):92

刘健.《伤寒论》中的体质学浅识[J].辽宁中医药大学学报,2008,10(9):37

刘亚琳,魏红,刘明林,等.肝郁气滞证与肝火炽盛证脉象信息的临床研究[J].辽宁中医杂志,2008,35(4):541

娄静,娄高峰,翼爱英. 试论“毒邪”的概念[J]. 光明中医,2008,23(1):18

逯敏,贾妮. 证候—体质—基因组学研究模式的探讨[J]. 陕西中医学院学报,2008,31(2):3

吕军影,黄李平,阙铁生,等. 湿热证患者舌苔微生态的研究[J]. 辽宁中医杂志,2008,35(4):487

M

马晓彤,潘桂娟. 经与脉关系是揭示经络原理的关键[J]. 陕西中医,2008,29(2):195

马晓彤.《黄帝内经》所涉经络相关概念间基本关系的系统解读[J]. 中华中医药杂志,2008,23(4):277

P

彭明德,彭涛. 基于颜色和纹理的舌象检索方法研究[J]. 中华中医药学刊,2008,26(7):1457

Q

钱会南,苏俊,王琦,等. 特禀体质特点初步研究[J]. 辽宁中医杂志,2008,35(6):824

R

任华萍. 试论和法及其在肿瘤病治疗中的应用[J]. 上海中医药杂志,2008,42(5):26

阮剑虹,沈晓红,高成璐,等. 浅谈中医体质学说[J]. 辽宁中医药大学学报,2008,10(6):18

S

盛国光. 中医体质学说与肝病临床辨治[J]. 光明中医,2008,23(3):261

宋咏梅. 深化中医体质分型研究亟待解决的问题[J]. 山东中医药大学学报,2008,32(4):291

苏俊,钱会南,王琦,等. 特禀体质分布及生命质量情况调查研究[J]. 辽宁中医杂志,2008,35(2):167

孙广仁. 两种精气生命说对体质理论构建的影响[J]. 天津中医药,2008,25(4):304

孙洁,周安方,周艳艳,等. 雄性小鼠肾虚对其雄性仔鼠血清生殖激素含量的影响[J]. 中华中医药学刊,2008,26(10):2229

孙理军,郝蕊,薛昶. 肾虚质大鼠 $CD4^{+}$、$CD8^{+}$ T 淋巴细胞亚群表达水平的研究[J]. 陕西中医,2008,29(12):1671

孙榕,叶庆莲.《内经》和法的重要特点——自和[J]. 江苏中医药,2008,40(10):14

T

太史春,王哲,孙大宇,等. 肾气虚模型大鼠肺肾组织 AQP1 的蛋白表达研究[J]. 辽宁中医药大学学报,2008,10(3):124

太史春,王哲,孙大宇,等. 肾气虚模型大鼠肾脏 AQP2 mRNA 表达的研究[J]. 中华中医药学刊,2008,26(3):567

唐靖一,王英杰,胡婉英. 腻滞质及正常质高血压患者胰岛素抵抗与动脉弹性的相关性研究[J]. 上海中医药大学学报,2008,22(1):21

田杰,张敏. 刍议“毒”的概念[J]. 辽宁中医药大学学报,2008,10(8):18

田淑霞. 关于脉诊标准化研究应遵循原则的若干探讨[J]. 四川中医,2008,26(7):21

W

王静,彭晓飞,孟凡迅,等. 核素在大鼠经脉沿线脂肪条带结构上循行现象的发现及技术要素探讨[J]. 辽宁中医杂志,2008,35(1):146

王琦,姚实林,董静,等. 阳虚体质者内分泌及免疫功能变化[J]. 中西医结合学报,2008,6(12):1226

王维兵,王广琦,张颖. 经络学说中存在的瑕疵与疑惑(上)[J]. 中华中医药学刊,2008,26(8):1794

王维兵,王玉玲,郑云哨. 经络学说中存在的瑕疵与疑惑(下)[J]. 中华中医药学刊,2008,26(9):2023

吴志明,石瑜. 儒家“和而不同”思想在中医和法中的体现[J]. 云南中医学院学报,2008,31(1):1

武哲丽,刘梅,陈群,等. 肝病瘀血舌象不同证型血液流变学的临床实验研究[J]. 辽宁中医杂志,2008,35(7):968

X

徐邦生,吕广明,孟凡迅,等. 大鼠胃经、任脉沿线脂肪条带分布的形态学观察[J]. 江苏中医药,2008,40(1):82

许波良. 和法发挥[J]. 中国中医基础医学杂志,2008,14(3):165

许家佗,包怡敏,龚博敏,等. 慢性运动性疲劳的脉图评价研究[J]. 上海中医药杂志,2008,42(9):42

杨海娟,刘建博,吴艳华. “五脏相关学说”对多脏器功能不全诊治的指导价值[J]. 中医药导报,2008,14(7):2

杨牧祥,于文涛,王少贤,等. 缺血性中风患者舌象变化规律的研究[J]. 中国中医基础医学杂志,2008,14(1):46

Y

叶庆莲.《内经》和法的含义及其分类初探[J]. 中国中医基础医学杂志,2008,14(8):573

Z

张晓丽,吴正治. 舌苔蛋白质双向电泳技术的建立

[J].中国中医药科技,2008,15(2):84

张志枫,许家佗,严竹娟,等.基于室内自然光条件件采集舌图像色差校正方法的研究[J].上海中医药大学学报,2008,22(1):29

张治国,牛欣,杨学智,等.复杂性科学方法论原则与脉诊研究思路[J].北京中医药大学学报,2008,31(1):19

张治国,牛欣,杨学智,等.脉宽的可视化考察[J].中国中医药信息杂志,2008,15(5):14

郑志杰,李志刚.《伤寒论》脉诊探讨[J].吉林中医药,2008,28(4):235

周鸣鸣,孟凡迅,党瑞山,等.大鼠胃经及任脉沿线脂肪条带结构近心端、远心端切断对针刺痛阈的影响[J].江苏中医药,2008,40(3):78

邹万成,胡波,张六通,等.细胞外基质与络脉相关性探讨[J].湖北中医学院学报,2008,10(1):23

(二)中药理论

【概述】

中药药性理论是中医治病的基本理论之一，中医临床用药借助药物的药性，祛除病邪、消除病因、补虚扶弱、调整重建脏腑功能，纠正阴阳偏盛偏衰的病理状态。药性理论的研究始终十分活跃，无论是性味、归经、升降沉浮、配伍、药对、毒性等多有著述。侯士良回顾总结了数十年来的研究，认为现代研究尚未取得突破和进展，既往一些研究背离了传统的中医药学理论和临床经验，倾向于西医药学、植物化学，或天然药物化学理论思想指导下的单体成分寻找，以现代药理学的研究方法，重视药物与机体、细胞及分子之间的相互作用，使药性成分赋予了“效应”的内涵，但缺少临床试验的佐证。因而对中药药性理论，侯氏提出了新的研究思路与方法。

祝世讷认为，“药证对应”是中药的药性药效规律，是中医药性学、药效学的一条重要原理，以辨证论治为纲，药性、药效研究要抓住与“证”对应的关系。肖小河指出，寒热药性是中药的首要药性；寒热辨证是中医的首要辨证；寒者热之，热者寒之，是中医的首要治则。所以近期中药的药性研究应以狭义的药性特别是寒热药性为主要突破口，为其他的药性研究提供线索、思路和方法。研究方法既不排除脱胎于传统生物学和医药学的“组学”方法的应用，还可以导入自然科学的基础学科或生物学和医药学的本源学科如化学、物理学和数学的现代理论与方法，藉以科学刻画、提炼和抽象中药药性的现代科学内涵。研究对象尽可能选取植物来源、化学成分、药理作用或功效基本一致或差异较小的方药。刘树民等提出中药药性的热力学研究，认为生命体系本身就是一个复杂的热力学系统，“整体观念，以平为期”是中医药学与热力学共同的理论思想基础。寒、热、温、凉既是中药性质和功效的高度概括，又是物质热物理、热化学和热生物学属性的重要反映。中医药学和热力学均主要采用宏观研究方式，故提出了“寒热为纲，还原整合，模而不型，背景求同”的中药药性研究策略，建立基于生物热力学表达的中药药性评价方法体系和技术平台，初步阐明了中药寒热药性的客观参考生物热力学规律和特点，并提出：① 生物热力学可以作为刻画中药寒热药性的方法之一。② 不同品种、不同质量、不同炮制、不同配伍或不同药性的方药及其提取物作用于不同生命体，其产生的生物热图谱以及热动力学参数值将有不同程度的改变。其中最大输出功率(pm)、生长速率(k)、热焓变化(ΔH)等参数变化呈现较明显的而有规律的变化，并与传统中医对方药的赋性有映照关系。其中 pm、k、ΔH 等热动力学参数可作为定性、定量的刻画中药药性差异与中医方剂配伍效应的客观指标。

张冰等从新的视角，引入新的研究方法和理念来思考中药药性理论，提出了中药药性构成的“三要素”设想，即药物固有的化学组分、药物应用时的机体状态及其生物学效应三个方面，确立了“化学成分→机体状态(体内药代生态)→生物效应→生物数学分析”渐进的工作模式。而王键等、王伽伯等认为，开展中药药性系统的基础研究，规范中药的药性认识，具有重要的学术价值，是开辟中药药性研究的新途径、新思路，因为中药自身就是“药性系统”的复合体。中药分类以其特殊的药性系统构架形式存在，如发散风寒效应的药性系统就是味辛—温—归肺经—升浮趋向组合，发散风热效应的药性系统为味辛—凉(寒)—归肺经—升浮趋向组合等。崔瑛等认为，药性的四气五味、升降浮沉、归经等既包括了对中药本质特征的认识，也反映了药物的功能，两者共存于中药物质形态之中，所以提出了中药“性效同源”的概念，中药药性是对药物效应本质特征的归纳抽象。其完整的认识过程是：药物→机体(病证)→效应→药性(药物属性)→药性理论(概念)，那么“病证—效应—血清药化学”这一研究方法有其合理性。血清药组成中包括中药所含成分的原形，中药所含成分的代谢产物，生理活性物质。

张继稳等对中药物质组及组学的概念的假释是，中药物质组的确切含义应该是特定中药材或中药复方制剂中含有的可在一定条件下被机体吸收的所有化合物的集合。可溶解、吸收的活性成分，可溶解、可吸收的惰性成分，部分不可溶解、吸收的惰性成分。中药物质组学是指以中药物质组为研究对象，借助现代组学技术与方法，系统研究中药的物质组性质、稳定性及其质量控制标准与方法，研究中药物质组的药效学和毒性作用，研究中药物质组药物动力学及给药系统设计方法等。张贵君等首创"中药药效组分理论"，是中药标准物质的基本概念创建之组分的研究模式和技术路线，为解决中药发展的核心问题提供了理论指导，为中药研究提供了方法学和实用技术支撑，为揭开中药疗效的奥秘和作用机理提供了新的思路。崔向微等认为，中药是药效组分和天然辅料组成的一个有机整体，是由配伍组分构成的，这个配伍组分是由化学组分和信息物质组成的研究模式中药药效组分能够系统反映中药临床特点、药效成分的有序组合。李芳等提出代谢组学研究中药的设想。代谢组是一个细胞、组织或器官中的所有小分子代谢组分的集合，代谢组学是反应机体状况的分子集合与其功能的关系，所以对健康影响的因素都能反映在代谢组中，基因、环境、营养、药物和时间最终通过代谢组学具有明显的整体反应性特点。这符合中医治疗疾病的整体观念，故代谢组学方法研究中药作用的物质基础、作用机制、安全性都是值得探索的。刘培勋等提出了中药药性物组学的概念，中药药性物组（学）可分四气物组（学）、五味物组（学）、归经物组（学）、毒性物组（学）和比较物组（学），以全面科学地诠释中药的药性理论。

王明军论述了中药"有效部位配伍"的新药模式。中药提取物以活性物质纯化程度为最高的有效部位（群）已成为现代中药原料的主要类型。有效部位是一种由主要有效成分清楚、有效部位化学类型明确、含量占主导地位和功能起控效作用的物质集团组成的提取物。有效部位取代中药材进行合理配伍，组方不超过3类部位。由传统中医理论指导下的宏观复方就转化为或以中医药理论，或以现代医药理论指导下的微观复方，即形成了"有效部位配伍"模式的现代中药。同时其研究目标也得到更新，包括治疗疾病目标化，配伍比例优选化，组分类型标准化，协同拮抗明确化，毒性和副作用最小化。至于中药配方颗粒，王智民等研究了吴茱萸配方颗粒等效性问题。本项研究利用数学模型建立了配方颗粒和对照汤剂间的等效比，能较科学地反映对照汤剂和配方颗粒间的量效关系，并通过了药效学验证了该等效比的正确性，对配方颗粒的临床应用有一定的指导意义，对于配方颗粒的实际生产具有较大实用价值。

中药安全性、毒性的问题已经日益受到重视，但目前中药安全性的评价主要是利用健康动物进行研究，这与中医临床实际应用中药具有很大差异。简晖等提出，许多药物对于健康者来说可能是有毒或不安全的，但对于具有特定证候的患者来说是有效的安全的。中药"有故无殒"的思想就是说明了这一点。所以中药的毒性与证候密切相关，准确的证候分类，进而"对证"用药就是中药避免毒性的关键。所以应该以中医证候类型分类理论为核心，充分结合现代药物安全性评价方法与规范，进行中药的现代安全性评价。这种基于中医证候分类理论，从证候分类研究并结合寻找中药精确适应证开展研究是全面、系统、准确、深入评价中药安全性的有效途径。李建新等的中药毒性的代谢组学研究，以生物体液、细胞组织提取物、细胞培养液等为对象，通过定性、定量地分析生物系统中内源性代谢产物的变化来评价外源性刺激物（如药物、毒物）对机体带来的影响，即测定代谢组受外界刺激而发生的变化情况，同时对代谢数据进行生物信息学分析，从系统生化谱的角度整体地研究外界刺激的调节及应答机制。李氏等研究了雷公藤甲素的肾毒性，观察到先是肾皮层 S_1 段受损，然后是肾乳头，最后是肾皮层 S_3 段受损。说明大鼠尿液代谢组学分析能较好地反映雷公藤甲素的肾脏毒性特征。

（王锦鸿）

【中药药性理论研究的思路与方法】

目前关于中药药性理论的研究，有许多新思路和新方法，如康欢等认为要加强中医药理论对药性理论的指导作用；王建等认为五味是产生四性、归经、毒性的基础；陈素红等、郭建生等强调性、味、归经要系统研究；滕佳林等则强调要重视基原性状要素影响寒热药性属性的共性特征及其规律性，研究过程中应严格选取模型药物等。

1. 中药药性理论研究的新思路

（1）基于"三要素"假说研究中药药性的设想。张冰等、翟华强等提出基于化学成分、机体状态、生物效应"三要素"假说研究中药药性的设想。认为在明确中药化学成分的基础上，借鉴药代动力学、药理学、代谢组学等学科知识与技术，可观察中药作用于机体后的生物学效应，继而比较在同一药性中药的作用下,不同状态的机体是否出现相同的生物学效应及其内在的作用机制,整体、动态、全面地阐述中药药性的实质及内涵。

(2) 中药四性"性—效—物质三元论"假说。欧阳兵等提出"性—效—物质三元论"研究中药四性的假说。认为构成中药四性理论的三个核心元素是药性、物质、功效,提出运用多学科技术手段与方法,进行药性—物质、物质—药效、药效—药性的相关性研究,探讨中药寒、热药性的物质基础及其性效发生机制。崔瑛等提出"病证—效应—血清药物化学分析"的系统研究思路以及开展中药药性研究的切入点。认为药性是物质的,是可以采用现代化学方法来认识的。离开功效独立研究抽象的药性,很难揭示其科学内涵和本质。王建等也主张按功效分类研究中药药性理论,尤其应重视各性能之间、性能与病证以及药效之间的有机联系。

(3) 将量子理论应用到中药药性理论研究。盛良将爱因斯坦的量子理论运用到中药药性理论研究之中,针对中药的四气五味物质基础提出电子得失吸推偏移能级升降说。认为中药的四气、五味无不和能量有关,中药的四气五味是对药物能量阴阳性质和高低的量化,与化合物电子得失吸推偏移能级升降有关。并在此基础上又提出中药四气五味的宏观化学成分说,从化合物相互作用力的角度出发,跳开了微观具体的化学结构成分而着眼于化合物的离子、共价性等化学成分的宏观表达,用来阐释因中药成分复杂而无法分析中药构性、构效关系的难题。

(4) "中药药性可分"学说。王明军从中药的物质可分性和功能可分性两个方面综合分析,提出了"中药药性可分"学说。邓家刚通过对平性药的研究也提出了类似的观点,认为平性药是两种极性相反的药性共同存在于一种药体中。在适当的条件影响下,原来处于中和平衡状态的两种偏性就会依不同的内环境条件显示出不同的药物偏性,通过影响不同的信号通路以调节机体平衡,从而表达出其治病的效应来。

(5) 将受体学说应用于中药归经的研究。现代医学研究认为归经与血脑屏障、有效成分的体内分布、受体学说、环核苷酸、脑保护作用等均有密切关系。宋秋英等认为中药归经与受体学说极为相似,将受体学说的理论和技术应用于中药归经的研究是可行的。李忠等认为深入研究中医归经引经理论,并与肿瘤靶向药物研究相结合是肿瘤靶向研究的新突破点。

2. 中药药性理论研究的新方法

(1) 利用信息挖掘技术研究中药药性理论。刘培勋等、王鹏等提出中药药性物组学的概念,认为以中医药学、中药药理学、天然药物化学、现代波谱学、核医学、信息学、系统生物学、系统毒理学、数理统计学等为理论基础,以中药药性物质组为研究对象,以数据库、高效液相色谱、质谱、核磁、液质联用、气质联用、分了生物学、影像医学、生物芯片、计算机辅助药物设计、数据挖掘等方法为技术支撑,对药性物质组在特定生物体内四维世界的变化信息进行全息分析和海量数据挖掘,用科学语言表征其组成,在生物体内的作用、变化规律及其关联事件,能够最终阐明中药药性的本质。

杨洪军等以药性与功能记录完备的药物为基础,利用数据挖掘技术分析这些药物,得到"功能—药性"关联关系,预测药物的缺失药性。周密等以建立归肝经预测模型为例,利用数据挖掘技术建立模型,得到"功能—药性"关联关系,预测药物的缺失药性,探讨中药缺失药性的完善方法。缪珠雷等建立中药药性特征数据库,构建能够完成中药药性特征和功效归类之间映射的人工免疫系统。将马钱子的药性特征输入经人工免疫系统优化后的神经网络,其输出值提示,马钱子的归类偏向于活血化瘀类药。

(2) 基于系统生物学阐释中药药性理论科学内涵。刘树民等提出在传统中药药性理论指导下,基于系统生物学尤其是代谢组学方法,以机体生物标志物及其变化规律为主线,进行中药性味实质及性效关联性的深入研究,实现对临床"证候"的生物学特征、性味实质及其中药干预机制的科学阐释。以此来创新中药药性理论,诠释中药药性理论的科学内涵。

(3) 斑点免疫印迹法中药药性物质基础研究。王厚伟等提出斑点免疫印迹法中药药性物质基础研究策略,认为构成中药物质基础的各组分大都具有一定的抗原性,不同化学组成和空间结构的抗原物质在免疫动物体内可以产生多种针对不同特异抗原的多克隆抗体,基于这些多克隆抗体的免疫识别作用,可以反向探求与平行比较不同药性中药水提物的物质基础构成的相似或相近程度。他们分别以黄连、大黄与知母3味典型寒性中药和高良姜、肉桂与仙茅3味典型热性中药为研究对象，证实斑点免疫印迹法是中药药性物质基础研究的一种实用、有效的新方法。

(4)分子标记法中药药性物质基础研究。王厚伟等联合应用阴、阳离子交换色谱技术，将特定pH条件下的中药的全部水溶性蛋白的色谱峰呈现出来，形成全电性离子色谱图，平行比较不同药性中药的全电性离子色谱图，筛选出相同药性中药间共有的药性标识峰，对药性标识峰组分作SDS一队GE，比较分析药性相关的共有蛋白条带，作为中药药性的蛋白质分子标记。

(柴程芝 寇俊萍 余伯阳)

[附] 参考文献

C

陈素红，吕圭源."性、味结合归经"层面研究中药药性[J].中药药理与临床，2008，4(4)：58

崔向微，张贵君.中药药效组分理论与药效组分的研究模式[J].亚太传统医药，2008，4(9)：16

崔瑛，刘菊，冯静，等.对中药药性研究的思考[J].河南中医学院学报，2008，23(4)：28

D

邓家刚.平性药药性理论假说及其内涵述要[J].广西中医药，2008，31(5)：46

G

郭建生，胡还甫，李钟文.论中药基本理论的研究思维[J].中华中医药学刊，2008，26(10)：2087

H

侯士良.中药药性是中医临床疗效的关键[J].河南中医学院学报，2008，23(4)：1

J

简晖，谭勇，赵静，等.基于中医证候分类理论的中药安全性评价研究思路和方法[J].中国中医基础医学杂志，2008，14(9)：652

K

康欢，崔撼难.论阴阳学说对中药药性理论的渗透[J].中华中医药学刊，2008，26(3)：616

L

李芳，钱晓萍.基于核磁共振的代谢组学研究及其应用[J].海峡医学，2008，20(3)：128

李建新，华嘉，何翠翠.中药毒性代谢组学研究(Ⅰ)：雷公藤甲素的肾脏毒性[J].亚太传统医药，2007，3(7)：4

李忠，白桦，张雅月.中医归经与肿瘤靶向给药[J].北京中医药大学学报，2008，15(6)：27

刘培勋，龙伟.中药药性与中药药性物组学[J].中国中药杂志，2008，33(14)：1769

刘树民，卢芳.基于系统生物学阐释中药药性理论科学内涵的研究思路与方法探讨[J].世界科学技术·中医药现代化，2008，10(2)：12

M

缪珠雷，李玉虎，程国强.人工免疫系统用于中药马钱子功效归类的研究[J].数理医药学杂志，2008，21(3)：326

O

欧阳兵，王振国，李峰.中药四性"性—效—物质三元论"假说及其论证[J].山东中医药大学学报，2008，32(3)：182

S

盛良.论中药四气五味的宏观化学成分说[J].上海中医药杂志，2008，42(7)：63

盛良.中药四气五味与电子得失推级升降学[J].上海中医药杂志，2008，42(2)：4

宋秋英，郑国庆.中药归经入脑理论及方法的研究[J].中华中医药杂志，2008，23(6)：546

T

滕佳林，王鹏，张永清，等.中药基原性状与寒热药性相关性研究工作的要点和注意事项分析[J].山东中医药大学学报，2008，32(6)：447

W

王伽伯，金城，肖小河，等.中药药性研究回顾与思考[J].中华中医药杂志，2008，23(7)：572

王厚伟，田景振，李峰.基于3味寒性中药多克隆抗体的斑点免疫印迹法中药药性研究[J].中药药理与临床，2008，24(5)：72

王厚伟，田景振.一种基于寒性对照抗原的中药药性物质基础研究的新方法[C].中医药生物化学与分子生物

学通讯,2008：79

王厚伟,王振国.一种基于全电性离子色谱的中药药性蛋白质分子标记[C].中医药生物化学与分子生物学通讯,2008：71

王厚伟,王振国.一种基于热性对照抗原的中药药性物质基础研究的新方法[C].中医药生物化学与分子生物学通讯,2008：78

王厚伟.斑点免疫印迹法中药药性物质基础研究策略[J].辽宁中医杂志,2008,35(10)：1503

王建,张廷模,曾南,等.中药功效分类的药性表达规律研究[J].山东中医药大学学报,2008,32(4)：273

王建,张廷模,曾南,等.中药药性理论的研究与思考[J].辽宁中医杂志,2008,35(2)：212

王明军.“中药药性可分”学说探析[J].中华中医药杂志,2008,23(9)：803

王明军.试论现代中药衍生的“有效部位配伍”新药模式[J].中国中西医结合杂志,2008,28(1)：73

王鹏,滕佳林,王振国,等.中药四性理论构建模式及其对现代研究的启示[J].山东中医药大学学报,2008,32(4)：270

王智民,洪玉梅,王维皓,等.吴茱萸配方颗粒等效性研究[J].中国中药杂志,2007,32(6)：1149

X

肖小河.中药药性研究概论[J].中草药,2008,39(4)：481

Y

杨洪军,唐仕欢,黄璐琦,等.基于亲缘关系的中药药性研究[J].中国中药杂志,2008,33(24)：2983

Z

翟华强,张冰,艾明要,等.基于复杂系统的中药药性理论研究思考[J].北京中医药大学学报,2008,31(8)：522

张冰,林志健,翟华强,等.基于“三要素”假说研究中药药性的设想[J].中国中药杂志,2008,33(2)：221

张冰,翟华强,林志健,等.“三要素”探讨中药药性之核心构成[J].北京中医药大学学报,2007,30(10)：656

张冰,翟华强,林志健,等.基于“三要素”假说研究中药药性的设想[J].中国中医杂志,2008,33(2)：263

张贵君,罗容,王奕洁.中药药效组分理论与中药组分学[J].中药材,2007,30(2)：125

张继稳,陈立兵,葛卫红,等.中药物质组相关概念释义[J].世界科学技术·中医药现代化,2008,10(2)：2

周密,王耘,乔延江.利用数据挖掘方法预测中药缺失药性的初步研究[J].中国中医药信息杂志,2008,15(6)：93

祝世讷.药证对应——中药的药性、药效规律[J].山东中医药大学学报,2008,32(2)：91

二、临床各科

(一) 名医经验

【秦亮甫】

秦亮甫是上海交通大学医学院附属仁济医院教授,全国著名中医学家,为全国第一、二、三、四批老中医药专家学术经验继承工作指导老师。上海市名中医,擅长针药并施,重视内外结合。

1. 顽固性面瘫

王为凤介绍秦氏针药并施治面瘫经验,药用太子参、黄芪、麦冬、当归、升麻、柴胡、炙全蝎、炙僵蚕以益气扶正养血、祛风通络,天麻、钩藤、石决明以平抑肝阳,黄芩泻肝火。针灸以局部取穴与远道循经辨证取穴相结合,以手足阳明经,手足少阳经为主。局部取穴:翳风为手足少阳之会,穴性疏风通络、清热散结,其深层正当面神经发出之处。翳风、风池属少阳、又是阳维脉之交会穴,具有祛风通络止痛的作用,尤适用于耳后乳突痛。地仓、颊车二穴为足阳明胃经之穴,地仓透颊车有祛风邪,通络止痛之功效。牵正穴在咬肌中,又布有面神经分布。可疏通气血。

2. 多发性硬化症

李璨等介绍秦氏治疗经验,以补肝肾,益精髓、活血舒筋方药(何首乌、枸杞子、制黄精、熟地黄、太子参、天麻等)内服,配合外洗方(艾叶、千年健、桂枝、干姜、熟附片、红花等)外治,加温针灸(百会、印堂、率谷、风池、头临泣、肩髃等)、背部拔火罐。治疗1个月后,可不借助拐杖行走,症状好转。

3. 小儿遗尿症

程玲等介绍秦氏治疗经验,用金樱缩泉方(补骨脂、菟丝子、金樱子、桑螵蛸、煅龙骨、煅牡蛎等)加减内服,针灸中极、足三里、三阴交、关元、百会,以振奋肾阳,使气化有源,膀胱约束有力而遗尿自止。

4. 膏方调养

(1) 气血双补,相得益彰。李王景等介绍秦氏用膏方调养的经验。秦氏认为,气和血都是维持生命活动的基本物质,但是血要在气的推动下运行全身,才能发挥其滋养作用,而气又要依靠血的运载,才能发挥其推动、激发和温煦各脏腑等组织器官的作用。故气虚可导致血虚,血虚也会形成气虚。因此,在用膏方调补机体时,多用四物汤配伍人参、黄芪,以平补气血、益气和营。

(2) 阴阳同调,养阴为胜。秦氏膏方中常以六味地黄丸为基础,辅以补肝阴、脾阴、肾阴之品,以阴中求阳;多用益气养阴之麦冬、芦根、石斛,而少用仙茅、淫羊藿、巴戟天等温阳之品。秦氏认为秋冬以养阴为主,热药易耗津伤阴;膏滋药多经长时间熬制,其性偏温。以阴制阳,以防咽喉干燥不适等症的出现。

(3) 辨证论治,通调并举。秦氏对于罹患慢性病者(高血压、哮喘、便溏、腹泻等),强调辨证求因,不拘泥于补益,而寓治于补。秦氏注重对二便、睡眠、胃纳等方面的询问,他认为,这些能反映患者的细微状况,对决定膏方治疗用药起着重要的作用。如大便溏薄者,多属脾虚失运;便溏而臭,色深者,是虚中夹实之证,多属脾胃虚弱,湿热内结。

(4) 用药轻灵,护卫脾胃。秦氏指出,膏方服用时间较长,方中补益之品有壅滞之虑。因此,膏方用药须以脾胃接受为度,用药宜温而不燥,寒而不偏,滋而不腻。为使滋补不碍脾胃的运化功能,方中常加理气宽中、运脾和胃之药,如香附、陈皮、焦山楂和焦鸡内金等,忌用香燥过烈之品;补气常选太子参、西洋参,取其药性轻灵、不碍胃气;健脾多选性味甘平的莲子、扁豆、山药等,以平补脾土。

(张玉萍)

【徐经世】

徐经世是安徽中医学院第一附属医院主任医师,出生中医世家,为全国第二、三、四批老中医药专家学术经验继承工作指导老师。擅长治疗肝胆病、胃病、咳喘、心悸等病,尤其对外感高热,内伤发热等急症的治疗有新颖思路。

1. 恶性消化道肿瘤

李崇慧介绍徐经世的治疗经验。

(1) 扶正培本,重在辨证。徐氏强调癌是全身性疾病,而肿块只是局部表现。肿瘤与人体之间是对立统一的辨证关系,肿瘤缩小可改善全身状况,而全身状况的好转又能增强机体的抗病能力,控制肿瘤的发展。治疗时如果只见局部、不见整体,一味滥用攻法,不顾正气,不但达不到治疗肿瘤的目的,反而因药物副作用造成机体正气的进一步损伤,加速疾病的发展。徐氏重视辨证施治,常以"六腑以通为用"的原则,制定相应治疗方法,并提倡中西医结合。徐氏谓:"医有中西之别,而济世活人之旨,实殊途同归",对不同的病变部位、性质、病理类型、病期,选择相应治疗。

(2) 扶正补土,重在后天。徐氏在调理脾胃时,谨防矫枉过正,力求脾升胃降,阴阳平衡,转归正常。临证注意顾护脾胃,避免用药过于滋腻、苦寒,以防碍胃,败胃。

(3) 扶正祛邪,各有侧重。徐氏认为肿瘤早期是"邪气盛",正气相对于邪气尚未虚,能够耐受祛邪药物的作用,治疗重在祛邪;中期虚实夹杂,是"邪气盛,正气渐虚",机体尚能耐受祛邪药物的作用,处方需扶正与祛邪并用,扶助人体正气,以祛邪外出;晚期是"正虚邪实",机体不能耐受祛邪药物的作用,需以扶正为主,兼以祛邪。徐氏对晚期消化道恶性肿瘤,常以扶正之法,慎药之性,顾护脾胃,使病症稳定。

2. 高热证治思路

卓思源等介绍徐氏的治疗经验。(1) 辛凉宣泄治风温:徐氏析之风温入肺,气不肯降,形寒内热,肺气不得舒转。治之宜微苦以清降,微辛以宣通,肺气得以宣通肃降,药以西洋参、南沙参、川贝母、瓜蒌皮、杏仁、麻黄、生石膏、黄芩、冬瓜仁、鱼腥草、鲜芦根、生甘草加减,病自向愈。

(2) 芳香开郁解热厥:徐氏析之热厥乃由高热日久,传入营分所致,故出现昏迷不语、二便失禁等危象。欲力挽其势,化险为夷,急当凉开。方可用西洋参、嫩青蒿、醋鳖甲、杭麦冬、炒黄芩、鲜生地、生石膏、鲜芦根、竹叶卷心、生甘草。

(3) 和解少阳除伏邪:徐氏指出,伏邪证乃毒邪深藏于内,移时而发,伏气属温,温者为热,病邪易伏在肺,而肺主燥又为秋之当令之气,兼伏暑热,正是暑伤于气的特征。然寒热往来则属少阳之病,标症易解,而夙根难除。如要清除,需超前治疗,药用南沙参、北沙参、柴胡、黄芩、青蒿、连翘、生石膏、麦冬、淡竹叶、炙桔梗、芦根、䗪虫、甘草等化湿清利,有望不再复发。

3. 内科杂证从郁论治

陶永等撰文介绍:徐氏认为人之气血不调,则百病丛生。长期忧思抑郁,可致气机郁结,肝失疏泄,气血不和,经络阻塞,脉络不利,宗气不运,气机不畅,一旦形成气血瘀滞或痰瘀交阻,则变生诸病。

徐氏指出,内科杂证病机复杂多变,从郁论治,可执繁驭简,抓住"气"、"郁",从健脾调肝论治,是治疗多种内科杂病的原则。

4. 疑难杂症

侯浩彬等介绍徐氏用黄连温胆汤治疗疑难杂症的经验。

徐氏认为千方易得,一效难求。有时根据病情更换一味药或改变某味药的剂量,所起效果就会迥然不同。如用黄连温胆汤加酸枣仁、远志、合欢皮、石斛、淮小麦、琥珀治疗心悸、不寐、脏躁等,加天麻、煨葛根、白菊、五味子、柴胡梗、赭石治疗高血压、颈椎病等引起之眩晕,加延胡索、蒲公英、郁金、丹参、檀香治疗急慢性胃炎、溃疡病等属肝胃不和、痰热内扰者,加大黄、芒硝、全瓜蒌,用治温热病、急性胰腺炎、习惯性便秘属热结肠腑、痰火内盛者,加用三子养亲合葶苈汤治疗顽固性哮喘等。徐氏根据多年运用黄连温胆汤的经验,自拟消化复宁汤:竹茹、山楂、苍术、车前草各15 g,柴胡、郁金各10 g,黄芩9 g,枳壳、延胡索各12 g,白芍药、蒲公英各20 g,谷芽、麦芽各25 g,加减治疗心悸(胆心综合征)、胁痛(胆囊炎、胆石症)、胸痹(冠心病)、嘈杂、吞酸(胆汁返流性胃炎)、泻痢(慢性结肠炎)等,每每收效。

5. 常用药对

卓思源等介绍徐氏常用药对:① 葛根配代

赭石治胆汁返流性胃炎。② 黄连配红豆蔻止呕逆、吐酸。③ 石斛配竹茹治慢性胃炎。④ 远志配竹茹治失眠。⑤ 凤尾草配车前草治疗急慢性尿路感染。⑥ 琥珀配芦荟治疗气秘。⑦ 沉香配枳壳治不完全幽门梗阻。

（张玉萍）

【戴裕光】

戴裕光是第三军医大学将军级中医教授。师承名老中医祝谌予、秦伯未、任应秋、赵绍琴等。全国第二、三批老中医药专家学术经验继承工作指导老师、博士生导师，从事中医、中西医结合内科医、教、研工作，擅长治疗风湿性疾病、皮肤病、肝胆病、脾胃病及心肾类疾病等。

1. 痹证

方勇飞等介绍戴氏治疗痹证的经验。

(1) 寻求古训，博采众长。戴氏重视历代文献研究，强调瘀血在痹证中的存在，认为气血不通则痛。风痹多用疏散风邪之品，如防风、羌活、桂枝、威灵仙、葛根、秦艽；寒痹多用散寒之品，如麻黄、桂枝、白芷；湿痹重用苍术、麻黄、防风。又认为，“邪之所凑，其气必虚”，故每加补气之黄芪、党参、炙甘草。戴氏指出，古人治痹证之方多有血药，以当归等阳药为多用，少用白芍等阴柔之品。久痛入络者加桃仁、红花，甚则用虫类搜剔通络，如蜈蚣、地龙。

(2) 执简驭繁，辨证施治。戴氏治痹证分寒湿、湿热两大类型。寒湿者乌头汤主之，湿热者四妙散主之。认为湿邪缠绵难愈，当从多途径、全方位治之。“风能胜湿”，故治湿首用风药，同时淡渗利湿，所谓“治湿不利小便，非其治也”，用茯苓、猪苓、泽泻、薏苡仁、滑石、萆薢；从中焦治用平胃散，从下焦治用五苓散，清湿热用金银花藤、连翘、桑枝，痰湿流注关节用芒硝、竹沥、姜汁、僵蚕；健脾用四君子汤，养营用四物，养阴用白芍药、木瓜、生甘草，强腰脊用狗脊、杜仲、继断、牛膝、桑寄生；病在上肢用羌活、下肢用独活疏风，引药下行用牛膝，久痛大痛用附子、川乌。

(3) 顽痹之治，标本缓急。戴氏发现湿热顽痹虽可以四妙散为基本方，但药力尚嫌不足，常用当归拈痛汤加减治之。在临证重用苍术、白术、苦参、葛根各 15 g，因知母过于滋腻易致腹泻而常被弃用。此外常加用土茯苓以清热解毒，滑石、薏苡仁淡渗利湿，天花粉清热化痰。此外戴氏喜用威灵仙散寒祛风。

2. 丹毒

贾煜等介绍戴氏治疗丹毒之经验

(1) 急性期以火毒论治，兼顾湿热。戴氏认为丹毒具有火毒的性质，须以泻火解毒为首要之法，以防火毒蔓延，变生他证。主要用犀角地黄汤、黄连解毒汤清解气血之热毒。以上处方均可配伍紫花地丁、败酱草、板蓝根、忍冬藤、虎杖、白花蛇舌草、蜂房、虎杖、土茯苓等药物以增清热泻火解毒之功效。

戴氏又认为湿热多兼见，清热利湿为常配之法，常用药物：忍冬藤清气血热毒、清经络中风湿热邪而止疼痛；蒲公英、紫花地丁清热解毒、凉血散结以消肿痛；生薏苡仁健脾渗湿、清热排脓，配合二妙丸利湿清热；白茅根、川萆薢、穿山甲活血消肿利湿。

(2) 缓减期以治痰为主，寒热共存。戴氏指出，在清热泻火、解毒利湿之后，邪去大半，此时治宜清化热痰、温通经脉，使病情向痊愈转归。

(3) 后期重在补肝肾之阴。戴氏强调，本病不论是单纯热毒还是夹痰热或湿热，均有伤津耗液之弊，丹毒患者在后期均有双目干涩、口苦咽干、夜寐梦多易醒、潮热、伤口久不愈合等肝肾之阴不足的表现。因此，对经过失治误治而迁延不愈者，惟有补养患者的肝肾之阴。常用的滋补方药有六味地黄丸、二至丸、南沙参、北沙参、桑椹子、桑寄生、何首乌、白芍药、当归等。

3. 老年功能性便秘

杨国汉等报道戴氏经验方生白术汤（生白术 50 g，当归 15 g，仙灵脾 30 g，姜黄 10 g）治疗老年功能性便秘 42 例，对照组 36 例用大黄苏打片。经治 5 d 后，治疗组治愈率为 57.1%(24/42)、好转率为 42.9%(18/42)，对照组分别为 41.7%(15/36)、30.6%(11/36)。组间比较，$P<0.05$。

4. 用药特色

(1) 附子治疗危重症。徐健众等介绍戴氏用附子治疗痛风、慢性肾衰竭。戴氏临证善于抓住脾肾阳虚之本质，以益气、温阳为本，活血、利水、泄浊为辅，施以真武汤、附子理中汤、二仙汤温补脾肾之阳，当归补血汤益气养血。配合当归拈痛汤治标，清热除湿泄浊，期湿热之邪随小便而出；

随后用附子理中汤、二仙汤,并且逐渐加重附子用量以达温阳化气行水之效,同时使用大黄、地榆、槐花等使邪从大便而出。

(2) 重用大枣。杨国汉等报道戴氏补血方中常将大枣作为一味重要的补血药,其用量可达20 g,以治疗常见的各种血虚之证。如与仙鹤草30 g同用,以治疗放化疗后贫血,一般经治月余即见效果。对于面色萎黄、精神不振、月经量少者,以单味大枣泡服,经治后症状有明显改善。戴氏还将大枣作为健中之品,用于健脾安胃。其法来自《温病条辨》,在去核的大枣内放入如枣核大小的生大黄粉后,将大枣裹面煨透熟,捣烂内服,每次2枚,每日2次,用于治疗慢性消化不良、小儿疳积及厌食等。

(张玉萍)

[附] 参考文献

C

程玲,李铭时.秦亮甫针药结合治疗小儿遗尿症经验[J].上海中医药杂志,2008,42(4):21

F

方勇飞.戴裕光教授治疗痹证经验[J].中国中医急症,2008,17(1):65

H

侯浩彬,陶永.徐经世运用黄连温胆汤治疗疑难杂症的经验[J].世界中医药,2008,3(5):280

J

贾煜,晋献春.戴裕光教授治疗丹毒经验[J].中国中医急症,2008,17(6):798

L

李璨,赵海音.秦亮甫治疗多发性硬化的临床经验[J].上海中医药杂志,2007,41(2):12

李崇慧.徐经世老中医治疗恶性消化道肿瘤经验[J].中国中医急症,2008,17(6):800

李王景,赵海音,李虹虹.秦亮甫膏方施用经验[J].中医杂志,2008,49(6):493

T

陶永,张国梁,侯浩彬,等.徐经世"内科杂证从郁论治"初探等[J].中医药临床杂志,2008,20(5):433

W

王为凤.秦亮甫治疗顽固性面瘫医案举隅[J].中医文献杂志,2006,24(3):40

X

徐健众,汪平.戴裕光教授运用附子治疗危急重症两则[J].中国中医急症,2006,15(9):1004

Y

杨国汉,徐建众.戴裕光用大枣临床经验[J].实用中医药杂志,2005,21(1):34

杨国汉,徐建众.重用生白术治疗老年功能性便秘42例——戴裕光教授治疗便秘经验的应用[J].中华现代中西医杂志,2003,1(9):817

Z

卓思源,陶永,王化猛,等.徐经世常用药对拾撷[J],中医文献杂志,2008,(4):39

卓思源,陶永,王化猛,等.徐经世老中医高热证治思路初探[J].中国中医急症,2008,17(7):949

(二)传 染 科

【概述】

2008年度发表的有关国家法定传染病中医药治疗的文献近600篇,其中病毒性肝炎的临床及实验研究约占76%,其余为传染性非典型肺炎、肺结核、甲型流感病毒、流行性出血热以及细菌性痢疾、病毒性脑炎、麻疹、流行性腮腺炎等病证的治疗与研究。

1. 传染性非典型肺炎

李小波等就国家中医药管理局公布的一般健康人群预防传染性非典型肺炎(SARS)的中药A、B两方对小鼠细胞免疫功能——T淋巴细胞数量及亚群、淋巴细胞转化的影响进行研究的结果表明,A方(鲜芦根、蝉蜕、僵蚕、薄荷、银花、连翘等)可致小鼠T淋巴转化值和$CD4^+/CD8^+$明显降低,而B方(升麻、鱼腥草、鹅不食草、朱砂根、鸭跖草、桃仁等)和对照组对两者均无明显影响,差异有统计学意义。提示A方能抑制淋巴细胞转化,降低$CD4^+/CD8^+$,从而抑制细胞免疫功能,可作为治疗用药单独使用或结合西药使用。但作为预防用药,由于抑制细胞免疫功能,也许会产生副作用,故两药方是否能用于预防,得看其是否提高非特异性免疫功能,值得进一步研究。

2. 病毒性肝炎

慢性乙型肝炎(CHB),以中药联合抗病毒药的治疗CHB报道已立专条。梁秉中等将60例CHB患者随机分为治疗组(30例)服用乙肝解毒胶囊(印度产叶下珠、白花蛇舌草、板蓝根、虎杖、黄芪、五味子等)、对照组服用当飞利肝宁(当药苷、龙胆碱、齐墩果酸、水飞蓟素等)。治疗6个月后,治疗组与对照组的HBV-DNA阴转率分别为33.3%(10/30),HBeAg阴转率分别为53.3%(8/15)、19.0%(4/21)。池晓玲等将80例CHB患者随机分对照组(40例)予西医基础治疗,在休息、均衡饮食的基础上,予丹参注射液静脉滴注及血府逐瘀汤煎服;治疗组在对照组的基础上,加用外治Ⅲ号方(丹参、白术、三棱、冰片等)通过离子导入机从背俞穴导入。疗程为8周,治疗组与对照组的总有效率分别为95.0%(38/40)、77.5%(31/40)。且治疗组在血清ALT、AST、TBiL及PTA等指标的改善均优于对照组($P<0.001$)。以苦参素为主治疗CHB的报道较多,王少丽等检索肝胆病临床试验数据库、CENTRAL、PubMed、EBbase、CBMdisc、CNKI等数据库共56篇,5 156例CHB患者,进行荟萃(Meta)分析,评价苦参素治疗CHB的效果和安全性。结果在所有结局指标中,除治疗结束后12个月随访时干扰素HBeAg阴转率优于苦参素,以及苦参素与拉米呋定比较,治疗12周、24周时HBV-DNA阴转率低于拉米呋定组,差异有统计学意义外,其他指标均为阴性。提示苦参素治疗CHB对肝纤维化、病毒学指标、病毒学应答、ALT复常率可能有效,且无严重的不良反应。但对整体效果还需要更为大量的文献支持。对CHB证候及相关性指标的研究已有专条介绍。梁国英等对32例乙型肝炎疫苗0、1、6接种3针后无应答患者,按辨证分肝郁脾虚、气虚血瘀、痰湿内阻等3个证型分别治疗2个月后,再次接种乙肝疫苗而产生抗-HBs者达53.1%,提示对乙肝疫苗接种无免疫应答者可采用辨证论治,提高抗-HBs阳性率。

李莹等将43例慢性丙型肝炎肝郁脾虚证患者随机分为治疗组予苦参素注射液肌肉注射及舒肝健脾方(柴胡、制香附、枳壳、苍术、陈皮、茯苓等)煎服;对照组予IFNα-2b皮下注射及利巴韦林口服。疗程均为48周,治疗组$CD4^+$水平明显上升,$CD8^+$水平明显下降,较治疗前有显著性差异($P<0.05$),病毒学应答情况,对照组的完全应答率和部分应答率均高于治疗组;停药24周后,治疗组的持续应答率高于对照组,但差异无统计学意义($P>0.05$)。提示苦参素联合疏肝健脾方可改善慢性丙型肝炎患者免疫失调状态,抑制HCV-RNA复制。

王际云等报道42例老年戊型肝炎,按辨证分为湿热、寒湿、瘀热3个型分别施以中药煎服。并与用思美泰治疗的30例作对照。疗程均为30 d,两组总有效率分别为97.6%(41/42)、83.3%(25/30)。且治疗组的降酶、退黄效果均优于对照组($P<0.05$)。

3. 艾滋病(AIDS)

AIDS临床及实验研究文献有30余篇。薛敏等根据检索的中医药治疗AIDS临床类文献(1 219篇),设计了病因病机信息提取表,由中医专家提取文献信息,并建立AIDS中医病因病机数据库。彭勃等探讨AIDS的"毒邪"病因学说的致病特点及演变规律。秦国政等研究AIDS中医发病学特点并初步建立了人类免疫缺陷病毒HIV/AIDS中医证候数据库。(详见专条)

4. 脑炎

吕建军等报道100例病毒性脑炎随机分为两组。均予阿昔洛韦静脉滴注,并配合止痉、降颅内压、改善脑细胞代谢等常规用药;治疗组加服六味地黄丸。疗程均为3周,治疗组与对照组的治愈率(症状、体征消失,能恢复正常工作或料理生活)分别为72.0%(36/50)、54.0%(27/50)。洪岩等报道86例重症、极重症乙型脑炎患者随机分为两组。均予亚低温疗法,维持肛温在35.5℃~37℃范围内48 h以上;治疗组(50例)急性期采用中药(大黄、黄芩、金银花、生石膏、栀子、知母等)灌肠,对照组采用中药清营汤加减鼻饲。恢复期均予静脉滴注丹参注射液、神经及营养支持。两组临床治愈率分别为76.0%(38/50)、55.6%(20/36)。治疗组极期症状改善时间与以及防止窒息、纠正呼衰、防止消化道出血、肺不张、肺炎等方面明显优于对照组($P<0.05$)。

5. 寄生虫病

储德勇等研究提示,芍药苷可作为吡喹酮治疗血吸虫病的辅助用药。用吡喹酮治疗有效的同时,尽早服用芍药苷,可能改善血吸虫病患者的预后。邓长生等报道62例间日疟,予青蒿素哌喹片口服治疗,平均原虫转阴时间(60.7±23.9)h,平均退热时间(14.1±7.8)h;近期治愈率为94.4%(51/54),近期复发率为5.6%(3/54)。杨明辉将67例脑型疟疾随机分为两组。均予正规抗疟(氯喹、伯氨喹宁、咯奈啶),并视病情需要给予脱水剂,抗感染,纠正水、电解质平衡等对症处理;治疗组(35例)加用醒脑静注射液静脉点滴。经治10 d,两组总有效率分别为88.6%(31/35)、75.0%(24/32),组间比较,$P<0.05$。孟庆弟等报道绦虫病130例,予晨起空腹食生南瓜子、2 h后煎服槟榔、再过0.5 h后冲服芒硝,当日大便未见虫体排出,第2 d再服1次。有效率高达96.9%(126/130)。

此外,抗甲型流感病毒的实验研究报道较集中,筛选高效低毒的抗病毒中药已是当前抗病毒研究热点之一。张艳丽等研究表明,毒热平注射液(黄芩、栀子等4味中药)具有明显的体外抗流感病毒的作用(详见专条)。肺结核的治疗及实验研究已立专条介绍。蔡安和等报道36例急性菌痢,予连梅汤(黄连、乌梅、麦冬、生地黄、石斛、木瓜等)煎服。疗程3~6 d,治愈31例,好转5例。郑志刚等报道376例流行性出血热随机分为两组。均予激素,补充血容量,维持水、电解质、酸碱平衡,防止感染,透析疗法等西药;治疗组(178例)加用中药(发热期治以清热泻火护阴,低血压休克期治以扶正回阳、清热解郁,少尿期治以泻下逐瘀、解毒消浊,多尿期治以补肾固摄,恢复期治以健脾益胃养阴)煎服。平均时间为14 d,两组治愈率分别为96.1%(171/178)、85.9%(170/198),组间比较,$P<0.05$。季雪良报道185例成人麻疹随机分为联两组。均予克林霉素、维生素C与利巴韦林等常规治疗;治疗组(95例)加用宣毒发表汤(葛根、升麻、白芍药、炙甘草)随证加减煎服。疗程均为3 d,治疗组在症状、体征的改善,及实验室指标好转和并发症的减少情况等方面均优于对照组($P<0.05$)。

(张　玮)

【重型肝炎的治疗与研究】

邱华等检索了1980~2007年治疗重型肝炎(重肝)中涉及辨证分型的文献,符合纳入标准的共45篇,其中报道辨证分型186种次,整合后实证证型排在前10位的分别为热毒炽盛、热入营血、热陷心包、痰浊内闭、湿热蕴结、瘀热互结、邪在卫(气)分、蒙蔽心窍、湿毒壅盛、热毒内陷,虚证证型排在前6位的分别为肝肾阴虚、脾肾阳虚、气阴两竭、阴阳欲脱、肝脾虚弱、肝肾阳虚,虚实夹杂证证型前5位分别为正虚邪陷、湿困脾虚、气虚血瘀、气虚热毒、阳虚水泛;采用的辨证方法主要有脏腑辨证、卫气营血辨证、三焦辨证等;病因主要涉及热毒、邪(疫)毒、湿热、痰(湿)、瘀血,病位主要在肝、脾、肾、心包、心(脑)等。提示重型肝炎的证型分布有规律可循,而1991年12月天津会议提出的辨证论治方案远不能涵盖重肝证型分布情况,对重肝的辨证规范化研究亟待加快、加强。钱英仿喻嘉言“逆流挽舟”法，将“截断逆挽法”用于治疗慢性重肝，对久病体衰、正不抗邪之患者，治以益气健中、温肾扶阳，逆流而上，不仅与清泄法并行不悖，反而有助早期截断病势。

黄古叶等报道86例重肝患者，均予保肝退黄、促肝细胞生长、抗感染、支持、对症处理，同时给予人工肝支持系统血浆置换治疗；治疗组(56例)加用大黄煎剂(醋制大黄、乌梅)灌肠，对照组加用乳果糖灌肠。经治7 d，治疗组在恢复肝功能、减少并发症及清除内毒素症，提高抢救成功率及降低血氨等方面均显著优于对照组($P<0.05$或$P<0.01$)。李炜等报道78例重肝患者随机分为两组。均予甘利欣、还原型谷胱甘肽、促肝细胞生长素、维生素K_1、肝安、人血白蛋白、新鲜血浆等常规综合疗法；治疗组(36例)加用结肠透析，即：① 生理盐水全结肠清洗；② 氧氟沙星、甲硝唑灌洗及保留灌肠；③ 中西药(赤芍药、厚朴、枳实、生大黄、乳果糖、培菲康)保留灌肠。经治15 d，两组的临床有效率分别为63.9%(22/36)、47.7%(18/42)。组间比较，$P<0.05$。刘志斌报道60例重肝随机分为两组。均予能量合剂、门冬氨酸钾镁、甘利欣、苦黄注射液、促肝细胞生长素、消炎利尿药及维生素C、维生素E、肝泰乐等，适当补充白蛋白或血浆；治疗组加服竹花重肝煎(桑寄生、黄精、怀牛膝、女贞子、旱莲草、白芍药等)。经治1个月，治疗组与对照组的总有效率分别为90.0%(27/30)、60.0%(18/30)组间比较，$P<0.05$。张建军等随机选择120例重肝分为两组。均予常规西医综合治疗，治疗组加用利湿攻下法组方(茵陈、栀子、生大黄、土茯苓、车前子)口服和或灌肠治疗，14 d为1个疗程。连用3个疗程，并随访6个月，治疗组与对照组的总有效率分别为71.7%(43/60)、51.7%(31/60)，显效率(临床症状消失，血清胆红素、ALT复常)分别为48.3%(29/60)、20.0%(12/60)，病死率分别为23.3%(14/60)、41.6%(25/60)。组间比较，均$P<0.05$。且在临床症状、体征好转例数、各主要并发症改善率及血清AST、TBiL、凝血酶原活动度及HBV-DNA定量的比较，治疗组均优于对照组($P<0.05$或$P<0.01$)。

(张　玮　王俐琮)

【中药联合抗病毒药物治疗慢性乙型肝炎的临床观察】

曹家麟等将178例CHB患者随机分为两组。均予拉米夫定口服；治疗组(92例)加用苦参素注射液静脉滴注。疗程均为48周，两组患者血清ALT、AST、HBV-DNA水平均较治疗前明显下降($P<0.05$)；但治疗组较对照组下降更为明显($P<0.05$)，HBeAg和HBV-DNA阴转率在第24周、48周也明显优于对照组($P<0.05$)。陈建宗等报道80例CHB患者随机分为两组。均予拉米夫定口服；治疗组加服肝乐舒颗粒(黄芪、灵芝、茯苓、丹参、白花蛇舌草、佩兰等)。疗程均为1年，两组患者的HBV-DNA转阴率无明显差异($P>0.05$)；但治疗组在HBeAg/抗HBe血清转换率及ALT复常率均优于对照组($P<0.05$)。蒲朝晖等将135例HBeAg阴性CHB患者随机分为中药强肝汤(丹参、黄芪、白芍药、当归、秦艽、板蓝根等)组、拉米夫定组和联合用药组(强肝汤和拉米夫定联合应用)。疗程均为48周，结果HBV-DNA完全应答方面，联合用药组及拉米夫定组明显优于单纯中药组($P<0.05$)；联合用药组略优于拉米夫定组，在第24周、48周两组比较有明显差异($P<0.05$)。在血清ALT复常、改善症状方面联合用药组明显优于拉米夫定组($P<0.05$)。中药组及联合用药组未出现YMDD；在停药后持续应答方面联合用药组和中药组明显优于拉米夫定组($P<0.01$)。李金海等报道300例CHB患者随机分为两组。均予拉米夫定口服；治疗组(200例)加服转阴丸(黄芪、太子参、田基黄、鸡骨草、五味子、丹参等)。疗程为6个月，治疗组与对照组的总有效率分别为92.0%(184/200)、75.0%(75/100)，组间比较，$P<0.01$。两组治疗前后乙肝血清标志物变化比较明显，但治疗组优于对照组($P<0.01$)。陈树华将105例血清HBsAg、HBeAg、HBV-DNA均为阳性，ALT超过正常值2～5倍之间的CHB患者随机分为两组。均予拉米夫定口服；治疗组(53例)加服迪赛片、苦参素胶囊。疗程均为6个月，两组患者的血清HBeAg阴转率分别为52.8%(28/53)、46.2%(24/52)，组间比较，$P>0.05$；HBV-DNA转阴率分别为92.5%(49/53)、63.5%(33/52)，组间比较，$P<0.01$。

丁木等报道106例CHB患者随机分为两组，治疗组(59例)服用利肝泰(竹节参、玄参、金银花、丹参、板蓝根、北黄芪等)合胸腺肽肌肉注射治疗；对照组服用肝苏颗粒冲剂治疗。疗程均为3个月，治疗组患者的肝功能复常率及HBeAg和

HBV-DNA阴转率均明显优于对照组($P<0.05$)。

钱海青报道84例CHB患者随机分为两组。均予阿德福韦酯片口服;治疗组加服叶下珠片(大理白族自治州中药制药有限公司生产)。疗程均为6个月,两组患者的血清ALT、AST、TBiL均较治疗前明显改善($P<0.05$),但治疗组的HBeAg阴转率明显优于对照组($P<0.05$)。吴安源等将86例CHB患者随机分为两组。均予阿德福韦酯片口服;治疗组(44例)加服扶肝康方(虎杖、鸡骨草、薏苡仁、桑寄生、柴胡、当归等)。疗程为48周,治疗组患者的血清ALT、AST在治疗后第4周、12周内复常率明显高于对照组($P<0.01$);第12周治疗组的HBV-DNA阴转率明显增高于对照组($P<0.01$)。

(张 玮 王 磊)

【慢性乙型肝炎证候及相关性指标的研究】

刘绍能等对1 369例CHB患者中医病名诊断进行了研究,发现CHB病名诊断排序以胁痛、黄疸为多,其次是虚劳、痞满、郁证、胁痞、胃痞,而较少见的有积证、口苦、胃痛、腹痛、血证。朱蕾蕾等采用因子分析、聚类分析、对应分析等多元统计,对871例CHB患者临床信息进行证型分类研究,结果显示,无证型190例(21.8%);单纯证型380例(43.6%),其中肝肾阴虚型126例(14.5%),肝胆湿热型126例(14.5%),肝郁脾虚型128例(14.7%);复合证型301例(34.6%)。多重对应分析提示,肝肾阴虚型与舌红、苔薄黄、脉弦有关;肝胆湿热型与苔黄腻、脉滑有关;肝郁脾虚型与苔薄白、脉弦细有关。刘绍能等对1 586例CHB患者证型的演变规律进行研究,发现肝胆湿热、脾虚、瘀血阻络、肝肾阴虚、脾肾阳虚等证型随着CHB向早期肝硬化、肝硬化腹水的发展,其发生率增加;脾虚湿困、肝气虚等证型随着病情发展,其发生率下降;而肝郁脾虚、肝胃不和、气阴两虚、肝血虚等证型在病情进展过程中无明显变化。

赵洁等对96例接受拉米夫定抗病毒治疗的HBeAg阳性的CHB患者进行辨证分型,探讨其抗病毒疗效与中医证型的相关性,结果显示,在第52周后,HBV-DNA阴转率、ALT复常率、HBeAg转换率均以肝胆湿热型最高($P<0.05$),其后依次为肝郁脾虚型、肝肾阴虚型及瘀血阻络型;且耐药率也以肝胆湿热型最低($P<0.05$),其后依次为肝郁脾虚型、瘀血阻络型及肝肾阴虚型。提示HBeAg阳性的CHB患者拉米夫定抗病毒疗效与中医证型具有相关性。肖倩等对112例CHB HBeAg阴性患者的乙肝病毒(HBV)变异状况与辨证分型的相关性进行研究,发现HBV BCP区和(或)前C区变异与辨证分型存在相关性,以肝郁脾虚证变异率最高,且实证组变异率(湿热中阻型、瘀血阻络型)低于虚证组(肝郁脾虚型、肝肾阴虚型、脾肾阳虚型)。郑亚江等对脾虚型CHB患者树突状细胞(DC)的功能变化进行研究,结果发现CHB脾虚型患者DC表面的协同刺激分子HLA-DR、CD86、CD80、CD40、CD11c均较正常对照组明显降低($P<0.01$),与非脾虚组相比,HLA-DR、CD80、CD11c均明显降低($P<0.05$)。提示脾虚与DC成熟障碍具有明显的相关性,从免疫应答的功能细胞方面,证明了脾虚的本质,为中医学理论提供了客观依据。

乐敏等选取CHB常见证候——脾虚证为研究对象,通过文献检索、专家问卷调查,形成初始量表;对50例CHB脾虚证患者进行小样本预调查,以t检验、方差分析、因子分析和相关性检验的方法进行条目分析,并对初始量表的条目予以修正,建立了CHB脾虚证候量表;以"方—证—效"的相关性为主轴,将量表应用于疗效评价。应用健脾方治疗CHB脾虚证患者,通过比较治疗前后量表变化和组间差异,从信度、效度、反应度等3个方面加以评价、修正。最终编制出CHB脾虚证候量表包含腹胀、纳差、乏力、神疲嗜睡、便溏及衄血6个维度共10个条目,可较好地区分病情程度及反映疗效。尹德辉等采用WHO推荐的"健康调查简易表MOSSF-36"测量了80例CHB湿热蕴脾证和肝郁脾虚证患者的生存质量(QOL)。结果显示,湿热蕴脾证组、肝郁脾虚证组和正常对照组比较QOL总分明显下降($P<0.05$),表明患者的生活质量下降,生理、心理、社会机能受到很大影响;湿热蕴脾证组虽然QOL各项得分均较正常对照组低,但在生理机能(PF)、生理职能(RP)、情感职能(RE)方面差异不甚明显,表明湿热蕴脾证组患者由于情感问题所造成的职能限制较轻微;肝郁脾虚证组各项得分均明显低于正常对照组,与湿热蕴脾证组比较除精力(VT)不甚明显外,QOL总分及各分项得分均明显低于湿热蕴脾证组($P<0.05$),表明肝郁脾虚证组患者的生活质量全面下降,其与湿热蕴

脾证组相比肝损害较轻、病情相对稳定,但生活质量却明显低于湿热蕴脾证组。

(张 玮 刘一博)

【艾滋病的治疗及实验研究】

薛敏等检索 1985～2006 年中医药治疗 AIDS 临床类文献共 1 219 篇,根据文献设计了病因病机信息提取表,由中医专家提取文献信息,最后建立 AIDS 中医病因病机数据库,并进行统计分析。筛选到可用文献 120 篇纳入分析,结果显示,AIDS 的外因为疠气,内因以虚为主,表现为气、血、阴、阳、精亏虚;病机为毒邪入侵机体,日久则正气虚损,以致气虚血瘀,痰、湿、热阻滞,变证丛生。彭勃等探讨 AIDS 的病因病机,主要有疫毒说、湿温说、虚劳说、伏邪说等,诸家认识不一。而"毒邪"学说是近代发展起来的一种新的病因学说,其致病不但具有一般毒邪的特点还有其自身独特的致病特点、演变规律,为中医的病因探析开辟了新途径。

邹雯等通过对 558 例 HIV/AIDS 患者的舌象(包括舌色、舌形、舌态、苔色、苔质、舌苔位置等)及其与 $CD4^+$ T 淋巴细胞计数关系的分析研究发现,经有偿供血感染的 HIV/AIDS 组患者舌红、舌绛、燥苔检出率,裂纹、镜面舌、剥苔检出率,胖大齿痕舌、腻苔、瘀斑舌检出率,厚苔检出率以及舌苔位置中根部检出率均显著高于阴性组人群(均 $P<0.01$)。研究提示 AIDS 病邪属于热(温)邪性质,具有湿浊、痰饮、瘀血相兼为病虚实夹杂的病机特点,其中以脾气虚弱,脾阳不足的特点尤为突出。抗 HIV 化学药物的毒性和寒凉之性对脾胃功能有所影响。随着病情的进展,$CD4^+$ T 淋巴细胞计数 100/mm³ 以下的患者舌淡暗、瘀斑、苔少或无的检出率明显增加。而 $CD4^+$ T 淋巴细胞计数 200/mm³ 左右可能是病人转归预后状况好坏的分水岭,且 200/mm³ 以上患者的中医药治疗疗效更为显著。

秦国政等研究 AIDS 中医发病学特点并初步建立了 HIV/AIDS 中医证候数据库。对 1 007 例 HIV/AIDS 患者采用横断面研究方法及整群抽样方法进行调研,其中 232 例做免疫学相关指标检测。结果显示,中医体质类型以平和质居多,HIV 病毒携带者气虚质(24.6%)、阴虚质(17.6%)较多;常见证候(出现率在 3%以上)有气阴两虚、湿热蕴结、脾虚湿困、肺脾气虚、阴虚湿热、痰湿阻肺、肝肾阴虚、痰热壅肺;AIDS 患者 $CD4^+$ 较 HIV 病毒携带降低,虚实夹杂证与 $CD4^+$ 下降水平呈正相关,气虚质、瘀血质、阳虚质、痰湿质、湿热质与平和质比 $CD4^+$ 降低,阴虚质与平和质比 $CD4^+$ 差异不明显。

谢世平等采用随机单盲平行对照试验,将 102 例 HIV/AIDS 患者按 2∶1 的比例分为治疗组与对照组,分别予以爱康胶囊(西洋参、怀山药、黄芪、茯苓、白术、当归等)和安慰剂治疗。疗程为 6 个月。结果 97 例完成了试验,其中治疗组 65 例,对照组 32 例。CD4 分布在 451～600/mm³ 之间时,治疗组 CD4 与疗前相比在疗后 3 个月与 6 个月时分别下降了 82/mm³ 与 64/mm³,而对照组则分别下降了 189/mm³ 与 149/mm³,组间比较,$P<0.05$。

彭宗根等实验表明,牛膝多糖硫酸酯(ABPS)具有抑制 HIV－1 的作用。可作为用于防治 HIV－1 感染的候选药物。刘丹等报道,以中草药有效成分桦木酸、齐墩果酸和熊果酸为先导化合物,进行有目的的结构修饰,已得到许多活性较好的化合物,并有个别化合物进入Ⅰ期临床。因此,在它们的结构上引入不同的基团有望获得高效、低毒的抗 HIV 新药,给 AIDS 的防治带来新的希望。

(张 玮 王 磊)

【肺结核的治疗及实验研究】

肺结核的发病率呈上升趋势,临床文献报道较集中。逄金岐等将 100 例辨证为肺阴虚患者随机分为两组。均予 2HRZE/4HR 方案(异烟肼、利福平、吡嗪酰胺、乙胺丁醇等)化疗;试验组加用二冬琼玉汤(天门冬、麦门冬、南沙参、生地黄、太子参、黄芪等)随证加减煎服。经治 3 个月,试验组与对照组的胸部 X 线显示病灶吸收率,分别为 90.0%(45/50)和 74.0%(37/50),痰菌转阴率分别为 90.0%(45/50)和 72.0%(36/50)。组间比较,$P<0.05$。夏淑珍等将 298 例活动性患者随机分成两组。均予利福平、异烟肼、吡嗪酰胺、乙胺丁醇口服;治疗组(154 例)加服益肺止咳胶囊(猫爪草、百部、石吊兰、白及、三七、百合等)。初治病例疗程均为 6 个月,复治病例疗程为 8 个月。治疗组与对照组痰菌阴转率分别为 91.5%(75/82)、78.6%(55/70),X 线胸片空洞闭合及缩小有效率分别为 90.4%(47/52),57.1%(24/42)。组间比较,$P<0.05$。丁毅等将 133 例活动性患者随机分成两组。均予"2AKPaThLev/16PaLev"

方案(丁胺卡那霉素、力克肺痰、丙硫异烟胺、左氧氟沙)化疗;治疗组(72 例)加服地芪增免丸(熟地黄、黄芪、麦冬、党参、北沙参、玉竹等)。治疗 2 个月后,两组的总有效率分别为 95.8%(69/72)、88.9%(54/61)。组间比较,$P<0.05$。且 T 淋巴细胞亚群检测,治疗组 $CD3^+$、$CD4^+$ 及 $CD4^+/CD8^+$ 改善均显著优于对照组($P<0.05$)。

肖洁将 106 例耐多药患者随机分为两组。均根据用药史和耐药试验选用 4～5 种敏感的抗痨药物;治疗组加用保真汤加减(丹参、白术、黄芪、茯苓、麦门冬、赤芍药等)煎服,疗程均为 18 个月。结果治疗组和对照组痰菌阴转率分别为 90.6%(48/53)、73.6%(39/53),空洞闭合率分别为 50.9%(27/53)、35.8%(19/53)。组间比较,均 $P<0.05$。林存智等将 80 例复治耐药患者分成两组。均予 3HREZ(S)/6HRE(异烟肼、利福平、乙胺丁醇、吡嗪酰胺、链霉素等)或根据药敏试验结果调整用药方案,同时适量给予保肝辅助治疗;治疗组加用肺腑汤(沙参、天门冬、麦门冬、山药、黄芪、熟地黄等)煎服。疗程均为 1 个月。并设健康对照组(40 人)作比较。结果显示,治疗前两组患者的 T 淋巴细胞亚群数量明显降低。治疗组 $CD3^+$、$CD4^+$、$CD8^+$ 水平较治疗前及对照组均有明显改善($P<0.05$),且在痰菌及痰培养的阴转、血沉的复常、病灶的吸收等均明显优于对照组($P<0.05$)。

实验研究方面,李小丹等研究发现,三百胶囊(白及、生百部、百合、生黄芪、三七、紫河车等)有促进 $CD4^+$ T 细胞增殖的作用。刘婷婷等研究观察了肺痨康(蒸百部、白及、天冬、川贝、紫河车等)体外对耐多药结合分枝杆菌活性的影响,对照药为利福平。结果表明肺痨康对结核分枝杆菌的杀菌作用在毫克级,其在体外高浓度时对 H37RV、耐 SM(单耐链霉素)、耐 RFP(单耐利福平)、耐 RFP+INH(异烟肼)的菌株均有明显的杀菌或抑菌作用。并发现肺痨康对耐 RFP+INH 的抑菌作用并不随着药物浓度的不断增高而增加,其对耐 RFP+INH 菌的体外作用具有双相性。

(张　玮　张丽娟)

【抗甲型流感病毒的实验研究】

筛选高效低毒的抗病毒中药已是当前抗病毒研究热点之一。张艳丽等(国家自然科学基金、国家“863”计划创新药物与中药现代化重大专项)观察毒热平注射液(黄芩、栀子等 4 味中药)体外抑制流感病毒亚甲型鼠肺适应株(FM_1)作用。研究表明,毒热平注射液能明显阻止病毒吸附于细胞,并抑制细胞内病毒的复制增殖,在高浓度(≥0.18 mg/ml)时有直接杀病毒作用。抗病毒效率在 48 h 达高峰,且随时间延长在高浓度(≥0.27 mg/ml)时基本不变,而在低浓度时有下降趋势。不同加药方式其抗病毒效率亦不同,并可在病毒生活周期的多个时期抑制病毒活性,在感染早期抑制病毒吸附细胞,对进入细胞内的病毒也有抑制能力,但其抗流感病毒作用的分子机制还不清楚,目前在继续研究,试图发现其作用的分子靶点的实验。

邓国安等研究显示,抗戾饮(由蒿芩清胆汤和升降散加减组成,广州中医药大学第一附属医院制剂室提供)的最大无毒浓度为 0.21 mg/ml,该浓度在狗肾细胞(MDCK)对甲 1 型流感病毒 FM_1 株无明显抑制作用;但对甲 1 型流感病毒 FM_1 株致小鼠肺炎具有明显的抑制作用及较好的死亡保护作用。林棉等研究显示,羌银解热汤(羌活、金银花、百日红、水松毛等)对小鼠感染甲 1 型流感病毒 FM_1 株具有显著的抑制作用,能够减轻小鼠肺部病变,提高小鼠的死亡保护率。卢芳国等研究了麻杏石甘汤在不同给药方式中对流感病毒血凝滴度和流感病毒感染的 MDCK 细胞活性的影响。结果显示,在直接灭活病毒、干预病毒吸附以及保护宿主细胞作用中,麻杏石甘汤对流感病毒感染的 MDCK 的治疗指数优于利巴韦林片,而抑制病毒增殖的作用不及利巴韦林片。曲敬来等以抗病毒口服液(湖北久兴堂药业有限公司)、达菲(罗氏公司)为阳性对照药,研究化纤饮(黄芩、半夏、陈皮、石菖蒲、胆南星、瓜蒌皮等)对甲型流感病毒引起的细胞病变(CPE)的抑制作用。结果表明,其作用优于抗病毒口服液对照组,但不及达菲对照组。沈斯瑶等研究表明,双黄连片(金银花、黄芩、连翘)能降低流感病毒性 FM_1 肺炎小鼠的死亡率,延长存活时间,降低肺指数;同时,还能降低肺组织中流感病毒的滴度。其对流感病毒 FM_1 肺炎小鼠的保护作用有剂量依赖关系。

孙坚等研究证明,鱼腥草具有抑制甲 1 型流感病毒核蛋白基因表达的作用,其抗流感的分子机制可能是阻断了靶细胞配体分子和破坏核糖核蛋白的形成。李颖等研究显示,板蓝根提取物能够缓解甲 1 型流感病毒 FM_1 株引起的鼠肺炎症状，降低肺组织实变程度，具有一定的抗流感病毒的作用，但其作用没有阳性药物病毒唑显著。刘剑等研究表明，板蓝根提取液具有很强的直接杀灭流感病毒的作用，并且对流感病毒的预防及治疗作用效果显著，在抗流感病毒鼠肺适应株上表现出了明显的体外灭活病毒的作用。秦华珍研究表明，南、北板蓝根均能明显灭活甲型流感病毒，其中直接作用与预防作用北板蓝根强于南板蓝根，治疗作用南板蓝根稍强。符林春等研究显示，牛蒡子苷元复方有一定的抗流感病毒作用，其体内抗病毒作用的机制之一可能是诱生体内产生干扰素。

魏凤香等研究表明，松针油的细胞毒性较低，在一定浓度范围内对甲型流感病毒 H1N1 亚型有直接灭活作用；在吸附阶段和合成阶段均能抑制流感病毒的复制，但对病毒侵入细胞无阻断作用。刘妮等用 MDCK 研究姜黄素提取物体外对流感病毒 H1N1、H3N2 的抑制作用，发现姜黄素最大无毒浓度为 12.5 g/L，对 H1N1 有效抑制浓度为 6.25 g/L，对 H3N2 有效抑制浓度为1.56 g/L。刘妮等对田基黄体内抗病毒的研究表明，口服 10 g/(kg·d)田基黄可明显抑制甲 3 型流感病毒引起的小鼠肺组织炎性实变，降低甲 3 型流感病毒感染小鼠的死亡率。曾永长等研究发现，紫椹软胶囊(主药为米槁成熟果实大果木姜子)含药血清(ZQ)高、中剂量组对亚甲型流感病毒 H3N2 生物合成及吸附 MDCK 有一定抑制作用($P<0.01$ 及$P<0.05$)；低、中、高剂量 ZQ 对甲型流感病毒没有直接杀伤作用($P>0.05$)。

(张　玮　张丽娟)

【血吸虫肝病的治疗及实验研究】

严佑琴等将 60 例日本血吸虫病肝纤维化患者随机分为两组。均予吡喹酮驱虫及一般护肝(肌苷、维生素、护肝片)疗法；治疗组(30 例)加服安络化纤丸(地龙、三七、水蛭、僵蚕、天然牛黄等)及 γ-干扰素肌肉注射。疗程均为 6 个月，两组患者临床症状和体征均明显改善，血清 ALT、AST 和 TBiL 均较治疗前明显降低 ($P<0.05$)；血清Ⅲ型前胶原(PcⅢ)、透明质酸(HA)、层黏蛋白(LN)、Ⅳ型胶原纤维(Ⅳ-C)水平均有不同程度的下降，但治疗组下降幅度优于对照组($P<0.05$)；且治疗组患者门静脉内径和脾脏厚度较治疗前有明显减小($P<0.05$)，与对照组相比均有显著性差异($P<0.05$)。侯涛等将 93 例血吸虫病并乙型肝炎肝纤维化患者随机分为两组。均予一般护肝(硫普罗宁、肌苷、肝泰乐等)疗法；治疗组(46 例)加服肝脾调补合剂(柴胡、白芍药、白术、郁金、半夏、当归等)。疗程均为 2 个月，两组显效率(症状消失，体征改善，肝功能复常、肝纤维化指标下降，其中任何一项较治疗前下降≥50%)分别为 30.4%(14/46)、25.5%(12/47)，总有效率分别为 69.6%(32/46)、40.4%(19/47)，组间比较，$P<0.05$，$P<0.01$。治疗组肝纤维化指标均有所下降，尤其 LN、Ⅳ-C、PcⅢ与对照组比较均有显著意义($P<0.05$，$P<0.01$)。

在实验研究方面，储德勇等对芍药苷预防血吸虫病肝虫卵肉芽肿和肝纤维化作用机制的研究证明，在吡喹酮治疗前给予芍药苷，能明显降低肝虫卵肉芽肿和肝纤维化程度，减少肝组织转化生长因子 β1(TGF-β1)、α 平滑肌肌动蛋白(α-SMA)的表达。提示芍药苷可作为吡喹酮治疗血吸虫病的辅助用药。在用吡喹酮治疗有效的同时，尽早服用芍药苷，可能改善血吸虫病患者的预后。白雪等研究证明，苦参液 1∶0.125～1∶1.0 浓度范围均有抗日本血吸虫尾蚴感染的作用。张永等研究表明，小鼠在感染血吸虫后给予吡喹酮 1 次性灌胃杀虫处理，并不能阻止肝脏纤维化的持续进展。而在吡喹酮杀虫基础上应用柔肝抑纤饮(鸡血藤、当归、杭白芍、怀牛膝、鳖甲、枸杞子等)可延缓肝纤维化进展，且柔肝抑纤饮的整体疗效不低于秋水仙碱。谌辉等研究发现，在驱虫治疗的同时，早期采用姜黄素抗纤维化治疗可显著减轻血吸虫病肝纤维化小鼠肝脏纤维组织增生，降低肝脏Ⅰ、Ⅲ型胶原的含量及血清 ALT、AST、HA 和 LN 的水平。表明姜黄素有明显的保肝及抗肝纤维化作用。骆忠华等研究提示，姜黄素可通过抑制肝组织血管内皮生长因子(VEGF)表达，降低肝组织氧化应激水平而发挥抗肝纤维化作用，且呈量效依赖关系。

(张　玮　张丽娟)

[附] 参 考 文 献

B

白雪,余扬,王萌,等. 苦参预防日本血吸虫尾蚴感染初步研究[J]. 时珍国医国药,2008,19(4):946

C

蔡安和,黄艳辉. 连梅汤治疗急性细菌性痢疾 36 例[J]. 中国中医急症,2008,17(6):762

曹家麟,吴春明,朱小区,等. 拉米夫定合苦参素治疗 HBeAg 阳性慢性乙型肝炎 92 例[J]. 浙江中西医结合杂志,2008,18(5):281

陈建宗,顾宜,孙静,等. 拉米夫定联合肝乐舒颗粒治疗慢性乙型肝炎 34 例[J]. 成都中医药大学学报,2008,31(2):18

陈树华. 拉米夫定、胸腺肽 a1、苦参素联合治疗慢性乙型肝炎疗效观察[J]. 中外医疗,2008,(26):67

谌辉,刘文琪. 姜黄素对日本血吸虫病小鼠肝纤维化的影响[J]. 中国医院药学杂志,2008,28(19):1679

池晓玲,蒋俊民,萧焕明,等. 中药离子导入治疗瘀血阻络型慢性乙型肝炎 40 例疗效观察[J]. 辽宁中医杂志,2008,35(1):72

储德勇,李丛磊,杨枫,等. 芍药苷对日本血吸虫感染小鼠肝组织免疫病理的影响[J]. 中国寄生虫学与寄生虫病杂志,2008,26(1):10

D

邓长生,谈博,DUONG Socheat,等. 青蒿素哌喹片治疗间日疟 62 例临床报道[J]. 广州中医药大学学报,2008,25(3):204

邓国安,杨京华. 抗戾饮抗甲 1 型流感病毒的实验研究[J]. 中药新药与临床药理,2008,19(4):269

丁木,彭燕,梁伟雄,等. 利肝泰配合胸腺肽肌治疗乙型病毒性肝炎临床观察[J]. 湖北中医杂志,2008,30(4):31

丁毅,乔立新,卢乙众. 中西医结合疗法治疗活动性肺结核的临床观察[J]. 中成药,2008,30(9):1261

F

符林春,徐培平,刘妮,等. 牛蒡子苷元复方抗流感病毒的实验研究[J]. 中药新药与临床药理,2008,19(4):266

H

洪岩,田宏,洪霞,等. 中西医结合治疗流行性乙型脑炎 50 例疗效观察[J]. 山西中医学院学报,2008,9(2):34

侯涛,王柯,张美珍,等. 肝脾调补法治疗血吸虫病并乙型肝炎肝纤维化 46 例[J]. 中国中西医结合消化杂志,2008,16(2):121

黄道凯. 内服外敷治疗流行性腮腺炎 105 例临床观察[J]. 中医药学报,2008,36(4):55

黄古叶,龙富立,石清兰,等. 大黄煎剂配合人工肝支持系统治疗重型肝炎临床研究[J]. 辽宁中医杂志,2008,35(10):1537

J

季雪良. 中西医结合治疗成人麻疹疗效观察[J]. 山西中医,2008,24(8):19

L

乐敏,黄杏,高月求. 慢性乙型肝炎脾虚证候量表研制初探[J]. 上海中医药杂志,2008,42(3):6

李金海,玄绪丽,李润东,等. 转阴丸合拉米夫定并用治疗慢性乙型肝炎 200 例[J]. 实用中医内科杂志,2008,22(5):31

李炜,李晓良,吴其恺,等. 中西医结合结肠透析治疗慢性重型肝炎的临床研究[J]. 中西医结合肝病杂志,2008,18(3):149

李小波,李娟,马廉兰,等. 预防 SARS 中药方对小鼠细胞免疫功能的影响[J]. 时珍国医国药,2008,19(5):1113

李小丹,朱琼香,田凤霞,等. 三百胶囊对实验性肺结核病小鼠 T 淋巴细胞亚群影响的观察[J]. 湖北民族学院学报·医学版,2008,25(2):29

李莹,陈建杰,张玮,等. 苦参素联合中药对慢性丙型肝炎患者免疫功能及病毒应答的影响[J]. 上海中医药杂志,2008,42(5):31

李颖,刘宏,叶北. 板蓝根提取物抗流感病毒 FM1 的作用[J]. 中国医疗前沿,2008,3(8):32

梁秉中,陈力元,方月,等. 乙肝解毒胶囊治疗慢性乙型肝炎随机双盲阳性对照临床研究[J]. 中西医结合肝病杂志,2008,18(4):196

梁国英,张杨,李明. 乙肝疫苗免疫接种无应答者中医药辨证治疗效果分析[J]. 辽宁中医药大学学报,2008,10(9):67

林存智,朱新红,邓凯,等. 中药肺腑汤治疗耐药性肺结核病的临床研究[J]. 中华中医药学刊,2008,26(11):2472

林棉,张奉学,柯昌文,等. 羌银解热汤抗甲型流感病

毒的实验研究[J]. 新中医,2008,41(1):99

刘丹,孟艳秋,陈立功. 3 种五环三萜类化合物及其衍生物抗艾滋病的研究进展[J]. 中草药,2008,39(9):1434

刘剑,李晓眠,江勇. 板蓝根提取物抗甲 1 型流感病毒鼠肺适应株作用的研究[J]. 现代中西医结合杂志,2008,17(9):1303

刘妮,胡溪柳,孟以蓉,等. 田基黄体内抗甲 3 型流感病毒作用研究[J]. 中药材,2008,31(7):1022

刘妮,孟以蓉,张俊丽,等. 姜黄素体外抗流感病毒H1N1、H3N2 实验研究[J]. 浙江中西医结合杂,2008,18(9):435

刘绍能,陶夏平,吕文良,等. 慢性乙型肝炎中医病名诊断分析[J]. 中国中医药信息杂志,2008,15(1):89

刘绍能,陶夏平,王融冰,等. 慢性乙型肝炎中医证候演变规律研究[J]. 中国中医药科技,2008,15(3):161

刘婷婷,叶品良,王帅,等. 肺痨康对耐多药结核分枝杆菌抑菌效力的体外研究[J]. 光明中医,2008,23(10):1453

刘志斌. 竹花重肝煎治疗重型肝炎高黄疸 60 例[J]. 湖北中医杂志,2008,30(5):31

卢芳国,何迎春,肖子曾,等. 麻杏石甘汤体外抗 A 型流感病毒作用靶点的研究[J]. 湖南中医药大学学报,2008,28(2):5

吕建军,张玉岭. 六味地黄丸配合阿昔洛韦治疗病毒性脑炎 100 例临床观察[J]. 河北中医,2008,30(9):942

骆忠华,徐标. 姜黄素与吡喹酮对小鼠日本血吸虫肝纤维化组织血管内皮生长因子表达的影响[J]. 医药导报,2008,27(10):1165

M

孟庆弟,胡清. 肠镜诊断中药治疗绦虫病 130 例[J]. 中国中西医结合消化杂志,2008,16(3):190

P

逄金岐,李同霞,吕洪清,等. 二冬琼玉汤加减辅助治疗初期肺结核的临床观察[J]. 中国中西医结合杂志,2008,28(9):854

彭勃,刘学伟. 艾滋病中医病因探析[J]. 河南中医学院学报,2008,23(1):5

彭宗根,陈鸿珊,郭志敏,等. 牛膝多糖硫酸酯体外和体内抗艾滋病病毒作用[J]. 药学学报,2008,43(7):702

蒲朝晖,丁天王,薛文翰,等. 中药强肝合剂联合拉米夫定治疗 HBeAg 阴性慢性乙型肝炎临床研究[J]. 中华中医药学刊,2008,26(6):1205

Q

钱海青. 叶下珠片联合阿德福韦酯片治疗慢性乙型肝炎 42 例[J]. 中西医结合肝病杂志,2008,18(2):115

钱英. 截断逆挽法治疗慢性重型肝炎[J]. 北京中医药,2008,27(2):85

秦国政,李庆生,张春和,等. 艾滋病中医发病学特点及中医证候数据库建立研究简报[J]. 云南中医学院学报,2008,31(2):43

秦华珍,时博,李世阳,等. 南板蓝根和北板蓝根抗甲型流感病毒作用的比较研究[J]. 中华中医药学刊,2008,27(1):168

邱华,毛德文,胡振斌,等. 重型肝炎中医证型相关文献统计分析[J]. 辽宁中医药大学学报,2008,10(4):9

曲敬来,高雪,祝庆华,等. 化纤饮抗甲型流感病毒的体外实验研究[J]. 中国中医药科技,2008,15(1):28

S

沈斯瑶,刘军辉,田艳茹,等. 双黄连片对小鼠流感病毒和腺病毒感染的保护作用[J]. 中国实用医药,2008,3(15):50

孙坚,王农荣,杨斌,等. 鱼腥草对甲 1 型流感病毒核蛋白基因作用的实验研究[J]. 中国全科医学,2008,11(11):1939

孙开俊,周珍文,吴雄飞,等. 和络舒肝胶囊治疗血吸虫病肝硬化临床观察[J]. 中国血吸虫病防治杂志,2008,20(2):117

W

王际云,屠建国. 辨证分型论治老年人戊型肝炎 42 例[J]. 浙江中医药大学学报,2008,32(1):50

王少丽,姚乃礼,吕文良,等. 苦参素治疗慢性乙型肝炎的系统评价[J]. 中国循证医学杂志,2008,8(2):102

魏凤香,李美玉,王昕,等. 松针油抗甲型流感病毒的实验研究[J]. 中国老年学杂志,2008,28(8):1584

吴安源,宋功如,赵夕玉,等. 自拟扶肝康方对阿德福韦酯治疗慢性乙型肝炎疗效的影响[J]. 中医药临床杂志,2008,20(4):378

X

夏淑珍,刘心,姜振东. 益肺止咳胶囊联合化疗治疗298 例肺结核的临床观察[J]. 中国现代医生,2008,46(12):97

肖洁. 中药联合化疗治疗耐多药肺结核的临床观察[J]. 湖南中医药大学学报,2008,28(4):60

肖倩,向晓星,龙爱华. HBeAg 阴性慢性乙型肝炎患者 HBV 变异与中医分型的相关性研究[J]. 江苏中医药,2008,40(4):22

谢世平,潘万旗,郭会军,等. 爱康胶囊对 HIV/AIDS 患者免疫功能影响的研究[J]. 辽宁中医杂志,2008,35(2):165

薛敏,谢世平,梁润英,等. 艾滋病中医临床文献病

因病机信息初步分析[J]. 上海中医药杂志,2008,42(6):1

Y

严佑琴,黄严春,焦云桃,等. 安络化纤丸联合γ-干扰素治疗血吸虫病肝纤维化的临床观察[J]. 中西医结合肝病杂志,2008,18(3):137

杨明辉. 醒脑静注射液配合抗疟药治疗脑型疟疾35例[J]. 云南中医中药杂志,2008,29(5):39

尹德辉,林丹. 慢性乙型肝炎患者的生存质量与其中医辨证分型的关系探讨[J]. 时珍国医国药,2008,19(8):2034

Z

曾永长,梁少瑜,邱德文,等. 紫椐软胶囊含药血清抗流感病毒京科—68的实验研究[J]. 贵阳中医学院学报,2008,30(3):23

张建军,黄加权. 利湿攻下法治疗重型肝炎临床研究[J]. 中国中西医结合杂志,2008,28(1):13

张艳丽,顾立刚,曾郁敏,等. 毒热平注射液体外抗甲型流感病毒的作用研究[J]. 辽宁中医药大学学报,2008,10(3):6

张永,韩宁,陆绍红. 柔肝抑纤饮干预血吸虫病小鼠早期肝纤维化形成的研究[J]. 中华中医药学刊,2008,26(2):373

张永,韩宁,尹常健. 柔肝抑纤饮对血吸虫性肝纤维化小鼠肝组织病理形态的影响[J]. 中西医结合肝病杂志,2008,18(1):40

赵洁,李秋伟,贾建伟,等. 慢性乙型肝炎中医证型与拉米夫定抗病毒疗效关系研究[J]. 辽宁中医杂志,2008,35(10):1529

郑亚江,高月求. 脾虚型慢性乙型肝炎患者树突细胞功能的变化[J]. 上海中医药杂志,2008,42(6):19

郑志刚,张志勇,苏素真. 中西医结合辨证治疗流行性出血热178例[J]. 福建中医药,2008,39(1):43

朱蕾蕾,孟虹,蒋健,等. 慢性乙型肝炎中医证型分类的研究[J]. 中国中西医结合杂志,2008,28(1):20

邹雯,王健. 558例HIV/AIDS患者舌象分析及其与$CD4^+$ T淋巴细胞计数关系探讨[J]. 河南中医学院学报,2008,23(1):7

(三)肿　　瘤

【概述】

2008年公开发表的有关中医药治疗肿瘤的论文约500篇。其中临床报道、实验研究、个人经验及综述、证型病机等方面研究的文献篇数之比约为10∶5∶4∶1,实验研究的文章数量有上升趋势。其中按系统、病种专题进行的报道约占70.0%。各病种按论文数量降序可排列为:肺、肝、血液、肠、食管、胃、乳房等部位的肿瘤。与往年相比,胃癌的文章篇数有所下降。临床报道中,以抗癌研究为主题的约占74.0%,配合西医放、化疗及手术前后的增效、减毒、减少并发症的占18.0%,其余为缓解癌症症状及病机证型等方面的研究。研究方药的文章绝大部分是经验方研究(经典方仅占6.0%)。

1. 临床研究

临床研究可分为抗癌疗效的报道、作为西医辅助治疗、单纯缓解癌肿症状三个方面,其数量之比约7∶5∶1;其中单纯中医中药研究的文章约占35.0%。林胜友等将81例急性放射性肺炎患者随机分为单纯激素抗生素组(对照组)41例,清肺化痰方(炙麻黄、杏仁、生石膏、生甘草、桑白皮、黄芩等)联合激素抗生素组(治疗组)40例。两组均治疗21 d。治疗前、后以急性放射损伤分级标准(RTOG)评价肺炎程度,观察中医症状疗效及X线胸片疗效。检测治疗前后血清细胞因子、白介素-6(IL-6)、转化生长因子-β(TGF-β)水平。结果显示,治疗组疗效优于对照组,并能有效降低放射性肺炎患者的血清IL-6,TGF-β水平(组间比较,均$P<0.05$)。张向农等将208例肿瘤放化疗呕吐患者随机分为放疗加半夏组(姜半夏煎液1 g/mg浓度)和单纯放疗组,化疗加半夏组和单纯化疗组,按1990年欧洲临床肿瘤会议推荐标准观察恶心呕吐情况。结果发现,放疗加半夏组呕吐控制总有效率明显高于单纯放疗组(96.2% vs 72.6%,$P<0.01$),化疗加半夏组亦明显高于单纯化疗组(96.3% vs 75.0%,$P<0.01$)。陈鹊汀等将80例手术后接受化疗的肿瘤患者随机分为观察组和对照组,观察组在化疗同时予以当归补血汤口服(黄芪、当归),对照组化疗加口服利血生。结果,观察组KS评分(将患者生活质量分为提高、稳定、降低的国际通用评分法)明显高于对照组($P<0.05$),观察组的免疫球蛋白IgG、IgM明显高于对照组($P<0.05$),CD8明显下降,CD4/CD8比值明显上升($P<0.05$)。

2. 实验研究

本年度实验研究文章较往年有所增加,占论文总数的25.0%。抗癌有效方(绝大部分是经验方)的验证、抗癌有效单药的验证、抗癌机理的研究,三者之比约为5∶6∶1。按病种分类,肝癌的研究最多,其次为肺癌。范晓磊等研究参杞合剂(党参、枸杞子、黄芪、莪术、白花蛇舌草)诱导鼻咽癌细胞(CNE)凋亡及转移的影响。结果显示,该药可诱导CNE细胞凋亡,其机理可能与Fas/Fasc介导的受体途径有关。陈前军等观察乳宁Ⅱ号(生黄芪、杞子、淫羊藿、莪术等)对Ca761小鼠乳腺癌移植瘤模型肿瘤的抑制率以及肿瘤细胞凋亡的影响。将Ca761细胞移植于615系小鼠右腋皮下,建立小鼠乳腺癌移植瘤模型后,分为模型组(生理盐水灌胃)、CTX组(CTX腹腔注射)、中药组(乳宁Ⅱ号灌胃)、中药+CTX组,每组12只,种植后21 d处死,观察肿瘤重量,检测肿瘤组织细胞凋亡发生率以及移植瘤组织P53、bcl-2癌基因蛋白表达。结果显示,该药可诱导乳腺癌细胞凋亡,主要通过抑制突变型P53的表达来实现,而对bcl-2介导的抑制细胞凋亡作用不大。索晴等采用MTT法检测黄药子及黄药子配伍当归后含药血清对肉瘤细胞(S180)和肝癌细胞(H22)增殖的抑制作用,用荧光分光度法检测用药后两种癌细胞的P-糖蛋白(P-gp)的表达,结果显示,当归可提高黄药子对两种癌细胞的抑制率,同时可降低P-gp的表达,增加黄药子的抗肿瘤作用。朱艳琴等探讨苦参素对人食管癌Eca-109细胞增殖的抑制作用。结果显示,苦参素对Eca-109细胞的增殖有抑制作用,其作用机制与细胞周期阻滞于G0/G1期有关。

3. 基础研究

基础研究主要集中在证型研究方面。其中在动物证型造模基础上进行全方位的基因筛选,以探索证型的物质基础成为研究的亮点。周小军等运用中医体质调查量表,在鼻咽癌高发区广东中山对400例鼻咽炎、80例鼻咽癌前病变、150例初诊鼻咽癌患者进行中医体质证候调查。结果显示,气虚为鼻咽癌变过程中重要因素,鼻咽癌变可表现为热、湿、气虚、寒、瘀多类体质证候。申维玺等将230例食管癌患者在手术前进行中医辨证分型,将患者分为有气虚证与无气虚证组,评价两组食管癌患者的临床表现、辅助检查结果、手术情况、术后病理检查和随访结果等。结果,气虚证的发生率为30.4%,有气虚证组的患者比无气虚证组患者的组织学分化程度低,淋巴结转移重,浸润深度深,TNM分期晚,预后差($P<0.05$)。刘小美等采用荷瘤小鼠及其标准化四诊及辨证方法,及Gene Chip mouse Exoul10 STArray等技术,筛选荷瘤小鼠中晚期气阴阳诸虚独特上调和下调的基因。结果,筛选到独特上调基因13个,独特下调基因5个。对这些基因功能的检索和其在垂体表达的生理、病理意义进行分析,提示存活到中晚期的气阴阳虚证荷瘤小鼠,垂体细胞的增殖与代谢十分活跃;这些基因的表达变化可能是肿瘤小鼠气阴阳诸虚证的标志之一。此外,还有卢文丽等"气虚证H22荷瘤小鼠甲状腺独特上下调基因的表达特征"、潘志强等"荷瘤裸鼠证候特征的研究"等。

(张丽英)

【胃癌的治疗及实验研究】

舒鹏等观察参芪健胃汤(党参、黄芪、当归、陈皮、法半夏、苏梗等)对胃癌患者MDR1-mRNA(多药耐药基因)、LRP(肺耐药蛋白)的逆转作用。建立数学模型分别分析患者MDR1-mRNA、LRP在胃癌组织与外周血中表达水平的相关性;采用PT-PCR法及流式细胞仪定量检测治疗组与对照组治疗前后MDR1-mRNA、LRP在外周血中的表达水平,并分析其在治疗前后变化的差异性;探讨该方对患者胃癌组织多药耐药的逆转作用及其主要靶点。结果显示,该方能抑制胃癌MDR1-mRNA基因的表达水平($P<0.05$),从而可逆转胃癌患者的多药耐药。蔡骏等将59例胃癌手术患者分为对照组20例、研究A组21例和研究B组18例。研究B组术后第2~9 d经鼻饲管给予中药四君子汤100 ml,两研究组患者术后第2 d开始给予等热量、等氮肠内营养支持8 d,对照组术后第1 d起每日给予100 ml生理盐水自胃管注入作为液量对照。结果:3组患者IgG,IgA,IgM和$CD3^+$,$CD4^+$,$CD4^+/CD8^+$水平术后均较术前有显著降低($P<0.05$)。术后第10 d T细胞亚群($CD3^+$、$CD4^+$、$CD4^+/CD8^+$)及IgG、IgM水平,应用肠内营养的A,B两研究组均较使用肠外营养支持的对照组有不同程度提高,且四君子汤辅助肠内营养的研究B组IgG和T细胞亚群水平均较单纯肠内营养的研究A组有显著提高($P<0.05$)。提示用该方辅助肠内营养能进一步改善胃癌术后机体的细胞免疫功能及部分体液免疫功能。于庆生等将30例需胃癌手术的患者随机分为研究组和对照组各15例,分别观察两组术后胃动素、血管活性肠肽、生长抑素的变化。两组术后1 d胃动素水平均明显降低($P<0.05$),术后7 d胃动素水平均明显回升($P<0.05$),与对照组比较,术后应用中药芪黄煎剂(黄芪、大黄、白术、党参、枳实、厚朴等)能有效调节术后胃动素的变化($P<0.05$);而胃癌患者VIP术前高表达,术后1 d血管活性肠肽、生长抑素水平均高于正常水平($P<0.05$),术后7 d血管活性肠肽、生长抑素水平基本恢复正常,与对照组相比,术后应用中药芪黄煎剂能有效调节术后血管活性肠肽、生长抑素的变化($P<0.05$),有利于调节胃肠激素水平,使之在手术后尽快恢复正常。余绍蕾等研究芪丹煎剂(黄芪、丹参、补骨脂、枸杞等)抗胃癌转移的组方配伍合理性及最佳组合。从肿瘤细胞转移抑制率和NK细胞活性两方面对芪丹煎剂进行配伍研究。结果,该煎剂能提高胃癌转移抑制率和NK细胞的活性($P<0.05$)。还发现该煎剂中抑制胃癌细胞转移和提高机体免疫的主要因素是黄芪,其次是丹参、补骨脂、枸杞。

韩燕等观察天龙合剂(天龙、冬凌草、菝葜、藤梨根、人参、黄芪等)对裸鼠胃癌细胞移植瘤生长及肿瘤血管生成的影响。小鼠接种人胃癌SGC-7901细胞株后随机分为对照组(5-Fu腹腔注射)、模型组(氯化钠注射液灌胃)、天龙合剂组(天龙合剂灌胃)、天龙合剂加5-Fu组(简称"联合组")。6周后处死,观测瘤体积、瘤重、肿瘤组织内微血管密度(MVD)检测、肿瘤组织血管内皮生长因子(VEGF)mRNA半定量分析的情况,进行统计学分析。结果，与对照组及天龙组比较，联合组的移植瘤体积、瘤重均明显下降，MVD、VEGF mRNA表达减弱（$P<0.05$）。认为该方通过适当降低MVD、VEGFmRNA表达水平，起到抗人胃癌细胞生长及其血管生成的作用。

（庞 沛）

【肠癌的诊断与治疗】

1. 诊断研究

李燕等用数码相机拍摄大肠癌患者化疗前后的数字舌图，并作统计学分析。结果显示：化疗前，正常舌色的比例为37.1%，正常舌形占50.0%，正常苔色占8.1%，正常苔质占43.5%。异常率从高到低依次为苔色>舌色>苔质>舌形。表明即使是患大肠癌，亦有较高比例的患者表现为基本正常的舌质和苔质。化疗后，部分淡红舌向红绛舌和紫舌转化，使紫舌、瘀斑舌的比例显著增加；一部分正常舌形转变为齿痕舌，原有的瘦小舌消失；表明化疗期间机体出现气血津液的代谢异常，以气血瘀滞和水液停滞为病机的主要环节。此外，化疗前的苔色异常率较高，主要表现为不同程度的黄苔。化疗后，原来是黄苔者，舌苔增厚，一部分变为腻苔。从症状角度观察，舌苔增厚、变黄者，多出现较明显的胃肠道反应，如恶心呕吐、胃脘饱胀不适、食欲差等。认为舌苔变化反映了化疗时机体的过度应激状态，可通过扶助胃气，祛除湿浊等法，使其向良性调节发展。舌色变紫与机体循环系统的状态相关，采用益气活血、理气活血等行血化瘀法，可增强机体的修复与抗损伤能力。

2. 治疗研究

周留勇等用中药赵氏微调三号（潞党参、猪苓、炒白术、茯苓、半夏、陈皮等）口服治疗晚期大肠癌44例。30 d为1个周期，服药2个周期后评价疗效。结果：改善临床症状有效率为88.6%（39/44），提高生存质量有效率为81.8%（36/44），增加体重有效率为75.0%（33/44），降低肿瘤放免有效率为61.4%（27/44），0.5、1、2年生存率分别为84.1%（37/44）、72.7%（32/44）、45.5%（20/44）。提示健脾益气，化痰类中药配伍治疗晚期大肠癌可以减轻患者疼痛、大便稀溏、纳差、消瘦等症状。李建昌等观察中医扶正培本方（黄芪、当归、西洋参、白术、败酱草、白花蛇舌草等）对结直肠癌新辅助化疗患者细胞免疫功能的影响。将40例结直肠癌按治疗方案分成A组（单纯新辅助化疗）20例，B组（新辅助化疗+扶止固本方治疗）20例，比较治疗前、后患者细胞免疫功能的变化。结果：经治疗后，A、B两组CD3、CD4、CD4/CD8、NK细胞活性均下降，CD8升高，但下降幅度A组大于B组。A组CD3、CD4、NK细胞活性明显下降，治疗前、后对比，$P<0.05$；CD4/CD8亦有下降，CD8上升，但治疗前、后比较，$P>0.05$。B组治疗后CD3、CD4、CD8、NK细胞活性及CD4/CD8亦有下降，但$P>0.05$。认为新辅助化疗使结直肠癌患者细胞免疫功能明显下降，而联合扶正固本方治疗能使细胞免疫功能改善。涂小煌等将80例大肠癌术后1周腹泻患者随机分为对照组40例用易蒙停（盐酸洛哌丁胺）治疗，试验组40例用补中益气丸（黄芪、人参、炙甘草、陈皮、升麻、柴胡等）联合易蒙停治疗，两组疗程均1周。治疗效果以徐忠法五项10分制评价标准制定排便功能检查表，进行综合分析评价。结果：治疗结束后试验组肛门控制力、排便感觉、排便次数改善优于对照组（$P<0.01$或$P<0.05$）。治疗结束后试验组总的排便功能较治疗前及对照组改善明显（$P<0.01$）。

（郭常典）

【肝癌的治疗及实验研究】

1. 临床治疗

赵钢等分析294例原发性肝癌临床证候显示，初发以肝胆系统及消化道症状居多。其中无证可辨69例（23.5%），湿证117例（39.8%），血瘀证81例（27.6%），气滞证69例（23.5%），气虚证69例（23.5%），血虚证34例（11.6%），热证12例（4.1%），阳虚证2例（0.7%），阴虚证1例（0.3%）；不同年龄段证候分布比例相近。证候组合形式为无证可辨69例（23.5%），单一证候111例（37.8%），2个证型组合76例（25.9%），3个证型组合31例（10.5%），4个证型组合6例（2%），5个证型组合1例（0.3%）。认为初发以实证居多，正虚邪积是肝癌发生后的病理变化和病理属性，并不是肝癌产生的根本原因。曾普华等采用流行病学抽样调查方法，共收集323例肝癌患者四诊资料，经样本聚类及因子分析得出中医基本证候构成要素，结合中医辨证，归纳出每例患者所属证候；比较血管介入治疗前后证候的分布特点以及不同介入手段对证候变化的影响。结果显示,经血管介入治疗前后5类常见基本证候整体分布有显著差异($P=0.000$);经两两比较分析,湿热蕴结证介入后较介入前显著增多($P=0.006$),肝郁脾虚证介入后较介入前显著减少($P=0.000$);化疗栓塞治疗(TACE)前后5类常见基本证候整体分布有显著差异($P=0.017$);中药联合栓塞治疗前后5类常见基本证候整体分布无显著差异($P=0.051$)。认为肝癌患者介入治疗后病机突出了"湿热内蕴"的特点,经化疗栓塞治疗者尤为显著。王文海等将117例原发性肝癌介入术后中医辨证属肝肾阴虚兼脾气虚型患者分为治疗组60例、对照组57例。治疗组肝动脉化疗栓塞(TACE)术后服补肾健脾方(六味地黄丸合四君子汤加减)12周,对照组术后服保肝药(水飞蓟素与维生素C)12周。观察证候疗效、生活质量、瘤体近期疗效、生存期及细胞免疫功能〔^{3}H掺入法检测T淋巴细胞增殖,流式细胞仪检测单核细胞表面MHCⅠ/Ⅱ类分子及B7分子表达,酶联免疫吸附法(ELISA)检测细胞因子IL-10、干扰素-γ(IFN-γ)、IL-12〕。结果显示,两组疗效分别为73.3%(44/60)、52.6%(30/57);组间比较,$P<0.05$;0.5年生存率分别为83.3%(50/60)、70.2%(40/57);组间比较,$P<0.05$。该方还能提高患者生活质量,无明显不良反应。但对照组疾病控制率92.7%(CR+PR+SD,51/55例)高于治疗组(78.0%,46/59例),$P=0.035$;治疗组单核细胞表面MHCⅡ类分子($CD14^+$/HLA-DR)表达提高,IFN-γ及IL-12的表达提高。苏小康等将106例肝癌切除术后患者分为肝郁脾虚型、气血瘀滞型、湿热蕴结型、肝肾阴虚型,采用免疫组化法检测癌灶、癌旁、远癌正常肝组织在不同辨证分型肝癌中基质金属蛋白酶(MMP2)、基质金属蛋白酶抑制剂(TMP2)及MMP2/TMP2值的差异;同时收集临床病理参数,分析基质降解与肝癌辨证分型、转移相关临床病理参数之间的关系。结果显示,各辨证分型中癌灶内MMP2、TMP2表达与癌旁、远癌正常组织中有明显差别($P<0.05$)。癌灶内不同证型MMP2、TMP2、MMP2/TMP2表达:肝郁脾虚型和肝肾阴虚型MMP2蛋白表达高于气血瘀滞和湿热蕴结型,其中湿热蕴结型和肝肾阴虚型之间差异有显著性意义($P<0.05$);TMP2在各种辨证分型中变化不大;肝郁脾虚型和肝肾阴虚型MMP2/TMP2明显高于气血瘀滞和湿热蕴结型($P<0.05$),但肝郁脾虚型和肝肾阴虚型之间、气血瘀滞和湿热蕴结型之间差异无显著性意义。湿热蕴结型和肝肾阴虚型中癌栓发生率明显高于其他2型($P<0.05$)。肝功能随着辨证分型变化有明显演进趋势。提示原发性肝癌的辨证分型与基质降解密切相关,肝郁脾虚型主要以MMP2升高,湿热蕴结型、气血瘀滞型MMP2、TMP2均升高,肝肾阴虚型则主要表现为MMP2/TMP2值升高;基质降解与门静脉癌栓有关,但与肝功能无关。孙庆明等研究中药抗癌制剂联合DF化疗方案(5-FU+DDP)经药盒植入系统(PCS)肝动脉持续灌注对消化系统肿瘤肝转移的近期疗效。经股动脉穿刺植入PCS至肝脏供血动脉,治疗组16例患者经PCS行DF方案灌注化疗,同时根据中医辨证分型持续灌以中药抗癌制剂(艾迪注射液或华蟾素注射液);对照组16例患者仅行DF方案灌注化疗。以4周为1个疗程,连用6个疗程。结果:治疗组中位生存期11个月,有效率87.5%(14/16),1年生存率81.3%(13/16);对照组中位生存期10个月,有效率62.5%(10/16),1年生存率68.8%(11/16)。且治疗组比对照组骨髓毒性轻($P<0.01$),生活质量明显改善($P<0.01$)。

2. 实验研究

潘志强等用实验小鼠及其标准化四诊及辨证方法,以及GeneChip Mouse Exon 1.0 ST Array等技术,检测H22肝癌小鼠早期邪毒壅盛证和气虚证、中期阳气虚证、中晚期气阴阳虚证共3阶段4个证候肾上腺基因表达的差异,重点关注那些表达量大、差异显著的基因。结果:筛选到不同阶段一致上调的基因73个,一致下调的基因26个。其中一致上调的基因包括Hp、C3、Anxa1、Procr、C2、Il4ra、Cd14、Ptprc、Cd52、C4b以及Eno3、Xdh、Gpx3等。一致下调的基因涉及神经系统相关基因如Plp1、Mbp、Aldh1a1、Cck和Atn1,与水电解质代谢有关的基因如Aldh1a1和Slc22a17等,与信号转导有关的基因如Cxcr4、Spag5和Stmn3等,以及参与转录调控和蛋白质生物合成的基因,如Hspa1a、Dnajb1、Thra和Hhex等。提示H22肝癌小鼠在疾病发生发展过程中,存在证候的演变及肾上腺组织基因表达的差异,不同阶段一致上调或下调的差异表达基因可能是肝癌小鼠及其证候区别于正常小鼠的特征之一。范焕芳等探讨血管内皮生长因子(VEGF)及环氧合酶-2(COX-2)在肝癌大鼠中的表达以及柔肝散结法对其表达的影响。将40只雄性SD大鼠,随机分为空白组、模型组、青消方组、青消方防治组(简称"防治组"),每组10只。除空白组外,其余3组大鼠均以含0.05%2-AAF的饲料喂养12周,防治组在诱癌的同时灌服青消方(太子参、白芍药、绞股蓝、灵芝、冬凌草、鳖甲等)。青消方组于诱癌第4周开始给药,剂量均为25 g·kg^{-1}·d^{-1}。12周末观察瘤体积及瘤重量的变化,并采用免疫组织化学方法检测各组大鼠标本中VEGF及COX-2的表达。结果,模型组VEGF及COX-2的表达明显高于空白组($P<0.01$);青消方组、防治组VEGF及COX-2的表达明显低于模型组($P<0.01$);防治组优于青消方组($P<0.05$)。提示VEGF及COX-2在肝癌大鼠中表达增强,柔肝散结中药青消方能降低肝癌大鼠VEGF及COX-2的表达,早期治疗效果更佳。周阿高等探讨扶正活血抗癌方(党参、黄芪、白术、茯苓、生地黄、莪术等)对H_{22}肝癌小鼠抑瘤及免疫调节的作用。选择移植性肝癌H_{22}小鼠为模型,设生理盐水组(对照组)10只,予生理盐水灌胃;实验组(治疗组)10只,予扶正活血抗癌方灌胃,均为15 d。观察该方的抑瘤作用,检测T淋巴细胞增殖功能、NK细胞杀伤功能、T淋巴细胞表型变化及IFN-γ、IL-4含量。结果显示,该方对荷瘤小鼠NK细胞杀伤百分数均比生理盐水组显著增加($P<0.01$);与生理盐水组相比,实验组更能改变T淋巴细胞亚群比例;实验组小鼠T细胞分泌IFN-γ及IL-4能力均有显著升高($P<0.05$,$P<0.01$)。苏小康等制作裸鼠人肝癌MHCC97裸鼠模型,观察健脾化瘀中药(人参、黄芪、白术、茯苓、丹参、三七等)对肝癌高、低转移中药组,高、低转移对照组,空白对照组转移灶的形成、瘤重、瘤体大小、肝内外转移、细胞凋亡峰百分率之间影响的差异。结果:所有高、低转移组均全部能够成瘤,健脾化瘀中药抑制肝癌的肝内转移不明显,而能够有效地抑制肝癌的肝外转移,尤其对高转移细胞株的肝外转移抑制更明显,所有的组别都未见肝癌肺内转移,但肠道、脾脏明显发生转移,高转移中药组与高转移对照组之间、低转移中药组与低转移对照组间比较,$P<0.05$。高转移对照组细胞凋亡百分率为(9.62±2.44)%,明显高于高转移中药组的(4.20±1.01)%,$P<0.01$;而低转移对照组细胞凋亡百分率为(16.52±3.11)%,高于低转移中药组的(11.72±2.44)%,$P<0.05$。提示健脾化瘀中药能诱导人肝癌MHCC97高、低转移细胞株凋亡,对高转移细胞株作用尤为明显,抑制高、低转移细胞株的远处转移,但对肝脏成瘤影响不大。

(庞 沛)

【胰腺癌的治疗及实验研究】

1. 临床治疗

陆运鑫等将44例晚期胰腺癌患者随机分常规对症、支持治疗组及加服益气健脾化瘀方(炙黄芪、人参、白术、白花蛇舌草、炙穿山甲、莪术等)组。1个月为1个疗程,连续治疗2个疗程,结果显示,两组总有效率分别为62.5%(15/24)、35.0%(7/20);组间比较,$P<0.05$。加用中药组CD3、CD4、CD4/CD8、NK细胞等免疫指标治疗前后比较,$P<0.05$;与对症支持组比较,$P<0.05$。在卡氏评分、症状缓解情况、毒副反应等方面,也以加用中药组为优($P<0.05$);其1年生存率为66.6%(16/24),2年生存率为41.6%(10/24),3年生存率为25.0%(6/24)。认为益气健脾化瘀法治疗晚期胰腺癌能提高免疫功能,改善生存质量,延长生存期。张青等研究益气活血方(生黄芪、太子参、白术、鸡血藤、赤芍药、延胡索等)配合化学药物(吉西他滨+顺铂)动脉灌注治疗晚期胰腺癌43例的临床疗效及受益反应。结果患者总有效率(CR+PR)为25.6%(11/43),临床获益率(CR+PR+NC)为67.4%(29/43),在疼痛程度、生活质量水平等方面,其疼痛缓解率达74.3%(26/35)。邵玲用膈下逐瘀汤加减(桃仁、红花、牡丹皮、当归、赤芍药、延胡索等)治疗晚期胰腺癌56例。将患者分成治疗组(膈下逐瘀汤加减+化疗)28例,对照组(单纯顺铂化疗)28例,治疗2个周期以上,按WHO标准评价疗效,以KPS评分标准评价生活质量。结果,治疗组缓解率(CR+PR)为52.6%(15/28),对照组缓解率为39.3%(11/28),组间比较,$P>0.05$;但治疗组生存质量明显提高($P<0.01$)。杨秀娥将43例中晚期胰腺癌随机分为单纯化疗组(对照组)21例和化疗加复方苦参注射液组(治疗组)22例。两组均采用健择+亚叶酸钙+5-氟尿嘧啶(5-Fu)方案化治,以4周为1个疗程,重复6个周期。采用罗健、孙燕等编制的癌症患者生存质量调查表

分别于患者化疗前、后就KPS评分、疼痛缓解程度、生存质量评分进行对照观察。结果显示，治疗组与对照组比较，KPS评分、疼痛缓解程度和生存质量评分均明显提高(均$P<0.05$)。陈海勇将胰腺癌切除术后化疗患者随机分为治疗组19例和对照组16例，治疗组在对照组GEM化疗基础上使用大剂量参麦注射液(人参、麦冬)，用直接免疫荧光技术检测治疗前后两组T淋巴细胞亚群$CD3^+$、$CD4^+$、$CD8^+$和NK细胞的百分率。结果，治疗组的NK细胞、$CD3^+$ T细胞亚群百分比和$CD4^+/CD8^+$比值较对照组上升($P<0.05$)。提示该药能改善胰腺癌术后化疗患者的免疫功能。

2. 实验研究

朱晓燕等将荷人胰腺癌SW1990裸小鼠随机分为华蟾素组和生理盐水组，分别予腹腔注射华蟾素注射液(中华大蟾蜍皮经加工制成的水溶性制剂)和氯化钠注射液，共治疗21 d。结果，华蟾素作用3周后表达量上调比值大于6的差异基因主要为复制蛋白A、抑瘤素M受体、死亡受体配体基因；下调比值大于6的差异基因主要为细胞内激酶网络成员的蛋白激酶如蛋白磷酸激酶、酪氨酸蛋白激酶、丝裂原活化蛋白激酶、丝氨酸/苏氨酸激酶等。认为该药通过上调复制蛋白A，抑瘤素M受体、死亡受体配体基因表达，促进肿瘤细胞的死亡和凋亡；也可选择性抑制细胞信号转导通路特别是MAPK通路中的关键酶，如蛋白酪氨酸激酶、丝裂原活化蛋白激酶等基因来发挥其抗肿瘤特性。胡强等建立裸鼠人胰腺癌模型，随机分为对照组(NS)、5-氟尿嘧啶组(5-Fu)、蟾毒灵(蟾蜍毒内酯类成分)组(Bu)、蟾毒灵加5-氟尿嘧啶组(Bu/5-Fu)。分别腹腔注射生理盐水(NS)、5-Fu等。用药后第7 d处死，与NS组相比，各药物干预组瘤体体积均显著缩小($P<0.05$)，凋亡指数明显增高($P<0.01$)，Survivin蛋白(一种结构独特的凋亡抑制蛋白)的表达显著降低($P<0.01$)。其中Bu/5-Fu组瘤体体积明显小于Bu组、5-Fu组($P<0.05$)；Bu/5-Fu组凋亡指数明显高于Bu组、5-Fu组($P<0.01$)；Bu/5-Fu组Survivin蛋白的表达明显低于Bu组、5-Fu组($P<0.01$)。

(方东行　邹　菁)

【肺癌的治疗及实验研究】

1. 临床治疗

马科等对93例肺癌患者应用流式细胞仪、酶联反应法及ELISA方法检测免疫指标和细胞因子，并运用方差分析探讨免疫指标、细胞因子与各证型之间的相关性。结果在痰湿蕴肺肺失宣降证型中T淋巴细胞亚群CD3百分率偏高($P<0.05$)；在肺阴亏虚阴虚内热证型中血小板CD62P偏低($P<0.05$)；在肺脾气虚运化失司证型中IL-2、CD3均偏低($P<0.05$)，血管内皮生长因子(VEGF)增高趋势明显；在肾阳虚衰肾不纳气证型中CD62P偏高($P<0.05$)，VEGF增高趋势明显；在气血亏虚阴阳失衡证型中CD3和CD4偏低($P<0.05$)。认为原发性支气管肺癌证型由轻至重的演变趋势为：痰湿蕴肺肺失宣降、肺阴亏虚阴虚内热、气血亏虚阴阳失衡、肺脾气虚运化失司、肾阳虚衰肾不纳气。沈敏鹤等用临床流行病学调查方法收集123例肺癌患者的病历和四诊资料，分为无实证及血瘀、气滞、寒凝、热毒、痰湿5种证候要素。并应用单因素方差分析、卡方检验与秩和检验分析证型和临床相关因素(性别、年龄、肿瘤部位、ECOG评分、临床分期和治疗方法等)的关系。结果显示，痰湿证候要素占了总例数的55.3%，热毒要素主要出现在疾病的晚期。认为痰湿要素在肺癌的实证要素中占主导地位，热毒要素有一定的预后指示作用。赵健等用WCX2蛋白芯片结合表面增强激光解析电离飞行时间质谱(SELDI-TOF-MS)技术，分别检测12例气阴两虚肺癌和12例气滞血瘀肺癌的血清蛋白质谱，筛选出差异表达蛋白质。共检测到113个有效的蛋白质波峰，其中m/z位于2 000～10 000的波峰有104个，筛选出m/z为3 952.05、3 772.35、4 170.07、3 679.34、3 156.38、4 293.14的6个血清蛋白质。认为利用SELDI-TOF-MS技术有可能建立蛋白质指纹图谱的中医肺癌辨证模式。

赵晓珍等用微粒学酶免分析法检测30例健康人及60例肺癌患者中医综合治疗方案治疗前后血清CA-125水平，并作对比分析。中医药治疗方案有静滴华蟾素注射液、口服肺岩宁方(生黄芪、蜂房、山慈姑、仙灵脾等)，每日1剂，连续4个疗程(1个疗程为14 d)，疗程间隔14 d(间隔期继续服用肺岩宁方)，所有患者均未实行化疗。结果：血清 CA-125 在肺癌患者的值(91±45)μ/ml 与健康人(18±5)相比，$P<0.001$；血清 CA-125 在ⅢA/ⅢB 及Ⅳ期肺癌患者中值分别为85±21 及 142±25，与Ⅰ/Ⅱ期患者的 35±11 相比，$P<0.001$；肺腺癌患者 CA-125 水平(127±31)与鳞癌(58±27)及小细胞癌(56±26)相比，$P<0.001$。ⅢA/ⅢB 及Ⅳ期肺癌患者中医药综合治疗方案治疗后 CA-125 值分别为(36±11；87±15)与治疗前(85±21；142±25)相比，$P<0.001$。但对于Ⅰ/Ⅱ期患者治疗后(33±10)与治疗前(35±11)相比，$P>0.05$。提示中医药治疗肺癌，在Ⅲ/Ⅳ期的肺癌患者可显著降低血清 CA-125 水平，在Ⅰ/Ⅱ期肺癌患者也有明显的降低血清 CA-125 水平的趋势。刘苓霜等将 60 例气阴两虚型晚期肺癌患者均分为 3 组。中药组以益气养阴解毒方(黄芪、北沙参、天冬、麦冬、女贞子、石上柏等)加减治疗；化疗组以 NP 方案或 GP 方案治疗，化疗加中药组以益气养阴解毒方加化疗治疗，两个周期(每个周期为 3～4 周)后进行疗效判定。结果，治疗后中药组气阴两虚证候改善的总有效率(80.0%)与化疗加中药组(35.0%)和化疗组(20.0%)比较，$P<0.01$；中药组、化疗加中药组卡氏评分增加稳定率分别为 90.0%、85.0%，高于化疗组(75.0%)，中药组与化疗组比较 $P<0.05$；中药加化疗组疾病控制率为 89.5%，高于中药组(72.2%)和化疗组(77.8%)，组间比较，$P>0.05$；化疗加中药组治疗后 $CD3^+$ T 细胞具有上升趋势($P=0.05$)，与中药组、化疗组比较，$P<0.05$、$P<0.01$。化疗加中药组治疗后 $CD4^+$ T 细胞升高明显($P<0.05$)，化疗组治疗后 $CD4^+$ T 细胞下降($P<0.05$)。化疗组治疗后 $CD4^+/CD8^+$ 比值明显下降($P<0.05$)，化疗加中药组治疗后 $CD4^+/CD8^+$ 比值有升高趋势($P=0.06$)。中药组、化疗加中药组治疗后 $CD8^+CD2^+$ 8T 细胞明显上升($P<0.01$、$P<0.05$)，化疗组治疗后 $CD8^+CD2^+$ 8T 细胞有下降趋势($P=0.06$)，与化疗加中药组比较，$P<0.05$。张华堂等观察健脾养阴、化痰祛瘀法(黄芪、白术、北沙参、蟾蜍皮、浙贝母、全蝎等)联合 GP 化疗方案对中晚期非小细胞肺癌(NSCLC)的影响。将 70 例 NSCLC 患者随机均分为治疗组(化疗加中药)和对照组(单纯化疗)。动态观察两组治疗前后免疫指标及生存质量、体重、临床证候及瘤体改变。结果，治疗组与对照组治疗有效率分别为 57.1%(20/35)与 31.4%(11/35)($P<0.05$)；且治疗组患者临床症状变化、卡氏评分、免疫功能等与对照组比较，均 $P<0.05$。贺倩等将 90 例晚期非小细胞肺癌气阴两虚型按 2∶1 比例分组，治疗组 60 例口服抗癥颗粒(人参、山海螺、石见穿、白花蛇舌草、蛇六谷、葶苈子等)，对照组 30 例单纯化疗。结果：治疗组 CR=3，PR=23，NC=18，PD=15，总有效率为 74.6%(45/60)；对照组 CR=4，PR=9，NC=10，PD=6，总有效率为 79.3%(24/30)；组间比较，$P>0.05$。中医证候疗效两组分别为 75.0%(45/60)、66.7%(20/30)；组间比较，$P>0.05$。两组间 KPS 评分和体重变化比较，$P<0.05$。

2. 实验研究

龚继勇等用当归补血口服液(黄芪、当归、灵芝、补骨脂、鸡血藤等)灌胃荷瘤(人肺癌细胞 A549)Wistar 大鼠，10 d 后采集含药血清体外培养 A549，MTT 测细胞活性，流式细胞法测细胞周期及凋亡。结果显示，当归补血口服液荷瘤鼠含药血清能够显著抑制 A549 细胞增殖，且呈剂量、时间依赖性，可阻滞 A549 细胞的细胞周期，使 G2/M 期细胞增多，S 期细胞减少，同时诱导 A549 细胞的凋亡。梁靓靓等将 38 只 C57BL/6 小鼠常规接种 Lewis 肺癌，5 d 后选取荷瘤成功的小鼠随机分为模型组(予生理盐水)，小柴胡汤(柴胡、黄芩、人参、半夏、炙甘草、生姜等)组和参一胶囊(人参皂苷 Rg3)组，每组 10 只。治疗 12 d 后，小柴胡汤组和参一组瘤重均明显低于模型组，$P<0.01$；抑瘤率分别为 26.9%、30.9%。小柴胡汤和参一胶囊均可降低肿瘤组织血管生成因子 VEGF 的表达，各组灰度值，小柴胡汤组(7.37±0.26)与模型组(7.68±0.27)相比，$P<0.05$；参一组(7.14±0.20)与模型组比较，$P<0.01$。提示小柴胡汤对 Lewis 肺癌生长的抑制作用与下调肿瘤组织 VEGF 的表达有关。许浪等将制备的大鼠含益气养阴散结方(生黄芪、南沙参、莪术等)血清和正常血清分为 2 组，应用 Annexin V/PI 染色法检测含药血清对人肺癌 A549 细胞凋亡率的影响，观察凋亡细胞形态学变化，并用逆转录 PCR(RT-PCR)法检测其对生存素(Survivin)基因表达的影响。结果，与对照组比较，药物组 A549 细胞的凋亡率显著增高($P<0.01$)，Survinin mRNA 的表达显著下降($P<0.05$)。认为该方含药血清能明显促进 A549 细胞的凋亡，

下调凋亡相关基因 Survinin 的表达。张铭等将人肺癌细胞 A549 荷瘤鼠随机分为模型组、化疗组、肺岩宁方(生黄芪、白术、七叶一枝花、蜂房、黄精、山萸肉等)组和综合治疗组,观察抑瘤率,RT-PCR 和免疫组化法检测移植瘤血管生成因子 VEGF 和异源二聚体转录因子 HIF-1α 表达。结果,肺岩宁方组抑瘤率为 34.2%,低于模型组($P<0.05$);RT-PCR 结果显示,综合治疗组、肺岩宁方组和化疗组的 VEGF mRNA 的表达明显低于模型组($P<0.05$,$P<0.01$);综合治疗组 HIF-1α mRNA 的表达水平低于模型组($P<0.05$),其余各组无显著差异。VEGF、HIF-1α 光密度指数化疗组、肺岩宁方组和综合治疗组均明显低于模型组($P<0.01$)。认为该方可能通过对 HIF-1α 的抑制,达到对 VEGF 的表达调控,从而抑制血管生成,控制肿瘤生长。陈英玉等将志苓胶囊(黄芪、女贞子、黄精、北沙参、麦冬、党参等合吲哚美辛、醋酸地塞米松、螺内酯、法莫替丁、地西泮 5 种西药组成)按其不同的中西药成分配制成相应的中药组、西药组和复方组,与人小细胞肺癌细胞株 NCI-H446 共培养后,倒置显微镜观察、Hochest33258 荧光染色法检测凋亡细胞,RT-PCR、Western blot、流式细胞仪分别检测 bcl-2、bax、hTERT 基因 mRNA 和相应蛋白表达水平变化以及黏附分子 CD44 的表达变化。结果,NCI-H446 经不同的药物组处理后,倒置显微镜、Hochest33258 荧光染色可观察到细胞凋亡形态学改变,bcl-2 基因 mRNA 和蛋白表达水平均有不同程度下降,bax 基因表达水平则有不同程度增强,复方组改变最明显,各药物组与对照组比较,$P<0.01$。中药组和西药组 hTERT 基因和蛋白表达水平未见明显改变,复方组表达水平下调,与对照组比较,$P<0.01$。各药物组 CD44 表达水平降低,其中复方组降低水平最明显($P<0.01$)。

(李春杰)

【白血病的治疗及实验研究】

1. 临床分型

肖碧跃等将 104 例白血病患者按不同病种分为急性白血病、非急性白血病 2 类。根据中医辨证急性白血病分为卫分证组(白卫组)10 例,气分证组(白气组)12 例,营分证组(白营组)20 例。非急性白血病分为卫分证组(非白卫组)20 例,气分证组(非白气组)24 例,营分证组(非白营组)18 例。另选择体检健康者 15 例为健康对照组(对照组)。观察不同病种及不同阶段卫分证、气分证、营分证患者白细胞介素-1β(IL-1β)、白细胞介素-6(IL-6)、白细胞介素-10(IL-10)水平的变化。结果,急性白血病各组中 IL-1β、IL-6 呈连续上升,各组与健康对照组比较,$P<0.01$。IL-10 水平白卫组与对照组比较,$P>0.05$;白气组明显升高($P<0.01$),白营组显著下降,且低于对照组($P<0.01$)。白气组与非白气组比较、白营组与非白营组比较,IL-6 表达水平显著升高(P 均<0.01),而 IL-10 水平显著下降(P 均<0.01)。显示急性白血病发展到营分证阶段时,IL-1β、IL-6 显著升高,高于卫分证、气分证,IL-10 则显著下降。提示急性白血病发展到营分证阶段与细胞因子网络的紊乱密切相关,尤其与 IL-6 和 IL-10 的失衡相关。

2. 实验研究

伍耀衡等采用人类急性白血病细胞株 HL-60 为模型,设参附(红参、附片)注射液组,高乌甲素(拉巴乌头碱、刺乌头碱)注射液组,亚砷酸钠对照组及阴性对照组;检测细胞增殖、细胞形态、硝基四氮唑蓝(NBT)还原能力、细胞周期分布、凋亡率等指标。结果:参附注射液作用后 HL-60 细胞增殖受抑制,高乌甲素注射液对 HL-60 的生长无抑制作用;经药物处理 60 h 后 HL-60 细胞均出现程度不同以凋亡为主的形态改变;低浓度参附注射液(12.5 μl/ml)、高乌甲素注射液(50 μl/ml)作用 60 h 后 HL-60 细胞 NBT 还原能力增强,而其他浓度组 NBT 还原能力反未增强;药物处理 60 h 后,高乌甲素液及参附液流式细胞仪检测直方图上呈现亚二倍体凋亡峰,凋亡率呈不同程度增高。提示参附注射液、高乌甲素注射液对人类急性白血病细胞株 HL-60 具有不同程度的诱导分化和凋亡的双重作用,为温阳法治疗肿瘤提供了一定的理论依据。

张伟等研究不同浓度苦参碱对人急性淋巴细胞白血病细胞株 Jurkat 侵袭转移的抑制作用。将 Jurkat 细胞体外培养,经 0 g/L、0.1 g/L、0.15 g/L、0.2 g/L 苦参碱分别处理细胞,细胞黏附实验检测细胞黏附能力,细胞迁移实验检测细胞运动能力,肿瘤细胞体外侵袭实验检测细胞侵袭能力,RT-PCR 检测细胞基质金属蛋白酶(MMP-2 和 MMP-9)mRNA 的表达,并采用直线相关分析 Jurkat 细胞 MMP-9 mRNA 的表达与细胞侵袭力之间的线性相关程度。结果，与对照组比较，0.15 g/L、0.2 g/L 苦参碱能有效抑制 Jurkat 细胞与纤维粘连蛋白（FN）的黏附能力（$P<0.05$），0.1 g/L、0.15 g/L、0.2 g/L 苦参碱能显著降低 Jurkat 细胞的运动能力和侵袭能力（$P<0.01$）。MMP-2 在 Jurkat 细胞中无明显表达，MMP-9 在 Jurkat 细胞中高表达，0.1 g/L、0.15 g/L、0.2 g/L 苦参碱能明显下调 Jurkat 细胞 MMP-9 mRNA 的表达（$P<0.01$），Jurkat 细胞 MMP-9 mRNA 的表达与细胞侵袭力呈正相关（$r=0.940$，$P<0.01$）。提示该药能全面抑制 Jurkat 细胞的黏附能力、运动能力和侵袭能力，其作用机制可能与下调 MMP-9 mRNA 的表达有关。舒文秀等观察藤黄酸（藤黄 Garcin ia morella Desv. 的主要成分）对白血病细胞株 U937 增殖和凋亡的影响及其对核孔蛋白 Nup88 的调控作用。用 MTT 比色法检测细胞增殖活性，Annexin-VFITC/PI 双标法及 Hoechst33258 染色法分析细胞凋亡的改变，流式细胞术分析细胞周期和细胞内核孔蛋白 Nup88 的改变，RT-PCR 检测藤黄酸对白血病细胞内 Nupp88 基因表达的调控作用；共聚焦显微镜观察 Nup88 蛋白的细胞分布情况。结果，藤黄酸能明显抑制 U937 细胞的增殖，其抑制作用呈时间、剂量依赖性，其 24 h 的 IC_{50} 为（1.019±0.134）mg/L；此外，藤黄酸还具有诱导 U937 细胞凋亡和 G0/G1 期阻滞的作用。核孔蛋白 Nup88 弥漫分布于白血病细胞的核浆之间，以细胞浆和核膜为主，经藤黄酸干预后，Nup88 的蛋白和 mRNA 表达水平明显下降，主要集中于核膜的胞浆面，偶见胞浆中表达。提示该药能明显抑制 U937 白血病细胞的增殖，并诱导其凋亡；而该药诱导的核孔蛋白 Nup88 的重新分布以及表达量的下调可能参与了其诱导凋亡作用。张金玲等对体外培养的白血病细胞系 K562、HL-60，用 MTT 法检测不同浓度甘草次酸（GA）对细胞增殖的影响；采用 Tran-swell 小室基质胶侵袭实验观察 GA 对 K562、HL-60 细胞株侵袭能力的影响；明胶酶谱法检测 GA 对细胞明胶酶活性的影响。结果，GA 对 K562、HL-60 细胞有明显的增殖抑制作用，能够以浓度依赖性的方式抑制 K562、HL-60 细胞的侵袭能力，能够显著下调 K562、HL-60 细胞明胶酶的 A、B 活性。提示 GA 通过抑制白血病细胞 K562、HL-60 明胶酶活性，从而抑制其侵袭能力，可应用于白血病细胞髓外浸润的预防。

（郭常典）

【宫颈癌的治疗及实验研究】

1. 临床研究

古红莉将 80 例中晚期宫颈癌患者随机分为治疗组 42 例，对照组 38 例。治疗组于放疗开始时服用平消片（郁金、白矾、火硝、五灵脂、枳壳、干漆等），连续服药至放疗结束后 1 个月；对照组单纯放疗（$^{60}Co\gamma$ 线外照射）。结果，治疗组和对照组总有效率分别为 95.2%（40/42）和 76.3%（29/38）；组间比较，$P<0.05$。3 年生存率治疗组为 76.2%，对照组为 60.5%；3 年内盆腔复发，治疗组 6 例，对照组 10 例；3 年内远处转移，治疗组 5 例，对照组 9 例；组间比较，$P<0.05$。尹国玲等将 90 例实行根治性放疗中并发急性放射性直肠炎的Ⅱb～Ⅲb 宫颈癌患者随机分为治疗组用复方苦参注射液合西药（蒙脱石、维生素 B_{12}、地塞米松、庆大霉素、肾上腺素等）保留灌肠治疗；对照组单纯用西药保留灌肠治疗；10 d 为 1 个疗程；疗程中，两组均有 1 例因无法忍受放射性直肠炎带来的痛苦而中途退出治疗。结果，治疗组和对照组总有效率分别为 95.8%（46/48）和 67.5%（27/40）；组间比较，$P<0.01$。李道成等将 125 例宫颈癌根治手术后的患者随机分为治疗组口服平胃散（苍术、厚朴、陈皮、甘草）；对照组不用中药，常规观察。结果，治疗组和对照组腹胀发生率分别为 20.5%（16/78）和 44.7%（21/47）；组间比较，$P<0.01$。第 1 次排气时间治疗组为术后（30.25±9.41）小时，对照组为术后（45.31±7.48）小时，治疗组明显短于对照组（$P<0.05$）。治疗组第 1 次排便时间为术后（58.25±12.45）小时，对照组为术后（75.41±11.62）小时，组间比较，$P<0.05$。提示该方能促进宫颈癌根治术后胃肠功能恢复，有利于患者的术后康复。

2. 实验研究

楼姣英等研究清毒栓（莪术、黄柏、紫草等）含药血清对宫颈癌 SiHa 细胞凋亡及细胞周期的影响。并设立空白血清、中药阳性对照药（保妇康栓）血清及西药阳性对照药（重组人干扰素 α-2b）血清为对照，用流式细胞分析技术进行细胞周期及细胞凋亡检测。结果，口服各组含药血清组 S 期所占比例较空白血清对照组减少，$P<0.05$，尤以西药阳性组明显（$P<0.01$），清毒栓组次之，中药阳性组再次之。而 GO～G1 期所占比例较空白血清对照组增加，$P<0.01$。

蒋秋燕等将荷 U14 宫颈癌小鼠分为墓头回（异叶败酱）提取液高、中、低剂量组及顺铂组、模型组和空白对照组，观察各组给药后血液流变学的变化。结果显示，墓头回提取液高、中剂量组及顺铂组均可降低荷 U14 宫颈癌小鼠不同切变率下的全血黏度、血细胞比容；低剂量组全血黏度、血细胞比容均无明显变化；墓头回提取液各剂量组血浆黏度无明显变化；顺铂组可降低全血黏度、血细胞比容，而对血浆黏度无明显影响。李桂玲等观察掌叶半夏提取物的有效部位（pinellia extract fraction，PE）对体外培养的两种宫颈癌细胞株的作用。结果显示，PE 对两种宫颈癌细胞株的生长均表现出明显的抑制作用，与溶剂对照组比较，$P<0.05$。流式细胞术检测结果显示 PE 作用后两种细胞株均呈现出凋亡，且随着作用时间延长，凋亡细胞的比例明显增加。狄晓鸿等研究黄连素（小檗碱）对人宫颈癌 Hela 细胞株的体外作用。采用 MTT 法测定细胞生长抑制率；原位末端标记技术法（TUNEL）检测细胞凋亡率；免疫细胞化学法检测药物作用前后细胞 cox-2、Bcl-2 蛋白水平表达的变化。结果显示，黄连素在体外能以时间和剂量依赖的方式对宫颈癌 Hela 细胞产生细胞毒作用并诱导其凋亡；免疫细胞化学法证实该药作用 Hela 细胞后 Bcl-2 蛋白表达下调，COX-2 的表达无明显变化。提示该药在体外对宫颈癌 Hela 细胞具有生长抑制作用，并可诱导细胞凋亡，其机理可能与 Bcl-2 蛋白表达下调有关。杨道科等探讨氧化苦参碱（OM）对宫颈癌细胞 HeLa 的放射增敏作用及其机理。结果：10，50，100 mg/L 氧化苦参碱作用 24 h 后的辐射增敏比（SER，＞1 表示 OM 对 HELA 细胞有辐射增敏作用）分别为 1.35，1.69 和 1.39。流式细胞术显示，50 mg/L 氧化苦参碱对宫颈癌细胞的 G_2/M 阻滞作用随时间增加而增强，24 h 时作用达高峰；随时间和照射剂量的增加细胞凋亡水平增高。提示 50 mg/L OM 作用 24 h 对宫颈癌细胞 HeLa 的放射增敏作用最大。陈小军等观察榄香烯乳（温莪术挥发油中分离出来的油状物单体）对人宫颈癌 Hela 细胞转录因子 ELK1 及其靶基因的影响。结果显示，榄香烯乳能明显抑制人宫颈癌 Hela 细胞的生长，其半数生长抑制剂量为 80.6 μg/ml；该药处理组荧光素酶活性下降，磷酸化的 ELK1 及其靶基因 c-fos 的表达均下调。提示该药可能通过下调转录因子 ELK1 的磷酸化水平，抑制 c-fos 的表达，从而抑制人宫颈癌 Hela 细胞的生长。胡云等研究土荆皮酸（PAB）对宫颈癌 Hela 细胞侵袭转移及基质金属蛋白酶（MMP）表达的影响。将人宫颈癌 HeLa 细胞分为空白对照组、DDP（3.125 μg/ml）组、PAB20 μmol/L、PAB10 μmol/L、PAB5 μmol/L 组。结果，PAB20 μmol/L 组和 PAB10 μmol/L 组穿过滤膜的细胞数分别为 15.60±2.45、20.14±2.48，显著低于空白对照组（46.50±4.70）和 PAB5 μmol/L 组（42.44±5.80，$P<0.05$），但与 DDP 组（18.31±2.93）比较，无统计学意义。MMP22 mRNA、蛋白表达量 PAB20 μmol/L组（分别为 0.58±0.07、0.75±0.04）和PAB10 μmol/L组（分别为 0.71±0.07、1.26±0.04）均显著低于空白对照组（分别为 0.88±0.06、1.88±0.12，$P<0.05$），但与 DDP 组（分别为 0.60±0.05、0.73±0.04）比较，无统计学意义。MMP29 mRNA、蛋白表达量 PAB20 μmol/L 组（分别为 0.28±0.02、0.56±0.03）和 PAB10 μmol/L组（分别为 0.35±0.02、0.97±0.03）均显著低于空白对照组（分别为 0.64±0.02、1.56±0.03，$P<0.05$），但与 DDP 组（分别为 0.22±0.02、0.52±0.03）比较差异无统计学意义。提示 PAB 能抑制宫颈癌的侵袭和转移，可能与其降低宫颈癌细胞运动能力，抑制基质金属蛋白酶 MMP22、MMP29 的表达有关。汤继英等探讨三氧化二砷（As2O3）对人宫颈癌 Hela 细胞的放射增敏作用及其机制。用 MTT 法确定 As2O3 对 Hela 细胞的半数致死浓度（ID50）；克隆形成法观察 20%ID50 的 As2O3 对 Hela 细胞的放射增敏作用；流式细胞仪测定细胞周期。结果显示，细胞生长抑制率随 As2O3 浓度增加而增高；As2O3＋照射组的细胞存活率、平均致死剂量（D0）值和存活曲线肩区（Dq）值均小于单纯照射组（$P<0.05$）；存活曲线肩区变小，放射增敏比（SER）为 1.39；As2O3 和 γ-射线均能使细胞阻滞在 G_2/M 期，联合应用比单独应用抑制作用显著（$P<0.01$）。认为该药对宫颈癌 Hela 细胞株的放射增敏作用可能与其改变细胞周期有关。

（邹　菁　方东行）

［附］ 参考文献

C

蔡骏，顾晔斌，吴彬，等. 四君子汤合肠内营养对胃癌术后患者免疫状况的影响［J］. 辽宁中医杂志，2008，35(4)：485

陈海勇. 大剂量参麦注射液对胰腺癌切除术后化疗患者免疫功能的影响［J］. 浙江中医药大学学报，2008，32(4)：480

陈前军，司徒红林，陆德铭. 乳宁Ⅱ号对 Ca761 小鼠乳腺癌增殖及细胞凋亡的影响［J］. 新中医，2008，40(6)：100

陈鹊汀，朱惠学，刘智勤，等. 当归补血汤对肿瘤术后化疗增效减毒作用的临床观察［J］. 河北职工医学院学报，2008，25(5)：54

陈小军，顾立刚，李佩文，等. 榄香烯乳对人宫颈癌 Hela 细胞转录因子 ELK1 及其靶基因的影响［J］. 中国中医药信息杂志，2008，15(1)：26

陈英玉，潘云苓，郑志宏，等. 志苓胶囊对小细胞肺癌细胞株 NCI-H446 细胞凋亡及 h-TERT、CD44 表达的影响［J］. 中国药理学通报，2008，24(10)：1382

D

狄晓鸿，高英敏，郭红云. 黄连素对人宫颈癌 Hela 细胞株的体外作用研究［J］. 中国中医药信息杂志，2008，15(1)：30

F

范焕芳，雷树恩，黄茂. 柔肝散结法对肝癌大鼠干预作用的研究［J］. 时珍国医国药，2008，19(3)：588

范晓磊，邓国英，周慧敏，等. 参杞合剂诱导鼻咽癌细胞凋亡及其作用机制探讨［J］. 中医杂志，2008，49(5)：653

G

龚继勇，刘利胜，魏玲，等. 当归补血口服液含药血清对人肺癌细胞株 A549 增殖的影响［J］. 甘肃中医，2008，21(7)：56

古红莉. 平消片结合放射疗法治疗中晚期宫颈癌 42 例［J］. 浙江中医杂志，2008，43(12)：733

H

韩燕，刘经选. 天龙合剂对小鼠人胃癌细胞肿瘤生长及肿瘤血管生成的抑制作用［J］. 河北中医，2008，30(8)：874

贺倩，刘宇，宫昭艳. 抗癥颗粒治疗晚期非小细胞肺癌 60 例疗效观察［J］. 山东中医药大学学报，2008，32(6)：480

胡强，李琦，殷佩浩，等. 蟾毒灵诱导人胰腺癌细胞凋亡及其对 Survivin 基因表达的影响［J］. 上海中医药大学学报，2008，22(1)：55

胡云，李克深，吴效科，等. 土荆皮酸对宫颈癌 HeLa 细胞侵袭转移及基质金属蛋白酶表达的影响［J］. 解放军医学杂志，2008，33(10)：1242

J

蒋秋燕，钟璐，方刚，等. 墓头回提取液对荷 U14 宫颈癌小鼠血液流变学的影响［J］. 中国中医药信息杂志，2008，15(10)：25

L

李道成，许丽绵，邓高丕. 平胃散促进宫颈癌根治术后胃肠功能恢复的临床研究［J］. 新中医，2008，40(3)：20

李桂玲，归绥琪，陈松华，等. 掌叶半夏提取物的有效部位对体外培养宫颈癌细胞的促凋亡作用［J］. 中华中医药杂志，2008，23(5)：447

李建昌，余南荣，黄志良. 中医扶正固本法对结直肠癌新辅助化疗患者免疫功能的影响［J］. 广西医学，2008，30(9)：1313

李燕，梁嵘，万冬桂，等. 大肠癌化疗前后舌象变化的临床观察［J］. 江西中医学院学报，2008，20(1)：38

梁靓靓，殷东风，周立江. 小柴胡汤对 Lewis 肺癌小鼠 VEGF 表达的实验研究［J］. 中医药学报，2008，36(4)：15

林胜友，韩秀华，相起初. 清肺化痰祛瘀法治疗急性放射性肺炎的临床研究［J］. 中国中西医结合杂志，2008，28(5)：414

刘苓霜，刘嘉湘，李春杰，等. 益气养阴解毒方治疗晚期非小细胞肺癌临床疗效观察［J］. 中国中西医结合杂志，2008，28(4)：352

刘小美，潘志强，卢文丽，等. 荷瘤小鼠气阴阳诸虚证垂体独特上调和下调基因的表达及特征［J］. 山西中医，2008，24(10)：40

楼姣英，金哲，李云波. 清毒栓血清药对宫颈癌 SiHa 细胞凋亡及周期的影响［J］. 北京中医药，2008，27(7)：563

卢文丽，方肇勤，潘志强，等. 气虚证 H22 荷瘤小鼠甲状腺独特上下调基因的表达特征［J］. 山西中医，2008，24(8)：44

陆运鑫,罗昌国,关莹. 益气健脾化瘀法治疗晚期胰腺癌的临床观察[J]. 湖南中医药大学学报,2008,28(3):63

M

马科,马立凤,施志明. 原发性支气管肺癌中医证型与免疫指标、细胞因子的相关性研究[J]. 北京中医药大学学报,2008,31(1):64

P

潘志强,方肇勤,卢文丽,等. 肝癌小鼠不同阶段有关证候肾上腺差异表达的基因分析[J]. 中西医结合学报,2008,6(8):843

潘志强,方肇勤,卢文丽. 荷瘤裸鼠证候特征的研究[J]. 辽宁中医药大学学报,2008,10(9):135

S

邵玲. 膈下逐瘀汤加减对提高晚期胰腺癌患者生存质量的临床研究[J]. 河南中医学院学报,2008,23(4):49

申维玺,许轶曼,孙燕. 气虚证与食管癌临床和病理特征的关系[J]. 中医杂志,2008,49(3):552

沈敏鹤,阮善明,舒琦瑾. 肺癌中医实证证候要素与临床相关因素的单因素分析[J]. 世界中医药,2008,3(4):209

舒鹏,刘沈林. 参芪健胃汤对胃癌多药耐药基因及肺耐药蛋白逆转作用的临床观察[J]. 湖南中医杂志,2008,24(5):1

舒文秀,陈燕,何静,等. 藤黄酸对急性白血病细胞U937增殖和凋亡的影响及对核孔蛋白Nup88的调控作用[J]. 中草药,2008,39(1):74

苏小康,程宇星,林少辉,等. 肝癌辨证分型与基质降解的相关性研究[J]. 新中医,2008,40(2):37

苏小康,林谋清,赖振添,等. 健脾化瘀中药对肝癌转移细胞凋亡的研究[J]. 中华普通外科学文献(电子版),2008,2(1):21

孙庆明,陶国水,曹化轩,等. 中西医结合经PCS肝动脉持续灌注治疗消化系统转移性肝癌32例近期疗效观察[J]. 中医药临床杂志,2008,20(4):417

索晴,崔立然,刘树民,等. 黄药子及配伍当归后含药血清抗肿瘤的研究[J]. 中国中医药科技,2008,15(2):113

T

汤继英,潘东风,石小燕,等. 三氧化二砷对人宫颈癌Hela细胞的放射增敏作用[J]. 郧阳医学院学报,2008,27(2):109

涂小煌,陈志耀. 补中益气丸联合易蒙停治疗大肠癌术后腹泻疗效观察[J]. 中国中西医结合杂志,2008,28(8):738

W

王文海,周荣耀,颜志平,等. 补肾健脾方对原发性肝癌介入术后患者细胞免疫功能的调节作用[J]. 中国中西医结合杂志,2008,28(7):583

伍耀衡,宁异真,许建邦,等. 参附注射液、高乌甲素注射液诱导白血病细胞株HL-60分化、凋亡的研究[J]. 广州中医药大学学报,2008,25(2):131

X

肖碧跃,赵国荣,曾序求. 急性白血病营分证与IL-1β、IL-6、IL-10细胞因子关系的初步研究[J]. 现代中西医结合杂志,2008,17(33):5108

许浪,李玉红,成肇智. 益气养阴散结方含药血清及对A549细胞凋亡生成素基因表达影响的实验研究[J]. 时珍国医国药,2008,19(1):73

Y

杨道科,张转建,朱洪海. 氧化苦参碱对宫颈癌细胞HeLa的放射增敏作用机制研究[J]. 中医研究,2008,21(8):15

杨秀娥,刘涛,董永红. 岩舒注射液对中晚期胰腺癌患者生存质量影响的临床观察[J]. 山西中医,2008,24(10):18

尹国玲,胡春宏. 复方苦参注射液配合常规灌肠治疗急性放射性直肠炎的临床观察[J]. 山西中医,2008,24(4):18

于庆生,潘晋方,喻宗繁,等. 胃癌术后早期小肠内滴注芪黄煎剂对胃动素、血管活性肠肽、生长抑素的影响[J]. 成都中医药大学学报,2008,31(3):13

余绍蕾,蔡宇,冯笑珍,等. 芪丹煎剂抗胃癌转移的配伍研究[J]. 中成药,2008,30(4):487

Z

曾普华,刘伟胜,潘敏求,等. 原发性肝癌围血管介入期中医证候演变规律初探[J]. 湖南中医药大学学报,2008,28(3):54

张华堂,方灿途,黄振炎,等. 健脾养阴、化痰祛瘀法联合GP方案治疗中晚期非小细胞肺癌的临床观察[J]. 湖北中医杂志,2008,30(8):11

张金玲,刘新月,邹萍. 甘草次酸对白血病细胞侵袭力及明胶酶活性的影响[J]. 中国中西医结合杂志,2008,28(10):903

张铭,董昀,徐振晔,等. 肺岩宁方对A549裸鼠移植瘤VEGF与HIF-1α表达的影响[J]. 上海中医药杂志,2008,42(5):83

张青,韩冬,迟惠昌,等. 益气活血中药联合吉西他滨

动脉灌注治疗晚期胰腺癌临床观察[J]. 中国中医药信息杂志,2008,15(8): 20

张伟,戴碧涛,徐西华,等. 苦参碱对白血病细胞株Jurkat侵袭转移的影响[J]. 中国中西医结合杂志,2008,28(10): 907

张向农,胡小燕,史风磊,等. 半夏口服液治疗放化疗呕吐的临床研究[J]. 山东医药,2008,48(27): 86

赵钢,郎庆波,凌昌全. 294例原发性肝癌初诊患者证候特点初探[J]. 世界中西医结合杂志,2008,3(5): 275

赵健,黄维华,王远东,等. 应用SELDI-TOF-MS技术于肺癌中医辩证的初步研究[J]. 肿瘤基础与临床,2008,21(5): 419

赵晓珍,徐振晔,殷红梅. 中医药治疗肺癌对患者血清CA-125的影响[J]. 中国癌症杂志,2008,18(2): 110

周阿高,张勇,孔德云,等. 扶正活血抗癌方对H22肝癌小鼠抑瘤及免疫调节的实验研究[J]. 上海中医药大学学报,2008,22(1): 49

周留勇,单珍珠,尤建良. 赵氏微调三号治疗晚期大肠癌患者44例[J]. 陕西中医,2008,29(9): 1151

周小军,王士贞,阮岩,等. 鼻咽癌变过程中医体质证候调查[J]. 中华中医药学刊,2008,26(4): 721

朱晓燕,孟志强,陈震,等. 华蟾素对胰腺癌肿瘤相关基因表达的影响[J]. 上海中医药杂志,2008,42(11): 71

朱艳琴,王白燕,常薇. 苦参素对人食管癌Eca-109细胞增殖作用及机制研究[J]. 中国中医药现代远程教育,2008,6(2): 130

(四) 内 科

【概述】

2008年内科领域发表的论文共9 000余篇，内容以常见病、多发病为主，除临床观察和实验研究外，还涉及国家各级科研基金资助项目，如对疾病的中医辨证客观化的研究、中医药治疗疾病的疗效评价和中医药证候与现代检测指标的相关性比较分析等。心脑血管疾病、糖尿病、中风等疾病的研究占主要地位，老中医经验、文献研究与循证医学应用方面的报道有所增多和深入。

1. 理论研究

既病防变思想是中医“治未病”理论中的重要组成部分，毛德文等将中医“治未病”思想贯穿到肝衰竭治疗中，认为能及时截断、逆转疾病的发展，可减少其并发症的出现，应预防胃络受损、神明受戕、邪从热化和水泛三焦。吴蔚等应用“治未病”学说指导慢性阻塞性肺疾病(COPD)的防治，主要体现在以下三方面：① 注重养生，预防疾病。戒烟防尘，固护卫气；起居有常，减少外感等。② 欲病之初，防微杜渐。由于COPD进展十分缓慢，及时发现疾病的征兆，早期处理，病情尚可逆转。③ 已病早治，预防进展。可采取饮食干预，康复锻炼，冬病夏治，稳定期中药、针灸治疗等。吕昆认为解毒祛邪是治疗再障的重要法则之一，外毒和内毒均与再障的发病有关，以肝脾肾三脏为主，治以理气、祛湿、温阳、通络等法。梁润英认为肥胖症与痰、湿、瘀、气相关，可从脾虚湿阻、胃热湿阻、肝郁气滞、脾肾两虚、阴虚内热等论治。

2. 临床研究

(1) 急症。以脓毒症(详见专条)、休克、高热等报道为主，李涛等予痰热清注射液加入葡萄糖注射液静脉输注，配合抗生素，治疗重症昏迷伴肺部感染病人40例，第3 d体温降至正常19例(47.5%)，4 d内降至正常28例(70.0%)，5 d内降至正常37例(92.5%)，10 d内降至正常38例(95.0%)。全部病人复查胸片，28例胸片大部吸收，肺部感染明显好转，白细胞数下降21例、12例痰培养结果转阴。

(2) 呼吸系统疾病。梁群等用化纤胶囊加小剂量激素治疗40例肺间质纤维化患者，经治3个月后，与治疗前比较，血清基质金属蛋白酶-9浓度明显降低($P<0.05$)，呼吸困难、胸片、时间肺活量FVC、肺活量VC、弥散功能DLco、静息时肺泡-动脉血氧分压差PrO_2、运动时动脉血氧饱和度SaO_2均有明显改善($P<0.05$或$P<0.01$)；组间比较，$P>0.05$。王振茹等用消念固本汤(桔梗、紫菀、百部、陈皮、苏梗、前胡等)和氟康唑片治疗120例肺念珠菌病，经治7～14 d，总有效率96.7%(98/102)。上呼吸道感染、咳嗽、支气管炎、肺心病等研究列有专条。

(3) 循环系统疾病。林雪娟等随机选择72例心病瘀血舌患者、30例心病非瘀血舌患者、30例非心病瘀血舌患者与20例健康人，检测血浆内皮素(ET)含量，采用硝酸还原酶法检测血清NO含量。结果：心病瘀血舌组的ET、ET/NO显著高于健康对照组和心病非瘀血舌组($P<0.01$)，NO显著低于对照组和心病非瘀血舌组($P<0.01$)；心病瘀血舌组的上述指标与非心病瘀血舌组比较，$P>0.05$。提示ET-NO失衡是心病瘀血舌形成的重要影响因素，ET、NO、ET/NO的水平可作为心病瘀血舌患者诊断、疗效判断和预后分析的参考指标。心肌梗死、动脉粥样硬化、不稳定型心绞痛、心房颤动、心肌缺血、高血压辨证分型等研究详见专条。

(4) 消化系统疾病。李军祥等分析益气活血法(三七粉、黄芪)干预慢性萎缩性胃炎(CAG)癌前病变的差异表达基因的影响涉及多种生物学过程信号传递及基因调控的改变，从分子生物学角度说明中医益气活血法对CAG癌前病变的影响是一个复杂的病理生理过程。孙维峰等对军人功能性消化不良(FD)110例中医证型分布及病因病机进行了分析，结果肝郁脾虚型50例(45.4%)，肝郁气滞型25例(22.7%)，脾虚痰湿型20例(18.2%)，寒热错杂型9例(8.2%)，饮食积滞型6例(5.4%)。朱生樑等对140例胃食管反流病(GERD)患者进行中医辨证分型，行胃镜检查、24 h食管内pH和胆红素联合监测，发现

GERD中医证型的分布：① 肝胃郁热型占68.6%、胆热犯胃型占11.4%、痰气郁阻型占10.0%、中虚气逆型占10.0%。② 肝胃郁热型较胆热犯胃型和中虚气逆型出现更多的酸反流，胆热犯胃型较痰气郁阻型和中虚气逆型出现更多的混合反流，中虚气逆型较肝胃郁热型和胆热犯胃型出现更多的生理性反流。消化性溃疡、肠炎等研究列有专条。

(5) 泌尿系统疾病。吴毅伟等用补肾化石汤(熟地黄、菟丝子、三棱、莪术、炮山甲、金钱草等)治疗112例尿路结石，对照组101例服用排石颗粒。2周为1个疗程，治疗2个疗程后，总有效率分别为91.1%(102/112)，对照组为81.2%(81/101)，组间比较，$P<0.05$。孟春歌用犀角地黄汤加减(羚羊角、丹皮、生地黄、芍药、黄芪、丹参等)治疗过敏性紫癜性肾炎，尿血者加小蓟、茜草清热、凉血；水肿者加猪苓、益母草，利尿消肿；腹痛者加白芍药、甘草缓急止痛；蛋白尿者加石韦、金樱子补肾固涩。经治4～5个月后，总有效率93.3%(42/45)，复发率4.4%(2/45)。肾盂肾炎、肾病综合征等研究列有专条。

(6) 血液系统疾病。孙士玲等以仙连颗粒治疗特发性血小板减少性紫癜，60 d为1个疗程，治疗2个疗程后，良效18例，进步8例，有效率76.7%(26/40)。刘江月等用益肾生血饮(党参、当归、生大黄、炙黄芪、鹿角胶、茯苓等)治疗69例肾性贫血患者，观察红细胞系及铁代谢的影响。除3例未完成治疗而剔除外，结果：① 患者在治疗后2周Ret百分比、RBC、Hb、HCT等开始上升，8周时比用药前有显著增高($P<0.01$)，总有效率89.4%(59/66)。② 治疗前骨髓显微图像4例(8%)示骨髓增生减低，可见棘细胞和环状红细胞，电镜下可见中幼红细胞核周间隙增宽，晚幼红细胞的胞膜厚薄不均匀；治疗后骨髓红系增生较治疗前明显活跃，各类幼红细胞比率及E%均显著升高($P<0.01$)，其中以晚幼红增生最为明显。③ 治疗后sTfR血清浓度显著升高，而其他铁指标均明显降低。白细胞减少、过敏性紫癜等研究列有专条。

(7) 内分泌系统疾病。卓菁用普济消毒饮加海藻蚕休汤(黄芩、黄连、牛蒡子、板蓝根、马勃、僵蚕等)内服，配合独角膏局部外敷治疗亚急性甲状腺炎84例。治1个月后，84例热退，80例甲状腺肿痛完全消失，甲状腺肿痛84例基本消失，82例血沉恢复正常，84例CRP恢复正常，84例TG恢复正常，84例白细胞总数恢复正常，治愈率95.0%(82/84)，总有效率100.0%(84/84)，药物不良反应7.0%(6/84)。甲状腺机能亢进列有专条。

(8) 新陈代谢系统疾病。王一飞等将166例痛风患者随机分成中药组58例、西药组56例和中西药组52例，急性期中药组口服虎杖痛风颗粒、外敷金黄膏，西药组予双氯芬酸钠双释放肠溶胶囊；间歇期中药组予茵连痛风颗粒，西药组予苯溴马隆片或别嘌呤醇片；中西药组予中药组和西药组药物。经治12周后，3组复发率分别为12.1%(7/58)、26.8%(15/56)、9.6%(5/52)；中药组复发时平均症状积分为(10.00±3.61)分，西药组为(12.38±1.85)分，中西药组为(10.75±1.89)分。3组复发率和复发时的症状积分比较，$P<0.05$。中药组不良反应发生率为3.5%(2/58)，西药组为21.4%(12/56)，中西药组为15.4%(8/52)，3组间不良反应发生率比较，$P<0.05$。糖尿病、高尿酸血症的研究详见专条。

(9) 神经系统疾病。李宝玲等采用随机、阳性药物平行对照的方法，治疗组用血脑欣胶囊(桃仁、红花、当归、川芎、柴胡、赤芍药等)治疗急性缺血性中风，对照组口服尼莫地平片，经治14 d后，治疗组血浆内皮素(ET)水平(57.658±14.877) pg/L，低于对照组(70.456±17.059) pg/L，降钙素基因相关肽(84.404±8.705) pg/L，高于对照组(78.402±10.699) pg/L。组间比较，$P<0.05$；14 d时，治疗组神经功能缺损程度评分(NDS)明显较对照组降低($P<0.05$)。治疗组愈显率83.3%(25/30)，总有效率96.7%(29/30)；对照组分别为58.6%(17/29)、86.2%(25/29)，组间比较，$P<0.01$。

史大卓等研究心脑血管血栓性疾病发病过程中的血小板活化、黏附、聚集和血栓形成，认为心脑血管血栓性疾病发病当存在“毒”邪致病或“瘀”、“毒”从化互结致病的病因病机。注重“瘀”、“毒”病因在心脑血管血栓性疾病发病过程中的相互兼夹、相互从化，探索治法和方药，对丰富心脑血管血栓性疾病的中医病因学和提高临床疗效具有重要意义。

(10) 结缔组织免疫性疾病。孔维萍等用补肾强督方(狗脊、鹿角、熟地黄、淫羊藿、骨碎补、杜仲等)治疗200例强直性脊柱炎患者，总有效率为

77.0%(154/200)。治疗后患者腰椎、股骨颈骨、Ward's三角区、股骨粗隆骨密度(BMD)均有不同程度升高,与治疗前比较,$P<0.05$、$P<0.01$。李汉文等用补肾强督汤(杜仲、骨碎补、川断、狗脊、补骨脂、川牛膝等)加柳氮磺吡啶治疗强直性脊柱炎。3个月为1个疗程,治疗2个疗程。中西医结合组的总有效率96.0%(24/25)高于西医对照组76.0%(19/25),两组X平片比较,关节硬化程度、骨质破坏程度、关节间隙均无明显变化。类风湿关节炎研究列有专条。

杨晓砚等将144例系统性红斑狼疮(SLE)患者随机分为两组,治疗组在强的松治疗的基础上加用扶正解毒汤(半枝莲、半边莲、赤芍药、青蒿、黄芩、白花蛇舌草等)治疗,对照组应用强的松联合环磷酰胺治疗。经治3月后,总有效率分别为94.4%(68/72)、93.1%(67/72),组间比较,$P>0.05$。治疗后两组抗双链DNA抗体、补体3、血沉、24小时尿蛋白定量等指标与治疗前比较,$P<0.05$,$P<0.01$;治疗组24小时尿蛋白定量改善较对照组更为显著($P<0.05$)。治疗后6、12周后,两组SLE活动性指数(SLEDAI)评分较治疗前均明显下降($P<0.05$,$P<0.01$)

(11) 老中医经验。裴胜等报道孔伯华用石膏经验,凡内伤外感,病确属热,投无不宜。其体重能泻胃火,其气轻能解肌表,生津液,除烦渴。退热疗狂,宣散外感温邪之实热,使其从毛孔透出。其性之凉并不寒于其他凉药,但其解热之效远较其他而过之。治疗伤寒之头痛如裂、壮热如火尤为特效;能缓脾益气,邪热去,脾得缓而元气回;催通乳汁,乳道滋润而涌泉出;又能治疗疡之溃烂,化腐生肌;用于口腔糜烂;对胃热肺热之发斑发疹更属要药。惟气血虚证在所当禁。孔氏应用石膏剂量,少时三、五钱(9~15 g),多至半斤(240 g),甚至数斤煎煮代水饮用。

张华东等利用"名老中医临床诊疗信息采集系统",以谢海洲大量临床诊疗痹证病例材料和信息数据为基础加以研究,结果:证候名称共46种,出现频次共5 175次,将一些相似或采用不同表达方法的证候合并归纳。其中气血虚、气虚、脾气虚证候名称共1 266次,占24.5%;寒湿痹阻、风湿痹阻、湿热痹阻、湿浊痹阻、湿瘀痹阻、寒湿闭阻证候名称共1 330次,占25.7%。体现"治痹三要(扶正培本、祛湿健脾、利咽解毒)、四宜(寒痹宜温肾、热痹宜养阴、寒热错杂宜通、久病人络宜活血搜剔)"的学术思想。

3. 中西医结合治疗

中西医结合治疗内科疾病的文献占40%之多。马丽红设西药组口服地高辛、速尿等,治疗组在此基础上加用心复力冲剂(鹿角胶、黄芪、麦冬、紫苏叶、木瓜、葶苈子等)治疗扩张型心肌病。经治60 d后,治疗组显效11例(24.4%)、有效30例(66.7%)、总有效率91.1%(41/45),西药组分别为4例(13.3%)、19例(63.3%)、76.7%(23/30)。组间比较,$P<0.05$。

李兰亭等用高压氧、丹参注射液、胞二磷胆碱、奥扎格雷(沈阳制药有限公司生产)等治疗204例急性一氧化碳中毒(ACOP)患者,每日1次,7~14 d为1个疗程。研究血浆溶血磷脂酸(LPA)变化与病情严重程度的相关性发现ACOP各组LPA升高情况:① 轻度中毒48例,仅1例LPA轻度升高(占2.0%)。② 中度中毒96例,LPA正常36例,轻度升高43例(占44.7%);中度升高17例(占17.7%),无重度升高。③ 重度中毒60例,轻度升高8例(占13.3%),中度升高19例(占31.7%),重度升高33例(占55.0%)。轻度中毒LPA无明显升高,中度中毒升高者达62.5%,组间比较,$P<0.05$;中度中毒多为轻度升高,中度升高者17.7%,而重度中毒者中重度升高比例达86.7%,中重度异常者组间比较,$P<0.05$。

4. 实验研究

余建玮等将50只SPF级雄性SD大鼠随机分为正常对照组、哮喘模型组、益气温阳护卫组、地塞米松组和卡介菌多糖核酸组,每组10只。采用TaqMan Realtime PCR测定哮喘大鼠Th细胞IL-4和STAT6的mRNA表达变化。结果:哮喘模型组IL-4和STAT6的mRNA表达显著高于正常对照组($P<0.01$),益气温阳护卫(黄芪、白术、防风、桂枝、仙茅、仙灵脾等)组、地塞米松组和卡介菌多糖核酸组PBMC中IL-4和STAT6的mRNA表达显著低于哮喘模型组($P<0.01$),且与正常对照组IL-4和STAT6的mRNA表达相当。郑旭锐等采用四氯化碳皮下注射附加夹尾刺激、饥饱失常等制备肝郁脾虚证肝纤维化大鼠模型,根据症状表现记分判断证候的符合率,检测瘀血程度和肝损害以及纤维化程度;用疏肝健脾活血方加味四逆散进行反证性治

疗。结果证候表现的符合率达 82.5%；各组全血粘度、红细胞聚集指数、纤维蛋白原含量都有不同程度的升高；治疗组证候表现、瘀血指标、肝组织损害及纤维化程度有显著改善。

5. 文献信息与循证医学

梁润英等收集明清时期（1368～1912）23 本各类医著中的用药，结果显示：活血化瘀、解表、祛风湿、清热、补益、化痰止咳平喘、平肝熄风、温里、理气、拔毒化腐生肌 10 类药物的使用频次达到 80.5%，其中活血化瘀、解表、祛风湿、清热、补益、化痰止咳平喘、平肝熄风、温里、理气药物的累积频次达到 76.9%。苗阳等采集 2003 年 1 月～2004 年 12 月西苑医院心血管科慢性心力衰竭（CHF）住院患者的信息，对其证候特征、中西药物治疗情况及病死率进行调查分析。结果 134 例 CHF 患者常见基础病以冠心病、糖尿病和高血压为主，中医辨证主要为气虚血瘀、痰瘀互结、气阴两虚、水湿内停及阳虚型，治疗以益气、活血、化痰、养阴为，常用中药以生脉散、丹参、三七总皂苷、刺五加等注射液静脉滴注为主。多采用中西医结合治疗，但其优势尚未得到循证医学支持。褚福永等通过文献回顾发现，多数中西医临床研究均采用 1979 年中西医结合治疗冠心病心绞痛及心律失常座谈会制定的疗效标准评价疗效，同时存在以专家个人经验制定标准评价疗效的现象，缺乏统一性、客观性。应借助流行病学、循证医学和多中心、大样本的随机对照研究（RTC）等方法，重视生活质量量表的评价作用，经过数理统计分析，再建诊断和疗效评价体系。

吴秀艳等遵循循证医学的原则，对抑郁症、慢性病毒性乙型肝炎、慢性肾衰竭三种疾病的文献资料作回顾性研究，最后选择纳入数据库的文献：抑郁症 65 篇，慢性病毒性乙型肝炎 245 篇，慢性肾衰竭 134 篇。分析其证候要素组合规律，发现 3 种疾病常见病位要素组合主要是两种病位的组合，是五脏病位之间的组合，尤其是肝、脾、肾三脏之间的组合。每种疾病均以两种病性组合较多，如气滞＋血瘀，气滞＋气虚等，但具体病性组合形式繁杂，如抑郁症提取 19 个病性要素，有 38 种组合形式；慢性病毒性乙型肝炎提取 12 个病性要素，有 65 种组合形式；慢性肾衰竭提取 18 个病性要素，有 81 种组合形式。

（张玉萍　马贵同）

【脓毒症的治疗与研究】

赵锋利等将重度脓毒症患者 66 例随机分为两组，均予西医常规治疗，治疗组加复苏饮（西洋参、黄芪、生大黄、生石膏、麦冬、丹参等），于治疗第 3 d 和第 7 d 比较两组急性生理学与慢性健康状况Ⅱ（APACHE Ⅱ）评分。结果治疗组 APACHEⅡ评分低于对照组（$P<0.05$ 和 $P<0.01$），第 28 d 治疗组病死率为 36.4%（12/33），对照组为 51.5%（17/33），治疗组明显低于对照组（$P<0.05$）。苏艳丽等将 167 例重度脓毒症患者随机分为两组，中西医组 82 例在西药组常规治疗基础上加用芪参活血颗粒（黄芪、丹参、红花、当归、川芎等），结果中西医组治疗后第 5 d 及第10 d 肿瘤坏死因子-α（TNF-α）、白细胞介素-6（IL-6）水平较西药组明显下降（$P<0.05$）。住 ICU 时间比西药组明显缩短（$P<0.05$）。中西药组 28 d 病死率为 24.4%（20/82），低于西药组的 38.8%（33/85）（$P<0.05$）。

王权胜等在外科急腹症常规治疗的基础上，在围手术期予中药通腑泻热灌肠剂（大黄、龙胆草、栀子、忍冬藤、虎杖、地胆草等）灌肠治疗脓毒症患者 129 例，并设常规治疗对照组。结果与对照组比较，治疗组术后第 3 d、第 7 d 血白细胞计数、血小板计数、C-反应蛋白（CRP）、血肌酐、胆红素测定值均明显降低（$P<0.01$）。陈浩等将重度脓毒症患者 60 例随机分为治疗组和对照组各 30 例，均予西医常规治疗，治疗组加用祛瘀解毒益气方（大黄、玫瑰花、赤芍药、牡丹皮、红藤、金银花等）。治疗 2 周后，两组 APACHEⅡ评分和 CRP 水平均降低，且治疗组较对照组更为显著（$P<0.05$）。祛瘀解毒益气方有助于控制重症脓毒症炎症和减轻其内毒素对脏器的损伤。

鹿中华等探讨川芎嗪对脓毒症肝损伤的保护机制，检测各组大鼠肝脏线粒体跨膜电位（$\Delta\psi m$）、线粒体 ATP 酶活性、线粒体结构变化及肝脏含水量。结果与正常对照组比较，模型组肝脏含水量显著升高，$\Delta\psi m$ 及线粒体 Na^+-K^+-ATP 酶、Ca^{2+}-ATP 酶、Mg^{2+}-ATP 酶和 Ca^{2+}-Mg^{2+}-ATP 酶活性显著下降，差异均有统计学意义（P 均<0.01）。与模型组比较，治疗组和预防组肝组织含水量较低，$\Delta\psi m$ 及各 ATP 酶活性均显著升高（P 均<0.01）。提示川芎嗪可通过稳定 $\Delta\psi m$、维持 ATP 酶正常活性来减轻肝细胞线粒体的损伤。吴玉生等观察由醒脑静注射液和中药

煎剂(地龙、生水蛭、土元、板蓝根、生大黄、丹皮等)共同组成的解毒化瘀方对脓毒症大鼠凝血调节蛋白 CmRNA(PCmRNA)表达及血浆蛋白 C(PC)活性的影响。观察发现,解毒化瘀方组 PCmRNA 表达及血浆 PC 活性均显著高于模型组($P<0.01$),血浆内毒素(LPS)水平显著低于模型组($P<0.01$),且存活率高于模型组($P<0.05$)。

(刘　霖)

【急性上呼吸道感染的治疗及实验研究】

王颖等将急性咽炎属风热证患者 130 例随机分为治疗组 100 例和对照组 30 例,分别用金莲花片与西瓜霜含片治疗。观察 6 d 后,治愈率分别为 71.0%(71/100)、33.3%(10/30),组间比较,$P<0.05$。李建华将 128 例患者随机分为两组,A 组予清开灵注射液(牛黄、水牛角、珍珠母、黄芩、栀子、银花、连翘等)静脉滴注;B 组予青霉素注射液静脉滴注,经治 3 d 后,A 组总有效率为 93.8%(60/64),B 组为 71.9%(46/64),组间比较,$P<0.05$。方志坚等将 140 例属于风温肺热证型的急性上呼吸道感染患者随机分为治疗组 71 例与对照组 69 例,分别予以痰热清注射液(黄芩、熊胆粉、山羊角、金银花、连翘)与青霉素注射液静脉滴注,疗程均为 3 d。结果治疗组总有效率为 93.0%(66/71),对照组为 73.9%(51/69),组间比较,$P<0.01$。治疗组平均体温恢复正常时间为(2.01 ± 0.92) d,短于对照组的(3.31 ± 1.08) d。治疗到第 3 d,治疗组体温降至正常例数多于对照组,有显著性差异($P<0.05$)。黄梓平等将病毒性上呼吸道感染并高热患者 120 例随机分为两组,治疗组口服退热生津汤(石斛、生石膏、北柴胡、黄芩、炙麻黄、杏仁等)随症加减,对照组静脉滴注清开灵注射液及口服抗病毒口服液,经治 3 d 后,治疗组总有效率为 95.0%(57/60),对照组为 83.3%(50/60),组间比较,$P<0.05$。治疗组体温降至正常时间为(40.4 ± 6.0) h,对照组为(59.8 ± 9.8) h,组间比较,$P<0.01$。周大勇等将 140 例患者随机分为两组各 70 例,均予补液等常规治疗。治疗组予热毒清口服液(蚤休、连翘、黄芩、板蓝根、大青叶、射干),对照组予复方乙酰水杨酸片,经治 24 h 后,总有效率分别为 98.6%(69/70)、90.0%(63/70),组间比较,$P<0.05$。治疗组体温降至正常时间为(18.20 ± 1.36) h,对照组为(26.10 ± 1.90) h,组间比较,$P<0.05$。

杨金蓉等探讨川芎挥发油(CH)解热作用机理,将啤酒酵母发热大鼠模型按肛温升值随机分组,通过观察大鼠直肠温度变化和测定大鼠下丘脑组织中环磷酸腺苷(cAMP)含量发现,给药 1 h 后,与模型组相比,安痛定组和 CH 高剂量组肛温明显降低($P<0.01$);给药 2 h 后,与模型组相比,CH 中剂量组肛温亦显著降低($P<0.01$);给药 3 h后,除 CH 低剂量组外,各组肛温值与模型组比较均显著降低($P<0.01$)。CH 高、中剂量组均有明显的解热作用,和模型组比较在发挥解热作用的同时大鼠下丘脑组织中 cAMP 含量明显降低($P<0.05$)。提示 CH 解热作用的机理之一可能为减少下丘脑组织中 cAMP 的含量使中枢体温调定点下调,发挥解热效应。周大勇等观察热毒清口服液对发热家兔模型体温以及血浆一氧化氮(NO)水平的影响,并比较不同剂量的药效。研究显示,与模型组比较,热毒清中剂量组及高剂量组对发热家兔的体温有明显的降低作用($P<0.05$),且比复方乙酰水杨酸组解热作用时间延长;热毒清高剂量组治疗后 4 h 的血浆 NO 水平显著低于模型组($P<0.05$)。热毒清高剂量及中剂量能够降低内毒素性发热家兔的体温,降低血浆 NO 水平。研究提示,热毒清口服液还具有清除内毒素的作用,并且存在量效关系,高剂量为最佳治疗剂量。其部分机理可能是通过调控细胞因子网络,抑制循环血中 NO 而实现的。

(吴银根　方　泓)

【咳嗽变异性哮喘的治疗】

陶红卫等将 100 例咳嗽变异性哮喘(CVA)患者随机分为两组各 50 例,治疗组予血府逐瘀汤加减(当归、川芎、赤芍药、桔梗、陈皮、半夏)治疗,对照组予茶碱控释胶囊、丙酸倍氯米松治疗,疗程为 4 周。结果治疗组总有效率为 94.0%(47/50),明显优于对照组的 86.0%(43/50)($P<0.01$)。董桂青等将 116 例肺虚痰湿型 CVA 患者随机分为两组,治疗组 60 例予苓甘五味姜辛汤合二陈汤加减(茯苓、甘草、五味子、干姜、细辛、半夏等)治疗,对照组 56 例用博利康尼、西替利嗪口服。疗程为 1 个月。结果总有效率分别为 93.3%(56/60)、78.6%(44/56),组间比较,$P<0.05$。唐华平等将 150 例咳嗽变异性哮喘(CVA)患者随机分为加味玄麦甘桔汤(玄参、麦冬、桔梗、杏仁、牛蒡子、地龙等)治疗组 100 例与博利康尼对照组 50 例,疗程均为 4 周。结果总有

效率分别为92.0%(92/100)、88.0%(44/50),组间比较,$P<0.05$。治疗组气道阻力及IgE水平的下降较对照组更为明显($P<0.05$)。张燕萍等选取279例CVA患者进行临床试验,其中治疗组209例,完成196例;对照组70例,完成69例。分别予苏黄止咳胶囊(紫苏子、麻黄、紫菀、五味子、前胡、地龙等)与止咳宁嗽胶囊治疗,疗程2周。结果总有效率分别为90.3%(177/196)、72.5%(50/69),组间比较,$P<0.05$。中医证候综合疗效治疗组较对照组明显改善($P<0.05$)。支气管激发试验治疗前后比较,治疗组阴性率较对照组明显增高($P<0.05$)。

武慧等选取62例CVA患者随机分为两组,对照组30例予氨茶碱口服及必可酮气雾剂吸入治疗。治疗组32例加用宣肺祛邪、解痉平喘中药(炙麻黄、杏仁、金银花、连翘、蝉蜕、白僵蚕等),疗程3周。结果治疗组显效率为78.1%(25/32),对照组为43.3%(13/30),组间比较,$P<0.05$。治疗组的咳嗽、咽痒、咯痰症状显效率高于对照组($P<0.05$),治疗后治疗组最大呼气流速变异率(PEFRV)较对照组明显改善($P<0.05$)。赵永祥选取100例CVA患者随机分为治疗组和对照组各50例。对照组予以硫酸特布他林气雾剂和布地奈德气雾剂吸入治疗。治疗组加用祛风解痉汤(炒僵蚕、蝉蜕、防风、乌梅、五味子、杏仁等)随症加减,疗程为2周。结果治疗组总有效率为92.0%(46/50),对照组为72.0%(36/50),组间比较,$P<0.05$。

(严　理)

【慢性支气管炎急性发作的治疗】

徐桐柏等将60例中医辨证为寒痰证的慢性支气管炎急性发作患者随机分为两组,均予西医常规治疗,治疗组加服肺心标1号(半夏、制南星、白芥子、赤芍药、细辛、干姜等)。结果治疗组总有效率为96.7%(29/30),对照组为80.0%(24/30),组间比较,$P<0.05$。李超渝等将60例慢性支气管炎急性发作患者随机分为治疗组和对照组各30例,两组均予吸氧、头孢哌酮、氨茶碱静脉滴注治疗,治疗组加用中药汤剂(黄芩、桑白皮、茯苓、杏仁、半夏、枸杞等)口服,疗程均为10 d。结果治疗组总有效率为93.3%(28/30)、对照组为76.7%(23/30),组间比较,$P<0.05$。

赵健雄将116例老年慢性支气管炎急性发作期患者随机分为两组,均予氧疗、头孢曲松钠基础治疗,治疗组加用痰热清注射液(黄芩、熊胆粉、山羊角、金银花、连翘)超声雾化吸入,对照组加用庆大霉素、糜蛋白酶及注射用水超声雾化吸入,疗程均为7 d。结果治疗组总有效率为96.7%(58/60),对照组为87.5%(49/56),组间比较,$P<0.05$。治疗组在改善咳嗽、咳痰、气喘及肺部啰音方面优于对照组($P<0.05$)。芮国华等将90例老年慢性支气管炎急性发作患者随机分为治疗组50例和对照组40例。均予西医常规治疗,治疗组加用六味地黄丸,疗程均为14 d。结果治疗组总有效率为92.0%(46/50),对照组为67.5%(27/40),组间比较,$P<0.05$。治疗组治疗后外周血T淋巴细胞亚群CD3、CD4、CD4/CD8上升,CD8下降,与治疗前相比有明显差异($P<0.05$或$P<0.01$),与对照组治疗后比较也有明显差异($P<0.05$)。

(晏　飞)

【慢性阻塞性肺疾病的治疗与研究】

高洁等将100例慢性阻塞性肺疾病(COPD)患者分为皱肺平喘胶囊(熟地、黄芪、款冬花、五味子、旋覆花、冬虫夏草等)治疗组54例与金水宝胶囊对照组46例,疗程均为3个月。结果总有效率分别为96.3%(52/54)、87.0%(40/46),组间比较,$P<0.05$。谢少龙将120例COPD肺动脉高压者随机分为3组,对照组予酌情吸氧、西药常规治疗,理肺益气方组50例加用中药(川芎、丹参、前胡、红花、当归、人参等)治疗,心痛定组35例加予心痛定口服,经治14 d后,3组总有效率分别为92%(46/50)、82.9%(29/35)、80%(28/35),理肺益气方组疗效优于其他两组($P<0.05$),理肺益气方组、心痛定组右下肺动脉横径改变情况优于对照组($P<0.05$),但两组之间比较无显著性差异。张文东等将82例慢性阻塞性肺疾病急性加重期(AECOPD)患者随机分为两组,对照组40例单用西医常规治疗,治疗组42例加用小承气汤合清金化痰汤(厚朴、枳壳、生大黄、桑白皮、黄芩、鱼腥草等)加减,治疗7 d后,治疗组有效率为95.2%(40/42),对照组为80.0%(32/40),组间比较,$P<0.05$。治疗组使用抗生素及住院天数比对照组短($P<0.05$)。刘洪波将120例AECOPD患者分为治疗组与对照组各60例,均予常规对症治疗。治疗组加用痰热清注射液入液静脉滴注,疗程均为14 d。结果治疗组总有效率为90.0%(54/60),对照组为78.3%(47/60),组

间比较，$P<0.05$。两组治疗后动脉血氧分压(PaO_2)、动脉血二氧化碳分压($PaCO_2$)均有明显改善，而治疗组改善程度优于对照组($P<0.05$)。两组治疗后用力肺活量(FVC)、用力呼气量(FEV)等指标较治疗前均有改善($P<0.05$)。

许银姬等将60例COPD稳定期患者随机分为治疗组与对照组各30例，均予常规治疗，治疗组加用健脾益肺冲剂(红参、白术、茯苓、麦冬、桑白皮、黄芪)口服，对照组口服安慰剂。疗程为1个月。结果治疗后治疗组体重指数(BMI)值高于对照组($P<0.05$)，血清白蛋白(Alb)、血清前白蛋白(PA)、血清瘦素(Leptin)值均显著升高，与对照组比较，有显著性意义($P<0.05$)。提示培土生金法可通过调节机体Leptin水平改善COPD稳定期患者的营养状况。王至婉等检索近10余年COPD急性加重期的文献资料，建立数据库并进行统计描述。研究显示，构成COPD急性加重期的证候要素有13种，但主要以痰(71.5%)、热(53.9%)、血瘀(36.9%)为主，其累计构成比为71.5%；作用靶点以肺为主(61.5%)。证素组合的规律，多见两证素组合(43.1%)，其次为三证素组合(21.5%)。两证素组合中，痰热壅肺出现的频率最高(64.3%)；三证素组合中，肺热痰瘀出现的频率最高(39.3%)。提示痰(瘀)热壅肺是COPD急性加重期的主要病机。

(吴银根　方　泓)

【急性肺损伤的实验研究】

章卓等将小鼠随机分组以观察不同剂量的积雪草苷对急性肺损伤(ALI)的保护效应，结果积雪草苷中、高剂量组白介素-6(IL-6)、肿瘤坏因子-α(TNF-α)下降显著($P<0.01$)，白介素-10(IL-10)升高明显($P<0.05$，$P<0.01$)。提示积雪草苷可调节抗炎因子/炎症因子之间的平衡。朱瑞芳等将大鼠随机分为正常组、模型组、姜黄素低、中、高($5\ mg\cdot kg^{-1}$、$10\ mg\cdot kg^{-1}$、$20\ mg\cdot kg^{-1}$)剂量组、地塞米松组进行测定，结果显示，姜黄素可明显抑制动态肺顺应性(Cdyn)的下降，改善大鼠肺功能，降低肺指数及湿/干重比、肺渗透性及TNF-α、IL-6水平，提高IL-10含量(P均<0.01)。解宇环等将大鼠随机分组，进行观察与测定后显示，荆芥挥发油高、中、低剂量组均可减轻大鼠肺组织的炎性病变，显著降低核因子-κBp65蛋白(NF-κBp65)、磷酸化NF-κB抑制蛋白(IκB-α)、前炎症因子白细胞介素1-β(IL1-β)和TNF-α的含量($P<0.05$，$P<0.01$)。

杨长青等将豚鼠随机分组，观察有关指标发现，小青龙汤组与油酸对照组比较，BALF中血栓素B_2(TXB_2)含量及其与6-酮-前列腺素$F_{1\alpha}$的比值(TXB_2/6-keto$PGF_{1\alpha}$)均明显下降($P<0.01$，$P<0.05$)。小青龙汤可能通过抑制TXB_2而降低肺毛细血管通透性，及改善TXB_2/6-keto$PGF_{1\alpha}$比率失衡而预防ALI低氧血症。常加松等观察正常组、模型组、升降散组大鼠肺微血管内皮细胞中NF-κB的表达。结果显示升降散可显著抑制NF-κB表达，还可通过抑制肺组织中细胞黏附分子ICAM-1的表达，从而抑制炎症反应。

黄洁等将大鼠随机分为正常组、模型组、牛珀至宝微丸(水牛角、玳瑁、麝香、琥珀、血竭、藏红花等)治疗组进行观察，结果与模型组比较，牛珀至宝微丸组的水通道蛋白基因AQP-1和AQP-5表达有所提高($P<0.01$)。表明牛珀至宝微丸可调节水通道蛋白，减轻肺水肿及肺纤维化。杨勇等将大鼠随机分为中药益气补肺方(生黄芪、当归、人参、天门冬、五味子、甘草等)组、西药组、中西药合用组、模型组、正常组，检测结果与模型组比较，中药益气补肺方组与中西药合用组的肺组织血浆内皮素1(El-1)和巨噬细胞移动抑制因子(MIF)水平明显降低($P<0.05$)。益气补肺方能抑制El-1和MIF的生成，保护肺组织。郑丰杰等将大鼠随机分为生理盐水组、模型组、清热解毒药(黄芩、栀子等)组、清热解毒药加桔梗汤(黄芩、栀子、桔梗、生甘草等)组进行观察，结果两中药组大鼠的肺组织病变明显减轻，肺髓过氧化物酶(MPO)水平、NF-κBp65胞核蛋白表达均下降($P<0.01$或$P<0.05$)，且清热解毒药联用桔梗汤的疗效优于单用清热解毒药。

(鲍健欣)

【肺心病的治疗】

陈斯宁等将80例肺心病急性加重期患者随机分为两组，均予常规西医治疗，治疗组加用益气活血汤(黄芪、鱼腥草、党参、丹参、川芎、赤芍药等)，经治14 d后，治疗组显效率、总有效率分别为62.5%(25/40)、为97.5%(39/40)，对照组为32.5%(13/40)、80.0%(32/40)。组间比较，均$P<0.05$。武洁等将68例患者随机分为两组，均予综合治疗，治疗组35例加用加味木防己汤(防己、桂枝、人参、白术、苏子、半夏等)，结果总有效

率分别为 88.6%(31/35)、69.7%(23/33)，组间比较，$P<0.05$。耿军等将 86 例患者随机分为两组，对照组予常规西医治疗，治疗组 46 例在对照组治疗基础上服补肾益肺方药(熟地黄、淫羊藿、党参、黄芪、五味子、丹参等)，经治 14 d 后，治疗组显效率为 56.5%(26/46)，对照组为 32.5%(13/40)，组间比较，$P<0.05$。中医症状积分、血液流变学等指标均以治疗组为优($P<0.05$，$P<0.01$)。杨周瑞对肺心病缓解期患者随机分为两组，治疗组用中药(党参、白术、茯苓、厚朴、黄芩、黄连等)辨证加减治疗，对照组 30 例单用西药，结果未病率(治疗期间没有肺心病急性发作的百分率)分别为 93.3%(28/30)、40.0%(12/30)，组间比较，$P<0.05$。赵鸿鹰等发现用活血化瘀法辨证加减，治疗肺心病能增进肺泡毛细血管网的气体弥散功能，改善循环瘀血。袁兴建以外用活血温阳药(桃仁、红花、当归、川芎、干姜、丹参、肉桂)足浴结合内服中药治疗肺心病，6 d 为 1 个疗程，治疗 2～3 个疗程后，发现心悸气促、发绀、呼吸困难、腹胀、纳差等症状明显改善。

毛敏华认为肺心病多由久咳、久喘、久哮所致，以肺虚不能输布津液，脾不转津，肾失蒸腾气化所致痰浊潴留而喘咳难去，病久及心。三者均与津液在三焦的运行有关，而痰浊、水饮、血瘀均与津液代谢异常有关，故治疗中应注重顾护阴液。曹毅等对肺心病的治疗思路进行探讨，提出培补元气、荡涤邪实、全面用药的观点。梁晓夏根据组方原则提出小青龙汤在治疗肺心病时要辨证和辨病相结合，灵活加减。

（夏一春　何立人）

【心肌梗死的实验研究】

韦红巧等研究发现冠心Ⅱ号方(丹参、红花、降香、赤芍、川芎)干预急性心肌梗死(MI)大鼠后，可使血清中谷-草转氨酶(AST)、肌酸激酶(CK)、肌酸激酶同工酶(CK－MB)及乳酸脱氢酶(LDH)水平的水平下降；使心肌病理损伤等级降低；表明冠心Ⅱ号有改善心肌酶的作用。高会丽等在比较冠心Ⅱ号(丹参、红花、降香、赤芍药、川芎)系列方(汤剂、微米制剂、全方有效部位重组复方)的研究中发现，冠心Ⅱ号各组对 MI 大鼠均有明确的治疗作用，汤剂与微米制剂的疗效优于全方有效部位重组复方，且以微米制剂为最佳。赵星宇等研究显示，血栓心脉宁片(川芎、丹参、水蛭、麝香、牛黄、毛冬青等)对 MI 大鼠具有明显保护作用，可能与其增强抗氧化酶活性，减少自由基对心肌的氧化损伤，纠正心肌缺血时 PGI_2/TXA_2 失衡以及抑制血小板聚集活性等机制有关。侯霄雷等研究发现，血府逐瘀胶囊可改善冠状动脉血流情况，减轻毛细血管扩张程度，改善心肌组织损伤，增加微血管密度；降低再灌注后血 ET－1 水平、升高 NO 表达水平，上调内皮型一氧化氮合酶(eNOS)蛋白表达，下调 ET－1 蛋白表达。杨惊宇等研究显示葛根素能不同程度增加 MI 大鼠缺血区域和非缺血区域心肌 eNOS 蛋白表达以及丝氨酸/苏氨酸蛋白激酶(AKT)磷酸化水平，而对诱导型一氧化氮合酶(iNOS)蛋白表达无显著影响；提示葛根素诱导血管生成作用的分子机制与其促进 AKT 磷酸化水平，从而激活 eNOS，使 NO 生成增加有关。祝光礼等研究发现大剂量的黄芪失笑散可使实验大鼠梗死心肌内的血管内皮细胞生长因子(VEGF)及碱性成纤维细胞生长因子(bFGF)的 mRNA 表达升高，并提示黄芪失笑散疗效呈剂量依赖性，研究提示黄芪失笑散对缺血性心肌保护作用源于冠脉侧支循环血管的新生。林毅等研究黄芪皂苷Ⅳ(XGA)对 MI 大鼠心肌胶原代谢的影响及机制，发现缺血组大鼠血清Ⅲ型前胶原氨基端肽(P－Ⅲ－NP)P、Ⅰ型前胶原羧基端肽(Ⅰ－CTP)、血管紧张素Ⅱ(AngⅡ)及内皮素(ET)的含量均明显高于正常组和假手术组，心肌缺血区和非缺血区的 MMPs/TIMP 比值则明显下降；XGA 可减少心肌胶原合成，增加心肌胶原降解，且具有一定的量效和时效关系。张婉等用全细胞膜片钳技术记录酶解法分离的 MI 家兔苦参碱灌胃 1 个月后，右心室心肌细胞整流钾电流的变化，发现苦参碱阻断心室肌细胞整流钾电流，可能是其延长有效不应期，降低异位节律的发生率，治疗心律失常的机制之一；苦参碱对酸化条件及长期心肌缺血后心室肌细胞整流钾电流仍表现出明显的抑制作用，提示其可减少心肌梗死后的心律失常。

（青淑云　何立人）

【动脉粥样硬化的实验研究】

刘艳等研究发现痰瘀共治方(全瓜蒌、薤白、丹参、水蛭等)干预动脉粥样硬化(AS)模型大鼠 6 周后，经 HE 染色的蛋白表达变化表明，痰瘀共治方可能通过激活过氧化物酶体增值物激活受体γ(PPARγ)、降低胰岛素抵抗指数($P<0.05$)起到抗大鼠动脉粥样硬化的作用。张红珍等研究发现

补阳还五汤干预动脉粥样硬化大鼠30 d后,大鼠腹主动脉基质金属蛋白酶-9(MMP-9)的表达下调,血脂降低($P<0.05$),斑块得到稳定。郑翠娥等用芪蛭合剂(黄芪、水蛭、黄芩、半夏、炒地龙、党参等)干预动脉粥样硬化大鼠10周,研究表明该合剂能有效降低MMP-9的表达($P<0.05$),稳定动脉粥样斑块。程晓昱等研究怡脉颗粒(绞股蓝、丹参、泽泻、山楂、姜黄)对AS的作用,结果怡脉颗粒组MMP-9水平、斑块面积与血脂康组比较有所降低($P<0.01$)。刘剑刚等以气血并治方(川芎、赤芍药、桃仁、红花、枳壳、柴胡)给ApoE基因敲除小鼠灌胃12周,发现该方可使斑块面积和管腔面积的比值下降,斑块中平滑肌细胞内肌动蛋白表达增加;可加厚斑块纤维帽,从而发挥稳定斑块,避免其发生破裂的作用。谢辉等将60只动脉粥样硬化模型兔随机分为5组(空白组、模型组、血府组用血府逐瘀汤加减,桃红组用桃红四物汤加减,四逆组用四逆散加减)进行研究,结果显示,血府组及其拆方能不同程度的降低动脉粥样硬化兔的血清TC、TG、LDL-C、TG/TC比值及红细胞压积、全血黏度(高、中、低切),升高HDL-C/TC比值,且血府逐瘀汤作用明显优于其拆方组。王东生等复制大鼠AS模型,研究茵陈五苓散(茵陈、泽泻、茯苓、猪苓、白术、桂枝)对其的影响,观察1个月后,发现该方可明显降低其血管平滑肌细胞(VSMC)bd-ZmRNA的表达($P<0.05$)。伊红丽等以中通塞脉片(当归、牛膝、黄芪、党参、石斛、玄参等)干预动脉粥样硬化大鼠12周,研究显示该药能有效提高大鼠血浆脂联素水平,降低血脂,有利于稳定斑块和逆转斑块形成。周明学等将ApoE基因敲除小鼠66只随机分为活血解毒组(虎杖提取物组、大黄醇提物组)、解毒对照组(黄连提取物组)、活血对照组(三七总皂苷组)、阳性对照组(辛伐他汀组)和模型组。予高脂饮食喂养26周,给药13周后,中药各组斑块内脂质核心面积、斑块内脂质成分/胶原成分比值和GM-CSF表达减少,与模型组比较,$P<0.05$。董秋立等以脑心通(水蛭、地龙、全蝎、川芎、丹参、赤芍药、红花)干预AS新西兰大白兔4个月,结果表明脑心通具有减少AS新西兰兔血管黏附分子VCAM-1蛋白和基因表达的作用。

(沈　融　何立人)

【不稳定型心绞痛的治疗与研究】

不稳定型心绞痛(UA)是常见的急性冠状动脉综合征之一,易发展为急性心肌梗死或猝死。

董大华等将123例患者随机分为两组,对照组口服依姆多、倍他乐克等,治疗组加用益气化痰祛瘀中药(黄芪、党参、玄参、半夏、茯苓、白僵蚕等),连用4周。结果治疗组总有效率90.8%(69/76),对照组为70.2%(33/47),组间比较,$P<0.05$。与对照组比较,治疗组血清低密度脂蛋白胆固醇(LDL-C)、甘油三脂(TG)、C-反应蛋白(CRP)、血清高密度脂蛋白胆固醇(HDL-C)有显著性差异(均$P<0.05$)。王建湘等将60例UA属气虚寒凝血瘀痰阻证者随机分为治疗组与对照组各30例,分别予舒冠滴丸(冰片、鹅不食草、三七、白芥子、肉桂、公丁香等)和麝香保心丸,治疗3周后,总有效率分别为86.7%(26/30)、60.0%(18/30),组间比较,$P<0.05$。王武军将128例UA属痰热挟瘀证,且合并室性期前收缩者随机分为治疗组65例与对照组63例。两组均予基础治疗,并分别用柴胡加龙骨牡蛎汤(柴胡、黄芩、半夏、人参、桂枝、酸枣仁等)与稳心颗粒治疗,28 d后,总有效率分别为89.2%(58/65)、71.4%(45/63),组间比较,$P<0.05$。治疗组硝酸甘油用量减少,改善期前收缩及平均持续时间等指标较对照组更为显著($P<0.05$)。刘毅将68例UA患者随机分为两组,均予常规治疗,治疗组加用葛根素注射液入液静脉滴注,对照组加用维生素C入液静脉滴注。14 d后,治疗组总有效率为91.2%(31/34),对照组为61.8%(21/34),组间比较,$P<0.01$。钟尚贞等将辨证为气阴亏虚兼瘀血阻络证的80例UA患者随机分为两组,均予西医常规治疗,治疗组加用三参舒心汤(白参、丹参、苦参、麦冬、五味子、全蝎等)。治疗2周后,结果治疗组总有效率为92.5%(37/40),对照组为62.5%(25/40),组间比较,$P<0.05$。

王阶等采用因子分析法对多中心收集的815例UA患者的四诊信息进行中医证候非线性降维研究。结果提取出5个公因子分别为心肾阴虚、心脾两虚、痰瘀互阻、气虚血瘀、阳虚寒凝,所占比例最大者为气虚血瘀。通过研究初步建立了UA五个基本中医证候的诊断标准,认为气虚血瘀是UA的核心病机,且和痰瘀互阻密切相关。李杨帆等选取同期其他无心脏及外周血管疾病的36例患者作为对照组,分析166例UA患者的血浆纤维蛋白原(FIB)水平,结果发现UA组的FIB高于对照组($P<0.05$),其中血瘀实证的FIB高

于血瘀证兼夹虚证，气滞血瘀证高于气虚血瘀证（$P<0.05$）。李俊等将265例患者分为实证组152例和虚证组113例，分别检测血清CRP和基质金属蛋白酶-9（MMP-9）的含量，结果发现实证组血清CRP、MMP-9水平均高于虚证组（$P<0.05$）。实证组内血瘀、痰浊、寒凝证血清CRP比较无差别，但血瘀证、痰浊证血清CRP高于气滞证，而气滞证MMP-9水平最低（均$P<0.05$）。虚证组各证型间血清CRP比较无差别，而MMP-9水平阳虚证最高（$P<0.05$）。研究认为CRP和MMP-9可能是UA患者中医证型形成的物质基础，并可作为其客观化研究的指标。王军等通过检索葛根素治疗不稳定性心绞痛的随机对照试验文献资料，对其进行质量评价，认为葛根素治疗不稳定性心绞痛临床疗效甚优，但由于随机对照试验的方法学质量较低，尚需今后设计良好的随机、对照、多中心试验加以证实。

（汤晓龙）

【心房颤动的治疗及实验研究】

杨大男选取95例阵发性心房颤动患者随机分为治疗组51例和对照组44例，分别予心可舒（丹参、葛根、三七、木香、山楂等）与肠溶阿斯匹林口服，均治疗6个月。结果总有效率分别为92.2%（47/51）、29.5%（13/44），组间比较，$P<0.01$。治疗组房颤发作次数及持续时间均明显低于对照组（均$P<0.01$）。黄金炎等将81例阵发性房颤患者随机分为治疗组42例和对照组39例，分别予益心方（太子参、麦冬、龙齿、珍珠母、柏子仁、酸枣仁等）与普罗帕酮口服，均连续服用1个月，随访3个月。结果总有效率分别为83.3%（35/42）、61.5%（24/39），组间比较，$P<0.05$。P波时效（Pmax）与P波离散度（Pdis）的改善均以治疗组为优（均$P<0.05$）。

张艳等将造模大鼠分为房颤模型组、定心胶囊（生地、人参、炙甘草、麦冬、丹参等）治疗组、维拉帕米对照组及正常对照组，观察发现，维拉帕米对照组、定心胶囊组与模型组比较，心房肌组织Ca^{2+}-ATP酶基因表达均升高，缝隙连接蛋白（Cx40）基因表达均下降（均$P<0.05$），定心胶囊治疗组心肌组织Ca^{2+}-ATP酶及Cx40基因表达的改善程度优于维拉帕米对照组（均$P<0.05$）。

（汤晓龙）

【心肌缺血再灌注损伤的实验研究】

袁杰将大鼠随机分组灌胃，造成缺血再灌注模型，观察发现，再灌注10 min时，与生理盐水处理组比较，炙甘草汤（炙甘草、生姜、桂枝、人参、生地黄、阿胶等）处理组左心室内压力峰值（LVSP）、左心室压最大变化速率（$\pm dp/dt_{max}$）明显升高，（$P<0.01$，$P<0.05$），左心室舒张末期压（LVEDP）明显降低（$P<0.01$）；超氧化物歧化酶（SOD）活性增强，丙二醛（MDA）、活性氧（ROS）含量降低（$P<0.01$）。再灌注20 min时，炙甘草汤处理组LVSP继续升高，LVEDP继续降低，而$\pm dp/dt_{max}$变化不显。研究提示，炙甘草汤能增强心肌缺血再灌注损伤后的左心室功能及抗氧化能力。欧阳海春等将新西兰兔建成心肌缺血再灌注模型，并随机分组，检测各组组织型纤溶酶原激活剂（t-PA）、纤溶酶原激活物抑制剂-1（PAI-1）、肿瘤坏死因子-α（TNF-α）、D-二聚体（D-dimer）、肌酸激酶（CK）的变化，观察发现，醒脑静（安宫牛黄丸类方）组及安宫牛黄丸组与空白对照组相比，缺血损伤后CK、TNF-α及PAI-1的血浆水平均显著降低（$P<0.01$）；t-PA、D-二聚体的血浆水平均显著上升（$P<0.05$，$P<0.01$），而此两组之间上述指标比较无明显差异；两组与空白对照组比较，心肌组织病理变化总积分均值均显著减少（$P<0.01$），心肌缺血损伤范围均缩小（$P<0.05$），而此两组之间上述指标比较则无明显差异。提示安宫牛黄丸及其类方醒脑静可抑制炎症介质及促进纤溶。寇毅英等建立大鼠心肌缺血-再灌注模型，并将大鼠随机分组，经过检测发现，三味檀香散（檀香、肉豆蔻、广酸枣等组成，藏药名赞旦松汤）高、低剂量组心电图ST段升高的幅度，及乳酸脱氢酶（LDH）、CK、MDA含量均低于模型组（均$P<0.05$），SOD、谷胱氨肽过氧化物酶（GSH-Px）活性均比模型组增强（均$P<0.05$）。马骏等制备心肌缺血-再灌注（IR）模型及心肌缺血预适应（IP）模型，并将大鼠随机分为假性处理组、IR组、IP组、温阳通脉方（枳实薤白桂枝汤加三七、人参等）组，结果检测显示，温阳通脉方组、IP组MDA含量低于IR组，SOD活性高于IR组，$P<0.05$。温阳通脉方可能通过模拟心肌缺血预适应而参与心肌保护作用。

翟玉荣等研究注射用苦碟子（KDZ）对心肌缺血-再灌注损伤大鼠心肌梗死面积（MIS）、心肌酶和血黏度的影响，与再灌注模型组比较，KDZ大、中剂量组能明显缩小MIS，但差异无统计学意义，两组均可降低血清CPK、LDH及天门冬氨酸氨基转移酶(AST)活性($P<0.05$ 或 $P<0.01$),小剂量组也能降低血清LDH活性($P<0.05$);KDZ大剂量组可使全血低、中、高切黏度及血浆黏度明显降低,中剂量也能降低全血低切黏度。呼敏风等建立大鼠心肌缺血再灌注损伤模型,经测定发现,与IR组比较,川芎嗪预处理(LI)组SOD、GSH-Px活性显著升高,MDA、LDH、CK、TNF-α和白介素-6(IL-6)显著降低(均 $P<0.01$),MIS显著缩小($P<0.05$),ST段降低。刘爱平等将新西兰兔随机分为假手术组(A组)、缺血再灌注组(B组)、复方丹参组(C组)及芦荟多糖低、高剂量组(D、E组),经过测定发现,在缺血30 min及再灌注后,C、D、E组LDH、CK受到明显抑制,MDA含量降低,SOD活性增强,以E组尤为明显。

(刘　霖)

【高血压辨证分型的研究】

董旭等选择高血压病(EH)患者辨证分型为肝阳上亢型、痰湿壅盛型、阴虚阳亢型、阴阳两虚型,并设正常组对照,经测定EH组血清C-反应蛋白(CRP)、白介素-6(IL-6)浓度均高于正常组($P<0.01$)。肝阳上亢组血清CRP、IL-6浓度明显高于痰湿壅盛组、阴虚阳亢组和阴阳两虚组($P<0.01$)。而此3证型组之间差异无显著性。提示血清CRP、IL-6浓度的变化可反映出EH中医病机肝火阳亢的病理本质。张玲瑞等将343例EH患者进行高血压分期,同时辨证分为肝火亢盛型、阴虚阳亢型、阴阳两虚型、气虚痰浊型,并设健康对照组,检测结果表明Ⅰ、Ⅱ、Ⅲ期血浆同型半胱氨酸(HCY)水平高于健康对照组($P<0.05$),且随着分期的增高而增高。各证型的血浆HCY水平均显著高于健康对照组($P<0.05$ 或 $P<0.01$),其中气虚痰浊型高于其余3型($P<0.01$ 或 $P<0.05$)。提示血浆HCY的显著增高可作为EH气虚痰浊型的辨证指标。唐兴荣等选择脾肾阳虚组和肝阳上亢组EH患者各110例,并设110例正常对照组进行研究。结果发现,两组胰岛素敏感指数(ISI)水平均低于正常对照组($P<0.05$),脾肾阳虚组又低于肝阳上亢组($P<0.05$)。与正常对照组比较,脾肾阳虚型组雌二醇(E_2)和血清 β_2-微球蛋白(β_2-MG)水平、(E_2/T)雌二醇/睾酮比值均显著性升高($P<0.05$ 或 $P<0.01$),睾酮(T)水平显著性降低($P<0.05$),而肝阳上亢组仅 E_2 水平显著性升高($P<0.05$)。提示ISI和T的低水平以及 E_2、E_2/T比值、血 β_2-MG的高水平可能是脾肾阳虚型EH重要的病理特征之一。罗集等选取原发性EH血瘀证患者69例,设正常血压高值组72例,正常血压组56例,检测各组P选择素(GMP-140)、血管性血友病因子(vWF)、血清一氧化氮(NO)及内皮素(ET-1)的浓度,及颈动脉内膜中层厚度(IMT)。结果发现,与正常组比较,血瘀证组GMP-140、vWF、ET的浓度均明显增高($P<0.05$),且与IMT的增厚一致,NO水平明显降低($P<0.05$)。正常血压高值组GMP-140、vWF、ET的浓度较正常组均有所增高($P<0.05$),NO水平无明显降低。认为原发性EH血瘀证的血小板活化与动脉内皮功能受损密切相关,早期EH防治中应注重血瘀证诊断标准的应用。沈蓉等选择原发性EH患者100例辨证为肝火亢盛型、阴虚阳亢型、肝肾阴虚型、阴阳两虚型,设32例正常健康人作为对照组,检测有关心率变异性(HRV)指标进行分析。研究发现,与正常对照组比,四个证型组的HRV指标,总功率(TP)、极低频(VLF)、低频(LF)、高频(HF)均有不同程度的降低,差异显著($P<0.05$ 或 $P<0.001$),且呈肝火亢盛型>肝肾阴虚型>阴虚阳亢型>阴阳两虚型依次降低的趋势,不同证型之间HRV各指标差异显著($P<0.05$ 或 $P<0.001$)。

万迎新等将168例原发性EH患者分为肝火亢盛型、阴虚阳亢型、阴阳两虚型和痰湿壅盛型,设42例健康者对照,检测各组肾素血管紧张素原(AGT)M235T基因突变频度。结果显示肝火亢盛型与阴阳两虚型比较,差异显著($P<0.01$),TT型纯合子出现频率较高。肝火亢盛型AGT M235T基因突变明显增加,存在一定的分子遗传学基础。骆杰伟等分别检测EH血瘀证组、非血瘀证组及正常对照组的MTHFR基因C677T多态性类型进行研究。结果3组间CC、CT和TT基因型构成比分布有显著性差异($P<0.01$),EH血瘀证组CT+TT基因型频率(45.6%)高于非血瘀证组(36.0%)和对照组(29.2%),差异显著($P<0.01$),CT/TT基因型人群患EH血瘀证的相对危险度是CC基因型的1.943倍($P=0.002$)。提示MTHFR基因CT/TT类型可能是汉族人群EH血瘀证发病的易感危险因素之一。

(刘　霖)

【反流性食管炎的治疗】

王策等将140例反流性食管炎(RE)患者随机分为两组各70例,治疗组予半夏泻心汤加减,对照组予多潘立酮口服及对症治疗。经治1个月后,总有效率分别为94.2%(66/70)、74.3%(52/70),组间比较,$P<0.01$。李启秀以小柴胡汤随证加减治疗33例RE患者,对照组30例口服雷尼替丁胶囊。1个月为1个疗程,治疗2个疗程后,总有效率分别为81.8%(27/33)、66.7%(20/30),组间比较,$P<0.05$。治疗组治疗后烧心、反酸、胸痛症状积分下降($P<0.05$或$P<0.01$),肝胃郁热、胆热犯胃型的疗效优于脾虚气逆、痰气中阻型。李灼光将80例RE患者随机分为治疗组与对照组各40例,治疗组辨证分为肝胃不和型(18例)、脾虚痰阻型(13例)和气郁痰热型(9例),予柴平汤(柴胡、黄芩、半夏、党参、炙甘草、苍术等)随症加减,对照组口服奥美拉唑、吗叮啉。治疗30 d后,总有效率分别为90.0%(36/40)、77.5%(31/40),组间比较,$P<0.05$。周荣峰等将75例RE患者随机分为治疗组40例与对照组35例,治疗组予柴芩温胆汤(柴胡、黄芩、姜半夏、陈皮、枳实、茯苓等)随症加减,对照组口服雷尼替丁片、多潘立酮片。治疗8周后,总有效率分别为90.0%(36/40)、68.6%(24/35),组间比较,$P<0.05$。杜艳茹等选取辨证为热毒血瘀证的RE患者246例随机分为两组,分别予英连降胃汤(蒲公英、黄连、冬凌草、连翘、三七粉、柴胡等)与奥美拉唑。经治8周后,内镜下总有效率分别为92.9%(117/126)、78.3%(94/120),组间比较,$P<0.05$。阎晟玺等以止酸方(栀子、黄芩、赤芍药、连翘、蒲公英、石斛等)治疗60例RE患者,设对照组60例口服雷尼替丁、吗丁啉,经治4周后,总有效率分别为95.0%(57/60)、78.3%(47/60),组间比较,$P<0.05$。韩达伟以疏肝清降制酸汤(柴胡、郁金、白芍药、瓜蒌仁、黄芩、旋覆花等)治疗52例,对照组予兰索拉唑片及多潘立酮片。治疗8周后,总有效率分别为92.3%(48/52)、76.9%(40/52),组间比较,$P<0.05$。

(汤晓龙)

【慢性萎缩性胃炎的治疗与研究】

张存林将81例脾虚瘀阻型慢性萎缩性胃炎(CAG)患者随机分为胃Ⅱ方(太子参、白术、茯苓、半夏、木香、陈皮等)治疗组51例和胃复春对照组30例,治疗6个月后,总有效率分别为76.5%(39/51)、63.3%(19/30),组间比较,$P<0.05$。沙国胜等将256例CAG患者随机分为两组,治疗组160例予疏肝清热汤(柴胡、枳实、白芍药、瓜蒌仁、黄连、半夏等)加减,对照组96例口服吗丁啉、硫糖铝,Hp阳性者口服羟氨苄青霉素胶囊、痢特灵。经治3个月后,总有效率分别为97.5%(156/160)、81.3%(78/96),组间比较,$P<0.01$。储亚庚等将81例CAG患者随机分为治疗组41例与对照组40例,分别予纾萎方煎剂(爵床、绞股蓝、白术、党参、赤芍药、丹参等)加减和胃复春。疗程均为6个月。结果组织病理综合疗效比较,总有效率分别为75.6%(31/41)、50.0%(20/40),组间比较,$P<0.05$;证候疗效比较,总有效率分别为95.1%(39/41)、47.5%(19/40),组间比较,$P<0.01$。治疗组胃黏膜腺体萎缩的改善优于对照组($P<0.05$),治疗组治疗前后比较,肠上皮化生(IM)、异型增生(ATP)、Hp感染的情况减轻或消失($P<0.05$或$P<0.01$)。

赵岩等将CAG大鼠模型随机分为模型组、萎胃康颗粒剂(西洋参、白术、白芍药、延胡索、三七、熊胆等,分大、小剂量)组、三九胃泰组,运用光镜和电镜观察,结果萎胃康颗粒剂与三九胃泰均有显著疗效。与三九胃泰组比较,萎胃康颗粒剂大、小剂量组的一般情况观察、病理学检测和电镜观察均有较明显的差异,疗效判定差异有统计学意义($P<0.05$)。张彩等将大鼠随机分组,以放射免疫法检测各组血浆内皮素(ET)-1含量。结果解毒活血方(蒲公英、连翘、黄连、当归、川芎、丹参等)组、三九胃泰组及维酶素组的ET-1水平较模型对照组均有不同程度的下降($P<0.05$),以解毒活血方组最为明显($P<0.01$)。提示解毒活血方可降低CAG大鼠血浆内ET含量,改善微循环。龚占悦等将大鼠随机分为正常对照组、模型组、自然恢复组、维酶素组、益胃消增胶囊(黄芪、丹参、柴胡、白术、三七粉、白芍药等)低剂量组(中低组)、益胃消增胶囊高剂量组(中高组),观察相关指标后发现:与模型组比较,中高组、中低组血清胃泌素(GAS)水平均升高($P<0.01$);与维酶素组比较,中高组、中低组GAS水平有显著性差异($P<0.01$或$P<0.05$);与中高组比较,中低组GAS水平有显著性差异($P<0.05$)。与模型组比较,中高组、中低组生长抑素水平(SS)水平均降低($P<0.05$或$P<0.01$);与维酶素组比较,中高组、中低组SS水平有显著性差异($P<$

0.01)。提示益胃消增胶囊具有显著的调节胃泌素及生长抑素的作用。

孙良华等采用免疫组化法检测不同证型的190例CAG患者胃黏膜表皮生长因子(EGF)、血管内皮生长因子(VEGF)及增殖细胞核抗原(PCNA)的表达水平。分为脾胃虚弱证、肝胃不和证、脾虚气滞证、胃阴不足证、脾胃湿热证和胃络瘀阻证。结果肝胃不和证与脾胃虚弱证、脾虚气滞证、胃阴不足证之间PCNA表达水平差异有统计学意义($P<0.05$);而EGF、VEGF的表达水平在各型之间差异无统计学意义。提示CAG以脾胃虚弱证和肝胃不和证居多,PCNA的高表达可能是肝胃不和证的诊断依据。

(郑舜华　张正利)

【溃疡性结肠炎的治疗与研究】

王见义用半夏泻心汤(人参、半夏、黄芩、黄连、干姜、甘草等)随症加减治疗溃疡性结肠炎(UC)患者32例,对照组口服柳氮磺胺吡啶(SASP),经治1个月后,总有效率分别为93.8%(30/32)、84.4%(27/32),组间比较,$P<0.05$。江劲波等采用红藤合剂(红藤、马齿苋、败酱草、蒲黄、地榆、秦皮等)灌肠治疗湿热内蕴型UC患者47例,对照组以生理盐水、抗生素混匀液灌肠,疗程均为8周。结果总有效率分别为89.4%(42/47)、70.0%(28/40),组间比较,$P<0.01$。穆学同等将160例随机分为两组,治疗组80例予自拟益肠汤(党参、生黄芪、炒白术、炒山药、白芍药、乌梅等)口服及灌肠方(白及、阿胶珠、五倍子、三七粉、锡类散)灌肠治疗。对照组口服参苓白术丸合四神丸,经治4周后,总有效率分别为87.5%(70/80)、50.0%(40/80),组间比较,$P<0.05$。柳文等将60例随机分为健脾清肠方(党参、黄芪、马齿苋、生地榆、白及、参三七等)组和SASP组,治疗8周后检测结肠黏膜组织免疫细胞载脂蛋白及其配体(Fas/FasL)的表达。结果总有效率分别为86.7%(26/30)、73.3%(22/30),组间比较,$P<0.05$。两组肠上皮Fas的表达率均降低,中药组Fas/FasL表达的下降更甚($P<0.05$)。提示健脾清肠方可降低Fas/FasL表达异常,减轻UC肠上皮的损害。

张永锋等将大鼠随机分组,分别检测增殖细胞核抗原(PCNA)的表达并分析细胞周期。结果结肠康泰(黄芪、党参、白头翁、秦皮、木香、延胡索等)组大鼠增殖细胞指数(LI)明显增高,静止期(G0/1)期细胞明显减少而有丝分裂期(G2/M)期细胞增加,与模型组比较差异显著($P<0.05$),提示结肠康泰能增强UC大鼠结肠黏膜细胞的增殖能力。杜群等制备UC大鼠模型并随机分组,就大鼠结肠黏膜Toll样受体4(TLR4)的变化特点进行观察,结果发现,模型组TLR4蛋白相对表达量明显高于正常组($P<0.01$),溃结灵(黄连、蒲公英、地榆、败酱草、白芍药、甘草)高剂量组TLR4相对表达量低于模型组($P<0.05$),提示溃结灵可能通过降低结肠黏膜TLR4的蛋白表达而起到治疗作用。范恒等比较乌梅丸(乌梅、细辛、干姜、黄连、当归、附子等)与SASP对UC大鼠结肠组织核因子-κBp65蛋白(NF-κBp65)的影响,结果模型组结肠黏膜组织NF-κBp65阳性细胞表达率高于正常组($P<0.05$),乌梅丸组及SASP组阳性细胞率则明显低于模型组(均$P<0.01$),且乌梅丸组较SASP组更低($P<0.05$),提示乌梅丸可能通过抑制NF-κBp65活性来调节免疫功能。谢建群等建立UC大鼠模型,观察经不同处理的各组大鼠结肠黏膜固有层淋巴细胞凋亡及半胱氨酸天冬氨酸酶-3(caspase-3)的表达。结果与模型组相比,清肠栓(马齿苋、青黛、三七、五倍子等)治疗组结肠黏膜固有层淋巴细胞凋亡呈上升趋势,其caspase-3的表达率上升($P<0.01$)。提示清肠栓可能增加caspase-3的表达,诱导结肠黏膜固有层淋巴细胞凋亡,降低淋巴细胞毒作用以缓解炎症。朱凌宇等探讨三七提取物对UC大鼠结肠血管生成的作用。经研究发现与模型对照组和SASP组比较,三七提取物低、中、高剂量组大鼠结肠黏膜炎症明显消除,血管内皮生长因子(VEGF)、fms样酪氨酸激酶受体(FLT-1)和含有激酶插入区域的受体(KDR)、低氧诱导因子(HIF-1)蛋白表达显著增加。提示三七提取物可通过上调VEGF、KDR、FLT-1和HIF-1的表达促进血管生成,促进结肠溃疡愈合。

张北平等采用分级的方法来描述188例UC患者电子结肠镜的内镜特征和黏膜组织学分期,并进行中医辨证分型。结果UC内镜分型Ⅰ型中,以大肠湿热证和脾胃气虚证为多见($P<0.05$);内镜分型Ⅲ型中,以脾虚夹湿热证多见($P<0.05$);内镜分型Ⅱ型中,三证型出现几率相当。黏膜组织学检查活动期多见于大肠湿热证和脾虚夹湿热证两证型;缓解期多见于脾胃气虚证,脾虚夹湿热证亦多见。研究认为UC内镜分型、

黏膜组织学分期与中医证候有明显的相关性，结肠镜检查可作为UC望诊的延伸应用于临床。

（李 凯）

【肠易激综合征的研究】

石君杰等将大鼠随机分为正常组、肠易激综合征（IBS）模型组、阳性对照组及逍遥散（柴胡、白芍药、茯苓、白术、薄荷、生姜等，分高、中、低剂量组），分析腹壁肌电活动及检测血清一氧化氮（NO）水平后，结果发现与模型组比较，逍遥散高、中、低剂量组腹壁肌电活动明显下降（$P<0.05$或$P<0.01$），血清NO水平亦明显降低（$P<0.05$或$P<0.01$）。石氏等又将各组大鼠进行腹部撤离反射（AWR）评分，结果逍遥散能降低IBS大鼠内脏敏感性的AWR评分（$P<0.05$或$P<0.01$），且有一定的量效关系。费晓燕等观察疏肝饮（防风、白芍药、白术、陈皮、柴胡等）对腹泻型IBS（肝郁脾虚证）模型大鼠胃动素（MOT）、胆囊收缩素（CCK）的影响。结果与模型组比较，疏肝饮大、中剂量组稀便级得到改善（$P<0.05$），疏肝饮组与西药组均可降低结肠黏膜中CCK含量，MOT则无显著变化。诸琦等将大鼠随机分为对照组、模型组、肠吉安（白术、白芍药、防风、乌梅、生甘草）高剂量（2 ml）组及肠吉安低剂量（1 ml）组。测定大鼠内脏敏感性及各组织5-羟色胺转运体（SERT）表达，并对各组织5-羟色胺（5-HT）进行半定量分析。结果发现与模型组比较，肠吉安高、低剂量组治疗后腹肌回缩反射（AWR）评分降低，结肠SERT蛋白表达显著增加，结肠5-HT含量显著降低（均$P<0.05$）。中药复方肠吉安可通过改变肠道SERT表达及5-HT含量来改善肠易激综合征的内脏高敏感。

张瑜等将59例IBS患者辨证分为肝郁气滞型、肝郁脾虚型、脾胃虚弱型、寒热夹杂型、大肠燥热型、脾胃虚寒型，设正常者为对照组进行评定与检测，结果肝郁气滞、肝郁脾虚2个证型较其他4个证型在焦虑、抑郁上有统计学差异（$P<0.01$）。实证与虚证比较，回盲部P物质的平均阳性面积和OD值，回盲部、细胞癌基因fos（c-fos）的OD值两组之间差异均有统计学意义（均$P<0.05$），肠黏膜CCK两组之间差异无统计学意义。常东等将90例IBS患者分为肝气郁滞证组、肝郁脾虚证组、脾胃虚弱证组各30例，设正常对照组10例，经测定显示3个证型组患者血浆血管活性肠肽（VIP）水平显著高于正常组（$P<0.05$或$P<0.01$），脾胃虚弱、肝郁脾虚证组VIP水平显著高于肝气郁滞证组（$P<0.05$），脾胃虚弱证组和肝郁脾虚证组之间比较差异无统计学意义。3个证型组患者血浆神经肽Y（NPY）水平显著低于正常组（$P<0.05$或$P<0.01$），肝郁脾虚证组和肝气郁滞证组NPY水平明显低于脾胃虚弱证组（$P<0.01$，$P<0.05$），肝郁脾虚证组NPY水平低于肝气郁滞证组，但比较差异无统计学意义。3个证型组患者血浆神经降压素（NT）水平显著高于正常组（$P<0.01$）。3个证型组之间比较差异无统计学意义。

（郑舜华 张正利）

【习惯性便秘的治疗】

范顺心等将160例老年习惯性便秘患者随机分为两组各80例，分别予结肠舒（肉苁蓉、白术、何首乌、生地黄、枳壳、当归等）加减与麻仁滋脾丸，连续治疗30 d后，总有效率分别为93.8%（75/80）、73.8%（59/80），组间比较，$P<0.05$。蔡光先等将120例老年习惯性便秘患者随机分为滋阴活血润肠中药（生地黄、玄参、桃仁、当归、肉苁蓉、决明子等）治疗组60例与麻子仁丸对照组60例，经治2周后，总有效率分别为93.3%（56/60）、83.3%（50/60），组间比较，$P<0.05$；治疗组排便间隔时间、排便时间、大便形状、排便费力等情况较治疗前比较均有改善（$P<0.05$或$P<0.01$）。巫全胜等将100例患者随机分为两组，治疗组予加味肃肺润肠汤（阿胶、苦杏仁、枳壳、白术、紫苏子、沉香等）随证加减，对照组口服西沙比利，经治20 d后，总有效率分别为96.0%（48/50）、74.0%（37/50），组间比较，$P<0.05$。范占民用芍药甘草汤加味（白芍药、炙甘草、决明子、肉苁蓉、炒莱菔子）治疗56例，对照组口服西沙比利，治疗8周后，总有效率分别为96.4%（54/56）、82.1%（46/56），组间比较，$P<0.05$。李向顺将240例患者辨证分为肺气郁闭型（炒苏子、枳壳、瓜蒌仁、炒杏仁、紫菀、桑白皮等）、中气亏虚型（党参、黄芪、炒白术、陈皮、升麻、当归等）、津血亏虚型（当归、熟地黄、白芍药、麦门冬、玄参、何首乌等）、脾肾两虚型（肉苁蓉、巴戟天、桂枝、白术、猪苓、白芍药等）和胃肠积热型（枳实、大黄、厚朴、生地黄、火麻仁、当归等）进行治疗，对照组240例予通便灵。结果总有效率分别为98.8%（237/240）、82.5%（198/240），组间比较，$P<0.01$。

（熊 晔）

【非酒精性脂肪肝的治疗及实验研究】

1. 临床治疗

邢铭友等将非酒精性脂肪肝(NAFLD)患者82例随机分为枸杞糖肽胶囊治疗组与肝泰乐片对照组各41例,治疗6个月后,总有效率分别为70.7%(29/41)、46.3%(19/41),组间比较,$P<0.05$。治疗组肝脏B超表现、肝功能和血脂水平的改善程度优于对照组($P<0.01$或$P<0.05$)。邓达荣选取NAFLD患者160例随机分为两组,治疗组予疏肝健脾化痰方(柴胡、白芍药、茯苓、白术、苍术、泽泻等),对照组予护肝片合熊去氧胆酸口服,4周为1个疗程,均治疗3个疗程。结果除脱落13例外,总有效率分别为90.7%(68/75)、77.8%(56/72),组间比较,$P<0.05$。张冀萃等用脂肝消汤剂(泽泻、丹参、荷叶、葛根、虎杖、姜黄等)治疗90例,对照组40例予东宝肝泰片,经治60 d后,总有效率分别为91.1%(82/90)、70.0%(28/40),组间比较,$P<0.05$。张宁将366例随机分为补脾益肾中药990复方(苍术、茯苓、鸡内金、麦芽、巴戟天、菟丝子等)治疗组与卵磷脂片对照组各183例,经治3个月后,总有效率分别为93.4%(172/183)、59.6%(109/183),组间比较,$P<0.01$。梁学琳等将146例随机分为两组,对照组给予保肝降脂等常规处理,治疗组加用中药结肠透析治疗(苍术、藿香、佩兰、制半夏、香附、枳壳等)。经治1个月后,总有效率分别为68.5%(50/73)、80.8%(59/73),组间比较,$P<0.05$。

2. 实验研究

刘树军等将NAFLD大鼠模型随机分组进行观察发现,与空白对照组相比,脂肪肝对照组存在明显的肝细胞微粒体蛋白降低、肝细胞色素酶2E1(CYP2E1)活性增强($P<0.01$)。与脂肪肝对照组相比,二陈汤(橘红、半夏、茯苓、甘草)组肝细胞微粒体蛋白升高而CYP2E1活性减弱($P<0.05$);桃红四物汤(川芎、当归、桃仁、红花、熟地黄、赤芍药)组CYP2E1活性有所减弱,但差异无显著性($P>0.05$)。张志平等将大鼠随机分成普通饲料组、脂肪乳剂组、脂肪乳剂加复方丹参合剂(丹参、黄芪、淫羊藿、白术)(DSC)组进行研究,发现与脂肪乳剂组比较,DSC组血糖(BG)、动脉粥样硬化指数(AI)明显降低($P<0.01$),HDL-C明显升高($P<0.01$),肝湿重和肝指数、ALT、AST降低($P<0.05$),但还未达到普通饲料组水平。洪素兰等观察发现,肝舒乐(柴胡、枳实、赤芍药、白术、茯苓、穿山甲等)组大鼠的肝组织脂肪变性明显改善,CYP2E1的表达得到显著抑制,TG、TC、游离脂肪酸(FFA)、丙二醛(MDA)含量降低,超氧化物歧化酶(SOD)、谷胱甘肽(GSH)、维生素E(Vit E)含量提高,与模型组相比有显著差异($P<0.05$)。杨成志等将大鼠分组研究发现,肝舒汤(黄连、半夏、瓜蒌、片姜黄、太白楤木等)组及东宝肝泰组和模型组相比,TG、LDL-C水平均明显降低($P<0.01$或$P<0.05$),且肝舒汤组LDL-C较东宝肝泰组更低($P<0.01$或$P<0.05$),而东宝肝泰组HDL-C较肝舒汤组更高。肝舒汤组与东宝肝泰组MDA含量均低于模型组($P<0.05$),而两组肝匀浆SOD活性及MDA含量相比,均无显著性差异($P>0.05$)。赵兴国等建立大鼠NAFLD模型进行研究,结果发现,三七总皂苷高、低剂量组的体重及肝指数与模型组比较明显下降($P<0.05$),瘦素水平及胰岛素抵抗(IR)与模型组比较均有明显降低($P<0.05$),三七总皂苷高、低剂量均可下调瘦素受体(OB-R)的表达,且高剂量组更为明显($P<0.05$)。

(奚　骏)

【肝纤维化的实验研究】

贺松其等研究发现,保肝宁(黄芪、桃仁、丹参、黄芩、鳖甲等)治疗组可抑制肝组织瘦素受体(OB-Rb)、JAK2、STAT3等蛋白的表达,其表达量低于模型组及秋水仙碱组,提示保肝宁抗纤维化可能与其抑制OB-Rb表达,进而抑制JAK2/STAT3信号通路有关。李瑞池等研究发现,丹金舒肝胶囊(丹参、当归、莪术、三棱、鳖甲、郁金等)能明显下调肝纤维化大鼠转化生长因子β_1 mRNA(TGFβ_1 mRNA)水平($P<0.05$),改善大鼠肝脏指数、降低透明质酸(HA)、层粘蛋白(LN)、Ⅲ型前胶原(PCⅢ)($P<0.05$),提示丹金舒肝胶囊可通过下调TGFβ_1 mRNA水平,抑制肝脏星状细胞(HSC)转变为肌成纤维样细胞(MFB),减少细胞外基质(ECM)的合成以阻抑纤维化。陶艳艳等研究当归补血汤(黄芪、当归)不同配比(5∶1,1∶1,1∶5)对肝纤维化大鼠的影响,结果显示该方能降低肝组织羟脯氨酸(Hyp)含量,提高血清白蛋白含量和超氧化物歧化酶(SOD)活性,其中芪归5∶1配伍在改善肝功能、改善过氧化损伤及抑制肝脏Ⅰ型胶原表达方面优

于其他配伍组（$P<0.05$），提示当归补血汤以经典配伍比例效果更好，其作用机制与抗脂质过氧化相关。刘成海等发现，与正常大鼠药物血清相比，扶正化瘀方（丹参、桃仁、虫草菌丝、绞股蓝、松黄粉、五味子等）药物血清可抑制静止 HSC 增殖、α－SMA 与整合素 β_1 表达、ERK 与 FAK 磷酸化（$P<0.01$ 或 $P<0.05$），提示扶正化瘀方能明显抑制纤维连接蛋白（FN）刺激的 HSC 活化，作用机制可能与下调整合素/FAK 信号通路有关。郑培永等研究发现，清肝活血方（柴胡、黄芩、丹参、鳖甲、葛根）能抑制 HSC－T_6 细胞株的增殖（$P<0.05$），下调 $TGF\beta_1$、Smad3mRNA 的表达以及 $TGF\beta_1$ 蛋白表达水平（$P<0.05$），上调 Smad7mRNA 的表达（$P<0.05$），$TGF\beta_1$ 表达变化与 Smad3 表达改变的趋势一致，提示清肝活血方可能通过非特异性作用于 $TGF\beta_1$ 和 Smad，抑制 HSC 增殖而达到抗肝纤维化效应。张永等研究柔肝抑纤饮（鸡血藤、当归、白芍药、川牛膝、鳖甲、枸杞等）加用二至丸后抗小鼠血吸虫性肝纤维化的增效作用和机制，结果单用柔肝抑纤饮或加用二至丸后降低 ALT、HA、PCⅢ水平均明显优于吡喹酮组（$P<0.05$ 或 $P<0.01$），但组间比较，$P>0.05$；中药联合组在升高白蛋白、降低 Hyp，降低胶原染色（VG）含量（百分比），以及下调 $TGF\beta_1$、α－SMA 的表达等方面优于中药单用组（$P<0.05$），提示柔肝抑纤饮加用二至丸对抗肝纤维化有增效作用。莫其农等发现，软肝冲剂（黄芪、穿山甲、田七、丹参、桃仁、鳖甲等）组与生理盐水对照组相比，能降低肝组织 TIMP－1mRNA 的表达和胶原蛋白的含量（$P<0.05$），提示软肝冲剂可能通过阻止 TIMP－1 的表达起到抗纤维化的作用。王振常等观察发现，与模型组相比，壮肝逐瘀煎（灵芝、黄芪、当归、绞股蓝、炒鳖甲、三七等）治疗组大鼠的肝组织 NF－κBmRNA 的表达下降（$P<0.01$），在改善肝组织病理方面优于秋水仙碱对照组（$P<0.05$）。林寿宁等研究发现，壮肝逐瘀煎抗肝纤维化作用机制可能与抑制 $TGF\beta_1$ 和 $T\beta_1$RI/IImRNA 的表达有关。

卫蓉等发现苦碟子注射液治疗组与预防组均能显著降低肝纤维化大鼠的 ALT、HA、PCⅢ、Ⅳ型胶原（Ⅳ－C）、LN 水平，与模型组相比，$P<0.01$ 或 $P<0.05$，A/G 升高（$P<0.01$ 或 $P<0.05$），提示苦碟子注射液可预防和治疗纤维化。何航等发现川芎嗪（TMP）能显著促进人肝星状细胞（HSC）细胞株 LX－2 细胞凋亡，显著降低 LX－2 细胞 TIMP－1mRNA 的表达（$P<0.01$）。

（张　玮　刘一博）

【实验性肝损伤的研究】

何开家等研究显示，肝必康胶囊（三叶香茶菜、甜茶藤、溪黄草、灵芝等）对急性肝损伤小鼠具有明显保肝、降转氨酶、抑制胆红素升高的作用，可提高巨噬细胞的吞噬功能，增强免疫。王学东等研究发现，复方芪珠片（黄芪、叶下珠、丹参等）对 CCl_4 急性肝损伤模型和 D－Gal 急性肝损伤模型的肝功能指标均有明显抑制作用（$P<0.05$，$P<0.01$），对 CCl_4 致肝纤维化模型的肝功能和肝纤维化指标有明显改善作用（$P<0.05$），并能明显改善 CCl_4 肝纤维化模型的肝脏病理形态。朱清静等研究表明，丹黄方（丹参、大黄）能增强肝部分切除大鼠模型肝组织 PC3mRNA、c－fosmRNA 的表达，与模型组比，差异显著（$P<0.05$）；对肝组织 LRF－1mRNA 表达影响不显著。李万平等研究发现，灵芪蠲肝液（灵芝、黄芪、当归、大青叶等的水提物）能使以 TAA 造模的大鼠 ALT、AST、TBil、丙二醛（MDA）、内毒素（ET）降低，超氧化物歧化酶（SOD）升高，与模型组比较差异显著（$P<0.05$）。

刘银花等将大鼠随机分组，观察溪黄草水煎剂与虎杖水煎剂配伍对大鼠肝损伤的协同作用。结果溪黄草组和虎杖组血清 ALT、AST、肝组织 MDA 均明显降低，肝组织 SOD、谷胱甘肽过氧化物酶（GSH－Px）活性均明显增高（$P<0.01$）；配伍组上述指标的改善则较溪黄草组和虎杖组更加显著（$P<0.01$）。吴奕富研究发现，穿破石能显著降低 CCl_4 肝损伤小鼠血清中的 ALT、AST 和肝组织 MDA 含量，提高肝组织 SOD 活性和肝微粒体细胞色素（CY）P450 的含量。提示穿破石对肝损伤的保护可能与提高 CY P450 酶系作用，清除自由基有关。刘晓芳等用乙醇和 CCl_4 造成急性肝损伤小鼠模型，均予黑芝麻黑色提取物、黑豆红色提取物灌胃，结果显示，两种提取物均可降低乙醇模型小鼠血清 ALT 和 AST 活性，降低两种模型小鼠肝脏 MDA 水平，提高肝脏 SOD 活性，对肝脏 GSH－P 含量影响较小，提示该两种提取物有保肝作用。

（张　玮　王俐琼）

【肝硬化腹水的治疗】

谢绍武等将 60 例肝硬化腹水患者随机分为

两组,对照组予甘利欣等常规西药治疗,治疗组加用扶正消臌汤(西洋参、生黄芪、白术、鳖甲、丹参、赤芍药等)随症加减。经治30 d后,治疗组总有效率为90.0%(27/30),对照组为73.3%(21/30),组间比较,$P<0.05$。郝建梅等将肝硬化腹水属肝肾阴虚者90例随机分组,治疗组予口服甲苓饮(生龟版、生牡蛎、炙鳖甲、泽泻、猪苓、茯苓等),对照组予对症、支持或加保肝药物治疗,经治3个月后,总有效率分别为86.7%(52/60)、73.3%(23/30),组间比较,$P<0.05$。治疗组ALT、TB、ALB下降较对照组更为显著($P<0.01$或$P<0.05$)。方思远等将72例肝硬化腹水患者随机分为两组,治疗组予十枣参芪苍牛汤(党参、北黄芪、苍术、白术、川牛膝、怀牛膝等),出现中、重度腹水者加大枣、甘遂(加水煮沸后去汤食枣),并随证加减;对照组予护肝、利尿、补充白蛋白等,10 d为1个疗程,连服2个疗程。结果总有效率分别为88.9%(32/36)、66.7%(24/36),组间比较,$P<0.05$。章关根等将126例患者随机分组,均予西医常规治疗,治疗组加用宣肺消臌汤(杏仁、紫菀、川芎、当归、水蛭、炒枳实等)加减。1个月为1疗程,连服4个疗程。结果治疗组总有效率为80.3%(61/76),对照组为62.0%(31/50),组间比较,$P<0.01$。

付彦新等将60例患者随机分为两组,均予西医常规护肝治疗,治疗组30例加用行气利水、清热解毒、活血化瘀的中药汤剂(木香、制大黄、青皮、陈皮、大腹皮、槟榔等)加减,对照组30例静脉注射或口服利尿药。经治1个月后,总有效率分别为96.7%(29/30)、73.3%(22/30),组间比较,$P<0.05$。何素琴等将65例患者随机分为两组,均予西医常规治疗,治疗组35例加用调营饮(黄芪、莪术、川芎、当归、瞿麦、槟榔等),经治4周后,总有效率分别为85.7%(30/35)、60.0%(18/30),组间比较,$P<0.01$。治疗组B超检查腹水深度及脾脏厚度的改善程度优于对照组($P<0.05$)。孙晓平等将104例患者随机分为两组各52例,均予西医常规治疗,治疗组加用健脾化瘀、行气利水中药(生黄芪、猪苓、茯苓、黄精、苍术、白术等)。4周为1个疗程,均治疗2个疗程。结果治疗组总有效率为96.2%(50/52),对照组为69.2%(36/52),组间比较,$P<0.05$。蒙杏泽等将90例肝硬化腹水患者随机分为两组,均予西医常规治疗,治疗组52例加用中药(生黄芪、茯苓、白术、太子参、丹参、赤芍药等)加减。均治疗2个月后,总有效率分别为92.3%(48/52)、72.3%(29/38),组间比较,$P<0.01$。刘训峰等将88例患者随机分为治疗组48例与对照组40例,对照组予西医常规治疗,治疗组在此基础上加服消胀方(生黄芪、茯苓、大腹皮、马鞭草、益母草、党参等)加减,治疗8周。结果治疗组总有效率为87.5%(42/48),对照组为70.0%(28/40),组间比较,$P<0.05$。

(奚　骏)

【肾盂肾炎的治疗】

1. 急性肾盂肾炎的治疗

赵莉等将60例急性肾盂肾炎患者随机分为两组各30例,治疗组予抗生素外加用丹参粉针静脉滴注,对照组单用抗生素。结果总有效率分别为93.3%(28/30)、70.0%(21/30),组间比较,$P<0.05$。治疗组的临床症状缓解率、尿常规、1 h尿细胞排泄率好转率均优于对照组($P<0.05$)。邱林军将99例急性肾盂肾炎患者随机分为两组,对照组49例予西药左氧氟沙星针静脉滴注及口服,治疗组50例在此基础上予中药五味消毒饮(金银花、蒲公英、紫花地丁、野菊花、紫背天葵子、柴胡等)加味治疗,经治14 d后,总有效率分别为98.0%(49/50)、91.8%(45/49),组间比较,$P>0.05$,治愈率分别为86.0%(43/50)、61.2%(30/49),组间比较,$P<0.05$。

2. 慢性肾盂肾炎的治疗

包晓星等用培元活血通淋中药(黄芪、山茱萸、山药、丹皮、丹参、泽兰等)为基础方随症加减治疗慢性肾盂肾炎(CPN)患者31例,设对照组予抗生素治疗。疗程8周,随访半年。结果总有效率分别为93.5%(29/31)、73.3%(22/30),组间比较,$P<0.05$。姚红艳将110例CPN患者随机分为两组,治疗组60例予抗生素外加用肾愈汤(生地黄、山茱萸、山药、泽兰、赤芍药、川牛膝等)加减,对照组仅用抗生素,疗程为4周。结果总有效率分别为95.0%(57/60),76.0%(38/50),组间比较,$P<0.01$。治疗组血尿素氮(BUN)、血肌酐(SCr)降低($P<0.05$),尿β_2微球蛋白、血β_2微球蛋白显著降低($P<0.01$);内生肌酐清除率(CCr)、补体C_3、免疫球蛋白IgA、IgG增高($P<0.05$),IgM显著增高($P<0.01$)。唐志医将60

例CPN患者随机分为两组，治疗组用滋肾通淋汤（黄芪、人参、山药、山茱萸、麦冬、山栀等）加减，对照组用抗生素治疗，治疗2周后，总有效率分别为90.0%（27/30）、70.0%（21/30），组间比较，$P<0.05$。

（王 欢）

【慢性肾小球肾炎的治疗】

行延霞等将76例患者随机分为两组，对照组予控制血压等常规治疗，参芎组在此基础上加用参芎注射液静脉滴注。经治疗2周后，参芎组总有效率为92.1%（35/38），对照组为71.1%（27/38），组间比较，$P<0.05$。余行俭等将520例患者随机分为两组，均予基本常规治疗。治疗组加用复方黄芪饮（黄芪、女贞子、生地黄、茯苓、益母草、丹参），对照组加用潘生丁片。治疗2个月后，治疗组总有效率为88.1%（229/260），对照组为68.5%（178/260），组间比较，$P<0.01$。邵燕燕将72例患者随机分为两组，治疗组予健脾利湿益肾类中药（益智仁、川牛膝、党参、山萸肉、白术、茯苓等），对照组予金水宝胶囊。结果总有效率分别为85.7%（36/42）、63.3%（19/30），组间比较，$P<0.05$。赵寻将120例患者随机分为两组，治疗组以清热降浊、活血化瘀的医肾汤（白茅根、茯苓、生地黄、玄参、金银花、炒栀子等）加减，对照组予西医综合治疗。治疗180 d后，治疗组总有效率为96.7%（58/60），对照组为65.0%（39/60），组间比较，$P<0.05$。向少伟等将96例患者随机分为两组，对照组予苯那普利片及常规西药支持对症治疗，治疗组在此基础上加服肾炎康汤（八仙草、三七、薏苡仁、鹿衔草等），均治疗3个月。结果治疗组总有效率为85.4%（41/48），对照组为60.4%（29/48），组间比较，$P<0.05$。陈翠萍等将92例患者随机分为两组，均予洛汀新联合潘生丁等控制血压，治疗组加用消蛋白方（黄芪、苏叶、蝉蜕、山药、芡实、金樱子等）。治疗6个月后，结果治疗组总有效率为89.1%（41/46），对照组为69.6%（32/46），组间比较，$P<0.05$。

赵兵等以消血黄金煎（黄芩、牡丹皮、白芍药、白术、蒲黄、郁金等）治疗慢性肾小球肾炎血尿属气阴两虚型者30例，设对照组口服肾炎灵片。经治30 d后，治疗组总有效率为86.7%（26/30），对照组为73.3%（22/30），组间比较，$P<0.05$。项立军等将75例气虚型慢性肾小球肾炎患者随机分为两组，治疗组45例以常规治疗加用益气化瘀方（黄芪、三七、仙灵脾、大腹皮、茯苓皮、熟地黄等），对照组仅予常规治疗。结果总有效率分别为88.9%（40/45）、66.6%（20/30），组间比较，$P<0.05$。唐光钰等将属阴阳两虚、瘀毒交滞型患者80例随机分为两组，治疗组予慢肾康复汤（丹参、黄芪、生地黄、熟地黄、山茱萸、山药等），联合慢肾益泰胶囊Ⅰ号（党参、黄芪、冬虫夏草、紫河车、穿山龙、生地黄等）或慢肾益泰胶囊Ⅱ号（水牛角、血余炭、太子参、鹿角胶、蚕茧、龟甲等）；对照组予肾炎四味片、六味地黄丸。以3个月为1个疗程，两组用药时间为2～4个疗程，最长达6个疗程。结果治疗组总有效率为92.5%（37/40），对照组为67.5%（27/40），组间比较，$P<0.01$。

（康欣欣）

【肾病综合征的中西医结合治疗】

陶兴等将65例肾病综合征（NS）患者随机分成两组，均以对症处理为基础，治疗组32例加用通阳利水的桂枝去桂加茯苓白术汤（桂枝、白芍药、生姜、炙甘草、大枣、白术等），结果治疗组总有效率为87.5%（28/32），对照组为72.7%（24/33），组间比较，$P<0.05$。金玉龙将116例难治性NS患者随机分为两组，均予一般及对症治疗，治疗组加服五子固肾胶囊（金樱子、覆盆子、菟丝子、五味子、龙骨、石韦等）。结果治疗组总有效率为96.6%（57/59），对照组为80.7%（46/57）；且治疗组尿蛋白、血白蛋白、血肌酐等指标均优于对照组（$P<0.01$，$P<0.05$）。于文娟将80例顽固性NS患者分为对照组（单纯使用强的松）与治疗组各40例，治疗组在激素应用开始阶段加用清热解毒化瘀中药（黄柏、蒲公英、益母草、枸杞子、白花蛇舌草、薏苡仁等），维持阶段加用温补脾肾中药（黄芪、白术、党参、山药、巴戟天、菟丝子等），减量阶段加用益气补肾活血中药（黄芪、太子参、生地黄、丹参、益母草、女贞子等），在停用激素后加用益气养血固本中药（党参、黄芪、生地黄、白芍药、当归、茯苓等）。结果治疗组总有效率为92.5%（37/40），对照组为62.5%（25/40），组间比较，$P<0.05$。邓泽洪将84例原发性NS患者随机分为治疗组48例和对照组36例，对照组予标准疗程的激素治疗及对症治疗，治疗组在此基础上加用益肾汤（黄芪、党参、益母草、生地黄、丹皮、泽泻等）治疗，疗程均为6个月。结果治疗组总有效率为91.7%（44/48），对照组为75.0%（27/36），组间比较，$P<0.05$。治疗组血肌酐、血

尿素氮、血清胆固醇、24 h尿蛋白定量的降低程度均明显优于对照组。治疗组复发率(8.3%)较对照组(16.6%)低($P<0.05$)。陈智远对36例老年NS患者在西医治疗基础上加用黄芪补肾饮(生黄芪、山茱萸、怀山药、丹参、丹皮、当归等)加减,对照组34例单用强的松,连续治疗5个月。结果总有效率分别为91.7%(33/36)、73.5%(25/34),组间比较,$P<0.05$。

(杨雪军)

【再生障碍性贫血的治疗及实验研究】

江劲波等将140例慢性再障患者随机分为再生复血汤(生黄芪、太子参、石韦、丹参、虎杖、陈皮等,服用时冲兑紫河车)治疗组80例与安雄、左旋咪唑对照组60例,结果总有效率分别为77.5%(62/80)、61.7%(37/60),组间比较,$P<0.05$。张帆等以生血汤(黄芪、当归、人参、熟地黄、白芍药、淫羊藿等)加SSL方案(康力龙、硝酸一叶萩碱、左旋咪唑)治疗48例,对照组19例单用SSL方案治疗。结果总有效率分别为77.1%(37/48)、52.6%(10/19),组间比较,$P<0.05$。那丽等将68例患者分为补髓生血颗粒(熟地黄、山萸肉、枸杞子、淫羊藿、巴戟肉、鹿茸等)试验组与再障生血片(菟丝子、红参、阿胶、黄芪、当归、熟地黄等)对照组,治疗6个月后检测患者外周血清FMS样酪氨酸激酶-3配体(FL)和纤维连接蛋白(Fn)的表达水平,结果总有效率分别为74.3%(26/35)、36.4%(12/33),组间比较,$P<0.05$;治疗后两组外周血清FL和Fn均有所下降,调整程度以试验组为优($P<0.05$)。研究显示,肾阳虚型患者血清FL和Fn表达水平较肾阴虚型患者更易得到纠正。

罗梅宏等分析生血合剂(黄芪、党参、熟地黄、女贞子、补骨脂、菟丝子等)干预前后再障小鼠骨髓核因子κB(NF-κB)mRNA水平、蛋白表达及活性变化,结果与正常组比较,再障小鼠骨髓单个核细胞NF-κBmRNA水平无明显变化,骨髓细胞NF-κB/p65蛋白表达增加,p-IκBα表达明显下降;生血合剂干预后NF-κB/p65蛋白表达减少,p-IκBα表达明显提高;环孢素作用后NF-κB/p65蛋白及p-IκBα均急剧下降。研究提示,生血合剂可能通过调节NF-κB的表达及活性发挥改善免疫介导再障小鼠造血功能的作用。刘宝山等建立再障小鼠模型,分别胃饲生理盐水、补肾化痰活血药(熟地黄、何首乌、海浮石、山慈姑、丹参、当归等)、康力龙和再障生血片,结果发现模型组小鼠骨髓基质细胞黏附分子CD106、CD44、CD31表达水平均低于正常对照组,治疗后各组小鼠骨髓基质细胞黏附分子CD106、CD44、CD31表达水平均明显提高($P<0.05$),以补肾化痰活血组最优。研究提示,补肾化痰活血药可能通过提高再障小鼠骨髓基质细胞黏附分子CD106、CD31、CD44表达水平,增强骨髓微环境,改善骨髓造血功能。林庚庭等对再障小鼠模型进行研究,发现蚕砂提取物叶绿素铜钠可通过调节造血调控因子IFN-γ、IL-6、TNF-α水平,改善造血功能。詹继红等对造血功能障碍大鼠模型进行研究,发现单味淫羊藿治疗组IL-2、IL-6显著低于模型组($P<0.05$),IL-1β显著高于模型组($P<0.05$),提示淫羊藿可通过改善造血系统细胞因子分泌异常,减轻免疫因素对机体的损害,促进骨髓造血功能的恢复。

(李　峻　周永明)

【特发性血小板减少性紫癜的治疗与研究】

任德权等将57例原发性血小板减少性紫癜(ITP)患者辨证为热证及虚证,分别予凉血止血药(水牛角、生地黄、丹皮、赤芍药、茜草、阿胶等)及益血养血药(党参、炙黄芪、炒白术、当归、赤芍药、阿胶等)治疗,对照组50例予强的松。结果总有效率分别为87.7%(50/57)、68.0%(34/50),组间比较,$P<0.05$。陈洪洲用强的松加中药分型辨治(血热妄行予犀角地黄汤加减,阴虚火旺予茜根散加减,气虚不摄予归脾汤加减,瘀血阻络予桃红四物汤加减)60例患者,对照组50例单用泼尼松。结果总有效率分别为86.7%(52/60)、74.0%(37/50),组间比较,$P<0.01$。马玉德等用强的松、维生素加补气养血汤(黄芪、党参、茯苓、炒白术、女贞子、旱莲草等)加减治疗51例患者,设对照组43例单用西药治疗。3个月后,总有效率分别为96.1%(49/51)、83.7%(36/43),组间比较,$P<0.05$。郭春兰等把120例患者随机分为治疗Ⅰ组予紫茜胶囊(茜草、紫草、丹皮、旱莲草、女贞子、猪苓等),治疗Ⅲ组单用泼尼松,治疗Ⅱ组予上述两种方法联合治疗(泼尼松剂量较治疗Ⅲ组低)。结果治疗Ⅰ、Ⅱ、Ⅲ组总有效率分别为62.5%(25/40)、85.0%(34/40)、72.5%(29/40),治疗Ⅰ、Ⅱ组,治疗Ⅱ、Ⅲ组组间比较,$P<0.05$;治疗Ⅰ、Ⅲ组组间比较,$P>0.05$。鹿英杰用泼尼松加滋阴清热药(生地黄、龟版、何首乌、黄精、黄柏、知母等）治疗激素依赖型 22 例 ITP 患者，设对照组 20 例单用泼尼松。经治 4 个月后，激素依赖率分别为 18.2%（4/22）、40.0%（8/20），组间比较，$P<0.05$。赵武能等用李东垣门冬清肺饮加味方（黄芪、太子参、麦冬、五味子、白芍药、紫草等）治疗难治性 ITP30 例，服药 2 个月后，总有效率为 86.7%（26/30）。叶中峰用滋养肝肾、补气健脾、化瘀止血法（九龙藤、稔果、鸡血藤、党参、熟地黄、阿胶等）治疗 ITP 患者 28 例，经治 2～4 个月后，总有效率为 82.1%（23/28）。

田正良等建立慢性 ITP 动物模型，观察发现升板胶囊（黄芪、当归、生地黄、紫草、仙鹤草、甘草）可明显提高慢性 ITP 模型小鼠外周血小板计数，促进巨核细胞成熟，降低脾脏指数及外周血 $CD8^+$ 数值，提高 $CD4^+/CD8^+$ 比值。王醒建立 ITP 模型小鼠，研究发现小柴胡汤能提高模型小鼠的体重增长率，提升血小板计数，促进骨髓巨核细胞成熟。朱文伟等通过检测慢性 ITP 患者外周血单个核细胞培养上清中 Th1 型细胞因子 IL-2 和 Th2 型细胞因子 IL-10 的含量，发现其均较正常对照组明显减低（$P<0.001$），生血灵（黄芪、当归、党参、熟地黄、旱莲草、大青叶等）对其则有明显的提升作用（$P<0.001$），提示生血灵能增强 Th 亚群免疫功能，调控细胞因子水平。

（朱文伟　周永明）

【过敏性紫癜的治疗】

高歌对 50 例过敏性紫癜（AP）患者辨证论治（血热型予犀角地黄汤加减，阴虚火旺型选知柏地黄丸加减，气不摄血型予归脾汤加减，脾胃湿热型予清脾除湿饮加减），结果总有效率为 92.0%（46/50）。

王长来将 87 例 AP 随机分为透络散血汤加减治疗组（升麻、金银花、槐花、丹皮、赤芍药、生地黄等）与强的松、异丙嗪对照组，治疗 2 周后，治愈率分别为 91.4%（53/58）、72.4%（21/29），组间比较，$P<0.05$。于影用葛根芩连汤加蝉蜕、犀角、赤芍药治疗 87 例患者，设对照组予强的松，总有效率分别为 100.0%（87/87）、81.6%（71/87），组间比较，$P<0.05$。王培业将 247 例 AP 随机分为脱敏煎加减治疗组 126 例（银柴胡、防风、五味子、乌梅、蝉蜕、茜草等）与复方芦丁、维生素 C 对照组 121 例，结果平均治愈时间分别为（33.7±6.2）d 和（48.7±11.6）d，组间比较，$P<0.01$。吴文霞把 90 例 AP 随机分为凉血消癜汤（紫草、柴胡、丹参、丹皮、生地黄、赤芍药等）治疗组与维生素、潘生丁、赛庚啶对照组，治疗 1 个月后，总有效率分别为 95.8%（46/48）、83.3%（35/42），组间比较，$P<0.05$。

刘国海等用曲普利啶、复方芦丁片、强的松治疗 238 例 AP，其中治疗组 122 例加用凉血消斑汤（紫草、生地黄、茜草、丹参、旱莲草、丹皮等）。结果治疗组总治愈率为 91.0%（111/122），对照组为 81.9%（95/116），组间比较，$P<0.05$。李桂花用糖皮质激素、抗组胺类药物治疗 104 例 AP，其中治疗组 52 例加用败毒饮（生石膏、麦冬、生地黄、水牛角、黄连、黄芩等），结果治疗组总有效率为 92.3%（48/52），对照组为 69.2%（36/52），组间比较，$P<0.01$。孙剑虹等把 65 例 AP 患者随机分为两组，均予赛庚啶、维生素 C、钙剂等治疗，治疗组 33 例加用祛风凉血方（防风、白藓皮、地肤子、白蒺藜、蝉蜕、生地黄等），结果治疗组关节肿痛、紫癜消失时间均明显优于对照组（$P<0.01$）；治疗后 1 个月和 6 个月尿 β2-MG 的改善以治疗组为优（$P<0.05$）；复发率治疗组为 24.2%（8/33），对照组为 46.9%（15/32），组间比较，$P<0.01$。

（周韶虹　周永明）

【白细胞减少症的治疗】

牛玉红用升阳散火汤（人参、黄芪、白芍药、白术、防风、荆芥等）加减治疗 80 例白细胞减少症患者，设对照组予利血生、鲨肝醇。经治 2 个月后，总有效率分别为 88.8%（71/80）、46.1%（35/76），组间比较，$P<0.01$。郜玉太等将 96 例患者随机分为地榆升白片（地榆皂甙、鞣质等组成）治疗组 50 例与利血生对照组 46 例，经治 4 周后，总有效率分别为 78.0%（39/50）、58.7%（27/46），组间比较，$P<0.05$。宋国平等用补中益气汤加减治疗 2 例，服用 12 剂后，白细胞均升至正常。李萍等用当归补血汤加味（黄芪、鸡血藤、党参、当归、白术、何首乌等）治疗肿瘤晚期放化疗所致的白细胞减少症患者 66 例，设对照组予鲨肝醇、利血生，经治 1 个月后，总有效率分别为 90.9%（60/66）、67.6%（23/34），组间比较，$P<0.05$。孟昱用八珍汤加减合利血生治疗抗甲状腺药物所致的白细胞减少症 26 例，设对照组单用利血生。治疗 20 d 后，总有效率分别为 92.3%（24/26）、75.0%（15/20），组间比较，$P<0.05$。

任东峰等将 98 例恶性肿瘤患者随机分为两

组各49例,均用相同的化疗方案,周期均为8 d,治疗组加服脾肾双补汤(黄芪、当归、补骨脂、女贞子、黄精、白术等)。结果治疗组白细胞减少症的发生率为38.8%(19/49),对照组79.6%(39/49),组间比较,$P<0.05$。郑素梅等将恶性肿瘤患者随机分为两组,均采用联合化疗,治疗组加服升白颗粒(黄芪、粳米、炙甘草、阿胶、黑豆、大枣等),连用4周。化疗结束后7 d检测,治疗组白细胞减少发生率为10.0%(2/20),对照组为50.0%(10/20),组间比较,$P<0.05$。

(许　毅　周永明)

【骨髓增生异常综合征的治疗】

徐述等用青黄散(青黛、雄黄)、补肾健脾汤(熟地黄、山药、山萸肉、茯苓、泽泻、补骨脂等)及雄性激素治疗骨髓增生异常综合征(MDS)患者55例,6个月后,总有效率为74.5%(41/55)。许毅等用安雄治疗70例MDS患者,其中治疗组40例加用健脾补肾、凉血解毒药(黄芪、党参、白术、陈皮、熟地黄、菟丝子等),经治6个月后,治疗组总有效率为80.0%(32/40),对照组为50.0%(15/30),组间比较,$P<0.05$;中医证候积分改善以治疗组为优($P<0.01$)。那丽等将25例MDS-RA辨证为肾阳虚型及肾阴虚型,均用补髓生血颗粒(熟地黄、淫羊藿、巴戟天、仙茅、鹿茸、白花蛇舌草等)治疗,设对照组15例予全反式维甲酸(ATRA),经治6个月后,总有效率分别为68.0%(17/25)、66.7%(10/15),疗效相当($P>0.05$),治疗组中肾阳虚型疗效优于肾阴虚型($P<0.05$)。黄中迪等用安雄治疗40例,其中治疗组加用复方参鹿颗粒(红参须、熟附子、肉桂、鹿角片、炙龟版、菟丝子等)。6个月后,治疗组总有效率为85.0%(17/20),对照组为55.0%(11/20),组间比较,$P<0.05$;两组治疗前$CD4^+$数值、NK数值、$CD4^+/CD8^+$比值均低于正常值($P<0.05$),$CD4^+$数值高于正常值($P<0.05$);治疗后治疗组上述指标均有改善,与治疗前相比有显著差异($P<0.05$),对照组治疗前后无显著差异($P>0.05$)。谭国昌等用康力龙、维甲酸等常规治疗MDS患者40例,其中治疗组加用补肾填精方(鹿角胶、龟版、鳖甲、青蒿、阿胶、熟地黄等),3个月后,治疗组总有效率为80.0%(16/20),对照组为70%(14/20),组间比较,$P<0.05$。巩兴军等对58例MDS予ATRA治疗,其中治疗组30例加用生血汤(红参、龟版、鹿角、熟地黄、黑桑椹、制首乌等),结果治疗组总有效率为73.3%(22/30),对照组为34.6%(9/26),组间比较,$P<0.05$。骨髓象的改善以治疗组为优($P<0.05$)。李峻等提出根据MDS预后积分系统(IPSS)分型辨治MDS,低危型MDS(IPSS低危/中危-1型)以健脾益肾为主,佐以少量清解邪毒之品;高危型MDS(IPSS中危-2/高危型)重用解毒化瘀,兼以健脾益肾、益气养血;主张治疗中注意急则治其标,时时固护胃气,辨病辨证相结合。

(孙伟玲　周永明)

【甲状腺功能亢进的治疗及实验研究】

章文平等将80例毒性弥漫性甲状腺肿(Graves病)患者随机分为两组,分别予瘿气灵(太子参、黄芪、麦冬、五味子、夏枯草、酸枣仁等)与他巴唑治疗,均治疗2个月后,总有效率分别为100%(40/40)、85.0%(34/40),以瘿气灵组为优($P<0.05$)。瘿气灵组的血清甲状腺球蛋白抗体(TGAb)、甲状腺过氧化物酶抗体(TPO-Ab)、血清可溶性纤维蛋白粘连系统(sFas)、B细胞淋巴瘤/白血病基因2(Bcl-2)均有改善,优于他巴唑组($P<0.05$)。许进林将98例甲亢患者随机分为中西医组50例与西医组48例,西医组予他巴唑、左甲状腺素钠等治疗,中西医组加用消瘿胶囊(半夏、贝母、夏枯草、海藻、僵蚕、柴胡等),1个月为1个疗程,共治疗3~5个疗程。结果中西医组总有效率为94.0%(47/50),西医组总有效率77.1%(37/48),组间比较,$P<0.05$。焦鹏将60例甲亢初发患者随机分为两组,对照组予他巴唑,治疗组加用甲亢宁胶囊(浙贝母、白芍药、川芎、生牡蛎、夏枯草、柴胡等),经治2年后,治疗组总有效率为86.7%(26/30),对照组为60.0%(18/30),组间比较,$P<0.05$。

胡方林等将50只大鼠随机分组进行观察,结果发现与甲亢模型组相比,甲亢方(黄芪、炒酸枣仁、生地黄、煅牡蛎、白芍药、玄参等)中、高剂量组的血清三碘甲状腺原氨酸(T_3)、甲状腺素(T_4)、游离三碘甲腺原氨酸(FT_3)、游离甲状腺素(FT_4)均降低,促甲状腺激素(TSH)均升高($P<0.05$),尤以高剂量组明显($P<0.001$)。但与西药(丙基硫氧嘧啶)组比较无显著性差异。尹耀慧等将30只大鼠随机分为正常组、甲亢肝阳上亢证组、平肝潜阳药物(制附子、天麻、钩藤、石决明、牡蛎、夏枯草)治疗组,观察FT_3、FT_4、TSH,结果发现治疗组FT_4明显下降($P<0.05$)。并应用差异蛋白质

组技术观察了大鼠肾上腺蛋白质表达谱的变化，对部分差异蛋白质点进行了鉴定。发现治疗组的神经介素B受体(NMBR)的表达、二甲基精氨酸二甲氨基水解酶(DDAH)及苹果酸脱氢酶(MDH)的含量上调，这些蛋白质可能是平肝潜阳药物治疗甲亢肝阳上亢证的作用靶点。提示平肝潜阳法可能通过影响氧自由基、交感-肾上腺髓质功能及能量代谢相关酶来治疗肝阳上亢型甲亢。

(张　丹)

【2型糖尿病的研究】

范朝华等将60例2型糖尿病患者随机分为酸味复方(乌梅、灵芝草、女贞子、白芍)治疗组与金芪降糖片对照组各30例，均治疗8周后，结果总有效率分别为86.7%(26/30)、53.3%(16/30)，组间比较，$P<0.01$。治疗组治疗前后糖化血红蛋白(HbA1C)，空腹血糖(FPG)及餐后2 h血糖(2hPG)均有显著差异($P<0.05$)。2周后治疗组FPG下降较对照组更为明显($P<0.01$)。提示酸味复方降血糖的机理可能与改善炎症状态及促进胰岛素分泌有关。仝小林等以开郁清热法组方(柴胡、黄芩、半夏、白芍药、枳实、大黄等)治疗肥胖2型糖尿病患者248例，进行自身对照研究，疗程为12周。结果降糖有效率为75.0%(186/248)，治疗后FPG、2hPG均有明显下降($P<0.01$)。按不同FPG水平将患者分为3组，发现FPG水平越高者，血糖下降越明显，3组间降糖均数差异显著($P<0.01$)；再按不同2hPG水平将患者分为另外3组，发现2hPG水平越高者，血糖下降越明显，3组间降糖均数差异显著($P<0.01$)。

钱毅等将自发性2型糖尿病大鼠随机分为六味地黄丸干预组和对照组，并设正常对照组，通过口服葡萄糖耐量(OGTT)试验，检测血浆脂联素、血浆胰岛素水平发现，对照组血浆脂联素水平比正常对照组低，与对照组相比，干预组的血浆脂联素水平明显升高($P<0.05$)，研究提示六味地黄丸可能通过促进脂联素表达而升高血浆脂联素水平，改善胰岛素抵抗。

(肖梅华)

【糖尿病肾病的治疗与研究】

林兰等将195例早期糖尿病肾病(DN)患者随机分为两组，治疗组128例予糖微康胶囊(太子参、制大黄、女贞子等)，对照组67例予开博通胶囊，结果总有效率分别为81.3%(104/128)、68.7%(46/67)，组间比较，$P<0.05$。空腹血糖(FPG)、餐后2 h血糖(2hPG)、尿清蛋白排泄率(UAER)、尿糖蛋白(THP)比较，以治疗组为优(P均<0.05)。彭月芹等将辨证为气阴两虚、痰浊内蕴、瘸结阻络型的早期DN患者90例随机分为两组，对照组43例予常规治疗，治疗组47例加用芪蛭消癥胶囊(黄芪、太子参、水蛭、黄连、山药、天花粉等)，结果治疗组总有效率为55.8%(24/43)，对照组为85.1%(40/47)，组间比较，$P<0.01$。治疗组治疗后血液流变学各项指标均明显改善，与治疗前及对照组治疗后比较差异显著($P<0.01$)。徐丽等在控制血糖的基础上，用六黄益津丸(黄芪、生地黄、熟地黄、黄连、大黄、女贞子等)治疗60例，设对照1组(六味地黄丸)和对照2组(单纯控制血糖)观察，结果总有效率分别为93.3%(56/60)、85.0%(51/60)、63.3%(38/60)，以治疗组为优($P<0.01$)。李景旺将76例DN患者随机分为两组，对照组34例予常规治疗，治疗组42例加用升降桂苓汤(白僵蚕、蝉蜕、姜黄、大黄、桂枝、桃仁等)，结果治疗组总有效率为92.9%(39/42)，对照组为73.5%(25/34)，组间比较，$P<0.05$。两组FBG、血清总胆固醇(TC)、甘油三酯(TG)、尿素氮(BUN)、肌酐(Cr)及24 h尿微量白蛋白(24hmALB)均有明显降低，且治疗组更为明显(均$P<0.05$)。

陈璇等选取处于尿微量白蛋白期、辨证为气阴两虚、湿瘀阻络的DN患者72例，随机分为治疗组31例与对照组30例，均予基础治疗。治疗组加用玉葵清颗粒剂(生黄芪、制首乌、黄蜀葵花)，对照组加用安慰剂。结果显示，治疗组倦怠乏力及腰酸痛症状的改善优于对照组(均$P<0.05$)。在治疗4、6、8、10、12个月后，治疗组尿微量白蛋白/尿肌酐(mAlb/Cr)低于同期对照组($P<0.05$)。王刚等将76例辨证为气阴两虚，瘀血阻络的早期DN患者随机分为两组各38例，均予常规治疗。治疗组加服糖肾合剂(黄芪、太子参、生地黄、玄参、麦门冬、石斛等)，对照组加服洛丁新。结果显示治疗组的FPG、2hPG、糖化血红蛋白(HblAc)改善程度明显为优($P<0.01$)。

马晓峰等建立DN大鼠模型并随机分组进行观察，结果栝楼瞿麦丸(栝楼根、瞿麦、山药、茯苓、附子)中、高剂量组的24 h尿蛋白(Upro)较模型组显著降低，栝楼瞿麦丸高剂量组的BUN较模型组显著降低(均 $P<0.05$)。魏聪等建立DN大鼠模型并随机分组,通过动态观察发现,通肾络胶囊(黄芪、生地黄、水蛭、胆南星、大黄、泽兰)可降低糖代谢的起始因素肾脏葡萄糖转运蛋白-1(GLUT-1)的表达,通过抑制蛋白激酶C(PKC)通路的激活而部分截断细胞外基质(ECM)积聚,延缓DN病理改变。吴以岭等发现通肾络胶囊可使DN大鼠转化生长因子-β_1(TGF-β_1)、及转化生长因子βⅡ型受体(TβRⅡ)表达显著降低($P<0.05$),提示其对肾脏的保护作用可能与能够降低TGF-β_1、TβRⅡ的表达,调节ECM代谢机制有关。常风云等将大鼠随机分组,观察结果显示二黄糖肾康(黄芪、大黄、党参、茯苓、水蛭、鬼箭羽等)低、高剂量组与模型组及贝那普利组比较,BUN、血肌酐(Scr)均有显著降低($P<0.01$ 或 $P<0.05$),二黄糖肾康高剂量组肾脏细胞凋亡数目比贝那普利组明显减少($P<0.05$),二黄糖肾康低、高剂量组肾实质凋亡调控因子Fas及Fas-L的表达与贝那普利组比较均有显著降低($P<0.05$ 或 $P<0.01$)。提示二黄糖肾康可能通过影响细胞凋亡及凋亡调控因子Fas与Fas-L来实现对肾功能的保护作用。

(柳　璇)

【糖尿病周围神经病变的治疗】

张亭将120例糖尿病周围神经病变(DPN)患者随机分为两组,均予基础治疗,治疗组加用补阳还五汤加减,对照组加用弥可保肌肉注射,经治45 d后,总有效率分别为90.0%(54/60)、75.0%(45/60),组间比较,$P<0.05$。刘鹏将76例DPN患者随机分为治疗组40例与对照组36例,均予控制血糖等基础治疗,治疗组另予补阳还五汤加鸡血藤、丹参等,对照组另予弥可保口服。经治30 d后,总有效率分别为87.5%(35/40)、61.1%(22/36),组间比较,$P<0.05$。王武军等采用桂枝加葛根汤(桂枝、白芍药、葛根、当归、全蝎、生姜等)治疗30例,设对照组30例予常规治疗,均连用30 d。结果总有效率分别为90.0%(27/30)、70.0%(21/30),组间比较,$P<0.01$。唐春林以消渴解痹汤(人参、生黄芪、桂枝、枳壳、乌梅、石斛等)加减治疗63例,对照组63例予甲钴胺片。经治2个月后,总有效率分别为95.2%(60/63)、71.4%(45/63),组间比较,$P<0.05$。周卫惠将60例DPN患者随机分为两组,均予控制血糖等基础治疗,治疗组加用健脾祛痰散(生黄芪、茯苓、白术、薏苡仁、地龙、水蛭等),对照组加用予弥可保肌肉注射,治疗4周后,总有效率分别为96.7%(29/30)、63.3%(19/30),组间比较,$P<0.01$。治疗组正中神经、胫神经、腓总神经传导速度的改善优于对照组($P<0.01$)。高志生等将80例患者随机分为两组,对照组予常规降糖及维生素B_{12}肌肉注射,治疗组在此基础上予柔肝熄风通络汤(白芍药、天麻、当归、川芎、僵蚕、丝瓜络等),经治15 d后,治疗组总有效率为92.5%(37/40),对照组为35.0%(14/40),组间比较,$P<0.05$。

刘瑞云等以中药浴足方(黄芪、丹参、川芎、当归、桂枝、透骨草等)浴足治疗60例,对照组60例予维生素B_1肌肉注射。连续治疗30 d后,总有效率分别为93.3%(56/60)、48.3%(29/60),组间比较,$P<0.05$。皮肤凉、麻木、疼痛、感觉迟钝等症状的改善以治疗组为优($P<0.05$)。

(袁　琳)

【糖尿病胃轻瘫的治疗与研究】

糖尿病胃轻瘫(DGP)是糖尿病常见慢性并发症之一,又称糖尿病胃麻痹或糖尿病胃潴留,由于胃植物神经病变导致胃动力障碍,出现上腹饱胀感、纳呆、恶心等症状。属中医学"痞满"、"胃痞"等范畴。血糖的控制情况与DGP程度的改善互相影响,控制血糖是治疗本病的基本措施。

杨怀新将195例DGP患者随机分为治疗组99例与对照组96例。治疗组采用补脾益胃理气的中药(党参、茯苓、炒白术、甘草、白豆蔻、怀山药等)为基础方随症加减,对照组予莫沙必利片。结果总有效率分别为89.9%(89/99)、75.0%(72/96),组间比较$P<0.05$。张隽等用疏肝健脾导滞汤(柴胡、白芍药、枳实、竹茹、山栀、茯苓等)治疗76例,对照组74例予莫沙比利。均予常规降糖治疗1个月。结果总有效率分别为96.1%(73/76)、83.8%(62/74),组间比较,$P<0.05$。治疗组胃窦十二指肠消化间期移行性复合运动波(MMC)Ⅰ相持续时间缩短,两组的MMCⅢ相持续时间均较治疗前明显延长,收缩波幅增高,以治疗组为优(均$P<0.05$)。

刘鹏程等将60例DGP患者随机分为两组,均予控制血糖等常规治疗,治疗组加用升阳益胃汤(生黄芪、党参、茯苓、白术、陈皮、半夏等),对照组加用莫沙比利口服。疗程均为4周。结果治疗组腹胀、早饱、厌食的改善率优于对照组,治疗组糖化血红蛋白(HbA_1C)较治疗前下降(均$P<$

0.05)。治疗组治疗前后空腹血浆生长抑素(SS)分泌水平下降显著,与对照组比较有显著性差异(均$P<0.01$),提示升阳益胃汤可抑制DGP患者生长抑素分泌,促进胃肠动力。洪丽莉等将大鼠随机分组并观察血糖变化及胃排空情况。结果发现中药三黄脂消饮(黄芪、黄连、大黄、葛根、丹参、苍术等)组血糖浓度下降、胃排空率升高,与DGP模型组比较有显著差异(均$P<0.05$)。钱秋海等对DGP模型大鼠随机分组,发现糖胃安(生黄芪、白术、葛根、黄连、姜半夏、鸡内金等)高剂量、低剂量组血糖值显著下降,与模型组相比有显著差异($P<0.01$)。糖胃安高剂量、低剂量组5-羟色胺$_{2A}$(5-HT_{2A})受体显著减少,与模型组比较有显著性差异($P<0.01$),而糖胃安高剂量组与吗叮啉组比较也有明显差异($P<0.05$)。表明糖胃安可减少5-HT_{2A}受体的含量,促进胃肠道神经系统对肌细胞的调节。钟毅等将大鼠随机分组并检测血液流变学的相关指标,结果发现蚓激酶组、胃肠舒(党参、炒白术、茯苓、炙甘草、紫苏梗、乌药等)组的血液流变学各项指标均明显低于模型组和止血敏组($P<0.01$,$P<0.05$)。正常组、胃肠舒组大鼠胃窦肌间神经丛中一氧化氮合酶(nNOS)阳性染色面积百分比均显著多于模型组、蚓激酶组及止血敏组($P<0.01$)。穆标等将大鼠随机均分为正常对照组、糖尿病模型组及消痞方(白术、枳实、党参、炒莱菔子等)低、中、高剂量(5 g·kg^{-1}·d^{-1}、10 g·kg^{-1}·d^{-1}、20 g·kg^{-1}·d^{-1})治疗组。观察显示,消痞方中、高剂量组的胃排空率、c-kit阳性细胞含量以及c-kitmRNA表达量较模型组均明显增高(均$P<0.05$)。消痞方可通过调节c-kitmRNA的表达来保护胃Cajal间质细胞(ICC)的正常功能。

(柳　璇)

【高尿酸血症的治疗及实验研究】

1. 临床治疗

张明等将65例痛风性关节炎及间歇期低排泄型高尿酸血症患者随机分两组,治疗组33例予泽苓痛风饮(土茯苓、金钱草、玉米须、茵陈、蚕砂、泽兰等),对照组32例予苯溴马隆,均治疗28 d。结果连续观察8周后,总有效率分别为81.8%(27/33)、56.3%(18/32),组间比较,$P<0.05$。治疗组血尿酸(BUA)较治疗前明显降低($P<0.01$),对照组8周后BUA反弹,与治疗前比较无统计学差异。庞菲等将76例高尿酸血症患者随机分为两组,对照组35例予常规治疗,治疗组41例加用泄浊通痹方(薏苡仁、牛膝、鸡血藤、泽泻、土茯苓、秦皮等)。结果治疗组总有效率为85.4%(35/41),对照组为62.9%(22/35),组间比较,$P<0.05$。

2. 实验研究

高碧珍等将高尿酸血症大鼠分为模型组、四妙散组、二陈汤组、血府逐瘀汤组,设正常对照组检测有关指标。结果发现血府逐瘀汤组BUA水平低于模型组,$P<0.05$。血府逐瘀汤组和四妙散组肌酐(Cr)及尿素氮(BUN)水平均低于模型组,$P<0.01$,以血府逐瘀汤组下降最为明显。高氏等还发现,模型组体重下降,各药物组体重有所恢复,均高于模型组($P<0.01$),以血府逐瘀汤组为最高。各药物组与正常组比较,高密度脂蛋白(HDL)升高,而血府逐瘀汤组显著高于模型组(均$P<0.01$)。研究认为"瘀血"是腺嘌呤制备高尿酸血症大鼠主要的中医证型特点,而活血化瘀能显著改善高尿酸血症大鼠的BUN水平及肾功能。陈光亮等用尿酸、酵母膏分别建立高尿酸血症小鼠模型,随机分为正常组、模型组、加味四妙汤(苍术、黄柏、牛膝、薏苡仁、黄芪、粉萆薢)高(24 g·kg^{-1})、中(12 g·kg^{-1})、低(6 g·kg^{-1})剂量组,苯溴马隆组和别嘌呤醇组。结果观察发现,加味四妙汤高、中剂量组、苯溴马隆组BUA水平较模型组均显著降低($P<0.01$)。陈氏等又以酵母膏制备高尿酸血症大鼠模型,随机分为正常组、模型组、加味四妙汤高(12 g·kg^{-1})、中(6 g·kg^{-1})、低(3 g·kg^{-1})剂量组,苯溴马隆组和别嘌呤醇组。观察发现加味四妙汤高、中剂量组,苯溴马隆组和别嘌呤醇组BUA水平均显著降低,与模型组比较有显著差异($P<0.01$)。与模型组比较,苯溴马隆组,加味四妙汤高、中剂量组的尿尿酸排泄量/血尿酸比值显著增加($P<0.01$或$P<0.05$)。研究提示加味四妙汤抗高尿酸血症的机制可能主要是促进尿酸排泄。李翎等将大鼠随机分为贞草痛风消胶囊(女贞子、决明子、绞股蓝、车前草等)高(13.4 g·kg^{-1})、中(6.7 g·kg^{-1})、低(3.4 g·kg^{-1})剂量组、别嘌醇组、模型对照组、正常对照组。研究发现贞草痛风消胶囊高、中剂量组BUA水平较模型组降低($P<0.01$)。贞草痛风消胶囊各剂量组均能降低肾脏指数,与模型对

照组比较有显著性差异($P<0.01$ 或 $P<0.05$)，与别嘌醇组比较也有显著差异($P<0.001$)。

(晏　飞)

【偏头痛的治疗】

冯睿以建瓴汤(牛膝、山药、生赭石、生龙骨、生牡蛎、生地黄等)为基础方治疗65例患者，设对照组61例予尼莫地平片，均治疗20 d。结果总有效率分别为89.2%(58/65)、72.1%(44/61)，组间比较，$P<0.05$。梁晋芳将81例患者随机分为两组，治疗组42例予芎芷石膏汤合桃红四物汤加减(川芎、白芷、菊花、生石膏、赤芍药、天麻等)治疗，对照组39例给予卡马西平和西比灵，均治疗20 d，结果总有效率分别为95.2%(40/42)、74.4%(29/39)，组间比较，$P<0.01$。杨淑英等将160例肝郁型偏头痛患者随机分为两组，治疗组81例用疏肝解郁中药(柴胡、白芍药、当归、牡丹皮、焦栀子、茯苓等)治疗，对照组79例予氟桂嗪及扶他林，治疗4周后，总有效率分别为96.3%(78/81)、26.6%(21/79)，组间比较，$P<0.01$。师会等将93例辨证为肝阳上亢的偏头痛患者随机分为治疗组46例和对照组47例，分别予宁痛片(地龙、蜈蚣、全蝎、钩藤、石决明、菊花)与尼莫地平治疗，经治14 d后，总有效率分别为97.83%(45/46)、82.98%(39/47)，组间比较，$P<0.01$。以国际通用的简明麦克吉尔疼痛问卷(SF-MPQ)进行临床评价，结果显示治疗后治疗组的头痛程度、头痛持续时间、每月头痛发作次数均明显低于对照组($P<0.05$)。王爱凤等将72例肝阳上亢型偏头痛患者随机分为两组，治疗组予清脑熄风消痛颗粒(天麻、钩藤、珍珠母、全蝎、石膏、白芍药等)，对照组予养血清脑颗粒，疗程均为60 d。结果总有效率分别为97.2%(35/36)、91.7%(33/36)，组间比较，$P<0.05$。两组治疗后大脑前动脉(ACA)、大脑中动脉(MCA)、大脑后动脉(PCA)、椎动脉(VA)血流速度均较治疗前改善($P<0.05$)，治疗组ACA、MCA、VA血流速度改善较对照组更为明显($P<0.05$)。

(熊　俊)

【急性脑梗死的治疗与研究】

马先军将167例急性脑梗死(ACI)患者随机分为两组，对照组57例予基础治疗，治疗组110例加用清温饮(黄连、黄芩、黄柏、栀子、生地黄、当归等)。结果治疗组总有效率为88.1%(97/110)，对照组66.7%(38/57)，组间比较，$P<0.01$。治疗组治疗后的血脂、血流变学各项指标较治疗前均有所改善；与对照组比较，C-反应蛋白(CRP)明显降低($P<0.01$)，提示清温饮对神经元有保护作用。韩正雪将60例ACI患者随机分为两组，对照组予西医常规治疗，治疗组加用地龙胶囊，疗程均为28 d。结果治疗组总有效率为93.3%(28/30)，对照组为73.3%(22/30)，组间比较，$P<0.05$。治疗组的神经功能缺损(ESS)评分、梗死后脑组织的继发性出血发生率均低于对照组($P<0.05$，$P<0.01$)。谢春荣等用生脉注射液、香丹注射液和化痰蠲饮中药(瓜蒌、胆南星、半夏、陈皮、茯苓、猪苓等)联合治疗ACI患者162例，与单纯川芎嗪注射液静脉滴注的对照组83例比较，结果总有效率分别为85.2%(138/162)、72.3%(60/83)，组间比较，$P<0.01$。李国平将66例ACI患者随机分为两组，对照组予西医基础治疗，治疗组加用益气活血通络汤(黄芪、三七粉、大黄、地龙、水蛭、川芎等)口服及高压氧治疗。结果治疗组总有效率为91.7%(33/36)，对照组为73.3%(22/30)，组间比较，$P<0.05$。治疗组内皮素-1(ET-1)下降、一氧化氮(NO)升高，与对照组比较有显著差异($P<0.05$)，ESS评分明显低于对照组($P<0.01$)。周萍等将80例ACI患者(脱落8例)随机分为治疗组和对照组各36例，治疗组口服或鼻饲中风防治灵免煎颗粒(太子参、制何首乌、水蛭、全蝎、决明子、胆南星等)，对照组口服蛭龙血通胶囊。结果总有效率分别为94.4%(34/36)、86.1%(31/36)，组间比较，$P<0.05$。

牛永义将ACI患者60例随机分为两组，均予常规治疗，治疗组予加味星蒌承气汤(全瓜蒌、胆南星、天竺黄、竹茹、生大黄、枳实等)，治疗4周后，治疗组ESS评分与Barthel指数的改善程度均优于对照组($P<0.01$)。黄居科等将133例ACI患者随机分为两组，对照组64例予常规治疗，研究组69例加用丹参注射液。观察发现，研究组超氧化物歧化酶(SOD)的活性在ACI早期即逐渐恢复，1周时基本达到正常范围，且血浆脂质过氧化物(LPO)含量在早期就降低到正常水平($P<0.05$)。徐因等将66例ACI患者随机分为两组，均采用卒中单元模式治疗方案，治疗组36例加用虫类中药(全蝎、地龙、水蛭、土鳖虫、穿山甲、蜈蚣等)，观察显示，除红细胞比积外，治疗组血小板聚集率，全血高切及中切黏度、纤维蛋白原

较对照组明显降低($P<0.01$,$P<0.05$)。提示虫类中药能改善ACI患者的血液流变学指标。蒙兰青等选择ACI患者62例,随机分为PNS干预组32例和对照组30例,均予常规治疗,PNS组加用血塞通注射液(主要成分是三七总皂甙),治疗3周后观察,PNS组血清肿瘤坏死因子(TNF-α)、白介素-6(IL-6)活性水平较对照组降低($P<0.05$),NIHSS评分较对照组显著改善,Barthel指数评分则明显高于对照组($P<0.01$)。

(沈德美)

【脑卒中后抑郁的治疗】

裴清华等将60例脑卒中后抑郁(PSD)血瘀型患者随机分为治疗组与对照组各30例,分别以益肾疏肝、调气解郁的颐脑解郁方(刺五加、栀子、郁金、益母草等)与逍遥散(柴胡、当归、白芍药、益母草等)治疗。结果总显效率分别为93.3%(28/30)、70.0%(21/30),组间比较,$P<0.01$。治疗组治疗前后的汉密尔顿抑郁量表(HAMD)评分比较,有显著差异($P<0.01$),治疗组HAMD评分显著低于对照组($P<0.01$)。张静将106例PSD患者随机分为两组,治疗组72例予解忧安神汤(柴胡、香附、石菖蒲、远志、茯苓、白术等),对照组34例口服黛立新。结果有效率分别为97.2%(70/72)、85.3%(29/34),组间比较,$P<0.05$。神经功能缺损改善以治疗组为优($P<0.05$)。孙伟等将66例PSD患者随机分为两组,治疗组34例用益气温阳活血的中药(黄芪、黄精、葛根、川芎、当归、石菖蒲等)治疗,对照组32例用氟西汀,疗程均为8周。结果在第2、4周时两组总体疗效相当,在第8周时总有效率分别为91.2%(31/34)、71.9%(23/32),组间比较,$P<0.05$。神经功能缺损和日常生活能力的改善以治疗组为优($P<0.05$)。

(鲍健欣)

【类风湿关节炎的治疗与研究】

王宝泉等将169例类风湿关节炎(RA)患者随机分为治疗组108例及对照组61例,分别用加味四妙勇安丸(银花藤、玄参、当归、生甘草、白芍药、清风藤等)和雷公藤多甙片治疗。结果总有效率分别为95.4%(103/108)、67.2%(41/61),组间比较,$P<0.01$。张在勤等将133例RA患者随机分为两组,治疗组88例予通络除痹汤(海风藤、羌活、独活、防己、红花、桂枝等),对照组45例予痛痹片,均治疗3个月。结果总有效率分别为94.3%(83/88)、80.0%(36/45),组间比较,$P<0.01$。

李征选取辨证为湿热痹阻型的RA患者102例,随机分为痰热清组、清开灵组及穿琥宁组各34例。经治14 d后,痰热清组及清开灵组CRP、ESR较治疗前均有显著改善($P<0.05$或$P<0.01$),痰热清组改善程度更为明显($P<0.01$)。与清开灵组、穿琥宁组相比,痰热清组的湿热痹阻证证候积分缓解最为明显($P<0.05$)。陈月将76例RA患者随机分成两组各38例,对照组予雷公藤片口服,治疗组在此基础上加用防己黄芪汤(防己、黄芪、甘草、白术、大枣、姜片),共治疗16周。结果治疗组4周后关节肿胀数明显减少($P<0.05$),8周后关节肿胀数、关节疼痛数、晨僵时间等均有显著改善($P<0.05$或$P<0.01$)。治疗后4周和8周后,治疗组的ESR、RF、CRP均有降低都有明显降低($P<0.05$或$P<0.01$)。与对照组比较,治疗后4周和8周后,ESR及RF均明显降低($P<0.05$或$P<0.01$)。

唐玲等将大鼠随机分组,观察宽叶荨麻提取物对足跖肿胀度等指标的影响。结果与模型组相比,宽叶荨麻水提物和醇提物高、中、低浓度组可以不同程度的减轻大鼠原发侧和继发侧足跖肿胀度以及关节炎指数。宽叶荨麻水提取物高浓度组对大鼠RA的抑制作用最强,强于雷公藤组,与模型组相比有极显著性差异($P<0.001$)。黄颖等建立大鼠模型,观察各组大鼠关节组织中血管内皮生长因子(VEGF)的表达。结果与模型组比较,宣痹汤(防己、杏仁、滑石、连翘、栀子、薏苡仁等)组关节炎症指数降低($P<0.05$)。免疫组化检测显示宣痹汤组着色强度减弱,VEGF阳性细胞明显减少。邵成文等将大鼠随机分为三藤散(鸡血藤、青风藤、忍冬藤、红三七、苍术、黄柏等)高、中、低剂量($12.0\ g\cdot kg^{-1}$、$6.0\ g\cdot kg^{-1}$、$3.0\ g\cdot kg^{-1}$)组及雷公藤多甙组、模型组和空白组。结果显示,三藤散三剂量组足肿胀度明显小于模型组($P<0.05$或$P<0.01$)。检测白介素-1β(IL-1β)、肿瘤坏死因子-α(TNF-α)含量显示,三藤散高、中、低剂量组与模型组比较均有显著性差异($P<0.01$或$P<0.05$)。提示三藤散可通过降低IL-1β、TNF-α的含量而减少致炎因子的产生。陈蕊等将大鼠随机分组进行检测,结果芍药甘草附子汤(白芍、炙甘草、炮附子)组与模型组比较,IL-1β、前列腺素E_2(PGE_2)明显降低($P<$

0.01，$P<0.05$)。提示芍药甘草附子汤能降低大鼠中血清的IL-1βPGE$_2$含量，改善关节的病理损害。

(康欣欣)

【重症肌无力的治疗与研究】

陈金亮等用参茸强力散(鹿茸、人参、淫羊藿、马钱子、麻黄、菟丝子等)治疗Ⅱa型重症肌无力患者40例，对照组38例予强的松片，结果总有效率分别为92.5%(37/40)、68.4%(26/38)，组间比较，$P<0.05$。

刘萍等将雌性Lewis大鼠随机分组，采用双向电泳-质谱分析技术观察中药对大鼠差异表达蛋白水平的影响。结果与模型组比较，中药复方健肌宁(黄芪、枸杞、何首乌、白术、当归、柴胡等)组的细胞凋亡双向调节因子、醛还原酶1(ALRⅠ)、真核生物翻译起始因子4B(eIF-4B)表达水平发生了较明显变化($P<0.05$，$P<0.01$)。提示健肌宁可抑制ALRⅠ、eIF-4B的表达，同时可能通过下调细胞凋亡双向调节因子的表达水平，抑制细胞(尤其是骨骼肌细胞)的凋亡来降低肌肉损伤。

刘友章等简介了历代医家对重症肌无力的认识，探析了重症肌无力的脾虚湿热病机，提出在峻补脾胃的同时，要重视清热化湿。

(张　洁)

【失眠的治疗与研究】

老膺荣等通过《黄帝内经》对不寐病机的论述，提出不寐的基本病机是“卫气运行障碍、入阴不利”，基本治则是“扶阳助卫”。马赟认为对于非器质性失眠患者应采用分时治疗方案，在半夏秫米汤的基础上，加入桂枝汤以调和营卫。在日间(尤以早上)以益卫补气药为主，桂枝汤中桂枝和白芍药比例为2∶1，以推动卫气运行而加强能量代谢；晚间进服滋阴养营药，桂枝汤中桂枝和白芍药比例为1∶2，以延长卫气在阴分运行而改善睡眠。

唐晓军等将60例阴虚火旺型失眠症患者随机分为两组各30例，治疗组予百乐眠胶囊(百合、刺五加、首乌藤、合欢花、珍珠母、石膏等)，对照组予天王补心丸，均治疗14 d。结果总有效率分别为73.3%(22/30)、43.3%(13/30)，组间比较，$P<0.05$。陈平将77例心脾两虚证失眠患者随机分成两组，治疗组39例予调理安神汤(夜交藤、鸡血藤、茯苓、龙骨、扁豆、灵芝、猪苓等)，对照组38例口服谷维素片。治疗30 d后，总有效率分别为97.4%(38/39)、63.2%(24/38)。组间比较，$P<0.05$。

邵继红等选择无器质性病变，每天睡眠少于240～300 min为主症的64例患者随机分为枣花丹合剂(生酸枣仁、炒酸枣仁、落花生枝叶、丹参)组与红糖水对照组各32例，4周后，结果枣花丹合剂组SWS睡眠结构比改变，夜间睡眠Ⅰ、Ⅱ期减少，Ⅲ、Ⅳ期增加；夜间觉醒次数减少，总睡眠时间明显增加。与对照组相比，均$P<0.05$。枣花丹合剂组SWS睡眠的连续性好、周期性显著，优于对照组。提示枣花丹合剂可增加夜间慢波睡眠。

李尔逊等观察磁朱丸(磁石、朱砂、神曲)对失眠大鼠睡眠时相的影响，发现大鼠觉醒时间明显减少，睡眠总时间延长，主要表现为延长慢波睡眠Ⅱ期(SWS_2)和快动眼睡眠(REMS)。表明磁朱丸有提高睡眠质量的作用。

朱红霞等收集近13年中国期刊全文数据库中治疗失眠中药方剂，对其中药使用频率、剂量大小进行统计分析。结果：① 用药频率高的药为酸枣仁、甘草、夜交藤、柴胡、茯苓、当归、白芍药、川芎、合欢皮、远志等；② 其中五味子、半夏、黄芩、栀子、丹参、柴胡、酸枣仁等药临床实际用量比教材剂量大，生地、大枣、合欢皮、郁金等实际用量比教材剂量小。治疗失眠中药使用频率较高的是养心安神、行气活血、清热泻火、滋阴降火等类药，其中部分药物使用剂量的大小与中药教材有所不同，值得临床重视。

(许　良)

【血管性痴呆的研究】

蔡建伟提出血管性痴呆(VD)的病理关键是瘀血阻脑，痰浊蒙窍，发生及演变的核心环节是痰瘀互结，痹阻脑络，基本治则是清毒护脑，活血化痰。姚龙华认为VD的病因病机是痰瘀痹阻脑络，气机郁滞为标，肝肾亏虚，元气不足，髓海不充为本；初期或年轻患者多以标实为主，后期或年老患者多为本虚标实；治宜逐瘀化痰，醒脑开窍，搜剔通络，疏肝理气，补精填髓，益气健脾。李志强等认为VD与五脏有明显的内在联系，基本治法是补肾益智、心脾同治、祛痰开窍，辅以补肝疏肝平肝，亦不可忽视治肺；并以涤痰汤加减从五脏论治，取得了较好疗效。宫洪涛等将VD分为平台、波动和下滑3期从脏腑论治。主张平台期宜补肾填精，培源固本；波动期主治肝，疏肝理脾，涤痰逐瘀;下滑期重在解毒降浊,宜防生诸变。梁文慧等认为VD认知功能障碍的病因病机是肾虚髓空,脑府失养;脾虚失运,痰浊上扰清窍;肝气郁结,痰蔽神明;思虑过度,劳伤心脾,主要病理机制是神志不宁及瘀血阻滞清窍,提出补肾填精法、健脾化痰法、解郁化痰通窍法、健脾养心安神法、活血通窍法等治法。

赵志坤等将103例VD患者随机分为益智聪明方(制首乌、天麻、胆南星、坤草、丹参、石菖蒲等)组和脑复康组,设健康对照组观察发现,结果益智聪明方组总胆固醇(TC)、三酰甘油、低密度脂蛋白(LDL-C)水平降低,高密度脂蛋白(HDL-C)升高(均$P<0.05$),两组内皮素(ET-1)、一氧化氮(NO)水平均下降,以益智聪明方组为优($P<0.05$)。李长生等选取VD患者80例予首乌益智胶囊(何首乌、益智、黄芪、丹参、水蛭、地龙等),设对照组予脑复康。评定结果显示,治疗组简易智能量表(MMSE)、长谷川智力量表(HDS)、韦氏记忆量表(WMS)积分上升,日常生活自理能力量表(ADL)积分下降($P<0.05$,$P<0.01$)。治疗组TC、LDL-C均降低($P<0.01$,$P<0.05$),HDL-C升高($P<0.05$),量表及血脂改善情况均优于对照组($P<0.05$)。

张国雄等对痰瘀互阻型血管性痴呆(VD)患者进行颅多普勒(TCD)检测,结果35例中有32例血流速度增快或减慢,频谱波形改变,为高阻型、动脉硬化表现。TCD检测不但可为早期诊断VD提供参考,而且可为中医辨证分型提供客观依据。

郑素霞等研究发现,经当归芍药散(当归、芍药、川芎、茯苓、泽泻、白术)灌胃的VD小鼠的学习成绩、游全程时间和记忆成绩错误次数优于脑复康组($P<0.05$)。两组的超氧化物歧化酶(SOD)均升高,丙二醛(MDA)均降低($P<0.05$或$P<0.01$),当归芍药散组MDA含量较脑复康组更低($P<0.05$)。汪锐等用天地精丸(天麻、地龙、黄精、石菖蒲、女贞子、水蛭等)改善VD脑功能状态,恢复智能;动物实验也表明天地精丸治疗后的大鼠潜伏期延长和错误次数明显降低,学习记忆能力明显加强,提示其能改善VD动物的学习记忆能力及提高智力。

(李成文)

【精神分裂症的中西医结合治疗与研究】

李勇将64例以阴性症状为主的精神分裂症患者随机分为研究组和对照组各32例,均口服利培酮,研究组加用达营汤(大黄、赤芍药、莪术)。治疗3个月后,研究组的显效率为68.8%(22/32),对照组为31.3%(10/32),组间比较,$P<0.05$。研究组阴性症状量表(SANS)及其分量表分值变化较治疗前有显著性差异($P<0.05$),其中阴性症状因子、情感迟钝、情感交流障碍以及被动/淡漠、社交退缩因子分值比对照组低($P<0.05$)。陈振华等将120例患者随机分为两组,均口服利培酮,试验组加用壮阳胶囊(附子、巴戟天、淫羊藿、仙茅、肉桂、干姜等),对照组加用安慰剂胶囊。均治疗8周。结果除脱落4例外,试验组总有效率为55.2%(32/58),对照组为36.2%(21/58),组间比较,$P<0.05$。试验组的社会功能、抑郁症状及认知功能优于对照组($P<0.05$或$P<0.01$)。杨晓以中药解郁开窍丸(青礞石、夜交藤、珍珠母、磁石、生龙骨、生牡蛎等)配合西药治疗精神分裂症患者88例,对照组84例单用西药,治疗30 d后,总有效率分别为90.9%(80/88)、71.4%(60/84),组间比较,$P<0.05$。

高存友等将已获显著临床疗效进步的72例慢性精神分裂症患者随机分为两组,均口服利培酮片,研究组35例加用扶正开窍口服液Ⅱ号(附子、肉桂、干姜、炙甘草、人参、丹参等),连续治疗30 d。结果研究组威斯康星卡片分类测验(WCST)分类数和正确应答数评分升高,测验总应答数评分下降($P<0.05$);韦氏记忆量表(WMS)的再认、联想、理解因子分和记忆因子商数分升高(P均<0.05);阳性阴性症状量表(PANSS)反应缺乏和阴性因子分均降低(均$P<0.05$)。

万红娇等将大鼠随机分为正常组、精神分裂症模型组、温胆汤组,通过检测白介素-2(IL-2),超氧化物歧化酶(SOD)、丙二醇(MDN),测定小鼠胸腺和脾脏指数和刻板行为评分,发现与模型组比较,温胆汤组大鼠刻板行为在20 min后受到抑制($P<0.05$)。温胆汤组血浆中IL-2含量,胸腺和脾脏指数均高于模型组($P<0.05$),血浆SOD较模型组有所增高,MDN含量较模型组有所下降($P<0.05$),提示温胆汤能提高精神分裂症模型鼠免疫调节能力,减轻氧自由基引起的损伤。

(鲍健欣)

[附] 参 考 文 献

B

包晓星,金伟民,张莉. 培元活血通淋法治疗慢性肾盂肾炎 31 例观察[J]. 实用中医药杂志,2008,24(2):81

C

蔡光先,郑爱华,胡学军. 滋阴活血润肠法治疗老年习惯性便秘 60 例疗效观察[J]. 中国中医药科技,2008,15(4):306

蔡建伟. 清毒活血化痰是治疗血管性痴呆的基本法则[J]. 辽宁中医药大学学报,2008,10(7):34

曹毅,冯欣,王博,等. 慢性肺源性心脏病失代偿期中医治疗思路[J]. 新中医,2008,40(9):11

常东,樊亚巍,陶永胜,等. 肠易激综合征的中医虚实证型与血浆脑肠肽水平变化的相关性研究[J]. 中国中西医结合消化杂志,2008,16(5):299

常风云,赵玉庸,张金虎,等. 二黄糖肾康对糖肾病大鼠肾脏保护作用的研究[J]. 辽宁中医杂志,2008,35(1):144

常加松,魏凯峰,潘云. 升降散治疗急性肺损伤作用的实验研究[J]. 广州中医药大学学报,2008,25(1):54

常加松,魏凯峰。徐德国. 升降散对急性肺损伤大鼠细胞间黏附分子-1 表达的影响[J]. 辽宁中医药大学学报,2008,10(1):132

陈翠萍,王子耀. 消蛋白方联合西药治疗慢性肾炎蛋白尿 46 例[J]. 福建中医药,2008,39(3):10

陈光亮,段玉光,李莉,等. 加味四妙汤对高尿酸血症和痛风性关节炎防治作用的实验研究[J]. 中国实验方剂学杂志,2008,14(3):48

陈浩,王佑华,邹长鹏,等. 祛瘀解毒益气方治疗重症脓毒症的临床研究[J]. 上海中医药大学学报,2008,22(2):30

陈洪洲. 中西医结合治疗原发性血小板减少性紫癜 60 例总结[J]. 湖南中医杂志,2008,24(3):15

陈金亮,杨晓黎. 参茸强力散治疗Ⅱa 型重症肌无力疗效观察[J]. 辽宁中医杂志,2008,35(5):733

陈平. 调理安神汤治疗心脾两虚证失眠 39 例[J]. 江西中医药,2008,39(7):38

陈蕊,林大勇,付勇强,等. 芍药甘草附子汤对类风湿关节炎大鼠的免疫调节作用[J]. 中华中医药学刊,2008,26(5):1081

陈斯宁,黄美杏,韦思尊,等. 益气活血汤对慢性肺心病急性加重期患者血内皮素-1 和一氧化氮水平影响的研究[J]. 新中医,2008,40(7):42

陈璇,余江毅."玉葵清"干预治疗早期 2 型糖尿病肾病的临床研究[J]. 江苏中医药,2008,40(7):48

陈月. 防己黄芪汤合雷公藤片治疗类风湿关节炎的疗效观察[J]. 四川中医,2008,26(1):72

陈振华,王高华,陈仁云,等. 壮阳胶囊对阴性症状为主的精神分裂症认知功能的影响[J]. 中华中医药学刊,2008,26(9):1889

陈智远. 自拟黄芪补肾饮对老年肾病综合征患者提高血浆蛋白的疗效观察[J]. 中华实用中西医杂志,2008,21(13):1107

程晓昱,董梅,胡高文,等. 怡脉颗粒对家兔动脉粥样硬化斑块及 MMP-9 的影响[J]. 中西医结合心脑血管病杂志,2008,6(8):925

储亚庚,顾建国,顾炳岐,等. 纾萎方治疗慢性萎缩性胃炎的临床研究[J]. 中国中西医结合消化杂志,2008,16(2):74

褚福永,王阶,姚魁武,等. 冠心病心绞痛中西医结合临床疗效评价指标及方法的研究现状和思考[J]. 辽宁中医杂志,2008,35(10):1611

D

邓达荣. 疏肝健脾化痰法治疗非酒精性脂肪肝 75 例临床研究[J]. 国医论坛,2008,23(1):17

邓泽洪. 中西医结合治疗原发性肾病综合征 48 例临床观察[J]. 中医药导报,2008,14(2):30

董大华,刘云芹,冷庆大,等. 益气化痰祛瘀法治疗不稳定性心绞痛疗效观察[J]. 浙江中西医结合杂志,2008,18(7):400

董桂青,王桂春. 苓甘五味姜辛汤合二陈汤加减治疗咳嗽变异性哮喘 60 例[J]. 国医论坛,2008,23(5):24

董秋立,张绪洪,杨亚陪. 脑心通对动脉粥样硬化兔血管细胞黏附分子-1 影响的研究[J]. 辽宁中医杂志,2008,35(4):494

董旭,陈分乔,梅建强. 高血压病中医辨证分型与 C-反应蛋白及白细胞介素-6 的关系[J]. 中国中医急症,2008,17(4):483

杜群,李红,王汝俊,等. 溃结灵对溃疡性结肠炎大鼠结肠黏膜 TLR4 蛋白水平的作用[J]. 世界华人消化杂志,2008,16(5):522

杜艳茹,刘启泉,王淑杰,等. 英连降胃汤治疗反流性食管炎 126 例临床研究[J]. 河北中医药学报,2008,23(3):22

F

范朝华,杨宏杰,赵嘉晶. 酸味中药复方对 2 型糖尿

病血糖影响的临床研究[J]. 辽宁中医药大学学报，2008：10(3)：83

范恒，段曾云，庄雄，等. 乌梅丸对溃疡性结肠炎大鼠结肠组织 NF-κBp65 的影响[J]. 世界华人消化杂志，2008，16(8)：896

范顺心，李亚丛，高记华. 结肠舒加减治疗老年习惯性便秘 80 例[J]. 新中医，2008，40(3)：80

范占民. 芍药甘草汤加味治疗习惯性便秘 56 例[J]. 河北中医，2008，30(8)：829

方思远，方振千. 十枣参芪苍牛汤治疗肝硬化腹水 36 例[J]. 中国中医药科技，2008，15(4)：260

方志坚，温慰，刘艳. 痰热清注射液治疗急性上呼吸道感染 71 例临床观察[J]. 中国中医急症，2008，17(5)：603

费晓燕，谢建群，郑昱，等. 疏肝饮对腹泻型肠易激综合征模型大鼠胃动素和胆囊收缩素的影响[J]. 上海中医药杂志，2008，42(4)：63

冯睿. 建瓴汤治疗偏头痛 65 例[J]. 江苏中医药，2008，40(4)：39

付彦新，周回珍. 中西医结合治疗肝硬化腹水 30 例观察[J]. 实用中医药杂志，2008，24(4)：244

G

高碧珍，李延平，李灿东，等. 不同方药对高尿酸血症大鼠模型黄嘌呤氧化酶及肾功能的影响[J]. 中华中医药杂志，2008，23(2)：97

高碧珍，李延平，李灿东，等. 不同中医治法方药对高尿酸血症大鼠体重及生化指标的影响[J]. 中国中医药科技，2008，15(3)：180

高存友，甘景梨，杨代德，等. 扶正开窍口服液对慢性精神分裂症患者记忆和执行功能的影响[J]. 中医杂志，2008，49(9)：397

高歌. 辨证治疗过敏性紫癜 50 例疗效观察[J]. 河北中医，2008，30(1)：35

高会丽，李贻奎，仝燕，等. 冠心Ⅱ号系列方对大鼠心肌梗死的实验研究[J]. 陕西中医，2008，29(2)：231

高洁，魏国玲，陈茜，等. 皱肺平喘胶囊治疗慢性阻塞性肺病肺肾双虚证 54 例[J]. 陕西中医，2008，29(8)：947

高志生，谢国艳. 柔肝熄风通络汤治疗糖尿病周围神经病变 40 例疗效分析[J]. 实用中医药杂志，2008，24(1)：4

郜玉太，秦国祥. 地榆升白片治疗白细胞减少症 96 例疗效观察[J]. 光明中医，2008，23(2)：206

耿军，蒋连庆. 补肾益肺法治疗慢性肺源性心脏病 46 例临床观察[J]. 四川中医，2008，26(5)：49

宫洪涛，牛磊，孙秀丽. 从脏腑论治血管性痴呆[J]. 中华中医药学刊，2008，26(9)：1924

龚占悦，吴茜茜，刘红静. 益胃消增胶囊对慢性萎缩性胃炎大鼠胃泌素生长抑素的影响[J]. 辽宁中医药大学学报，2008，10(9)：141

巩兴军，常健菲，马新宇，等. 生血汤治疗骨髓增生异常综合征 56 例临床观察[J]. 中国现代医药杂志，2008，10(2)：83

郭春兰，孙凤. 紫茜胶囊治疗特发性血小板减少性紫癜 120 例临床观察[J]. 黑龙江中医药，2008，37(3)：9

H

韩达伟. 疏肝清降制酸汤治疗反流性食管炎 52 例疗效观察[J]. 云南中医中药杂志，2008，29(8)：12

韩正雪，赖光强，张维，等. 地龙胶囊治疗急性脑梗死 30 例临床观察[J]. 新中医，2008，40(7)：35

郝建梅，陈香妮. 甲苓饮治疗阴虚型肝硬化腹水的临床研究[J]. 中西医结合肝病杂志，2008，18(2)：68

何航，华海婴，徐宏平. 川芎嗪对人肝星状细胞凋亡与基质金属蛋白酶抑制因子-1mRNA 表达的影响[J]. 辽宁中医杂志，2008，35(10)：1447

何开家，钟正贤，周桂芬，等. 肝必康胶囊对实验性肝损伤的作用研究[J]. 中国实验方剂学杂志，2008，14(4)：50

何素琴. 中西医结合治疗肝硬化腹水 35 例疗效观察[J]. 四川中医，2008，26(7)：58

贺松其，文彬，吕志平，等. 保肝宁对肝纤维化模型大鼠肝组织瘦素受体及其 JAK2/STAT3 信号通路的影响[J]. 广州中医药大学学报，2008，25(1)：60

洪丽莉，连至诚，许冠荪，等. 三黄脂消饮对糖尿病胃轻瘫大鼠血糖和胃排空率的影响[J]. 实用医学杂志，2008，24(8)：1316

洪素兰，邵雷，张惠娟. 肝舒乐片对非酒精性脂肪肝大鼠肝脏脂质过氧化的影响[J]. 辽宁中医杂志，2008，35(5)：788

洪燕珠，周昌乐，许家佗，等. 慢性疲劳综合征的中西医研究概述[J]. 光明中医，2008，23(10)：1622

侯霄雷，李白翎，赵雷，等. 血府逐瘀胶囊对急性心肌梗死再灌注后心肌及内皮素-1、一氧化氮/一氧化氮合酶体系影响的实验研究[J]. 中西医结合学报，2008，6(4)：381

呼敏凤，尚立芝，韦大文. 川芎嗪预处理对心肌缺血再灌注损伤大鼠保护作用的实验研究[J]. 上海中医药杂志，2008，42(4)：66

胡方林，刘仙菊，易法银，等. 益气滋阴方调节甲亢模型大鼠甲状腺激素的实验研究[J]. 现代中西医结合杂志，2008，17(25)：3902

黄洁，李慧，付友金，等. 牛珀至宝微丸对内毒素急性肺损伤水通道蛋白表达的影响[J]. 新中医，2008，40(10)：99

黄金炎，管昌益. 自拟益心方治疗阵发性房颤 42 例

[J]. 福建中医药,2008,39(2): 37

黄居科,陈明振,吴良贵,等. 丹参对急性脑梗死血浆脂质过氧化物含量和超氧化物歧化酶活性的影响[J]. 现代中西医结合杂志,2008,17(21): 3281

黄颖,周刚,谢婷,等. 宣痹汤对Ⅱ型胶原诱导的关节炎大鼠关节组织 VEGF 的影响[J]. 安徽中医学院学报,2008,27(2): 27

黄中迪,邱仲川,陈珮,等. 复方参鹿颗粒治疗骨髓增生异常综合征的临床观察[J]. 辽宁中医杂志,2008,35(6): 865

黄梓平,林汉楠. 退热生津汤治疗病毒性上呼吸道感染并高热 60 例疗效观察[J]. 中国中医急症,2008,17(4): 451

J

江劲波,袁通春,赵复锦,等. 再生复血汤治疗慢性再生障碍性贫血 80 例临床观察[J]. 湖南中医药大学学报,2008,28(3): 51

江劲波,朱久宜,伍伟. 红藤合剂灌肠治疗溃疡性结肠炎(湿热内蕴型)47 例临床观察[J]. 新中医,2008,40(6): 69

焦鹏. 甲亢宁防治甲状腺功能亢进症复发临床研究[J]. 河北中医,2008,30(2): 153

金玉龙. 五子固肾胶囊治疗难治性肾病综合征的临床研究[J]. 中国中西医结合肾病杂志,2008,9(5): 429

K

孔维萍,阎小萍. 补肾强督法对强直性脊柱炎患者骨密度、骨代谢影响的临床研究[J]. 新中医,2008,40(10): 36

寇毅英,扎西多杰,李永芳,等. 藏药三味檀香散对大鼠心肌缺血-再灌注损伤的抗氧化作用[J]. 中药材,2008,31(7): 1013

L

老膺荣,杨志敏,李艳等. 卫气不利成失眠扶阳助卫治不寐——从《黄帝内经》论不寐的基本病机及治则[J]. 辽宁中医药大学学报,2008,10(5): 23

李宝玲,赵福润,刘丽君. 血脑欣胶囊对急性缺血性中风患者血浆内皮素及降钙素基因相关肽的干预作用[J]. 中华中医药杂志,2008,23(11): 1002

李长生,李军,关新华,等. 首乌益智胶囊治疗血管性痴呆 80 例临床研究[J]. 中国老年学杂志,2008,28(4): 369

李超渝,傅清芳,胡勇. 中西医结合治疗慢性急性发作 60 例分析[J]. 中国实用医药,2008,3(19): 121

李尔逊,孙春宇,李延利,等. 磁朱丸对失眠大鼠睡眠时相的影响[J]. 中国中医药导报,2008,5(2): 20

李桂花. 中西医结合治疗过敏性紫癜临床研究[J]. 河南中医学院学报,2008,23(5): 50

李国平. 高压氧配合益气活血通络汤治疗急性脑梗死 36 例[J]. 河北中医,2008,30(5): 465

李汉文,黄成辉,梁文,等. 强直性脊柱炎中西医结合治疗前后磁共振对比[J]. 实用医学杂志,2008,24(10): 1704

李建华,冯丕敏,沈建国,等. 清开灵注射液治疗上呼吸道感染疗效观察[J]. 辽宁中医药大学学报,2008,10(3): 72

李景旺. 升降桂苓汤治疗糖尿病肾病 42 例疗效观察[J]. 河北中医,2008,30(6): 573

李军祥,张玉禄,朱陵群,等. 益气活血法对大鼠萎缩性胃炎癌前病变基因表达差异基因表达谱的影响[J]. 世界华人消化杂志,2008,16(29): 3261

李俊,王大伟,严夏,等. 冠心病不稳定型心绞痛中医证候与 C-反应蛋白和基质金属蛋白酶-9 关系的研究[J]. 辽宁中医药大学学报,10(2): 102

李峻,孙伟玲,周永明. 中医药分型辨治骨髓增生异常综合征[J]. 辽宁中医杂志,2008,35(12): 1841

李翎,方永奇,邹衍衍. 贞草痛风消胶囊治疗高尿酸血症的药效研究[J]. 中国实验方剂学杂志,2008,14(7): 48

李萍,吴华. 当归补血汤加味治疗化疗后白细胞减少症 66 例[J]. 陕西中医,2008,29(8): 951

李启秀. 小柴胡汤加减治疗反流性食管炎临床观察[J]. 中国中医药信息杂志,2008,15(6): 61

李瑞池,刘树贤,佟立新,等. 丹金舒肝胶囊对肝纤维化模型大鼠转化生长因子 β_1 mRNA 的影响[J]. 辽宁中医杂志,2008,35(9): 1417

李涛,郝解贺,阎青云,等. 痰热清注射液治疗重症昏迷发热病人 40 例[J]. 中西医结合心脑血管病杂志,2008,6(1): 120

李万平,李晓冰,黄新武,等. 灵芪鳖肝液对急性肝损伤内毒素和氧自由基的作用[J]. 时珍国医国药,2008,9(3): 657

李向顺. 老年习惯性便秘 240 例辨证治疗体会[J]. 黑龙江中医药,2008,39(3): 11

李杨帆,齐防,刘红旭. 不稳定心绞痛患者不同中医证候的血浆 FIB 水平回顾性分析[J]. 首都医科大学学报,2008,29(2): 181

李勇. 达营汤治疗精神分裂症阴性症状临床观察[J]. 辽宁中医药大学学报,2008,10(7): 92

李征. 痰热清注射液治疗类风湿关节炎湿热痹阻证临床观察[J]. 中国中医急症,2008,17(5): 620

李志强,赵国平. 从五脏论治血管性痴呆[J]. 四川中医,2008,26(9): 29

李灼光. 柴平汤治疗反流性食管炎临床观察[J]. 中医

药临床杂志，2008，20(4)：371

梁晋芳.芎芷石膏汤合桃红四物汤加减治疗偏头痛42例[J].山西中医，2008，24(7)：19

梁群，刘叉宁，吴海坤.化纤胶囊治疗肺间质纤维化的临床研究[J].中医药信息，2008，25(5)：71

梁润英，黄金娜，赵文峰.明清时期中风病外治方药规律的文献研究[J].中国中医基础医学杂志，2008，14(10)：729

梁润英.中西医对肥胖认识的比较[J].光明中医，2008，23(11)：1649

梁文慧，郭娜.血管性认知功能障碍中医诊疗思路[J].新中医，2008，40(9)：12

梁晓夏.小青龙汤在肺心病中的应用体会[J].光明中医，2008，23(9)：1337

梁学琳，王治宇，李晓林，等.中药结肠透析治疗非酒精性脂肪肝疗效观察[J].浙江中西医结合杂志，2008，18(6)：340

林庚庭，魏克民，梁卫青，等.蚕沙提取物对再生障碍性贫血小鼠细胞因子影响的实验研究[J].中国中医药科技，2008，15(2)：117

林兰，倪青，刘喜明，等.糖微康胶囊治疗早期2型糖尿病肾病195例临床研究[J].医学研究杂志，2008，37(1)：46

林寿宁，王振常，梁尧，等.壮肝逐瘀煎对肝纤维化大鼠TGF-β1及TβRⅠ/ⅡmRNA表达的影响[J].中国中医基础医学杂志，2008，14(5)：357

林雪娟，陈群，莫传伟，等.心病瘀血舌与ET及NO的相关性研究[J].上海中医药大学学报，2008，22(5)：37

林毅，宁险峰，于文，等.黄芪皂苷Ⅳ对急性心肌梗死大鼠心肌胶原含量的影响[J].中国药学杂志，2008，43(11)：833

刘爱平，杨安平，张晓林，等.芦荟多糖预处理对兔心肌缺血再灌注损伤的保护作用[J].广东医学，2008，29(6)：916

刘宝山，顾民华，王兴丽，等.补肾化瘀活血法促进再生障碍性贫血小鼠骨髓基质细胞黏附分子表达的影响[J].中国中医基础医学杂志，2008，14(9)：657

刘成海，宣红萍，陶艳艳，等.基于FN/整合素信号途径探讨扶正化瘀方抑制肝星状细胞活化的作用机制[J].上海中医药杂志，2008，42(1)：3

刘国海，张贵田，张晓云，等.凉血消斑汤配合西药治疗过敏性紫癜122例[J].陕西中医，2008，29(4)：454

刘洪波.痰热清治疗慢性阻塞性肺疾病急性发作期60例临床观察[J].中国中医急症，2008，17(4)：448

刘剑刚，董国菊.气血并治方提取物对ApoE基因缺陷小鼠动脉粥样硬化病理形态和基质金属蛋白酶-1及其抑制物表达的影响[J].中国药学杂志，2008，43(22)：1700

刘江月，王海英，肖海龙，等.益肾生血饮对肾性贫血患者红细胞系及铁代谢的影响[J].中国中西医结合肾病杂志，2008，9(6)：535

刘鹏.加味补阳还五汤治疗糖尿病周围神经病变40例[J].浙江中医杂志，2008，43(8)：451

刘鹏程，王建中，祝梅君，等.升阳益胃汤对2型糖尿病胃轻瘫患者生长抑素的影响[J].现代中西医结合杂志，17(9)：1297

刘萍，丁旭峰，章怡袢，等.健肌宁对实验性重症肌无力大鼠胸腺差异表达蛋白谱的影响[J].中华中医药学刊，2008，26(1)：66

刘瑞云，赵鹏台.中药浴足治疗糖尿病周围神经病变120例[J].光明中医，2008，23(3)：347

刘树军，黄静娟.二陈汤及桃红四物汤对非酒精性脂肪肝CYP2E1活性影响的实验研究[J].中华中医药杂志，2008，23(8)：729

刘晓芳，徐利，刘娜，等.黑芝麻和黑豆色素提取物对急性肝损伤的保护作用[J].中国实验方剂学杂志，2008，14(5)：68

刘训峰，陈玉昌.中西医结合治疗顽固性肝硬化腹水48例[J].山西中医，2008，24(7)：32

刘艳，王坤根，叶武.痰瘀共治对大鼠动脉粥样硬化斑块的影响及其可能机制[J].中华中医药学刊，2008，26(7)：1466

刘毅.葛根素注射液治疗不稳定型心绞痛临床观察[J].中国中医急症，2008，17(5)：579

刘银花，陈秀琴，沈婕，等.溪黄草配伍虎杖煎剂对大鼠实验性肝损伤的保护作用[J].时珍国医国药，2008，9(2)：334

刘友章，宋雅芳，蓝海，等.重症肌无力脾虚湿热病机探析[J].中华中医药学刊，2008，26(2)：229

柳文，龚雨萍，朱凌宇，等.健脾清肠方对溃疡性结肠炎的临床疗效及对Fas/FasL的影响.中国中西医结合消化杂志，2008，16(1)：32

鹿英杰.滋阴清热法防治特发性血小板减少性紫癜激素依赖的临床观察[J].山东中医药大学学报，2008，32(1)：44

鹿中华，王锦权，陶晓根，等.川芎嗪对脓毒症大鼠肝细胞线粒体保护作用的实验研究[J].中国中西医结合急救杂志，2008，15(2)：85

罗集，杨传华，李艳.原发性高血压血瘀证血小板活化对血管内皮功能的影响[J].山东中医药大学学报，2008，32(4)：300

罗梅宏，周永明，胡明辉，等.生血合剂干预下免疫介导再障小鼠骨髓核因子κB表达变化[J].中国实验方剂学杂志，2008，14(10)：50

骆杰伟，唐仪，陈慧，等.高血压病血瘀证患者MTHFR基因C677T多态性的研究[J].北京中医药大学

学报,2008,31(5):351

M

马骏,石月萍,赵建宇.温阳通脉方预处理对心肌缺血再灌注大鼠MDA及SOD的影响[J].中西医结合心脑血管病杂志,2008,6(6):664

马丽红,周宪梁,曲家珍,等.中西医结合治疗扩张型心肌病临床疗效观察[J].中国中医急症,2008,17(8):1036

马先军.汉方清温饮治疗急性脑梗死临床研究[J].首都医药,2008,15(2):32

马晓峰,张建梅,周霞继,等.栝楼瞿麦丸对糖尿病肾病大鼠肾脏保护作用的实验研究[J].天津中医药,2008,25(3):220

马玉德,万桔梅.中西医结合治疗特发性血小板减少性紫癜51例疗效观察[J].云南中医中药杂志,2008,29(4):15

马赟.从《黄帝内经》理论探讨分时调营卫治疗非器质性失眠[J].时珍国医国药,2008,19(6):1497

毛德文,龙富立,邱华,等.既病防变思想在肝衰竭治疗中的运用[J].江苏中医药,2008,40(10):16

毛敏华.慢性肺源性心脏病证治纂要[J].实用中医内科杂志,2008,22(2):19

蒙兰青,韦叶生,韦世革,等.三七总皂甙对急性脑梗死患者血清TNF-α和IL-6水平的影响[J].中国康复医学杂志,2008,23(3):205

蒙杏泽,朱小晓.中西医结合治疗肝硬化腹水90例[J].江西中医药,2008,39(4):52

孟春歌.中西医结合治疗过敏性紫癜性肾炎45例[J].光明中医,2008,23(6):754

孟昱.中西医结合治疗抗甲状腺药物致白细胞减少症[J].吉林中医药,2008,28(6):422

苗阳,赵文静,荆鲁,等.中西医结合治疗慢性心力衰竭的回顾性分析[J].中国中西医结合杂志,2008,28(5):406

莫其农,黄涛,方晓艺,等.软肝冲剂对肝纤维化大鼠组织金属蛋白酶抑制剂的影响[J].中西医结合肝病杂志,2008,18(3):160

穆标,曲竹秋,刘之武,等.消痞方对糖尿病胃轻瘫大鼠胃c-kit基因表达变化的影响[J].中国中西医结合急救杂志,2008,15(4):229

穆学同,李耀东.自拟益肠汤口服联合中药灌肠治疗慢性溃疡性结肠炎80例[J].中医杂志,2008,49(6):562

N

那丽,徐萍,杨薇,等.补髓生血颗粒.对慢性再生障碍性贫血患者血清酪氨酸激酶-3配体和纤维连接蛋白的影响[J].中国中西医结合杂志,2008,28(7):648

那丽,雍延礼,洪茜.补髓生血颗粒干预骨髓增生异常综合征-难治性贫血患者疗效及血清FL的研究[J].中医药信息,2008,25(3):55

牛永义.中药早期干预治疗缺血性脑卒中痰热腑实证疗效观察[J].中国中医急症,2008,17(7):894

牛玉红.升阳散火汤治疗白细胞减少症80例[J].陕西中医,2008,29(6):685

O

欧阳海春,吴沃栋,钟冬梅,等.安宫牛黄丸及类方预处理对兔心肌缺血及再灌注损伤保护的作用研究[J].现代医院,2008,8(7):25

P

庞菲,王先敏,马俊,等.泄浊通痹方对高尿酸血症临床疗效观察[J].新疆中医药,2008,26(3):15

裴清华,唐启盛,程远.益肾调气法治疗脑卒中后抑郁(血瘀型)临床研究[J].吉林中医药,2008,28(7):487

裴胜,孙艳平.孔伯华先生应用石膏的临床经验[J].北京中医药大学学报(中医临床版),2008,15(3):37

彭月芹,孔祥芬,李秋英,等.芪蛭消癥胶囊治疗早期糖尿病肾病90例[J].河北中医,2008,30(3):236

Q

齐有莉,赵海英,房建国,等.天麻醒脑胶囊联合桂利嗪治疗血管神经性头痛的疗效观察及安全性评价[J].现代中西医结合杂志,2008,17(23):3616

钱秋海,王志程,赵懿,等.糖胃安对四氧嘧啶糖尿病胃轻瘫模型大鼠5-色胺$_{2A}$受体的影响[J].中国中药杂志,2008,33(5):541

钱毅,薛耀明,李佳,等.六味地黄丸对自发性2型糖尿病大鼠血浆脂联素水平的影响[J].南方医科大学学报,2008,28(1):34

邱林军.中西医结合治疗急性肾盂肾炎50例[J].实用中西医结合临床,2008,8(4):54

R

任德权,郭扬芳.中医治疗原发性血小板减少性紫癜57例[J].光明中医,2008,23(8):1207

任东峰,万晓燕,王会仓.脾肾双补汤预防化疗所致白细胞减少49例疗效观察[J].吉林中医药,2008,28(1):32

芮国华,刘振义,刘勇,等.六味地黄丸对老年慢性支气管炎急性发作期患者T淋巴细胞亚群的影响[J].吉林中医药,2008,28(8):75

S

沙国胜,路孝军,霍爱民.疏肝清热汤治疗慢性萎缩

性胃炎 160 例[J]. 山东中医杂志,2008,27(10):670

邵成文,陈光,程晶,等. 三藤散对类风湿关节炎模型大鼠抗炎作用及机制的实验研究[J]. 中医药信息,2008,25(4):82

邵继红,贺弋,姬景堂,等. 枣花丹合剂对失眠症夜间慢波睡眠影响的研究[J]. 辽宁中医杂志,2008,35(6):896

邵燕燕. 健脾利湿益肾法治疗慢性肾炎蛋白尿 42 例[J]. 陕西中医,2008,29(5):531

沈蓉,陈益丹,张志雄,等. 原发性高血压病中医辨证分型与心率变异性关系的探讨[J]. 中华中医药杂志,2008,23(5):453

师会,王磊. 宁痛片治疗偏头痛 93 例临床疗效观察[J]. 天津中医药,2008,25(4):281

石君杰,戴玉英,徐发莹,等. 逍遥散对肠易激综合征大鼠内脏高敏感性的影响[J]. 浙江中西医结合杂志,2008,18(1):23

石君杰,王海云,戴玉英,等. 逍遥散对肠易激综合征大鼠腹壁肌电活动紊乱调节作用的机制探讨[J]. 浙江中医杂志,2008,43(3):139

史大卓,徐浩,殷惠军,等. "瘀"、"毒"从化——心脑血管血栓性疾病病因病机[J]. 中西医结合学报,2008,6(11):1105

宋国平,陆明. 补中益气汤加减治疗白细胞减少症[J]. 新疆中医药,2008,26(2):86

苏艳丽,王红,张淑文,等. 中药芪参活血颗粒治疗重度脓毒症的疗效观察[J]. 中国中西医结合杂志,2008,28(3):209

孙剑虹,徐串联. 中西医结合治疗过敏性紫癜 65 例疗效观察[J]. 浙江中西医结合杂志,2008,18(4):222

孙良华,李群,王树庆,等. 慢性萎缩性胃炎胃黏膜 EGF、VEGF、PCNA 与中医证型关系的研究[J]. 中国中西医结合杂志,2008,28(3):225

孙士玲,王祥麒,党辉,等. 仙连颗粒治疗特发性血小板减少性紫癜的临床研究[J]. 河南中医学院学报,2008,(6):139

孙维峰,徐伟,孙桂华. 军人功能性消化不良 110 例中医证型及病因分析[J]. 人民军医. 2008,51(11):702

孙伟,包祖晓,张远怀,等. 益气温阳活血法治疗脑卒中后抑郁 34 例临床观察[J]. 福建中医药,2008,39(1):1

孙晓平,彭德东. 中西医结合治疗肝硬化腹水 52 例疗效观察[J]. 临床和实验医学杂志,2008,7(6):106

T

谭国昌,刘亚娟. 中西医结合治疗骨髓增生异常综合征 40 例[J]. 山东中医杂志,2008,27(5):330

唐春林. 自拟消渴解痹汤治疗糖尿病周围神经病变 63 例[J]. 广西中医药,2008,31(4):20

唐光钰,唐今尧. 益肾活血解毒法治疗慢性肾小球肾炎 40 例临床观察[J]. 世界中医药,2008,3(3):138

唐华平,郝月琴,王宏,等. 加味玄麦甘桔汤治疗咳嗽变异性哮喘 100 例临床观察[J]. 中国实验方剂学杂志,2008,14(10):64

唐玲,周渊,王炜,等. 宽叶荨麻抗类风湿关节炎的研究[J]. 时珍国医国药,2008,19(4):777

唐晓军,刘波,曲立. 百乐眠胶囊治疗阴虚火旺型失眠症[J]. 光明中医,2008,23(8):1155

唐兴荣,李素君. 脾肾阳虚型高血压患者胰岛素抵抗、性激素及 β_2-微球蛋白的特点研究[J]. 广州中医药大学学报,2008,25(3):193

唐志医,王琼艳. 滋肾通淋汤治疗慢性肾盂肾炎 30 例临床观察[J]. 中医药导报,2008,14(2):28

陶红卫,姜洪玉. 血府逐瘀汤加减治疗咳嗽变异性哮喘 50 例疗效观察[J]. 山西中医,2008,24(9):16

陶兴,孙伟. 通阳利水法在肾病综合征中的应用[J]. 中国中西医结合肾病杂志,2008,9(5):451

陶艳艳,陈园,陈高峰,等. 当归补血汤不同配比组方的抗肝纤维化作用[J]. 上海中医药大学学报,2008,22(1):40

田正良,韦永宏,方改英,等. 升板胶囊治疗慢性特发性血小板减少性紫癜的实验研究[J]. 陕西中医,2008,29(7):922

仝小林,董柳,毕桂芝,等. 开郁清热法治疗肥胖 2 型糖尿病降糖疗效研究[J]. 吉林中医药,2008,28(1):7

W

万红娇,杨翠萍,贺又舜,等. 温胆汤对精神分裂症模型鼠的免疫调节及抗氧化的影响[J]. 江西中医学院学报,2008,20(2):58

万迎新,张铁忠. 原发性高血压患者血管紧张素原基因 M235T 与中医证候分型的关系[J]. 中国中西医结合杂志,2008,28(1):36

汪锐,李智杰. 天地精丸对血管性痴呆大鼠学习记忆能力及 NO、NOS 的影响[J]. 中国中医急症,2008,17(6):813

王爱凤,王伟民,赵彦青. 清脑熄风消痛颗粒治疗偏头痛 36 例[J]. 上海中医药杂志,2008,42(9):20

王宝泉,宫红花. 加味四妙勇安丸治疗类风湿关节炎临床研究[J]. 实用中医药杂志,2008,24(7):412

王策,王继合. 半夏泻心汤加减治疗反流性食管炎 70 例疗效观察[J]. 河北中医,2008,30(5):493

王长来. 透络散血汤治疗过敏性紫癜 58 例[J]. 中国中医急症,2008,17(3):393

王东生,唐发清,肖长江,等. 茵陈五苓散抗大鼠动脉粥样硬化作用机理探讨[J]. 中医杂志,2008,49(1):67

王刚,陈志强,郭晓玲,等. 糖肾合剂治疗早期糖尿病

肾病 38 例疗效观察[J]. 河北中医,2008,30(5):462

王见义. 半夏泻心汤加减治疗溃疡性结肠炎 64 例临床观察[J]. 光明中医,2008,23(4):403

王建湘,程丑夫,尹树忠. 舒冠滴丸治疗不稳定型心绞痛气虚寒凝血瘀痰阻证的临床研究[J]. 中西医结合心脑血管病杂志,2008,6(6):631

王阶,何庆勇,李海霞,等. 815 例不稳定型心绞痛中医证候的因子分析[J]. 中西医结合学报,2008,6(8):788

王军,田岳风,程生辉. 葛根素治疗不稳定性心绞痛疗效的系统评价[J]. 光明中医,2008,23(4):399

王培业. 脱敏煎加减治疗过敏性紫癜 126 例[J]. 光明中医,2008,23(9):1310

王权胜,郑泽棠,潘恩山,等. 中药在急腹症脓毒症围手术期的应用对照观察[J]. 辽宁中医杂志,2008,35(1):61

王武军. 柴胡加龙骨牡蛎汤治疗不稳定型心绞痛合并室性期前收缩 65 例疗效观察[J]. 新中医,2008,40(3):49

王武军. 桂枝加葛根汤治疗糖尿病周围神经病变 30 例临床观察[J]. 中国中医药信息杂志,2008,15(2):77

王醒. 小柴胡汤对原发性血小板减少性紫癜小鼠的干预作用[J]. 河南中医学院学报,2008,23(2):22

王学东,胡荣昕,叶放,等. 复方芪珠片对急性肝损伤和肝纤维化的实验研究[J]. 辽宁中医药大学学报,2008,10(4):150

王一飞,李伯华,张明,等. 中西医结合分期综合治疗痛风性关节炎的随机对照临床研究[J]. 中西医结合学报,2008,6(6):576

王颖,王和平. 金莲花片对上呼吸道感染 100 例临床观察[J]. 中国中医基础医学杂志,2008,14(6):449

王振常,王丽,毛德文,等. 壮肝逐瘀煎对肝纤维化大鼠 NF-κBmRNA 表达的影响[J]. 辽宁中医药大学学报,2008,10(7):134

王振茹,王振强,张永. 中西医结合治疗肺念珠菌病 120 例临床观察[J]. 河北中医,2008,30(1):58

王至婉,李建生,王明航,等. 基于文献的慢性阻塞性肺疾病急性加重期证候要素分布规律的研究[J]. 中华中医药杂志,2008,23(4):325

韦红巧,杨林杰,李连达. 冠心Ⅱ号对急性心肌梗死大鼠心肌损伤和心肌酶的影响[J]. 时珍国医国药,2008,19(7):1552

卫蓉,何宣华,张雅丽,等. 苦碟子抗大鼠肝纤维化的实验研究[J]. 陕西中医,2008,29(3):375

魏聪,吴以岭,贾振华,等. 通肾络胶囊对糖尿病肾病大鼠肾脏蛋白激酶 C 通路及细胞外基质成分的影响[J]. 中华中医药学刊,26(2):271

巫全胜,王凯君. 肃肺润肠汤加味治疗老年习惯性便秘 50 例[J]. 新中医,2008,40(11):82

吴蔚,王彬,高峰. 从"治未病"谈慢性阻塞性肺疾病的中医防治[J]. 中国中医基础医学杂志,2008,(10):6

吴文霞. 凉血消癜汤治疗过敏性紫癜 48 例[J]. 陕西中医,2008,29(8):1025

吴秀艳,王天芳,赵燕,等. 抑郁症、慢性乙型肝炎、慢性肾功能衰竭中医证候要素组合规律的文献研究[J]. 中国中医基础医学杂志,2008,14(10):763

吴以岭,魏聪,王宏涛,等. 通肾络胶囊对糖尿病肾病大鼠肾脏转化生长因子-β1 及其Ⅱ型受体表达的影响[J]. 江苏中医药,2008,40(2):74

吴奕富. 穿破石对四氯化碳致小鼠急性肝损伤的保护作用[J]. 福建中医学院学报,2008,18(3):30

吴毅伟,王慧敏,刘岩. 补肾化石汤治疗尿路结石疗效观察[J]. 辽宁中医药大学学报,2008,10(5):84

吴玉生,张道杰,李建军,等. 解毒化瘀方对脓毒症大鼠蛋白 CmRNA 表达及血浆蛋白 C 活性的影响[J]. 山东大学学报·医学版,2008,46(4):382

武慧,张琳. 中西医并用治疗咳嗽变异性哮喘的临床研究[J]. 北京中医药大学学报,2008,31(2):135

武洁,陈雁,蒋俊丽,等. 加味木防己汤治疗慢性肺源性心脏病 68 例疗效观察[J]. 四川中医,2008,26(1):68

X

向少伟,向春来,石宏斌,等. 肾炎康汤治疗慢性肾小球肾炎 48 例临床观察[J]. 新中医,2008,40(1):32

项立军,张文铠. 益气化瘀方治疗气虚型慢性肾小球肾炎 45 例[J]. 实用中医内科杂志,2008,22(5):37

解宇环,沈映君,金沈锐,等. 荆芥挥发油对急性肺损伤大鼠肺组织病理形态及 NF-κB、IκB 含量的影响[J]. 华西药学杂志,2008,23(3):274

谢春荣,齐锡友,李连英,等. 益气活血化痰蠲饮法治疗急性脑梗死疗效分析[J]. 实用中医药杂志,2008,24(2):73

谢辉,罗尧岳,周小青,等. 血府逐瘀汤及其拆方对动脉粥样硬化兔血脂、血流动力学的影响[J]. 湖南中医药大学学报,2008,28(2):13

谢建群,张涛,郑昱,等. 清肠栓对大鼠溃疡性结肠炎 caspase-3 影响的研究[J]. 中成药,2008,30(3):340

谢少龙. 理肺益气方治疗慢性阻塞性肺疾病肺动脉高压临床观察[J]. 中国中医急症,2008,17(6):731

谢绍武,胡友元,何其发,等. 扶正消鼓汤治疗肝硬化腹水疗效观察[J]. 中医药临床杂志,2008,20(2):147

行延霞,李跃进,王钧,等. 参芎注射液治疗慢性肾小球肾炎 38 例临床观察[J]. 山西医药杂志,2008,37(4):379

邢铭友,刘璐,钱冬斌,等. 枸杞糖肽治疗非酒精性脂肪肝的临床研究[J]. 中西医结合肝病杂志,2008,18(2):83

徐丽，刘彩霞，刘瑞云，等. 六黄益津丸治疗糖尿病肾病的临床观察[J]. 河北中医，2008，30(7)：702

徐述，胡晓梅，许勇钢，等. 青黄散加补肾健脾中药治疗骨髓增生异常综合征的临床观察[J]. 中国中西医结合杂志，2008，28(3)：216

徐桐柏，邵娜，杨力宁. 中西医结合治疗慢性支气管炎急性发作临床观察[J]. 实用中医药杂志，2008，24(2)：100

徐因，樊建平，孟令坡. 虫类中药对急性脑梗死患者血液流变学的影响[J]. 中国中医急症，2008，17(7)：890

许进林. 消瘿胶囊治疗甲状腺功能亢进症临床观察[J]. 光明中医，2008，23(4)：467

许毅，周永明，黄振翘，等. 健脾补肾、凉血解毒法为主治疗 MDS－RA 40 例临床研究[J]. 新中医，2008，40(9)：69

许银姬，林琳，何德平，等. 培土生金法对慢性阻塞性肺病稳定期患者营养状况及血清瘦素的影响[J]. 新中医，2008，40(8)：29

Y

阎晟玺，杨金国，韩燕. 止酸方治疗反流性食管炎疗效观察[J]. 现代中西医结合杂志，2008，17(28)：4412

杨长青，孙鹏远，李天洙，等. 小青龙汤对油酸致豚鼠急性肺损伤低氧血症的预防作用[J]. 中国医院药学杂志，2008，28(3)：172

杨成志，狄灵，聂丹丽，等. 肝舒汤对非酒精性脂肪肝大鼠脂质过氧化的影响[J]. 云西安交通大学学报(医学版)，2008，29(3)：336

杨大男. 心可舒片治疗阵发性心房颤动的临床观察[J]. 辽宁中医药大学学报，2008，10(9)：112

杨怀新. 补脾益胃理气法治疗糖尿病胃轻瘫 99 例临床观察[J]. 甘肃中医，2008，21(7)：15

杨金蓉，沈慎，宋军，等. 川芎挥发油对啤酒酵母发热模型大鼠下丘脑 cAMP 含量的影响[J]. 中国中医急症，2008，17(7)：961

杨惊宇，杨鹏，张三印. 葛根素对心肌梗死大鼠心肌 iNOS，eNOS 蛋白表达及 AKT 磷酸化水平的影响[J]. 世界科学技术-中医药现代化，2008，10(3)：43

杨淑英，梁瑞阁. 疏肝解郁法治疗肝郁型偏头痛 81 例疗效观察[J]. 河北中医，2008，30(5)：486

杨晓. 中西医结合治疗精神分裂症 88 例[J]. 四川中医，2008，26(3)：17

杨晓砚，刘晓亚. 中西医结合治疗活动期系统性红斑狼疮 72 例疗效观察[J]. 新中医，2008，40(3)：43

杨勇，傅晓青，董礼文，等. 益气补肺方对急性肺损伤大鼠 ET－1 和 MIF 水平的影响[J]. 浙江临床医学，2008，10(4)：437

杨周瑞. 肺心病缓解期中医治未病的临床研究[J]. 辽宁中医杂志，2008，35(9)：1366

姚红艳. 肾愈汤治疗慢性肾盂肾炎 60 例[J]. 中国中医药信息杂志，2008，15(4)：73

姚龙华. 血管性痴呆辨治心法[J]. 四川中医，2008，26(3)：37

叶中峰. 益气化瘀法治疗原发性血小板减少性紫癜疗效观察[J]. 山西中医，2008，24(5)：17

伊红丽，梁晓霞. 通塞脉片干预治疗对颈动脉粥样斑块大鼠脂联素等血管危险因子的影响[J]. 新中医，2008，40(6)：102

尹耀慧，易振佳，钟广伟，等. 平肝潜阳药物治疗甲亢肝阳上亢证大鼠肾上腺差异蛋白质组学分析[J]. 中华中医药学刊，2008，26(6)：1172

于文娟. 中西医结合治疗顽固性肾病综合征 40 例[J]. 实用中医内科杂志，2008，22(5)：56

于影. 葛根芩连汤加味治疗过敏性紫癜 174 例临床观察[J]. 实用中西医结合临床，2008，8(3)：59

余建玮，薛汉荣，洪广祥，等. 益气温阳护卫法对哮喘大鼠 IL－4/STAT6 信号通路的影响[J]. 中华中医药杂志，2008，23(12)：1082

余行俭，王瑞玲. 复方黄芪饮治疗慢性肾小球肾炎的疗效观察[J]. 光明中医，2008，23(10)：1494

袁杰. 炙甘草汤对大鼠在体心肌缺血-再灌注损伤后左心功能及抗氧化酶的影响[J]. 时珍国医国药，2008，19(2)：411

袁兴建. 活血温阳药足浴结合内服中药治疗慢性肺源性心脏病[J]. 现代中西医结合杂志，2008，17(21)：3329

Z

翟玉荣，黄燮南，于小凤，等. 注射用苦碟子对心肌缺血再灌注损伤大鼠心肌酶和血黏度的影响[J]. 中药药理与临床，2008，24(2)：53

詹继红，吴晓勇. 单味淫羊藿对再生障碍性贫血大鼠细胞因子的影响[J]. 辽宁中医药大学学报，2008，10(3)：120

张北平，刘思德，李明松，等. 溃疡性结肠炎内镜分型与黏膜组织学分期与中医虚实证候的相关性研究. 中国消化内镜，2008，2(3)：5

张彩，丁涛，李赫楠，等. 解毒活血方对实验性萎缩性胃炎大鼠血浆 ET－1 的影响[J]. 河北中医药学报，2008，23(3)：9

张存林. 胃Ⅱ方治疗慢性萎缩性胃炎 51 例疗效观察[J]. 上海中医药杂志，2008，42(6)：35

张帆，李凌冰. 生血汤治疗慢性再生障碍性贫血及对 T 细胞免疫的影响[J]. 山东中医杂志，2008，27(7)：453

张国雄，连新福，韩凡. 35 例痰瘀互阻型血管性痴呆的经颅多普勒分析[J]. 新中医，2008，40(6)：64

张红珍,李丽,刘亚明. 补阳还五汤对动脉粥样硬化模型主动脉基质金属蛋白酶表达量的影响[J]. 中国中医急症,2008,17(5):649

张华东,赵冰,王映辉,等. 谢海洲"治痹三要四宜"学术思想之信息化研究[J]. 湖北中医杂志,2008,30(11):5

张冀萃,刘文全. 脂肝消治疗非酒精性脂肪肝的临床观察[J]. 天津中医药,2008,25(2):113

张静. 自拟解忧安神汤治疗卒中后抑郁 72 例疗效观察[J]. 中国医药导报,2008,5(12):50

张隽,陈华. 疏肝健脾导滞汤治疗糖尿病胃轻瘫 76 例[J]. 江西中医药,2008,39(5):31

张玲端,任幼红,马兴荣. 高血压病分期及中医证型与血浆同型半胱氨酸的关系[J]. 南方医科大学学报,2008,28(8):1494

张明,王一飞,刘胜芬. 泽苓痛风饮治疗痛风性关节炎间歇期低排泄型高尿酸血症 33 例[J]. 陕西中医,2008,29(8):1000

张宁. 中药 990 复方治疗非酒精性脂肪肝的临床观察[J]. 中国医院药学杂志,2008,28(7):555

张亭. 补阳还五汤治疗糖尿病周围神经病变 60 例[J]. 天津中医药,2008,25(3):216

张婉,潘振伟,冯铁明,等. 苦参碱对缺血性心室肌细胞快速延迟整流钾电流的作用[J]. 中国药理学通报,2008,24(3):322

张文东,许有志,金莉. 小承气汤合清金化痰汤治疗慢性阻塞性肺疾病急性加重期 42 例[J]. 中医药临床杂志,2008,20(1):39

张艳,胡晓虹,杨关林,等. 定心胶囊对房颤大鼠心房肌组织 Ca^{2+}-ATP 酶及 Cx40 基因表达影响的实验研究[J]. 中华中医药学刊,2008,26(1):13

张燕萍,苗青,晁燕,等. 苏黄止咳胶囊治疗咳嗽变异性哮喘的随机对照多中心临床研究[J]. 中医杂志,2008,49(6):504

张永,王伟芹,孙玉莉,等. 柔肝抑纤饮加用二至丸抗小鼠肝纤维化形成的对比研究[J]. 中华中医药学刊,2008,26(7):1479

张永锋,吴正治,熊鹰,等. 结肠康泰对溃疡性结肠炎大鼠结肠黏膜细胞增殖及周期的影响[J]. 中国中西医结合消化杂志,2008,16(1):18

张瑜,卜平,孔桂美,等. 肠易激综合征中医病证与肠胆囊收缩素、细胞癌基因 fos、P 物质的相关性[J]. 中医杂志,2008,49(9):803

张在勤,井明波. 通络除痹汤治疗类风湿关节炎 88 例疗效观察[J]. 中国临床医药研究杂志,2008,14(7):21

张志平,尤婷婷,邹丽宜,等. 复方丹参合剂对长期脂肪乳剂灌胃诱发的大鼠非酒精性脂肪肝病的影响[J]. 南方医科大学学报,2008,28(7):1109

章关根. 宣肺消臌汤治疗肝硬化腹水 76 例[J]. 中国中医药科技,2008,15(1):51

章文平,黄仰模,张静,等. 瘿气灵对毒性弥漫性甲状腺肿的治疗作用及其机理探讨[J]. 广州中医药大学学报,2008,25(3):200

章卓,秦大莲,万敬员,等. 积雪草苷对 LPS 诱导小鼠急性肺损伤炎症因子平衡的影响[J]. 中药材,2008,31(4):547

赵兵,刘平夫,邹丽红. 消血黄金煎治疗慢性肾小球肾炎血尿(气阴两虚型)30 例[J]. 吉林中医药,2008,28(4):271

赵锋利,赵丽芸,靳利利,等. 复苏饮治疗重度脓毒症 73 例临床观察[J]. 中国中医急症,2008,17(7):918

赵鸿鹰,范忻. 活血化瘀法治疗肺源性心脏病探析[J]. 辽宁中医药大学学报,2008,10(6):32

赵健雄. 痰热清注射液超声雾化吸入治疗老年慢性支气管炎急性发作期临床观察[J]. 中国中医急症,2008,17(7):912

赵莉,王亿平,方琦,等. 丹参粉针辅治急性肾盂肾炎 30 例疗效观察[J]. 安徽中医学院学报,2008,27(4):9

赵武能,蔡锐,李珊,等. 门冬清肺饮加味治疗慢性难治性血小板减少性紫癜 30 例临床观察[J]. 湖南中医药大学学报,2008,28(3):62

赵兴国,李丽. 三七总皂苷对大鼠非酒精性脂肪肝模型胰岛素抵抗及瘦素受体表达的影响[J]. 中西医结合心脑血管病杂志,2008,6(6):675

赵星宇,睢大员,于晓风,等. 血栓心脉宁片对大鼠急性心肌梗死的保护作用及其机制[J]. 中西医结合心脑血管病杂志,2008,6(2):177.

赵寻. 清热降浊活血化瘀法治疗慢性肾小球肾炎 60 例临床观察[J]. 天津中医药,2008,25(3):194

赵岩,傅兵,赵大华,等. 萎胃康颗粒剂治疗慢性萎缩性胃炎的实验研究[J]. 中国中西医结合消化杂志,2008,16(2):229

赵永祥. 中西医结合治疗咳嗽变异性哮喘 50 例临床观察[J]. 四川中医,2008,26(4):90

赵志坤,贾凤新,李桂,等. 益智聪明方对血管性痴呆病人血脂及一氧化氮、内皮素水平干预的研究[J]. 中西医结合心脑血管病杂志,2008,6(7):780

郑翠娥,郭伟星,李士涛. 芪蛭合剂对大鼠实验性动脉粥样硬化主动脉 MMP-9 表达的影响[J]. 中华中医药学刊,2008,26(6):1153

郑丰杰,李宇航,王庆国,等. 清热解毒药配伍桔梗汤对急性肺损伤大鼠肺核因子 KappaBp65 蛋白表达的影响[J]. 中华中医药杂志,2008,23(7):586

郑培永,邢练军,尤圣富,季光. 清肝活血方对肝星状细胞 TGF-β1 表达及细胞内信号传递的影响[J]. 江苏中医药,2008,40(7):85

郑素梅,马立森,王铁印. 升白颗粒防治化疗致白细

胞减少 20 例[J]. 河南中医，2008，28(5)：50

郑素霞，李世英，安红兵，等. 当归芍药散对拟血管性痴呆小鼠脑海马氧化损伤的影响[J]. 中华中医药学刊，2008，26(10)：2199

郑旭锐，张航，李小苗，等. 肝郁脾虚证肝纤维化大鼠模型研究[J]. 陕西中医学院学报，2008，31(6)：54

钟尚贞，李鑫辉. 三参舒心汤治疗冠心病不稳定性心绞痛 40 例临床观察[J]. 中医药导报，2008，14(1)：27

钟毅，赵志明，陆英杰，等. 胃肠舒对糖尿病胃轻瘫大鼠血液流变学和胃组织微血管的影响[J]. 江西中医学院学报，2008，20(3)：75

周大勇，张宗铭，韩宁林，等. 热毒清口服液对内毒素性发热家兔体温及血浆一氧化氮的影响[J]. 中国中医药信息杂志，2008，15(7)：35

周大勇，张宗铭，韩宁林，等. 热毒清口服液治疗外感高热(风热证)临床研究[J]. 中国中医急症，2008，17(7)：913

周明学，徐浩，陈可冀. 活血解毒中药有效部位对 ApoE 基因敲除小鼠血脂和动脉粥样硬化斑块炎症反应的影响[J]. 中国中西医结合杂志，2008，28(2)：126

周萍，苏鼓，王松龄. 中风防治灵颗粒治疗急性脑梗死 36 例临床观察[J]. 中国实用神经疾病杂志，2008，11(6)：105

周荣峰，邓茜. 柴芩温胆汤治疗反流性食管炎 40 例[J]. 新中医，2008，40(7)：78

周卫惠. 健脾祛痰散治疗糖尿病周围神经病变临床观察[J]. 辽宁中医药大学学报，2008，10(2)：101

朱红霞，胡学军. 中药治疗失眠的现代用药规律研究[J]. 中华中医药学刊，2008，26(4)：775

朱凌宇，顾贤，马贵同，等. 三七提取物对三硝基苯磺酸诱导溃疡性结肠炎大鼠结肠血管生成的研究[J]. 中西医结合消化杂志，2008，16(2)：100

朱清静，杨玲，黎运呈，等. 丹黄方对大鼠肝再生过程中 PC3、c-fos、LRF-1 影响的实验研究[J]. 中西医结合肝病杂志，2008，18(1)：32

朱瑞芳，周敏，何建林，等. 姜黄素对大鼠油酸型急性肺损伤的保护作用[J]. 中国中药杂志，2008，33(17)：2141

朱生樑，马淑颖，程艳梅，等. 胃食管反流病中医证型与反流类型的临床研究[J]. 江苏中医药，2008，40(11)：41

朱文伟，周永明，薛志忠，等. 慢性 ITP 外周血单个核细胞 Th1/Th2 亚群反应状态及生血灵干预研究[J]. 现代中西医结合杂志，2008，17(33)：5120

诸琦，王静，赖华梅，等. 中药肠吉安对肠易激综合征内脏高敏感模型大鼠的作用及其机制[J]. 中国中西医结合杂志，2008，28(9)：813

祝光礼，范翠娟，陈铁龙，等. 黄芪失笑散对实验大鼠梗死心肌内 VEGF 及 bFGFmRNA 基因表达的影响[J]. 中华中医药学刊，2008，26(1)：41

卓菁. 普济消毒饮治疗亚急性甲状腺炎 84 例[J]. 实用中医内科杂志，2008，22(9)：72

(五) 妇科

【概述】

2008年在国内主要中医刊物发表的中医、中西医结合妇产科论文近1 300篇。涉及妇科理论研究、月经病、带下病、妊娠病、产后病、杂病等妇科常见与疑难疾病,其中以临床研究的论文居多,反映了这一年中医妇科学术水平。

1. 理论研究

王烨等论述了天癸的节律异常与月经周期的关系,认为天癸是一种极其复杂的生命物质,其内蕴阴阳,消长平衡,在女性月经周期调控中起关键作用。宋家欣等对天癸时限性进行了探讨,提出天癸的"至与竭"决定着人体的生、长、壮、老,不仅与生长发育的生理功能有关,时限性异常对妇科疾病亦有影响,如性早熟、青春期延迟、早发绝经、晚发绝经等。区绮云总结各种妇科疾病或证候的舌象特征、变化,认为舌诊应根据妇人以气血为本、肾为气血阴阳之根的特点及规律应用于妇科。刘芳等探讨了《金匮要略》在妇科方面对《内经》学术思想的继承与发扬。阐述了月事的生理病理,血枯经闭的病因病机,创制了治疗专方四乌贼骨一藘茹丸等许多临床实用的治法与方剂,提出妇科疾病的"虚、冷、结气"三因素学说,揭示了人体阳气的重要性。楼毅云从女子生理特性入手,分析了《内经》有关崩漏的论述,探讨了"阴虚阳搏谓之崩"的病因病机。刁军成等整理《金匮要略》从肝论治月经病的思想内涵,分析小柴胡汤、温经汤、旋覆花汤、胶艾汤、抵当汤、当归芍药散等方剂的治法和特点。丛惠芳等认为随着社会发展,女性社会角色的转变、饮食结构的调整,湿邪因素的致病性越加明显。在诊治妇科疾病时,应予重视。卞其余认为月经周期的紊乱是引起诸多妇科疾病的因素,而肾气在月经产生中起主导和决定作用;在病理上,肾虚与其他病理性因素呈标本、因果关系。提出补肾法是治疗月经周期紊乱和健全月经周期的根本大法。寿清和通过对"未病先防"与产后摄身、"既病防变"与妇女亚健康两方面应用举隅,阐述了"治未病"理论在妇科疾病防治过程中的重要意义。付金荣从辨证与辨病、辨体与辨证、辨期与辨证、辨时与辨证、宏观辨证与微观辨证以及整体辨证与局部辨证等方面阐述多元化诊疗体系的重要性。传统中医妇科要发展,必须从临床实际出发,形成开放的多元化诊疗模式。

2. 月经病

对于月经不调、痛经、崩漏、功能性子宫出血等的临床研究报道较多,对痛经、子宫内膜异位症、青春期功血的治疗详见专条。何慧等将130例月经过少患者分为肾虚证、血虚证、血瘀证、痰湿证,观察不同证型血清性激素水平的差异。结果提示促卵泡刺激素(FSH)和黄体生成素(LH)在4种证型中的分布无差异。血瘀组雌激素(ES)和催乳素(PRL)水平、痰湿组睾酮(T)水平明显高于其他各组($P<0.05$);血虚组孕激素水平明显低于其他各组($P<0.05$)。提示女性性激素水平与月经过少的中医证候分布产生影响,可作为月经过少中医证候分型的微观物质基础。顾仁艳等探讨月经后期患者血清性激素水平与中医辨证分型的关系。研究发现,FSH水平降低与虚寒型有关,雌二醇(E_2)水平降低与肾虚有关,PRL水平升高与气滞有关。彭小俐以补肾调经法为主,在月经周期不同阶段根据人体阴阳的变化规律辨证用药治疗月经过少,疗效显著。

尤昭玲等以"证候要素应证组合"构建功能失调性子宫出血证候规范化研究和辨证方法新体系。"以象为素,以素为候,以候为证,应证组合,病证结合,方证相应",完善功血辨证体系的新思路,其核心是证候要素。数据挖掘方法是其重要手段,通过计量分析和判别研究,建立"功血证候辨证量表",制定其诊断标准,从而使证素辨证具有明确的理论体系和操作系统,提高功血辨证的科学性。

3. 带下病

对于阴道炎、宫颈炎、盆腔炎等的临床报道较多,对慢性盆腔炎的治疗详见专条。林涌泉采用固经止带胶囊(炙黄芪、炒白术、茯苓、薏苡仁、补骨脂、炒山药等)治疗脾肾阳虚型带下286例,总有效率为98.9%(283/286)。张芬莲采用除带汤(丹参、当归、桃仁、五灵脂、蒲黄、海螵蛸等)加减治疗带下病53例,总有效率为94.3%(50/53)。曹丽君采用中药六神栓(麝香、冰片、蟾酥、珍珠、雄黄、牛黄)治疗滴虫性阴道炎172例,对照组158例给予甲硝唑阴道泡腾片,7 d为1个疗程。治疗2个疗程后,治疗组总有效率为100%(172/172),明显优于对照组的94.3%(149/158)。乌云等采用内服中药(熟地黄、山茱萸、怀山药、薏苡仁、泽泻、牡丹皮等)配合中药熏洗(知母、黄柏、地骨皮、栀子、旱莲草、金银花等)治疗老年性阴道炎368例,10 d为1个疗程,总有效率为97.3%(358/368)。

4. 妊娠病

对于先兆流产、反复自然流产、异位妊娠等的临床研究报道较多,对异位妊娠的治疗详见专条。妊娠恶阻的治疗方法有中药内服、外治和穴位治疗等。赵姝以安胎降逆汤(党参、续断、炒白术、砂仁、紫苏子、黄芩等)治疗50例妊娠恶阻患者,7~10 d为1个疗程。治疗1~2个疗程,总有效率为92.0%(46/50)。王彦等用中药敷脐(取丁香、砂仁、半夏各20 g,研细末,以姜汁调和,文火熬膏)配合耳穴(选取脾、胃、大肠为主穴,十二指肠、神门、肝等为配穴)按压治疗80例患者。7 d为1个疗程。经治2个疗程后,总有效率96.3%(77/80)。夏鸿将115例患者辨证分为肝胃不和型、脾胃虚弱型、痰湿内阻型、气阴两虚型,分别给予定呕饮(煅石决明、炒白芍、瓜蒌仁、桑叶、姜竹茹、陈皮等)、香砂六君子汤(藿香、砂仁、太子参、半夏、茯苓、白术等)、藿朴二陈汤(藿香、厚朴、陈皮、茯苓、白扁豆、炒白术等)、益气养阴汤(生地黄、麦冬、五味子、玄参、白芍药、石斛等)加减治疗。治疗1~2周后,总有效率为96.5%(111/115)。

叶佳荣以安胎祛瘀汤(安胎汤加茜草炭、花蕊石)治疗先兆流产伴孕囊周围液性暗区患者38例,对照组口服安胎汤(川断、炒白术、墨旱莲、桑寄生、菟丝子、党参等),7 d为1个疗程。治疗2个疗程后,两组总有效率分别为84.2%(32/38)、68.4%(26/38)。组间比较,$P<0.01$。

苏尔云等分析了自1981年以来关于妊娠合并急性白血病治疗的59篇相关文献,发现晚孕期化疗所占比例极少,67例仅13例接受化疗,且剂量偏小。并详细报道了1例用化疗结合中药治疗中期妊娠并发急性白血病患者,疗效显著。认为本病在中孕期可用化疗结合中医治疗,达到白血病缓解和保胎效果,晚孕者更可以接受此疗法。

5. 产后病

对于产后发热、产后身痛、恶露不绝、产后抑郁等的临床报道较多,对产后抑郁的治疗详见专条。许雪梅以产后康(当归、川芎、炮姜、益母草、党参、黄芪等)治疗剖宫产产后恶露时间延长患者60例,7 d为1个疗程,总有效率为95.0%(57/60)。周俊文将产后发热辨证分为外感发热、血瘀发热、血虚发热,采用桂枝茯苓丸加味治疗,治愈率为93.8%(45/48)。周风洁根据产后"多虚多瘀"、"不通则痛"的特点,采用加味补阳还五汤(黄芪、桂枝、白芍药、当归、川芎、地龙等)治疗产后身痛,药渣用布袋包,热敷患处。结果总有效率为95.0%(43/45)。李明采用舒足液(夏枯草、当归、川芎、木瓜、透骨草、地龙等)足浴治疗产后足跟痛61例,15~30 d为1个疗程。结果痊愈52例,总有效率为100%(61/61)。

6. 杂病

对不孕症、卵巢早衰、子宫肌瘤、多囊卵巢综合征(PCOS)等的临床研究较多,对排卵功能障碍性不孕症、子宫肌瘤、更年期综合征的治疗详见专条。赵月星等根据《内经》对孕育机理的论述,提出不孕症的病因病机在于外部环境影响和体内环境的失调,应从生殖之精生成障碍和两精不能相搏两方面辨证论治。齐玲玲等采用毓麟清抗汤(人参、白术、甘草、川芎、当归、菟丝子等)治疗免疫性不孕症78例,并与地塞米松组60例作对照,1个月为1个疗程。经治3个疗程后,治疗组总有效率为67.9%(53/78),明显优于对照组的38.3%(23/60)($P<0.05$)。邓伟民等将130例采用辅助生育技术的不孕症患者随机分为两组,试验组在月经第4 d开始加服经后增殖冲剂(黄芪、党参、茯苓、熟地黄、肉桂、当归等),胚胎移植后用促黄体方(菟丝子、龟胶、鹿角胶、白术、枸杞、山茱萸等)。结果试验组胚胎种植率、妊娠率均有提高,且前者与对照组比较有显著性差异($P<0.05$)。

郭银华等对188例PCOS患者进行研究,认为本病证型以肾阴虚、肝郁为主,标证以痰、瘀为多。肥胖型患者多痰湿证,受焦虑紧张情绪影响者多呈肝郁证。提示本病的发生与肾、肝、脾三脏功能失常有关,肾(阴)虚、肝郁为发病之本,痰、瘀为标。曾诚等研究发现,痰湿证PCOS肥胖患者血清脂联素(APN)水平降低、抵抗素(Resistin)水平升高与体重指标(BMI)、胰岛素抵抗(IR)密切相关。陆葳采用滋阴奠基汤(当归、赤芍药、白芍药、熟地黄、山茱萸、山药等)治疗PCOS高睾酮血症,对照组予安体舒通。治疗3个月后,治疗组总有效率为87.5%(28/32),优于对照组的63.33%(19/30)($P<0.05$)。

曹立幸等将卵巢子宫内膜异位囊肿行手术治疗的患者60例随机分为两组,治疗组30例手术前服用莪棱胶囊(三棱、莪术、丹参、赤芍药等)3个月,手术后7 d再服用莪棱胶囊3个月;对照组术后服用丹那唑胶囊。治疗3个月后,治疗组异位内膜基质金属蛋白酶9(MMP-9)mRNA表达降低,在位内膜组织抑制剂1(TIMP-1)mRNA表达明显升高,组间比较,$P<0.01$;治疗组术后复发率明显低于对照组($P<0.05$)。认为其可能通过MMP/TIMP平衡降低了内膜组织的侵蚀性,从而起到防治子宫内膜异位症复发的作用。

7. 实验研究

对中医证候模型和妇科病理模型的模拟有新的进展。李松滨探讨调肝汤(山药、阿胶、当归、白芍药、山萸肉、巴戟天等)对肝郁模型大鼠PRL、E_2及孕酮(P)的影响。研究发现,调肝汤高剂量组明显降低大鼠PRL水平,提高E_2、P的水平,缓解肝郁症状,与模型组比较有显著性差异($P<0.01$)。

朱玲等探讨左归丸对卵巢早衰(POF)小鼠免疫功能的影响。设左归丸低、中、高剂量组,以泼尼松、己烯雌酚为阳性对照。结果POF小鼠$CD4^+/CD8^+$比例失衡,抗透明带抗体(AzpAb)阳性,免疫机制失衡,左归丸可调节POF $CD4^+/CD8^+$平衡,抑制AzpAb,对POF小鼠免疫功能有一定改善作用。孙永忠将70只SD大鼠随机分为滋肾益冲抗衰汤(熟地黄、巴戟天、当归、鹿角片、龟甲、牛膝等)高、中、低剂量组,正常组,模型组,西药组以及中西药联用组。结果显示,滋肾益冲抗衰汤能使动情周期变为规则,动情前期、动情后期、间情期较治疗前缩短。能促进和加强卵巢功能,增加血清E_2的含量,使子宫内膜厚度增厚、腺体和血管增多。认为其可能通过下丘脑-垂体-卵巢轴或其他途径调节卵巢功能,有雌激素样作用。

何嘉琳等将60只SD雌性大鼠随机分为空白组,模型组,克罗米酚组,育麟颗粒(仙灵脾、菟丝子、巴戟天、肉苁蓉、枸杞子、覆盆子等)低、中、高剂量组。研究发现,育麟颗粒能明显提高肾阳虚排卵障碍大鼠的血清E_2、P水平,子宫雌激素受体(ER)表达增强,改善卵巢ER表达强度和下丘脑弓状核超微结构。提示育麟颗粒具有促排卵的作用,可能是通过下丘脑-垂体-性腺轴的多环节、多途径的综合作用而实现。

(罗颂平　郜　洁)

【痛经的内外合治与研究】

王玲等采用定痛汤(失笑散、香附、没药、桂枝、威灵仙、石见穿等)合耳穴按压(内生殖器、内分泌、交感、神门穴)治疗原发性痛经120例,并与西药组120例作对照。连服3个月经周期,治疗组总有效率为98.3%(118/120),对照组为95.0%(114/120)。停药3个月后,两组总有效率分别为93.3%(112/120)、40.0%(48/120)。组间比较,$P<0.05$。两组治疗前后血流变学指标比较,有显著性差异($P<0.05$)。朱名宸等采用痛经贴(小茴香、干姜、延胡索、没药、当归、川芎等)外敷肚脐,配合少腹逐瘀汤加减内服治疗140例患者,治疗3个月经周期后,总有效率为95.7%(134/140)。汤春琼以乌药散加味(乌药、香附、枳壳、木香、泽兰、郁金等)内服,配合药渣外敷治疗170例患者,5 d为1个疗程。治疗3个疗程,总有效率为100%(170/170)。金柯将82例青春期痛经患者随机分为两组,治疗组口服归芍调经片(当归、芍药、茯苓、白术、泽泻、柴胡等),配合舒腹痛经贴(一通拔毒膏)外敷神阙穴;对照组给予西药布洛芬。治疗3个月经周期后,两组总有效率无明显差异($P>0.05$),但近期治愈率,治疗组显著高于对照组($P<0.005$)。张慧玲采用中药熥疗方(中药桂枝、三棱、莪术、红花、生川乌、元胡等煎成药液,毛巾浸泡后,平铺于疼痛部位,喷洒适量酒精随即点燃,以患者能忍受为度)治疗原发性痛经,并与西医组作对照,5～7 d为1个疗程。治疗6个月经周期后,两组治愈率分别为77.9%(106/136)、59.8%(67/112)。组间比较,$P<0.05$。治疗组缓解症状和治愈时间明显优于对照组($P<0.01$)。

李莉等通过实验研究发现,桂枝茯苓软胶囊

能抑制缩宫素所致大鼠子宫收缩，降低大鼠子宫内前列腺素 $F_{2\alpha}$（$PGF_{2\alpha}$）水平；抑制蛋清所致大鼠足肿胀和二甲苯所致耳肿胀；减少冰醋酸刺激引起的大鼠、小鼠扭体反应次数；对热刺激引起的疼痛反应无明显影响。提示桂枝茯苓软胶囊能抑制缩宫素诱导的动物痛经反应，有明显的抗炎和镇痛作用。汪明德等建立痛经模型，给予痛经宁栓剂治疗，同时设月月舒和阿司匹林对照组。结果发现，痛经宁栓剂具有较好的镇痛作用，此作用可能通过调节子宫组织前列腺素 $F_{2\alpha}$/前列腺素 E_2（$PGF_{2\alpha}/PGE_2$）、内皮素/一氧化氮（ET/NO）以及提高机体的痛阈实现，并呈现出良好的量效关系。

（熊　俊）

【经前期综合征的治疗及实验研究】

1. 临床治疗

佘序华采用逍遥散加减治疗经前期综合征（PMS）50 例，对照组 40 例口服谷维素、维生素 B_6。经前 14 d 开始服用，至下次月经来潮为 1 个疗程，治疗 3～6 个疗程，两组总有效率分别为 94.0%（47/50）、62.5%（25/40）。组间比较，$P<0.01$。治疗组治疗后 PRL、E_2、P 水平与治疗前及对照组比较，均有显著性差异（$P<0.01$）。刘文琼将 180 例 PMS 肝经郁热型患者随机分为，治疗组 100 例予丹栀逍遥散加减，经前 14 d 始服，至月经来潮为 1 个疗程；对照组 80 例予复方维生素 B 胶囊。治疗 3 个疗程后，两组总有效率分别为 98.0%（98/100）、61.3%（49/80），组间比较，$P<0.01$。治疗组治疗后基础体温相对 HPS 评分高于对照组；PRL 水平下降，低于对照组（均 $P<0.01$）。李万斌等采用调经一号方（柴胡、当归、白芍药、白术、茯苓、香附等）加味治疗 100 例，与维生素 B_6 组 100 例作对照组。于经前 7 d 服药，至行经之日止。治疗 3 个月经周期，两组总有效率分别为 93.0%（93/100）、34.0%（34/100），组间比较，$P<0.05$。付静自拟二齿忘忧汤（紫贝齿、青龙齿、柴胡、党参、郁金、白芍药等）治疗经前期焦虑 60 例。自月经黄体期口服至经净后停药，治疗 3 个月经周期，总有效率 96.7%（58/60）。赵晓静介绍陈莹教授的治疗经验，认为 PMS 主要涉及肝、脾、肾三脏，但以肝脏功能失调为先。提出扶正固本的治疗原则，将调肝、健脾、补肾、行气、活血之剂配合应用。

宋鸿雁等自拟补血平肝汤（川芎、熟地黄、菊花、白芍药、当归、蔓荆子等，10 d 为 1 个疗程）配合针灸（气海、百会、风池、合谷、太冲等，1 周为 1 个疗程）治疗经行头痛 37 例，治疗 3 个疗程，总有效率为 97.3%（36/37）。杨燕玲采用健固汤加味（党参、茯苓、炒白术、巴戟天、薏苡仁、黄芪等）治疗经行泄泻 30 例，与诺氟沙星胶囊组作对照。治疗 3 个月经周期，治疗组总有效率为 93.3%（28/30），优于对照组的 80.0%（24/30）。

2. 实验研究

马晶等以情志刺激多因素法复制 PMS 肝气逆、郁证大鼠模型，以经前平颗粒（白芍药、香附、川楝子、柴胡、川芎、枳壳等）、经前舒颗粒（白芍药、当归、柴胡、白术、丹皮、香附等）干预治疗，结果与模型组比较，经前平颗粒组血清 EM-1、EM-2 含量显著下降，经前舒颗粒组显著上升（均 $P<0.05$）；与正常对照组相比无差异。赵启韬等研究发现，白香丹胶囊（白芍药、香附、丹皮）能显著上调 PMS 肝气逆证模型大鼠下丘脑中 ER、孕酮受体（PR）的蛋白表达水平。提示下丘脑中 ER、PR 是白香丹的两个重要作用靶位，可能通过上调 ER、PR 表达水平发挥平肝理气作用。

（曹　蕾）

【青春期功能失调性子宫出血的治疗与研究】

王萍等将 114 例青春期功血患者随机分为两组，治疗组 60 例给予功血汤（菟丝子、紫河车、仙鹤草、党参、山药、山茱萸等），对照组 54 例给予雌激素、妊马雌酮、安宫黄体酮等。连服 3 个月经周期，两组总有效率分别为 95.0%（57/60）、83.3%（45/54）。组间比较，$P<0.01$。治疗组基础体温（BBT）的改善明显优于对照组（$P<0.01$）。止血效果与对照组相近，说明功血汤的止血作用与激素基本等效。刘志宏等采用滋肾固冲汤（生地黄、熟地黄、女贞子、旱莲草、山药、山茱萸等）治疗 30 例患者，并与宫血宁胶囊组作对照。结果治疗组止血显效率为 83.3%（25/30），证候疗效显愈率为 86.7%（26/30），均明显优于对照组的 46.7%（14/30）、40.0%（12/30）（$P<0.05$）。治疗组治疗后血清 6-酮-前列腺素 $F_{1\alpha}$（6-K-$PGF_{1\alpha}$）含量降低、血栓素 B_2（TXB_2）含量提高，子宫内膜明显变薄，表明滋肾固冲汤可通过增加 TXB_2 含量，降低 6-K-$PGF_{1\alpha}$ 含量，调节二者比例，促进子宫内膜小血管收缩和血小板聚集，抑制子宫内膜过

度增殖而起到止血效果。周金花针对本病湿瘀互结的病机,采用祛湿化瘀为主的中药(当归、炒山楂、白术、泽泻、茜草、鸡血藤等)治疗 36 例患者,总有效率为 91.7%(33/36)。李立凯采用益肾固经汤(龟版、生地黄、地骨皮、麦冬、玄参、旱莲草等)加减治疗 52 例患者,治疗 10 d 后,总有效率为 94.2%(49/52)。姚兰将 200 例青春期无排卵型功血患者随机分为两组。治疗组脾肾阳虚型(67 例)口服固冲摄血汤(人参、黄芪、白术、茯苓、淫羊藿、巴戟天等),脾虚型(36 例)口服补中固经汤(人参、黄芪、白术、茯苓、陈皮、远志等),并与西药组对照。结果治疗组平均治疗时间为(7±0.2)d,对照组为(94±0.8)d。组间比较,$P<0.05$。两组治疗后雌激素、孕激素及促卵泡素的含量均较治疗前有所升高($P<0.05$)。申芳超治疗 53 例患者,出血期采用二至丸合左归丸(女贞子、旱莲草、熟地黄、山药、枸杞子、山茱萸等);艾灸隐白、三阴交、足三里收涩止血;血止后,以补肾调经为主,在基础方上去地榆炭、蒲黄炭,加牡丹皮。设西医对照组 47 例。治疗 3 个月后,两组总有效率分别为 94.3%(50/53)、83.0%(39/47)。组间比较,$P<0.05$。

牛丽丽等总结了李翠萍教授治疗青春期无排卵型功血的经验,认为肾虚是本病的主要病机,补肾调周是其治疗大法。出血期以补肾固冲为主,止血为先;非止血期以补肾调理月经周期为主,固本为要,辨证用药,重建月经周期,补肾贯穿始终。王嫱等认为青春期功血以脾肾两虚为主,血热、血瘀两型较少见,应从脾肾虚弱辨证论治。王慧总结了杨宗孟教授治疗青春期崩漏的经验,提出出血期"固冲止血"以塞其流,非出血期"滋阴补肾,调理冲任"以澄其源的治疗大法。

(曾　蕾)

【子宫内膜异位症的治疗与研究】

1. 临床研究

徐学武等将 103 例子宫内膜异位症(EMT)患者随机分为补肾活血汤(巴戟天、淫羊藿、山药、山茱萸、熟地黄、益母草等)灌肠治疗组 52 例和达那唑片对照组 51 例,并设 50 例健康对照组。治疗 3 个月后,两组总有效率分别为 82.7%(43/52)、84.3%(43/51)。治疗组对痛经、月经不调、不孕、结节包块等症状的疗效明显优于对照组($P<0.05$)。治疗组治疗后血液流变学指标与治疗前比较有显著性差异($P<0.05$),与正常组比较无显著性差异($P>0.05$)。张霞等采用丹莪妇康煎膏(丹参、莪术、血竭、三七、浙贝母、薏苡仁等)治疗 108 例患者,并设 43 例达那唑胶囊对照组。经治 6 个月后,治疗组总有效率为 94.4%(102/108),明显优于对照组的 80.5%(33/41)($P<0.05$);停药后复发率亦明显低于对照组。徐燕采用散结镇痛胶囊(龙血竭、三七、浙贝母、薏苡仁等)治疗 76 例患者,对照组 60 例给予内美通,连服 3 个月经周期,两组总有效率分别为 92.1%(70/76)、93.3%(56/60)。

杨鉴冰等把 EMT 的病因病机归纳为气滞、气虚、寒湿、湿热、痰瘀、肾虚、手术等七类,而瘀血阻滞是其基本病机。在治疗上采用活血化瘀为主,兼以理气行滞、化湿导痰、止痛消癥、补肾助孕等,标本同治。并总结出治疗本病的经验方——祛异康(当归、赤芍药、川芎、三棱、桂枝、丹参等)。并通过实验研究发现,祛异康可显著降低在位内膜、异位内膜 ER 的表达,提高血浆中 β-内啡肽(β-EP)的含量,从而达到改善神经内分泌功能,抑制异位内膜生长的目的。谈勇等探讨滋阴、补阳方序贯对 EMT 内膜黏附-侵袭-血管形成("3A 程序")机制的调控作用。滋阴、补阳方序贯源于夏桂成教授的补肾调整月经周期节律法,根据月经周期中生理活动规律,简化用药分期,序贯运用滋阴方和补阳方药治疗生殖内分泌疾病。研究发现,滋阴、补阳序贯能有效治疗 EMT;不是经由局部"止痛"或"助孕"达到治疗目的,而是通过总体的调控机制,改善内分泌环境显示的效果。

2. 实验研究

陈瑾等采用自体移植法建立 EMT 大鼠模型,随机分为模型对照组、无水乙醇组及消癥注射液高、中、低剂量组,检测不同组别异位内膜及在位内膜的凋亡率和细胞周期的变化。结果无水乙醇及消癥注射液组均可使异位病囊肿体积明显缩小,与模型组比较,$P<0.05$;用药组异位内膜细胞凋亡率显著高于模型组;除消癥注射液低剂量组外,其余组与模型组比较,均有显著性差异($P<0.05$)。张婷婷等建立 EMT 大鼠模型,随机分为红藤方(红藤、蒲黄、丹参、牡蛎等)高、低剂量组,达那唑组,去势组和模型组。连续给药 21 d 后,发现红藤方可通过抑制异位内膜、卵巢的芳香化酶活性表达,降低局部雌激素含量,抑制异位内

膜的生长，使异位内膜萎缩。与模型组比较，均有显著性差异($P<0.05$)。魏绍斌等建立EMT大鼠模型，设内异康复栓（大血藤、丹参、三棱、土鳖虫等）高、低剂量组，丹那唑组，丹我妇康煎膏组，模型组和空白组。治疗30 d后，观察内异康复栓对EMT模型大鼠异位和在位内膜细胞色素(cytC)、生存素(Survivin)的不同影响。结果：内异康复栓高、低剂量组均显著增加异位内膜cytC表达，降低Survivin表达，显著上调在位内膜下降的cytC水平，与模型组比较，均有显著性差异($P<0.05$)；对在位内膜Survivin的表达有下调趋势。

（朱淑惠）

【慢性盆腔炎的治疗与研究】

1. 临床治疗

王平等将66例慢性盆腔炎患者随机分为通络益气止痛汤（细辛、香附、丹参、延胡索、五灵脂、当归等）治疗组36例和西医对照组（氧氟沙星、甲硝唑）30例，经治20 d后，治疗组总有效率为94.4%(34/36)，明显优于对照组的70.0%(21/30)($P<0.01$)。杨敬改等采用自拟温阳化瘀汤（黄芪、鸡血藤、醋延胡索、薏苡仁、三棱、姜黄等）治疗140例患者，并与氧氟沙星组120例作对照。治疗20 d后，两组总有效率分别为95.7%(134/140)、83.3%(100/120)，组间比较，$P<0.05$。两组治疗前后症状积分比较，$P<0.01$。

江伟华等采用山腊梅灌肠剂（山腊梅叶、败酱草、白花蛇舌草、延胡索、三棱、赤芍药等）治疗74例患者，并与妇康消炎栓组65例作对照。用药28 d后，两组总有效率分别为97.3%(72/74)、87.7%(57/65)。组间比较，$P<0.05$。与治疗前比较，治疗组治疗后血清肿瘤坏死因子(TNF-α)降低、血清白细胞介素2(IL-2)、血清白细胞介素10(IL-10)升高($P<0.05$，$P<0.01$)。巨晓绒采用中药（丹参、赤芍药、延胡索、川楝子、三棱、莪术等）内服、中药（红藤、败酱草、蒲公英、桃仁、赤芍药、黄柏等）保留灌肠，配合微波理疗治疗138例患者，15 d为1个疗程。3个疗程后，总有效率为100%(138/138)。封继平等将157例患者随机分为两组，治疗组采用妇炎清Ⅰ号（蒲公英、败酱草、白花蛇舌草、益母草、三棱、莪术等）灌肠配合脐疗，对照组52例给予妇科千金片。治疗30 d，两组总有效率分别为95.2%(100/105)、82.7%(43/52)。组间比较，$P<0.05$。治疗前后两组症状积分、血液流变学指标比较，均$P<0.01$，且治疗组疗效明显优于对照组($P<0.01$)。

韩慧等采用祛湿化瘀汤（黄柏、土茯苓、薏苡仁、蒲公英、败酱草、赤芍药等）加艾灸（选穴关元、子宫、中极、肾俞、足三里、三阴交）治疗57例患者。治疗3个月后，总有效率为86.0%(49/57)。胡晓霞采用中药与运动综合治疗慢性盆腔炎。治疗组60例口服盆炎清胶囊（丹参、赤芍药、枳实、毛冬青、延胡索等）、复方毛冬青液（毛冬青、莪术、黄芪、大黄等）保留灌肠、四黄水蜜（黄柏、大黄、黄芩、黄连）外敷下腹部，配以盆腔操。对照组仅予中医综合疗法。经治30 d后，两组总有效率分别为95.0%(57/60)、78.3%(47/60)，组间比较，$P<0.05$；且治疗组对盆腔体征及主要症状的改善优于对照组。

2. 实验研究

陈莹等采用混合菌液造模法制备慢性盆腔炎大鼠模型，随机分为妇炎宁（黄芪、白术、茯苓、巴戟天、鱼腥草、红藤等）高、中、低剂量组，妇科千金胶囊对照组，模型组和空白组，观察妇炎宁颗粒对模型大鼠免疫功能的影响。结果妇炎宁不同剂量组大鼠血清IL-2、IL-6浓度升高，与模型组比较，$P<0.05$；高剂量组与模型组比较，$P<0.01$。说明高剂量组效果最佳。治疗组、对照组与空白组比较无显著性差异，提示炎症模型大鼠经治疗后IL-2、IL-6水平恢复正常。赵铁等观察赤丹丸（赤芍药、丹参、三棱、茯苓、黄芩）提取物对混合菌液所致大鼠慢性盆腔炎的作用。研究发现，赤丹丸提取物各剂量组均可明显降低血清中TNF-α、IL-6含量；抑制感染子宫肿胀率，且作用程度与剂量相关。光镜下显示慢性盆腔炎病理改变明显减轻。提示赤丹丸及其提取物具有抗炎和免疫调节的作用，可以通过多种途径减轻慢性盆腔炎症的损伤。

（秦文敏）

【子宫肌瘤的治疗与研究】

陆建英等采用化瘤方（黄芪、生牡蛎、薏苡仁、刘寄奴、水蛭、桂枝等）治疗气虚血瘀型子宫肌瘤302例，连服3个月，结果总有效率为96.0%(290/302)。治疗后患者子宫体积、肌瘤体积均较治疗前缩小($P<0.01$)。陈柏莲自拟消癥汤（桂枝、茯苓、赤芍药、丹皮、桃仁、石见穿等）治疗100

例患者，并与66例桂枝茯苓胶囊组作对照。治疗3个月后，总有效率分别为97.0%（97/100）、53.0%（35/66）。组间比较，$P<0.05$。杨慧等认为围绝经期子宫肌瘤的基本病机为气虚血滞、痰血内阻，治疗当予益气养血、温经通脉、活血化瘀。采用自拟方（黄芪、当归、瓜蒌、桂枝、薏苡仁、茯苓等）治疗100例患者，对照组口服桂枝茯苓胶囊。3个月为1个疗程，2个疗程后，两组总有效率分别为93.0%（93/100）、85.0%（34/40）。组间比较，$P<0.05$。两组治疗后肌瘤体积均缩小（$P<0.05$），且治疗组疗效优于对照组（$P<0.05$）。陈黎琼等将70例患者随机分为治疗组（米非司酮和桂枝茯苓胶囊）和对照组（米非司酮）各35例。治疗3个月，治疗组显效率为65.7%（23/35）、总有效率为94.3%（33/35），对照组分别为55.9%（20/35）、65.7%（29/35）。组间比较，$P<0.05$。两组治疗后均能使子宫肌瘤平均体积缩小，血清性激素水平下降（$P<0.05$），且治疗组疗效明显优于对照组（$P<0.05$）。停药6个月内，治疗组子宫肌瘤无明显增大，对照组子宫肌瘤有不同程度缓慢增长，表明米非司酮配伍桂枝茯苓胶囊治疗子宫肌瘤复发反跳率明显低于对照组（$P<0.05$）。认为米非司酮配伍桂枝茯苓胶囊是中西医结合保守治疗子宫肌瘤的一种实用方法。季晋艳等将62例患者随机分为宫瘤宁（黄芪、党参、水蛭、赤芍、丹参等）组与米非司酮组，均治疗3个月，并设健康组30例。治疗前两组患者血清FSH、E_2、P水平均高于健康组（$P<0.01$）。治疗后，宫瘤宁组上述指标均较治疗前及米非司酮组明显下降（$P<0.01$）；且IL-2水平明显升高，TNF-α水平降低，与米非司酮组比较有显著差异（$P<0.01$）。

崔琳等总结了马春芬教授治疗子宫肌瘤的经验。认为子宫肌瘤的病机关键在于瘀血内停，兼挟痰湿之邪。强调周期治疗，平时以软坚消癥散结为主，佐以化痰祛湿解毒，使肌瘤随血液循环散开，以桂枝茯苓丸为基本方加减；经期重在活血化瘀止血，方以桃红四物汤加减。

郭纯等通过动物实验发现，消瘕丸能抑制子宫肌瘤组织增生，使血清中过氧化物歧化酶（SOD）活性升高，丙二醛（MDA）含量降低；ER、PR表达明显减弱，与模型组比较，均$P<0.01$。提示此机制可能与抑制ER、PR表达，降低MDA含量，增加SOD活性有关。

（秦文敏）

【异位妊娠的中西医结合治疗】

目前治疗异位妊娠的方法有两种：① 手术治疗；② 中西医结合治疗。随着B超、血β-绒毛膜促性腺激素（β-HCG）检测及腹腔镜的广泛应用，早期异位妊娠患者能及早确诊，为中西医保守治疗提供了条件，并成为当前异位妊娠治疗的方向。

袁玲等将85例符合保守治疗条件的异位妊娠患者随机分为两组，均给予甲氨喋呤（MTX）单次肌内注射，观察组43例在此基础上加服中药活络效灵丹汤（当归尾、赤芍药、川牛膝、天花粉、桃仁、皂角等）。治疗1个月后，观察组显效率为62.8%（27/43），总有效率为90.7%（39/43），对照组分别为31.0%（13/42）、81.0%（34/42）。组间比较，$P<0.05$。观察组血β-HCG恢复正常的例数及平均时间、宫旁包块消失>50%的例数及平均时间均明显优于对照组（$P<0.05$）；观察组手术率亦明显低于对照组（$P<0.05$）。杨艳军发现MTX合米非司酮及活血化瘀中药（赤芍药、丹参、桃仁、延胡索、三棱、莪术等）较单用MTX及MTX联合米非司酮在缩短血β-HCG恢复正常所需时间、住院时间及减轻药物副反应方面均有明显优势（$P<0.01$，$P<0.05$）。谢激扬将具有保守治疗条件的输卵管妊娠患者76例随机分为两组，均予MTX合米非司酮片，观察组在此基础上加服中药消异汤（丹参、蜀红藤、赤芍药、败酱草、紫草、桃仁等），并用消癥散（乳香、没药、生山栀、芒硝、白芥子、白芷等）外敷脐部。治疗1个月后，两组总有效率分别为97.4%（37/38）、86.8%（33/38）。组间比较，$P<0.05$。观察组血β-HCG复常率为92.11%，平均复常时间为15.2 d，宫旁包块缩小> 50%为22例，平均缩小时间为19.8 d，均明显优于对照组（$P<0.05$）。郑莹采用自拟异位方（丹参、赤芍药、桃仁、三棱、莪术、三七粉等）加中药（千年健、追地风、白芷、透骨草、当归尾、皂角刺等）外敷下腹部结合西药MTX、米非司酮片治疗异位妊娠患者35例，并与西药组作对照。治疗组用药1周后β-HCG下降（89.42±10.26）%，第2周转阴率为85.7%（30/35）；对照组分别为（39.61±14.12）%、29.0%（11/38）。组间比较，$P<0.05$。治疗2周后治疗组包块消退率为97.1%（34/35），明显优于对照组的79.0%（30/38）（$P<0.05$）。李艳萍等认为异位妊娠属少腹血瘀之实证，治以活血化瘀、消炎通络为主，

配合西药治疗，观察异位妊娠包块吸收及输卵管通畅等指标变化。对照组42例予MTX肌内注射，治疗组46例在此基础上服中药（丹参、败酱草、赤芍药、桃仁、连翘、党参等）；恢复期应用红藤汤加减（红藤、败酱草、丹参、三棱、莪术、桃仁等）保留灌肠。结果治疗组包块吸收率为91.3%（42/46），输卵管通畅率为87.0%（40/46），明显优于对照组的52.4%（22/42）、47.6%（20/42）（$P<0.05$）。

（曹　蕾）

【产后抑郁的治疗与研究】

李华荣等采用百合宁心汤（百合、合欢花、夜交藤、炒枣仁、当归、丹参等）加减配合少量抗精神病药物（氯丙嗪、氯氮平、阿米替林等）治疗产后抑郁患者46例，并与西药组46例作对照。经治2个月后，两组总有效率无显著差异，但两组疗效指数（EI）有明显差异（$P<0.05$）。治疗组不良反应较轻，一般在治疗中可自行缓解，明显优于对照组（$P<0.05$，$P<0.01$）。林环等将68例患者随机分为帕罗西汀合逍遥散冲剂治疗组及单纯西药对照组。两组在治疗3周末、6周末汉密尔顿抑郁量表（HAMD）总分均较前有明显下降（$P<0.05$），且在3周末HAMD总分比较有显著性差异（$P<0.05$）。6周末的总体疗效相近，但观察组的总有效率为94.6%（35/37），明显高于对照组的77.4%（24/31）（$P<0.05$），说明逍遥散冲剂可提高帕罗西汀的有效率，减少其副作用。黄春蕾等采用舍曲林合补心汤（川芎、当归、熟地黄、人参、玄参、麦冬等）治疗30例患者，并与舍曲林组30例作对照。经治4周后，总有效率分别为93.3%（28/30）、80.0%（24/30）。组间比较，$P<0.05$。鲁明源从产后抑郁症的易患因素和临床症状分析，认为本病的病机特点是“六郁并见”，故单用疏肝理气之品，难消诸郁，郁邪不去，反加重气郁之证，而用越鞠丸加减，屡获良效。

谢萍等将SD大鼠随机分为正常组、模型组（根据Galea等造模方法制成产后抑郁模型）、阿米替林组及产舒颗粒（人参、当归、酸枣仁等）大、小剂量组。研究发现，产舒颗粒大、小剂量组均能显著提高产后第30 d脑组织中5-羟色胺（5-HT）的含量，与正常组及阿米替林组相近；且产舒颗粒小剂量能提高第45 d时5-HT的含量，与模型组比较有显著性意义（$P<0.05$），说明产舒颗粒在产后一定时间段对脑组织5-HT具有明显的升高作用。产舒颗粒两种剂量组对第30 d、45 d时去甲肾上腺素（NE）、多巴胺（DA）含量的影响与模型组相近，但NE从总体上看有增加的趋势。

（秦文敏）

【排卵障碍性不孕症的治疗】

罗凌将123例排卵功能障碍性不孕症患者随机分为两组，治疗组82例给予补肾调冲方（菟丝子、黄精、紫石英、当归、巴戟天、肉苁蓉等），对照组41例给予克罗米酚（CC）、绒促性素（HCG），3个月为1个疗程。治疗1～2个疗程后，治疗组妊娠率为48.8%（40/82），明显优于对照组的22.0%（9/41）（$P<0.05$）。两组治疗后卵泡发育、优势卵泡形成、排卵率均高于治疗前（$P<0.05$）。治疗组治疗后子宫内膜增厚，宫颈黏液改善明显，与对照组比较，$P<0.05$。高娅娟等采用温肾调经助孕汤（淫羊藿、紫石英、菟丝子、当归、川芎、丹参等）治疗54例患者，并与调经促孕丸（鹿茸、淫羊藿、仙茅、续断、桑寄生、菟丝子等）组作对照，1个月为1个疗程。治疗6个疗程后，治疗组总有效率为87.0%（47/54），明显优于对照组的60.4%（29/48）（$P<0.05$）。两组治疗后中医证候积分均明显下降（$P<0.05$），且治疗组疗效明显优于对照组（$P<0.05$）。李淑玲等将90例患者随机分为益肾活血汤（菟丝子、枸杞子、覆盆子、淫羊藿、女贞子、当归等）治疗组和克罗米酚对照组，治疗3个月经周期，结果治疗组妊娠率为61.7%（37/60），明显高于对照组的40.0%（12/30）。两组治疗后血清FSH、LH、E_2、P含量均较治疗前增高（$P<0.01$），PRL、T下降（$P<0.01$）。子宫内膜厚度增加，与对照组比较，$P<0.05$，$P<0.01$。易雷运用刘云鹏教授的促排卵方（柴胡、赤芍药、白芍药、泽兰、苏木、蒲黄等）治疗排卵功能障碍患者45例，治愈36例，总有效率为80.0%（36/45）。

关朝菊将112例患者随机分为两组，采用西药调月经周期和促排卵治疗，治疗组在此基础上加服中药补肾促孕汤（菟丝子、枸杞子、山萸肉、女贞子、熟地黄、杜仲等），3个月经周期为1个疗程。3个疗程后，治疗组周期排卵率为91.1%（51/56），妊娠率为57.1%（32/56），明显优于对照组的76.8%（43/56）、35.7%（20/56）（$P<0.05$）。安明胜等采用促卵助孕汤（仙灵脾、菟丝子、覆盆子、蛇床子、石楠叶、熟地黄等）配合CC、

HCG 治疗无排卵性不孕症 65 例,3 个月经周期为 1 个疗程。经治 1~3 个疗程,治愈 40 例(均已怀孕),好转 14 例(正常排卵),总有效率为 83.1%(54/65)。张晓金等从肝肾论治无排卵性不孕症,采用疏肝滋肾中药(柴胡、白芍药、枳壳、菟丝子、枸杞子、熟地黄等)配合 CC 治疗 44 例患者,并与单纯西药组作对照。3 个月经周期为 1 个疗程。治疗 3 个疗程后,治疗组排卵率为 93.2%(41/44),妊娠率为 87.8%(39/44),对照组分别为 62.5%、22.5%。组间比较,$P<0.01$。治疗组治疗后 FSH、E_2、LH 水平均显著高于对照组。

(曹　蕾)

【药物流产后阴道出血的治疗与研究】

1. 临床治疗

李伟莉等采用米非司酮合米索前列醇终止妊娠 100 例,随机分为两组,治疗组加服补肾化瘀方(菟丝子、女贞子、山药、枸杞、山茱萸、当归等)治疗。经治 7 d 后,治疗组阴道流血量、出血天数、月经恢复时间明显少于对照组($P<0.01$)。两组药物流产后第 7 d 血清孕激素水平明显下降,达卵泡水平;且治疗组孕激素(P)水平下降明显,与对照组比较,$P<0.01$。第 14 d 两组优势卵泡出现率相近,治疗组卵泡直径明显大于对照组($P<0.05$)。李氏同时进行动物实验,发现补肾化瘀方可调整药物流产后小鼠血清 E_2、P 水平,使子宫内膜同步,促进卵巢功能恢复与子宫内膜修复。李晓红等采用八珍益母颗粒(益母草、党参、白术、茯苓、熟地黄、当归等)治疗药物流产后阴道出血 100 例,并与益母草流浸膏组 100 例作对照。连服 7 d,治疗组出血时间为(9.25±3.23)d,对照组为(14.15±5.3)d。组间比较,$P<0.01$。出血量亦明显少于对照组($P<0.01$)。赵粉言等采用米非司酮合米索前列醇终止妊娠 160 例,随机分为两组,治疗组从第 4 d 起加服生化汤(当归、川芎、桃仁、炮姜、甘草),7 d 为 1 个疗程。结果治疗组流产后出血持续时间大部分在 7 d 以内(71 例),仅少数超过 7 d(9 例),而对照组有 54 例超过 7 d 以上,其中 10 例出血达 20 d 以上。组间比较,$P<0.01$。治疗组阴道出血量、流产后月经恢复时间均明显少于对照组($P<0.01$)。程荔榕等将 120 例孕妇随机分为两组,采用相同的服药方法和剂量进行药物流产,待胚胎组织排出后,两组均给予西药安络血、环丙沙星等,治疗组在此基础上加服中药(当归、川芎、桃仁、炮姜、炙甘草、益母草等)。连服 5 d,治疗组平均出血时间为(7.9±3.8)d,明显优于对照组的(13.2±3.7)d ($P<0.01$)。王孝莹等研究发现,加服中药消胚清宫饮可明显提高绒毛、蜕膜的坏变力度,增强子宫收缩的强度,明显提高完全流产率,减少药物流产后出血时间及血量。

2. 实验研究

武权生等建立大鼠流产模型,随机分为空白组、模型组、新生化组及清宫止血合剂(当归、桃仁、益母草、茜草、蒲黄、马齿苋等)高、中、低剂量组。观察发现,清宫止血合剂组能明显降低血浆中 6-酮-前列腺素$_{1\alpha}$(6-Keto-$PGF_{1\alpha}$)含量,升高血栓素 B_2(TXB_2)含量,呈明显量效关系,且以高剂量组作用为优;与模型组比较差异显著($P<0.05$,$P<0.01$)。高、中剂量组与新生化组比较,$P<0.05$。研究表明清宫止血合剂可能是通过降低 6-Keto-$PGF_{1\alpha}$ 含量,收缩子宫内血管,从而加快血栓形成而达到止血目的。武氏还发现清宫止血合剂能改善小鼠肠系膜微循环,促进血管收缩,对毛细血管的血流速度有明显改善,有助于减少药流后盆腔充血状态,促进子宫复旧及月经恢复。沈英等将小鼠随机分为正常组、益母草颗粒剂组及益坤宁合剂(党参、黄芪、益母草、紫草、三七粉等)大、中、小剂量组。研究发现,益坤宁合剂能明显缩短小鼠出血、凝血时间,减少流血量,其中大、中剂量组与益母草组缩短明显,与正常组比较有显著性差异($P<0.05$,$P<0.01$)。李京枝等研究发现妇宁康颗粒(党参、黄芪、桃仁、益母草、五灵脂、血竭等)能不同程度的增加大鼠在体子宫平滑肌收缩频率、增大收缩幅度,促使妊娠组织完全排出,加快开放的血窦闭合,从而提高完全流产率,缩短阴道出血时间。

(朱淑惠)

【围绝经期疾病的治疗与研究】

冯蓓将 90 例更年期综合征患者随机分为两组,治疗组 48 例自拟滋肾宁心汤(山茱萸、牡丹皮、麦冬、莲子心、钩藤、白芍药等)内服结合耳穴(内分泌、肾、肝、心、神门、皮质下等)贴压治疗,对照组 42 例口服尼尔雌醇片、维生素 E 及谷维素片。30 d 为 1 个疗程,经治 2 个疗程后,总有效率分别为 93.8%(45/48)、76.2%(32/42),组间比较，$P<0.05$。王小军以三甲捍神汤（龟甲、鳖甲、生牡蛎、生石决明、生赭石、生地黄等）治疗85例，治疗30 d，总有效率为95.3%（81/85）。曾海菊采用知柏地黄汤加减治疗60例患者，10 d为1个疗程，治疗4个疗程后，总有效率95.0%（57/60）。邓启玉用逍遥饮加减（生地黄、熟地黄、当归、丹参、白芍药、茯神等）治疗38例，治疗2个月后，总有效率为97.4%（37/38）。赵蓉等研究发现更年期妇女辨证以肾阴虚证型为主，E_2水平变化与肾阴虚、肾阳虚正相关；FSH、LH变化与此负相关。

王秋焕等在临床中观察到围绝经期功血患者多表现为肾脾不足、肝旺血热，自拟固崩止漏汤（黄芪、山药、当归、仙鹤草、贯众炭、乌梅炭等）治疗112例，5 d为1个疗程，治疗1～3个疗程后，总有效率为96.4%（108/112）。胡德祥采用固冲汤加减（炒白术、生黄芪、煅龙骨、煅牡蛎、海螵蛸、茜草等）治疗60例。连续服用3个月经周期，总有效率为96.7%（58/60）。西金香等以安更调冲汤（柴胡、香附、郁金、丹参、白芍药、白术等）治疗63例，治疗30 d后，总有效率为88.9%（56/63）。

谢幼娟将60例更年期高血压患者随机均分为两组，予高血压健康教育、心理支持治疗。对照组应用洛丁新片（贝那普利），治疗组在此基础上加服清肝活血汤（龙胆草、黄芩、焦山栀、赤芍药、当归、夏枯草等）。治疗8周后，治疗组临床降压总有效率为90.0%（27/30）、更年期症状总有效率为96.7%（29/30）；对照组分别为73.3%（22/30）、70.0%（21/30）。组间比较，均$P<0.01$。两组治疗后收缩压和舒张压均较治疗前下降（$P<0.01$），且治疗组明显优于对照组（$P<0.01$）。

杜巧琳等采用舒肝胶囊（柴胡、郁金、白芍药、生地黄等）治疗更年期抑郁症患者36例，连服8周。结果总有效率为86.1%（31/36）；治疗后血清FSH、LH水平降低。E_2水平显著升高，与治疗前比较，$P<0.05$。严晓丽等运用益肾平肝法治疗以失眠为主的更年期综合征患者42例。采用仙灵脾、地骨皮合从肝论治基本方（柴胡、牡蛎、龙骨、天麻、钩藤、葛根等）加减治疗，每晚睡前加服落花安神合剂，疗程在2周或以上，结果总有效率为92.9%（39/42）。刘艳玲以一解合方（熟地黄、沙参、麦冬、白芍药、厚朴、陈皮等）治疗42例，治疗4周，总有效率为88.1%（37/42）。治疗后血清E_2水平升高，FSH、LH含量降低，与治疗前比较，$P<0.05$。

（曾　蕾）

［附］　参考文献

A

安明胜，韦锐芳. 促卵助孕汤配合克罗米酚、绒促性素治疗无排卵性不孕症65例［J］. 四川中医，2008，26（8）：91

B

卞其余. 补肾是调理和健全月经周期的根本大法［J］. 中国中医药现代远程教育，2008，6（3）：207

C

曹立幸，司徒仪，黄健玲，等. 莪棱胶囊防治卵巢子宫内膜异位囊肿术后复发及对在位、异位内膜组织MMP－9mRNA和TIMP－1mRNA作用的研究［J］. 中国中西医结合杂志，2008，28（6）：541

曹丽君，高丽华. 中药六神栓治疗滴虫性阴道炎172例［J］. 中国中医急症，2008，17（7）：1002

陈柏莲. 消癥汤治疗子宫肌瘤100例临床观察［J］. 四川中医，2008，26（3）：78

陈瑾，萧美茹. 消癥注射液对子宫内膜异位症异位内膜凋亡率的影响［J］. 天津中医药，2008，25（2）：141

陈黎琼，尤卉，伍参荣. 桂枝茯苓胶囊合米非司酮治疗子宫肌瘤的疗效及对血清性激素水平的影响［J］. 湖南中医药大学学报，2008，28（3）：57

陈莹，田璐，王昕，等. 妇炎宁颗粒对慢性盆腔炎模型大鼠的IL－2、IL－6影响［J］. 中华中医药学刊，2008，26（8）：1705

程荔榕，梁晓樱. 中西医结合治疗药物流产后阴道出血疗效观察［J］. 实用中西医结合临床，2008，8（2）：13

从惠芳，杨雅琴. 湿邪所致妇科病病因病机浅谈［J］. 辽宁中医药大学学报，2008，10（7）：8

崔琳，王娜梅，王杰，等. 马春芬教授治疗子宫肌瘤经验［J］. 河南中医，2008，28（5）：25

D

邓启玉. 逍遥饮加减治疗更年期综合征38例［J］. 实用中医药杂志，2008，24（3）：153

邓伟民,邵玉,张金玉,等.中药益气血补肝肾法对辅助生育胚胎种植率的影响[J].广州中医药大学学报,2008,25(2):106

刁军成,尤昭玲.从《金匮要略》探索月经病从肝论治的原则和方法[J].江西中医学院学报,2008,20(3):28

杜巧琳,王小云.舒肝胶囊治疗更年期妇女抑郁症36例临床观察[J].新中医,2008,40(10):61

F

封继平,张玖婷,王九平.妇炎清1号灌肠加脐疗对慢性盆腔炎的治疗及护理研究[J].河北中医,2008,30(6):645

冯蓓.滋肾宁心汤结合耳穴贴压治疗更年期综合征48例疗效观察[J].新中医,2008,40(7):72

付金荣.试论现代中医妇科临床多元化诊疗体系的建立[J].中西医结合学报,2008,6(1):22

付静.二齿忘忧汤治疗经前期焦虑60例[J].新中医,2008,40(8):80

G

高娅娟,李晓,张晓峰.温肾调经助孕汤治疗排卵障碍性不孕症临床研究[J].吉林中医药,2008,28(6):428

顾仁艳,闫宏宇.月经后期的中医证型与性激素水平的关系研究[J].新疆中医药,2008,26(4):17

关朝菊.中西医结合治疗无排卵不孕症56例[J].中医药临床杂志,2008,20(5):475

郭纯,徐景杰,吕新亮,等.消瘕丸治疗大鼠子宫肌瘤的实验研究[J].武警医学,2008,18(5):342

郭银华,谈勇,周阁,等.多囊卵巢综合征中医发病因素及中医证候的探讨[J].江苏中医药,2008,40(6):27

H

韩慧,谢普练.中药加艾灸治疗慢性盆腔炎57例临床观察[J].云南中医中药杂志,2008,29(4):19

何慧,程慧莲,马秀兰.月经过少中医证型间血清性激素水平的差异性研究[J].新疆中医药,2008,26(3):13

何嘉琳,方晓红,高涛,等.育麟颗粒对排卵障碍大鼠子宫、卵巢ER及下丘脑弓状核超微结构影响的研究[J].中国中医药科技,2008,15(2):90

胡德祥.固冲汤加减治疗妇女更年期功能性子宫出血60例[J].实用中西医结合临床,2008,8(2):37

胡晓霞.中药与运动疗法综合治疗慢性盆腔炎60例[J].安徽中医学院学报,2008,27(4):15

黄春蕾,周建惠.舍曲林联合补心汤治疗产后抑郁症30例疗效观察[J].云南中医中药杂志,2008,29(10):11

J

季晋艳,傅海燕,傅文君,等.宫瘤宁对子宫肌瘤患者性激素及细胞因子水平的研究[J].中国中药杂志,2008,33(10):1200

江伟华,杨林波,徐旭群.山腊梅灌肠剂治疗慢性盆腔炎74例临床观察[J].浙江中医杂志,2008,43(7):402

金柯.归芍调经片配合舒腹痛经贴治疗青春期痛经41例[J].陕西中医,2008,29(7):780

巨晓绒.中药内服并灌肠配合微波理疗治疗慢性盆腔炎138例[J].现代中医药,2008,28(3):48

L

李华荣,刘东义,魏绪华.百合宁心汤合西药治疗产后精神障碍46例临床观察[J].四川中医,2008,26(9):84

李京枝,申霞,任风兰,等.妇宁康颗粒治疗药物产后出血的实验研究[J].中医研究,2008,21(1):28

李莉,孙聪,谷仿丽,等.桂枝茯苓软胶囊治疗痛经的实验研究[J].安徽中医学院学报,2008,27(3):35

李立凯.益肾固经汤治疗青春期功能性子宫出血52例[J].陕西中医,2008,29(11):1452

李明,赵若辰.舒足液足浴法治疗产后足跟痛61例[J].甘肃中医,2008,21(4):59

李淑玲,王玖玲,李育竹.益肾活血汤治疗排卵障碍性不孕症60例[J].上海中医药杂志,2008,42(4):41

李松滨,李宝龙.调肝汤对肝郁动物模型大鼠泌乳素影响的研究[J].中医药学报,2008,14(1):32

李万斌,许红英.调经一号方治疗经前期综合征疗效观察[J].中国中医药信息杂志,2008,15(2):69

李伟莉,许秀秀,周军,等.补肾化瘀方对药物流产后出血及卵巢功能影响的临床与实验研究[J].中国中医急症,2008,17(6):765

李晓红,庞国勋.八珍益母颗粒治疗药物流产后出血100例临床观察[J].河北中医,2008,30(3):300

李艳萍,曲红卫.活血解毒法配甲氨喋呤治疗宫外孕46例[J].陕西中医,2008,29(10):1329

林环,叶玺,郭子平,等.帕罗玺汀逍遥散冲剂治疗产后抑郁症疗效观察[J].实用全科医学,2008,6(5):674

林涌泉.固经止带胶囊治疗脾肾阳虚型带下286例[J].中国民间疗法,2008,26(6):22

刘芳,何文彬.《内经》与《金匮》对妇人闭经的辨治比较[J].南京中医药大学学报,2008,24(4):224

刘文琼.疏肝清热法治疗经前期紧张综合征肝经郁热型100例[J].上海中医药杂志,2008,42(1):46

刘艳玲,丁雨,罗美玉,等.一解合方治疗更年期抑郁症42例临床观察[J].上海中医药杂志,2008,42(7):53

刘志宏,连方.滋肾固冲汤治疗青春期功血的临床研究[J].黑龙江中医药,2008,37(5):20

楼毅云,董襄国.《内经》论崩漏[J].中华中医药学刊,2008,26(6):1317

鲁明源. 产后抑郁相关因素的中医分析[J]. 山东中医药大学学报，2008，32(4)：289

陆建英，孟炜，朱南孙，等. 化瘤方治疗气虚血瘀型子宫肌瘤 302 例临床观察[J]. 上海中医药杂志，2008，42(3)：49

陆葳，卢苏，任青玲. 滋补肾阴法治疗多囊卵巢综合征高睾酮血症的临床研究[J]. 河北中医，2008，30(6)：585

罗凌，萧美茹. 补肾调冲方对排卵功能障碍性不孕症患者卵泡发育及内膜的影响[J]. 新中医，2008，40(4)：30

M

马晶，张惠云. 经前期综合征模型大鼠下丘脑和外周血内吗啡肽含量变化的实验研究[J]. 药学与临床研究，2008，16(5)：343

N

牛丽丽，赵朋飞. 李翠萍教授从肾论治青春期无排卵性功能性子宫出血经验[J]. 云南中医中药杂志，2008，29(9)：17

O

区绮云. 妇科病舌象与病因病机的关系[J]. 国医论坛，2008，23(1)：14

P

彭小俐，彭卫东，钟萍. 遵循月经周期运用补肾调经法治疗月经过少[J]. 四川中医，2008，26(5)：22

Q

齐玲玲，刘振娥，李国涛. 毓麟清抗汤治疗免疫性不孕 78 例临床总结[J]. 山东中医杂志，2008，27(3)：162

S

佘序华. 逍遥散加减治疗经前期紧张综合征 50 例[J]. 广西中医学院学报，2008，11(2)：33

申芳超. 二至丸合左归丸治疗青春期崩漏 53 例疗效观察[J]. 吉林中医药，2008，28(1)：39

沈英，魏爱平. 益坤宁合剂对药物流产后出血的作用机理实验研究[J]. 中国中医基础医学杂志，2008，14(6)：430

寿清和. "治未病"理论在妇产科临床应用初探[J]. 浙江中医杂志，2008，43(4)：230

宋鸿雁，薛建堂，霍玉梅. 中药配合针灸治疗经行头痛 37 例[J]. 现代中医药，2008，28(2)：33

宋家欣，侯丽辉，吴效科. 天癸时限性异常与常见的妇科疾病[J]. 中国中医基础医学杂，2008，14(1)：53

苏尔云，薛宏怡，潘胜美. 妊娠合并急性白血病的治疗与胎儿保护 1 例报道并附文献分析[J]. 中国中西医结合杂志，2008，28(1)：88

孙永忠，程泾，石其贤. 滋肾益冲抗衰汤治疗卵巢早衰实验研究[J]. 实用中医药杂志，2008，24(2)：71

T

谈勇，任青玲，王玉荣，等. 滋阴补阳方序贯调控子宫内膜异位症"3A 程序"的思路与方法[J]. 中华中医药学刊，2008，26(2)：234

汤春琼，史红颖. 乌药散加味内服外敷治疗痛经 70 例[J]. 陕西中医，2008，29(7)：777

W

汪明德，周倩茹，姜萍，等. 痛经宁栓剂治疗原发性痛经的实验研究[J]. 中国中医药科技，2008，15(1)：53

王慧. 杨宗孟教授治疗青春期崩漏经验拾隅[J]. 光明中医，2008，23(12)：1927

王玲，林芳. 定痛汤合耳穴贴压治疗原发性痛经 120 例[J]. 福建中医学院学报，2008，18(1)：7

王平，勒丽艳，边红博，等. 通络益气止痛汤治疗慢性盆腔炎 36 例临床观察[J]. 河北中医学报，2008，23(1)：29

王萍，王黎明. 功血汤治疗青春期功血 60 例疗效观察[J]. 湖南中医杂志，2008，24(3)：10

王嫱，孟安琪. 从脾肾两虚论治青春期功血探微[J]. 实用中医内科杂志，2008，22(4)：75

王秋焕，亢丽. 固崩止漏汤治疗围绝经期功能性子宫出血 112 例[J]. 陕西中医，2008，29(9)：1183

王小军. 三甲挹神汤治疗更年期综合征 85 例报告[J]. 甘肃中医，2008，21(1)：30

王孝莹，孟秀芝，张强，等. 消胚清宫饮对药物流产绒毛 NOS 活性及绒毛、蜕膜超微结构的影响[J]. 中国中医基础医学杂志，2008，14(6)：428

王彦，杨潇然，孙立靖. 中药敷脐配合耳穴按压治疗妊娠恶阻 80 例[J]. 新中医，2008，40(2)：3

王烨，李祥，姚美玉，等. 论天癸的节律异常与月经周期的关系[J]. 陕西中医，2008，29(3)：317

魏绍斌，曹亚芳，王毅，等. 内异康复栓对子宫内膜异位症大鼠异位和在位内膜细胞色素 C 和生存素表达的影响[J]. 中国中西医结合杂志，2008，28(2)：139

乌云，徐庆英. 中药内服外洗治疗老年性阴道炎 368 例[J]. 中国民间疗法，2008，42(3)：39

武权生，宋燕，杨亚玲，等. 清宫止血合剂对药物流产后大鼠血浆 TXB_2 和 6 - Keto - $PGF_{1\alpha}$ 影响的实验研究[J]. 甘肃中医学院学报，2008，25(1)：6

武权生，叶秋香，宋燕，等. 清宫止血合剂对药物流产后子宫收缩及微循环影响的试验研究[J]. 甘肃中医，2008，21(5)：47

X

夏鸿. 辨证治疗重症妊娠恶阻 115 例[J]. 湖南中医杂志,2008,24(1):49

谢激扬. 内外合用综合治疗输卵管妊娠 38 例临床观察[J]. 浙江中医杂志,2008,43(5):273

谢萍,黄志娟,冯俭,等. 产舒颗粒调节产后抑郁大鼠单胺类神经递质的作用机理研究[J]. 中国中医急症,2008,17(2):218

谢幼娟. 清肝活血汤治疗更年期高血压 30 例临床观察[J]. 实用中西医结合临床,2008,8(2):30

徐学武,刘彤鸥. 补肾活血汤灌肠治疗子宫内膜异位症 52 例[J]. 陕西中医,2008,29(3):266

徐燕. 散结镇痛胶囊治疗子宫内膜异位症 76 例[J]. 陕西中医,2008,29(3):330

许雪梅. 中医治疗剖宫产产后恶露延长 60 例临床观察[J]. 四川中医,2008,26(6):89

Y

严晓丽. 益肾平肝法治疗以失眠为主的更年期综合征 42 例疗效观察[J]. 四川中医,2008,26(2):74

杨慧,田李军,耿永红. 益气逐瘀法治疗围绝经期子宫肌瘤的临床观察[J]. 辽宁中医杂志,2008,35(5):724

杨鉴冰,陈梅,刘东平. 子宫内膜异位症的中医病因病机及治疗探讨[J]. 四川中医,2008,26(2):12

杨鉴冰,李娜. 祛异康对子宫内膜异位症大鼠 ER、β-EP 的影响[J]. 陕西中医学院学报,2008,31(1):46

杨敬改,王玮,吕晓峰,等. 温阳化瘀汤治疗慢性盆腔炎的临床研究[J]. 河北中医,2008,30(7):694

杨艳军. 甲氨喋呤联合米非司酮及中药保守治疗异位妊娠的疗效观察[J]. 中国现代医学杂志,2008,18(19):2880

杨燕玲. 健固汤加味治疗经行泄泻 30 例[J]. 陕西中医,2008,29(9):1146

姚兰. "二固"组方治疗青春期功能失调性子宫出血的临床观察[J]. 辽宁中医杂志,2008,35(5):732

叶佳荣. 安胎祛瘀汤治疗孕囊周围液性暗区 38 例观察[J]. 浙江中医杂志,2008,43(4):216

易雷. 运用刘云鹏促排卵方治疗排卵功能障碍 45 例[J]. 长春中医药大学学报,2008,24(3):320

尤昭玲,李卫红,王若光,等. 以"证候要素应证组合"构建功能失调性子宫出血的辨证体系新模式[J]. 湖南中医杂志,2008,24(3):1

酉金香,宋阳. 安更调冲汤治疗围绝经期功能失调性子宫出血 63 例[J]. 新中医,2008,40(8):73

袁玲,张蓉. 活络效灵丹加减配合西药治疗宫外孕 43 例[J]. 陕西中医学院学报,2008,31(4):45

Z

曾诚,陶莉莉,龙泳伶,等. 痰湿证多囊卵巢综合征患者血清脂联素、抵抗素水平与胰岛素抵抗关系的研究[J]. 新中医,2008,40(7):51

曾海菊. 知柏地黄丸加减治疗妇女更年期综合征 60 例疗效观察[J]. 甘肃中医,2008,21(6):41

张慧玲. 中药熥疗治疗原发性痛经 136 例[J]. 陕西中医,2008,29(3):268

张婷婷,秦保锋,曹阳,等. 中药红藤方对大鼠的异位子宫内膜芳香化酶表达的影响[J]. 生殖与避孕,2008,28(7):385

张霞,任艳丽. 丹莪妇康煎膏治疗子宫内膜异位症的疗效观察[J]. 医药论坛杂志,2008,29(7):48

张晓金,袁爱英,赵敏,等. 从肝肾论治无排卵性不孕症 44 例临床观察[J]. 中医杂志,2008,49(8):704

赵粉言,崔晓萍,杨鉴冰,等. 傅氏生化汤对药物流产后出血及月经恢复时间的影响[J]. 上海中医药杂志,2008,42(8):57

赵启韬,郑春梅,张惠云,等. 白香丹上调经前期综合征肝气逆证大鼠下丘脑神经类固醇受体的表达[J]. 中药药理与临床,2008,24(2):66

赵蓉,陈大蓉. 更年期妇女中医辨证分型与雌二醇、卵泡刺激素及黄体生成激素相关性研究[J]. 中华中医药杂志,2008,23(2):171

赵姝. 安胎降逆汤治疗妊娠恶阻 50 例[J]. 新中医,2008,40(1):80

赵铁,董芳,穆旭阳,等. 赤丹提取物对混合菌液所致大鼠慢性盆腔炎的作用[J]. 中国临床药理学杂志,2008,24(6):543

赵晓静,陈莹. 陈莹教授治疗经前期综合征经验撷拾[J]. 实用中医内科杂志,2008,22(3):15

赵月星,李维新.《内经》谈不孕症的诊疗思路[J]. 吉林中医药,2008,28(6):405

郑莹. 自拟异位方内外合治异位妊娠 35 例[J]. 浙江中医药大学学报,2008,32(2):228

周凤洁. 加味补阳还五汤治疗产后身痛 45 例临床观察[J]. 四川中医,2008,26(2):70

周金花. 从湿瘀论治青春期功能失调型子宫出血 36 例[J]. 陕西中医,2008,29(3):72

周俊文. 桂枝茯苓丸加味治疗产后发热 48 例疗效观察[J]. 四川中医,2008,26(2):79

朱玲,罗颂平,许丽绵,等. 左归丸对卵巢早衰小鼠免疫功能的影响[J]. 中华中医药学刊,2008,26(6):1157

朱名宸,朱红霞,任传梅. 痛经贴外敷配合少腹逐瘀汤加减内服治疗痛经 140 例[J]. 湖北中医杂志,2008,30(5):45

(六)儿 科

【概述】

2008年度正式公开发表的中医儿科学术论文约2 000篇,在传统中医治疗的同时增加了很多边缘学科的研究和西医难治性疾病的研究。2008年全国地级以上中医、中西医结合儿科基金资助项目相关论文达50余篇,内容涉及基础研究、标准化研究、名医学术思想、临证研究等。

一、急重症的治疗

1. 新生儿高胆红素血症的治疗

邱学兰等在西医常规治疗的基础上,以胎黄液(茵陈、金钱草、车前草、连翘、茯苓、萹蓄等)结肠点滴治疗70例,对照组单用西药,疗程3~5 d。治疗后治疗组胆红素每天下降值明显高于对照组($P<0.01$);胆红素下降至正常所需时间较对照组明显缩短($P<0.01$)。

2. 婴儿肝炎综合征的治疗

范荣国等以茵栀黄口服液治疗44例,与对照组均用蓝光照射等西医常规治疗,10 d为1个疗程,共治1~2个疗程。结果两组总有效率分别为97.7%(44/45)、85.7%(36/42)($P<0.05$)。邓玉萍等以婴肝合剂(生大黄、虎杖、郁金、柴胡、枳壳、甘草等)灌肠联合西药常规治疗60例,对照组分别单用婴肝合剂口服和单用西药。三组总有效率分别为98.3%(56/60)、90.0%(54/60)和80.0%(48/60)。

3. 新生儿硬肿症的治疗

景继凤等以中药浴(葱白、干姜、附子)配合肝素钠软膏外涂治疗38例,并予常规抗感染等治疗。经治7 d,总有效率为92.1%(35/38)。

4. 小儿传染性单核细胞增多症的治疗

王琳等以加味解毒散(黄芩、黄连、栀子、黄柏、牡丹皮、生地黄等)治疗33例,对照组22例以利巴韦林静脉滴注。经治7 d,两组总有效率分别为100%(33/33)、77.3%(17/22);退热及异型淋巴细胞消失时间均以治疗组为优。组间比较,$P<0.05$。

"新生儿缺氧缺血性脑病的治疗及实验研究"和"小儿手足口病的治疗"详见专条。

二、常见病、多发病的治疗

1. 肺系疾病的治疗

(1) 小儿毛细支气管炎的治疗。邓晓敏等在抗感染、平喘、强心、利尿的基础上,以小儿止喘汤(炙麻黄、法半夏、射干、细辛、杏仁、白芥子等)雾化吸入治疗50例,对照组单用西医常规治疗。经治7 d,两组总有效率分别为92.0%(46/50)、73.2%(30/41),组间比较,$P<0.05$。俞虹等以活血除憋方(炙麻黄、川芎、杏仁、川贝母、七叶一枝花、地龙等)治疗35例,与对照组均予西医常规治疗。经治7 d,两组总有效率分别为94.3%(33/35)、80.0%(28/35)。组间比较,$P<0.01$。

(2) 小儿肺炎的治疗。王莉等以清肺口服液(炙麻黄、生石膏、杏仁、紫花前胡、桑白皮、葶苈子等)治疗小儿呼吸道合胞病毒性肺炎26例,对照组用利巴韦林。两组治愈率分别为73.1%(19/26)、41.2%(14/34)。组间比较,$P<0.05$。赵霞等以清开灵注射液与儿童清肺口服液联用治疗小儿呼吸道合胞病毒性肺炎痰热闭肺证,对照组用利巴韦林静脉滴注与复方愈创木酚磺酸钾口服,在5个中心同时进行平行对照的临床试验,疗程10 d。结果治疗组综合疗效优于对照组($P<0.05$);主症发热、咳嗽、痰壅等,肺部听诊、X线胸片等的疗效与起效时间方面均优于对照组($P<0.05$)。

(3) 小儿支原体肺炎的治疗。胡传芳等以扶正化痰汤(麻黄、黄芪、黄精、仙茅、益智仁、茯苓等)治疗50例,与对照组均用阿奇霉素。经治1个月,两组总有效率分别为98.0%(49/50)、95.0%(57/60),组间比较,$P<0.05$。

(4) 小儿胃食管反流性咳嗽的治疗。毕美芬等以温胆汤治疗30例,痰热甚加桑白皮、黄芩;痰湿甚加苍术、薏苡仁;呕吐甚加左金丸、代赭石等;气喘合三拗汤;肝郁合四逆散。半个月后,用六君子汤,每月用7剂。经治3个月,痊愈24例,好转6例。

(5) 小儿哮喘的治疗。叶进等以泻肺平喘灵(丹参、杏仁、细辛、栝楼皮、虎杖、大黄等)治疗小儿热性哮喘70例,对照组用定喘汤。经治7 d,两组愈显率分别为71.4%(50/70)、52.9%(37/70),组间比较,$P<0.05$。王和清以人参、麻黄、细辛、甘草、枳实、半夏等治疗30例,与对照组均用氨茶碱、舒喘灵、强的松等。经治1周,两组总有效率分别为96.7%(29/30)、86.7%(26/30),组间比较,$P<0.05$。刘南萍等以寒喘颗粒(麻黄、桂枝、干姜、甘草、细辛、五味子等)治疗小儿难治性哮喘40例,设立小青龙汤对照组和普米克都保对照组。经治3个月,总有效率分别为95.0%(38/40)、84.0%(21/25)、68.0%(17/25),治疗组与两个对照组比较,$P<0.05$。杨常泉等以温肺定喘膏(白芥子、细辛、炙麻黄、莱菔子、苏子、麝香等)贴敷肺俞、定喘、膏肓穴治疗儿童支气管哮喘寒饮停肺证72例,与对照组均用氨茶碱口服。经治4 d,两组控制显效率分别为75.0%(54/72)、50.0%(11/22),组间比较,$P<0.05$。乔赟等以平喘方(黄芪、熟地黄、杏仁、炒地龙、桃仁、炙麻黄等)结合灸法治疗虚证小儿哮喘非急性期30例,设立单用中药与单用灸法对照组,15 d为1个疗程,共治4个疗程。结果3组总有效率分别为100%(30/30)、66.7%(20/30)、83.3%(25/30),灸药组疗效明显为优($P<0.05$)。

“小儿发热的外治及实验研究”、“小儿反复呼吸道感染的治疗与研究”和“小儿咳嗽变异性哮喘的治疗与研究”详见专条。

2. 脾系疾病的治疗

(1) 小儿迁延性腹泻的治疗。任培荣以加减六神汤(茯苓、山药、薏苡仁、扁豆、橘红、甘草等)治疗78例,经治7 d,总有效率为96.2%(75/78)。

(2) 小儿泄泻的外治疗法。范绍荣等以黑膏药(肉桂、白头翁、马齿苋、小茴香等)贴敷神阙穴治疗396例,对照组服用阿莫仙、乳酶生。经治5 d,两组总有效率分别为96.0%(380/396)、65.2%(30/46),组间比较,$P<0.01$。成淑凤等以清肠合剂(败酱草、黄连等)治疗60例,对照组用葛根芩连汤。经治5 d,两组总有效率分别为96.7%(58/60)、89.6%(43/48),组间比较,$P<0.01$。

(3) 功能性再发性腹痛。樊元以健脾止痛汤(白芍药、醋玄胡、鸡内金、白术、太子参、香附等)治疗60例,对照组用紫蔻丸。经治1个月,两组总有效率分别为93.3%(56/60)、78.3%(47/60),组间比较,$P<0.05$。

(4) 肠系膜淋巴结炎。王荷芬等以黄连柴胡汤(黄连、白术、柴胡、制半夏、桂枝、党参等)治疗142例,并用头孢哌酮钠和利巴韦林静脉滴注。经治5 d,痊愈率为58.5%(83/142)。张巧凤等以理气化痰汤(陈皮、香附、连翘、夏枯草、玄参、浙贝母等)治疗20例,与对照组均用青霉素G静脉滴注和利巴韦林口服。经治1周,两组治愈率分别为80.0%(16/20)、45.0%(9/20),组间比较,$P<0.05$。

(5) 小儿幽门螺杆菌胃病。王秀坤等以安幽颗粒(大黄、槟榔、黄连、丹参、香附、白芍药)治疗H. Pylori胃病36例,并分别设立口服克拉霉素、洛赛克和中西药联用对照,疗程均为4周。结果停药1个月后,3组H. Pylor临床转阴率分别为38.2%(13/34)、15.6%(5/32)、66.7%(24/36);组间比较,中西药组疗效最佳($P<0.01$),中药组优于西药组($P<0.05$)。呼气试验DOB值指标变化方面,中西药组下降幅度最大($P<0.01$或$P<0.05$),中药组下降幅度大于西药组($P<0.05$)。

“小儿厌食症的治疗与研究”详见专条。

3. 心系疾病的治疗

“小儿病毒性心肌炎的治疗”详见专条。

4. 肾系疾病的治疗

(1) 小儿紫癜性肾炎。孔飞等以丹芍颗粒Ⅱ号(水牛角、鸡血藤、小蓟、生地黄、赤芍药、丹参等)治疗30例,对照组用强的松,两组均口服雷公藤多苷、潘生丁和维生素C。经治2个月,两组完全缓解率分别为46.7%(14/30)、28.0%(7/25)例,组间比较,$P<0.05$;治疗组在降低血尿、蛋白尿和尿N-乙酰-β-D-氨基葡萄糖酐酶(NAG)方面优于对照组(均$P<0.05$);两组治疗后$CD19^+$显著降低,$CD4^+$、$CD16/56^+$显著升高,治疗组优于对照组(均$P<0.05$)。秦曼以益肾汤(黄芪、白茅根、小蓟、党参、熟地黄、枸杞等)治疗本病属气血不足证、脾肾亏虚证者25例,对照组用火把花根片,两组常规治疗相同。经治3个月,两组总有效率分别为92.0%(23/25)、88.0%(22/25),组间比较,$P<0.05$;治疗组实验室指标改善方面亦优于对照组($P<0.01$或$P<0.05$)。

(2) 复发性肾病。胡国华等以肾病合剂(黄芪、银柴胡、白花蛇舌草、丹参等)治疗30例,与对照组均用泼尼松口服。经治1年,两组总有效率分别为90%(27/30)、56.7%(17/30);随访18个月,两组复发率分别为20.0%(6/30)、63.3%(19/30)。组间比较,均$P<0.01$。治疗组未见副反应,对照组为19例。

“小儿神经性尿频的治疗”详见专条。

5. 神经系疾病的治疗

(1) 小儿抽动症。张骠等以静安口服液(生地黄、白芍药、制僵蚕、天麻、郁金、地龙等)为主治疗本病属肾虚肝亢、痰盛风动证者60例,对照组口服泰必利。经治12周,两组症状积分总有效率分别为100%(60/60)、73.3%(44/60);证候积分总有效率分别为98.3%(59/60)、30.0%(18/60)。组间比较,均$P<0.01$。张卉等以葛根止痉汤(葛根、生地黄、菟丝子、天麻、僵蚕、地龙等)治疗40例,对照组口服肌苷片。经治30 d,两组总有效率分别为92.5%(37/40)、68.8%(22/32);随访半年,两组复发率分别为22.5%(9/40)、81.3%(26/32)。组间比较,均$P<0.01$。

(2) 小儿脑瘫。王雪峰等以当归、川芎、黄芪、鸡血藤、伸筋草、透骨草等煎煮熏洗治疗痉挛型脑瘫患儿24例,与对照组均予功能训练和推拿治疗,共治3个月。结果表明,中药熏洗能明显降低痉挛型脑瘫患儿的肌张力,改善踝关节活动度,明显缩短康复疗程。

(3) 小儿癫痫。马融等以小儿定风汤剂(大黄、干姜、生龙骨、石菖蒲、天麻、桂枝等)治疗小儿原发性癫痫强直-阵挛性发作(痰热挟惊证)30例,分别设立抗痫胶囊(石菖蒲、胆南星、太子参、茯苓、半夏、天麻等)和熄风胶囊(紫河车、石菖蒲、天麻、全蝎、蜈蚣等)对照组,用药1年。结果表明,定风汤剂组总有效率及发作持续时间疗效与熄风胶囊组相当而优于抗痫胶囊组(均$P<0.05$);三组治疗后异常脑电图均改善(均$P<0.05$)。齐放等以定痫汤(黄芪、党参、益智仁、天麻、琥珀、郁金等)治疗顽固性小儿癫痫40例,与对照组均用西药抗癫痫及康复训练等治疗。经治1个月,两组总有效率分别为80.0%(32/40)、29.4%(10/34),组间比较,$P<0.01$。

此外,“小儿注意缺陷多动障碍的治疗”详见专条。

6. 血液系疾病的治疗

(1) 小儿缺铁性贫血。康雅媛以健脾生血颗粒(党参、茯苓、炒白术、甘草、黄芪、山药等)治疗150例,与对照组均用硫酸亚铁、维生素C。经治4周,两组总有效率分别为95.0%(38/40)、85.0%(34/40),组间比较,$P<0.05$。

(2) 小儿慢性再生障碍性贫血。关冬梅等自拟方(菟丝子、枸杞子、覆盆子、五味子、阿胶等)治疗35例,与对照组均用康力龙。经治3个月,两组总有效率分别为88.6%(31/35)、67.6%(23/34),组间比较,$P<0.05$。

“特发性血小板减少性紫癜的治疗”详见专条。

7. 其他

儿童鼾症　占雪梅辨证治疗102例,外感风热、肺气失宣证用桑菊饮、辛夷散加减;外感风寒、肺气郁闭证用三拗汤、辛夷散加减;痰热内蕴、肺气不利证用黄连温胆汤、苍耳子散加减。设立霍胆丸对照,两组均用阿莫西林克拉维酸钾片。15 d为1个疗程,共治1~3个疗程。结果两组总有效率分别为78.4%(40/51)、47.1%(24/51),组间比较,$P<0.05$。

此外,“女童性早熟的治疗与研究”、“小儿过敏性紫癜的治疗”等详见专条。

(高修安　朱锦善)

【小儿发热的外治及实验研究】

近年来对中药直肠给药治疗小儿发热研究较多,并有文献对中药的退热机制进行了实验研究。

李宪义等用解表清热汤(淡豆豉、荆芥、薄荷、金银花、连翘、蒲公英等)保留灌肠治疗小儿外感发热34例,并与小儿双清颗粒治疗34例对照,疗程均为3 d。结果治疗组总有效率为94.1%(32/34),对照组为76.5%(26/34)。组间比较,$P<0.05$。观察组退热时间亦短于对照组($P<0.05$)。邵征洋等用清热灵浓缩液(生石膏、水牛角、麻黄、豆豉、黄芩、黄连等)灌肠治疗小儿外感发热60例,对照组60例口服对乙酰氨基酚口服液,两组均酌情补液2~3 d。结果治疗组痊愈(用药24~48 h体温恢复正常,症状、体征消失)率为56.7%(34/60),对照组为26.7%(16/60)。组间比较,$P<0.05$。治疗组完全退热时间明显短于对照组,且体温反跳的发生率明显少于对照组($P<0.05$)。李德恒等将260例发热患儿随机分为两组,治疗组142例应用退热滴肠液(柴胡、薄荷、生石膏、银藤、野菊花、生地黄)直肠直接点滴,对照组118例应用双黄连口服液。结果治疗组总有效率为86.6%(123/142),对照组总有效率为74.6%(88/118);组间比较,$P<0.05$。提示小儿

退热滴肠液的治疗效果明显优于双黄连口服液。王丽等用石芩汤(生石膏、黄芩、栀子、大黄、僵蚕、连翘等)直肠给药治疗外感发热100例,对照组50例用小儿退热栓塞肛退热。两组均采用抗生素或病毒唑静滴。结果治疗组总有效率为95.0%(95/100),对照组为76.0%(38/50)。组间比较,$P<0.01$。提示石芩汤直肠给药治疗小儿外感发热疗效优于小儿退热栓。郭新用柴胡注射液、双黄连注射液直肠给药治疗小儿发热72例;对照组64例用柴胡注射液肌肉注射,双黄连注射液静脉滴注。结果治疗组30 min、60 min内的退热效果明显高于对照组($P<0.01$)。

实验研究方面,钟振环等将36只大鼠随机分为3组,模型对照组、小儿退热解毒颗粒组用酵母混悬液造模。造模结束后,小儿退热解毒颗粒组13只予小儿退热解毒颗粒(金银花、连翘、黄芩、生石膏、板蓝根、牡丹皮等)灌胃;模型对照组13只予等容量蒸馏水,正常对照组10只不予处理。结果小儿退热解毒颗粒组给药2 h后体温明显下降,与模型对照组比较,$P<0.01$;小儿退热解毒颗粒组给药2 h时ΔT与模型对照组比较,$P<0.01$;小儿退热解毒颗粒组大鼠下丘脑中β-内啡肽(β-EP)和神经降压素(NT)与模型对照组比较,$P<0.01$;正常对照组、模型对照组、小儿退热解毒颗粒组的ΔT与β-EP、NT含量均呈正的直线关系。提示小儿退热解毒颗粒可通过影响下丘脑中β-EP和NT的含量而发挥其解热作用。

(李 岚 任 昱)

【小儿咳嗽变异型哮喘的治疗与研究】

黄钢花等以黎炳南的经验方——黎氏哮喘方(炙麻黄、细辛、桂枝、白芍药、紫菀、百部等)治疗35例,对照组25例予酮替芬、美普清口服及必可酮喷雾剂吸入治疗。经治2周,治疗组总有效率为97.1%(34/35),对照组为100%(25/25)。组间比较,$P>0.05$。提示黎氏哮喘方与西药疗效相当且相对副作用低、无戒断性及依赖性。杨庆华予酮替芬、赛庚啶、头孢氨苄口服治疗92例作为对照组,治疗组124例在此基础上加服小儿理肺止咳胶囊(白屈菜、桔梗、杏仁、麻黄、百部、陈皮等)。两组均以10 d为1个疗程,共治2~3个疗程。结果治疗组总有效率为91.1%(113/124),对照组为60.9%(60/92)。组间比较,$P<0.01$。宣兆三以小青龙汤治疗164例,对照组108例予止咳、化痰、抗感染外加酮替芬口服。经治1周,治疗组总有效率为93.3%(153/164),对照组为69.4%(75/108)。组间比较,$P<0.01$。郑传华以加味止嗽散(百部、紫菀、白前、桔梗、陈皮、地龙等)治疗31例;对照组31例口服氨茶碱、扑尔敏。经治2周,治疗组总有效率为90.3%(28/31),对照组为77.4%(24/31);随访半年,治疗组复发率为35.5%(11/31),对照组为74.2%(23/31)。组间比较,均$P<0.05$。刘俐以解痉镇咳固本方(全蝎、僵蚕、地龙、射干、炙麻黄、紫草等)治疗30例,对照组30例以前方中去除全蝎、僵蚕、地龙治疗。经治1周,治疗组总有效率为86.7%(26/30),对照组为60.0%(18/30)。组间比较,$P<0.01$。李慧群以补肺祛风类中药(黄芪、太子参、白术、防风、苏叶、浙贝母等)治疗咳嗽变异性哮喘患者38例,服药7 d后总有效率为92.11%(35/38)。肖挹等认为该病当从肝论治,临床辨为肝经风热、木火刑金、肝肺阴虚3证,分别以桑菊饮、黛蛤散合泻白散、黛蛤散合沙参麦冬汤加减治疗。

朱璐卡等予酮替芬口服的基础上以射干麻黄汤煎服治疗,对照组单用酮替芬。经治2周,治疗组治愈28例,总有效率为97.6%(40/41);对照组分别为12例和67.7%(27/31)。组间比较,$P<0.01$。另设31例健康对照组,治疗前治疗组和对照组IgE、IL-4、TNF-α均高于健康组(均$P<0.01$),治疗后治疗组IgE、IL-4、TNF-α水平比治疗前明显降低,且明显低于对照组(均$P<0.01$),但仍然高于健康组。李校等以扶脾理肺汤(黄芪、白术、防风、炙麻黄、杏仁、射干等)治疗36例,同时予酮替芬片口服,对照组36例仅以酮替芬片口服。经治2周,治疗组总有效率为97.2%(35/36),对照组为75.0%(27/36)。组间比较,$P<0.05$。血清免疫球蛋白,治疗组治疗前后及与对照组比较,均$P<0.05$。

伍利芬介绍了徐荣谦的治疗经验,徐氏认为胶痰内伏是病理基础,感受风邪是发病诱因,风痰阻肺为主要病理机转,并拟定了祛风化痰的治法,方以芎蝎散(川芎、荜茇、蝎稍去毒尖、细辛、半夏)加减。小儿阳气偏胜,易于化热,主张重用青礞石、黄芩(2~3岁可用至30 g)。咳重者加炙百部,痰多而黄者加天竺黄、葶苈子、青礞石,痰多而便秘者加瓜蒌、青礞石或大黄,痰湿重者加厚朴、白芥子、紫苏子,夜尿多者加益智仁、菟丝子,热象明显者加黄芩、桑白皮,阴伤者加麦冬,表证明显者加麻黄、杏仁;春季夹热邪加柴胡、青蒿等,夏季暑热明显加天竺黄、黄连等，秋季燥邪明显加桑叶、浙贝母等。

（汤晓龙）

【小儿反复呼吸道感染的治疗与研究】

王绍洁等用玉屏风合剂治疗 100 例，对照组用转移因子口服液，3 个月为 1 个疗程。结果治疗组总有效率为 97.0%（97/100），对照组为 53.0%（53/100）。组间比较，$P<0.05$。郭新以健脾散（黄芪、茯苓、炒白术、防风、炒山药、神曲等）治疗，对照组口服左旋咪唑，2 组均以 4 周为 1 个疗程，共治 3 个疗程。结果治疗组显效 51 例，总有效率为 90.8%（69/76）；对照组分别为 27 例和 69.8%（44/63）。组间比较，$P<0.01$。梁文旺等以双屏散（柴胡、黄芪、白术、枳实、防风、白芍药等）口服液治疗 50 例，对照组予玉屏风散口服液。经治 2 个月，两组均能显著增强食欲、提高体重、缩短每次病程，但治疗组对增强食欲、缩短病程方面作用较对照组更强更持久（$P<0.01$）。

袁斌等用健脾补肺方（太子参、茯苓、白术、白芍药、黄芪、怀山药等）治疗 36 例，对照组不用药。两组若发生呼吸道感染均常规使用抗感染药，治疗组暂停中药汤剂，好转后再服用，疗程均为 3 个月，结束后随访 3 个月。结果治疗组总有效率为 97.2%（35/36），对照组为 63.0%（17/27）。组间比较，$P<0.01$。刘萍等在控制呼吸道感染的基础上，治疗组予参芪健儿合剂（太子参、黄芪、防风、白术、山药、陈皮等）口服，对照组予还尔金（槐杞黄颗粒）口服。30 d 为 1 个疗程，共治 2 个疗程。结果两组总有效率分别为 93.3%（56/60），86.7%（26/30）。组间比较，$P<0.05$。梁丹等在常规治疗的基础上予复可托（脾氨肽口服冻干粉）和玉屏风颗粒口服，对照组 50 例仅予常规治疗。1 个月为 1 个疗程，一般治疗 2～3 个疗程。结果总有效率分别为 94.0%（47/50）、30.0%（15/50）。组间比较，$P<0.05$。

吴昀蓉等予贞芪扶正胶囊口服治疗 100 例，以 2 个月为 1 个疗程，服用 1～2 个疗程。结果呼吸道感染的次数明显减少，病程明显缩短，广谱抗生素使用减少；同时在病程中合并免疫紊乱有关的疾病如支气管哮喘、过敏性紫癜、病毒性心肌炎等均无反复。

胡淑萍在急性呼吸道感染时给予常规抗生素治疗的基础上，治疗组辨证治疗，肺脾积热证予凉隔散合平胃散，肺脾两虚证予玉屏风散合平胃散；对照组予转移因子口服液。两组疗程均为 4 周。结果治疗组总有效率为 95.6%（43/45），对照组为 76.7%（23/30）。组间比较，$P<0.01$。治疗后两组 CD4 均升高，CD8 降低，CD4/CD8 升高；两组患儿治疗 1 年内呼吸道感染复发次数/天数均降低，两组治疗前后及组间比较，均$P<0.01$。李海峰等用儿脾醒（山楂、陈皮、茯苓、薏苡仁、白扁豆、山药等）治疗 54 例，对照组口服转移因子。经治 3 个月，治疗组治疗后 T 细胞亚群 CD3、CD4 明显升高，CD8 明显降低；血清免疫球蛋白 IgG、IgA、IgM 均明显升高（均$P<0.01$）。对照组治疗前后各项指标相比，均$P<0.05$。提示胃肠道功能与气道黏膜免疫有密切关系，脾胃功能正常则气道免疫水平亦正常，调整脾胃功能可提高气道免疫水平。方志德等探讨参芪煎剂（太子参、黄芪、黄精、防风等）对反复呼吸道感染小儿免疫功能的影响，以及治疗小儿反复呼吸道感染的疗效。将 61 例反复呼吸道感染患儿随机分为治疗组 31 例和对照组 30 例，治疗组口服参芪煎剂，对照组口服卡慢舒，结果显示治疗组 IL-12、IL-2 含量较治疗前升高，TNF-α、IL-13、IL-4、IL-6 含量较治疗前降低，与对照组同期比较有显著差异。随访 1 年，治疗组临床呼吸道感染年均发病次数明显减少，与对照组有极显著差异。表明参芪煎剂能有效干预儿童反复呼吸道感染，增强儿童抗病能力，保证儿童的正常生长发育。葛年春等在急性期予抗感染及对症治疗的基础上，缓解期治疗组予益气养阴敛肺汤（黄芪、白术、党参、山茱萸、山药、茯苓等），对照组予左旋咪唑口服，两组疗程均为 3 个月。结果治疗组显效 14 例，总有效率为 87.5%（35/40）；对照组分别为 7 例和 62.5%（25/40）。组间比较，$P<0.05$。两组患儿 IgG、IgA、IgM 水平及 CD3、CD4、CD4/CD8 均明显上升，CD8 下降，两组治疗前后及组间比较，均$P<0.05$。提示本方可提高患儿免疫功能，从而能防治小儿呼吸道感染反复发作。

曹腊梅介绍董幼祺的治疗经验，研制扶正固肾祛邪合剂（黄芪、党参、焦白术、熟地黄、淮山药、制首乌、五味子等），益气敛肺、滋阴固肾、祛邪消积、标本兼顾，与小儿体质及病机十分吻合，从而达到邪去正安、阴平阳秘之目的。齐冀介绍王力宁论治经验，认为反复呼吸道感染的发生与小儿体质有关，把小儿体质大致分为正常质、气虚质、痰湿质、气阴两虚质、内热质五种，并研制了系列抗复感合剂：肺脾气虚证用抗复感1号(党参、黄芪、白术、陈皮等)，肺脾阴虚证用抗复感2号(太子参、黄芪、麦冬、桑椹子等)，脾虚肝旺证用抗复感3号(党参、白术、白芍药、柴胡等)。李琳介绍了史英杰根据不同发展阶段分期治疗的经验：感染期风热感冒者，治以疏散风热，清热解毒，方药选用金银花、连翘、荆芥、薄荷、蝉蜕、桔梗等；若外邪入里化热，肺热咳嗽，治以清肺止咳化痰，方药选用芦根、杏仁、桃仁、薏苡仁、前胡、白前等。迁延期应积极清除伏邪兼以扶正，治以清热消积，健脾益气，方药选用竹叶、生石膏、麦冬、银柴胡、白薇、玉竹等；以积滞为主症者方药多选用沙参、麦冬、玉竹、石斛、茯苓、白术等。恢复期以正虚为主，以调补肺脾肾为主，方药选用生黄芪、白术、防风、桔梗、百合、陈皮等。陶春祥认为，中药在提高患儿免疫功能，增强抗病能力方面有标本兼治之效，特别对体弱、消瘦、食欲不振、容易反复呼吸道感染的患儿有一段疗效，临床宜辨证论治：肺脾气虚证可选六君子汤合玉屏风散加减，营卫不和证可选用桂枝龙骨牡蛎汤加减，气阴两虚证可选用百合固金汤合泻白散加减。

（李　文）

【小儿病毒性心肌炎的治疗】

刘彬以舒心冲剂Ⅱ号(黄芪、当归、太子参、红花、丹参、麦门冬等)治疗本病恢复期(心脾两虚证)，对照组用维生素C、肌苷片口服。经治2个月，治疗组治愈36例，总有效率为90.6%(115/127)；对照组分别为18例和74.0%(94/127)。组间比较，$P<0.01$。樊永凤以小儿心宝合剂(金银花、连翘、牛蒡子、薄荷、丹参、芦根等)治疗30例，与对照组均予常规西医治疗。经治2周，治疗组治愈20例，总有效率为96.7%(29/30)；对照组分别为7例和73.3%(22/30)。组间比较，$P<0.01$。治疗组在胸闷、乏力、气短症状改善及心悸、多汗、发热、咳嗽咳痰、流涕鼻塞、咽红肿、早搏及ST－T改善方面均优于对照组($P<0.05$或$P<0.05$)。两组治疗前后CK－MB、CK均明显下降(均$P<0.05$)。刘化英在西药常规治疗的基础上以黄芪、五味子、麦冬、党参、黄精、当归等煎服，对照组单用西药常规治疗，两组均以4周为1个疗程。结果治疗组治愈13例，总有效率为87.0%(47/54)；对照组分别为8例，68.8%(33/48)。组间比较，$P<0.05$。治疗组在临床症状缓解、心率恢复、心电图回复率、心脏指数、射血分数、心室短轴缩短率方面均优于对照组(均$P<0.05$)。宋春霞以参连正心片(西洋参、黄连、紫草、甘松等)治疗本病毒伤气阴证60例，与对照组均常规西医治疗。经治30 d，治疗组治愈18例，总有效率为93.3%(56/60)；对照组分别为5例和76.7%(23/30)。组间比较，$P<0.05$。治疗组心律失常消失方面明显优于对照组($P<0.05$)；心音低钝、面色苍白、口唇紫绀疗效方面两组无显著差异(均$P>0.05$)；治疗组治疗后室性早搏的控制明显优于对照组($P<0.05$)，但在房性早搏、心动过速、心肌缺血、心室肥厚、传导阻滞及ST－T改变等方面无显著性差异(均$P>0.05$)；治疗组治疗后CK、CK－MB明显下降(均$P<0.05$)，对照组则无明显变化(均$P>0.05$)。

陈秀荣等按子午流注择时(辰时、午时、戌时)服药(金银花、连翘、滑石、苦参、厚朴、半夏等)并结合能量合剂静脉滴注治疗。经治4周，治愈16例，总有效率为96.8%(30/31)。

冯永歌在休息、吸氧、应用改善心肌细胞营养与代谢药物的基础上以丹参注射液治疗30例，对照组不用丹参注射液。经治14 d，治疗组治愈7例，总有效率为93.3%(28/30)；对照组分别为3例和81.5%(22/27)。组间比较，$P<0.01$。治疗组在早搏控制和肌酸激酶、肌酸激酶同工酶MB、乳酸脱氢酶、羟丁酸脱氢酶、天冬氨酸转氨酶及肌钙蛋白下降方面均明显优于对照组(均$P<0.01$)。姜叶洁在休息、吸氧、应用改善心肌细胞营养与代谢药物的基础上以黄芪9～15 g煎服或泡服联合丹参注射液静脉滴注治疗30例，对照组不用黄芪和丹参注射液，14 d为1个疗程。结果治疗组治愈7例，总有效率为93.3%(28/30)，对照组分别为3例和81.5%(22/27)。组间比较，$P<0.01$。尚阅在休息、心电监护、大剂量维生素C、辅酶Q10、对症治疗的基础上以黄芪注射液静脉滴注联合α－干扰素肌注治疗32例，对照组不用黄芪注射液及α－干扰素。经治2周，治疗组显效12例，总有效率为93.8%(30/32)；对照组分别为5例和60.7%(17/28)。组间比较，$P<0.01$。治疗组在心肌酶降低、心电图恢复时间上均明显优于对照组(均$P<0.01$)。马颖在应用大剂量维生素C，给予营养心肌药、抗心律失常药和抗病毒药的基础上以参麦注射液静脉滴注治疗42例，对照组不用参麦注射液，两组均以2周为1个疗程。结果治疗组显效31例，总有效率为

92.9%(39/42),对照组分别为 12 例和 63.3%(19/30)。

(高修安 刘 瑜)

【小儿厌食症的治疗及实验研究】

张颖等用醒脾冲剂(白术、黄精、山药、麦芽、莪术、龙骨等)治疗小儿缺锌厌食症 203 例,对照组 113 例予葡萄糖酸锌口服液,均以 2 个月为 1 个疗程,共治 3 个疗程。结果治疗组治愈 38 例,总有效率为 98.5%(200/203);对照组分别为 16 例和 91.2%(103/113)。组间比较,$P<0.05$。治疗后两组发锌值均明显升高,治疗组优于对照组($P<0.05$)。林德湘等用醒脾健胃合剂(藿香、党参、厚朴、茯苓、苍术、黄芩等)治疗,对照组服用复合维生素 B、多酶片和锌剂或钙剂,健康组不服药。经治 2 周,治疗组治愈 22 例,总有效率为 96.7%(29/30);对照组分别为 14 例和 90.0%(27/30)。组间比较,$P<0.05$。治疗组在提升血锌水平和红细胞水平上优于对照组($P<0.05$ 或 $P<0.01$)。

杨峰用消疳健胃散(太子参、白术、陈皮、丁香、砂仁、草豆蔻等)治疗,对照组服用复合维生素多酶片。经治 1 个月,治疗组显效 82 例,总有效率为 97.0%(97/100);对照组分别为 5 例和 42.0%(21/50),组间比较,$P<0.01$。闫慧敏以小儿康颗粒(太子参、葫芦茶、山楂、乌梅、蝉蜕、白芍药等)治疗 90 例,对照组 30 例服用健儿消食口服液。经治 2 周,治疗组治愈 21 例,总有效率为 91.1%(82/90);对照组分别为 5 例和 90.0%(27/30)。两组总有效率差别不大,但治疗组对面色萎黄、烦躁易怒、夜卧不安、恶心欲吐、腹胀腹痛、大便不调等症状有较好作用。连俊兰用调中饮(柴胡、枳实、芍药、茯苓、延胡索、白术等)治疗 40 例,对照组用葡萄糖酸锌口服液治疗。经治 4 周,治疗组治愈 26 例,总有效率为 92.5%(37/40);对照组分别为 15 例和 65.0%(26/40)。组间比较,$P<0.05$。张亭用蟾蜍消疳散(干蟾蜍、荆芥、防风、薄荷、七叶一枝花、厚朴等)配合补锌治疗 48 例,对照组单纯口服葡萄糖酸锌口服液,2 组均以 4 周为 1 个疗程,共治 2 个疗程。结果治疗组治愈 23 例,总有效率为 93.8%(45/48),对照组分别为 6 例和 75%(36/48)。组间比较,$P<0.05$。徐子亮等以健脾增食汤(太子参、苦参、水红子、焦山楂、鸡内金、乌梅等)治疗,对照组服用妈咪爱冲剂。经治 2 周,治疗组治愈 87 例,总有效率为 95.9%(115/120);对照组分别为 22 例和 85.0%(34/40)。组间比较,$P<0.05$。两组治疗后食量及体重均增加,组间比较,$P<0.05$。张立秋等用乐食冲剂(柴胡、党参、半夏、白芍药、炙甘草、陈皮等)治疗 60 例,对照组 40 例用健胃消食片治疗,2 组均以 14 d 为 1 个疗程。结果治疗组治愈 52 例,总有效率为 96.7%(58/60);对照组分别为 30 例和 87.5%(35/40)。组间比较,$P<0.05$。

孙娟等用厌食贴(白术、甘松、茯苓、丁香、鸡内金、大黄)于 7am 至 3pm 敷脐治疗,对照组用儿康宁口服液口服,均以 7 d 为 1 个疗程,共治 2 个疗程。结果治疗组治愈 53 例,总有效率为 97.0%(97/100);对照组分别为 24 例和 90.0%(54/60)。组间比较,$P<0.05$。在治疗食欲不振、神疲体倦、大便不成形或完谷不化方面,治疗组优于对照组($P<0.05$)。郭转玲以厌食运脾贴(肉桂、沉香、炒白术、小茴香、莱菔子、莪术等)外敷中脘、通谷两穴,结合生物波经络通治疗仪治疗 78 例,对照组口服葡萄糖酸锌口服液和 21-金维他。经治 15 d,治疗组治愈 70 例,总有效率为 96.1%(75/78);对照组分别为 52 例和 77.0%(60/78)。组间比较,$P<0.01$。龙冬艳对 50 例小儿厌食症内外兼治,口服开胃汤(西洋参、茯苓、山药、扁豆、莲子、芡实等),脐部外敷香连散(胡黄连、九香虫、槟榔、苍术、芒硝),经治 2 周,总有效率为 94.0%(47/50)。於悦等将中药浸片(白术、鸡内金、神曲、木香、砂仁)贴在神阙和中脘穴上,利用经皮给药理疗仪治疗 76 例,连续 5 d 为 1 个疗程,共治 2 个疗程。结果显效 40 例,总有效率为 82.9%(63/76)。

实验研究方面,崔瑾等以病因模拟法制作幼龄大鼠模型,用捏脊、中药(苍术、白术、茯苓、淮山药、薏苡仁、陈皮等)、捏脊与中药联合治疗 21 d,结果经放射免疫检测技术测定,与正常组比较,模型大鼠下丘脑和血浆八肽胆囊收缩素(CCK-8)含量均升高;与模型组比较,各治疗组含量均降低($P<0.01$ 或 $P<0.05$),体重和食量改善。吴高鑫等以高蛋白高脂饲料喂养法建立小儿厌食症大鼠模型,用捏脊、中药(苍术、白术、茯苓、淮山药、薏苡仁、陈皮等)、捏脊与中药联合治疗 21 d,结果与模型组比较,各治疗组体重和食量改善,显示捏脊疗法在一定程度上可防治小儿厌食症,提高小儿厌食模型大鼠的食欲、增加体重,D-木糖排泄

量明显增加($P<0.05$)。提示该方及捏脊疗法作用机制可能与改善小肠的吸收功能有关,且捏脊法与中药治疗的效果相近,二者联合运用有一定的协同趋势。

(李　文)

【小儿肾病综合征的治疗与研究】

周永红以强的松治疗原发性肾病综合征(PNS)患儿 28 例作为Ⅰ组,以强的松加清热活血方(车前草、白茅根、益母草、玉米须、白花蛇舌草、丹参)治疗 22 例作为Ⅱ组,疗程均为 8 周。并采用聚合酶链反应(PCR)分别检测 50 例 PNS 患儿和 20 例健康儿童的血管紧张素Ⅰ转换酶(ACE)基因。结果:① PNS 患儿中Ⅰ组和Ⅱ组在治疗后 24 h 尿蛋白定量明显降低,以Ⅱ组的降低更为显著。② PNS 患儿与健康儿童在 ACE 基因多态性上存在显著性差异($P<0.05$),PNS 组中 D 等位基因占优势(即以 DD 型、DI 型多见),而对照组健康儿童则以Ⅰ等位基因为主,Ⅱ型多见。③ 完全缓解的患儿当中以 DI 型多见,部分缓解及未缓解的患儿以Ⅱ型多见;Ⅰ组完全缓解率为 2.0%(2/100),Ⅱ组为 13.0%(13/100),组间比较,$P<0.05$。④ PNS 患儿中Ⅰ组和Ⅱ组的 ACE 基因分布没有显著性差异($P>0.05$),提示不能认为基因型的差异是清热活血方降尿蛋白疗效不同的原因。

张琦等用免疫细胞化学法检测 41 例 PNS 患儿正规激素治疗前外周血单个核细胞(PBMC)内糖皮质激素受体亚型 β(GR_β)表达水平,8 周时根据激素治疗效应将其分为激素敏感组 26 例,激素抵抗组 15 例。激素抵抗组患儿再将其分为黄芪治疗组 8 例,西药对照组 7 例。另选 8 例健康体检儿童作为正常对照组。结果激素抵抗组患儿 PBMC 内 GR_β 表达明显高于激素敏感组($P<0.01$)。黄芪颗粒治疗 3 个月后,治疗组 PBMC 内 GR_β表达与西药对照组及治疗前比较仍无显著差异(均 $P<0.05$),但仍明显高于正常对照组($P<0.01$);血清 IL-4 水平明显低于西药对照组及治疗前($P<0.05$,$P<0.01$);IFN-γ 水平明显高于西药对照组及治疗前,但仍低于正常对照组(均 $P<0.05$)。提示激素抵抗型肾病综合征患儿(SRNS)存在 GR_β的高表达,可能与疾病状态下多种炎症因子的共同作用有关,黄芪不能下调其 PBMC 内 GR_β的表达,但可能通过调节免疫功能减少激素抵抗。林飞进等将 PNS 患儿随机分为 A 组和 B 组,B 组 40 例予泼尼松等治疗,A 组 41 例加用黄芪注射液静脉滴注,疗程均为 2 周。结果 A 组治疗后 TG 明显降低,IgA 明显升高(均 $P<0.01$);B 组则变化不明显(均 $P>0.05$)。两组治疗后 CK-MB、TC、IgE 均明显下降,Alb、TP、IgG 均明显升高,组间比较,均 $P<0.01$ 或 $P<0.05$。提示黄芪注射液可能有调节免疫功能的作用,促进免疫球蛋白的转化,继而降低 PNS 患儿升高的 CK-MB、TC、TG、IgE,升高降低的 Alb、TP。

吴文先等在泼尼松治疗的基础上,治疗组 21 例 PNS 患儿加用水蛭粉口服,对照组 20 例给予肝素钠静脉滴注,疗程均为 20 d。结果表明,两组患儿治疗后纤维蛋白原(FIB)及 D-二聚体(D-dimer)均明显降低($P<0.05$),且治疗后治疗组 D-dimer 与对照组比较降低更明显($P<0.05$);对照组治疗后凝血酶原时间(PT)和活化部分凝血酶时间(ATPT)有轻度延长,治疗组治疗前后 PT、APTT 无明显变化(均 $P>0.05$)。提示水蛭具有和肝素相似的抗凝作用,其促纤溶作用可能较肝素更强而无普通肝素易并发出血、需要监测凝血时间等弊端。陈书明以强的松、雷公藤多甙片等口服治疗 30 例 PNS 患儿作为对照组,治疗组同时加用益肾活血汤(生地黄、牡丹皮、山茱萸、益母草、白花蛇舌草、附子等)煎服。经治 6 个月,对照组患儿血液高凝状态较治疗前明显加重($P<0.05$),治疗组则较治疗前改善($P<0.05$)。治疗后组间比较,$P<0.01$。李琪等在用泼尼松、洛丁新、维生素 D 及钙剂、胃黏膜保护剂等治疗的基础上,治疗组 40 例加用丹参酮 II-A 磺酸钠注射液静脉点滴,对照组 32 例加用肝素钠注射液静脉点滴。经治 2 周,两组各项生化指标均较治疗前有明显改善($P<0.05$);组间比较,尿中 FDA 及 D-dimer 变化差异无显著性($P>0.05$),治疗组血总胆固醇、甘油三酯及载脂蛋白 a 降低均优于对照组($P<0.01$),尿蛋白阴转率高于对照组($P<0.05$)。提示丹参酮 II-A 磺酸钠有良好的抗凝及降脂作用,治疗小儿原发性肾病综合征有较好的安全性。

(李　岚)

【小儿神经性尿频的治疗】

叶剑以固脬汤(太子参、升麻、乌药、桑螵蛸、金樱子、覆盆子等)治疗 37 例,对照组服用硝苯吡啶片。经治 1~2 周,治疗组治愈率为 56.8%

(21/37)，总有效率为89.2%(33/37)；对照组分别为40.0%(14/35)和65.7%(23/35)。组间比较，$P<0.05$。赵星星以益脾固肾为法(黄芪、党参、山茱萸、山药、五味子、桑螵蛸等)治疗52例，12 d为1个疗程。结果治愈47例，总有效率为94.2%(49/52)。黄顺祥从调和营卫着手，以柴胡加龙骨牡蛎为基础方，气虚明显加山药、白术，湿热加黄柏，肾虚加金樱子、山茱萸，共治30例，疗程最短3 d，最长16 d。结果治愈率为80.0%(24/30)，总有效率为90.0%(27/30)。陈元品以五苓散为基本方，小便黄、尿道口微红加木通、车前子、淡竹叶、生地黄、甘草，伴遗尿加覆盆子，小便清白加附片，水煎，每日1剂，共治45例。经治1～5 d，治愈40例，总有效率为97.8%(39/40)。罗爱群以益气养阴为法，用生脉饮口服液合消炎痛治疗85例，4 d为1个疗程，最长2个疗程。结果1个疗程治愈73例，2个疗程治愈80例，总有效率为98.8%(84/85)。

(高修安　刘　瑜)

【小儿过敏性紫癜的治疗】

牛明珍用0.04%莪术油葡萄糖注射液静脉滴注治疗50例；对照组30例予扑尔敏、维生素C口服，10%葡萄糖酸钙加等量25%葡萄糖注射液稀释后缓慢静脉注射。经治10 d，治疗组总有效率为98.0%(49/50)，对照组为83.3%(25/30)。组间比较，$P<0.05$。郭贯魁等在抗过敏、改善血管脆性及对症治疗的基础上，治疗组65例加用5%莪术油葡萄糖注射液、复方丹参注射液静脉滴注；对照组65例加用西咪替丁加入5%葡萄糖注射液静脉滴注。经治14 d，治疗组症状、体征消失时间明显短于对照组($P<0.01$或$P<0.05$)。治疗组紫癜复发率为10.8%(7/65)，肾功能损害发生率为10.8%(7/65)；对照组分别为23.1%(15/65)和35.4%(23/65)。组间比较，$P<0.05$。

薛艳梅在去除病因、抗过敏及对症治疗的基础上，治疗组30例加用复方丹参片口服，用至临床症状消失后2～4周；对照组不用复方丹参片。结果治疗组总有效率为96.7%(29/30)，对照组为73.3%(22/30)。组间比较，$P<0.05$。刘艳华等以泼尼松、维生素C、抗组胺药等对症治疗66例作为对照组，治疗组在此基础上加服活血益气汤(丹参、赤芍药、紫草、黄芪、党参)加味。经治10～14 d，治疗组总有效率为96.9%(63/65)，对照组为84.8%(57/66)。组间比较，$P<0.05$。吴文霞以凉血消癜汤(紫草、柴胡、赤芍药、牡丹皮、丹参、生地黄等)治疗48例，对照组42例服用维生素C、维生素K、潘生丁、赛庚啶及抗生素、肾上腺皮质激素等治疗。经治2周，治疗组总有效率为95.8%(46/48)，对照组为83.3%(35/42)。组间比较，$P<0.05$。郑文龙等予复方丹参、维生素C、扑尔敏、赛庚啶、西咪替丁等治疗35例作对照组，治疗组31例在此基础上以犀角地黄汤加减煎服。结果两组病人临床症状及体征均恢复正常，尿潜血、尿蛋白转阴性，粪隐血试验阴性。治疗组瘀点、瘀斑消退时间为7～17 d，平均9.19 d，复发率为19.4%(6/31)；对照组分别为11～28 d、17.51 d和51.4%(18/35)。组间比较，$P<0.01$。李锦春等以克癜汤(水牛角、地黄炭、赤芍药、牡丹皮、大青叶、升麻等)治疗58例，对照组30例服用维生素C片、息斯敏、潘生丁或强的松等。经治15 d，治疗组总有效率为96.6%(56/58)，对照组为80.0%(24/30)。组间比较，$P<0.05$。

闫平等以甘草大黄紫草汤(甘草、大黄、紫草、生地黄、牡丹皮、赤芍药等)加减，风热偏重加牛蒡子、薄荷、荆芥，痒甚加防风、蝉蜕，腹痛便血加白芍药、延胡索、木香、地榆炭、槐花，关节痛加牛膝、秦艽，鼻衄加仙鹤草，蛋白尿、血尿加黄芪、白及、白茅根、茜草，经久不愈者加黄芪、党参、山药，水煎服。用药7～30剂，显效50例，总有效率为93.4%(71/76)。赵俊萍共治128例，其中气不摄血者9例，药用黄芪、防风、白术、茯苓、山药、桔梗等；胃肠郁热者17例，药用黄芪、防风、白术、茯苓、山药、乌梅等；风热伤络者48例，药用紫草、牡丹皮、金银花、连翘、生地黄、桑白皮等；血热妄行者31例，药用水牛角、生石膏、生地黄、玄参、知母、赤芍药等；瘀血阻络者13例，药用桃仁、红花、当归、川芎、赤芍药、紫草等；阴虚内热者10例，药用蒲公英、紫花地丁、金银花、连翘、大青叶、炒栀子等。以1个月为1个疗程，共治1～2个疗程。结果痊愈56例，好转72例。温有全以中西医结合分期治疗90例，急性期在抗感染、抗病毒、抗过敏的基础上，风热伤络者用“克敏1号胶囊”(金银花、连翘、防风、薄荷、蝉蜕、甘草等)，血热妄行者用“克敏2号胶囊”(金银花、连翘、大青叶、茜草、栀子、水牛角等)；稳定期仍以抗过敏为主，用“克敏3号胶囊”(党参、白术、栀子、茯苓、山药、焦柏叶等)；修复期用“克敏4号胶囊”(熟地黄、当归、川芎、桃仁、红花、白术等)。经治 30 d,痊愈 68 例,总有效率为 96.7%(87/90)。

(汤晓龙)

【小儿特发性血小板减少性紫癜的治疗】

肖咏等以补肾活血方(黄芪、熟地黄、山茱萸、鸡血藤、补骨脂、淫羊藿等)治疗特发性血小板减少性紫癜(ITP)患儿 30 例,设立强的松对照组(18 例),两组均治疗 4 个月,结果治疗组总有效率为 86.7%(26/30),对照组为 67.9%(14/18),治疗组疗效优于对照($P<0.05$);治疗组 P-选择素水平明显下降,与对照组比较,$P<0.05$。韩小月等将 70 例初发未治的 ITP 患儿随机分为实验组和对照组,每组 35 例。对照组予以激素合用(或不合用)丙种球蛋白;实验组在此基础上加用升血小板胶囊(青黛、牡丹皮、连翘、仙鹤草、甘草)。结果实验组总有效率为 91.4%(32/35),明显高于对照组的 77.1%(27/35)($P<0.05$),实验组治疗后血小板计数平均值明显高于对照组($P<0.05$),且激素减退后的复发率明显低于对照组($P<0.05$)。范维维等采用激素结合凉血益气养阴方(水牛角、生地黄、白芍药、鸡血藤、当归、仙鹤草等)治疗 ITP 患儿 26 例,血热妄行证加生大黄、茜草、白茅根;气不摄血证加菟丝子、党参;阴虚内热证加玄参、女贞子、龟版。对照组 20 例用强的松片治疗。治疗组治愈率为 76.9%(20/26),总有效率为 96.2%(25/26);对照组治愈率为 40.0%(8/20),总有效率为 75.0%(15/20)。两组治疗后 $CD3^+$、$CD4^+$、$CD8^+$、CD_4/CD_8 均较治疗前有极显著性差异($P<0.01$),治疗组 $CD3^+$、$CD4^+$ 和 $CD8^+$ 较对照组治疗后有显著性差异($P<0.05$)。赵彩云等在口服地塞米松的基础上加服中药治疗 ITP 患儿 25 例。用黄芪、太子参、当归、白术、龙眼肉、酸枣仁等。热象明显者加牡丹皮、水牛角、栀子;鼻衄者加茜草、白茅根;齿衄者加藕节;尿血者加小蓟、仙鹤草;四肢不温,脾肾阳虚者减旱莲草,加仙茅、巴戟天。设立西药对照组 25 例。结果两组总有效率分别为 84.0%(21/25)、44.0%(11/25),组间比较,$P<0.05$。窦立刚采用紫癜清片(生地黄、黄连、牡丹皮、栀子、甘草、板蓝根等)治疗 ITP 患儿 32 例。对照组以泼尼松治疗为主,1.5～2 mg/(kg · d)。出血性症状改善、血小板上升后以 5 mg/2 周递减,或加维生素 C 等辅助治疗。两组病例均在 2 个月后进行疗效判定。两组总有效率分别为 90.6%(29/32)、80.0%(16/20),组间比较,$P>0.05$。治疗组血小板恢复正常的治疗日数为(40.42±5.28)d,对照组为(51.90±7.13)d。两组有显著差异($P<0.001$)。说明治疗组疗程明显短于对照组。治疗组血小板计数上升值明显高于对照组($P<0.005$)。治疗组有 27 例、经(30.11±7.98)d 治疗,出血症状得到完全控制。分别与对照组 12 例、(36.25±7.86)d 相比,出血症状改善率、改善时间,有显著性差异(均$P<0.05$)。说明治疗组止血作用优于对照组。王沁等辨证治疗 63 例 ITP 患者。血热妄行证治以清热凉血、活血止血(生地黄、赤芍药、紫草、大蓟、小蓟、牡丹皮等);气不摄血证治以益气摄血(炙黄芪、党参、白术、当归、仙鹤草、旱莲草等);脾肾阳虚证治以温阳填精、活血止血(补骨脂、淫羊藿、仙茅、仙鹤草、茜草炭、地榆炭等)。对照组(17 例)口服泼尼松,两组均治疗 60 d。结果:治疗组中各证显效率及总有效率均无统计学差异($P>0.05$),而各证与对照组显效率及总有效率相较均有统计学差异($P<0.05$);治疗组各证止血时间及血小板上升至正常所需时间均较对照组明显缩短($P<0.01$),血小板上升峰值亦显著高于对照组($P<0.01$)。

(高修安　刘　瑜)

【女童性早熟的治疗及实验研究】

杜玉林以合元缓癸汤(生地黄、黄芪、太子参、茯苓、山萸肉等)治疗女童特发性真性性早熟 32 例,对照组用 GnRHa(曲普瑞林),两组均持续用药 1 年。结果治疗组痊愈 12 例,总有效率为 87.5%(28/32);对照组分别为 7 例和 66.7%(20/30)。组间比较,$P<0.05$。两组治疗后 LH、FSH 水平均明显下降(均$P<0.01$)。章建富以大补阴丸治疗女童单纯性乳房早发育 43 例,以 1 个月为 1 个疗程,共治 3 个疗程,另设立空白对照。结果治疗组乳房肿块消退率为 95.3%(41/43),对照组为 20.0%(5/20)。组间比较,$P<0.01$。孙燕以大补阴丸和知柏地黄丸对 26 例误服避孕药的外源性性早熟女童进行治疗,并与未经治疗的 16 例误服避孕药的外源性性早熟女童作对照。3 个月后,治疗组乳房恢复有效率为 100%(26/26),对照组 56.3%(9/16)。组间比较,$P<0.01$。

杨勤等以抗早熟一号合剂(知母、黄柏、熟地黄、牡丹皮、泽泻等)治疗 43 例儿童真性性早熟,3

个月为1疗程。治疗1～2个疗程后，患儿阴虚火旺征象有极显著改善（$P<0.01$）；乳房明显缩小，其中18例恢复至幼儿水平；子宫卵巢体积明显缩小，与治疗前比较，$P<0.01$；骨龄复查发现25例与年龄同步增长或低于年龄增长速度。抗早熟二号合剂（生地黄、淮山药、牡丹皮、泽泻、益智仁、白芍药等）治疗77例儿童假性性早熟，3个月为1疗程，治疗1～2个疗程后显效69例、有效8例；治疗后雌二醇恢复正常。叶少芳在饮食调理3个月后，乳房肿块未消退者加服知柏地黄丸3个月，药后随访半年至1年；对照组不作任何治疗，同期随访。结果：治疗组28例经饮食调理3个月后，乳房肿块消退率为57.1%（16/28），对照组为4.2%（1/24）；组间比较，$P<0.01$。治疗组乳房肿块未消退者加服知柏地黄丸后，其乳房肿块总消退率为82.1%（23/28），对照组为16.7%（4/24）；组间比较，$P<0.01$。

胡红介绍时毓民辨治经验，认为患儿之病变主要责之肝肾，其发生多由肝郁化火或阴虚火旺、相火妄动所致。基本方药为生地黄、炙龟甲、黄柏、知母、玄参、夏枯草、牡丹皮、龙胆草等。其中龙胆草应从小剂量开始；肝经郁热者，加柴胡、郁金；肝气郁结化火者，加栀子、柴胡、薄荷；湿邪偏盛而见阴道分泌物增多者，加泽泻、茯苓或加椿根皮、芡实；阴道流血者，加墨旱莲、仙鹤草；乳房压痛、易怒者加逍遥丸包煎；痰邪明显者，加半夏、陈皮、甘草；乳房硬结明显者，加三棱、莪术、海藻、昆布、山慈姑；有瘀血征象者，加当归、赤芍药。郭东晓认为，女童天癸早至当辨证论治：肾气不足者，治宜平补肾气、固摄胞脉，方用大补元煎加减；阴阳失调者，治宜调整阴阳，固摄胞脉，方用固阴煎加味；阴虚血热者，治宜滋肾益阴，清虚热固胞脉，方用左归丸合保阴煎加减；脾气虚损者，治宜健脾益气，固摄胞脉，方用归脾汤加减；血瘀癥瘕者，治宜活血化瘀，固摄胞脉，方用桂枝茯苓汤加味。

实验研究方面，陈祺将出生4日内SD大鼠分为正常组、模型组、溶剂组、高药组和低药组，以达那唑皮下注射造模，药物组在15日龄时开始灌喂抗性早熟颗粒（黄柏、生地黄、知母、鳖甲、焦三栀、海藻等），正常组、模型组予等量的自来水，26日龄开始断奶。结果模型组大鼠的阴门开启和建立性周期的时间较正常组提前，药物组与正常组无差异；各组的子宫脏器系数无差异；卵巢脏器系数模型组最高，药物组与正常组无明显差异（$P>0.05$）；模型组E2最高，药物组控制效果与药物浓度呈正比，其E_2水平与正常组无显著性差异。刘孟渊通过选用18日龄BALB/c雌性小鼠，使用知柏地黄丸干预61例瘦素诱导的特发性中枢性性早熟模型小鼠。随机分正常对照组，ICPP模型组，知柏地黄丸高、低剂量组，甲地孕酮对照组，促性腺激素释放激素类似物组。结果：持续观察25 d后，知柏地黄丸高剂量组于造模第4～6 d对瘦素所致阴道开口提前有抑制作用（$P<0.05$或$P<0.01$）；知柏地黄丸低剂量组可降低模型小鼠的子宫质量，抑制瘦素所致子宫指数与卵巢指数升高（$P<0.05$或$P<0.01$）；知柏地黄丸高、低剂量组可降低模型小鼠的LH水平（均$P<0.01$），但对模型小鼠的体质量及血清E_2水平无显著影响（均$P>0.05$）。

（高修安　刘　瑜）

【小儿注意缺陷多动障碍的治疗】

马融等提出了“髓海发育迟缓致儿童注意缺陷多动障碍”病机假说，认为本病病位在脑，其本在肾，病机关键为肾精亏虚，髓海发育迟缓，阴阳失调，阳动有余，阴静不足。据此确立了益肾填精治疗大法，方药以益智宁神颗粒（紫河车、熟地黄、远志、泽泻、石菖蒲、黄连）加减。

林月斌辨证治疗43例，肾阴不足、肝阳偏旺者治以滋阴潜阳、宁神益智，予三甲复脉汤加减；心脾气虚、神失所养者治以健脾益气、养心安神，予归脾汤加减；湿热内蕴、痰火扰心者治以化痰清热、宁神益智，予温胆汤加减；瘀血内阻、脑络失养者治以活血化瘀、宁神益智，予补阳还五汤化裁。对照组口服利他林。经治3个月，治疗组显效23例，总有效率为86.0%（37/43）；对照组分别为18例和90.6%（29/32）。组间比较，$P>0.05$。治疗组未出现副作用；对照组中有17例出现食欲减低、夜间不易入睡，2例头痛。田彗等辨证治疗84例注意缺陷多动障碍合并或无合并对立违抗障碍患者（ODD），其中阴虚阳亢证予益智宁加减（熟地黄、山茱萸、白芍药、夜交藤、龙骨、龟版等）；痰火内扰证以黄连温胆汤加减；心脾不足证以甘麦大枣汤加减。经治2个月，53例无共患ODD的患儿经治疗后显效6例，总有效率为84.9%（45/53）；共患ODD的患儿分别为2例和54.8%（17/31）。二者比较，$P<0.01$。

丁正香以小儿智力糖浆（龟版、龙骨、远志、石菖蒲、雄鸡汁）治疗50例，对照组予静灵口服液。

经治1个月,治疗组总有效率为86.0%(43/50),对照组为75.6%(34/45)。组间比较,$P<0.05$。治疗组对口干咽燥及五心烦热的改善作用较对照组明显($P<0.05$)。刘芳琴等以白芍药甘草汤配合耳穴疗法(将王不留行粘在耳穴肾、心、皮质下、神门等部位)治疗47例,连续治疗30次后,治愈率为82.9%(39/47),总有效率为95.7%(45/47)。于涛等以小柴胡汤合天麻钩藤饮加减治疗76例,经治8周,脑电图正常者总有效率为90.2%(37/41),异常者为54.3%(19/35);二者比较,$P<0.05$。

张晖等以中药(茯苓、山药、熟地黄、山茱萸、远志、白蒺藜等)联合利他林治疗30例,对照组单用利他林。经治2个月,治疗组总有效率为93.3%(28/30),对照组为66.7%(18/27)。组间比较,$P<0.05$。治疗组中食欲下降7例、口干3例、恶心9例、便秘6例,对照组分别为26例、14例、0例和17例;组间比较,$P<0.01$。张光栓以多动静安汤(柴胡、黄芩、白蒺藜、黄芪、党参、竹叶等)配合西医感觉统合训练(针对前庭功能方面的训练,附加心理与行为矫正)治疗25例,对照组单用感觉统合训练。经治20 d,治疗组中治愈15例,总有效率为96.0%(24/25);对照组分别为6例和70%(14/20)。组间比较,$P<0.01$。

(高修安　刘　瑜)

【新生儿缺氧缺血性脑病的治疗及实验研究】

新生儿缺氧缺血性脑病(HIE)的治疗除对丹参注射液已进行了较多的研究外,近年又对黄芪注射液、川芎嗪注射液等治疗HIE的作用机制进行了研究。

郭小芳等除在常规治疗的基础上用川芎嗪注射液静脉滴注治疗20例HIE患儿,对照组20例仅用常规治疗。两组疗程均为:轻度7～10 d,中度10～14 d,重度21～28 d。结果治疗组治疗后血浆神经元特异性烯醇化酶(NSE)、红细胞总钙量(EryCaT)、脑型肌酸激酶(CK-BB)、丙二醛(MDA)和一氧化氮(NO)水平均较治疗前明显下降,而超氧化物歧化酶(SOD)活性则明显升高(均$P<0.01$)。对照组治疗后,除EryCaT明显降低外,其余指标无明显变化。治疗后,治疗组NSE、EryCaT、CK-BB、MDA和NO水平均较对照组明显降低($P<0.01$或$P<0.05$),而SOD活性则较对照组明显升高($P<0.01$)。治疗组HIE治疗总有效率明显高于对照组($P<0.01$)。提示川芎嗪对HIE新生儿脑组织保护作用机制可能和抑制钙超载和清除自由基有关。王军等设对照组25例,用综合治疗;治疗组20例中重度HIE患儿在此基础上用参麦注射液(SMI)加入葡萄糖注射液静脉滴注。二组均分别在给药后1 d、3 d、6 d采集外周静脉血,放射免疫分析法检测其血清IL-10水平,酶联免疫分析法检测酸性钙结合蛋白(S-100β)水平。3月龄时门诊随访,进行神经精神运动发育商(DQ)测定。结果显示,治疗组第3 d、6 d患儿血清IL-10、S-100β水平均明显低于对照组($P<0.05$,或$P<0.001$)。3月龄时,治疗组患儿发育障碍发生率(16.7%)明显低于对照组(36.8%)($P<0.05$)。提示SMI保护脑细胞、改善预后的机制可能与减轻炎性反应和阻断神经细胞损伤有关。卓名等选择40例HIE患儿,随机分为黄芪注射液治疗组及常规治疗组各20例。结果与常规治疗相比较,黄芪注射液治疗后患儿异常的原始反射、肌张力、意识障碍及惊厥等症状消失时间及住院时间明显缩短(均$P<0.05$);心功能损害、肾功能损害、高胆红素血症及院内感染发生率均明显降低(均$P<0.05$)。黄芪注射液治疗后血浆及PBMC IL-6和TNF-α水平均明显低于治疗前(均$P<0.05$);而常规组治疗前后上述指标均无明显变化。将黄芪注射液直接加入外周血单个核细胞(PBMC)培养系统后,其IL-6及TNF-α产生亦明显受抑制(均$P<0.05$)。提示黄芪注射液可能通过抑制PBMC产生IL-6及TNF-α等,发挥减轻脑损伤及多器官功能损害等疗效而缩短病程。

实验研究方面,杨爱君等将36只7日龄新生大鼠随机分为假手术组、实验组和中药组,手术分离左侧颈总动脉,假手术组不再做任何处理;实验组和中药组切断左侧颈总动脉,2 h后置于氧氮混合气体2 h,建立大鼠缺氧缺血脑损伤(HIBD)模型。中药组于模型建立后2 h开始灌喂红景天。分别于实验第1 d和第3 d处死动物,留取脑组织。结果HE染色显示实验组大鼠左侧大脑皮层出现局灶性神经元核固缩,核碎裂,核仁偏位,不清或消失,基质疏松;中药组大鼠脑组织结构基本接近假手术组,无明显水肿和坏死表现。实验组和中药组大鼠脑组织HIF-1α mRNA RT-PCR表达较假手术组明显增加,尤其是中药组实验第3 d者。免疫组化显示实验组和中药组各时间点大鼠大脑皮层和海马区均可见不同程度的

HIF-1α表达，明显高于假手术组，阳性表达主要在血管内皮细胞，海马和皮层的锥体细胞亦有HIF-1α阳性细胞分布。提示红景天治疗新生大鼠HIE可能的作用机制之一是增加脑组织HIF-1α的表达。姜泓等建立新生SD大鼠HIBD模型，分治疗组、模型组和假手术对照组，治疗组在缺氧缺血(HI)后早期腹腔注射葛根素，其余2组注射生理盐水，在HI后不同时间测定脑组织匀浆NO和NOS含量以及神经元凋亡数量。结果模型组在HI后24 h脑组织NO、NOS明显高于对照组($P<0.05$)；HI后6 h海马CA1区凋亡细胞增多，24 h达高峰。葛根素组24 h脑组织NO、NOS与模型组比较，$P<0.05$；海马CA1区的凋亡细胞数在24 h亦较模型组明显减少($P<0.05$)。提示葛根素可通过抑制NOS的表达，减少NO的过量生成，从而减轻HIBD后的神经元凋亡。

(李　岚　俞景茂)

【小儿手足口病的治疗】

刘利平用分期辨证(急性发作期：藿香、金银花、黄芩、防风、炒山栀、连翘等；恢复期：谷芽、生薏苡仁、蝉蜕、淡竹叶、甘草)治疗48例，对照组用利巴韦林静脉滴注。结果治疗组第3天和第5天治愈率分别为43.8%(21/48)和95.8%(46/48)($P<0.05$)；对照组分别为22.9%(11/48)和83.3%(40/48)。组间比较，$P<0.05$。两组第7天治愈率无明显差异($P>0.05$)。

王淑惠等以解毒消痘汤(金银花、连翘、竹叶、生地黄、知母、玄参等)治疗56例，设立利巴韦林口服对照，3 d为1个疗程。两组总有效率分别为98.2%(55/56)、71.4%(40/56)($P<0.05$)；随访1个月，分别复发0、2例。陈婉姬以清化透疹汤(金银花、连翘、蝉蜕、藿香、佩兰、生薏苡仁等)联合西医常规治疗32例，对照组30例单用西医常规治疗，均以3 d为1个疗程。经治6 d，治疗组治愈27例，有效5例；对照组分别为14例和13例。组间比较，$P<0.05$。治疗组用药后热程为(1.7±0.8)d，皮疹消退时间为(1.8±0.4)d，口腔溃疡好转时间为(1.7±0.6)d；对照组分别为(3.8±2.6)d、(3.9±0.9)d和(3.5±0.5)d。组间比较，均$P<0.01$。钱泽全以银翘散加减联合干扰素雾化吸入治疗80例，对照组用病毒唑针静脉滴注。经治5 d，治疗组显效56例，总有效率为95.0%(76/80)；对照组分别为28例和75.0%(60/80)。组间比较，$P<0.05$。治疗组发热消退时间为(16.1±0.45)d，疱疹消退时间为(2.31±0.62)d，治愈天数为(4.40±1.08)d；对照组分别为(4.67±0.21)d、(3.34±0.58)d和(6.28±0.82)d。组间比较，$P<0.01$或$P<0.05$。孙燕燕以泻黄解毒汤(藿香、石膏、金银花、连翘、蒲公英、紫草等)加服新博林、阿莫西林并外用氯锌油、炉甘石水，发热使用退热剂，共治24例；对照组仅用西药。经治3 d，治疗组治愈13例，总有效率为91.7%(22/24)；对照组分别为8例和79.2%(19/24)。组间比较，$P<0.05$。

张闻用清开灵颗粒治疗39例，对照组40例口服利巴韦林颗粒，2组均予对症处理，酌情使用退热药和抗生素。结果2组退热时间、口腔愈合时间和治疗天数均无显著性差异($P>0.05$)，对照组有食欲减退、恶心、呕吐、轻度腹泻、呼吸困难、皮疹等不良反应发生，治疗组无一例发生。王剑以清开灵颗粒、维生素B_2口服，炎琥宁(穿心莲提取物)、阿莫西林/舒巴坦钠及维生素C静脉滴注，发热时予泰诺林或美林，刷牙和餐前用1%盐酸丁卡因涂抹口腔溃疡面止痛，睡前用2%碘甘油治疗，手足疱疹用阿昔洛韦眼药水涂擦，共治21例。结果3 d痊愈3例，5 d痊愈11例，7 d痊愈7例，且无心肌炎、病毒性脑炎等严重并发症发生；所有病程不超过7 d，平均5.4 d。

(高修安　刘　瑜)

[附]　参考文献

B

毕美芬，石伟松. 温胆汤治小儿胃食道反流性咳嗽30例[J]. 江西中医药，2008，39(9)：34

C

曹腊梅，李启明. 董幼祺治疗小儿反复呼吸道感染经验[J]. 中医儿科杂志，2008，4(6)：11

陈祺，戴方伟，萨晓婴，等. 抗性早熟颗粒对性早熟SD

大鼠模型雌二醇的调节作用[J]. 现代中西医结合杂志,2008,17(21):3255

陈书明. 益肾活血汤对儿童原发性肾病综合征凝血功能的影响[J]. 福建中医药,2008,39(3):32

陈婉姬,朱奕豪,常宁. 清化透疹汤治疗小儿手足口病32例临床观察[J]. 浙江中医杂志,2008,43(12):702

陈秀荣,张力,赵燕娥. 择时服用中药治疗小儿病毒性心肌炎31例[J]. 四川中医,2008,26(8):93

陈元品. 五苓散治疗小儿神经性尿频45例[J]. 实用中医药杂志,2008,24(9):574

成淑凤,陈文霞. 清肠合剂灌肠治疗小儿湿热泻60例[J]. 陕西中医,2008,29(3):290

崔瑾,向开维,吴高鑫. 捏脊对厌食大鼠下丘脑和血浆CCK-8的影响[J]. 四川中医,2008,26(10):13

D

邓晓敏,郑超. 小儿止喘汤雾化吸入治疗小儿毛细支气管炎临床分析[J]. 中国中西医结合杂志,2008,28(2):162

邓玉萍,鄢素琪,汤建桥,等. 婴肝合剂灌肠联合西药治疗婴儿肝炎综合征的临床研究[J]. 中西医结合肝病杂志,2008,18(5):266

丁正香,朱克俭,刘天舒,等. 小儿智力糖浆治疗儿童多动症50例疗效观察[J]. 湖南中医杂志,2008,24(5):33

窦立刚. 紫癜清片治疗儿童特发性血小板减少性紫癜32例[J]. 中外健康文摘(医药月刊),2008,5(3):137

杜玉琳. 和元缓癸汤治疗女童特发性真性性早熟32例临床疗效观察[J]. 中国中西医结合杂志,2008,28(3):278

F

樊永凤,晓磊,白红梅. 中西医结合治疗小儿病毒性心肌炎30例临床观察[J]. 中国中医药信息杂志,2008,15(7):81

樊元. 健脾止痛汤治疗小儿功能性腹痛60例临床观察[J]. 中国社区医师,2008,24(6):38

范荣国,王安莲. 茵栀黄口服液治疗婴儿肝炎综合征44例[J]. 中医杂志,2008,49(5):470

范绍荣,冯昕. 自制黑膏药治疗小儿腹泻396例[J]. 中国民族民间医药,2008,17(4):70

范维维,林红. 中西医结合治疗小儿特发性血小板减少性紫癜疗效观察[J]. 山西中医,2008,24(8):22

方志德,胡国华,王井和,等. 参芪煎剂对小儿反复呼吸道感染的免疫影响及临床疗效[J]. 医药导报,2008,27(5):543

冯永歌. 丹参辅助治疗小儿病毒性心肌炎的临床疗效观察[J]. 中外健康文摘(医药月刊),2008,5(2):41

G

葛年春,黄胜华. 益气养阴敛肺汤防治小儿反复呼吸道感染临床观察[J]. 湖北中医杂志,2008,30(11):15

关冬梅,赵彩云. 中西医结合治疗小儿慢性再生障碍性贫血35例临床观察[J]. 中医药信息,2008,25(2):40

郭东晓. 女童天癸早至病因病机及诊治初探[J]. 新中医,2008,40(8):97

郭贯魁,王文正. 莪术油联合复方丹参治疗小儿过敏性紫癜疗效观察[J]. 中国误诊学杂志,2008,8(3):536

郭小芳,张丽范,黄胜起. 川芎嗪治疗新生儿缺血缺氧性脑病疗效观察以及机制研究[J]. 中国现代医学杂志,17,(13):20

郭新. 直肠给药治疗小儿外感发热72例临床观察[J]. 云南中医中药杂志,2008,29(5):26

郭新. 自拟健脾散治疗小儿反复呼吸道感染76例[J]. 云南中医中药杂志,2008,29(3):27

郭转玲. 中药外敷结合理疗治疗小儿厌食症的临床观察[J]. 辽宁中医杂志,2008,35(4):365

H

韩小月,程熠,王芳. 升血小板胶囊治疗儿童特发性血小板减少性紫癜的作用观察[J]. 华中医学杂志,2008,32(4):273

胡传芳,严晓娟,孙一帆,等. 扶正化痰汤治疗肺炎支原体感染性支气管炎临床观察[J]. 湖北中医杂志,2008,30(4):41

胡国华,等. 肾病合剂配合激素对小儿复发性肾病的临床疗效观察[J]. 中国中西医结合肾病杂志,2008,9(3):258

胡红. 时毓民辨治性早熟经验[J]. 中医杂志,2008,49(10):875

胡淑萍. 平胃散加减辅助治疗小儿呼吸道反复感染45例[J]. 中国中西医结合杂志,2008,28(1):85

黄钢花,张丽,黎世明,等. 黎氏哮喘方加减治疗小儿咳嗽变异性哮喘35例临床观察[J]. 江苏中医药,2008,40(1):48

黄顺祥. 柴胡加龙骨牡蛎汤加减治疗小儿尿频综合征30例[J]. 山东中医杂志,2008,27(1):27

J

姜泓,王玲,张义和,等. 葛根素在新生鼠缺氧缺血性脑损伤中的神经保护作用[J]. 第四军医大学学报,2008,29(3):245

姜叶洁,周建新. 黄芪联合丹参注射液辅助治疗小儿病毒性心肌炎中医中药[J]. 临床和实验医学杂志,2008,7(1):137

景继凤,王春青,闫玉杰. 中药浴配合肝素钠软膏外

涂治疗新生儿硬肿症 38 例体会[J]. 甘肃中医，2008，21(10)：51

K

康雅媛. 健脾生血颗粒治疗婴幼儿缺铁性贫血 150 例疗效观察[J]. 实用中西医结合临床，2008，8(2)：34

孔飞，孙铁秋，樊忠民，等. 丹芍颗粒Ⅱ号治疗过敏性紫癜性肾炎 30 例临床观察[J]. 中医杂志，2008，49(6)：517

L

李德恒，焦建玮，焦平，等. 小儿退热滴肠液治疗感冒发热症临床观察[J]. 辽宁中医药大学学报，2008，10(5)：116

李海峰，刘肇杰，宋敏. 儿脾醒治疗小儿反复呼吸道感染疗效观察[J]. 中药材，2008，31(1)：176

李慧群. 补气祛风法治疗小儿咳嗽变异性哮喘 38 例[J]. 中医儿科杂志，2008，4(3)：22

李锦春，张子厚. 自拟克癜汤治疗小儿过敏性紫癜 58 例[J]. 中国中医药科技，2008，15(4)：314

李琳. 史英杰教授治疗小儿反复呼吸道感染的经验[J]. 环球中医药，2008，1(4)：28

李琪，贺湘英，赵亚玲，等. 丹参酮Ⅱ-A 磺酸钠在小儿原发性肾病综合征的应用[J]. 现代医药卫生，2008，24(14)：2096

李宪义，徐前，刘冬岩. 解表清热汤保留灌肠治疗小儿外感发热 34 例临床观察[J]. 河北中医，2008，30(2)：144

李校，徐海虹. 扶脾理肺汤治疗小儿咳嗽变异性哮喘 36 例[J]. 现代中西医结合杂志，2008，17(9)：1313

连俊兰. 调中饮治疗小儿厌食症肝旺脾虚型 40 例小结[J]. 中医药导报，2008，14(1)：41

梁丹，伍俊妍，吴庆欢，等. 复可托加玉屏风颗粒治疗小儿反复呼吸道感染临床疗效观察[J]. 中国现代药物应用，2008，2(15)：58

梁文旺，张静敏，刘鉴，等. 双屏散对反复呼吸道感染患儿食欲影响研究[J]. 四川中医，2008，26(4)：94

林德湘，刘艳华，石海香，等. 醒脾健胃合剂治疗小儿厌食症临床研究[J]. 辽宁中医杂志，2008，35(4)：553

林飞进，黄金城，崔敏娴. 黄芪注射液对肾病综合征患儿血生化和免疫球蛋白的影响[J]. 中国中西医结合肾病杂志，2008，9(1)：72

林月斌. 辨证治疗儿童注意缺陷多动障碍 43 例[J]. 福建中医药，2008，39(1)：36

刘彬. 舒心冲剂Ⅱ号治疗恢复期小儿病毒性心肌炎(心脾两虚)疗效观察[J]. 中华中医药，2008，23(11)：1039

刘芳琴，田小刚. 芍药甘草汤加味配合耳穴按压治疗儿童多动症 47 例[J]. 甘肃中医，2008，21(7)：33

刘化英. 中西医结合治疗小儿病毒性心肌炎 54 例[J]. 山东中医杂志，2008，27(5)：328

刘利平. 分期辨证治疗小儿手足口病 48 例[J]. 山东中医杂志，2008，27(9)：593

刘俐. 解痉镇咳固本汤治疗小儿咳嗽变异性哮喘 30 例[J]. 陕西中医，2008，29(11)：1476

刘孟渊，徐雯，肖柳英，等. 知柏地黄丸对瘦素诱导特发性性早熟模型小鼠的影响[J]. 广州中医药大学学报，2008，25(6)：544

刘南萍，郭文英，乔嘉斌. 寒喘颗粒治疗小儿难治性哮喘临床观察[J]. 山东中医药大学学报，2008，32(5)：392

刘萍，张立秋. 健脾益肺法防治小儿反复呼吸道感染的临床研究[J]. 中医药信息，2008，25(2)：36

刘艳华，李永贞，于冬梅. 活血益气汤治疗小儿过敏性紫癜 65 例疗效观察[J]. 山东中医药大学学报，2008，32(4)：316

龙冬艳. 中药内服外敷治疗小儿厌食症 50 例[J]. 中国社区医师，2008，24(22)：46

罗爱群. 中西医结合治疗小儿神经性尿频 85 例[J]. 中国医药导报，2008，5(15)：73

M

马融，戎萍，魏小维. 小儿定风汤剂治疗小儿原发性癫痫强直-阵挛性发作(痰热挟惊证)30 例临床观察[J]. 中医杂志，2008，49(5)：424

马融，张喜莲. 髓海发育迟缓致儿童注意缺陷多动障碍病机假说探讨[J]. 中华中医药杂志，2008，23(8)：737

马颖. 中西医结合治疗小儿急性病毒性心肌炎 42 例[J]. 内蒙古中医药，2008，27(14)：13

N

牛明珍. 莪术油葡萄糖注射液治疗小儿过敏性紫癜 50 例[J]. 中国中西医结合杂志，2008，28(6)：487

Q

齐放，李素君，闫玉光. 定痫汤治疗顽固性小儿癫痫 40 例[J]. 新中医，2008，40(5)：88

齐翼. 王力宁教授从体质论治小儿反复呼吸道感染的经验介绍[J]. 广西中医药，2008，31(5)：42

钱泽全，许国均. 银翘散加减联合干扰素雾化吸入治疗小儿手足口病 80 例疗效观察[J]. 中医药临床杂志，2008，20(21)：53

乔赟，易蔚. 灸药结合治疗虚证小儿哮喘非急性发作期的临床研究[J]. 湖南中医药大学学报，2008，28(4)：44

秦曼. 益肾汤治疗小儿过敏性紫癜性肾炎 50 例临床研究[J]. 中医药信息，2008，25(4)：61

邱学兰,杨庆玲,孙秀英,等.胎黄液结肠点滴治疗新生儿高胆红素血症临床研究[J].中国中西医结合杂志,2008,28(10):931

R

任培荣.加减六神汤治疗小儿迁延性腹泻78例[J].中医儿科杂志,2008,4(2):34

S

尚阅,张维龙.黄芪注射液联合α-干扰素治疗小儿病毒性心肌炎32例临床观察[J].中医现代医生,2008,46(18):178

邵征洋,连俊兰.清热灵灌肠治疗小儿外感发热临床观察[J].中国中西医结合急救杂志,2008,15(4):246

宋春霞,崔文成,边宁,等.参连正心片治疗小儿心肌炎60例[J].山东中医杂志,2008,27(9):590

孙娟,张慧敏,边宁,等.厌食贴治疗小儿厌食症临床研究[J].山东中医杂志,2008,27(10):376

孙燕,崔朝晖.中药治疗女童避孕药所致外源性性早熟疗效观察[J].齐齐哈尔医学院学报,2008,29(10):1175

孙燕燕.中西医结合治疗小儿手足口病疗效观察[J].甘肃中医学院学报,2008,25(3):40

T

陶春祥.小儿反复呼吸道感染如何辨治[J].中医杂志,2008,49(5):471

田彗,李宜瑞.中医辨证治疗注意缺陷多动障碍共患对立违抗障碍疗效观察[J].山东中医药大学学报,2008,32(2):119

W

王和清.中西医结合治疗婴幼儿哮喘疗效观察[J].中国中医药信息杂志,2008,15(3):55

王荷芬,黄逸岭.中西医结合治疗小儿肠系膜淋巴结炎142例[J].浙江中医杂志,2008,43(8):461

王剑,金国强.小儿手足口病中西医结合治疗的新思路[J].世界中西医结合杂志,2008,3(1):53

王军,蒋红侠,杨丽娟,等.参麦注射液对缺氧缺血性脑病新生儿血清白细胞介素-10、酸性钙结合蛋白-100β水平的影响[J].实用儿科临床杂志,2008,23(2):148

王莉,孙轶秋,韩新民,等.清肺口服液治疗小儿呼吸道合胞病毒性肺炎26例[J].中医杂志,2008,49(2):175

王丽,郭萍,程毅,等.石芩汤直肠给药治疗小儿外感发热的临床研究[J].云南中医中药杂志,2008,29(6):7

王琳,杨丽珍,王国杰.加味解毒散治疗小儿传染性单核细胞增多症临床疗效分析[J].中医药学报,2008,36(1):54

王沁,周红.辨证论治联合激素治疗小儿原发性血小板减少性紫癜[J].山东中医杂志,2008,27(4):237

王绍洁,崔振泽,黄燕,等.强壮灵合剂防治小儿反复呼吸道感染临床观察[J].中医杂志,2008,49(7):632

王淑惠,甄玉珍,范顺心.解毒消痘汤治疗手足口病56例临床观察[J].河北中医药学报,2008,23(3):21

王秀坤,刘殿玉,王云珍.三种方案治疗小儿幽门螺杆菌相关胃病中焦积热证前后^{13}C-呼吸试验DOB值变化[J].辽宁中医杂志,2008,36(8):1126

王雪峰,沈红岩,鲁英,等.中药熏洗对痉挛型脑瘫患儿肌张力及踝关节活动度影响的临床研究[J].中华中医药学刊,2008,26(10):2109

温有全.中西医结合分期治疗小儿过敏性紫癜90例[J].山西中医,2008,24(9):35

吴高鑫,崔瑾,张小珊.捏脊对厌食模型大鼠食量、尿D-木糖排泄量的影响[J].时珍国医国药,2008,19(1):75

吴文霞.凉血消癜汤治疗过敏性紫癜48例[J].陕西中医,2008,29(8):1025

吴文先,程艳波,刘霞.水蛭对儿童原发性肾病综合征高凝状态的影响[J].中国中西医结合肾病杂志,2008,9(6):544

吴昫蓉,刘永生,贾少军.贞芪扶正胶囊治疗小儿反复呼吸道感染疗效观察[J].中国医学文摘儿科学,2008,27(5):367

伍利芬,徐荣谦.徐荣谦治疗小儿咳嗽变异性哮喘经验[J].中医杂志,2008,49(9):785

X

肖挹,姚奇鹏.从肝论治小儿过敏性咳嗽[J].实用医院临床杂志,2008,5(3):531

肖咏,冯晶,廖秋源,等.补肾活血方对ITP患儿P-选择素表达的影响及临床疗效观察[J].中医儿科杂志,2008,4(3):31

徐子亮,刘华珍.健脾增食颗粒治疗小儿厌食症临床研究[J].吉林中医药,2008,28(7):493

宣兆三.小青龙汤治疗小儿咳嗽变异性哮喘疗效观察[J].中国现代医生,2008,46(21):136

薛艳梅.复方丹参治疗小儿过敏性紫癜30例疗效观察[J].基层医学论坛,2008,12(4):339

Y

闫慧敏,舒静.小儿康颗粒治疗以厌食症为主的胃肠功能失调的临床观察[J].中国中药杂志,2008,33(17):2180

闫平,吴玲焕."甘草大黄紫草汤"治疗小儿过敏性紫癜76例[J].江苏中医药,2008,40(3):60

杨爱君,崔红,崔雁,等.红景天对新生大鼠缺氧缺血

性脑病的干预[J]. 中国中医急症，2008，17(1)：79

杨常泉，马融. 温肺定喘膏辅助治疗儿童支气管哮喘寒饮停肺证 96 例临床研究[J]. 天津中医药，2008，25(5)：360

杨峰. 消痞健胃散治疗小儿厌食症临床观察[J]. 辽宁中医杂志，2008，35(4)：565

杨勤. 中医药治疗儿童性早熟 120 例临床分析[J]. 中国妇幼保健，2008，23(30)：4286

杨庆华. 理肺止咳胶囊治疗小儿咳嗽变异性哮喘 124 例疗效观察[J]. 山东医药，2008，48(17)：54

叶剑，林晓霞. 固脬汤治疗小儿神经性尿频 37 例[J]. 浙江中医杂志，2008，43(3)：160

叶进，韩新民，杨江，等. 泻肺平喘灵治疗小儿热性哮喘 70 例临床观察[J]. 甘肃中医，2008，21(4)：19

叶少芳. 女童单纯乳房早发育的临床干预[J]. 浙江中医药大学学报，2008，32(4)：472

于涛，刘霖. 小柴胡汤合天麻钩藤饮加减治疗儿童多动症 76 例[J]. 中医研究，2008，21(4)：40

於悦，高瑛. 中药经皮理疗治疗儿童厌食 76 例[J]. 中医儿科杂志，2008，4(6)：41

俞虹，何敏华，胡之冬. 活血除憋方治疗小儿急性毛细支气管炎 35 例[J]. 中国中医药科技，2008，15(2)：149

袁斌，孙轶秋，任辉杰，等. 健脾补肺法治疗小儿反复呼吸道感染 36 例临床观察[J]. 江苏中医药，2008，40(2)：37

Z

占雪梅. 保守治疗儿童鼾症 102 例临床观察[J]. 浙江中西医结合杂志，2008，18(6)：375

张骠，孔群，林节，等. 静安口服液为主治疗小儿多发性抽动症的临床研究[J]. 南京中医药大学学报，2008，24(3)：156

张光栓. 中西医结合治疗儿童多动症 25 例临床观察[J]. 四川中医，2008，26(10)：92

张晖，周兴福. 中西医结合治疗儿童多动症 30 例观察[J]. 实用中医药杂志，2008，24(3)：163

张卉，郭亚雄，王晖. 葛根止痉汤治疗儿童多发性抽动症 40 例[J]. 陕西中医，2008，29(7)：809

张立秋，李恒，宋长艳，等. 乐食冲剂治疗小儿厌食症 60 例疗效观察[J]. 中医儿科杂志，2008，4(2)：28

张琦，周江瑾，郭立申. 黄芪对激素抵抗型肾病综合征患儿外周血单个核细胞 GR_{β} 表达水平的干预及机制探讨[J]. 中国中西医结合肾病杂志，2008，9(10)：905

张巧凤，林广裕，陈思红，等. 中西医结合治疗小儿肠系膜淋巴结炎疗效观察[J]. 中医儿科杂志，2008，4(3)：32

张亭. 蟾蜍消疳散治疗小儿厌食症 48 例的临床观察[J]. 中国城乡企业卫生，2008，22(3)：87

张闻. 中医药治疗小儿手足口病疗效观察[J]. 中国医药导报，2008，5(7)：81

张颖，倪妮，鞠玫君. 醒脾冲剂治疗小儿缺锌厌食症 203 例临床疗效观察[J]. 中国医药导报，2008，5(30)：74

章建富，沈珑慧，骆彩霞，等. 大补阴丸治疗女童单纯性乳房早发育 43 例[J]. 中国药业，2008，17(16)：66

赵彩云，关冬梅. 中西医结合治疗小儿特发性血小板减少性紫癜 25 例临床观察[J]. 中医药学报，2008，36(1)：74

赵俊萍. 辨证分型治疗小儿过敏性紫癜 128 例[J]. 光明中医，2008，23(4)：463

赵霞，汪受传，杨燕，等. 清开灵注射液与儿童清肺口服液联用治疗小儿呼吸道合胞病毒性肺炎痰热闭肺证的临床评价[J]. 中医杂志，2008，49(7)：602

赵星星. 益脾固肾法治疗小儿神经性尿频 52 例观察[J]. 黑龙江中医药，2008，37(5)：18

郑传华. 加味止嗽散治疗小儿咳嗽变异型哮喘 31 例[J]. 陕西中医，2008，29(3)：283

郑文龙，黄宏，方永福. 中西医结合治疗小儿过敏性紫癜 31 例疗效观察[J]. 齐齐哈尔医学院学报，2008，29(17)：2082

钟振环，焦平，王海燕，等. 小儿退热解毒颗粒对发热大鼠下丘脑中 β-内啡肽和神经降压素含量的影响[J]. 河北中医，2008，30(6)：637

周永红. ACE 基因的 I/D 多态性与清热活血方治疗小儿肾病综合征相关性的研究[J]. 中国中医基础医学杂志，2008，14(9)：667

朱璐卡，胡国华，王井和，等. 射干麻黄汤对小儿咳嗽变异性哮喘的临床疗效及血清 IgE，L-4，TNF-α 水平的影响[J]. 中国中药杂志，2008，33(19)：2265

卓名，陈鸿莲，蔡娜丽，等. 黄芪注射液对新生儿缺氧缺血性脑病的临床与免疫学机制研究[J]. 中国中西医结合急救杂志，2008，15(1)：13

(七)外　　科

【概述】

2008年有关外科的文献约有1 600余篇,内容广泛,以临床报道为主,实验研究主要集中在慢性皮肤溃疡、前列腺炎、乳腺增生病、糖尿病足和急性胰腺炎。除中药内服、外用和手术疗法,也有部分运用针灸推拿等治疗外科疾病的报道。

1. 疮疡

临床治疗主要有褥疮、各种皮肤浅表炎症、丹毒以及窦瘘等,实验研究则集中在慢性皮肤溃疡。

赵保平以仙方活命饮化裁煎服治疗疖病,对照组内服防风通圣散加减,两足均外敷疖肿膏,经治15 d,治疗组治愈33例,总有效率为91.7%(55/60);对照组分别为12例和76.7%(23/30)。组间比较,$P<0.01$。周继红将88例发生褥疮患者的创面消毒处理后,治疗组用莪术油涂抹创面,再用红外线照射,3次/日;对照组用胰岛素、庆大霉素联合红外线照射,2次/日,经治2周,治疗组显效率为93.2%(41/44),对照组为81.2%(36/44)。组间比较,$P<0.05$。李岩等用三棱火针刺络放血和粗火针密刺放血治疗下肢复发性丹毒28例,每周治疗1~2次。结果全部治愈。针刺最少5次,最多16次。随访1年,无复发。黄子慧用具有提脓祛腐作用的五凤草液(新鲜五凤草、白及、大黄等)浸湿的棉片置入窦道内,治疗复杂性、难愈性结核性窦道,同时口服异烟肼、利福平,经治14~60 d,83例患者全部治愈,无毒副作用,未复发。

慢性皮肤溃疡的治疗及研究详见专条。

2. 皮肤病

在中医外科文献中约占40%,主要包括带状疱疹、痤疮、银屑病、湿疹、黄褐斑、尖锐湿疣、扁平疣、白癜风等的临床治疗。

王淑惠等用玉疗灵颗粒(当归、何首乌、补骨脂、女贞子、黄芪、白术等)治疗白癜风68例,对照组50例服白癜风胶囊,经治3个月,治疗组总有效率为92.6%(63/68),对照组为68.0%(34/50)。组间比较,$P<0.05$。焦海芳等以六神丸和麝香壮骨膏外贴,祛疣汤(木贼、香附、板蓝根、山豆根、紫草、桃仁等)煎服,治疗寻常疣45例;对照组40例外用酞丁胺搽剂、氟尿嘧啶乳膏、0.1%维A酸霜同时涂于皮损上并用胶布密封固定,口服病毒灵片、双嘧莫达。两组均以8 d为1个疗程,共治3个疗程后,总有效率分别为91.1%(41/45)、42.5%(17/40)。组间比较,$P<0.01$。尹德辉等以五草抑疱饮(车前草、益母草、白花蛇舌草、灯心草、败酱草等)治疗生殖器疱疹48例,对照组47例服用泛昔洛韦,经治2个月,两组治疗后临床症状评分均比治疗前有明显改善($P<0.01$),两组近期疗效无显著差异;治疗后随访6个月,治疗组的平均复发次数较对照组明显降低($P<0.05$)。

宋瑜等观察除湿止痒合剂(赤芍药、黄芩、生地黄、牡丹皮、金银花、白鲜皮等)对变应接触性皮炎小鼠模型血清中IL-4、INF-γ变化的影响,将48只BALB/C小鼠随机分成空白组、模型组、氢化可的松对照组和中药组,测定各组小鼠IL-4、INF-γ的水平。结果中药组及对照组耳厚度差均小于模型组($P<0.05$),中药组、对照组小鼠血清中IL-4水平低于模型组小鼠($P<0.05$),INF-γ水平无明显差异($P>0.05$)。提示除湿止痒合剂对变应接触性皮炎小鼠模型血清中IL-4有明显抑制作用,对Th2具有一定的调节作用。盛国荣用化学脱色法制备豚鼠白癜风模型,分别用祛白酊和新适确得对其进行治疗,两组均连用50 d。结果两组均有良好的治疗作用,皮肤反应和组织学观察与模型组比较,均$P<0.01$。祛白酊对白癜风动物模型皮肤黑色素和胆碱酯酶的影响与模型组比较,均$P<0.01$;与新适确得组比较,均$P<0.05$。

湿疹、银屑病、黄褐斑、痤疮的治疗及实验研究,带状疱疹、斑秃的治疗详见专条。

3. 乳腺病

以乳腺增生病、乳腺癌、急性乳腺炎和男性乳房发育症为主。

万华等予"浆乳方"(柴胡、莪术等)内服,并配以外治法(箍围、引流、扩创、挂线、冲洗、乳头矫形术)治疗72例浆细胞性乳腺炎,平均治疗时间为36.1(11~81)d,门诊随访6个月至4年。结果治愈率为98.6%(71/72),复发率为1.4%(1/72)。陈红等用托里消毒散加减治疗40例乳腺导管扩张症,治愈率为97.5%(39/40)。韩蓉等分肝气郁结证和血瘀痰凝证治疗乳腺纤维腺瘤26例,前者以逍遥散加减,后者以逍遥散合桃红四物汤加减,均以10剂为1个疗程,连用3个疗程。结果肝气郁结证总有效率为88.9%(16/18),血瘀痰凝证有效率为62.5%(5/8)。

乳腺增生病的治疗与研究,乳腺炎、男性乳房发育症的治疗详见专条。有关中医药治疗乳腺癌的临床和实验研究见"肿瘤科"。

4. 肛肠病

集中在对痔疮、肛周脓肿、肛瘘和肛裂等的临床报道。

刘娟以手术切除瘙痒皮肤区域和术后苦参汤(苦参、蛇床子、地肤子、黄柏、苍术、金银花等)熏洗治疗顽固性肛门瘙痒症患者38例;对照组36例仅给予肛管及周围皮肤利多卡因注射,再用无菌敷料包扎,胶布固定8小时以上。两组治愈率分别为92.1%(35/38)、55.6%(20/36)。组间比较,$P<0.05$。汤亚明以益气活血汤加减(生黄芪、生白术、太子参、生山楂、茯苓、槟榔等)煎服、腹部按摩、胸膝位提肛、五倍子研细末醋调敷脐等综合疗法治疗直肠黏膜内脱垂80例,以10 d为1个疗程,共治6个疗程,总有效率为96.3%(77/80)。

何永恒等分别用小鼠热板法和小鼠扭体法观察实验药物对肛肠病术后疼痛模型动物的镇痛效果。结果表明,没药微米粉末喷洒与盐酸曲马多原料药外用的镇痛作用相当;血竭微米粉末外用与阿司匹林原料药外用的镇痛效果相当。

混合痔、肛周脓肿的治疗详见专条。

5. 男性泌尿性疾病

以前列腺炎、前列腺增生和男性不育的文献为多,睾丸炎和勃起功能障碍也有报道。

李卫红等以桃红四物汤加味敷脐与保留灌肠交替治疗前列腺痛患者55例,2个月为1个疗程。结果成功随访患者中治愈33例,总有效率为98.1%(51/52)。治疗前后患者慢性前列腺炎症状积分指数、免疫功能检测、红细胞参数检测与治疗前相比,$P<0.05$或$P<0.01$。康丰成等用通络解痉法(川芎、牛膝、益母草、淫羊藿、桑寄生、络石藤等)治疗男性勃起功能障碍患者32例,对照组给予盐酸育享宾口服。两组均以3~4周为1个疗程。结果治疗组总有效率为90.6%(29/32),对照组为68.7%(22/32)。组间比较,$P<0.05$。何燕萍等用归肾丸结合针刺治疗免疫性男性不育症30例,对照组口服强的松。两组均以3个月为1个疗程,共治1~2个疗程。结果总有效率分别为93.3%(28/30)、66.7%(20/30)。组间比较,$P<0.05$。治疗组精浆免疫抑制物质较治疗前升高,且明显优于对照组($P<0.05$)。

孙自学等将45只大鼠参照Sapol法建成大鼠精索静脉曲张模型,随机分成模型对照组、益肾通络低剂量组和益肾通络高剂量组,15只假手术组大鼠作为空白对照组,连续灌胃60 d,对照组用生理盐水,其余2组用益肾通络颗粒混悬液(熟地黄、菟丝子、淫羊藿、巴戟天、丹参、川牛膝等)。结果与空白对照组比较,模型对照组大鼠睾丸组织液中SOD活性和ATP含量明显降低,MAD和NO含量明显升高(均$P<0.05$);与模型对照组比较,益肾通络组大鼠睾丸组织液中SOD活性和ATP含量升高,MAD和NO含量降低(均$P<0.05$)。提示该方具有抗自由基损害及清除自由基、保护精子生理功能的作用,并可通过清除睾丸组织内过量的NO保护精子,从而实现治疗精索静脉曲张性不育的作用。

前列腺炎、良性前列腺增生症的治疗及实验研究详见专条。

6. 周围血管疾病

以糖尿病足为主,其文献量约占周围血管疾病的50%。

汪庆平将430例脉管炎患者随机分为两组,试验组予疏血通(地龙、水蛭等提取的有效成分)注射液动脉注射及静脉输注,对照组以低分子右旋糖酐注射液加曲克芦丁(维脑路通)注射液静脉输注及生理盐水加复方丹参注射液动脉注射。两组均以30 d为1个疗程,共治3个疗程,疗程间隔3~5 d。结果试验组治愈率为37.5%(81/216),总有效率为96.8%(209/216);对照组分别为16.8%(36/214)和81.8%(175/214)。组间比较,$P<0.05$。吴卫平等用加味顾步汤(黄芪、金银花、当归、石斛、牛膝、丹参等)煎服配合外用象

皮生肌膏治疗血栓闭塞性脉管炎趾端坏死性溃疡65例,连续3个月为1个疗程。总有效率为96.9%(63/65)。

糖尿病足的治疗及实验研究详见专条。

7. 其他外科疾病

有关急性胰腺炎、胆囊炎、胆结石、肠梗阻、烧伤、蛇咬伤和阑尾炎的临床报道较多,实验研究则集中在急性胰腺炎和烧伤。

周仕昌将100例急性胆囊炎患者随机分为两组,对照组用头孢噻肟钠、甲硝唑静脉点滴配合阿托品、哌替啶等,治疗组在对照组的基础上加服茵陈柴黄清胆汤(柴胡、大黄、黄芩、茵陈、金银花、金钱草等)煎服。治疗1周后,治疗组总有效率为92.0%(46/50),对照组为84.0%(42/50)。组间比较,$P<0.01$。赵永健等观察清热凉血法(血府逐瘀汤)对大面积烧伤早期高凝状态(热毒血瘀证)的临床治疗作用,分为对照组、常规治疗组及中药治疗组。对照组为正常健康献血者;中药治疗组在常规治疗的基础上每日服用血府逐瘀汤一剂。两组于伤后第3 d、6 d取血测定。结果发现常规治疗组及中药治疗组与对照组相比,均存在高凝状态;与常规治疗组相比,中药治疗组活化部分凝血活酶时间延长,抗凝系统功能和水平改善,血小板系统活化及释放功能明显下降,纤溶能力增强。龚伟将116例阳明腑实证肠梗阻患者随机分为两组,对照组用西医常规治疗,治疗组在此基础上加服大承气汤加减,36小时内观察症状及体征的变化。结果治疗组总有效率为94.8%(55/58),对照组为82.8%(48/58),组间比较,$P<0.05$;治疗组梗阻解除时间明显提早($P<0.05$)。

毒蛇咬伤、急性阑尾炎的治疗,重症急性胰腺炎的实验研究,胆石病的实验和临床研究详见专条。

(陈红风 邓 樱)

【湿疹的治疗及实验研究】

王萍等将65例婴儿湿疹患者随机分为两组,分别以除湿止痒软膏(蛇床子、苦参、黄连、黄柏、白鲜皮、虎杖等)与维生素B_6软膏治疗,总有效率分别为82.9%(29/35)、60.0%(18/30),组间比较,$P<0.05$。应振毅等以二妙丸及开瑞坦口服治疗60例,对照组仅服开瑞坦,疗程均为4周。结果总有效率分别为80.0%(48/60)、60.0%(39/60),组间比较,$P<0.01$。丁文等将60例患者随机分为两组,均外用炉甘石洗剂,分别加用湿疹汤(土茯苓、银花、黄芩、黄柏、白鲜皮、牡丹皮等)口服或复方甘草甜素注射液静脉滴注,疗程均为30 d。结果愈显率分别为83.3%(25/30)、60.0%(19/30),组间比较,$P<0.05$。胡爱玲等将172例患者随机分为两组,在服用西替利嗪基础上分别加用四子三白汤(蛇床子、大风子、苍耳子、地肤子、白矾、白芷等)熏蒸与外搽卤米松乳膏治疗。经治2周,愈显率分别为72.7%(64/88)、54.9%(45/82),组间比较,$P<0.01$。付继勇等将120例肛门湿疹患者随机分为两组,治疗组80例内服全虫方(全蝎、猪牙皂角、苦参、皂角刺、炒槐花、熟地黄等),外用苦参汤洗浴,外搽派瑞松软膏;对照组内服盐酸西替利嗪,外搽派瑞松软膏,均连用20 d。结果总有效率分别为92.5%(74/80)、80.0%(32/40),组间比较,$P<0.01$。

朱明芳等将100例肝肾阴虚证湿疹患者随机分为滋阴活血方组(熟地黄、女贞子、牡丹皮、泽泻、山茱萸、桃仁等)与乌蛇止痒丸组各50例,经治30 d,总有效率分别为94.0%(47/50)、76.0%(38/50),组间比较,$P<0.05$。EASI评分与瘙痒评分的改善均以滋阴活血方组为优($P<0.05$)。任少杰将亚急性湿疹脾虚湿热证患者93例随机分为两组,治疗组予二黄茯苓汤(黄芩、黄柏、苦参、柴胡、茯苓、白术等),对照组口服维生素C及盐酸西替利嗪,均治疗14 d。结果总有效率分别为90.3%(56/62)、74.2%(23/31),组间比较,$P<0.05$。张琴用地栀膏(地榆、栀子、地肤子、轻粉、夏枯草、防风等)治疗60例慢性湿疹苔藓样变气滞血瘀证患者1~3个月,结果总有效率达100%(60/60)。

韩建东等以抗炎止痒汤(苦参、土茯苓、大黄、紫草、地肤子、防风等)外敷,配合抗过敏、抗组胺及钙剂内服治疗156例,经治18 d,总有效率为97.4%(152/156)。彭希亮以凉血清热汤(生地黄、当归、赤芍药、黄芩、苦参、苍耳子等)辨证加减配合皮损湿敷治疗52例急性湿疹,疗程为20 d,随访1个月。结果总有效率为94.2%(49/52)。金骏昇等用痔宁洗剂(鱼腥草、苦参、大黄、黄柏、蒲公英、紫花地丁等)坐浴治疗肛门湿疹470例,7 d为1个疗程,共治3~4个疗程,结果总有效率为96.4%(453/470)。裴国良等用清热化湿汤(薏苡仁、龙胆草、蛇床子、地肤子、白矾、莪术等)熏蒸外洗肛门湿疹,配合口服雷公藤多苷片,亚甲兰与布比卡因配制的长效麻醉液在湿疹皮损区点状注射治疗31例肛门慢性湿疹患者，连续21 d后，治愈率为100%(31/31)，随访6个月均无复发。

叶品良等通过动物抗过敏试验、抗炎试验与止痒试验发现，肤灵浸膏(生地黄、紫草、丹参、牡丹皮、薏苡仁、竹叶等)对小鼠迟发型变态反应的耳肿胀、胸腺指数及脾指数均有抑制作用($P<0.05$或$P<0.01$)，对大鼠足趾肿胀、小鼠耳肿胀有一定的抑制作用，对小鼠全身瘙痒有显著抑制作用($P<0.05$或$P<0.01$)。提示肤灵浸膏具有抗过敏、抗炎、止痒的功效。

(王 洁 李 斌)

【银屑病的治疗及实验研究】

单友琴用荆防克银汤(荆芥、防风、刺蒺藜、乌梢蛇、赤芍药、牡丹皮等)治疗81例，对照组75例予消银片。经治30 d，两组总有效率分别为91.4%(74/81)、84.0%(63/75)，组间比较，$P<0.01$。张增建以四黄祛银汤(黄芩、黄药子、麻黄、满山黄、徐长卿、肿节风等)治疗寻常型银屑病130例，对照组84例用迪银片。经治8周，治疗组总有效率为98.5%(128/130)，复发率为9.4%(9/96)；对照组分别为93.7%(118/126)、21.3%(16/75)。组间比较，均$P<0.05$。李文雪将432例患者随机分为治疗组352例和对照组80例，分别予消疕颗粒(何首乌、熟地黄、紫草、牡丹皮、白藓皮、生地黄等)及复方青黛胶囊(青黛、马齿苋、白芷、土茯苓、紫草、贯众等)，均外用尤卓尔、迪维霜。4周为1个疗程，连用2个疗程，两组总有效率分别为87.5%(308/352)、77.5%(62/80)，组间比较，$P<0.05$。王林茂等将128例患者随机分为两组，治疗组予槐香乌蛇冲剂(生槐米、白茅根、生地黄、紫草、丹参、鸡血藤等)和复方氨肽素，对照组仅予复方氨肽素。经治2个月，治疗组总有效率为97.5%(78/80)，复发率为21.6%(16/74)；对照组分别为87.5%(42/48)、45.2%(19/42)。组间比较，均$P<0.05$。李卫红等将62例患者随机分为两组，治疗组予中药(桃仁、红花、当归、赤芍药、生地黄、川芎等)敷脐、中药(桃仁、红花、当归、白芍药、生地黄、川芎等)灌肠配合局部外涂迪维霜，对照组仅予迪维霜。均以2个月为1个疗程，治疗组总有效率为76.7%(23/30)，随访半年(远期疗效)为90.0%(27/30)；治疗组分别为50.0%(15/30)、56.7%(17/30)。组间比较，均$P<0.01$。两组治疗前后免疫功能及红细胞参数检测比较，均有显著性差异($P<0.05$)，且治疗组明显优于对照组($P<0.05$)。

单友琴研究发现，荆防克银丸可明显增加小鼠尾部鳞片表皮颗粒层形成，明显抑制DN-FB诱发小鼠迟发型超敏反应。谭梦晖等将66只雌性大鼠随机分为生理盐水组、模型组、阳性对照药阿维A组以及复方银屑颗粒大、中、小剂量组，结果复方银屑颗粒(王枣子、棉梗、板蓝根等)组可明显降低上皮细胞有丝分裂，与模型组比较，$P<0.05$或$P<0.01$；可促进鼠尾表皮颗粒细胞形成，与生理盐水组比较，$P<0.01$，且有良好的量效关系。李治牢等将5%普萘诺尔乳剂外涂豚鼠耳背皮肤制作银屑病动物模型，随机分为正常组、模型组、复方青黛组和银屑宁胶囊(生地黄、玄参、牡丹皮、赤芍药、板蓝根、土茯苓等)大、中、小剂量组。结果与模型组比较，银屑宁胶囊大、中剂量组IL-2水平均降低，IL-4水平均升高($P<0.05$)。李福伦研究发现，芩珠凉血合剂(黄芩、珍珠母、紫草、生牡蛎等)可明显降低豚鼠银屑病模型的血管内皮生长因子(VEGF)及其受体(VEGFR2)水平。

(段彦娟 李 斌)

【带状疱疹的治疗】

顾玉潜用加味龙胆泻肝汤治疗66例，对照组62例口服阿昔洛韦片。经治20 d，治疗组总有效率为93.9%(62/66)，对照组为83.9%(52/62)。组间比较，$P<0.05$。江燕对肝经郁热、脾虚湿困、气滞血瘀3证患者分别给予龙胆泻肝汤、除湿胃苓汤、桃红四物汤加减治疗，并参照病位辨证和经络辨证用药，外涂二味拔毒散或黄连膏；对照组30例口服阿昔洛韦片。经治7 d，治疗组痊愈率为63.3%(19/30)，总有效率为100%；对照组分别为30.0%(9/30)和93.3%(28/30)。组间比较，$P<0.05$。治疗组止疱、结痂、止痛及痊愈时间均明显短于对照组($P<0.01$)。李厚英等将62例患者随机分为两组，均给予抗感染、抗病毒，外用干扰素、地塞米松湿敷，治疗组在此基础上内服中药，肝经郁热证予加味龙胆汤，脾虚湿困证予二陈汤加减，气滞血瘀证予桃红四物汤加减，并用青黛粉调山西白醋外敷。经治14 d，治疗组总有效率为96.9%(31/32)，对照组为73.3%(22/30)，组间比较，$P<0.05$。魏静将198例患者随机分为两组，治疗组在抗病毒、止痛、营养神经等治疗

的基础上加服中药(龙胆草、黄芩、栀子、大青叶、马齿苋、紫草等)并外涂肤痔清软膏,对照组仅予西药治疗。经治10 d,两组总有效率分别为95.8%(115/120)、76.9%(60/78)。组间比较,$P<0.05$。赵小蓉用针灸、拔罐、电针、TDP照射,配合口服维生素、外涂西药治疗48例,并与针刺组46例作对照。经治10 d,治疗组总有效率为100%,对照组为89.1%(41/46)。组间比较,$P<0.05$。治疗组起效快,疗程短,止痛时间及后遗症亦少于对照组。彭长林将70例患者随机分为两组,治疗组针刺(合谷、曲池、足三里、丰隆、支沟、血海等)结合柴胡注射液穴位注射(足三里、曲池)治疗,对照组单纯针刺治疗,每周3次,10次为1个疗程。结果治疗组治愈率为80.0%(28/35),总有效率为97.1%(34/35);对照组分别为54.3%(19/35)、88.6%(31/35)。组间比较,$P<0.05$。刘敏勇等用豹文刺加拔罐治疗30例,对照组外敷二味拔毒散,5 d为1个疗程。治疗2个疗程后,两组总有效率分别为90.0%(27/30)、86.7%(26/30),疗效相近($P>0.05$)。

石建太等用外敷方(生大黄、生黄柏、白芷、没药、冰片、白矾等)结合清开灵注射液静滴治疗32例,治疗1周后,痊愈15例,总有效率为100%。柳晓风自拟疱疹汤(板蓝根、柴胡、牡丹皮、赤芍药、黄芩、夏枯草等)治疗86例,连服5 d,全部治愈。刘向龙等用七星针局部叩刺配合火罐疗法治疗40例,痊愈37例,总有效率为100%。

(李燕娜　陈红风)

【慢性皮肤溃疡的治疗及实验研究】

江光陵等将66例随机分为两组,治疗组用抗生素静脉滴注配合中药内服(党参、黄芪、当归、熟地黄)、外敷(黄芩、黄柏、血竭、丹参、桃仁),对照组仅予西药治疗。经治4周,愈显率分别为81.8%(27/33)、33.3%(11/33),组间比较,$P<0.01$。宋立峰等以消肿臁疮胶囊(生黄芪、当归、赤芍药、茯苓、连翘、蒲公英等)内服,溻渍Ⅱ号方(紫草、川椒、川芎、苦参、红花、黄连)熏洗、Ⅱ号红油纱条(紫草、白芷、轻粉、血竭、当归、凡士林)外敷,配合复方丹参液、β-七叶皂苷钠静脉滴注治疗下肢瘀血性溃疡86例,与西药组69例作对照。14 d为1个疗程,经治1~3个疗程,两组总有效率分别为90.7%(78/86)、62.3%(43/69),组间比较,$P<0.001$;治疗组创面愈合时间显著短于对照组($P<0.01$)。张磊等以红油膏(人工硫磺、珍珠、冰片、紫草、老鹳草、蛋黄油等)联合下肢浅静脉腔内激光(EVLT)治疗臁疮62例,对照组45例用常规外科换药联合EVLT治疗。经治6周,总有效率分别为91.9%(57/62)、80.0%(36/45),组间比较,$P<0.01$;治疗组疮面愈合程度及组织液化程度明显优于对照组($P<0.001$)。张子东用拔毒愈疡灵膏(象皮、松花粉、黄柏、血竭、紫草、乳香等)外敷治疗142例,经治8周,治愈率为94.4%(134/142)。

阙华发等观察四君子汤、四物汤、八珍汤对醋酸氢化可的松所致大鼠难愈创面的愈合时间、血管内皮生长因子(VEGF)及微血管数(MVC)的影响,结果各治疗组创面愈合时间比模型组缩短($P<0.01$,$P<0.05$),VEGF表达和MVC高于模型组($P<0.01$,$P<0.05$),其中四君子汤组愈合时间短于四物汤组和八珍汤组,而VEGF表达和MVC高于四物汤组和八珍汤组。富琦等观察黑绛丹(血余炭、蛋黄油)对^{60}Co照射所致大鼠放射性皮肤溃疡的作用。发现黑绛丹可明显缩短创面愈合时间,促进损伤处上皮细胞增殖、修复,且对低放射剂量模型疗效更显著。李巧芬等以1%链脲佐菌素腹腔注射结合打孔器造成背部创面制备糖尿病大鼠难治性溃疡模型,与对照组及空白组比较发现,生肌象皮膏(象皮粉、当归、血余炭、龟版、生地黄、生石膏等)组对糖尿病大鼠溃疡创面肉芽组织的终末糖基化产物水平无显著差异,而终末糖基化产物受体水平显著降低($P<0.05$)。席建元等观察象皮生肌散(象皮、黄柏、白芷、乳香、没药、血竭、炉甘石等)对实验性家兔皮肤溃疡有促愈作用,与对照组、空白组比较,象皮生肌散组愈合时间明显缩短($P<0.01$)。

(沈　亮　陈红风)

【黄褐斑的治疗及实验研究】

贾卫华辨证治疗女性黄褐斑362例,肝气郁结证予丹栀逍遥散加减;气滞血瘀证予血府逐瘀汤加减;肾阴虚证予六味地黄丸、二至丸加减。1个月为1个疗程,均治疗3个月。结果总有效率为100%(362/362),痊愈率为71.5%(259/362)。李颖等用补肾活血中药(菟丝子、半枝莲、香附、丹参、白芍药、覆盆子等)随症加减治疗154例,治疗1~3个月后,总有效率为95.5%(147/154),痊愈率为53.9%(83/154)。鲁建旭以祛斑汤(当归、川芎、熟地黄、白芍药、生黄芪、萆薢等)加减治疗妇女黄褐斑56例,于月经结束后开始服用,21 d

为1个疗程，连服3个疗程，总有效率为89.3%(50/56)。

刘建国等将120例患者随机分为多白汤(制白附子、白僵蚕、白茯苓、白扁豆、白蒺藜、白芍药等)治疗组56例与维生素对照组44例，治疗3个月后，总有效率分别为78.6%(44/56)、45.5%(20/44)，组间比较，$P<0.05$。李世梅等将195例患者随机分为补肾祛斑颗粒(菟丝子、枸杞子、当归、白芍药、覆盆子、补骨脂等)治疗组98例与维生素对照组97例，均治疗45 d。结果除对照组脱落1例外，总有效率分别为95.9%(94/98)、79.2%(76/96)，组间比较，$P<0.01$。李玉和等用祛斑丸(山慈姑、蚤休、黄精、夏枯草、白鲜皮、白蒺藜等)内服加外敷祛斑面膜粉(山慈姑、白蚤休、珍珠粉、白鲜皮、蝉蜕、白及)治疗50例，对照组口服六味地黄丸，均治疗3个月。总有效率分别为94.0%(47/50)、70.0%(14/20)，组间比较，$P<0.05$。谢圣影等将70例患者随机分为治疗组与对照组各35例，在中药面膜(茯苓、冬瓜仁、珍珠粉)敷面基础上，分别服用祛斑汤(枸杞子、制首乌、熟地黄、赤芍药、白芍药、当归等)加减和维生素类药。疗程均为1个月。结果总有效率分别为97.1%(34/35)、45.7%(16/35)，组间比较，$P<0.01$。

王萍将雌性大鼠随机分组并测定皮肤组织中超氧化物歧化酶(SOD)与谷胱甘肽过氧化物酶(GSH-PX)的活性及脂质过氧化物丙二醛(MDA)和脂褐素的含量。结果显示，与本草养颜膏(白及、白蔹、白僵蚕、冬瓜子)基质对照组比较，本草养颜膏高、中、低剂量组中SOD与GSH-PX活性显著升高、MDA与脂褐素含量显著降低($P<0.01$)；三剂量组上述指标与壬二酸对照组比较无显著差异($P>0.05$)，而以中剂量组最接近空白对照组。

(李晓睿)

【斑秃的治疗】

魏静以加味补阳还五汤(黄芪、麻黄根、当归、赤芍药、丹参、川芎等)随证加减治疗30例，2～3个月后总有效率为93.3%(28/30)。李中华以逍遥散加味(柴胡、当归、白术、茯苓、黑芝麻、制首乌等)随证加减治疗36例，总有效率为100%(36/36)。和宇等用梅花针叩刺加TDP照射治疗38例，经治2个月，痊愈31例，总有效率为94.7%(36/38)。

睦道顺用患处隔姜灸配合生发汤(首乌藤、熟地黄、桑椹、女贞子、菟丝子、当归等)内服治疗40例，对照组25例仅服生发汤。2周为1个疗程，均治疗6～9个疗程。结果总有效率分别为97.5%(39/40)、76.0%(19/25)，组间比较，$P<0.01$。开雁用自拟生发汤(制首乌、菟丝子、当归、川芎、鸡血藤)随症加减配合梅花针治疗105例，对照组口服斑秃丸，均治疗3个月。结果总有效率分别为97.1%(102/105)、84.8%(89/105)，组间比较，$P<0.05$；治疗组随访复发率为19.3%(11/57)，对照组为45.7%(16/35)，组间比较，$P<0.05$。谢韶琼等将68例多发性斑秃患者随机分为两组，均予5%米诺地尔溶液外擦，治疗组36例加用养血活血汤(当归、生地黄、熟地黄、茯苓、党参、川芎等)随证加减，对照组加用复合维生素B和谷维素，均治疗3个月并随访1年。结果总有效率分别为94.4%(34/36)、81.3%(26/32)，组间比较，$P<0.05$。治疗组的1年复发率低于对照组($P<0.01$)。

(顾敏婕　陈红风)

【痤疮的治疗及实验研究】

任朝霞认为痤疮的病因病机是痰湿瘀血蕴久化热酿毒，毒热外犯肌肤而发，可分为痰湿化热聚毒、气滞血瘀经络和痰瘀壅滞肌肤3证，分别用燥湿祛脂、清热解毒，疏肝解郁、活血通络散结，活血化瘀、化痰软坚散结的治法。成改霞等研究840例青年学生的面部后发现，寻常痤疮面部皮损以左右两区分布为主者占最大比例；五脏辨证中，病位在肝所占比例最大；面部皮损分布以左右为主者病位多在肝，以下部为主者病位多在肾，以中部为主者病位多在脾，以上部为主者病位多在心。

高彦伟等以痤疮方(白花蛇舌草、牡丹皮、连翘、丹参、赤芍药、制大黄等)内服及心理疏导等方法治疗脓疱型痤疮200例，对照组口服维胺脂胶囊，治疗6周后，总有效率分别为98.0%(196/200)、84.0%(168/200)，组间比较，$P<0.01$。何毅等用消痤去脂汤(白花蛇舌草、生山楂、丹参、茵陈、山栀子、枇杷叶等)治疗寻常痤疮120例，对照组用红霉素和维胺酯，连服4周。结果总有效率分别为96.7%(116/120)、55.4%(31/56)，组间比较，$P<0.01$。祁林等自制黄丹凝胶(丹参、百部、白花蛇舌草、天花粉、白芷、大黄等)药膏治疗寻常痤疮50例，对照组外用邦力痤疮王，疗程均为4周。结果总有效率分别为90.0%(45/50)、

74.0%(37/50),组间比较,$P<0.05$。黄丹凝胶组脂溢改善情况优于对照组($P<0.05$)。邓苏平等用痤疮口服液(蒲公英、生山楂、连翘、玄参、丹参、黄芩等)联合外涂过氧苯甲酸凝胶治疗寻常痤疮328例,对照组内服四环素片配合外涂过氧苯甲酞凝胶。治疗30 d后,总有效率分别为69.3%(316/328)、82.1%(192/234),组间比较,$P<0.05$。徐树槐用消痤丸(白芷、山楂、泽泻、野菊花、刺蒺藜、茵陈等)联合中药面膜倒模(白芷、丹参、硫磺、大黄、苦参、连翘等)外用治疗青春期痤疮42例,对照组予湿毒清胶囊,均治疗2个月,总有效率分别为95.2%(40/42)、75.0%(30/40),组间比较,$P<0.01$;总治愈率分别为66.7%(28/42)、40.0%(16/40),组间比较,$P<0.05$。

李秀玉通过在新西兰兔耳郭内侧油酸涂抹/耳郭皮内注射痤疮丙酸杆菌造模建立兔耳痤疮模型,观察玉容消痤颗粒(丹参、葛根、连翘、浙贝母等)的治疗作用,结果对该模型的治疗作用与丹参酮胶囊相当或更好。

(李 欣 李 斌)

【乳腺炎的治疗】

王志华分期辨治哺乳期急性乳腺炎58例。未成脓期予手法按摩后外敷金黄膏,配合瓜蒌牛蒡汤内服;已化脓期则在局麻下行切开引流术,疮口内填生肌象皮膏纱条,同时予透脓散加味内服。经治3周,总治愈率为100%(58/58)。安礼等以解郁消痈汤(柴胡、白芍药、香附、陈皮、桔梗、枳壳等),外敷冰硝散(冰片、朴硝按1∶4比例配制)内服治疗37例。结果痊愈29例,总有效率为100%(37/37)。贾长俊等以白芷贝母汤(白芷、贝母、菊花、甘草等)内服治疗1 252例,结果治愈1 025例,总有效率为100%(1 252/1 252)。宋旭丹用阳和汤配合揉、抓、提排乳手法治疗50例,若已成脓,则切开排脓。结果总有效率为94.0%(47/50)。

刘义等用推拿联合通乳方(瓜蒌、鱼腥草、蒲公英、王不留行、黄芩、泽兰等)治疗41例,并与单纯推拿组和中药组进行对照,结果治疗组总有效率为92.7%(38/41),明显优于其余两组的80.0%(32/40)、82.9%(34/41)($P<0.05$)。治疗组治疗后肿块明显缩小,症状及体征积分均有显著降低,与其余两组比较,均$P<0.01$。吕一将89例患者随机分为两组,对照组44例用常规治疗,试验组45例在此基础上配合大黄、芒硝外敷,结果两组总有效率分别为100%(45/45)、86.4%(38/44)。组间比较,$P<0.05$。试验组症状平均消退时间为(59.6±8.9)h,明显优于对照组的(54.4±7.3)h($P<0.05$)。张素君等用脉冲直流电中药(大黄、芒硝、丹参、姜黄等)导入治疗哺乳期早期乳腺炎57例,并与西药组59例作对照。经治6 d,治疗组治愈率为86.0%(49/57);对照组为67.8%(40/59)。组间比较,$P<0.05$。治疗组痊愈和显效所需治疗次数亦少于对照组($P<0.01$)。罗双喜等用针刺(穴取内关)加拔罐(取大椎及患侧乳房痈肿部位相对应的背部),配合中药(瓜蒌、金银花、蒲公英、当归、连翘、牛蒡子等)内服治疗50例;对照组用常规抗感染治疗。经治7 d,治疗组总有效率为96.0%(48/50),对照组为86.7%(26/30)。组间比较,$P<0.05$。

(陈莉颖 陈红风)

【乳腺增生病的治疗与研究】

魏素芳以加味六黄汤(生地黄、熟地黄、山药、茯苓、山茱萸、泽泻等)治疗90例,1～3个月经周期后,痊愈46例,总有效率为100%(90/90)。黄勇以复元通气饮(青皮、陈皮、贝母、炮穿山甲、天花粉、连翘等)加减治疗85例,总有效率为91.8%(78/85)。彭怀晴等用乳癖散(柴胡、郁金、青皮、浙贝母、胆南星、当归等)加减治疗136例,结果治愈82例,总有效率为92.6%(126/136)。

洪丽按月经周期给药治疗40例,经前拟疏肝理气、健运水湿、活血化痰散结为主,药用柴胡、王不留行、郁金、当归、三棱、莪术等;经后以补益肝肾、健脾益气、调摄冲任为主,药用肉苁蓉、菟丝子、北黄芪、淫羊藿、鹿角霜、枸杞子等。对照组30例口服乳增宁胶囊(艾叶、淫羊藿、柴胡、川楝子、天门冬、土贝母)。治疗2个月后,治疗组总有效率为90.0%(36/40),复发率为27.8%(10/36),对照组分别为73.3%(22/30)、63.6%(14/22)。组间比较,$P<0.05$。蒋国卿等用乳癖康合剂(柴胡、当归、赤芍药、延胡索、川楝子、穿山甲等)加减治疗120例,对照组用乳癖消片。均以20个治疗日为1个疗程,经治2个疗程,总有效率分别为100%(120/120)、84.2%(96/114)。组间比较,$P<0.05$。周家萍以疏肝补肾方(柴胡、白芍药、当归、郁金、川楝子、香附等)加减治疗围绝经期乳腺增生病86例,对照组57例用逍遥丸。经治30 d,总有效率分别为97.7%(84/86)和86.0%(49/57),组间比较,$P<0.05$。章黎军辨

证治疗55例，肝气郁结证用逍遥散合加味金铃子散加减，冲任失调证用二仙汤加减，痰瘀凝结证用桃红四物汤、萎贝散加减；西药组47例服用天冬素、维生素E等辅助性药物；中成药组51例服乳必消等，每位患者超声随访5～10次，随访间隔1～2个月。结果辨证组乳腺增生组织及增生结节缩小明显或完全治愈，总有效率分别为92.7%(51/55)、83.6%(46/55)；西药组分别为46.8%(22/47)、23.4%(11/47)；中成药组分别为60.8%(31/51)、54.9%(28/51)。辨证组与两对照组比较，均$P<0.05$。李启权等以甲刺散结汤(陈皮、半夏、皂角刺、炮穿山甲、浙贝母、青皮等)治疗98例，对照组82例予他莫昔芬片。经治2个月经周期，总有效率分别为98.0%(96/98)和87.8%(72/82)，组间比较，$P<0.01$。

韦春燕以乳腺囊肿穿刺配合血府逐瘀汤治疗乳腺囊性增生症110例，3个月经周期为1个疗程。经治2个疗程，治愈77例，总有效率为96.4%(106/110)。申艳梅等将106例患者随机分为两组，治疗组内服乳癖汤(柴胡、香附、当归、白芍药、白术、莪术等)，外用消癖乳罩(柴胡、乳香、没药、海藻、昆布、当归等碾成细末，装入药袋放入乳罩贴敷患处)；对照组口服乳核散结片，外敷消炎镇痛膏。结果总有效率分别为92.5%(49/53)、73.6%(39/53)。组间比较，$P<0.01$。治疗组治疗后催乳素(PRL)明显降低($P<0.05$)，孕酮(P)、睾酮(T)明显回升($P<0.05$)。王又平等用单味石见穿离子导入和理疗治疗90例，与内服中药(当归、川芎、红花、桃仁、白芍药、柴胡等)治疗90例作对照。结果总有效率分别为100%(90/90)和66.7%(60/90)。组间比较，$P<0.05$。林柯汉用针刺(主穴选取乳根、膺窗、膻中、期门)结合内服中药(柴胡、白芍药、郁金、白术、益母草、当归等)治疗116例，10 d为1个疗程，经治4个疗程，总有效率为94.0%(109/116)。黄梅等以具有疏肝化痰法功效的乳痛合剂(橘核、浙贝母、花粉、郁金、丹参、柴胡等)治疗60例乳腺不典型增生患者，对照组30例给予淀粉胶囊。经治3个月，发现治疗组乳腺局部雌、孕激素受体的阳性积分降低，治疗前后对照及组间比较均有显著性差异($P<0.05$)。

(陈莉颖　陈红凤)

【男性乳房发育症的治疗】

洪丽将58例男性乳房异常发育症患者随机分组，对照组28例单纯口服他莫昔芬片，治疗组30例加用中药(三棱、莪术、山慈姑、夏枯草、王不留行、青皮等)随证加减，疗程均为2个月。结果治疗组总有效率为93.3%(28/30)，对照组为71.4%(20/28)，组间比较，$P<0.01$。秦淼等将55例患者随机分组，对照组27例口服他莫昔芬片、维生素B_6片、维生素AD胶丸，治疗组28例加用补肾消疬汤(当归、丹参、柴胡、青皮、香附、橘叶、附子等)加减，均治疗60 d。结果治疗组总有效率为85.7%(24/28)，对照组为70.4%(19/27)，组间比较，$P<0.01$。

赖熙雯主张对本病属肾虚痰凝者，治宜温经通阳、散寒化痰，方用二仙汤加减。张仙娥以四逆散加昆布、海藻、牡蛎软坚散结，炮山甲、王不留行活血通络，丹参、郁金行气解郁治疗该病。陈科认为该病多为肾虚，或兼有肝气郁结，治应补肾为本，肾阳亏虚者温补肾阳，方用金匮肾气丸合桂枝茯苓丸加减。叶芳介绍田震年的治疗经验，认为本病多由肝气郁结，脾失健运，聚湿成痰，痰气互结，致气滞血凝，阻于乳络聚结而成。治疗以香贝饮(制香附、浙贝母、夏枯草、炒橘核、天葵子、皂角刺等)内服，局部外贴阳和解凝膏。

(陈　豪　陈红凤)

【肛周脓肿的治疗】

张敏等以仙方活命饮内服和外洗配合手术治疗39例，对照组33例用单纯手术治疗。结果两组治愈率、有效率无显著性差异。治疗后7 d、21 d，两组症状评分比较，治疗组优于对照组，均$P<0.05$。在切口愈合时间、术后切口分泌物、肛周不适感、肉芽生长状况等方面，治疗组明显优于对照组。孙余挺等将86例患者随机分为两组，用相同的手术方法。治疗组46例术后配合中药(马齿苋、黄柏、蒲公英、地丁、侧柏叶、苦参等)坐浴，对照组40例以高锰酸钾液坐浴。结果治疗组愈合时间为14～35 d，平均(21.9±2.1)d；对照组分别为16～39 d和(23.1±2.4)d。组间比较，$P<0.05$。治疗组对创面疗效也优于对照组。郭胜等将300例患者随机分为两组，治疗组155例用手术配合中药熏洗(金银花、紫花地丁、蒲公英、野菊花、连翘、苦参等)，对照组145例用单纯手术治疗。结果总有效率分别为98.7%(153/155)、97.9%(142/145)，组间比较，$P>0.05$。治疗组疗程为(24±3)d，明显短于对照组的(32±2)d($P<0.05$)。

黄继承等于手术后用清热解毒方（连翘、黄连、紫花地丁、黄柏、薏苡仁、红花等）内服治疗 94 例。经治 7～10 d，治愈 92 例，总有效率为 97.9%（92/94）；术后并发后遗肛瘘 2 例，经手术后治愈，其余均无复发。张彦峰等治疗 106 例，术后配合中药（苦参、土茯苓、紫草、红花、五倍子、明矾等）熏蒸坐浴及去腐生肌膏、生肌玉红膏换药，结果全部治愈。随访 1 年，除 20 例失访外，其余 86 例均未复发。曾智辉等用一次性切开引流根治术配合中药（大黄、地榆、芒硝、五倍子、明矾、地龙等）坐浴治疗 87 例，治愈 86 例，其中 25 例随访 1 年，无复发。创口愈合时间为 13～37 d，平均 24 d。许盈等用Ⅰ期根治术配合中药（茯苓、板蓝根、大青叶、蒲公英、五倍子、白及等）熏洗治疗 162 例，创面 15～48 d 愈合，均一次治愈，无后遗症及并发症。祝颂治疗 269 例，术后用中药辨证换药，初期（疮疡祛腐期）用红油膏，中期（生肌长肉期）用生肌玉红膏，后期（收口敛皮期）用生肌散加生肌玉红膏，疗效显著。

（曹永清　蒋伟冬）

【混合痔的治疗】

徐伟祥等将 107 例患者随机分为治疗组 54 例和对照组 53 例，分别予复方大黄汤（生大黄、五倍子、徐长卿、苦参、明矾）和高锰酸钾液熏洗治疗。经治 15 d 后，治疗组在疼痛消失时间、肿胀消失时间、创面渗液消失和愈合时间方面均短于对照组（$P<0.05$，$P<0.01$）。陈血清等用痔痛宁洗剂（当归、紫花地丁、蒲公英、黄柏、芒硝、赤芍药等）熏洗治疗 64 例，对照组用高锰酸钾液。经治 7 d，两组总有效率分别为 100%（64/64）、53.6%（30/56）。组间比较，$P<0.01$。

李忠卓等在混合痔术后用明矾洗剂（朴硝、月石、明矾）熏洗治疗 561 例，对照组 553 例用 PP 粉。经治 5 d，两组总有效率分别为 97.1%（545/561）、80.2%（443/553）；15 d 后，两组总有效率分别为 99.6%（559/561）、88.8%（491/553）。组间比较，$P<0.05$。治疗组在疼痛消失时间、水肿消退时间、创面渗出物及愈合时间方面均优于对照组（$P<0.05$）。孙江将 60 例湿热下注型混合痔患者随机分为治疗组和对照组各 30 例，术后分别予苦参促愈洗剂（苦参、马齿苋、明矾、蛇床子、艾叶）和高锰酸钾液坐浴治疗。经治 28 d，治愈率分别为 63.3%（19/30）、23.3%（7/30），组间比较，$P<0.05$。治疗组平均愈合时间为（21.33±2.10）d，短于对照组的（22.20±2.84）d（$P<0.05$）。黄河等将 60 例患者随机分为治疗组和对照组各 30 例，两组术后均常规处理，治疗组加服促愈汤（生黄芪、太子参、焦白术、黄柏、炙甘草），共服 7 d。结果治疗组术后 72 h、7 d 肛门局部疼痛和水肿积分均明显低于对照组（$P<0.05$），且在观察期无不良反应。张允东用手术配合中药（金银花、蒲公英、荆芥、防风、槐花、地榆等）熏洗坐浴治疗 53 例，结果全部治愈，无复发。沙静涛等用外剥内扎侧切术配合痔上黏膜缝扎术及中药紫草油膏（白芷、紫草、血竭、甘草、白蜡、当归等）外用治疗急性嵌顿性混合痔 102 例，结果全部治愈，伤面均在术后 20～32 d 内完全愈合，随访 1 年无复发。

赵文树等将 70 例混合痔术后顽固性疼痛患者随机分为两组各 35 例，分别给予补中益气丸和奇曼丁治疗，结果总有效率分别为 91.4%（32/35）、71.4%（25/35）。组间比较，$P<0.01$。郭文涛等将 60 例混合痔术后疼痛患者随机分为两组，分别予消痈汤（大黄、黄柏、地榆、五倍子、冰片、花椒等）熏洗和温水熏洗治疗。经治 6 d 后，总有效率分别为 96.7%（29/30）和 70.0%（21/30）。组间比较，$P<0.05$。

（曹永清　张　强）

【糖尿病足的治疗及实验研究】

宋光明等认为糖尿病足（DF）源于脾胃，发于络脉，治宜运脾通络，标痰瘀与本气血同治。汪志仿等介绍了中医结合"个体化"治疗的流程。何雄文等提出了五期七型的新分法及中西医结合的治疗方案。

魏芀等以将军通络胶囊（孩儿茶、地风、麻黄、地龙、乳香、漏芦等）治疗 DF 150 例，对照组 50 例予 654-2 及脉络宁静脉滴注。经治 60 d，治愈率分别为 77.3%（116/150）、44.0%（22/50），组间比较，$P<0.01$。黎明以愈足方（当归、川芎、赤芍药、红花、金银花、白僵蚕等）随证加减治疗 48 例，对照组 34 例予 654-2 静脉滴注，疗程均为 3 个月。结果总有效率分别为 91.7%（44/48）、76.5%（26/34），组间比较，$P<0.05$。治疗组溃疡面积、腓总神经传导速度、足背动脉流速的改善等均优于对照组（P 均<0.01）。黄政德等以龙血竭胶囊外用治疗 DF 溃疡 36 例，对照组用敏感抗生素及胰岛素稀释液外敷。经治 14 d，总有效率分别为 83.3%（30/36）、51.5%（17/33），组间比

较，$P<0.01$。吴东将DF92例采取分级治疗，Wanger级0级以中药足浴（黄芪、赤芍药、透骨草、川牛膝、没药、乳香等），1～2级用康复新（美洲大蠊虫干燥体提取物），3～4级用脱疽2号洗剂方（土茯苓、蛤蟆草、金银花、苏木、芒硝、紫花地丁）。结果与外用碘伏或雷夫努尔纱条的对照组比较，治疗组各级患足肉芽出现时间提前，溃疡愈合时间缩短（$P<0.05$）。

王绍臣等以凉润通络汤（生地黄、百合、白芍药、木瓜、生石膏、川芎等）治疗糖尿病下肢血管病变50例，对照组40例予丹参注射液及654-2静脉滴注，治疗20 d后，总有效率分别为94.0%（47/50）、70.0%（28/40），组间比较，$P<0.05$。王文锐等将59例2型糖尿病下肢血管病变患者随机分组，均予降糖及对症治疗。治疗组29例加用糖敏康颗粒（生黄芪、绞股蓝、山药、葛根、山茱萸肉、丹参等），经治2个月，治疗组炎症标记物C-反应蛋白（CRP）、E-选择素（sE）明显降低（$P<0.01$），提示糖敏康颗粒可有效降低炎症标记物CRP、sE的水平而发挥抗炎作用。任文英等以中药（荆芥、川牛膝、女贞子、丹参、红花、旱莲草等）外洗合前列腺素E_1静脉滴注治疗糖尿病合并下肢动脉硬化闭塞症48例，对照组单用前列腺E_1，疗程为28 d。结果总有效率分别为93.8%（45/48）、77.5%（31/40），组间比较，$P<0.05$。治疗组血管壁厚度及斑块直径改善优于对照组（$P<0.05$）。

丘伟中以疏血通注射液（地龙、水蛭）静脉滴注、患处吹氧治疗33例，对照组局部湿敷胰岛素、庆大霉素，疗程均为2周。结果总有效率分别为90.9%（30/33）、70.6%（24/34），组间比较，$P<0.05$。治疗组Wanger分级、溃疡面、分泌物等方面均改善明显（$P<0.05$）。林泽宏以灯盏细辛注射液静脉滴注加西药常规治疗DF36例，对照组仅以西药治疗，结果总有效率分别为86.1%（31/36）、69.4%（25/36），组间比较，$P<0.05$。治疗组在溃疡大小、血流变学等方面均显著为优（$P<0.05$）。

实验研究方面，李巧芬等以生肌象皮膏（象皮粉、当归、血余炭、龟版、生地黄、生炉甘石等）治疗大鼠糖尿病性溃疡，结果显示，与对照组及空白组比较，治疗组终末糖基化产物受体水平显著降低（$P<0.05$）。

（沈　亮）

【毒蛇咬伤的治疗与研究】

章建平等将65例蝮蛇咬伤患者随机分为两组，对照组30例以静脉滴注抗蝮蛇毒血清、地塞米松配合抗生素等治疗；治疗组35例在此基础上内服中药（半边莲、蚤休、鱼腥草、大黄、白芷、青木香等），外敷金黄膏。治疗1周后，治疗组总有效率为94.3%（33/35），对照组为90.0%（27/30），两组疗效相近；治疗组全身症状消失时间、肿痛消失时间明显短于对照组（$P<0.05$）。徐成山将235例竹叶青蛇咬伤患者随机分为两组。对照组115例用清创排毒、扩创排毒、局部封闭、伤口外敷、全身综合用药等常规治疗，治疗组120例在此基础上外敷双黄蛇伤散（黄柏、大黄、七叶一枝花、五灵脂、胆南星等）。结果治疗组疗效明显优于对照组；在肿胀开始消退、完全消退时间、止痛时间及疗程方面治疗组显著短于对照组（均$P<0.01$）。

周春均在西医常规治疗基础上配合中药内服（半边莲、生地黄、粉丹皮、黄芩、赤芍药、黑山栀等）、外敷（鲜半边莲、野荞麦叶、七叶一枝花茎叶或季德胜蛇药片捣烂）治疗尖吻蝮蛇咬伤33例。结果无死亡病例，其中下肢低位截肢、高位截肢各1例，手指坏死脱落3例，局部肌肉萎缩5例，局部溃疡形成后再愈合无残留后遗症20例，无明显并发症3例。庞家善等在西医常规治疗基础上内服蜈蝎三黄汤（全蝎、蜈蚣、大黄、黄连、黄芩、胆南星等）治疗银环蛇咬伤182例，疗程1～23 d。结果治愈178例，好转4例，总有效率为100%（182/182）。黄子冬等在常规治疗的基础上加服四味蛇药酒（紫背金牛、节节花、大叶山扁豆、半边莲浸泡在30°～50°米酒中15～30 d）及伤肢外擦治疗1 256例毒蛇咬伤患者。结果痊愈1 254例，治愈率为99.8%（1 254/1 256）。刘海燕用静脉注射地塞米松、抗蝮蛇毒血清、外敷季德胜蛇药及口服季德胜蛇药片、牛黄解毒片等方法治疗9例蝮蛇咬伤。结果治愈6例，显效2例，有效1例。伤口渗血、红肿、青紫、疼痛等症状于治疗后48 h明显缓解。阙华发等在西医常规处理基础上，配合中药辨证内服，风毒证治拟清热解毒、活血通络、祛风化痰（半边莲、半枝莲、七叶一枝花、白芷、全蝎、蜈蚣等）；火毒证治拟清热解毒、凉血止血、通腑利尿（半边莲、半枝莲、七叶一枝花、枳实、大黄、车前草等）；风火毒证治拟凉血清热解毒（生地黄、牡丹皮、金银花、绿豆衣、车前草等）。治疗4例均痊愈。

蔡景莲等观察蛇毒清胶囊对五步蛇咬伤患者

血清超氧化物歧化酶(SOD)及丙二醛(MDA)的影响。将48例患者随机分为两组各24例,对照组予常规治疗,治疗组在此基础上加服蛇毒清胶囊(蚤休、黄芩、毛冬青、虎杖、赤芍药、白芷等),疗程1周。结果两组治疗前后比较,$P<0.01$。对照组SOD活性低于治疗组,MDA含量高于治疗组,组间比较,$P<0.01$。

(徐杰男)

【胆石病的治疗及实验研究】

胡仕祥以西医常规治疗40例作为对照组,治疗组在此基础加用清肝利胆汤(柴胡、黄芩、姜半夏、白芍药、郁金、枳实等),均以5 d为1个疗程,共治2个疗程。结果治疗组治愈59例,总有效率为97.5%(78/80);对照组分别为16例和85.0%(34/40)。组间比较,$P<0.05$。黄宁申等用熊去氧胆酸片口服治疗作为对照组,急性发作者加用抗生素;治疗组在此基础上加以肝胆消石汤(金钱草、茵陈、郁金、鸡内金、延胡索、厚朴等),并按压耳穴肝、胆、胰、交感、脾、胃、十二指肠等穴。均以6周为1个疗程。结果治疗组治愈12例,总有效率为90.0%(54/60),溶石、排石总有效率为86.7%(52/60);对照组分别为5例、61.7%(37/60)和55.0%(33/60)。组间比较,$P<0.05$。

向阳等用利胆冲剂(茵陈、苏梗、郁金、枳壳、半夏、皂角等)对20例胆总管合并胆囊结石患者于术后第2 d进行治疗,共治2周,结果服用该冲剂后胆汁中游离胆红素饱和指数、胆汁成石指数和胆汁33.5 kd泡蛋白(已知最强的促成核蛋白)含量明显降低($P<0.05$),胆酸钠对照组及不服药对照组各项指标前后无显著差异,提示利胆冲剂能有效降低胆汁的成石趋势。郭绍举等对微创保胆取石术后病人,用胆胃舒冲剂(柴胡、白芍药、金钱草、白术、郁金、鸡内金等)预防胆囊结石复发,58例病人于术后第4 d开始服药,第1年每日1次,第2年每2日1次;对照组56例不作任何治疗。结果与对照组比较,治疗组患者胆囊壁变薄($P<0.001$),胆囊收缩功能增强($P<0.001$)。随访发现,对照组有2例结石复发,治疗组没有结石复发。

实验研究方面,刘禹翔等用致石饲料诱发豚鼠胆囊胆固醇结石,用防石胶囊(金钱草、姜黄、威灵仙、赤芍药、党参、白术等)进行干预,以熊去氧胆酸干预作为对照,实验2个月,禁食24 h检测。结果模型组、熊去氧胆酸组及防石胶囊组结石发生率分别为72.7%(8/11)、45.5%(5/11)和37.5%(4/13);组间比较,$P<0.05$。熊去氧胆酸组及防石胶囊组胆汁中的胆固醇、钙离子含量均明显降低,与模型组比较,$P<0.05$或$P<0.01$。防石胶囊组胆汁中胆汁酸含量明显升高,与模型组比较,$P<0.05$。章学林等用高脂饮食诱发法建立小鼠胆固醇结石模型,并以升清胶囊(由大黄、虎杖、陈皮)进行干预,8周后,经升清胶囊灌胃的小鼠成石率为23.1%(3/13),模型组为73.3%(11/15);组间比较,$P<0.01$。升清胶囊组血清总胆固醇和低密度脂蛋白明显低于模型组($P<0.01$),高密度脂蛋白明显高于模型组($P<0.01$);与模型组小鼠比较,肝脏SOD活性明显升高,MDA含量明显下降($P<0.05$)。张嗣博等在胆固醇结石豚鼠模型中发现胆囊收缩素(CCK)明显降低,而经养肝利胆颗粒剂(白芍药、何首乌、枸杞子、陈皮、甘草等)治疗7周后,与模型组比较,血浆中CCK明显上升($P<0.01$),成石率下降($P<0.05$)。张静喆等通过皮下注射林可霉素建立豚鼠胆囊胆色素结石模型,分别使用清胆胶囊(大黄、茵陈、虎杖)和养肝利胆颗粒剂(白芍药、何首乌、枸杞子、陈皮、甘草等)进行干预,均连续给药10 d,结果与模型组比较,两组均能明显降低豚鼠的成石率($P<0.01$),胆汁中总胆红素、游离胆红素和游离钙离子浓度也明显降低($P<0.01$或$P<0.05$)。郭绍举等用致石饲料诱发豚鼠胆囊胆色素结石,并用防石胶囊(金钱草、姜黄、威灵仙、赤芍药、党参、白术等)治疗2个月,结果结石发生率为54.5%(6/11),空白组和模型组分别为21.4%(3/14)和84.6%(11/13)。组间比较,$P<0.01$。防石胶囊组总胆红素、结合胆红素和游离胆红素均较模型组明显降低($P<0.01$)。李炯等用高致石饮食法建立豚鼠胆囊胆固醇结石模型,并用升清胶囊(大黄、虎杖、陈皮等)进行干预,结果8周后,模型组成石率为81.3%(13/16),升清胶囊组为27.8%(5/18)。组间比较,$P<0.005$。与空白组比较,模型组豚鼠胆囊组织雌激素受体(ER)和孕激素受体(PR)表达率显著提高($P<0.05$)。与模型组及熊去氧胆酸组比较,升清胶囊组ER、PR阳性率明显下降($P<0.05$)。

(沈　平　朱培庭)

【急性阑尾炎的治疗】

王晓飞等在西医综合治疗的基础上用血必净注射液(赤芍药、川芎、丹参、红花、当归等)静脉滴注治疗，对照组仅用西医综合治疗，疗程均为7～10 d。结果治疗组治愈16例，总有效率为95.5%(21/22)；对照组分别为8例和85.0%(17/20)。组间比较，$P<0.05$。秦有成等在静脉滴注阿莫西林的基础上以中药(大黄、败酱草、夏枯草、蒲公英、冬瓜仁、红藤等)煎服治疗，经治7 d，痊愈61例，显效43例，总有效率为95.6%(129/135)。李国权在用氨苄西林钠、阿米卡星、甲硝唑静脉滴注的基础上以大黄牡丹皮汤加减煎服治疗气滞血瘀型老年阑尾炎，以3 d为1个疗程，结果治愈41例，总有效率为92.0%(57/62)。

蔡咏等在静脉滴注抗生素的基础上用金银花、川楝子、牡丹皮、红藤、桃仁、蒲公英等煎服，早期重在清热解毒，中期兼以活血化瘀，后期注重破瘀散结。另用自制的药膏(仙人掌、大黄、芒硝)外敷脐部；对照组单用西医治疗。经治7～10 d，总有效率分别为97.8%(88/90)、88.9%(80/90)。组间比较，$P<0.05$。赵修想等在用抗生素的同时加服大黄牡丹皮汤加减方，并用药膏(大蒜泥50 g、生大黄粉20 g)外敷脐部治疗64例；对照组57例单用西医治疗。经治5～7 d，治疗组体温下降至正常范围所用时间平均为2.9 d，平均住院时间为7.4 d；对照组分别为4.7 d和11.2 d。组间比较，$P<0.05$。治疗组脓肿直径的缩小、外周血白细胞计数的恢复比较，治疗组均优于对照组($P<0.01$)。齐淑静在用氨苄青霉素、替硝唑静脉滴注的基础上加服消痈汤(金银花、蒲公英、败酱草、川芎、桃仁、牡丹皮等)加减，同时用金黄散调糊敷于右下腹部包块压痛明显部位，对照组单用抗生素。2组均以10 d为1个疗程，共治1～2个疗程。结果治疗组治愈32例，总有效率为93.3%(56/60)；对照组分别为24例和71.7%(43/60)。组间比较，$P<0.01$。陆国超在西医治疗的基础上加用复方红藤煎加减方(红藤、蒲公英、紫地丁、败酱草、冬瓜仁、金银花等)，并用消结膏(穿山甲、黄柏、败酱草、芙蓉叶、当归、红花灯)外敷包块处，共治87例；对照组80例单用西医治疗。结果治疗组治愈率高于对照组，但无统计学意义。治疗组平均住院日为(12±1)d，对照组为(16±2)d。组间比较，$P<0.01$。

（沈　平　朱培庭）

【重症急性胰腺炎的实验研究】

金牡丹等以5%牛磺胆酸钠制备重症急性胰腺炎大鼠模型，予清胰汤(大黄、芒硝、厚朴、枳实、柴胡、芍药等)12 h、24 h分别灌胃干预，假手术组及模型组均用蒸馏水灌胃。结果清胰汤组大鼠血清淀粉酶、IL－8的浓度显著低于模型组($P<0.01$)；IL－10高于假手术组($P<0.05$)而低于模型组($P<0.01$)。清胰汤组大鼠局部炎症反应较模型组减轻，间质水肿减轻，腺泡坏死减少，粒细胞浸润减少。王磊等研究发现，栀子苷注射液能使急性胰腺炎家兔模型TNF－α、IL－6和血淀粉酶水平明显下降，血清Ca^{2+}水平降低缓慢，胰腺病理损伤明显减轻。

蔡玲等对急性胰腺炎相关性肺损伤模型大鼠在早期用清胰汤(大黄、芒硝、柴胡、木香、黄芩、胡黄连等)进行干预，结果与模型组比较，大鼠支气管肺泡灌洗液中的白细胞总数、中性粒细胞数、肿瘤坏死因子－α(TNF－α)、IL－8明显降低，肺、胰腺组织的病理损害明显减轻。张雪梅等对大鼠重症急性胰腺炎模型用清胰汤(茵陈、栀子、大黄、芒硝、木香、柴胡等)进行干预，结果与模型组比较，大鼠血淀粉酶、肺湿/干重、$PaCO_2$明显降低，动脉血pH、动脉氧分压明显增高，肺泡表面活性蛋白A(SP－A)mRNA的表达显著增高。提示清胰汤能保护肺泡Ⅱ型上皮细胞功能，恢复SP－A mRNA的正常表达，维持其合成、分泌SP－A，维护肺泡功能。刘明伟等研究发现，NF－κB在重症急性胰腺炎大鼠肺组织中明显被激活，三七总皂苷能抑制其肺中NF－κB的活性，减轻急性胰腺炎时肺组织的病理损伤。

李永红等用柴芩承气汤(柴胡、黄芩、厚朴、枳实、生大黄、芒硝等)对重症急性胰腺炎大鼠进行干预，结果与模型组比较，大鼠白细胞计数和血清淀粉酶明显下降($P<0.05$)，水肿、炎症浸润、出血和总积分水平均降低($P<0.05$)，血清TNF－α和IL－6含量降低($P<0.01$)，胰腺NF－κB p65阳性细胞的积分光密度值亦低于模型组($P<0.05$)。沙建平等研究发现，重症急性胰腺炎模型大鼠心肌NF－κB mRNA及其蛋白的表达异常增高，TNF－α和IL－6呈进行性升高，造模前2 d用益活清胰汤(大黄、芒硝、黄芩、白芍药、麦门冬、木香等)及葡激酶干预后NF－κBmRNA及其蛋白的表达下调，血TNF－α和IL－6明显下降，胰腺和心肌的病理变化较轻。蒋建春等用益活清胰汤对重症急性胰腺炎大鼠进行干预，发现重症急性胰腺炎大鼠心肌NF－κB被激活，Bcl－2表达减少，Bax表达增加，应用益活清胰汤后NF－κB

的活化和 Bax 表达受到抑制,Bcl-2 表达的表达上调,胰腺及心肌组织的病理变化减轻。

薛平等研究发现,急性胰腺炎模型大鼠腺泡细胞肌浆网钙 ATP 酶(SERCA2) mRNA 表达下调,胰腺腺泡内钙离子浓度升高,用柴芩承气汤(柴胡、黄芩、厚朴、枳实、栀子、茵陈等)进行干预后,SERCA2 mRNA 表达上调,胰腺腺泡内钙离子浓度降低,急性胰腺炎大鼠的胰腺组织病理损害减轻。邓力珲等研究发现,急性胰腺炎大鼠模型胰腺腺泡细胞内$[Ca^{2+}]i$随急性胰腺炎病程延长而升高,柴芩承气汤含药血清能抑制大鼠胰腺腺泡细胞内$[Ca^{2+}]i$升高,提高其腺泡细胞存活力,与模型组比较,均$P<0.05$。

(沈 平 朱培庭)

【前列腺炎的治疗及实验研究】

王祖龙等将300例湿热瘀阻型慢性前列腺炎患者随机分为两组,治疗组200例口服消癥饮(薏苡仁、败酱草、红藤、牡丹皮、赤芍药、桃仁等),对照组100例口服清浊祛毒丸。经治8周,总有效率分别为90.5%(181/200)和74.0%(74/100),组间比较,$P<0.05$。宋春生等将65例患者随机分为两组,分别予前列化浊胶囊(黄柏、茵陈、赤芍药、白芍药、红花、柴胡等)和前列解毒胶囊(水蛭、大黄、益母草、红花、蒲公英、地龙等),经治1个月,总有效率分别为81.3%(26/32)和60.6%(20/33)。组间比较,$P<0.05$。范建雷将126例患者随机分为两组各63例,分别予前浊消胶囊(土茯苓、苦参、败酱草、薏苡仁、赤芍药、桃仁等)和前列康片内服,15 d为1个疗程。治疗3个疗程后,总有效率分别为95.2%(60/63),82.5%(52/63),组间比较,$P<0.05$。蔡俊刚等内服前列腺炎2号方(青皮、乌药、小茴香、橘核、王不留行、山楂等)配合中药(大黄、益母草、生地黄、黄柏、当归、蒲公英等)保留灌肠治疗慢性非细菌性前列腺炎(CAP)65例,对照组50例予前列康片。经治2个月,总有效率分别为89.2%(58/65)和58.0%(29/50)。组间比较,$P<0.01$。胡海翔等以清热利湿化瘀方(当归、浙贝母、苦参、虎杖、益母草、黄柏等)配合TRM多功能前列腺治疗仪治疗40例,10 d为1个疗程。治疗3个疗程,总有效率为92.5%(37/40)。治疗后前列腺按摩液白细胞计数明显减少,与治疗前比较差异显著($P<0.01$)。王万春等用药油(小茴香、丁香、台乌药、冰片、王不留行、麻油)簸毒拔毒灸(关元、曲骨、行间、会阴等穴位)治疗117例,对照组60例口服舍尼通片。经治4周,总有效率分别为88.9%(104/117)和66.7%(40/60)。组间比较,$P<0.01$;治疗组在降低患者症状积分、改善临床症状、提高生活质量、降低前列腺液中白细胞方面均明显优于对照组($P<0.05$, $P<0.01$)。张玉芬等将398例患者随机分为两组,治疗组用直流电疗仪在特定穴位(中极、关元、膀胱俞、小肠俞)作中药(大黄、黄柏、牡丹皮、野菊花、红花、丹参等)离子透入,结合中药(川芎、丹参、赤芍药、大黄、甘草梢等)温热坐浴;对照组用野菊花栓肛门给药。15 d为1个疗程,结果治疗组总有效率为97.9%(270/276);对照组为74.6%(91/122)。组间比较,$P<0.01$。

实验研究方面,赵乔等在大鼠前列腺侧叶注入大肠杆菌混悬液建立慢性细菌性前列腺炎模型,随机分为正常组、模型组、左氧氟沙星对照组及前列康泰方治疗组,用药35 d后发现,前列康泰方(蒲公英、败酱草、土茯苓、丹参、红花、黄芪)能改善大鼠前列腺组织病理学改变,降低肿瘤坏死因子(TNF-α)、白细胞介素-1β(IL-1β)的含量。曲晓伟等观察小金丸对前列腺炎性疼痛小鼠前列腺组织环氧合酶(COX-2)表达的影响。发现模型组大鼠前列腺组织COX-2呈高水平表达,小金丸各剂量组及对照组均可不同程度抑制其表达。认为小金丸缓解前列腺炎性疼痛的作用机制可能是抑制COX-2表达,抑制炎症及氧化应激作用,提高外周痛觉感受器的刺激阈值,下调PGE_2等致痛介质。周晓辉观察发现,前列通利汤(淫羊藿、续断、知母、黄柏、白花蛇舌草、王不留行等)高剂量组大鼠血清或前列腺组织的诱导型一氧化氮合成酶(iNOS)、TNF-α、IL-1β趋于正常,组织学及电镜检测出的炎性病理变化明显减轻或恢复正常,与模型组比较有显著性差异($P<0.05$)。郭进等研究发现,前列安颗粒(黄柏、连翘、野菊花、蒲公英、茯苓、车前草等)可明显减少1.5%角叉菜胶致非细菌性前列腺炎大鼠前列腺组织内白细胞数,增加前列腺组织内卵磷脂小体密度,并可明显抑制棉球肉芽肿形成。对二甲苯致小鼠耳肿胀、0.6%醋酸致腹腔毛细血管通透性增加均有明显抑制作用。

(陈 磊)

【良性前列腺增生症的治疗及实验研究】

王希兰以补肾活血汤(丹参、泽兰、枸杞子、草薢、巴戟天、肉桂等）治疗良性前列腺增生症32例，对照组30例予盐酸坦索罗辛胶囊，经治3个月，总有效率分别为90.6%(29/32)、70.0%(21/30)，组间比较，$P<0.05$。李宏杰将93例患者随机分为两组，治疗组47例予固本清源汤（熟地黄、龟版、刘寄奴、淫羊藿、虎杖、川牛膝等）加减，对照组予前列金丹片。结果总有效率分别为91.5%(43/47)、71.7%(33/46)，组间比较，$P<0.05$。苏志国等以益肾通关汤（黄芪、牛膝、白花蛇舌草、车前子、山药、白芍药等）治疗108例，对照组78例用非那雄胺片，均以30 d为1个疗程。经治3个疗程，总有效率分别为92.6%(100/108)、66.7%(52/78)。组间比较，$P<0.01$。蔡蔚等将72例患者随机分为两组，治疗组予前癃通胶囊（黄芪、田三七、丹参、穿山甲、王不留行等），对照组予前列康胶囊治疗。经治3个月，总有效率分别为88.9%(32/36)、69.4%(25/36)。组间比较，$P<0.05$。

实验研究方面，管家齐等将小鼠造模并随机分组给桂枝茯苓丸（桂枝、茯苓、牡丹皮、赤芍药、桃仁）和桂枝水煎剂，通过检测发现，与模型组比较，桂枝和桂枝茯苓丸各组的血浆前列腺特异性酸性磷酸酶(PAP)、双氢睾酮(DHT)均明显降低($P<0.01$)，除桂枝低剂量组外，其余各给药组雌二醇(E_2)均升高($P<0.05$)。且在抑制小鼠前列腺增生效果上桂枝茯苓丸优于单味桂枝。黄源鹏等建立大鼠模型并随机分组灌胃，分别检测各组前列腺腹叶组织碱性成纤维细胞生长因子(bFGF)表达。结果与模型组比较，康泉方（䗪虫、地龙、络石藤、生大黄、桂枝、巴戟天）高、中剂量组bFGF和bFGFmRNA表达明显降低($P<0.05$或$P<0.01$)，低剂量组bFGF和bFGFmRNA表达差异则无统计学意义($P>0.05$)。康泉方可降低实验性BPH大鼠前列腺组织的bFGF表达，减少增生。马卫国等将含癃闭消胶囊（黄芪、桃仁、莪术、大黄、土茯苓、夏枯草等）的药物血清加入体外培养的人前列腺增生间质细胞中进行检测。结果癃必消胶囊能降低体外培养的前列腺增生间质细胞Collagen Ⅳ基因的表达，从而起到治疗作用，而对Fibronectin基因的表达无明显规律。裘顺安等观察发现，与模型组比较，活血化瘀方顺闭饮（丹参、黄芪、桃仁、红花、莪术、川牛膝等）组的前列腺腺上皮增生呈明显抑制，腺腔分泌物和间质减少。bFGF阳性表达率明显减少($P<0.01$)。

（陈　磊）

［附］　参考文献

A

安礼，韩秀珍. 解郁消痈汤配合冰硝散外敷治疗急性乳腺炎37例[J]. 山东中医杂志，2008，27(2)：106

C

蔡锦莲，郭绍举，曾仲意. 蛇毒清胶囊对五步蛇咬伤患者血清SOD及MDA的影响[J]. 河南中医，2008，28(8)：33

蔡俊刚，韩书明. 理气活血法治疗慢性非细菌性前列腺炎65例[J]. 四川中医，2008，26(1)：80

蔡玲，李钢. 清胰汤对大鼠急性胰腺炎相关性肺损伤保护作用机制研究[J]. 实用中医药杂志，2008，24(6)：343

蔡蔚，朱闽，周青，等. 前癃通胶囊治疗良性前列腺增生症36例临床观察[J]. 中医药导报，2008，14(6)：74

蔡咏，林金丽，吴志，等. 中西医结合治疗阑尾周围脓肿90例临床体会[J]. 中国中医急症，2008，17(6)：844

陈红，伍景平，张颖. 中医药治疗乳腺导管扩张症40例疗效观察[J]. 中国医药指南，2008，6(19)：32

陈科. 金匮肾气丸临床新用举隅[J]. 四川中医，2008，26(5)：124

陈雪清，张磊，孙士然. 痔痛宁洗剂熏洗治疗混合痔64例临床观察[J]. 河北中医，2008，30(6)：598

成改霞，李灿东. 寻常痤疮面部分区与五脏的相关性研究[J]. 浙江中医药大学学报，2008，32(4)：452

D

邓力珲，杨晓楠，夏庆. 柴芩承气汤对急性胰腺炎大鼠胰腺腺泡细胞的保护作用及其机制[J]. 中西医结合学报，2008，6(2)：176

邓苏平，张建堂，高飞，等. 痤疮口服液配合过氧苯甲酰凝胶外涂治疗痤疮328例[J]. 陕西中医，2008，29(4)：455

丁文，王玉玺. 湿疹汤加减治疗亚急性湿疹的疗效观察[J]. 中医药学报，2008，36(3)：52

F

范建雷. 前浊消胶囊治疗慢性非细菌性前列腺炎 63 例[J]. 北京中医药,2008,27(9):708

付继勇,刘天骥. 中西医结合三联疗法治疗慢性肛门湿疹 80 例[J]. 国医论坛,2008,23(2):33

富琦,杨杨,徐咏梅,等. 黑绛丹对放射所致大鼠皮肤溃疡的作用[J]. 中国中西医结合杂志,2008,28(5):440

G

高彦伟,沈彩娟,张慧. 痤疮方为主治疗脓疱型痤疮 200 例观察[J]. 浙江中医杂志,2008,43(5):282

龚伟. 中西医结合治疗肠梗阻 116 例疗效观察[J]. 中国中医急症,2008,17(10):1375

顾玉潜. 加味龙胆泻肝汤治疗带状疱疹 66 例[J]. 甘肃中医学院学报,2008,25(1):29

管家齐,宋捷民,陈海委,等. 桂枝茯苓丸与桂枝水煎剂对前列腺增生小鼠影响的实验研究[J]. 中国中医药科技,2008,15(4):259

郭进,郝吉雪,刘灵改. 前列安颗粒治疗慢性前列腺炎的实验研究[J]. 河北中医药学报,2008,23(1):3

郭绍举,李健,冯春霞,等. 利胆健脾法预防胆囊结石复发的研究[J]. 中华中医药学刊,2008,26(6):1265

郭绍举,李健,黄彬,等. 中药预防胆囊胆红素结石的研究[J]. 中华中医药学刊,2008,26(7):1519

郭胜,杨志军. 一次性根治术配合中药熏洗治疗肛周脓肿 155 例临床观察[J]. 甘肃中医,2008,21(5):20

郭文涛,李一兵,黄蓓. 中药消痈汤对混合痔术后疼痛的影响[J]. 甘肃中医学院学报,2008,25(4):33

H

韩建东,韩乃巍,张秀华,等. 抗炎止痒汤外用为主治疗湿疹 156 例[J]. 中国民间疗法,2008,16(6):13

韩蓉,张岚. 中医辨证治疗乳腺纤维腺瘤 26 例[J]. 现代中医药,2008,6(5):18

何雄文,白清林,刘勇华,等. 糖尿病足中西医结合临床分期及治疗[J]. 北京中医药大学学报(中医临床版),2008,15(5):33

何燕萍,宋阳,唐纯志,等. 归肾丸配合针刺治疗男性免疫性不育症及对 spim 的影响[J]. 陕西中医,2008,29(4):420

何毅. 消痤去脂汤治疗寻常痤疮 120 例临床观察[J]. 四川中医,2008,26(4):101

何永恒,宋艳. 宋金元原创性单味镇痛中药微米粉末喷洒用于肛肠病术后创面镇痛的实验研究[J]. 亚太传统医药,2008,4(9):24

和宇,李代香,周敏,等. 梅花针叩刺加 TDP 照射治疗斑秃[J]. 中国民间疗法,2008,16(9):20

洪丽. 中西药合用治疗男性乳房异常发育症疗效观察[J]. 广西中医药,2008,31(3):19

洪丽. 中药调周疗法治疗乳腺囊性增生病 40 例[J]. 陕西中医,2008,29(2):185

胡爱玲,宋立武. 四子三白汤治疗泛发性湿疹 88 例[J]. 湖南中医杂志,2008,24(3):69

胡海翔,董静,魏利召. 清热利湿化瘀方配合 TRM 多功能前列腺治疗仪治疗慢性前列腺炎 40 例[J]. 上海中医药杂志,2008,42(7):48

胡仕祥. 中西医结合治疗急性胆囊炎 80 例[J]. 四川中医,2008,26(8):62

黄河,陆金根,曹永清. 促愈汤改善混合痔术后疼痛和水肿的临床观察[J]. 上海中医药杂志,2008,42(8):42

黄继承,钱海华. 清热解毒方配合手术治疗肛门周围脓肿 94 例[J]. 陕西中医,2008,29(12):1640

黄梅,杨海燕,童彩玲. 疏肝化痰法对乳腺不典型增生激素受体及基因蛋白表达的影响[J]. 湖北中医杂志,2008,30(2):16

黄宁申,何高洲. 中西医结合治疗胆石症 60 例疗效观察[J]. 湖南中医杂志,2008,24(5):19

黄勇. 复元通气饮治疗乳腺增生症 85 例[J]. 中国民间疗法,2008,16(5):31

黄源鹏,杜建,洪振丰,等. 康泉方对大鼠前列腺组织碱性成纤维细胞生长因子表达的影响[J]. 中国中西医结合杂志,2008,28(8):729

黄政德,王莘智,贺选玲. 龙血竭胶囊治疗糖尿病足溃疡疗效观察[J]. 中国中医药信息杂志,2008,15(7):72

黄子冬,黄崇平,黄月玲,等. 四味蛇药酒治疗 1 256 例毒蛇咬伤的临床分析[J]. 中国民族民间医药杂志,2008,17(7):74

黄子慧. 五凤草液外用治结核性窦道 83 例[J]. 江西中医药,2008,39(5):38

J

贾长俊,陈良,陈学良. 自拟白芷贝母汤治疗急性乳腺炎 1 252 例[J]. 中国民间疗法,2008,16(4):24

贾卫华. 辨证治疗女性黄褐斑 362 例疗效观察[J]. 河北中医,2008,30(9):923

江光陵,胥志华,王德术. 中西医结合治疗慢性皮肤溃疡 33 例观察[J]. 实用中医药杂志,2008,24(8):508

江燕. 带状疱疹中医辨证施治的疗效观察[J]. 四川中医,2008,26(3):96

蒋国卿,刘树珍. 乳癖康合剂治疗乳腺增生病 120 例临床观察[J]. 河北中医,2008,30(1):32

蒋建春,易辉,沙建平,等. 细胞凋亡调节基因在重症急性胰腺炎大鼠心肌组织中表达及益活清胰汤的干预作用[J]. 成都中医药大学学报,2008,31(1):24

焦海芳,冯招娥,郝瑞红. 六神丸合祛疣汤治疗寻常

疣 85 例[J]. 现代中医药，2008，28(3)：44

金骏昇. 痔宁洗剂坐浴治疗肛门湿疹 470 例[J]. 河南中医，2008，28(2)：51

金牡丹，周智林，傅志泉. 清胰汤对重症急性胰腺炎大鼠白介素-8 白介素-10 的影响[J]. 中华中医药学刊，2008，26(5)：1039

K

开雁. 生发汤配合梅花针治疗斑秃 105 例[J]. 中医杂志，2008，49(9)：788

康丰成，谭荣斌，潘治平. 通络解痉法治疗男性勃起功能障碍 32 例临床观察[J]. 中医药导报，2008，14(6)：77

L

赖熙雯. 通法在乳腺疾病中的应用举隅[J]. 河南中医，2008，28(2)：70

黎明. 三阶疗法治疗糖尿病足 48 例疗效观察[J]. 河北中医，2008，30(7)：696

李福伦，李斌，段彦娟，等. 芩珠凉血合剂对豚鼠银屑病模型血管内皮生长因子及其受体表达的影响[J]. 上海中医药大学学报，2008，22(6)：43

李国权. 中西医结合治疗气滞血瘀型老年阑尾炎 62 例[J]. 甘肃中医学院学报，2008，25(4)：27

李宏杰. 固本清源汤治疗前列腺增生 47 例[J]. 四川中医，2008，26(8)：63

李厚英，单鸣. 辨证分型治疗带状疱疹 32 例[J]. 陕西中医，2008，29(5)：528

李娴，张静喆，邹长鹏，等. 升清胶囊下调胆囊结石豚鼠胆囊上皮组织雌、孕激素受体[J]. 中西医结合学报，2008，6(10)：1040

李启权，关锦莲. 甲刺散结汤治疗乳腺增生症 98 例疗效观察[J]. 山东中医杂志，2008，27(7)：457

李巧芬，常柏，李晓军，等. 生肌象皮膏对糖尿病大鼠溃疡创面肉芽组织的终末糖基化产物及受体的影响[J]. 天津中医药大学学报，2008，27(1)：26

李巧芬，常柏，李晓军，等. 生肌象皮膏对糖尿病大鼠溃疡创面肉芽组织的终末糖基化产物及受体的影响[J]. 天津中医药大学学报，2008，27(1)：26

李世梅，程小红，房屋宁，等. 补肾祛斑颗粒治疗黄褐斑 98 例疗效观察[J]. 新中医，2008，40(7)：21

李卫红，黄芍. 桃红四物汤加味敷脐与保留灌肠交替治疗前列腺痛气滞血瘀型疗效观察[J]. 吉林中医药，2008，28(2)：112

李卫红，黄芍，谭小燕，等. 中药敷脐加保留灌肠治疗银屑病 31 例疗效观察[J]. 浙江中医药大学学报，2008，32(4)：454

李文雪，苗永华. 消疕颗粒治疗寻常型银屑病 352 例[J]. 陕西中医，2008，29(9)：1175

李秀玉. 玉容消痤颗粒抗实验性兔耳痤疮研究[J]. 北京中医药大学学报，2008，31(5)：320

李岩，周震，刘保红，等. 火针刺络放血治疗下肢复发性丹毒 28 例[J]. 中国针灸，2008，28(1)：60

李颖，朱明辉. 补肾活血法治疗黄褐斑 154 例[J]. 浙江中医杂志，2008，43(7)：406

李永红，黄宗文，薛平，等. 柴芩承气汤对急性坏死性胰腺炎大鼠胰腺核因子-κB 活化的影响[J]. 中西医结合学报，2008，6(2)：180

李玉和，扬超远. 自拟祛斑方内外合治黄褐斑 50 例[J]. 陕西中医，2008，29(1)：80

李治牢，李春鸟，连莉阳. 银屑宁胶囊对普萘诺尔致豚鼠银屑病样皮损组织 IL-2 和 IL-4 水平的影响[J]. 现代中医药，2008，28(4)：59

李中华. 逍遥散加减治疗斑秃 36 例[J]. 光明中医，2008，23(5)：659

李忠卓，刘锂. 中西医结合治疗混合痔 561 例[J]. 辽宁中医杂志，2008，35(3)：426

林柯汉. 针药结合治疗乳腺增生病 116 例[J]. 河北中医，2008，30(1)：30

林泽宏. 常规疗法配合灯盏花细辛注射液治疗糖尿病足 36 例临床观察[J]. 新中医，2008，40(8)：25

刘海燕. 儿童蝮蛇咬伤的特点与中西医综合治疗[J]. 现代中西医结合杂志，2008，17(6)：896

刘建国，喻国华，曾怡春. 多白汤治疗黄褐斑 56 例[J]. 四川中医，2008，26(6)：98

刘娟. 手术配合中药熏洗治疗顽固性肛门瘙痒症 38 例[J]. 福建中医药，2008，39(3)：39

刘敏勇. 豹文刺加拔罐治疗带状疱疹疗效观察[J]. 上海针灸杂志，2008，27(7)：29

刘明伟，安明顺. 三七总皂苷对急性坏死性胰腺炎大鼠肺组织核转录因子-KB 活性及肺损伤的影响[J]. 中国中西医结合急救杂志，2008，15(1)：58

刘向龙，岳红霞，于明克，等. 七星针配合火罐疗法治疗带状疱疹 40 例[J]. 中国中医急症，2008，17(7)：1008

刘义，孙云廷，杨际超. 推拿合中药治疗急性乳腺炎早期临床研究[J]. 中国中医急症，2008，17(9)：1228

刘禹翔，李健，黄彬，等. 中药预防胆囊胆固醇结石实验研究[J]. 中国中医急症，2008，17(5)：666

柳晓风. 自拟疱疹汤治疗带状疱疹 86 例[J]. 实用中医内科杂志，2008，(10)：54

鲁建旭. 自拟祛斑汤治疗妇女黄褐斑 56 例疗效观察[J]. 云南中医中药杂志，2008，29(2)：27

陆国超，吴远冰，黄尚书，等. 中西医结合治疗阑尾脓肿的疗效观察[J]. 海南医学，2008，19(7)：104

吕一，袁义厘. 中西医结合治疗急性乳腺炎 45 例观察与护理[J]. 实用中医药杂志，2008，24(12)：777

罗双喜,赵玉广,谢玉兰. 针刺加拔罐配合内服治疗急性乳腺炎的临床观察[J]. 中外医疗,2008,27(12): 9

M

马卫国,贾金铭,焦拥政,等. 癃必消胶囊对体外培养的人前列腺增生间质细胞 Fibronectin 和 Collagen Ⅳ基因表达的影响[J]. 中国男科学杂志,2008,22(2): 7

P

庞家善,钟伟明. 中西医结合治疗银环蛇咬伤 182 例[J]. 浙江中西医结合杂志,2008,18(9): 576

裴国良,李爱军. 中西医结合治疗肛门慢性湿疹 31 例[J]. 河北中医,2008,30(6): 579

彭长林. 针刺结合穴位注射治疗带状疱疹疗效观察[J]. 中医药临床杂志,2008,20(5): 493

彭怀晴,张明月. 乳癖散治疗乳腺增生 136 例[J]. 四川中医,2008,28(8): 92

彭希亮. 自拟凉血清热汤治疗急性湿疹 52 例[J]. 国医论坛,2008,23(5): 24

Q

祁林,刘丽芳. 黄丹凝胶治疗寻常痤疮的临床研究[J]. 中医药导报,2008,14(4): 47

齐淑静,王友明,王银龙,等. 中西医结合治疗阑尾周围脓肿 60 例[J]. 江西中医药,2008,39(3): 55

秦淼,张振卿,刘新军. 自拟补肾消疬汤治疗男性乳腺发育症疗效观察[J]. 中国误诊学杂志,2008,15(8): 3603

秦有成,高兰秀,袁瑞林. 中西医结合治疗急性阑尾炎 135 例[J]. 中国中医急症,2008,17(4): 544

丘伟中. 疏血通注射液加吹氧治疗糖尿病足临床观察[J]. 中西医结合心脑血管病杂志,2008,6(7): 858

裘顺安,刘树硕,张崇科. 活血化瘀法对实验性前列腺增生小鼠前列腺组织中 bFGF 表达的影响[J]. 中华中医药学刊,2008,26(1): 121

曲晓伟,张蜀武,张培海,等. 小金丸对前列腺炎性疼痛大鼠前列腺组织 COX-2 表达的影响[J]. 中华男科学杂志,2008,14(8): 759

阙华发,唐汉钧,邢捷,等. 中西医结合救治毒蛇咬伤验案 4 例[J]. 中西医结合学报,2008,6(10): 1071

阙华发,邢捷. 补益气血方剂对大鼠慢性难愈性创面血管内皮生长因子及血管生成的影响[J]. 中西医结合学报,2008,6(10): 1049

R

任朝霞. 痤疮临床辨治体会[J]. 四川中医,2008,26(6): 16

任少杰. 二黄茯苓汤治疗亚急性湿疹临床观察[J]. 中医药临床杂志,2008,20(4),392

任文英,李建民,赵丹阳,等. 中药外洗联合前列腺素 E1 治疗糖尿病下肢动脉硬化闭塞症 48 例[J]. 陕西中医学院学报,2008,31(1): 35

S

单友琴. 荆防克银汤治疗银屑病的疗效观察[J]. 河北中医,2008,30(7): 708

单友琴. 荆防克银丸治疗银屑病的药效学研究[J]. 河北中医,2008,30(9): 991

沙建平,薛耀明,陈炫,等. 重组葡激酶加中药对重症急性胰腺炎大鼠心肌核转录因子 κB 的激活作用[J]. 中国中西医结合消化杂志,2008,16(1): 4

沙静涛,贺向东. 中西医结合治疗急性嵌顿性混合痔 102 例[J]. 陕西中医,2008,29(7): 836

申艳梅,王贤斌. 乳癖汤配合消癖乳罩治疗乳腺增生病临床观察[J]. 湖北中医杂志,2008,30(3): 33

盛国荣. 祛白酊对实验性白癜风的治疗作用[J]. 中国实验方剂学杂志,2008,14(2): 57

石建太,舒进田. 外敷方配合清开灵静滴治疗带状疱疹 32 例[J]. 陕西中医,2008,29(8): 1026

宋春生,郭小舟,郭军. 前列化浊胶囊治疗湿热瘀滞型慢性前列腺炎的临床观察[J]. 中国中西医结合杂志,2008,28(3): 260

宋光明,柴可夫,杨明华. 论运脾通络法防治糖尿病足[J]. 中华中医药学刊,2008,26(9): 1972

宋立峰,蔡俊刚. 中西医结合治疗下肢慢性瘀血性溃疡 86 例[J]. 浙江中医杂志,2008,43(2): 97

宋旭丹. 阳和汤配合外治治疗急性乳腺炎 50 例[J]. 浙江中医杂志,2008,43(9): 525

宋瑜,李咏梅,马绍尧,等. 除湿止痒合剂对变应性接触性皮炎小鼠模型 Th1/Th2 相关细胞因子水平的影响[J]. 成都中医药大学学报,2008,31(1): 32

苏志国,许化恒,李丽华. 益肾通关汤治疗前列腺增生 108 例[J]. 新中医,2008,40(9): 89

眭道顺,梁辰. 隔姜灸疗法对斑秃疗效的影响[J]. 广州中医药大学学报,2008,25(3): 207

孙江. 苦参促愈洗剂促进湿热下注型混合痔术后创面愈合临床研究[J]. 甘肃中医学院学报,2008,25(3): 44

孙余挺,陈方兰. 中西医结合一期治愈肛周脓肿 46 例[J]. 浙江中西医结合杂志,2008,18(10): 629

孙自学,蒋平,王春霞. 益肾通络颗粒对实验性精索静脉曲张大鼠睾丸组织 sod、Mda、No、Atp 的影响[J]. 中国中医基础医学杂志,2008,14(9): 660

T

谭梦晖,金若敏,庞惠芳,等. 复方银屑颗粒治疗小鼠银屑病模型的实验研究[J]. 上海中医药大学学报,2008,

22(2)：48

汤亚明.中医综合疗法治疗直肠黏膜内脱垂 80 例[J].陕西中医,2008,29(1)：44

W

万华,吴雪卿,葛彦,等.浆细胞性乳腺炎的中西医结合治疗[J].外科理论与实践,2008,13(2)：111

汪庆平.疏血通动脉注射治疗脉管炎 216 例临床观察[J].中西医结合心脑血管病杂志,2008,6(8)：990

汪志仿,林修森.糖尿病足的中西医结合个体化治疗流程[J].湖北中医杂志,2008,30(8)：32

王磊,陈先祥,蔡庆和,等.栀子苷预处理对家兔急性胰腺炎 TNF-α、IL-6 的影响[J].中国中医急症,2008,17(5)：664

王林茂,李慧贞,刘洪泉.槐香乌蛇冲剂联合复方氨肽素治疗寻常性银屑病疗效观察[J].中国中西医结合皮肤性病学杂志,2008,7(2)：111

王萍.本草养颜膏治疗黄褐斑的实验研究[J].中医研究,2008,21(7)9

王萍,蔡亮,徐珏珏.除湿止痒软膏治疗婴儿湿疹疗效观察[J].四川中医,2008,26(9)：92

王绍臣,王根民.凉润通络汤对糖尿病下肢血管病变血流变影响的观察[J].中华中医药杂志,2008,23(7)：656

王淑惠,张洁,邢茂林,等.玉疗灵颗粒治疗白癜风 68 例不同辨证分型的疗效观察[J].陕西中医,2008,29(3)：289

王万春,马文军,严张仁,等.药油箍毒拔毒灸治疗慢性非细菌性前列腺炎 117 例疗效观察[J].上海中医药杂志,2008,42(2)：49

王文锐,陈晓雯,范淑允,等.糖敏康颗粒对 2 型糖尿病下肢血管病变患者炎症标记物的干预作用[J].中国中医急症,2008,17(2)：165

王希兰."补肾活血汤"治疗良性前列腺增生症 32 例临床观察[J].江苏中医药,2008,40(1)：46

王晓飞,张宁宁,李志军,等.血必净注射液治疗急性阑尾炎 42 例疗效观察[J].吉林中医药,2008,29(9)：658

王又平,王辉.石见穿药物离子导入结合理疗治疗乳腺增生病临床观察[J].河北中医,2008,40(3)：309

王志华.分期辨治哺乳期急性乳腺炎 58 例临床观察[J].河北中医,2008,30(1)：27

王祖龙,孙自学,李灿,等.消癥饮治疗湿热瘀阻型慢性前列腺炎 200 例临床观察[J].中医杂志,2008,49(8)：701

韦春燕.穿刺配合中药治疗乳腺囊性增生症 110 例[J].实用中医药杂志,2008,24(9)：556

魏静.加味补阳还五汤治疗斑秃 30 例[J].陕西中医,2008,29(7)：831

魏静.中西医结合治疗带状疱疹 120 例[J].陕西中医学院学报,2008,31(3)：35

魏芳,李瑞岭.将军通络胶囊治疗糖尿病足 150 例[J].陕西中医,2008,29(4)：427

魏素芳.加味六味地黄汤治疗乳腺增生病 90 例[J].广西中医药,2008,31(4)：39

吴东.外用方外洗配合西药治疗糖尿病足 92 例[J].陕西中医,2008,29(8)：987

吴卫平,衣弘,吴月明.加味顾步汤配合象皮生肌膏治疗血栓闭塞性脉管炎趾端坏死性溃疡 65 例[J].陕西中医,2008,29(8)：1019

X

席建元,袁轶峰.象皮生肌散对实验性皮肤溃疡促愈作用的研究[J].中医药导报,2008,14(8)：99

向阳,陈进宏,蔡端,等.利胆冲剂对胆总管合并胆囊结石患者胆汁成石性的影响[J].中国中西医结合杂志,2008,28(7)：609

谢韶琼,李月萍.中西医结合治疗多发性斑秃临床观察[J].山西中医,2008,24(4)：22

谢圣影,陈丽芳.自拟祛斑汤结合中药面膜治疗黄褐斑 35 例临床观察[J].中医药临床杂志,2008,20(2)：160

徐成山.双黄蛇伤散外敷治疗竹叶青蛇咬伤患肢的护理[J].临床护理杂志,2008,7(8)：68

徐树槐.中药内服与外用结合治疗青春期痤疮[J].四川中医,2008,26(1)：107

徐伟祥,朱焜,李永健.复方大黄汤熏洗治疗混合痔临床研究[J].上海中医药杂志,2008,42(8)：40

许盈,徐朝晖.Ⅰ期手术配合中药治疗肛周脓肿 162 例[J].现代中西医结合杂志,2008,17(7)：1036

薛平,邓力珲,张肇达,等.柴芩承气汤减轻急性胰腺炎大鼠胰腺钙超载的机制研究[J].中西医结合学报,2008,6(10)：1054

Y

叶芳.田震年治疗男性乳房异常发育症经验[J].中国中医药信息杂志,2008,15(7)：82

叶品良,关素珍,周福松,等.中药复方肤灵浸膏治疗湿疹的主要药效学研究[J].光明中医,2008,23(7)：909

尹德辉,冯志成,戴永江.自拟五草抑疱饮治疗生殖器疱疹的临床观察[J].时珍国医国药,2008,19(7)：1681

应振毅,王松挺.二妙丸联合抗组胺药治疗湿疹 120 例[J].福建中医药,2008,39(4)：40

Z

曾智辉,郭伟,李一兵.一次性根治术配合中药坐浴治疗肛周脓肿 87 例[J].长春中医药大学学报,2008,24(4)：405

张静喆，章学林，梁晓强，等. 不同中药对豚鼠胆色素结石模型的生化学影响[J]. 中西医结合学报，2008，6(8)：856

张磊，柳国斌，闫少庆，等. 红油膏联合下肢浅静脉腔内激光治疗臁疮62例[J]. 上海中医药杂志，2008，42(7)：57

张敏，张桢. 仙方活命饮配合手术治疗肛周脓肿的临床应用研究[J]. 四川中医，2008，26(12)：97

张琴. 地栀膏治疗慢性湿疹苔癣样变[J]. 四川中医，2008，26(8)：99

张嗣博，方邦江. 养肝利胆颗粒对豚鼠胆囊胆固醇结石成石率和血浆胆囊收缩素含量的影响[J]. 中西医结合学报，2008，6(4)：405

张素君，纪彩卿，田溢青. 中药离子导入治疗哺乳期早期乳腺炎57例[J]. 中国优生与遗传杂志，2008，16(7)：62

张仙娥. 四逆散加味临床治验2则[J]. 山西中医，2008，24(6)：58

张雪梅，陈海龙，王朝晖. 清胰汤对急性胰腺炎肺损伤治疗作用的实验研究[J]. 中国中西医结合消化杂志，2008，16(2)：106

张彦峰，吴育侠，冯群虎. 手术配合中药外治肛周脓肿106例[J]. 陕西中医，2008，29(6)：695

张玉芬，杨信才，陈宝珍，等. 中药离子透入治疗慢性前列腺炎398例疗效观察[J]. 时珍国医国药，2008，19(4)：892

张允东. 中西医结合治疗混合痔53例[J]. 陕西中医学院学报，2008，31(5)：54

张增建. 四黄祛银汤治疗寻常型银屑病的临床研究[J]. 辽宁中医杂志，2008，35(7)：1048

张子东，李玉成，申宗林，等. 拔毒愈疡灵膏治疗慢性顽固性皮肤溃疡临床观察[J]. 河北中医，2008，30(8)：810

章建平，许来斌，杨广军. 中西医结合治疗蝮蛇咬伤35例[J]. 福建中医药，2008，39(3)：29

章黎军. 超声对中医药治疗乳腺增生症的疗效评价[J]. 实用中西医结合临床，2008，8(2)：43

章学林，梁晓强，顾宏刚，等. 升清胶囊对胆囊胆固醇结石小鼠模型生化学指标的影响[J]. 中西医结合学报，2008，6(10)：1045

赵保平. 仙方活命饮化裁治疗疖病60例[J]. 河南中医，2008，28(10)：84

赵乔，周安方，曹继刚. 前列康泰方对慢性细菌性前列腺炎前列腺组织中细胞因子的影响[J]. 中国性科学，2008，17(6)：7

赵文树，陆金根，曹永清. 补中益气丸治疗混合痔术后顽固性疼痛35例[J]. 中医药信息，2008，25(3)：42

赵小蓉. 中西医综合治疗带状疱疹[J]. 四川中医，2008，26(10)：93

赵修想，赖声正. 中西医结合治疗阑尾周围脓肿64例[J]. 湖南中医杂志，2008，24(5)：63

赵永健，刘群，冯世海，等. 清热凉血法治疗大面积烧伤早期高凝状态的临床研究[J]. 中华损伤与修复杂志(电子版)，2008，3(3)：313

周春均. 中西医结合治疗尖吻蝮咬伤33例诊治分析[J]. 浙江中西医结合杂志，2008，18(7)：434

周继红. 莪术油治疗Ⅲ期褥疮的临床观察[J]. 浙江中医药大学学报，2008，32(4)：470

周家萍. 疏肝补肾方治疗围绝经期乳腺增生病86例观察[J]. 实用中医药杂志，2008，24(9)：559

周仕昌. 自拟茵陈柴黄清胆汤治疗急性胆囊炎50例[J]. 光明中医，2008，23(10)：1592

周晓辉，韩蕾，周智恒，等. 前列通利汤对慢性非细菌性前列腺炎大鼠模型前炎性基因表达的影响[J]. 中医杂志，2008，49(12)：1116

朱明芳，杨志波，刘翔，等. 滋阴活血方治疗肝肾阴虚型慢性湿疹的临床研究[J]. 湖南中医药大学学报，2008，28(4)：65

祝颂. 从辨证角度浅析肛周脓肿术后换药[J]. 中国中医急症，2008，17(7)：947

(八)骨 伤 科

【概述】

2008年在骨伤专业和中医综合性杂志上发表中医骨伤科方面的论文约3 000篇。以临床报道为主，其次是实验研究和理论探讨。临床多采用手法整复、夹板外固定，并配合中医辨证论治、三期用药及功能锻炼等，也有学者采用中西医结合治法。实验研究则多采用新的方法和指标，以探索中医药治疗骨伤疾病的机理。

1. 理论探讨

李福林等认为，中医正骨“手法复位、小夹板固定、练功活动”三步疗法，充分体现了整体观思想。而按照“几何力学”动稳定系统、生物力学中的功能适应理论，这种方法使骨折的固定动中有静、静中有动、动静结合，而固定使骨折端所处的力学状态作为一种信息输入反馈系统调整着骨的修复，使骨折端形成新的骨结构，更接近正常功能状态。沈钦荣从崇尚手法操作、局部辨证与整体辨证的统一、药术并用、内外兼施等方面探析了传统伤科学的辨治特色。曾一林指出，《仙授理伤续断秘方》(蔺道人成书于公元846年)是我国现存最早的骨伤科专著。其学术特点是将骨伤科治疗体系形成完整的五大原则(清创法、整复法、固定法、练功法、内外用药法)和伤科整体观念、辨证施治、内外用药以及动静结合的治疗观等。范竞等对35部骨伤科经典古籍中镇痛中药进行统计，共收录94味药物，前10位高频药依次为：草乌、川乌、半夏、闹羊花、蟾酥、天南星、当归、白芷、川芎、猪牙皂角，并结合现代药理学进行了分析。冯慧卿等认为，构建中医骨伤科创新型人才培养模式应正确处理好继承与创新的关系，坚持知识、能力和素质的辩证统一，坚持中医骨伤科学的特色；其基本条件有树立创新教育的观念和方法、建立创新型的师资队伍和教材，建设创新教育机制、平台和基地等。唐树杰等指出，近年来，具有先进治疗理念的中医接骨学发展却相对滞后，体现在治疗手段单一(仅限于夹板、钢针撬拨、骨牵引等)，存在着理念与手段之间的矛盾。应当汲取世界科学文化给养，探索新的治疗手段，推动理论创新，才能适应现代创伤特点及临床治疗的需要。

2. 临床研究

约有1 500篇报道(其中骨折和脱位约占30%，骨病占30%，筋伤占20%，内伤和其他占20%)。肱骨骨折、尺桡骨远端骨折、软组织损伤、肩关节周围炎、腰椎间盘突出症、颈椎病、股骨头坏死、膝关节骨性关节炎的治疗与研究等本卷已设专条。此外，还取得了一定的进展。如张妩采用硬膜外阻滞麻醉后在C型臂X线监视下行经皮加压螺钉内固定治疗股骨颈骨折180例，术后加用抗菌素，穿矫正鞋，口服中药(鹿角、淫羊藿、巴戟天、龟版、鳖甲、枸杞子等)。经6个月～2年半随访，参考马元璋分级标准评定疗效。结果，优良率74.4%(134/180)。李宁等用闭合复位、自锁髓内钉固定、中医辨证论治三期用药等法治疗胫腓骨骨折28例，平均随访1.5年，均达到优良效果。郭晓辉等用腰下垫枕、外敷中药等法治疗单纯胸腰椎压缩性骨折46例。疗程6～8周，配合功能锻炼(“五点支撑法”、“飞燕点水法”等)。经0.5～1年随访，治愈好转率为95.7%(44/46)。余励生用旋展托顶法治疗肩关节前脱位26例，均1次复位成功。随访4个月，未发现肩关节再次脱位，肩关节功能正常。其机理是患臂屈肘90°时外展外旋有效松开胸大肌的紧张；将肱骨头向外上方托顶，关节盂的裂口逐渐张开；再将患肢内收内旋，肱骨头即顺势滑入关节盂内。何宁以手法复位、手法按摩为主，配合骨盆牵引、中药烫疗与功能锻炼等方法治疗腰椎滑脱症128例，经过4周治疗，显效率46.1%(59/128)，总有效率96.1%(123/128)。杨秀明等用健脾通络汤(生白术、党参、熟地黄、骨碎补、当归、五灵脂等)治疗慢性劳损性腰痛48例，服药6～24剂后，治愈率77.1%(37/48)，总有效率95.8%(46/48)。疏欣杨等编制中医临床证候学调查表，对200例脑外伤后综合征(PTBS)患者的一般情况、病程、中医四诊资料等进行调查。结果显示，PTBS的主要证候要素是脑窍＋肝脾＋风＋血瘀等，年龄是影响PTBS的病位类要素分布的影响因素之一，不同病程同时影响病位类要素和病性类要素的分布,而年龄和病程与PTBS的症状轻重程度均无关。李惠东等将30例肺挫伤患者,随机分为对照组和治疗组各15例。两组均给予常规西医治疗,治疗组加服胸伤Ⅰ方(柴胡、枳壳、北杏仁、延胡索、赤芍药、当归等),对照组加用芬必得,疗程均为2周。另选择同期健康体检者30例作为正常对照组。结果,治疗后治疗组患者的血清肿瘤坏死因子(TNF)、白细胞介素-8(IL-8)水平较对照组有明显降低($P<0.01$),康复时间显著缩短($P<0.01$)。治疗组无1例出现肺部感染和急性呼吸窘迫综合征(ARDS);对照组2例出现气胸,2例发生肺部感染,1例出现ARDS。涂平生等将60例不同部位骨质疏松性骨折的患者随机均分为补肾方剂(淫羊藿、熟地等)治疗组及对照组,结果,治疗组6周后血清骨性碱磷酶(BALP)、Ⅰ型前胶原羧基端肽(PICP)、骨钙素(BGP)水平与对照组比较,$P<0.05$;12周后两组骨折愈合率分别为96.7%(29/30)和76.7%(23/30);组间比较,$P<0.05$。两组治疗6周后骨强度(SOS)差异无统计学意义。

3. 实验研究

周鹏等将雄性Wistar大鼠30只,随机分为空白组、模型组、中药组;模型组、中药组以尾部悬吊3周模拟失重。中药组给予中药复方(熟地黄、怀牛膝、黄芪、当归、牡蛎等)水煎剂,空白组、模型组每日给予等量牡蛎醋酸水解物水溶液。结果,在3周模拟失重的中后期,模型组体重显著下降($P<0.01$);模拟失重3周后,后肢肌肉重量与指数显著下降($P<0.01$),股骨湿重、干重、有机质重、无机质重、骨密度、力学强度均显著降低($P<0.01$);中药组体重较模型组显著提高($P<0.01$),腓肠肌、比目鱼肌重量显著提高($P<0.01$或0.05),骨密度及成分含量显著提高($P<0.01$或0.05),骨力学强度有改善趋势。认为该方可显著改善3周模拟失重所造成的大鼠一般状况和骨骼-肌肉系统改变;单纯补充钙剂不足以对抗模拟失重所致骨丢失,中药其他药味可能对钙剂牡蛎起到了协同作用。孙超等从幼兔关节中获取软骨细胞;通过检测不同浓度中药舒筋止痛液(当归、紫花地丁、甘草、红花、樟木、透骨草等)培养软骨细胞的MTT(噻唑蓝)值,筛选中药浓度;NO诱导软骨细胞凋亡后,将中药分为高、中、低浓度组,配以阳性对照组和阴性对照组分别对凋亡软骨细胞进行干预培养;结果,中药中浓度组干预的软骨细胞其MTT值高于其他各组,细胞凋亡状态恢复较好,流式检测显示其凋亡率和阳性对照组无显著性差别,低于其他组别。李楠等观察巴戟天多糖对体外培养成骨细胞(OB)凋亡的保护作用及促进其活性的机制。取巴戟天多糖和巴戟天水提液制备含药血清,用含药血清进行细胞培养。分为对照组(培养过程中仅加入大鼠血清)、诱导凋亡组(对照组中加入全反式维甲酸)、巴戟天水提物组(诱导凋亡组中加入巴戟天水提物药物血清)、巴戟天多糖组(诱导凋亡组中加入巴戟天多糖药物血清),结果:诱导凋亡组12 h诱导的OB出现凋亡,巴戟天水提物组、巴戟天多糖组凋亡率显著低于诱导凋亡组($P<0.01$),且巴戟天多糖组低于巴戟天水提物组($P<0.05$)。凋亡细胞Bcl-2mRNA表达水平:对照组>巴戟天多糖组>巴戟天水提物组>诱导凋亡组。BaxmRNA表达水平:诱导凋亡组>巴戟天水提物组>对照组>巴戟天多糖组($P<0.01$)。Bcl-2/Bax:对照组>巴戟天多糖组>巴戟天水提物组>诱导凋亡组($P<0.01$)。结果提示巴戟天在一定程度上可抑制全反式维甲酸诱导的成骨细胞凋亡,且巴戟天多糖显著优于巴戟天水提物。王艳等研究蛇床子素对新生大鼠颅骨成骨细胞中OPG、RANKLmRNA表达的影响。结果:在培养液中加入不同浓度的蛇床子素培养48 h后,1×10^{-7} mol/L组OPG、OPG/RANKL与对照组比较,$P<0.05$;培养72 h后,1×10^{-6} mol/L组OPG/RANKL、1×10^{-7} mol/L组OPGmRNA的相对表达量以及OPG/RANKL与对照组比较,$P<0.01$、$P<0.05$。刘少军等研究通络生骨胶囊(木豆叶)对体外培养糖皮质激素诱导骨髓基质干细胞(MSCs)成骨和成脂肪双向分化的影响。结果,该药具有明显的抑制成脂肪分化,促进成骨分化的作用。认为该药治疗激素性股骨头坏死的药效机制,可能是通过对MSCs成脂肪和成骨分化调控的影响而产生作用。

4. 重大事件

中国中西医结合学会骨伤科专业委员会、第二军医大学长海医院主办的"第16届全国中西医结合骨伤科学术研讨会"于2008年10月24～26日在上海召开。研讨了中医、中西医结合在脊柱、关节、创伤、骨病、软组织损伤、微创技术、康复医疗和药物研究及器械研制等方面的新理论和进展以及中西医结合临床与基础研究成果。河南省中医药学会、河南洛阳正骨医院主办的“2008年河南省中医、中西医结合骨伤科学术年会暨学习班”5月30日～6月1日在洛阳举行。对“郭维淮学术思想及临证经验研究”、“洛阳皮瓣、骨皮瓣技术的临床应用研究”、“骨科中西医结合治疗的互补价值及微创治疗的误区”、“创伤骨科内固定技术演变”等内容开展了交流。

（施　杞　方东行）

【肱骨骨折的整复与固定】

谢正荣用手法复位加小夹板外固定、肩肘弹力宽绷带纵向加压、颈腕带悬吊和三期辩证用药等方法治疗肱骨干骨折53例，与切开复位、钢板内固定51例进行对照。两组优良率分别为90.6%(48/53)、78.4%(40/51)，$P<0.01$；平均骨折愈合时间分别为(90±18.7)d、(141±16.7)d，$P<0.05$。李顺平等用手法整复外固定治疗肱骨外科颈骨折83例。麻醉下牵引整复复位后外敷正骨膏(若肿胀严重者用金黄膏)，上臂超关节小夹板外固定(内收型，蘑菇头垫应放在肱骨内上髁部；外展型，蘑菇头垫应顶住腋窝部，并在成角突起处放一平棉垫，然后用长布带绕过对侧腋下，用棉花垫好打结)，结合骨折三期辨证用药。随访6个月～1年，优良率为98.8%(82/83)。肖伟等用过顶复位法治疗肱骨外科颈骨折前后移位168例，复位后超关节夹板外固定并结合中药内服，有效率为98.8%(166/168)，骨折平均愈合时间4.5周。罗贤红等用手法复位后塑形竹夹板外固定治疗小儿伸直型肱骨髁上骨折(治疗组)进行对比研究。治疗组复位固定后维持肘关节屈曲90°～110°，3周后拆除夹板；对照组开放复位克氏针内固定，术后石膏外固定于屈肘90°。结果，优良率分别为93.3%(28/30)、75.9%(22/29)，组间比较，$P<0.05$。

（余　斌）

【尺桡骨远端骨折的治疗】

陈述祥等对90例原发性骨质疏松性老年人桡骨远端骨折采用手法复位、小夹板外固定后，随机分为中药组、西药组及对照组各30例。中药组用益肾壮骨方，西药组用密钙息肌注、口服钙尔奇D和α-骨化醇，均用药2个月；对照组未予任何特殊抗骨质疏松药物。于治疗后第4、6、8、12周后对比。结果：骨折愈合时间为，中药组(7.12±2.32)周，西药组(9.25±3.05)周，短于对照组(11.57±1.93)周，$P<0.05$；中、西药组间相比$P<0.05$。腕关节功能恢复方面，优良率分别为93.3%(28/30)、86.7%(26/30)、60%(18/30)，中、西药组优于对照组($P<0.05$)。刘存根等对275例桡骨远端骨折分别采用塑形小夹板腕轻度背伸位或中立位固定(A组)、塑形小夹板腕掌屈位固定(B组)、石膏腕轻度背伸位或中立位固定(C组)3种不同外固定方法。随访6～18个月。A组腕关节功能恢复和并发症发生率与B、C组比较，$P<0.05$。认为塑形小夹板腕轻度背伸位或中立位固定治桡骨远端骨折有利于腕关节功能的恢复，充分体现了中医“骨肉相连、筋可束骨”理论和“动静结合，筋骨并重”的固定原则。陈波等用手法配合经皮撬拨可吸收螺钉内固定治疗巴通氏骨折(桡骨远端背侧缘或掌侧缘骨折，合并桡腕关节脱位)12例。术后给予塑型小夹板固定，将背侧型骨折固定于背伸20°～40°；掌侧型骨折掌屈于30°～50°，尺偏15°，前臂中立位。依据Jakim标准进行疗效评定，随访6～18个月，优良率为91.7%(11/12)。陈琦等用拱桥式小夹板外固定治疗桡骨远端开放性骨折11例，此法安全有效，简便易行。其小夹板制作方法是，伤口所在一侧夹板用铁丝制成框架，远端对应伤口部分扭曲悬空呈“拱桥”状，并将“拱桥”部分对准伤口。

（余　斌）

【中药促进骨折愈合的治疗及实验研究】

杨校龙等在复位术后1周采用十味散(赤芍药、白芍药、红花、落得打、当归尾、乳香等)外敷治疗骨折50例为治疗组，对照组30例仅作复位。结果，治疗组治愈率和总显效率均优于对照组($P<0.01$，$P<0.05$)。

周正新等将新西兰兔108只，随机取18只作为假手术组，其余90只制作骨折模型后再分为模型组、对照组、接骨续筋胶囊低、中、高剂量组，共5组(每组18只)。观察不同时期接骨续筋胶囊(土鳖虫、续断、当归、延胡索、骨碎补、醋淬自然铜等)对血清AKP活性、骨痂组织学及成骨细胞计数的影响。结果显示：术后第1周至术后第4周时，接骨续筋胶囊低剂量组的血清AKP(碱性磷酸酶)明显高于其他组($P<0.01$)；成骨细胞计数明显高于模型组($P<0.01$)，表明该药能够提高成骨细胞活性，促进骨折愈合。姚晖、张继平等通

过观察伤科接骨片(海星、鸡骨、三七、血竭、红花、没药等)对家兔骨折模型骨形态计量学动态、静态学参数和肾组织转化生长因子-β1表达以及血清微量元素含量的影响,发现该药可促进骨折中期膜内成骨的骨矿化和骨形成,增加膜内成骨过程中骨小梁的数量而发挥其促进骨折愈合的作用。谢文等用^{3}H-TdR和^{3}H-UR标记方法,测定小鼠骨折后36 h和第5 d骨折端DNA和RNA合成活性及RNA的含量,结果发现,益气生骨冲剂(黄芪、党参、桃仁、红花、赤芍药、当归等)组DNA和RNA合成活性明显提高,RNA含量有所增加,提示益气生骨冲剂可促进骨折断端细胞的增殖和合成活性。

(徐乐勤)

【软组织损伤的实验研究】

彭力平等观察了消瘀散(大黄、姜黄、白芷、香附、蒲黄、薄荷等)局部外敷对急性软组织损伤(急性血瘀证)模型大鼠的治疗效果。将30只SD大鼠制成动物模型,随机分为治疗组与对照组。结果发现,治疗组组织病理革兰氏染色评分优于对照组($P<0.01$);血液流变学检测显示,治疗组全血粘度(低、中切)、红细胞压积、全血还原粘度(低切)都明显低于对照组(P均<0.01)。韩涛等观察乙乙乳膏(大黄、乳香、没药、透骨草等)对实验性损伤性血肿局部软组织炎性介质IL-1β(主要由单核巨噬细胞产生,属于促炎性细胞因子)的影响及组织形态学改变。通过打击局部建立家兔急性软组织损伤模型,随机分为乙乙乳膏组、阴性对照组、阳性对照组、正常组。除正常组外各组分别应用乙乙乳膏或对照药或65%酒精局部给药,于治疗后第1、3、5 d同一时相局部软组织取材,部分组织匀浆,用ELISA法测定匀浆液中IL-1β含量,在电镜和光镜下观察显示:乙乙乳膏组、扶他林凝胶膏组损伤局部软组织瘀血明显消退,肌纤维的修复;盐水组损伤局部软组织IL-1β的含量伤后各时相明显高于正常组($P<0.01$);乙乙乳膏组有效抑制模兔损伤局部组织IL-1β的含量($P<0.01$),而与扶他林组比较无显著性差异($P>0.05$)。认为该药可促进损伤局部瘀血消散和肌纤维的修复,其机理与抑制损伤局部软组织炎性因子IL-1β的产生有关。

(赵东峰)

【肩关节周围炎的治疗】

王吉华等采用三维牵引松解加三步五法治疗129例肩周炎者,优良率为91.5%(118/129)。陈雄等采用推拿、针刺、药罐等中医综合外治疗法治疗本病80例。经过1～4个疗程(每周治疗2次,1周为1个疗程)的治疗,痊愈占21.3%(17/80);显效占53.8%(43/80),总有效率85.0%(68/80)。沈永勤将粘连期肩周炎100例分为两组。综合治疗组采用中频脉冲、痛点针刺、按摩、关节松动术和旋转等康复治疗,对照组仅采用中频脉冲治疗。于治疗前、后采用高岸肩关节功能评分法对患者肩关节活动范围和疼痛进行评估。结果,综合治疗组肩关节活动范围和疼痛评分的改善均明显优于对照组(均$P<0.01$)。王旭将108例肩周炎分为两组,每组54例。两组均采用针灸治疗,治疗组在此基础上配合口服中药(杜仲、牛膝、黄芪、白芍药、当归、附子等)和推拿治疗。结果:对照组治疗后总有效率为83.3%(45/54),治疗组治疗后总有效率为94.4%(51/54);两组间治疗后疗效比较,$P<0.05$。高大伟等用中西医结合治疗重度肩周炎52例,患者在麻醉下手法松解和关节内注射"三联针"(倍他米松注射液、2%利多卡因、透明质酸钠),结合中药熏洗等综合治疗,结果优良率为92.3%(48/52)。张龙飞将200例重度肩周炎均分为两组。单纯治疗组用神经阻滞加痛点注射,治疗加松解组加用肩关节阻滞及肌间沟阻滞下手法松解粘连。两组均以3～4次为1个疗程(1次/周)。结果,治疗加松解组疼痛评分和功能障碍评分都明显优于单纯治疗组($P<0.05$)。

(周重建)

【腰椎间盘突出症的治疗】

冯伟等用脊柱定点旋转复位法治疗游离型腰椎间盘突出症41例。结果发现,手法治疗后患者主观症状、直腿抬高试验(SLR)、脊柱运动、腰型积分显著提高($P<0.05$),手法治疗前后突出髓核大小的MRI椎间盘突出最大层面矢状径指数(SI)值检验无显著性改变($P>0.05$)。颜海运用"三维慢牵引加手法"和"普通平面牵引加手法"分别治疗73例;结果显示,三维慢牵引治疗组总有效率为优($P<0.05$)。张宏波等用臭氧注射配合盘龙七药酒离子导入治疗61例(治疗组),与单纯经皮穿刺椎间盘内臭氧注射融核术51例(对照组)进行比较,依据MacNab腰腿痛手术评价标准,治疗组为优,($P<0.05$)。认为中药具有松解粘连、解痉、加速血液流动及局部组织代谢,消除

局部炎症及镇痛的作用。柳占元用龙胆泻肝汤加减治疗湿热型腰椎间盘突出症 98 例为治疗组，对照组 98 例给予消炎止痛药。结果，治疗组治愈率为优($P<0.01$)。此外，中成药治疗本病的临床报道还涉及参芎注射液、腰痛活血胶囊、腰痛康 1 号胶囊、腰痛宁胶囊、腰腿痛 1 号胶囊等。

（李晓峰）

【颈椎病的治疗及实验研究】

胡志俊等以《伤寒论》葛根汤为基础方加味治疗各型颈椎病 102 例。主方药用葛根、桂枝、麻黄、赤芍药、蜈蚣、汉防己等；偏上肢麻木，臂丛神经牵拉试验阳性的神经根型加羌活、独活、威灵仙、木瓜、桑枝；偏头痛头晕，欲呕或呕吐，TCD 报告椎-基底动脉供血不足的椎动脉型者加天麻、半夏、藁本；有下肢无力、步履困难，MRI 示脊髓受压的脊髓型者加山茱萸、龟版胶、鹿角胶。30 d 为 1 个疗程，停用其他药物及针灸理疗等。按国家中医药管理局颁布的《中医病症诊断疗效标准》评判疗效，痊愈率为 27.5%(28/102)，总有效率为 93.1%(95/102)。吴惠明将 122 例颈型颈椎病分为两组，分别给予加味芍药甘草汤(芍药、炙甘草、川芎、柴胡、葛根、天麻)62 例和羌活胜湿汤(羌活、独活、藁本、防风、川芎、炙甘草等)60 例治疗。结果，总有效率分别为 95.2%(59/62)、71.7%(43/60)；组间比较，$P<0.01$。莫文等将脊髓型颈椎病 60 例分为两组。治疗组 30 例给予益气化瘀补肾方(黄芪、生晒参、三七、川芎、红花、杜仲等)，对照组 30 例给予颈复康颗粒。治疗 2 个月后，两组临床疗效积分均有明显提高($P<0.01$)，但两组间无显著性差异($P>0.05$)；治疗 8 周后，治疗组的优良率高于对照组($P<0.05$)。于嘉等将 69 例神经根型颈椎病分为手法组 36 例，牵引组 33 例，结果表明，旋转手法治疗本病在主要症状、次要症状和总症状的缓解方面均优于牵引方法，$P<0.05$。经成本效果分析，手法组的平均成本低于牵引组，症状得分和疗效指数的成本效果比均低于牵引组，同时旋转手法较牵引更具有时间成本优势。康甫等将 76 例表现为椎基底动脉异常高流速状态的青年颈性眩晕患者，随机分为穴位推拿组和旋转扳法组各 38 例，结果显示：治疗 1 周后，穴位推拿组左侧椎动脉、基底动脉及旋转扳法组椎-基底动脉流速明显下降，两组间左侧椎动脉流速改变有差异($P<.01$)；治疗 3 周后，两组中左侧椎动脉、右侧椎动脉和椎-基底动脉流速较治疗前均明显下降($P<0.01$)，两组间左右椎动脉流速改变有差异($P<0.01$)。临床疗效穴位推拿组优于旋转扳法组($P<0.05$)。

江建春等将大鼠分为正常组、颈椎病模型组和气虚血瘀肾虚型颈椎病模型组，每组 10 只。结果显示，病证结合模型大鼠出现精神萎靡、倦怠、舌质瘀紫、尾色瘀青，体质量下降等气虚、血瘀证的表现，血浆环磷酸腺苷(cAMP)与环磷酸鸟苷(cGMP)的比值降低，低切还原黏度增高，血小板表面 α-颗粒膜糖蛋白(CD62p)表达增高，血清雌二醇(E_2)含量降低。病理提示颈椎间盘组织结构发生退变，Ⅱ型胶原蛋白表达减少，Ⅹ型胶原表达增高，颈椎间盘聚集蛋白聚糖(Agc1)、Ⅱ型前胶原基因(Col2a1)和基质金属蛋白酶抑制剂-1(TIMP-1)的基因表达降低，基质金属蛋白酶-13(MMP-13)表达增高。显示气虚血瘀肾虚加重了颈椎间盘退变。

（李具宝）

【股骨头坏死的治疗及实验研究】

徐国华等运用髓芯减压术配合骨复活汤(熟地黄、鸡血藤、山茱萸、淫羊藿、骨碎补、怀牛膝等)治疗激素性股骨头缺血坏死 41 例(59 髋)；结果，痊愈率 33.9%(20/59)，总有效率 96.6%(57/59)。郑昆仑采取股骨头钻孔减压术配合荣骨汤(当归、麻黄、延胡索、丹参、赤芍药、炮姜等)治疗早期股骨头缺血性坏死例 64(78 髋)；结果，痊愈率 43.6%(34/78)，总有效率 92.3%(72/78)。

张弛等将 40 只家兔随机分为空白对照组、激素性股骨头坏死(SANFH)模型组及活血通络方(丹参、地龙、当归、川芎、黄芪、怀牛膝等)高、中、低 3 个剂量组，分别于治疗 4、6、8 周进行血液流变学相关数据的观测。结果显示，全血高切、中切、低切黏度及血浆黏度，模型组明显高于空白对照组($P<0.01$)。活血通络方各剂量组均低于模型组($P<0.01$)；组间比较，$P<0.05$。章建华等将 24 只大鼠分为 4 组。A 组(正常对照组)予生理盐水灌胃，B 组(模型组)激素造模后给予生理盐水灌胃，C 组(骨健制剂组)激素造模后给予中药骨健制剂(黄芪、丹参、杜仲、当归、菟丝子、延胡索等)灌胃，D 组(丹郁骨康丸组)激素造模后给予中药丹郁骨康丸水溶液灌胃，治疗 30 d 后观察血液流变学、甘油三脂、总胆固醇指标。结果发现：骨健制剂组与模型组比较，股骨头坏死大鼠血液全血黏度、血浆黏度明显降低($P<0.05$)。骨健

制剂组、正常对照组和丹郁骨康丸组血脂含量与模型组比较，$P<0.05$。金掌等建立液氮冷冻兔早期股骨头坏死(ANFH)模型，随机分正常对照组、中药(二仙益骨汤)组、BMP植骨组，经骨小梁、骨血管面积观察，骨内血管计数和钙、磷、碱性磷酸酶(ALP)检测，证明二仙益骨汤(仙茅、仙灵脾、骨碎补、杜仲、黄芪、白术等)治疗早期ANFH疗效确切，近似于骨形态发生蛋白(BMP)加植骨术。吴惠明等观察丹参注射液加骨形态发生蛋白(BMP)对股骨头坏死修复的影响。将28只成年家兔右侧股骨头坏死模型分成三组，A组(BMP复合自身松质骨加丹参组)，B组(BMP复合自身松质骨组)，C组(自然修复组)。通过组织病理学、碱性磷酸酶、新生骨钙、磷含量测定等手段检测其成骨性能，通过免疫组化染色观察血管再生情况来检测再血管化程度。结果：治疗12周时A组成骨情况、股骨头再血管化程度明显优于B组、C组，B组亦优于C组($P<0.05$)。

(俞志兴)

【膝关节骨性关节炎的治疗及实验研究】

冯乾采用口服补肾活血止痛汤(当归、熟地黄、川断、牛膝、鸡血藤、枸杞等)、中药熏洗方(伸筋草、透骨草、川椒、海桐皮等)外洗及手法按摩和功能锻炼等疗法治疗本病68例，总有效率为91.1%(62/68)。何帮剑等用中药(艾叶、当归、桑寄生、牛膝、刘寄奴、独活等)熏洗配合关节内注射透明质酸钠治疗58例(73膝)，治疗5周，经过6～36个月的随访，结果总优良率为91.8%(67/73)。江波等将膝关节骨性关节炎150例(190膝)用玻璃酸钠膝关节腔注射1 d后加用中药外洗方(川椒、海风藤、海桐皮、伸筋草、威灵仙、丝瓜络等)熏洗，6～12个月内观察治疗前后患者膝关节的疼痛、活动情况。结果，优良率为93.7%(178/190)。

刘春芳等以切断小鼠双后肢内侧副韧带及膝内侧筋膜扩张部造成双后肢膝外翻畸形所致骨关节炎模型，发现喂骨痹散(鹿角胶、狗鞭、牛膝、三七、木香、金钱白花蛇等)后能显著减轻小鼠骨关节炎的软骨退行性改变和滑膜炎症增生，抑制软骨Ⅱ胶原的丢失，同时明显降低血清中一氧化氮(NO)和过氧化产物丙二醛(MDA)含量，并提高超氧化物歧化酶(SOD)活性，从而能有效地防治实验性小鼠骨关节炎，任芳等采用Hulth方法复制出家兔膝骨关节炎模型，并随机分为模型组(A组)、壮骨关节丸组(B组)和丹紫康膝冲剂(丹参、紫河车、熟地黄、制乳没、土鳖虫，血竭等)组(C组)。均于治疗2个月后测定红细胞超氧化物歧化酶(SOD)活性及血清脂质过氧化物(LPO)含量。结果显示：C组动物的SOD活性显著高于其他两组，而LPO含量显著低于其他两组($P<0.01$)，A组与B组无显著性差异($P>0.05$)。认为丹紫康膝冲剂可显著提高SOD的活性，降低LPO含量，从而起到延缓关节软骨的退变，促进软骨修复的作用。

(胡　波)

[附]　参考文献

C

陈波，李悦，李际刚，等. 手法配合经皮撬拨、可吸收钉固定治疗巴通氏骨折[J]. 中医正骨，2008，20(3)：43

陈琦，江冰，江志东. 拱桥式小夹板外固定治疗桡骨远端开放性骨折[J]. 中医正骨，2008，20(7)：40

陈述祥，康乐，陈辉强，等. 夹板外固定结合中药治疗老年人桡骨远端骨折的临床对照试验[J]. 中国骨伤，2008，21(3)：181

陈雄，蒋友琼，黄欢. 中医综合外治疗法治疗肩周炎80例[J]. 甘肃中医，2008，21(2)：11

F

范竞，王培民，陆丹艳. 古籍中骨伤科镇痛中药处方的研究与现代药理分析[J]. 上海中医药杂志，2008，42(8)：83

冯慧卿，韩清民. 中医骨伤科科技创新型人才培养模式研究[J]. 科技管理研究，2008，28(6)：417

冯乾. 中医综合治疗膝关节骨性关节炎68例[J]. 陕西中医，2008，29(7)：816

冯伟，冯天有，王飞，等. 脊柱定点旋转复位法治疗游离型腰椎间盘突出症[J]. 中国骨伤，2008，21(7)：529

G

高大伟，苏培基，伍中庆，等. 中西医结合治疗重度肩周炎52例[J]. 甘肃中医学院学报，2008，25(2)：30

郭晓辉. 保守疗法治疗单纯胸腰椎压缩性骨折46例[J]. 河南中医，2008，28(1)：47

H

韩涛,何磊,李述新,等.乙乙乳膏对软组织损伤局部组织中IL－1β含量的影响[J].辽宁中医药大学学报,2008,10(5):169

何帮剑,梁美君,金红婷,等.玻璃酸钠注射结合中药熏洗治疗膝关节骨性关节炎疗效观察[J].辽宁中医药大学学报,2008,10(8):97

何宁.手法为主综合治疗腰椎滑脱症128例[J].广西中医药,2008,31(3):28

胡志俊,懂鹤萍,程少丹,等.葛根汤加减治疗颈椎病102例临床观察[J].辽宁中医杂志,2008,35(1):74

J

江波,高启龙.玻璃酸钠关节腔注射联合中药外洗治疗膝骨性关节炎150例临床观察[J].云南中医中药杂志,2008,29(6):13

江建春,李晨光,梁倩倩,等.大鼠肾虚型颈椎病模型的建立[J].中西医结合学报,2008,6(10):1034

金掌,王维佳,王喜波,等.二仙益骨汤对实验性兔股骨头缺血性坏死骨小梁、骨血管面积及矿化等指标的影响[J].中医正骨,2008,20(1):3

K

康甫,汪青春,叶勇光.旋转扳法和穴位推拿治疗青年颈性眩晕的随机对照试验[J].中国骨伤,2008,21(4):270

L

李福林,刘德玉.中医传统正骨术的整体观思想与生物力学原理[J].甘肃中医,2008,21(10):16

李惠东,洪阳春,黄玫.胸伤Ⅰ方对急性肺挫伤患者炎性因子TNF、IL－8的影响[J].广州中医药大学学报,2008,25(4):298

李楠,王和鸣,郭素华,等.巴戟天多糖含药血清对体外培养成骨细胞凋亡的保护作用观察[J].中国骨伤,2008,21(1):39

李宁,王立军,贾震.中西医结合治疗胫腓骨骨折28例疗效观察[J].实用中医内科杂志,2008,22(5):55

李顺平,庞光枢.手法整复治疗肱骨外科颈骨折83例[J].四川中医,2008,26(1):101

刘春芳,林娜,陈卫衡,等.骨痹散防治小鼠膝骨关节炎的实验研究[J].中国实验方剂学杂志,2008,14(1):55

刘存根,彭再如,宋宇,等.Colles骨折不同外固定方法疗效分析[J].中国骨伤,2008,21(6):425

刘少军,邓彦,王海彬.通络生骨胶囊对骨髓基质干细胞成骨和成脂肪双向分化的影响[J].四川中医,2008,26(3):22

柳占元.龙胆泻肝汤加减治疗湿热型腰椎间盘突出症98例[J].浙江中医杂志,2008,43(5):281

罗贤红,卢敏.手法复位后塑形竹夹板外固定治疗小儿伸直型肱骨髁上骨折的临床研究[J].中国中医骨伤科杂志,2008,16(5):61

M

莫文,施杞,王拥军,等.益气化瘀补肾方治疗脊髓型颈椎病的临床研究[J].上海中医药杂志,2008,42(7):41

P

彭力平,孙德毅,林松青,等.消瘀散外敷治疗急性软组织损伤的实验研究.中国中医骨伤科杂志,2008,16(5):16

R

任芳,邹季.丹紫康膝冲剂对家兔实验性膝骨关节炎氧自由基代谢的影响[J].中国中医骨伤科杂志,2008,16(3):39

S

沈钦荣.传统伤科学辨治特色探析[J].中医药临床杂志,2008,20(1):78

沈永勤.粘连期肩周炎的中西医综合康复治疗[J].现代中西医结合杂志,2008,17(21):3294

疏欣杨,刘金民,江涛,等.脑外伤后综合征中医症状和证候要素分布规律的观察研究[J].中华中医药学刊,2008,26(5):1051

孙超,冯俊奇,孙军强,等.中药舒筋止痛液对软骨细胞凋亡状态的影响[J].中国中西医结合外科杂志,2008,14(4):391

T

唐树杰,房经武,王志彬.论中国接骨学动静结合理念的先进性[J].天津中医药大学学报,2008,27(1):43

涂平生,黄自为,李美军,等.补肾方剂对骨质疏松性骨折临床治疗分析[J].中医药导报,2008,14(5):6

W

王吉华,杜新枝.三维牵引松解法治疗肩周炎129例临床观察[J].四川中医,2008,26(6):115

王旭.针药结合治疗肩周炎54例疗效观察[J].山西中医学院学报,2008,9(4):34

王艳,潘永梅.蛇床子素对新生大鼠颅骨成骨细胞中OPG、RANKLmRNA表达的影响[J].山西中医学院学报,2008,9(3):12

吴惠明,王维佳,王喜波,等.BMP加丹参治疗股骨头坏死实验研究[J].中国中医骨伤科杂志,2008,16(1):36

吴惠明. 加味芍药甘草汤与羌活胜汤治疗颈椎病的疗效观察[J]. 中国中医骨伤科杂志,2008,16(1): 23

X

肖伟,肖运生. 过顶复位法治疗肱骨外科颈骨折前后移位168例[J]. 中国骨伤,2008,21(3): 231

谢文,马克昌,谢艳,等. 益气活血法对骨折断端细胞活性的影响[J]. 四川中医,2008,26(1): 25

谢正荣. 手法整复配合中药治疗肱骨干骨折53例[J]. 湖南中医杂志,2008,24(3): 41

徐国华,田伟明,柴仪. 髓芯减压术配合骨复活汤治疗激素性股骨头缺血性坏死41例临床观察[J]. 新中医,2008,40(5): 64

Y

颜海. 三维牵引与手法治疗腰间盘突出症疗效观察[J]. 辽宁中医药大学学报,2008,10(10): 108

杨校龙,张林刚,青俐,等. 十味散外敷治疗骨折50例[J]. 四川中医,2008,26(5): 98

杨秀明,王建华. 健脾通络汤治疗慢性劳损性腰痛48例[J]. 实用中医药杂志,2008,24(2): 103

姚晖,宫丽,张继平,等. 伤科接骨片对家兔骨折模型骨形态计量学静态学参数的影响[J]. 中医正骨,2008,20(3): 3

于嘉,谢雁鸣,朱立国,等. 旋转手法治疗神经根型颈椎病成本效果分析[J]. 中国中医药信息杂志,2008,15(4): 7

余励生. 旋展托顶法治疗肩关节前脱位[J]. 中医正骨,2008,20(3): 28

Z

曾一林.《仙授理伤续断秘方》研究[J]. 中国骨伤,2008,21(8): 639

张弛,何洪阳,姚洪武,等. 活血通络法对激素性股骨头坏死血液流变学的影响[J]. 中医正骨,2008,20(4): 15

张妩. 中西医结合治疗股骨颈骨折180例[J]. 辽宁中医杂志,2008,35(4): 577

张宏波,涂拔群,刘志彪. 臭氧注射配合盘龙七药酒离子导入治疗腰椎间盘突出症[J]. 中国中医骨伤科杂志,2008,16(1): 56

张继平,张奋耿,宫丽,等. 伤科接骨片对家兔骨折模型肾组织转化生长因子-β1表达的影响[J]. 广州中医药大学学报,2008,25(4): 316

张龙飞. 中西医结合法治疗肩周炎[J]. 天津中医药,2008,25(2): 121

章建华,宋登峰,成立,等. 骨健制剂对激素性股骨头坏死血液流变学的影响[J]. 中医正骨,2008,20(4): 13

郑昆仑. 股骨头钻孔减压术配合荣骨汤治疗早期股骨头缺血性坏死64例[J]. 河北中医,2008,30(4): 395

周鹏,胡素敏,佟海英,等. 中药对模拟失重大鼠骨骼-肌肉系统干预的初步研究[J]. 中国中医药信息杂志,2008,15(5): 27

周正新,刘安平,王峰,等. 接骨续筋胶囊促进骨折愈合作用的实验研究[J]. 中医药临床杂志,2008,20(2): 12

(九)五 官 科

【概述】

2008年五官科发表的论文约1 200余篇，其中眼科约占50.7%，主要集中于视网膜病、内眼病、角膜病、视神经病及外眼病等的治疗及实验研究；耳科约占9.4%，多集中于耳聋、耳源性眩晕、中耳炎等的治疗及实验研究；鼻科约占16.1%，多集中于慢性鼻炎、变应性鼻炎、鼻窦炎等的治疗及实验研究；咽喉科约占12.0%，多集中于慢性咽炎、声带疾病等的治疗及实验研究；口腔科约占11.8%，多集中于口腔黏膜及舌齿疾病的治疗与研究。

1. 眼科疾病

(1) 视网膜病。视网膜静脉阻塞(RVO)的文献报道较多，其治以活血化瘀为主。张波涛等研究表明，单味蛴螬提取物可减弱兔RVO模型后视网膜由于缺氧而诱导的一氧化氮合酶(iNOS)表达，由此可减轻一氧化氮(NO)的过量生成对视网膜视神经细胞造成的毒性伤害作用。(详见专条)向圣锦等报道中心性浆液性脉络膜视网膜病变患者57例60眼，均予激光光凝治疗，对其中28例30眼加用五苓散(白术、泽泻、猪苓、茯苓、桂枝)随症加减煎服。经治1个月后，五苓散组与对照组的总有效率分别为90.0%(27/30)、80.0%(24/30)，提示五苓散可促进视网膜渗液吸收，缩短病程，改善视功能。视网膜色素变性、糖尿病性视网膜病变的治疗及实验研究的文献报道较多，均已立专条介绍。

年龄相关性黄斑变性(AMD)，王慧娟等报道54例54眼，予凉血化瘀方(生蒲黄、姜黄、女贞子、大蓟、小蓟、茜草等)煎服治疗1个月后，视力改善显著者4眼(7.4%)，稳定者47眼(87.0%)。6个月复诊患者38例，视力改善者7眼(18.4%)，稳定者26眼(68.4%)。光学相干断层扫描前后结果：初诊时患者黄斑区视网膜厚度基线为287.46 μm，6个月时基线为240.62 μm ($P<0.01$)。初诊时黄斑区总容积基线值为7.43 mm^3，6个月时为6.88 mm^3 ($P<0.01$)。于静等研究显示，蓝光照射体外培养人视网膜色素上皮(RPE)细胞后，引起的细胞变化以细胞凋亡为主，光照前加入不同浓度的凉血化瘀方中药粗提物及维生素C后，凋亡细胞数量明显减少，且凉血化瘀方组凋亡细胞数量少于维生素C组。表明凉血化瘀方对蓝光诱导体外培养的人RPE凋亡具有保护作用。为预防及治疗AMD提供了体外细胞学实验依据。曹明芳等研究显示，归芍地黄汤联合瞳孔温热疗法(TTT)治疗实验性脉络膜新生血管(CNV)的消退过程中，可促使对血管内皮细胞生长因子(VEGF)、碱性成纤维细胞生长因子(bFGF)的表达下调，色素上皮衍生因子(PEDF)的表达上调。

宋毅等研究证实，灵杞黄斑颗粒(肉苁蓉、党参、灵芝草、枸杞子、苍术、当归等)可以明显减轻光损伤对大鼠视网膜感光细胞的损害，对光损伤引起的视网膜形态改变具有保护作用。李静华等研究证实，灯盏花素对视网膜缺血再灌注损伤(RIR)有保护作用，且呈明显的量效关系，灯盏花素在RIR中可能不仅是通过抗氧自由基及抑制细胞内钙内流而发挥作用，其机制有待深入研究。

(2) 内眼病。朱娅等对近10年来的葡萄膜炎的文献进行综合分析显示，中医及中西医结合治疗本病的效果明显优于西药治疗，特别是在减少激素毒副作用、依赖性及炎症复发方面具有显著的优势。(详见专条)李志英等报道早期年龄相关性白内障96例192眼，随机分为A、B、C三个组，分别用补益肝肾明目饮(党参、黄芪、当归、丹参、桃仁、葛根等)、障眼明、白内停滴眼液。均用药3周为1个疗程，停药1周，再行下1个疗程。经治3个疗程，A组总有效率明显优于其他两个对照组($P<0.01$)。蔡晖将老年性白内障313例436眼随机分为两组。均予维生素、白内停；治疗组(172例248眼)加服复明片(熟地黄、怀山药、人参、枸杞子、山茱萸、女贞子等)。经治3个月，两组患者视力提高的总有效率分别为92.7%(230/248)、73.4%(138/188)。组间比较，$P<0.01$。贾丹等研究发现，芪归解毒汤(黄芪、当归、土茯苓、连翘、郁金、丹参等)能够保护晶状体上皮细胞(LEC)，明显改善细胞活性，并且对硫酸镍引

起的LEC损伤的抑制率呈现剂量依赖关系。提示其对硫酸镍导致的LEC损伤具有明显保护作用。对青光眼的治疗,视神经保护是近几年研究的热点,视神经保护是以直接救治神经节细胞为目的,并与降眼压联用来阻断或减缓原发致病因素造成的视神经损伤,而被视为一种重要治疗措施。(详见专条)

(3) 角膜病。徐艳等报道单纯疱疹病毒性角膜炎(HSK)82例,随机分为两组。均予0.1%无环鸟苷眼药水滴眼,治疗组加用加味秦皮汤(秦皮、秦艽、防风、柴胡、大青叶、金银花等)煎服。均治疗4周,治疗组和对照组有效率分别为92.7%(38/41)、63.4%(26/41)。组间比较,$P<0.01$。古天明等研究证实,野菊花滴眼液对兔HSK具有明显的治疗作用,但以高剂量作用最明显,且在角膜炎的整个病理进程中均能发挥治疗作用。周旌等研究表明,抗毒复明滴眼液(大青叶、贯众、虎仗、决明子等)对HSV-1SM44毒株感染诱导的HSK小鼠有明显的疗效,但对其具体作用机理还有待深入研究。

(4) 视神经病。缺血性视神经病变以中西医结合治疗报道为主,对提高视力有显著疗效(详见专条)。童绎等报道经基因诊断为Leber遗传性视神经萎缩(LHON)的患者27例54眼,服用五子衍宗丸(同仁堂生产),3个月为1个疗程。结果11 778位点突变19例,3 460位点突变2例,14 484位点突变3例,3 736位点突变1例,14 783位点突变1例,11 719位点突变1例。平均治疗6.1个月,视力提高总有效率为46.3%(25/54)。其中3 736位点突变患者提高2眼,14 484位点突变患者提高2眼,3 460位点突变患者提高2眼,11 778位点突变患者提高15眼。

(5) 外眼病。干眼症临床文献报道渐多,肖家翔等将60例患者随机分为两组,治疗组(30例54眼),予石芍护睛汤(石斛、白芍药、决明子、茺蔚子等)口服,对照组予必嗽平和维生素A口服。连续用药30 d,治疗组患者用药后泪液分泌试验(ST)及泪膜稳定性测定(BUT)等相关指标与用药前及对照组比较均有显著性差异($P<0.05$),且眼表组织得到修复的疗效较之常用西药有一定优势。姚小磊等研究显示,密蒙花提取物中主要成分黄酮类物质,可显著抑制雄激素水平降低后兔干眼症的发生。其机制可能跟黄酮类物质化学结构与雄激素类似,可起到拟雄激素效应,从而调节泪腺局部炎症反应有关。提示了密蒙花提取物可能成为治疗干眼症的新途径。

石婷报道89例89眼屈光参差性弱视患者,采用增视能训练软件(国家"十五"攻关项目,由国家医疗保健器具工程技术研究中心和北京大学儿童视觉研究中心共同研究开发)治疗6个月的有效率88.8%(79/89),其中基本痊愈(矫正视力提高至0.9或以上)75.3%(67/89)。程娟等研究发现,葛根素滴眼液对小鸡实验性近视眼的发展有较好抑制作用,与阿托品疗效相当,可望成为治疗近视眼的一种新药。

2. 耳科疾病

(1) 耳聋。李彦华等将68例突发性耳聋患者随机分为两组,均予葛根素静脉滴注,治疗组(36例)加用补肾活血聪耳二号方(新疆草红花、肉苁蓉、川芎、葛根、茯苓、牡丹皮等)煎服,14 d为1个疗程。经治1~2个疗程,两组的总有效率分别为88.9%(32/36)、62.5%(20/32),治愈率分别为27.8%(10/36)、15.6%(5/32)。组间比较,$P<0.01$。王枫琳等研究金匮肾气丸对庆大霉素(GM)造成药物性耳聋豚鼠耳蜗细胞凋亡干预效果并探讨其作用机理。结果显示,金匮肾气丸组耳蜗神经节、Corti器、侧壁等部位凋亡细胞较模型组明显减少($P<0.05$和$P<0.001$)。张雪梅等研究表明,黄芪注射液能减轻GM的耳毒性作用,可能与维持豚鼠耳蜗内琥珀酸脱氢酶(SDH)的活性有关。贾琳琳等研究表明,刺五加注射液可能通抑制iNOS的表达来拮抗豚鼠GM耳毒性。

(2) 中耳炎。廖月红等研究表明,通窍胶囊(毛冬青、车前草、柴胡、茯苓、川芎、石菖蒲等)可以下调分泌性中耳炎大鼠模型外周血黏附分子CD11B与CD62L的表达水平,减轻由内毒素引起的中耳黏膜组织的炎症反应,而发挥其疗效。韩浩伦等研究显示,丹参酮滴耳液可使豚鼠急性化脓性中耳炎炎症反应减轻,且听力有所好转。提示丹参酮滴耳液有一定的内耳保护作用。

3. 鼻科疾病

(1) 慢性鼻炎(CR)。储成志等对63例患者按辨证分型探讨其与病理类型的关系。王东方等的研究显示,iNOS在CR鼻黏膜中表达明显高于正常人,且血瘀组的表达高于气虚组($P<0.05$),

两者间存在相关性。提示 iNOS 可能是气虚证向血瘀证转变的重要因素之一。臧运彩等研究提示，舌下络脉的颜色、粗细、分枝的变化，可作为 CR 辨证分型的依据之一。（详见专条）

（2）变应性鼻炎（AR）。谢慧等研究发现，鼻中隔黏膜 P 物质（SP）的表达增加可能是脾气虚型 AR 病情加重的一个重要原因。姜孝芳等研究显示，辛芷鼻敏胶囊（白芷、辛夷花、苍耳子、鹅不食草、葱白、黄芪等）可降低 AR 大鼠发病过程中鼻黏膜 iNOS mRNA 的表达及血清 NO 含量，其抑制大鼠 AR 发病过程 NO 的合成，进而减少嗜酸粒细胞（EOS）的浸润而改善症状。王大海等研究显示，补肾温肺胶囊（仙灵脾、细辛、黄芪、紫河车、防风、白术等）调节 AR 的红细胞免疫可能是通过改变红细胞补体受体活性及红细胞所调控的白细胞介素（IL）-4、干扰素（IFN）-γ 而实现的，其中，高剂量的作用优于低剂量及息斯敏组。（详见专条）

（3）鼻窦炎。朱天民等对鼻渊舒口服液（苍耳子、辛夷、薄荷、白芷、黄芩、栀子等）治疗实验性急性鼻窦炎（ARS）大鼠的差异表达基因谱进行研究和分析，发现鼻渊舒口服液可能从细胞内 PKC 信号传导途径影响 ARS 大鼠 IL-6 和肿瘤坏死因子（TNF）-α 的表达。袁晓辉等研究表明，鼻渊舒口服液可以通过调节 TNF-α 与受体结合和受体后信号传导，下调黏附分子和趋化因子的表达和分泌，减弱白细胞的粘附、游出和聚集，从而发挥抗炎作用，促进 ARS 的痊愈。

4. 咽喉科疾病

（1）咽炎。徐兰兰等研究表明，开口箭提取物对急性咽炎有良好的治疗效果，其抗炎作用与其能抑制炎症介质前列腺素 PGE_2 的合成与释放有关。开口箭不同提取物的抗炎效果稍有差别，其中开口箭正丁醇萃取物高剂量组抗炎效果较阳性对照药组更明显，而开口箭水相总皂苷对局部组织炎症因子 PGE_2 有显著抑制作用，能够有效缓解咽部症状。慢性咽炎的临床报道文献近 70 篇、5 300 余病例，其治多为成方、验方。（详见专条）

（2）喉炎。谢强等随机选取女性慢性喉炎患者 60 例，其中肺肾阴虚、肺脾气虚、痰浊凝滞各 20 例，并以女性正常嗓音 60 例作为对照组，通过对基频、基频微扰、振幅微扰、标准化噪声能量等声学参数的多维分析，与正常人的嗓音声学参数进行对比，发现通过声学参数的检测，可以为慢性喉炎的诊断，尤其是早期诊断提供参考。且声学参数对辨证分型有一定的参考价值，可为慢性喉炎早期诊断和分型提供更直接的方法和更客观的数据。

5. 口腔科疾病

（1）口腔黏膜疾病。李卜将 52 例口腔黏膜纤维性变患者随机分为两组，均予强的松龙注射液、2%利多卡因于病变区域分点行黏膜下注射，维生素 A、维生素 E 口服；治疗组（30 例）加服化纤方（桃仁、红花、丹参、川芎、生地、知母等）。经治 1 个月，两组的总有效率分别为 90.3%（28/30）、77.3%（17/22）。刘慧明等将 164 例糜烂型口腔扁平苔藓患者随机分为两组，均予雷公藤多苷片口服，治疗组（82 例）加服疏肝健脾方（牡丹皮、栀子、赤芍药、白芍药、当归、茯苓等）。经治 4 周，两组的显效率分别为 45.1%（37/82）、3.7%（3/82）。组间比较，$P<0.01$。复发性口腔溃疡的治疗报道较集中，任素芳等报道 150 例，自拟平复汤（沙参、麦冬、黄芩、黄连、党参、白术等）煎服，并与用氦氖激光照射及注射转移因子治疗的 60 例作对照。经治 20 d，两组的痊愈率分别为 72.0%（108/150）、20.0%（12/60）。组间比较，$P<0.01$。（详见专条）

（2）舌齿疾病。罗冬青等报道舌乳头炎 106 例，随机分为治疗组（55 例）以润喉清咽合剂（寒水石、竹叶、儿茶，按 3∶3∶1 比例）含漱后咽下，对照组含漱聚维酮碘溶液（成都永安制药有限公司生产）。同时均予复合维生素 B 口服。经治 3 d，两组的总有效率分别为 96.4%（53/55）、78.4%（40/51）。组间比较，$P<0.01$。罗新舟等研究证实，三叶委陵菜根乙醇提取物乙酸乙酯萃取部分对致龋齿菌生长有抑制作用。高振临床观察发现，六味地黄丸口服配合洁牙去除菌斑、牙结石等常规牙周基础治疗对肾气虚损型牙周炎有明显的改善作用。

（熊大经　张应文）

【视网膜静脉阻塞的治疗及实验研究】

视网膜静脉阻塞（RVO）的文献报道有 30 余篇，其治多以活血化瘀为主。白岩等报道 83 例，按病程分为初、中、后三期，以血府逐瘀汤为主方随证加减煎服，并与用阿司匹林、尿激酶、激光等治疗的85例作对照。两组均治疗30 d,治疗组中央静脉阻塞及分支阻塞总有效率分别为72.7%(24/33)及92.0%(46/50),对照组分别为40.0%(16/40)及60.0%(27/45),组间比较,$P<0.01$。韩海伟等报道64例,随机分成两组。均予阿司匹林、维生素C、维生素E、地巴唑等西药口服;治疗组加用理气化郁中药(当归、川芎、赤芍药、丹皮、丹参、柴胡等)煎服。15 d为1个疗程。服药2～3个疗程,治疗组与对照组的总有效率分别为93.8%(30/32)、68.8%(22/32),其中显效率(眼底出血大部分吸收,无明显渗出,眼底荧光造影提示出血吸收,血液流变学指标中全血粘度下降、血浆粘度下降)分别为56.3%(18/32)、37.5%(12/32)。组间比较,$P<0.05$。

孙艳等报道64例气血瘀阻型患者,随机分为两组。均予葛根素葡萄糖注射液(江苏正大天晴药业股份有限公司生产)静脉滴注,每日1次,10 d为1个疗程。疗程间休息3 d,连续治疗3个疗程;治疗组加用通窍活血汤(赤芍药、桃仁、红花、当归、川芎、白术等)随证加减煎服,连续服用36 d。结果治疗组在恢复视力、眼底出血吸收和改善视网膜渗漏等方面均明显优于对照组(均$P<0.05$)。王依鹭等报道64例67眼随机分为两组。均予复方丹参注射液加入5%葡萄糖溶液中静脉滴注,每日1次,1周为1个疗程,疗程间停药3 d,连续3个疗程;观察组(33例34眼)加用复方血栓通胶囊(三七、黄芪、玄参等,广东众生药业股份公司生产)及益脉康片(主要成分为灯盏细辛,云南大理药业公司生产)口服,辅以小剂量阿司匹林、维生素,并根据全身情况进行降压、降糖、降脂等对症治疗。经治30 d,两组的总有效率分别为94.1%(32/34)、63.6%(21/33),组间比较,$P<0.05$。

实验研究方面,张波涛等研究表明,单味蛴螬提取物可减弱兔RVO模型后视网膜由于缺氧而诱导的iNOS表达,由此可减轻NO的过量生成对视网膜视神经细胞造成的毒性伤害作用。叶群如等研究表明,蛴螬能诱导缺血视网膜组织中热休克蛋白(HSP)70的表达,发挥自身保护作用,从而减小组织损伤。

(刘红娣)

【视网膜色素变性的治疗及实验研究】

视网膜色素变性(RP),是一组进行性感光细胞及色素上皮功能丧失为共同表现的遗传性视网膜变性疾病。多因先天不足,肝肾亏虚或脾肾阳虚,致使气血不利,目络瘀阻而致,其治多采取补虚祛瘀相结合的原则。

陈伟丽等采用补肾养血明目汤加减(生黄芪、当归、枸杞子、川芎、石斛、苍术等)煎服,舒血宁和生脉注射液(2周为1个疗程,疗程间休息2 d,共治疗2个疗程)静脉滴注,银杏叶片、生脉颗粒口服及针灸(取穴:① 睛明、瞳子、关元、气海、足三里,② 球后、攒竹、脾俞、肾俞、风池,③ 随证选穴:合谷、内关、光明、三阴交等;两组交替。针刺手法:平补平泻,每次留针20 min,体穴留针中间捻转1次;10 d为1个疗程,疗程间休息3 d,共治疗2个疗程)等综合治疗64例128眼,有效率为49.2%(63/128)。

曹国凡等报道46例92眼,采用自拟夜明颗粒剂(黄芪、丹参、枸杞子、当归、白芍药、制首乌等,由江阴天江药业有限公司生产成颗粒剂。每日1剂,分2次口服),并与杞菊地黄丸治疗的10例20眼作对比。连续服用60 d,治疗组与对照组的有效率分别为75.0%(69/92)、20.0%(4/20),且治疗组在改善患者的视力、视敏度及视网膜电图方面,显著优于对照组。

实验研究方面,丁淑华等采用夜明颗粒(黄芪、丹参、熟地、枸杞子、当归、制首乌等)对遗传性RP动物模型rds小鼠进行药物干预研究。结果表明,夜明颗粒可延缓rds小鼠视网膜光感受器细胞的减少。其对rds小鼠的作用机制可能是:① 通过抗自由基、抗氧化能力等作用延缓rds小鼠视网膜光感受器细胞的减少;② 改善微循环及血液高黏状态。丁哲等研究表明,夜明颗粒可延缓rds小鼠视网膜感光细胞凋亡的发展。刘相和、倪同上等研究显示,枸杞子提取液(LBA)能抑制感光细胞早期的凋亡,对RCS大鼠视网膜早期变性的神经元起保护作用。

(张应文　李　洁)

【糖尿病性视网膜病变的治疗及实验研究】

糖尿病性视网膜病变(DR)的文献报道有40余篇。临床治疗以中西医结合为主。杨洁文等报道104例DR患者随机分为治疗组(53例)口服健目冲剂(牛蒡子、黄芩、黄连、葛根、决明子、密蒙花等),对照组口服导升明。两组均配合常规内科治疗,6个月后观察视力及眼底荧光造影、空腹血糖、糖化血红蛋白的改善情况。结果两组视力改善有效率分别为92.5%(49/53)、80.4%

(41/51)，组间比较，$P<0.05$。且治疗组的总体疗效明显优于对照组($P<0.05$)。王山红等报道61例DR患者随机分成两组。均予合理调节饮食、西药控制血糖水平，服用羟苯磺酸钙2粒，每日2次；治疗组(31例)加用六味地黄汤为基本方随证加减煎服。4周为1个疗程。经治3个疗程，两组的总有效率分别为87.1%(27/31)、63.3%(19/30)，组间比较，$P<0.05$。钟润芬等报道64例早期DR患者随机分为两组。均予控制血糖、血压等常规用药，治疗组(34例)加服复方丹参滴丸(主要成分为丹参、三七和冰片，天津天士力制药集团生产)；对照组予复方路丁片、维生素C口服。均以3个月为1个疗程。结果两组患者的血浆内皮素(ET)均较治疗前明显下降($P<0.05$)，但治疗组明显优于对照组($P<0.05$)。治疗组患者的微血管瘤及小出血点、硬(软)性渗出、出血斑有明显改善($P<0.05$)，而对照组差异不显著($P>0.05$)。

临床及实验研究方面，宋剑涛等对129例2型DR伴硬性渗出患者分析研究发现，2型DR伴硬性渗出与红细胞刚性指数、胆固醇、低密度脂蛋白有显著性正相关性($P<0.05$)。提示对DR治疗，要重视改善患者的血液流变性和降低血脂水平。

李全智等研究表明，贞芪胶囊(黄芪、女贞子、当归、丹参、红花等)可降低DR大鼠视网膜中醛糖还原酶基因(AR)mRNA表达，具有抑制AR的作用，从而可阻止多元醇通路的亢进状态，抑制山梨醇聚集，改善了损伤细胞的结构和功能，延缓了病情的进一步发展。钱秋海等研究表明，糖视清(黄芪、黄精、苍术、玄参、三七粉、丹参等)具有显著抑制视网膜出血和改善糖尿病兔眼球结膜微循环的作用。孙其伟等研究表明，IL-6可能是视网膜炎症引起血视网膜屏障损害的重要因子，另外，多种刺激因素均可使巨噬细胞分泌TNF-α增加，糖尿病时TNF-α表达及在循环中浓度升高能够促进肝脏C-反应蛋白(CRP)合成增强，糖尿病病程越长，DR病变越重，TNF-α的水平就越高。而冬连胶囊(麦门冬多糖、黄连生物碱)可降低糖尿病大鼠血清中CRP、IL-6、TNF-α含量，其具体作用机制尚有待探讨。匡洪宇等研究黄芪总黄酮(TFA)对视网膜血管周细胞氧化应激水平及凋亡的影响。结果表明，一定浓度TFA对高糖培养下的牛视网膜血管周细胞凋亡有明显的抑制作用，且呈剂量依赖性。黄贵芝等研究证明，中药部位复方DGH能减少链脲佐菌素(STZ)大鼠视网膜毛细血管周细胞的凋亡，且能抑制视网膜毛细血管基底膜的增厚，对STZ糖尿病大鼠微血管损害有一定的保护作用。并在一定程度上能调控STZ诱发的糖尿病大鼠的血糖水平。谢学军等研究补肾活血中药含药血清对高糖条件下Müller细胞谷氨酸(Glu)摄取功能的影响。结果表明，在高糖条件下Müller细胞的Glu摄取功能一过性提高，随时间推移其对Glu的摄取功能又明显下降；中药含药血清可减轻高糖条件下Müller细胞Glu摄取功能的下降，这可能是补肾活血法防治DR的干预途径之一。

(张应文　刘红娣)

【葡萄膜炎的治疗及实验研究】

朱娅等对近10年来的葡萄膜炎的文献进行综合分析显示，中医及中西医结合治疗本病的效果明显优于西药治疗，特别是在减少激素毒副作用、依赖性及炎症复发方面具有显著的优势。但仍存在诊断标准和疗效标准不统一，不便于相互对比，客观指标少等问题。

崔明月等报道前葡萄膜炎72例，按辨证和体征分为肝经风热、肝胆湿热、风湿挟热、阴虚火旺等4个证型，分别以新制柴连汤(柴胡、蔓荆子、荆芥、防风、黄连、黄芩等)、龙胆泻肝汤(龙胆草、柴胡、泽泻、车前子、牡丹皮、赤芍药等)、抑阳酒连散(羌活、独活、防风、白芷、防已、知母)、滋阴降火汤(当归、川芎、生地黄、熟地黄、黄柏、知母)随证加减煎服。同时以1%阿托品散瞳，托品卡胺、典必殊眼液滴眼，地塞米松注射液结膜下注射及消炎痛口服等西药。并与不用中药(其他治疗相同)的54例作对照。均以2周为1个疗程。经治2个疗程，两组的治愈率分别为93.1%(67/72)、59.3%(32/54)，组间比较，$P<0.05$。曾志成等报道前葡萄膜炎30例，采用正清风痛宁缓释片(主要成分为青藤碱，湖南正清制药集团股份有限公司生产)口服，并与口服强的松治疗33例作对照。均用药至炎症完全消退。2周为1个疗程。经治2个疗程后，两组视力恢复情况及疗效相当，但治疗组复发率明显低于对照组($P<0.05$)。提示正清风痛宁缓释片在短期疗效方面，能够起到替代强的松的作用，且在控制疾病复发上优于强的松。徐峰等报道126例150眼前葡萄膜炎患者随机分为两组。局部均予1%阿托品滴眼液扩

瞳、0.025%地塞米松及抗生素滴眼液交替滴眼，至炎症消退；治疗组(83 例 100 眼)服用消炎增视片(龙胆草、苦参、黄芩、金银花、川芎、柴胡等)，对照组用泼尼松治疗。随访观察 1 年后两组的总有效率分别为 97.0%(97/100)、92%(46/50)，组间比较，$P>0.05$。

郝小波等报道顽固性葡萄膜炎患者 33 例 60 眼，按辨证分为脾气虚和肾阴虚 2 个证型，分别以清热利湿调免方(党参、黄芪、白术、茯苓、汉防己、田基黄等)和滋阴清热、填精补肾调免方(生地黄、山萸肉、龟版、枸杞子、丹皮、黄精等)煎服；同时在明确病因的情况下规范使用糖皮质激素。并与仅用糖皮质激素治疗的 30 例 53 眼作对照。均以 30 d 为 1 个疗程。经治疗 2～3 疗程，两组的总有效率分别为 87.8%(29/33)、66.6%(20/30)；1 年后复发率分别为 44.8%(13/29)，100%(20/20)。组间比较，均$P<0.05$。

实验研究方面，陈金等研究表明，昆明山海棠滴眼液对内毒素诱导的大鼠葡萄膜炎有一定的治疗作用。其中 0.012 5%、0.025%和 0.05%三种浓度的滴眼液组大鼠比空白对照组症状明显减轻；0.05%浓度组同空白对照组相比，差异具有统计学意义($P<0.05$)，而与激素组相比，$P>0.05$。提示 0.05%浓度滴眼液组的治疗效果显著，与激素滴眼液疗效相近。

(张应文　刘红娣)

【青光眼的治疗及实验研究】

青光眼为病理性高眼压引起视神经损害和视野缺损的眼病，其发病率呈上升趋势。对青光眼的治疗，视神经保护是近几年研究的热点，由于视神经保护是以直接救治神经节细胞为治疗目的，并与降眼压一起来阻断或减缓原发致病因素造成的视神经损伤，因此被视为一种重要治疗措施。

临床研究方面，李艳等报道 58 例 103 眼原发性开角型青光眼患者随机分为两组。均予 0.5%噻吗心安滴眼液滴眼；观察组加服绿风丸(柴胡、郁金、丹参、泽兰、牛膝、川芎等)胶囊。2 个月为 1 个疗程。治疗 2 个疗程，半年后随访。两组治疗后视力均有改善，但观察组在 0.8～1.0 视力段分别较治疗前和对照组有显著性差异($P<0.05$)；两组治疗前、后眼压变化明显，第 4 周、16 周时与治疗前比较有非常显著性差异($P<0.01$)；视野平均敏感度(MS)和视野平均缺损(MD) 检测结果，观察组分别与治疗前和对照组比较有非常显著性差异($P<0.01$)，两组对视野平均缺损均有减少，而观察组疗效稍优于对照组($P<0.05$)。庞有慧等对 60 例 110 眼青光眼视神经萎缩患者随机分为 4 组，分别给予葛根注射液、银杏叶注射液、三七注射液和脑组织蛋白水解物。在视力、视野、视觉诱发电位方面进行治疗前后的疗效比较。经治疗后，4 组视力恢复有效率分别为 64.0%(16/25)、55.5%(15/27)、65.5%(19/29)、27.6%(8/29)，各组 MS 均有所增加、MD 亦有所减少，但差异不显著($P>0.05$)。中药制剂治疗后在 MS 及视电生理的 P100 波组间对比有显著差异($P<0.05$)。表明葛根、三七、银杏叶三种注射制剂均能改善视网膜微循环，减轻视网膜超微结构损伤，对青光眼视神经萎缩有较好的治疗作用。

实验研究方面，钱爱华等研究表明，高眼压能导致视网膜神经节细胞发生凋亡，而银杏叶注射液能阻断其凋亡的发生，并对视网膜神经节细胞具有一定的保护作用，如配合控制眼压，其保护作用更为突出。银杏叶注射液通过提高超氧化物歧化酶(SOD)活性和降低丙二醛(MDA)的水平，减轻和修复高眼压状态下视网膜组织的损伤，对高眼压导致的视网膜损害起到保护作用。肖跃群等研究表明，慢性持续性高眼压能造成视网膜缺血性损伤，导致视网膜功能下降，表现出闪光视网膜电图(FERG)的 b 波和 OPs 波振幅降低，而银杏叶提取液可能通过降低高眼压造成的视网膜内自由基增加直接抗损伤和改善视网膜血液循环双重作用，减轻慢性持续性高眼压对视网膜的损害。王静波等研究表明，益阴明目合剂(黄精、枸杞子、五味子、石菖蒲、当归、知母等)能有效改善视神经缺血缺氧状况，对青光眼后期造成的视神经损害起到保护作用。黄丽娜等研究表明，蒺藜主要有效成分之一蒺藜皂苷(GSTT)能增加体外培养的大鼠视网膜神经节细胞(RGCs)的存活率，具有促进混合培养 RGCs 生长的作用。但其作用机制有待深入研究。

(刘红娣)

【缺血性视神经病变的治疗】

缺血性视神经病变以中西医结合治疗报道为主，对提高视力有显著疗效。金忠平等报道 80 例，随机分为两组。均予针对性全身治疗外，应用皮质类固醇、维脑路通、乙酰唑胺、B 族维生素及三磷酸腺苷等西药，治疗组(40 例 44 眼)加用中药，早期用血府逐瘀汤加减(丹参、当归、生地黄、桃仁、红花、枳壳等)，中后期以补益肝肾，开窍明目为主，自拟明目汤(菟丝子、楮实子、枸杞子、熟地黄、当归、牛膝等)煎服。2周为1个疗程，共服6个疗程。治疗组与对照组的总有效率分别为79.5%(35/44)、60.0%(27/45)，组间比较，$P<0.05$。且治疗组的视力恢复时间较对照组缩短($P<0.05$)。季梅等报道100例，随机分为两组。治疗组用银杏达莫注射液(银杏提取物与双嘧达莫组方)加入氯化钠注射液中静脉滴注、复方樟柳碱注射液于患侧颞浅动脉旁皮下注射；对照组用妥拉唑林注射液于患侧颞浅动脉旁皮下注射。疗程均为20 d，治疗组与对照组的总显效率分别为88.0%(44/50)、32.0%(16/50)，组间比较，$P<0.01$。蔡玉莲报道100例124眼，随机分为两组。均予复方血栓通胶囊口服，辅以复合维生素B、能量合剂等；治疗组加用复方樟柳碱注射液于患者颞浅动脉旁皮下注射。14 d为1个疗程，1个疗程后改隔日1次。经治2个疗程，治疗组与对照组的总有效率分别为87.1%(54/62)、69.4%(43/64)，组间比较，$P<0.05$。赵爱红等报道120例，分为两组。均予复方丹参注射液、肌苷、三磷酸腺苷、辅酶A加入葡萄糖注射液中静脉滴注，复方樟柳碱注射液于患眼颞侧皮下注射及金维他片口服等，治疗组加服中药(柴胡、桃仁、红花、当归、川芎、香附等)。14 d为1个疗程。治疗组与对照组的总有效率分别为93.3%(56/60)、76.7%(46/60)，组间比较，$P<0.01$。张玉华报道68例，随机分为两组。均予球后注射激素、静脉滴注血栓通、口服营养神经类药物等常规西药；治疗组(38例)按辨证分为气滞血瘀、阴虚阳亢2个证型，分别以血府逐瘀汤合逍遥散(当归、生地黄、桃仁、红花、川芎、赤芍药等)、育阴潜阳通脉汤(生地黄、珍珠母、枸杞子、沙参、白芍药、山药等)随证加减煎服，并用针刺(选用睛明、球后、承泣、太阳、合谷、风池等主穴，视区、太阳、足三里、三阴交为配穴)疗法。治疗2～4个月，治疗组的视力和视野改善率分别为78.9%(30/38)、84.2%(32/38)，对照组分别为60.0%(18/30)、70.0%(21/30)。组间比较，$P<0.01$。

(刘红娣)

【耳源性眩晕的治疗】

耳源性眩晕的临床文献报道有30余篇、约2 300余病例，其治多以专方、验方为主。李南屏等报道220例肝肾阴亏型患者随机分两组。治疗组口服参萸清眩膏(党参、山萸肉、熟地黄、牛膝、菟丝子、肉苁蓉等水煎去渣浓缩，加蜜制成半流体膏剂)，对照组口服西比灵胶囊、肌注654-2针剂等。均以4周为1个疗程，未加用其他药物，观察服药10 d后病情变化以及6个月后疾病发作情况。治疗组与对照组的总有效率分别为91.8%(101/110)、76.4%(84/110)，组间比较，$P<0.01$。付继学等报道38例辨证为肝郁痰凝、痰热上扰型患者，予小柴胡汤加味(柴胡、黄芩、半夏、党参、天麻、白术等)煎服，并与用盐酸地芬尼多片口服、盐酸山莨菪碱注射液静脉滴注治疗的38例作对照。均以6 d为1个疗程。经治3个疗程，治疗组与对照组的总有效率分别为92.1%(35/38)、76.3%(29/38)，治愈率分别为52.6%(20/38)、(12/38)31.6%。组间比较，$P<0.05$。吕昌杰等报道104例随机分为两组。治疗组采用宁眩汤(泽泻、炒白术、茯苓、桂枝、陈皮、清半夏等)随证加减煎服，对照组采用5%碳酸氢钠缓慢静脉注射、654-2注射液加入葡萄糖或生理盐水注射液中静脉滴注。均以5 d为1个疗程。经治1～3个疗程，治疗组与对照组有效率分别为96.2%(50/52)、82.7%(43/52)，痊愈率分别为84.6%(44/52)，53.8%(28/52)。组间比较，$P<0.05$。王建华报道110例按就诊先后顺序分为两组。均予盐酸硝旋山莨菪碱注射液加入5%葡萄糖注射液中静脉滴注，甲磺酸倍他司汀片口服等，治疗组(57例)加服美尼康口服液(五味子、当归、怀山药、龙眼肉、菊花、酸枣仁等)。均以14 d为1个疗程，两组总有效率分别为98.2%(56/57)、81.1%(43/53)，痊愈率分别为66.7%(38/57)、32.1%(17/53)。组间比较，$P<0.05$。李春报道248例，随机分为两组。均予利多卡因、复方丹参注射液加入生理盐水、葡萄糖注射液中静脉滴注，山莨菪碱片口服等，治疗组按辨证分为肝阳上亢、气血两虚、痰湿中阻等3个证型，分别以天麻钩藤饮(天麻、钩藤、石决明、黄芩、栀子、菊花等)、归脾汤(黄芪、党参、白术、熟地黄、当归、川芎等)、半夏白术天麻汤(天麻、法半夏、陈皮、白术、薏苡仁、茯苓等)随证加减煎服。结果治疗组与对照组的总有效率分别为95.0%(119/124)、79.0%(98/124)，治愈率(症状完全消失，1年以上未复发)分别为79.0%(98/124)、57.3%(71/124)，组间比较，$P<0.01$。

(沈龙柱)

【慢性鼻炎的治疗与研究】

慢性鼻炎的发病呈上升的趋势。钱静华报道53例，以温阳壮督汤（鹿角片、仙茅、淫羊藿、巴戟天、白芷、苦杏仁等）煎服。14 d为1个疗程。服药4个疗程，总有效率为98.1%（52/53），痊愈率为28.3%（15/53）。桂雄斌等报道100例按就诊顺序分为两组。均予1%麻黄素液滴鼻、抗生素软膏涂敷鼻甲，A组加服补气通窍方（黄芪、党参、甘草、苍耳子、辛夷花、细辛等）；B组加服罗红霉素胶囊。7 d为1个疗程。经治3个疗程，A组与B组的总有效率分别为86.0%（43/50）、54.0%（27/50），痊愈率分别为60.0%（30/50）、26.0%（13/50）。组间比较，$P<0.01$。李峥等报道187例，予罗红霉素口服1周后停药，以复方鱼腥草鼻腔冲洗液（生理盐水400 ml、鱼腥草注射液50 ml、地塞米松10 mg）行鼻腔冲洗。2周为1个疗程。冲洗2个疗程，治愈率达75.9%（142/187）。雷权等报道116例，随机分为两组。治疗组（60例）每天早晚戴中药治疗罩（麻黄、辛夷、苍耳子、白芷、薄荷等研微粉制成药芯，安放在棉口罩内鼻翼两旁迎香穴的位置）各3 h；对照组采用1%麻黄素滴鼻液滴鼻。3周为1个疗程，两组的显效率分别为83.3%（50/60）、23.2%（13/56），组间比较，$P<0.005$。

临床研究方面，储成志等对63例患者按辨证分型探讨其与病理类型的关系。结果表明，慢性鼻炎血瘀证为最常见，多属于慢性肥厚性鼻炎，其早期鼻黏膜固有层动、静脉扩张，静脉和淋巴管周围淋巴细胞、浆细胞浸润，静脉和淋巴管回流障碍，静脉通透性增加，黏膜固有层水肿；晚期发展为黏膜、黏膜下层甚至骨膜和骨的局限性或弥漫性纤维组织增生肥厚。而气虚证多属于慢性单纯性鼻炎，其鼻黏膜深层动脉和静脉，特别是下鼻甲的海绵状血窦呈慢性扩张，通透性增加，血管和腺体周围有以淋巴细胞和浆细胞为主的炎性细胞浸润，黏液腺功能活跃，分泌增加。在病理上后者可发展、转化为前者。王东方等研究显示，正常人鼻黏膜中存在一氧化氮合酶（NOS）的表达；内皮型一氧化氮合酶（eNOS）在正常鼻黏膜和慢性鼻炎鼻黏膜中均有表达；iNOS在慢性鼻炎鼻黏膜中表达明显高于正常人，且血瘀组的表达高于气虚组（$P<0.05$），两者间存在相关性。提示iNOS可能是气虚证向血瘀证转变的重要因素之一，其对辨证分型具有一定参考意义。臧运彩等报道56例按辨证分为肺脾气虚型和气滞血瘀型两组，进行舌下络脉、目征变化特征的分析表明，气滞血瘀型患者舌下络脉变化较肺脾气虚型有明显差异（$P<0.05$），而目征在两组的比较中差异不明显（$P>0.05$）。提示舌下络脉的颜色、粗细、分枝的变化，可作为慢性鼻炎辨证分型的依据之一。

（沈龙柱）

【变应性鼻炎的实验研究】

变应性鼻炎（AR）的实验研究报道趋多。谢慧等研究发现，鼻中隔黏膜P物质（SP）的表达增加可能是脾气虚型AR病情加重的一个重要原因，而鼻黏膜雌激素受体阳性（ER+）细胞可能与脾气虚AR大鼠病情加重没有明显关系。王大海等研究显示，AR患者血清IL－4水平与红细胞C3b受体花环率（RBC－C3bRR）、红细胞免疫复合物受体花环率（RBC－ICR）呈负相关，血清IFN－γ水平与RBC－C3bRR、RBC－ICR呈正相关，与文献报道的红细胞参与IL－4、IFN－γ的直接或间接调控相一致。补肾温肺胶囊（仙灵脾、细辛、黄芪、紫河车、防风、白术等）调节AR的红细胞免疫可能是通过改变红细胞补体受体活性及红细胞所调控的IL－4、IFN－γ而实现的，其中，高剂量的作用优于低剂量及西药息斯敏（$P<0.05$）。

姜孝芳等研究显示，辛芷鼻敏胶囊可降低AR大鼠发病过程中鼻黏膜iNOS mRNA的表达及血清NO含量，与阳性对照组比较有明显意义（$P<0.05$）；其抑制大鼠AR发病过程NO的合成，进而减少嗜酸粒细胞（EOS）的浸润而改善症状。沈啸洪将鼻敏宁原方进行拆方后的实验研究发现，补气组（党参、黄芪、白术等）对iNOS的抑制和干预作用很弱，但祛风组（防风、细辛、辛夷）能有效地抑制鼻黏膜内iNOS的含量而达到控制AR症状的作用。提示复方制剂的不同成分可以作用于AR的不同靶点，起到多靶点和多部位的药理作用，从而有效的控制AR的发展。黄永久等研究发现，截敏祛风汤（茜草、紫草、防风、蝉蜕、地龙、徐长卿等）可明显改善AR大鼠的症状，其机制可能是使鼻黏膜和血浆中cAMP、cGMP含量保持稳定，减少嗜酸粒细胞的聚集及活化，减轻炎症反应，阻断变态反应的进程。李孝波研究显示，麻芥冲剂（麻黄、白芥子、防风、黄芪、玄参、金银花等）高、中剂量组均显著抑制了小鼠异种被动皮肤过敏反应（PCA）。推测麻芥冲剂治疗AR的作用机制，可能与抑制PCA中某一环节相关。宁云红等研究发现，益肺调血汤（黄芪、白术、炙麻

黄、防风、桂枝、五味子等)能升高 AR 大鼠血清 IL-2 水平,降低 IL-4 水平,从而减少炎性细胞的浸润和活化,抑制 IgE 的合成与分泌。孙科峰等研究发现,鼻敏康颗粒(辽宁中医药大学附属医院中医药实验中心提供)可明显降低 AR 豚鼠鼻黏膜组织中 IL-4mRNA 基因表达水平,且该作用明显优于辛芩颗粒与氯雷他定($P<0.01$)。王树鹏研究发现,麻黄细辛附子汤能够显著减少 AR 大鼠鼻分泌物量、喷嚏次数和鼻抓痒次数,使 RBC-C3bRR 和 RBC-ICR 升高。褚克丹的研究显示,AR 豚鼠血清白三烯 E_4(LTE_4)、IgE 值均升高。醒鼻凝胶滴剂(冰片、蝉蜕等)通过降低血清 LTE_4、IgE 浓度,抑制炎性介质的释放,从而减轻鼻道的变态反应。袁颖等研究发现,鼻炎喷剂(当归、鹅不食草、辛夷等)作用途径,是通过抑制鼻黏膜的黏附分子,从而影响炎症细胞的聚集和迁移;调节细胞因子平衡,从而减轻鼻黏膜变应性炎症;减轻鼻黏膜病变、降低鼻黏膜组胺含量达到治疗 AR 的目的。

(张守杰)

【慢性咽炎的治疗及实验研究】

慢性咽炎的临床报道文献近 70 篇、5 300 余病例,其治多为成方、验方。朱立鸣等对 2004～2007 年发表在国内各医学期刊上的根据养阴利咽法组方治疗慢性咽炎的临床研究文献(40 篇),根据纳入与排除标准分析筛选,共采纳文献 10 篇。采用 Meta 分析,初步表明,运用养阴利咽法治疗慢性咽炎在临床上有一定的疗效。陈宝刚等报道 68 例,以中药(柴胡、黄芩、清半夏、茯苓、紫苏叶、紫苏梗等煎开后滤过)超声雾化吸入,每日 2 次,并与用西药(地塞米松、庆大霉素、α-糜蛋白酶加入 0.9%氯化钠注射液中)超声雾化吸入治疗 59 例,以及用中药(同前)煎服治疗 54 例分别作对照。7 d 为 1 个疗程。治疗 2 个疗程,三组的总有效率分别为 95.6%(65/68)、71.2%(42/59)、72.2%(39/54),显效时间分别为(11.5 ± 1.7)d、(14.8 ± 0.9)d、(16.9 ± 1.4)d。治疗组均明显优于对照组($P<0.01$)。刘文学等报道 110 例随机分为两组。治疗组(60 例)予新癀片饭后含服;对照组予罗红霉素口服。10 d 为 1 个疗程。两组的总有效率分别为 96.7%(58/60)、86.0%(43/50),其中治愈率分别为 63.3%(38/60)、92.0%(26/50)。组间比较,$P<0.05$。邓广业报道 104 例随机分为两组。治疗组予利咽散(麦门冬、沙参、玄参、黄芩、生地黄、射干等)随证加减煎服,对照组服用复方草珊瑚含片、复合维生素 B 等治疗。2 周为 1 个疗程,治疗 1～2 个疗程观察疗效。治疗组与对照组的总有效率分别为 92.3%(48/52)、65.4%(34/52),其中治愈率分别为 61.5%(32/52)、38.5%(20/52)。组间比较,$P<0.05$。林丹娜报道 163 例分为两组。治疗组(83 例)予加味玉液汤(山药、黄芪、知母、鸡内金、葛根、五味子等)煎服,对照组予西地碘片(北京华素制药股份有限公司生产)含服。经治 10 d,两组的总有效率分别为 90.4%(75/83)、87.5%(70/80),其中治愈率分别为 63.9%(53/83)、13.8%(11/80)。组间比较,$P<0.05$。

临床与实验研究方面,周家璇等对 184 例患者按辨证分虚火上炎、痰热、肺脾气虚、肝气郁滞 4 个证型组,并行胃镜检查。结果显示,慢性咽炎与上消化道疾病在病因和病理方面存在相互关联,各证型均有不同的上消化道疾病。胃镜报告均呈阳性,其中以慢性浅表性胃炎为主,各证型镜检所诊断的上消化道疾病的病种不同、病情的轻重存在明显的差别。提示重视对上消化道疾病的诊治,可望提高慢性咽炎的治愈率。彭顺林等研究显示,咽灵口服液(玄参、麦冬、余甘子、牛蒡子等)大、中剂量组,能明显抑制模型动物血清 IL-1 的产生,并促进血清中表皮生长因子(EGF)的表达,而使咽部黏膜炎症得以修复。

(张守杰)

【复发性口腔溃疡的治疗与研究】

复发性口腔溃疡(ROU)的临床报道较集中。任素芳等报道 150 例,自拟平复汤(沙参、麦冬、黄芩、黄连、党参、白术等)煎服,并与用氦氖激光照射及注射转移因子治疗的 60 例作对照。经治20 d,两组的总有效率分别为 96.0%(144/150)、71.7%(43/60),痊愈率分别为 72.0%(108/150)、20.0%(12/60)。组间比较,$P<0.01$。陈传耀等报道 50 例,采用加味玉女煎(石膏、生地黄、麦冬、知母、牛膝、玄参)煎服,并与口服复方维生素 B_2 治疗的 50 例作对照。经治 10 d,治疗组与对照组的总有效率分别为 90.0%(45/50)、60.0%(30/50),组间比较,$P<0.05$。常夏等报道 86 例,随机分为治疗组服用口腔愈疡免煎颗粒(生地黄、丹皮、山茱萸、茯苓、山药、泽泻等,深圳三九医药股份有限公司现代中药部生产),对照组服用复合维生素 B、维生素 C、葡萄糖酸锌口服液等。2 周为 1 个疗程。治疗 4 个

疗程,随访观察1年,治疗组与对照组的总有效率分别为95.3%(41/43)、41.9%(18/43),组间比较,$P<0.01$。蔡行平等报道74例脾肾阳虚型患者随机分为治疗组(38例)自拟吴胡五苍汤(吴茱萸、胡黄连、五味子、苍术、白及、五倍子等)煎服,对照组口服复合维生素B及维生素C。经治14 d,两组的总有效率分别为92.1%(35/38)、63.9%(23/36),显效率分别为60.1%(23/38)、19.4%(7/36)。组间比较,$P<0.05$。

唐时静等报道96例ROU随机分为两组。均予胸腺肽片口服,治疗组(48例)加用贞芪扶正颗粒剂(黄芪、女贞子等,吉林修正药业集团新药有限公司生产)。连服70 d,治疗组与对照组的总有效率分别为97.9%(47/48)、89.6%(43/48),治愈率分别为35.4%(17/48)、16.7%(8/48)。组间比较,$P<0.05$。孟丽萍等报道60例,口服四黄养阴胶囊(黄连、黄芩、黄柏、大黄、麦冬、天花粉等,河北以岭医药集团提供),同时予聚肌胞注射液肌肉注射,复合维生素B、维生素C口服,养阴生肌散外涂溃疡面,口泰漱口液或生理盐水漱口等,并与仅接受西医治疗的54例作对照。疗程均为1个月。停药后3个月随访复发情况。两组的总有效率分别为91.7%(55/60)、75.9%(41/54),痊愈率分别为25.0%(15/60)、11.1%(6/54)。组间比较,均$P<0.05$。

实验研究方面,王凯等研究表明,ROU的发生与微循环障碍有关,银杏叶提取物(EGb)能明显改善ROU模型大鼠的微循环,尤以EGb片剂、及EGb片剂合糊剂组更为明显。沈敏鹤等研究表明,水中草颗粒(水牛角、人中白、紫草等)对ROU家兔模型的治疗机理,可能与其能够提高红细胞C3b受体花环率及降低红细胞免疫复合物花环率有关。

(戚清泉)

[附] 参考文献

B

白岩,张伟霞.血府逐瘀汤治疗视网膜静脉阻塞83例[J].陕西中医,2008,29(7):830

C

蔡晖.复明片治疗早期老年性白内障的疗效观察[J].时珍国医国药,2008,19(9):2289

蔡行平,黄亚丽,钱成勇.吴胡五苍汤治疗复发性口腔溃疡38例[J].江西中医药,2008,39(7):35

蔡玉莲.复方樟柳碱联合复方血栓通治疗前部缺血性视神经病变50例疗效观察[J].云南中医中药杂志,2008,29(2):12

曹国凡,丁淑华."夜明颗粒剂"治疗视网膜色素变性46例临床观察[J].江苏中医药,2008,40(10):67

曹明芳,刘安,金威尔.归芍地黄汤联合TTT抑制CNV的实验研究中细胞因子的表达[J].中国中医眼科杂志,2008,18(4):210

常夏,蒋昕,李卫民.口腔愈疡免煎颗粒冲剂治疗复发性口腔溃疡的疗效观察[J].四川中医,2008,26(2):99

陈宝刚,刘春龙,张沧霞.中药超声雾化吸入治疗慢性咽炎临床观察[J].河北中医药报,2008,23(2):19

陈传耀,罗仁瀚,徐凯.加味玉女煎治疗复发性口腔溃疡50例临床观察[J].贵阳中医学院学报,2008,30(2):33

陈金,金敏,高宗银.昆明山海棠滴眼液治疗大鼠葡萄膜炎的实验研究[J].中国中医眼科杂志,2008,18(1):30

陈伟丽,庄曾渊,杨永升,等.中医药治疗原发性视网膜色素变性的临床观察[J].中国中医眼科杂志,2008,18(4):187

程娟,王润生.葛根素及噻吗心安滴眼液对实验性近视眼的作用[J].中国中医眼科杂志,2008,18(1):23

储成志,胡军平,王东方.慢性鼻炎中医辨证分型与病理类型的相关性研究[J].光明中医,2008,23(6):814

褚克丹,郑健,黄郑隽,等.中药醒鼻凝胶滴剂治疗豚鼠变应性鼻炎的疗效观察[J].福建中医药,2008,39(3):43

崔明月,曲铁.中西医结合治疗前葡萄膜炎72例临床观察[J].中国民间疗法,2008,16(6):36

D

邓广业.利咽散治疗慢性咽炎52例[J].甘肃中医,2008,21(4):29

丁淑华,欧阳永斌,丁哲,等.中药夜明方对rds小鼠视网膜感光细胞干预作用的实验研究[J].山西中医,2008,24(9):48

丁哲,欧阳永斌,丁淑华.夜明颗粒对早期视网膜色素变性治疗作用的实验研究[J].吉林中医药,2008,28(8):608

F

付继学，王著敏. 小柴胡汤加味治疗梅尼埃病 38 例[J]. 中医研究，2008，21(9)：46

G

高振. 六味地黄丸配合牙周基础治疗对肾气虚损型牙周炎临床疗效分析[J]. 时珍国医国药，2008，19(5)：1218

古天明，蒲春霞. 野菊花滴眼液对家兔单纯疱疹病毒性角膜炎的影响[J]. 中药药理与临床，2008，24(2)：55

桂雄斌，何颖. 补气通窍方合用西药治疗慢性鼻炎疗效观察[J]. 广西中医药，2008，31(5)：27

H

韩海伟，杨艳. 中西医结合治疗视网膜静脉阻塞患者血浆 TXB_2、6－K－$PGF_1\alpha$ 变化[J]. 青海医学院学报，2008，29(3)：591

韩浩伦，陈雷，吴玮，等. 丹参酮滴耳液在豚鼠急性化脓性中耳炎中的作用研究[J]. 中国中西医结合耳鼻咽喉科杂志，2008，16(2)：86

郝小波，王桂红，林柳燕，等. 中西医结合治疗顽固性葡萄膜炎相关免疫学研究[J]. 四川中医，2008，26(11)：102

黄贵芝，段俊国，杨灵萍，等. 中药部位复方 DGH 对 STZ 诱发的糖尿病大鼠早期视网膜形态学影响的实验研究[J]. 中国中医眼科杂志，2008，18(4)：204

黄丽娜，王丽纯，应方微，等. 蒺藜皂苷对体外培养视网膜神经节细胞的保护作用[J]. 中国中医眼科杂志，2008，18(2)：89

黄永久，马兆鑫，黄平，等. 截敏祛风汤对变应性鼻炎大鼠环核苷酸的影响[J]. 临床耳鼻咽喉头颈外科杂志，2008，22(1)：513

J

季梅，季华，吴玉珍. 银杏达莫注射液联合复方樟柳碱注射液治疗缺血性视神经病变——附 50 例报告[J]. 新医学，2008，39(2)：128

贾丹，张兴儒，刘龙民，等. 芪归解毒汤防治硫酸镍致晶状体上皮细胞损伤的实验研究[J]. 中国中医眼科杂志，2008，18(3)：141

贾琳琳，汤浩，付纯芳，等. 刺五加注射液对庆大霉素耳中毒豚鼠耳蜗 iNOS 表达的影响[J]. 中成药，2008，30(9)：1283

姜孝芳，高丽，李惠武，等. 辛芷鼻敏胶囊对变应性鼻炎大鼠血清 NO 和鼻黏膜 iNOS 表达的影响[J]. 中国免疫学杂志，2008，24(8)：712

金忠平，季惠玲. 中西医结合治疗前部缺血性视神经病变 40 例[J]. 中国中医药科技，2008，15(4)：311

K

匡洪宇，康英英，马丽丽，等. 黄芪总黄酮对高糖培养下牛视网膜血管周细胞凋亡的影响[J]. 中华中医药杂志，2008，23(3)：250

L

雷权，张保伟，魏俊燕. 中药治疗罩治疗慢性单纯性鼻炎[J]. 光明中医，2008，23(7)：971

李卜. 中西医结合治疗口腔黏膜纤维性变 30 例总结[J]. 湖南中医杂志，2008，24(4)：32

李春. 中西医结合治疗内耳性眩晕 124 例疗效观察[J]. 云南中医中药杂志，2008，29(3)：8

李静华，张远平，赵学英，等. 灯盏花素注射液对实验性视网膜缺血再灌注损伤的保护作用[J]. 云南中医中药杂志，2008，29(2)：30

李南屏，王秀琴，王喆，等. 参萸清眩膏治疗梅尼埃病的临床研究[J]. 现代生物医学进展，2008，8(9)：1695

李全智，阿依努·努拉厚，库热西，等. 贞芪胶囊对非增殖型糖尿病视网膜病变大鼠视网膜中醛糖还原酶基因 mRNA 的表达[J]. 中国中医眼科杂志，2008，18(3)：145

李孝波，门九章. 麻芥冲剂治疗变应性鼻炎的实验研究[J]. 湖北中医学院学报，2008，10(1)：19

李彦华，邹广华. 补肾活血法治疗突发性耳聋例疗效观察[J]. 新中医，2008，40(12)：58

李艳，陈艳. 绿风丸治疗原发性开角型青光眼临床研究[J]. 吉林中医药，2008，28(5)：349

李峥，张学梅，阎玉彦，等. 复方鱼腥草鼻腔冲洗液治疗 187 例慢性鼻炎临床观察[J]. 中国中西医结合耳鼻咽喉科杂志，2008，16(2)：125

李志英，詹敏，王舜杏，等. 补益肝肾明目饮治疗早期年龄相关性白内障临床疗效观察[J]. 光明中医，2008，23(3)：256

廖月红，陈俏妍，巫志峰，等. 通窍胶囊对分泌性中耳炎模型大鼠外周血黏附分子 $CD_{11}B$ 与 $CD_{62}L$ 表达水平影响的研究[J]. 中国中西医结合耳鼻咽喉科杂志，2008，16(5)：324

林丹娜. 加味玉液汤治疗慢性咽炎临床观察[J]. 实用中医药杂志，2008，24(4)：213

刘慧明，莫业跃，韦才峰，等. 疏肝健脾方加雷公藤多苷治疗口腔糜烂型扁平苔藓[J]. 甘肃中医学院学报，2008，25(1)：31

刘文学，杨慧. 新癀片治疗慢性单纯性咽炎 110 例疗效观察[J]. 社区医学杂志，2008，6(6)：13

刘相和，倪同上，迟焕芳. 枸杞子提取液对 RCS 大鼠遗传性视网膜色素变性的神经保护作用[J]. 神经解剖学杂志，2008，24(6)：602

吕昌杰，许德恒，雷志群. 宁眩汤治疗梅尼埃病 52 例[J]. 河南中医，2008，28(11)：59

罗冬青，卢丽君. 中药清咽润喉合剂治疗舌乳头炎 55 例疗效观察[J]. 中国中西医结合杂志，2008，28(9)：853

罗新舟，丁洁，韩定献，等. 三叶委陵菜根对致龋齿菌抑菌作用的研究[J]. 湖北中医杂志，2008，30(2)：61

M

孟丽萍，钟起诚，王琨. 四黄养阴胶囊与西药联合治疗复发性口腔溃疡 60 例疗效观察[J]. 中国中医药信息杂志，2008，15(9)：70

N

倪同上，刘相和，迟焕芳. 枸杞子提取液对 RCS 大鼠视网膜色素变性的保护作用[J]. 青岛大学医学院学报，2008，44(5)：416

宁云红，王仁忠，顾真. 益肺调血汤对变应性鼻炎大鼠血清白介素水平的影响[J]. 新中医，2008，40(11)：93

P

庞有慧，孙河. 葛根、三七、银杏叶三种中药制剂对青光眼视神经保护作用优效性研究[J]. 中医药信息，2008，25(2)：30

彭顺林，张岳，陈娟. 咽灵口服液对实验性慢性咽炎 IL-1β 和 EGF 表达的影响[J]. 中国中西医结合耳鼻咽喉科杂志，2008，16(3)：168

Q

钱爱华，汪锐. 银杏叶注射液对兔慢性高眼压模型视网膜神经节细胞的保护作用[J]. 中国中医眼科杂志，2008，18(3)：149

钱爱华. 银杏叶注射液对实验性高眼压的影响[J]. 湖北中医杂志，2008，30(9)：7

钱静华. 温阳壮督汤治疗慢性鼻炎 53 例[J]. 山东中医杂志，2008，27(9)：602

钱秋海，夏丽英，赵懿，等. 糖视清对家兔眼内出血模型的视网膜和家兔高血糖模型的眼球结膜微循环的影响[J]. 中国临床药理学杂志，2008，24(5)：426

钱秋海，杨培民，赵懿，等. 益气养阴活血解毒法治疗糖尿病视网膜病变机制探讨[J]. 山东中医杂志，2008，27(3)：147

R

任素芳，王亚青. 平复汤治疗复发性口腔溃疡 150 例临床观察[J]. 实用中医内科杂志，2008，22(3)：6

S

沈敏鹤，阮善明，鲍奂，等. 水中草颗粒对实验动物复发性口腔溃疡红细胞免疫功能的研究[J]. 中华中医药学刊，2008，26(12)：2605

沈啸洪. 鼻敏宁拆方对变应性鼻炎鼻黏膜一氧化氮合酶的干预作用[J]. 中国中西医结合耳鼻咽喉科杂志，2008，16(3)：166

石婷. 多媒体训练软件在治疗屈光参差性弱视中的作用[J]. 中国中医眼科杂志，2008，18(1)：47

宋剑涛，段俊国，廖品正. 糖尿病视网膜病变渗出与患者血液流变性和血脂的相关性研究[J]. 中国中医眼科杂志，2008，18(1)：34

宋毅，宫媛媛，李彩红，等. 灵杞黄斑颗粒对光损伤大鼠视网膜氨基酸类神经递质水平的影响[J]. 上海中医药杂志，2008，42(3)：62

孙科峰，张立德，付勇强，等. 鼻敏康颗粒对变应性鼻炎豚鼠 IL-4mRNA 基因表达水平的影响[J]. 中华中医药学刊，2008，26(7)：1464

孙其伟，刘剑刚，高普. 冬连胶囊对糖尿病视网膜病变大鼠 C-反应蛋白、白细胞介素-6 及肿瘤坏死因子水平的影响[J]. 中国中医基础医学杂志，2008，14(12)：913

孙艳，孙霞. 通窍活血汤加减合葛根素治疗视网膜静脉阻塞 32 例总结[J]. 湖南中医杂志，2008，24(5)：7

T

唐时静，岳阳升. 贞芪扶正颗粒与胸腺肽联合治疗复发性口腔溃疡的疗效观察[J]. 河南中医学院学报，2008，23(2)：58

童绎，王影，张守康. 中药五子衍宗丸治疗 Leber 遗传性视神经萎缩临床观察[J]. 中国中医眼科杂志，2008，18(3)：154

W

王大海，陈建龙，李定祥，等. 补肾温肺胶囊调节变应性鼻炎红细胞免疫复合物受体花环率等的影响[J]. 中国中西医结合耳鼻咽喉科杂志，2008，16(2)：89

王东方，高凉琴. 慢性鼻炎鼻黏膜中一氧化氮合酶表达与中医证型相关性研究[J]. 辽宁中医杂志，2008，35(1)：16

王枫，赵乌兰，黄宇佳. 补肾剂对耳聋豚鼠耳蜗细胞凋亡的影响[J]. 浙江中医药大学学报，2008，32(4)：438

王慧娟，唐由之. 凉血化瘀方治疗湿性老年黄斑变性临床研究[J]. 中国中医眼科杂志，2008，18(6)：322

王建华. 美尼康口服液治疗梅尼埃病疗效观察[J]. 中国中西医结合杂志，2008，28(5)：462

王静波，陈美荣，李伯勤，等. 益阴明目合剂对高眼压大鼠视神经超微结构及血清 NO、SOD 的影响[J]. 山东中医杂志，2008，27(2)：116

王凯，刘建国，程茜，等. 银杏叶提取物对复发性口腔溃疡模型大鼠血液流变学的影响[J]. 中国实用口腔科杂

志，2008，1(10)：59

王山红，何陈亮，胡振仙. 中西医结合治疗糖尿病性视网膜病变 31 例疗效观察[J]. 浙江中医杂志，2008，43(1)：52

王树鹏. 麻黄细辛附子汤对变应性鼻炎大鼠行为学和红细胞 C3b 受体及红细胞免疫复合物花环率的影响[J]. 中药药理与临床，2008，24(5)：10

王依鹭，张频，何晴. 复方血栓通胶囊联合益脉康治疗视网膜静脉阻塞的临床观察[J]. 现代中西医结合杂志，2008，17(27)：4254

翁文庆，赵斌. 补气化瘀法为主治疗缺血性视神经病变例[J]. 浙江中医杂志，2008，43(10)：587

X

向圣锦，林颖，刘安，等. 五苓散加减在中心性浆液性脉络膜视网膜病变激光治疗中作用的观察[J]. 中国中医眼科杂志，2008，18(1)：16

肖家翔，王利民. 养阴生津法对干眼病泪液及眼表组织作用的临床观察[J]. 上海中医药杂志，2008，42(3)：52

肖跃群，郭争鸣，詹育和，等. 金纳多对家兔实验性青光眼闪光视网膜电图保护作用的研究[J]. 湖南中医杂志，2008，24(4)：97

谢慧，熊大经. 脾气虚变应性鼻炎大鼠鼻中隔黏膜 P 物质及雌激素受体阳性细胞的表达[J]. 现代中西医结合杂志，2008，17(31)：4820

谢强，江娟娟，陶波，等. 慢性喉炎声学检测参数与中医证型的关系[J]. 中华中医药杂志，2008，23(12)：1119

谢学军，李芳梅，张梅，等. 补肾活血法对 Müller 细胞谷氨酸摄取功能的影响[J]. 中国中医眼科杂志，2008，18(1)：19

徐峰，朱静，金小琴，等. 消炎增视片治疗前葡萄膜炎临床研究[J]. 中国中医眼科杂志，2008，18(4)：232

徐兰兰，邹坤，汪鋆植，等. 开口箭提取物治疗急性咽炎的实验研究[J]. 江苏中医药，2008，40(8)：78

徐艳，王统辉. 加味秦皮汤治疗单纯疱疹病毒性角膜炎 41 例[J]. 河南中医，2008，28(5)：52

Y

杨洁文，杨林清，安英俊，等. 健目冲剂治疗单纯性糖尿病视网膜病变的临床观察[J]. 新中医，2008，40(10)：27

姚小磊，彭清华，吴权龙. 密蒙花提取物治疗兔去势所致干眼症[J]. 眼视光学杂志，2008，10(1)：21

叶群如，彭清华，张波涛. 蛴螬对实验性视网膜静脉阻塞兔 HSP70 表达的影响及意义[J]. 中国中医眼科杂志，2008，18(5)：261

于静，冯俊，王津津，等. 凉血化瘀方对蓝光诱导人视网膜色素上皮细胞凋亡的影响[J]. 中国中医眼科杂志，2008，18(2)：92

袁晓辉，熊大经，杨旭，等. 鼻渊舒口服液对急性鼻窦炎大鼠鼻黏膜中肿瘤坏死因子 α 的影响[J]. 时珍国医国药，2008，19(1)：120

袁颖，符胜光，郭忻. 鼻炎喷剂对变应性鼻炎大鼠鼻黏膜黏附分子的影响[J]. 中国实验方剂学杂志，2008，14(7)：67

袁颖，郭忻. 鼻炎喷剂对变应性鼻炎大鼠鼻黏膜形态及组胺含量的影响[J]. 上海中医药大学学报，2008，22(4)：72

袁颖，郭忻. 鼻炎喷剂对变应性鼻炎大鼠细胞因子 IL-4、IFN-γ 的影响[J]. 江苏中医药，2008，40(6)：78

Z

臧运彩，王东方. 舌下络脉、目征和慢性鼻炎血瘀证关系探讨[J]. 江西中医学院学报，2008，20(4)：43

曾志成，彭清华. 正清风痛宁缓释片替代激素治疗前葡萄膜炎临床观察[J]. 中医药导报，2008，14(8)：62

张波涛，彭清华，叶群如，等. 蛴螬对兔视网膜静脉阻塞模型 iNOS 表达的干预研究[J]. 湖南中医药大学学报，2008，28(1)：25

张雪梅，史献君，孙宪昌，等. 黄芪注射液对庆大霉素耳中毒豚鼠耳蜗内琥珀酸脱氢酶的影响[J]. 中成药，2008，30(9)：附 2

张玉华. 综合疗法治疗前部缺血性视神经病变 68 例[J]. 中国中医眼科杂志，2008，18(4)：236

赵爱红，李世洋，肖建和，等. 开郁导滞法治疗缺血性视神经病变临床研究[J]. 实用中医内科杂志，2008，22(8)：47

钟润芬，谢祥勇，谈池. 复方丹参滴丸对糖尿病视网膜病变内皮素浓度的影响[J]. 现代中西医结合杂志，2008，17(25)：3955

周家璇，王浩，吴锋禹，等. 慢性咽炎中医证型与上消化道疾病关系的观察研究[J]. 云南中医学院学报，2008，31(6)：53

周旌，李明东，林琪玲，等. 抗毒复明滴眼液对单疱病毒性角膜炎的实验药效学研究[J]. 深圳中西医结合杂志，2008，18(3)：133

朱立鸣，段永强，崔玉红，等. 养阴利咽法治疗慢性咽炎的 Meta 分析[J]. 中国中医药信息杂志，2008，15(9)：98

朱天民，熊大经，袁晓辉，等. 鼻渊舒口服液对实验性急性鼻窦炎大鼠白细胞介素-6 和肿瘤坏死因子-α 的影响及其分子生物学机制探讨[J]. 时珍国医国药，2008，19(1)：155

朱娅，曾明葵，曾强. 中医治疗葡萄膜炎的临床研究进展[J]. 中医药导报，2008，14(1)：83

(十) 针　灸

【概述】

2008 年在公开学术刊物上发表的与针灸有关的学术论文共 2 800 余篇,较 2007 年的 2 600 余篇略有增加。

1. 经络

谢浩然提出了“经络气道论”的经络假说,认为十四经脉的“经”,是纵向间隙的组织结构;十五络脉的“络”,是横向间隙的组织结构;经脉与络脉的“脉”,是纵横间隙的组织液气;经络气道的“道”,是纵横间隙的组织结构;组织液气与组织结构的关系,是相互依存的关系;经络气道的理论,是有原始、科学和实质依据的基础理论。经络实质是组织液气等调控系统多种物质的综合功能。卢六沙提出了“经络物质构成模型”。王勇等在系统考察古今文献的基础上,分析并总结经穴定位分歧的基本因素:骨度的理解,骨度的改变,文献传抄失误,文本的理解,概念的演变。这将为解决经穴定位分歧的实际问题提供切实可行的方法及依据。王琪等探讨 Ca^{2+} 和组织氧分压与经络现象之间的联系。王氏选用波尔杂交母山羊 10 只,用盐酸氯丙嗪(0.85 mg/kg)镇静后,采用乙二胺四乙酸二钠(EDTA - Na_2 200 μl,0.05 kg/mol)络合穴区局部组织 Ca^{2+},用新型组织氧分压传感针检测山羊膀胱经经穴肝俞、大肠俞、关元俞及旁开非经穴处氧分压的变化趋势。结果显示:① 膀胱经经穴的 Ca^{2+} 电位明显高于旁开对照点($P<0.05$,$P<0.01$);② 膀胱经经穴的组织氧分压高于旁开对照点($P<0.01$);③ 注射 EDTA - Na_2 后,经穴的氧分压较注射前及注射生理盐水均明显升高($P<0.01$),且经穴的氧分压高于旁开对照点($P<0.01$)。结论:膀胱经穴 Ca^{2+} 电位明显高于各自旁开对照点;注射 EDTA - Na_2 络合 Ca^{2+} 后氧分压明显升高。邵水金等通过定义腧穴为控制点,并适当插值,合成骨架曲线,实现面绘制,重建经络管状模型。重建后的经络模型视觉效果好,并可以显示任督二脉、手太阴肺经的体表循行路线及其腧穴和不同层次的解剖结构。表明任督二脉、手太阴肺经在虚拟人体上的可视化显示可为构筑经络教学和研究平台提供数据载体。李继伟等研究表明锦鲤鱼体表感受器的簇状分布及线性排列类似于中医的穴位与经络,其神经纤维趋向头侧并向体干侧线管前端汇聚,在体表形成一个以神经纵行走行为主的感觉系统,与经络的纵向传导相似。

2. 腧穴

陈跃来等研究不同穴位电针治疗不稳定膀胱的尿动力学改变及其特异性,表明会阳穴、会阳加肾俞穴可特异性地改善大鼠 USB 尿动力状态,抑制逼尿肌不稳定收缩,增加膀胱容量和膀胱顺应性。李媛等对传统经穴知热感测定方法进行改良,改良后的方法能更客观、准确地测定经穴知热感度。方法是:① 用一高 5 mm 的金属丝支架放在欲测的穴位上,再将燃烧的线香固定在支架上,可保持灼烤的距离不变,避免了传统方法中距离无法准确掌握的弊端。② 以灼烤时间长短来代替灼烤次数作为赤羽氏指数的计量指标,避免了传统方法一上一下点灼时快慢不匀的缺点。③ 判断经络失衡的标准应该定为:若某经脉井穴的赤羽氏指数小于 0.5 倍平均值,则该经脉病证属实证,若某经脉井穴的赤羽氏指数大于 2 倍平均值,则该经脉病证属虚证。邓海平等探讨太渊穴自发红外辐射在反映肺通气功能方面的相对特异性。采用 PHE201 型体表红外光谱仪,对 104 名志愿者的太渊、内关、大陵及非穴位对照点的自发红外辐射进行检测,分析其与肺功能的相关性。结果显示,在穴位和非穴对照点共 10 个检测部位中,有 6 个检测部位在某些波长的自发红外辐射强度与 FEV1 和 MVV 有相关关系,但左太渊穴自发红外辐射与肺功能有相关关系的波长数明显多于其他检测部位($P<0.001$ 或 $P<0.01$)。提示左太渊穴自发红外辐射比邻近的其他检测部位更能灵敏地反映肺通气功能的变化。

3. 刺灸法

赖新生等探讨针刺“得气”的现象,提出以脑功能研究的技术手段“捕获”特异性脑活动以揭示

“得气”本质的研究设想。口锁堂等从古籍文献对灸量、灸量的衡量标准的论述以及现在有关灸量的研究方面入手分析，认为灸要产生一定疗效，必须当灸量积累到一定程度时，才易产生灸感。有灸效可能会出现灸感，获得一定的灸感必有灸效。灸量是灸效获得的重要方面，结合现代科技方法研究灸量可为临床灸疗度的把握提供理论依据，指导临床合理用灸，为灸法的发展和疗效的提高探寻“量”的依据，在节约资源和保护环境方面也有重要价值。唐照亮等探讨“热证可灸”与“热证贵灸”的机制。采用复制炎症、细菌与病毒感染等5种“热证”大鼠模型，观察灸治“肾俞”穴对其细胞因子、自由基、免疫功能、神经递质等方面的影响，结果显示艾灸有抗炎、抗感染和抗病毒作用；能抑制炎性细胞因子的产生与释放；纠正自由基代谢紊乱；抑制胸腺细胞凋亡，提高免疫功能；改善“热证”大鼠的微循环；调节中枢神经递质水平，促进内环境稳定。表明艾灸对“热证”大鼠有行气活血、扶正培元、解毒化瘀的作用。周美启等对熏器灸法的作用及其机制进行探讨，认为熏器灸法具有温热效应、药物效应、微循环改善、创面保护等四方面作用。刘堂义等应用“针刺手法信息分析系统”对目前所采集的教师和针灸医师针刺手法进行分析，寻找基本针刺手法操作的规律所在。试验发现所研究的6种基本针刺补泻手法，所分析的7个参数中，几乎所有参数都呈现出显著性差异($P<0.01$)，提示基本针刺补泻手法的操作缺乏统一性，这可能是由于没有客观化标准作为依据的结果；即使各种针刺手法的操作存在较大差异，但补法和泻法之间的差异却在每一个操作者的实验数据中得到反映，并与传统针灸文献所记载的特性相同，提示针刺手法的教学和临床存在定性好、定量较差的现状。

4. 治疗

涉及临床治疗的文献共约2 193篇，比去年2 248篇略有下降。疾病谱分布与往年基本类似。

传染病8篇，涉及流行性腮腺炎、耐多药肺结核、腮腺炎、黄疸性肝炎等。肿瘤报道25篇，多与镇痛、提高患者机体免疫力，控制放化疗副作用有关。涉及化疗致白细胞减少症、化疗性呕吐、化疗后呃逆、食道癌术后剧吐、癌性疼痛、食管贲门癌术后胃功能性排空障碍、大肠癌根治术后肠蠕动障碍等。消化系统疾病192篇，比去年的110篇增加75%，病种主要集中在呃逆、便秘、结肠炎、胃炎、功能性消化不良、呕吐等。泌尿生殖系统疾病62篇，主要涉及病种有尿潴留、前列腺炎、尿失禁、男性性功能障碍、肾绞痛等。内分泌系统疾病92篇，比去年138篇报道明显减少，主要有糖尿病、肥胖、痛风等。神经系统疾病481篇，比去年464篇报道略有增加，但主要病种有中风、面瘫、头痛、面神经麻痹、三叉神经痛，面肌痉挛、坐骨神经痛、癫痫等。呼吸系统疾病50篇，主要是支气管哮喘，其次是慢性支气管炎、感冒、咳嗽。精神神志疾病57篇，较去年137篇明显减少。主要病种集中在失眠、精神分裂症、癔症、强迫症等疾病。今年未见有关针灸治疗抑郁症的报道。循环系统疾病91篇，涉及椎动脉型颈椎病、高血压、动脉硬化、冠心病、心律失常等疾病。慢性疲劳综合征8篇。妇产科文献95篇，主要是痛经、更年期疾病、盆腔炎、产后缺乳等。儿科疾病75篇，主要是遗尿、脑瘫、儿童哮喘、腹泻等。外科疾病151篇，集中在带状疱疹、痤疮、斑秃等皮肤病、乳腺增生、痔疮等。骨伤科文献452篇，比去年504篇报道略有减少。主要病种有腰椎间盘突出症、颈椎病、肩周炎、膝骨关节炎、肱骨外上髁炎、腱鞘囊肿、落枕、第三腰椎横突综合征、风湿关节炎、梨状肌综合征、各种扭伤等。124篇五官科疾病中，以鼻炎、慢性咽炎，近视居多。眼肌麻痹、戒毒、类风湿关节炎等。

5. 实验研究

实验研究约281篇报道。较去年约170篇增加65%。动物模型主要涉及脑血管意外、抑郁、心肌缺血再灌注损伤、高脂血症、哮喘、腰椎间盘突出症、心律失常、子宫内膜异位症等。实验动物涉及大鼠、小鼠、兔、豚鼠。针灸方法涉及针刺、电针、灸法、穴位埋线、针刀。针刺、电针对脑血管易外动物模型作用依然是研究的热点。众多研究表明针刺或电针对脑缺血模型、脑缺血再灌注动物模型的脑神经细胞具有保护作用。

杜亦旭等认为电针可以阻止局灶性脑缺血模型突触结构的进一步损坏，而在不同的时间段促进突触结构参数的恢复。唐强等发现电针能促进缺血后神经干细胞的增殖和迁移，提示这种作用可能是电针治疗脑缺血的重要作用机制之一。王述菊等通过实验证明电针能显著降低急性脑梗死大鼠血浆t-PA、PAI-1含量，调节机体纤溶系统活性,改善梗死区域的血液循环,促进功能恢复。樊凌等发现电针能抑制急性脑缺血的大鼠血清中一氧化氮(NO)、一氧化氮合酶(NOS)、内皮素-1(ET-1)的过度升高。陈小娱等认为针刺治疗可明显减轻大鼠脑缺血再灌注损伤,上调神经细胞线粒体膜电位水平可能是针刺抑制大鼠脑缺血再灌注后神经细胞凋亡的机制之一。梁军等通过实验证明头穴丛刺能降低脑梗死大鼠梗死灶周围脑组织细胞表达 Nogo-A 水平。鲍春龄等研究表明头穴电针能扩张血管,改善供血,减轻血管内皮细胞的损伤,故能推迟葡萄糖载体蛋白-1(GLUT-1)及 GLUT-1mRNA 病变的发生,延长治疗时间窗。针刺对抑郁征模型的机理研究逐渐成为热点。黄学宽等研究认为电针“四关”穴具有保护抑郁状态下大鼠结肠组织功能的作用。段冬梅等认为电针头穴体穴均能改善抑郁模型大鼠行为活动,有较好的抗抑郁作用。但头穴在增加模型大鼠体重、提高水平运动和垂直运动次数和提高海马 p-CREB 阳性神经元数量方面似乎优于体穴。张敏等通过实验证明电针可以减轻慢性应激引起大鼠抑郁状态的程度,其机制可能与脑内糖皮质激素受体、N-甲基-D-天冬氨酸受体 2B 表达变化有关。罗文舒等认为针刺督脉和足太阳经可以改变抑郁模型大鼠行为学异常,在治疗抑郁症方面有一定优势。陆汎等认为大鼠抑郁模型存在下丘脑-垂体-肾上腺轴(HPAA)的功能紊乱,电针可调节 HPAA 的功能指标,其作用机制可能是通过调节海马细胞信号转导通路相关酶的功能而实现的。杨露晨等证明艾灸血清作用于 RA 滑膜细胞可抑制其增殖,并对 G1/S 转换期有延缓作用。郑茜等实验证明天灸血清可明显降低哮喘大鼠外周血和肺支气管组织中 EOS 的数量,具有与天灸疗法相类似的抗哮喘作用。这些研究进一步表明了针灸血清具有生物活性。

6. 针刺镇痛与针刺麻醉

有 30 篇关于针刺镇痛与针刺麻醉报道,与去年 33 篇报道相比,略有减少。马骋等研究表明电针对神经病理性疼痛坐骨神经分支损伤模型有显著镇痛作用,该作用与电针显著抑制脊髓背角兴奋性氨基酸神经递质的释放密切相关。余炜昶等研究表明针刺可缓解腹腔内脏痛,同时抑制伤害性痛反应诱发的脊髓 c-fos 表达;敲除缝隙连接蛋白 43(Cx43)基因可减弱针刺镇痛的作用,同时减弱针刺下调脊髓背角 c-fos 表达的作用;提示 Cx43 与针刺镇痛效应有着密切联系。余晓佳等通过研究表明穴区胶原纤维与肥大细胞在针刺镇痛效应的产生过程中起到重要的作用,胶原纤维参与了针刺信号由穴位向靶器官传输与转换过程,而肥大细胞脱颗粒则始终与针刺镇痛效应呈正相关。

7. 文献与老中医经验

陶晓雁等通过对近 10 年灸法的文献分析,认为灸法临床疗效观察研究的设计趋于合理,结果真实可靠,灸法临床适应症多达 186 种,有 34 个优势病种,对寒证、虚证疗效明显。

黄琴峰回顾 1965～2005 年针灸治疗结肠炎用穴和治疗方法规律的文献,显示针灸治疗结肠炎以足三里、天枢、大肠俞、关元、中脘穴应用频次为最,也是最佳组穴,以针刺、灸法为主。因用穴繁多,配穴不集中,故应加强穴位优选的研究。田小平等通过分析近 5 年来量表在针灸研究中的应用现状,指出应用量表的广度不够,量表体现针灸的优势和特色不足,缺乏严谨的信效度检验,并对今后的研究思路进行了探讨。杨秋莉等总结薛崇成对针灸与神经精神病学科的贡献,包括确认针灸穴位与神经点的一致性;发现先后天缺肢者的幻肢感传,感传越过切裂口,与皮层感觉共存失,因而建立感传中枢模式扩延论;提出用针刺检查神经系统的一般传入及皮层感觉、脊髓空洞症的深痛觉,用针刺引发幻肢的感觉,为神经系统检查增加了方法;首先报道经络型癫痫,并被美国癫痫中心收入分类;研发电针抽搐治疗精神病,仅用传统治疗电量 4%,《美国精神科杂志》承认为 40 余年的突破;建立中国第一个疼痛测定问卷;制定中国人格、体质测验与常模,填补了国家空白;首先提出中医的医学模式为“时-空-社会-心理-生物医学模式”等。

8. 小结

随着近年 973 有关针灸基础研究项目的逐渐深入进行,2008 年针灸实验文章增加明显。本年度针灸学的主要动态依然表现为现代生物技术在针灸学研究中的应用比较活跃。

(王　宇　杨永清)

【针灸红外物理特性研究】

沈雪勇等采用自制 PHE201 型体表红外光

谱仪检测50名冠心病患者内关穴红外辐射光谱，并与47名健康志愿者进行比较分析。结果，在1.5～16 μm波段范围内共73个扫描点中(扫描间隔波段为0.2 μm)，冠心病患者有23个扫描点穴位红外辐射强度与对照点有显著差异(P=0.048～P=0.002)，而健康志愿者穴位与对照点辐射强度有差异的扫描点只有12个，χ^2检验显示，冠心病患者和健康志愿者有显著差异。在与能量代谢密切相关的2.0～2.5 μm波段内，冠心病患者内关穴红外辐射强度显著小于健康志愿者(P=0.026～P=0.017)。表明冠心病患者内关穴部位能量代谢低下，穴位处红外辐射光谱的变化可敏感反映患者病理变化情况。

邓海平等检测104名志愿者的太渊、内关、大陵及非穴位对照点的自发红外辐射。结果，在10个检测部位中，有6个检测部位在某些波长的自发红外辐射强度与FEV1和MVV有相关关系，左太渊穴自发红外辐射与肺功能有相关关系的波长数明显多于其他检测部位(P<0.001～P<0.01)。提示左太渊穴自发红外辐射比邻近的其他检测部位更能灵敏地反映肺通气功能的变化。李恒等检测68名乳腺增生病患者乳腺增生肿块1.5～16 μm波段的体表红外辐射光谱并与自身左右期门穴对照。结果，乳腺增生病患者乳腺增生肿块与左右期门穴的体表红外辐射光谱形态基本一致，但左右期门穴红外辐射强度均高于增生肿块，在检测59个扫描点中(扫描间隔波段为0.25 μm)，分别有48个和49个波长有显著性差异(P=0.000～0.037)。提示乳腺增生患者期门穴红外辐射强度高于增生肿块，可能与形成乳腺增生的病理相关。应荐等检测68例乳腺增生病患者膻中穴与非穴对照点体表1.5～16.0 μm波段的红外辐射光谱。结果，乳腺增生病患者膻中穴与非穴对照点红外辐射光谱形态相似，但辐射强度减低，在检测的59个波长点中有13个波长检测点(6.75～8.25 μm、9.00 μm、9.25 μm、9.75 μm、13.25～13.75 μm)，膻中穴与非穴对照点的红外辐射强度比较P<0.05。提示膻中穴红外辐射强度降低。周愉等检测37名哮喘患者与34名健康成人左右太渊穴及其非穴对照点的1.5～16 m红外辐射光谱。结果，哮喘患者与健康人太渊穴及其非穴对照点的红外辐射光谱形态基本相似，在某些波长哮喘患者与健康人太渊穴及其非穴对照点的红外辐射强度比较，P<0.01～P<0.05；哮喘组左右太渊穴红外辐射强度的差异性与健康人比较P<0.05。提示太渊穴的某些波长的红外辐射强度变化承载着特异性病理信息。吴涣淦等应用沈雪勇等发明的穴位红外检测方法检测34名溃疡性结肠炎患者大肠经原穴合谷与大肠经下合穴上巨虚的红外光谱。结果在59个检查波长中，溃疡性结肠炎患者右侧合谷穴共有28个波长的红外辐射强度与正常人有显著差异(P<0.05或P<0.01)，左侧有13个波长的红外辐射强度与正常人有显著差异(P<0.05)。右侧上巨虚穴共有16个波长的红外辐射强度与正常人有显著差异(P<0.05或P<0.01)，左侧有17个波长的红外辐射强度与正常人有显著差异(P<0.05或P<0.01)。患者左右合谷有18个波长的辐射强度有显著差异(P<0.05或P<0.01)，正常人左右合谷7个波长上有显著差异(P<0.05)。患者左右上巨虚共有4个波长的辐射强度有显著差异(P<0.05或P<0.01)，而正常人左右上巨虚有1个波长的辐射强度有显著差异(P<0.01)。提示上巨虚与合谷穴均能在红外辐射光谱上反映出肠道病变，而合谷穴更明显一些。

魏建子等对传统隔附子饼灸艾炷不同燃烧时间红外辐射光谱作归一化数学分析，提取艾炷不同燃烧时间红外辐射光谱的共性，并与对照的隔黄芩饼灸红外辐射光谱比较。结果，艾炷不同燃烧时间隔附子饼灸红外辐射强度变化很大，但经归一化处理扣除温度影响后，隔附子饼灸艾炷燃烧6～21 min期间的各红外辐射光谱十分相似；艾炷燃烧9～24 min隔黄芩饼灸红外辐射强度明显高于隔附子饼灸(P<0.05～0.001)；隔黄芩饼灸艾炷燃烧18 min与隔附子饼灸艾炷燃烧12 min红外辐射光谱有很大差异，前者的辐射峰强度为4.70 V，后者仅为2.46 V，隔黄芩饼灸辐射峰左移0.75 μm。提示隔黄芩饼灸不适合临床应用，不能替代传统的隔附子饼灸。李氏等采用Thern1aCAMTM P30红外热像仪，检测74名乳腺增生病患者和63名身体健康，无乳腺增生病的正常人四条经脉八个穴位的体表红外辐射温度。结果：乳腺增生病患者右幽门穴的体表红外辐射温度显著高于正常人的右幽门穴的体表红外辐射温度(P=0.009)。左幽门穴及所测其余各穴的红外辐射温度患者与正常人无明显差异(P>0.05)。提示乳腺增生病患者与正常人右幽门穴的红外辐射温度有显著差异，这种差异可能与乳腺增生病的病机及幽门穴的特异性有关。

（陆琛斐　魏建子）

【古代刺法探讨】

近年来对于古代针刺、艾灸、刺血的方法有所探讨。林少贞对《灵枢·官针》篇的刺法进行分类，分为用于痹证的刺法和针具，用于内脏病证的刺法，用于经脉病证的刺法，用于泄邪的刺法和针具，用于适应邪气深浅程度的刺法等，并简述了各类针法的临床应用。毕钰桢讨论《内经》和《难经》按时针刺的差异，认为《内经》中按时针刺之“时”的内涵比《难经》广，两者对针刺深浅结合四时的解释有异，两者中五输穴四时应用不同，两者对四时五脏针刺手法的论述有所不同，此外，《内经》提出四时误刺的后果，而在《难经》中未被提及。

林祥军等对古代捻转补泻的技术要领进行总结探析，发现古代捻转补泻技术应分为单式和复式，而捻转角度、速度、方向、力度、作用时间是捻转补泻的五个基本元素。许建敏等对明代《金针赋》中的“飞经走气”四法进行整理诠释，这四法即青龙摆尾、白虎摇头、苍龟探穴、赤凤迎源，许氏认为是催气、行气的常用手法。为了加强手法效果，还配合循按爪切刮等法，其中按法尤为重要。陈琳等对古今医家龙虎交战针法进行探析，对古代徐凤、汪机、李梴、杨继洲，现代陆瘦燕、奚永江、管遵惠等医家的龙虎交战针法分别进行总结和整理，分析对比他们的异同之处，为临床应用提供理论依据。

刘立公等对93种古代医籍中有关刺血疗法的内容，用计算机进行检索和统计，结果显示，就辨证论治而言，刺血疗法的主要功效为除疮消肿、理血排脓、清热、祛风、安神、苏厥、镇痉等。就辨病论治而言，主要功效为清头脑、利五官、疏理四肢、疏理腰背、健脾、宁心、调腹等。刺血疗法的常用穴位包括患部穴、末部穴(含头部、手足部和口部穴)、关节部穴，以及远处瘀阻血络。就经络而言，多取阳经穴和阴经中之阳穴。在三阳经中多取太阳、阳明经穴，而少取少阳经穴。就刺血方法而言，在刺血前先行针刺、服药，在穴位处涂以麻油，对血管采用加热、加压、手捋、拍打等方法，并进行心理安慰。在刺血时，除了一般的针刺出血外，还采用“横刺”法、“十字刺破”法、挑刺法、刀削法、火针法等。同时配合运用针法、灸法、吸吮法(包括缸吸、角吸、竹筒吸、口吸、水蛭吸等)。出血量往往很大。在刺血操作后，采取止血、敷药、淋洗等善后措施。

（刘立公）

【癌性疼痛的治疗与研究】

陈仲杰等将66例晚期癌症且伴有疼痛的患者，根据疼痛的轻中重不同程度分为3层，每一层患者随机分为针刺组和药物组。针刺组在西医常规化疗的基础上，找3～5个最明显的压痛点作为针刺点，采用提插和捻转相结合的平补平泻，得气后留针30 min，中间行针1次。每日治疗1次，7 d为1个疗程。药物组按WHO三阶梯给药原则予口服药(阿司匹林、可待因、吗啡)。结果：总有效率分别为94.1%(32/34)、87.5%(28/32)，组间比较，$P<0.05$。张文奇针刺治疗癌性疼痛160例，肺癌主穴取孔最，配穴取内关、膻中、手三里、尺泽、肺俞、风门；胃肠癌主穴取足三里、三阴交，配穴取上巨虚、下巨虚、手三里、中脘、阴陵泉；肝癌主穴取足三里、行间，配穴取筑滨、胆囊穴、中都、太冲、期门、章门、阴陵泉、三阴交、肝炎点；食管癌主穴取天突、檀中，配穴取中庭、上脘；胰腺癌主穴取足三里、上巨虚，配穴取阳陵泉、三阴交。予主穴与配穴相结合、平补平泻手法。对不同部位的各种疼痛，毫针垂直进针，施平补平泻手法，以患者有酥麻胀沉感为度，留针30 min，每日1次，10 d为1个疗程。疼痛分组参照Ventffridda介绍的WHO批准的主诉分级法(Verbal Rating Scale, VRS)将癌痛分为四级。结果，食管癌、胃癌、肺癌、肝癌、胰腺癌有效率分别为85.0%、88.6%、62.3%、86.7%、92.7%。汪德家根据生物全息诊疗法中有关第二掌骨侧存在有序穴位群，选取相应压痛点针刺，针刺深度为2 cm，留针时间为45 min左右。每隔5～10 min略转动或提插几下针，以重新探寻到针感最强的点。每日1次，7 d为1个疗程，休息2～3 d。共治疗32例癌痛患者。结果中度疼痛者13例，完全缓解11例，中度缓解2例；重度疼痛者19例，完全缓解7例，中度缓解6例。总完全缓解占56.3%(13/19)，总缓解率为81.3%(26/32)。显效时间最短1 min止痛，最长5 min，一般2 min左右。缓解时间最短40 min，最长5 h，一般2～3 h。

刘秀艳等观察针灸与穴位注射药物治疗肝癌疼痛的疗效，治疗组51例，采用针灸与穴位注射药物，先针刺双曲泉、双肝俞、双心俞、大椎，再穴位注射丹参注射液，最后艾灸。对照组51例采用

WHO推荐的三阶梯药物止痛法。结果：治疗组的总有效率96.1%(49/51)，对照组92.2%(47/51)，组间比较$P<0.05$。

王洪喜等采用针刺加小剂量杜冷丁治疗80例癌痛患者，针刺取穴足三里、合谷、三阴交、阿是穴，均取双侧，足三里、阿是穴接电针仪，以中等强度且患者能耐受为度，合谷用泻法，三阴交用补法，留针40 min，每日1次，疗程视病情而定。针刺治疗无效时，可取神门穴，常规消毒，注射0.2 ml杜冷丁治疗，每日1次，左右交替。结果显效17例，有效44例。

毛应启梁等建立大鼠胫骨癌痛模型，以电针和西乐葆灌胃。结果显示，模型组大鼠后肢逐渐产生机械性痛觉超敏，接种后第16 d胫骨近心端可见显著的肿瘤生长。单用电针或西乐葆5 mg/(kg·d)治疗大鼠，与模型组相比其机械性疼痛阈值差异无统计学意义；治疗后第22 d和第26 d，西乐葆10 mg/(kg·d)组大鼠后肢机械性疼痛阈值较溶剂对照组提高($P<0.05$)；治疗后第10、18、23 d，电针合用西乐葆5 mg/(kg·d)组大鼠机械性疼痛阈值高于模型组($P<0.05$)。

（李 洁 许 玲）

【支气管哮喘的治疗及实验研究】

2008年报道的针灸临床治疗支气管哮喘的总治疗病例1 687余例，平均总有效率约93.8%。针灸治疗支气管哮喘的报道主要集中在临床方面，其中报道较多的治疗方法有穴位贴敷疗法和穴位注射疗法，穴位主要选取大椎、风门、肺俞、膏肓、定喘等穴。实验研究的报道较少，主要体现在对针灸对肺功能、免疫系统和炎症细胞和炎症介质的影响方面。

1. 临床报道

(1) 针灸综合疗法。王又平等用针灸疗法治疗哮喘，选取肺俞(双)、大椎、风门(双)，施以平补平泻手法，虚寒者配以艾条温和灸，虚热或合并肺热较甚者，针后拔火罐于大椎、肺俞之间，发作期每日针灸1次，喘平后改为隔日1次，10次为1个疗程，连续治疗1～2个疗程后，总有效率为98.2%(48/50)。

(2) 穴位注射疗法。罗荣在气管与气管前筋膜之间的间隙，相当于天突穴的位置，以5 ml注射器注射曲安缩松钠10～20 mg加利多卡因0.5～1.5 ml，每日1次，连用3次，同时配合内服自拟涤痰同本汤治疗哮喘，痊愈42例。林艳华将支气管哮喘急性发作随机分为观察组和对照组各30例，观察组用丹参1 ml加氨茶碱1 ml(25 mg)加地塞米松1 ml(5 mg)加利多卡因1 ml(25 mg)，用5 ml注射器抽取上述药品朝脊柱方向注射到肺俞、厥阴俞、心俞、督俞、膈俞及3～5胸椎旁可触及的条索状、团块状特异反应物周围。对照组静脉输注氨茶碱0.25加地塞米松10 mg，结果观察组总有效率约为93.3%(28/30)，疗效明显优于对照组。雷建华等用自血穴位注射法治疗支气管哮喘150例，方法是抽取肘静脉血4 ml，快速注射于双侧曲池、肺俞、定喘、足三里穴，每日1次，3日后改隔日1次，10日后改1周1次，穴位交替注射，3个月为1个疗程，观察6个月。针刺组79例，针刺双侧肺俞、定喘、鱼际、足三里、太渊、太溪，每日1次，20 d为1个疗程，连用3个疗程，观察6个月。药物组100例，布地耐得400～800 μg或氟替卡松250～500 μg，分2次吸入，3个月评估，沙丁胺醇1～2揿，日2次，症状消失后停沙丁胺醇，观察6个月。结果显示治疗组总有效率为86.7%(130/150)，与药物组的89.0%(89/100)比较，$P>0.05$；与针刺组的54.4%(34/75)比较，$P<0.01$。卢金玲等将130例患儿随机分为治疗组和对照组，均给予常规治疗，治疗组在此基础上，选双侧足三里，穴位注射卡介菌多糖核酸注射液和核酪注射液各1 ml(0.5 mg)，配合超短波治疗(每次10～15 min)，每周3次，3个月为1个疗程，随诊6个月，治疗组总有效率为95.4%(62/65)，优于对照组的76.9%(50/65)($P<0.05$，$P<0.01$)。写国斌等以穴位针刺配合神灯照射和穴位注射治疗支气管哮喘患者102例，在缓解期取肺俞、膏肓、定喘、太渊、太溪、足三里、气海、关元穴，针刺得气后留针15～30 min，并配合神灯照射。肺俞穴针刺得气后作介菌多糖·核酸1 ml穴位注射，然后神灯照射10 min，双侧肺俞穴交替使用，连续治疗60 d后，总有效96.8%(99/102)。

(3) 穴位贴敷疗法。高莉菲等用自制哮喘膏穴位贴敷治疗小儿哮喘120例，总有效率为94.0%(113/120)。主要方法为：将炙白芥子、延胡索、细辛、甘遂研末，加入麝香0.2 g，醋调糊状贴敷于双侧肺俞、膈俞，至皮肤发红甚至发疱。钱玉生选穴肺俞、心俞、膈俞、膻中、天突三伏天穴位贴敷治疗慢性支气管炎、支气管哮喘总有效率为87.4%(132/151)。赵百宝用延胡索、白芥子、细辛、甘遂、麝香,生姜汁调糊并置于麝香止痛膏上,贴敷于定喘、肺俞、膏肓穴治疗哮喘。每人 1 年共贴敷治疗 3 次,即在头伏、中伏、三伏各敷贴 1 次,连贴 3 年为 1 个疗程,总有效率为 93.9%(31/33)。赵卫国等选取肺俞、心俞、膈俞穴,以自制咳喘膏(炙白芥子、甘遂、细辛、麝香、生姜汁)三伏天贴敷,连贴 3 年为 1 个疗程,总有效率 91.1%(51/56)。徐艳玲等用中药贴敷涌泉穴治疗支气管哮喘,病例分为对照组(吸入丙酸倍氯米松及沙丁胺醇)和治疗组[喘宁贴 2 号(麝香、细辛、吴茱萸等)贴敷于双侧涌泉穴],治疗组总有效率为 93.6%(191/204),明显高于对照组的 80.0%(80/100)。田彩霞等用自制的麝香哮喘膏于夏季三伏和冬季三九贴敷肺俞、心俞、膈俞预防哮喘,必要时配中府、神阙、膻中,总有效率为 97.4%(37/38)。葛青叶用穴位贴敷配合穴位埋线治疗支气管哮喘,治疗组将改进的消喘膏每年三伏天在大椎、肺俞、心俞、膈俞贴敷,并于当年冬至开始,在上述穴位上埋入消毒好的 00 号 1CM 医用羊肠线,每 10 d 1 次,每年 3 次,冬夏配合治疗,连做 3 年,总有效率 95.2%(152/160);对照组采用治疗组穴位贴敷,不配合初冬埋线,连续 3 年,总有效率 84.4%(135/160)。陈雪琴等对三伏期间穴位贴敷治疗的儿童哮喘与三伏天后至 10 月期间治疗的病例进行对照,发现两组治疗后发病次数都有所减少,以治疗组为优。

(4) 穴位埋线疗法。王尚威等取内关、丰隆、膻中、大椎、咳喘、肺俞等穴,穴位常规消毒,皮下浸润麻醉,纵行各切 0.5～1 cm 切口,皮下十字交叉法植入异体长效蛋白药线 0.5 cm 各 2 根,隔日换药 1 次,7 d 拆线,治疗支气管哮喘取得较好疗效。

(5) 针药结合疗法。张枫自拟五子平喘汤(葶苈子、车前子、紫苏子、白芥子、莱菔子、麻黄等)配合针刺大陵、孔最穴,治疗支气管哮喘急性发作 38 例,总有效率 94.7%(36/38)。高莉等治疗哮喘 69 例,甲组针刺选穴(大椎、风门、定喘、肺俞、肾俞)、乙组(迎香、下关、尺泽、关元、列缺、膻中),穴位交替运用,平补平泻,配合中药内服,总有效率达 95.7%(66/69)。乔赟等将 90 例虚性儿童哮喘非急性发作期患者分为艾灸组、中药组、灸药组各 30 例,艾灸组选取肺俞、风门、足三里并酌情配太渊、膏肓、中脘、脾俞、关元、肾俞等,采用艾条温和灸法;中药组用平喘方(黄芪、当归、炙麻黄、杏仁、五味子、熟地等),两组均以 15 d 为 1 个疗程,连续治疗 4 个疗程;灸药组即以艾灸加中药治疗。结果灸药组在临床综合疗效、降低症状体征积分和实验室指标方面均优于另两组。

2. 实验研究

(1) 对肺功能的影响。徐艳玲等将病例分为对照组(吸人丙酸倍氯米松及沙丁胺醇)和治疗组(本院配制喘宁贴 2 号贴敷于双侧涌泉穴),两组患者经治疗后肺功能(FEV、FEV1%和 PEFR 均值)均有改善,治疗组治疗前后 FEV、FEV1%和 PEF 差异有非常显著的意义。王又平等将 50 例哮喘患者分为针刺拔火罐组、针刺温灸组和空白对照组,结果,针刺拔罐组与针刺温灸组治疗前后肺功能各项测定指标均有明显差异,针刺拔罐组与针刺温灸组比较,最大呼气流速(PFR)、用力呼气量占肺活量 5%、75%时呼气流速有显著差异。

(2) 对免疫功能的影响。乔赟等用灸药结合疗法治疗虚证小儿哮喘非急性发作期患儿 90 例,分为艾灸组、灸药组和中药组各 30 例。治疗后 3 组症状体征积分、IgE、EOS、LTE_4 水平均明显降低($P<0.01$),灸药组的效果明显优于艾灸组和中药组($P<0.01$)。蒋国庆等对三伏天药物穴位贴敷对小儿支气管哮喘缓解期血清总 IgE、皮质醇含量及嗜酸性粒细胞计数的影响进行测定,结果各组治疗前后上述指标均有明显改变。

(3) 对炎症细胞和细胞因子的影响。张琳观察哮喘大鼠穴位埋线对外周血 IFN-γ 和 IL-4 的影响,结果,穴位埋线可提高哮喘大鼠血清中 IFN-γ 含量,降低哮喘大鼠外周血清中 IL-4 含量。付明举等观察了穴位埋线对哮喘豚鼠气道病理形态学改变和 TGF-β_1 的影响,结果穴位埋线组和地塞米松组支气管肺组织 TGF-β_1 阳性细胞指数低于模型组。郑茜等用天灸后制备出的大鼠血清经尾静脉注射于哮喘模型大鼠体内,连续注射 5 次,于末次注射 12 h 后处死,观察 5 组大鼠外周血和肺支气管组织中 EOS 数量的变化,结果天灸血清组与模型组和空白血清组相比 EOS 数量减少,与天灸组无显著差别,认为天灸血清可明显降低哮喘大鼠外周血和肺支气管组织中 EOS 的数量,具有与天灸疗法相类似的抗哮喘作用。

(魏 颖 杨永清)

【脂肪肝的治疗及实验研究】

1. 临床研究

黄德亚等将 120 例脂肪肝患者分为治疗组

(80例),用虎杖降脂汤(虎杖、柴胡、丹参、泽泻、姜黄、草决明等)随证加减结合耳穴按压法,王不留行籽按压耳穴(神门、胃、小肠、脾、肺、内分泌、皮脂腺)。以麝香壮骨膏贴耳,每日按压6次,饭前10 min必按。对照组(40例)口服地奥脂必妥和氟伐他汀,3个月后发现治疗组总有效率优于对照组($P<0.05$)。明玉华将128例患者随机分为治疗组81例和对照组47例,均服用逍遥丸和绞股蓝总苷片,治疗组在此基础上外用隔药饼(柴胡、郁金、白术、枸杞子、淫羊藿、当归等)灸,取穴:第1组为肝俞、期门、中封、太冲、丰隆、阴陵泉。第2组为肾俞、章门、蠡沟、足三里、阴陵泉、三阴交。灸法:艾绒制成重约1.2 g圆锥形艾柱,治疗时每次每穴灸3壮,以穴位皮肤泛红而不灼伤为度,1次/d,两组穴每周轮换1次,4周为1个疗程,治疗3个疗程后,两组患者治疗前后血脂水平变化比较、临床疗效比较均有统计学意义($P<0.05$,$P<0.01$)。王骏等用电针刺激滑肉门、天枢、外陵、水道、大横、足三里、上巨虚、丰隆、三阴交,配合耳穴治疗肥胖性脂肪肝,对照组予以潘特生口服,结果治疗组总有效率为86.7%(26/30),对照组为73.3%(12/30),治疗组疗效明显优于对照组($P<0.05$)。

刘亚平等将90例患者随机分为两组,治疗组62例自拟消脂汤(柴胡、芍药、白术、枳壳、香附、生山楂等)配合针灸治疗,取穴关元、复溜、足三里、三阴交、合谷、肾俞等用提插补法;三阴交、合谷、太冲、太溪用提插泻法,留针30 min,中间行针2次,每日针刺1次,7次为1个疗程,疗程间休息3 d,继续治疗6个疗程结束。对照组28例予凯西莱片。结果总有效率分别为90.3%(56/62)、67.9%(19/28),组间比较,$P<0.05$。金建军等研究足三里穴位注射凯西莱治疗非酒精性脂肪肝,试验组用足三里(双侧)注射凯西莱注射液,对照组给予静脉滴注凯西莱注射液,治疗后发现2组症状及TG、TC、MDA、SOD、AST、ALT与治疗前比较,$P<0.05$;但组间比较$P>0.05$。周丽等用针刺配合血栓通注射液治疗脂肪肝,治疗组针刺太冲、太白、足三里、中脘穴,配合血栓通注射液5 ml+5%葡萄糖注射液250 ml,每日1次静脉滴注。对照组50例予水飞蓟宾胶囊70 mg,每日3次口服。2组均15 d为1个疗程,疗程间休息5 d,3个疗程后总有效率分别为96.0%(48/50)、78.0%(39/50),组间比较,$P<0.01$。治疗组治疗后TG、TC、AST与治疗前比较,$P<0.01$、$P<0.05$,与对照组治疗后比较,$P<0.01$。

2. 实验研究

冯雯琪等将33只雄性SD大鼠随机分为正常对照组、非酒精性脂肪肝(NAFLD)大鼠模型组和电针治疗组。电针治疗组施以电针治疗,取“足三里”“丰隆”“三阴交”“太冲”穴连续治疗4周。12周末处死所有动物,检测发现电针治疗组血糖、血清胰岛素、血清游离脂肪酸、胰岛素抵抗指数、肝指数指标均显著低于NAFLD组($P<0.05$),其肝脂肪变性程度显著减轻,提示针刺治疗可改善胰岛素抵抗状态。齐凤军等将SD大鼠随机分为正常组,高脂血症模型组,电针组,药物组。电针双“内关”、双“足三里”穴。观察发现,高脂血症电针组大鼠肝组织中脂肪细胞形态变化与模型组比较,$P<0.05$;电针组TC、TG、低密度脂蛋白(LDL-C)、高密度脂蛋白(HDL-C)与模型组比较,$P<0.05$。程井军等用电针刺激SD大鼠“肝俞”、“足三里”、“丰隆”、“太冲”,通过EMSA法测定脂肪性肝炎大鼠肝组织核因子NF-κB活性来观察电针对大鼠肝组织病理改变的影响,发现模型组和药物组大鼠肝组织的NF-κB活性明显高于正常组(均$P<0.01$)和电针组(均$P<0.05$),提示电针可以降低NF-κB活性以治疗NASH。

(谢 萍 张 琴)

【溃疡性结肠炎的实验研究】

1. 隔药灸

崔云华等在多年运用隔药灸治疗溃疡性结肠炎(UC)的临床疗效基础上,设计随机对照动物实验,从细胞凋亡角度探讨隔药灸治疗UC的作用机制。他们将SD大鼠造模后分为模型组9只、隔药灸组、温和灸组各10只,并设正常组10只。隔药灸组以附子、肉桂等制成药饼,隔药灸天枢、气海穴,温和灸组悬灸天枢、气海穴,每日1次,14次后观察环氧合酶2、Bcl-2、Bax表达、前列腺素E_2含量。结果:隔药灸组和温和灸组环氧合酶2、Bcl-2的表达及前列腺素E_2的含量均显著降低($P<0.01$);隔药灸组Bax的表达上调($P<0.05$)。结论:灸疗干预可调节溃疡性结肠炎大鼠结肠组织环氧合酶2、Bax、Bcl-2的表达并降低前列腺素E_2的含量,隔药灸的作用优于温和灸。

刘慧荣等探讨艾灸防治UC肠纤维化的作用机制,将造模成功的SD大鼠随机分组,设立正常组对照。隔药灸组以附子、肉桂等制成药饼,隔药灸天枢、气海穴,每日1次;温和灸组灸天枢、气海穴,每日1次;西药组以柳氮磺胺吡啶(SASP)溶液灌胃。14 d后UC大鼠结肠纤维细胞(CFB)流式细胞术DNA分析结果:模型大鼠CFB增殖率增高($P<0.01$),处于G0～G1期细胞减少($P<0.01$),G2～M期和S期细胞增多($P<0.01$),隔药灸、温和灸疗法能显著改善大鼠结肠成纤维细胞的增殖率($P<0.01$),使处G0～G1期细胞、G2～M期和S期细胞趋向正常。结论:UC大鼠CFB增殖加快,隔药灸和温和灸天枢、气海穴治疗能显著抑制大鼠CFB的过度增殖。

2. 隔姜灸

王轶等观察结肠血管活性肠肽(VIP)、白介素-10(IL-10)的变化,探讨隔姜灸治疗肝郁脾虚型UC大鼠的作用机制,将造模成功的大鼠随机分组,设正常组对照。SASP组以SASP混悬液灌胃,隔姜灸组隔姜灸脾俞、太冲穴,每日1次。21 d后观察结肠VIP、IL-10变化。结果:模型组结肠VIP明显增高、IL-10明显降低($P<0.01$),SASP组、隔姜灸组均能降低结肠VIP($P<0.01$)、升高IL-10($P<0.05$,$P<0.01$),而隔姜灸组效果较SASP组更显著($P<0.05$)。结论:隔姜灸可能通过降低大鼠结肠VIP、增加大鼠结肠IL-10而达到治疗溃疡性结肠炎的目的。

3. 电针

陈楚淘等探讨俞募配穴、合募配穴对大肠腑病时何种配穴更为有效,将Wistar大鼠随机分组,其中天枢上巨虚组、天枢大肠俞组各电针相应穴位,每日1次。10 d后检测结果显示:① 与空白组比较,模型组NO、MDA含量明显升高($P<0.01$);② 与模型组比较,各治疗组NO、MDA含量明显降低($P<0.01$);③ 与天枢大肠俞组比较,天枢上巨虚组血清NO、MDA的含量明显降低($P<0.01$)。提示俞募配穴、合募配穴对大肠腑病均有一定治疗作用,其中以合募配穴效应较佳。

王荣等探讨电针天枢不同配穴对UC结肠黏膜形态学的影响,筛选治疗UC活动期较佳的俞穴处方,将Wistar大鼠随机分组,观察发现,模型组黏膜损伤较重,各电针治疗组黏膜损伤较轻,与模型组相比均有不同程度的良性改变。从组织学评分来看,正常组和天枢+中脘+上巨虚组与模型组有显著差异($P<0.001$);天枢组、天枢+中脘组、天枢+上巨虚组与模型组亦有显著差异($P<0.01$或$P<0.05$)。提示电针天枢不同配穴对UC大鼠结肠黏膜有明显的保护作用,以天枢、中脘、上巨虚三穴配伍疗效最优。

杨茜芸等研究电针上巨虚、足三里、曲池穴对UC大鼠促炎细胞因子白介素-1β(IL-1β)和抗炎细胞因子白介素-4(IL-4)的影响,将Wistar大鼠随机分组,其中上巨虚组、足三里组、曲池组各电针相应穴位,每日1次。观察发现,模型组IL-1β、IL-4均升高;与模型组比较,上巨虚组、足三里组均有降低IL-1β、升高IL-4($P<0.01$或$P<0.05$);上巨虚、足三里两组组间比较,$P>0.05$。严杰等将Wistar大鼠随机分组,经观察发现,与模型组、非穴组比较,电针上巨虚能使UC大鼠结肠IL-1β含量明显降低、IL-4含量明显增高($P<0.01$或$P<0.05$)。

秦明等探讨骶髓后联合核(SDCN)内神经元和胶质细胞参与针刺调控UC的中枢神经机制,将SD大鼠随机分组,其中足三里组根据针刺时间分为1 d、3 d、5 d三个亚组,观察发现,UC组和非经穴组的神经元和胶质细胞的阳性免疫反应表达最高,而足三里穴组各时间点的阳性表达均较前两组明显减少($P<0.01$);电针足三里穴组各时间点比较,5 d组较1 d组阳性表达明显减少($P<0.05$)。

施茵等探讨针药结合对UC结肠黏膜Th细胞亚群的调节机制,将SD大鼠随机分组,观察UC大鼠结肠黏膜Th1/Th2型细胞因子IFN-γ、IL-12与IL-4、IL-10免疫阳性细胞的表达。结果:模型组IFN-γ、IL-12免疫阳性细胞表达出现极显著升高($P<0.01$),针药、电针及西药组IFN-γ表达则不同程度的降低,其中针药组表达接近于正常组水平($P>0.05$),而IL-12表达针药、电针及西药组均较模型组有极显著降低($P<0.01$);相反,IL-4、IL-10免疫阳性细胞表达,各组间无显著差异,但均较正常组有极显著性升高($P<0.01$)。

(朱　音)

【脑梗死的随机对照研究】

1. 恢复期

杨志新等将脑梗死恢复期患者234例随机分

成醒脑组(116例)和传统组(118例),均予基础治疗,分别加用醒脑开窍针刺与传统针刺。两组患者均连续治疗4周后评价疗效,并随访6个月评价远期疗效。结果神经功能缺损评分(NIHSS)、斯堪的纳维亚量表(SSS)、卒中量表(CSS)、BartheI指数的改善醒脑组优于传统组($P<0.001$)。6个月后的随访结果提示:病死率无明显差异,在降低复发率、改善神经功能方面醒脑组优于传统组。

2. 急性期

朱蓓蕾等将90例脑梗死患者随机分成单纯药物组、常规针刺组、醒脑开窍加头针组各30例,比较其0 d、7 d、14 d美国国立卫生研究院卒中量表(NIHSS)、改良的Rankin量表(MRS)评分及hs-CRP水平。结果显示常规针刺改善急性脑梗死患者的神经功能缺损与单纯药物组无显著性差异;醒脑开窍加头针组神经功能缺损评分优于常规针刺组及单纯药物组($P<0.05$)。治疗前3组血清超敏C反应蛋白(hs-CRP)水平均高于正常对照值($P<0.01$)。治疗后3组血清hs-CRP水平均有所下降,醒脑开窍加头针组7 d、14 d hs-CRP水平低于常规针刺组及单纯药物组($P<0.05$)。提示醒脑开窍加头针可降低急性脑梗死血清hs-CRP水平,改善急性脑梗死神经功能缺损。熊杰等将60例急性脑梗死超早期住院患者随机分为常规西药组与针刺+常规西药组各30例,结果:针刺组神经功能缺损改变、临床疗效均优于常规组($P<0.01$)。吴绪平将93例急性脑梗死患者随机分为针刺治疗组55例与西药对照组38例,分别采用针刺百会、水沟与川芎嗪注射液及脑复康注射液进行治疗。结果显效率以针刺治疗组为优($P<0.05$)。

(周 态)

【中风后吞咽障碍的治疗】

黄银兰等将66例缺血性卒中后吞咽障碍患者随机分为3组,针刺组(23例)接受电针治疗,对照组(18例)接受康复训练配合穴位经皮电刺激疗法,安慰针刺组(25例)接受康复训练配合穴位安慰针刺治疗,均治疗20 d后,结果3组疗效相当,针刺组在进食持续时间、身体不适发生的频率、情绪变化、进食的愿望、社交功能、疲劳及睡眠、精神健康等方面改善优于其他两组($P<0.05$)。锁冬梅等将199例脑卒中吞咽障碍患者随机分组,除脱落18例外,分别为针刺组(66例),对照组(66例)和假针刺组(67例)。在内科基础治疗的前提下分别采用针刺治疗,康复训练配合穴位经皮电刺激,康复训练配合穴位假针刺,每日治疗1次,连续6 d,休息1 d,共持续4周。结果,3组改良吞钡试验评分均有不同程度改善($P<0.05$),以针刺组为最优($P<0.01$)。李萍为观察针刺联合康复治疗假性延髓麻痹所致吞咽障碍的临床疗效,用层内随机配对法将患者分为治疗组(针刺联合康复),对照Ⅰ组(单纯康复),对照Ⅱ组(单纯针刺),运用吞咽困难评定量表分别于治疗第1 d、第3 d、第6 d、第14 d对患者进行定量评分。结果为治疗组治疗第3 d与第1 d比较,吞咽困难评定量表评分有显著差异($P<0.05$),治疗组具有起效快,疗效确切的特点。以洼田氏饮水试验作为吞咽障碍评测标准,对治疗前后三组疗效进行对比观察,治疗组疗效优于对照Ⅰ组和对照Ⅱ组($P<0.01$)。表明针刺联合康复治疗可改善假性延髓麻痹所导致的吞咽障碍。

(周 态)

【周围性面瘫分期治疗】

1. 临床试验

李冬梅等设计随机对照试验,观察针刺治疗急性期和静止期贝尔麻痹的临床疗效,探讨针灸治疗的最佳时机。他们将56例患者随机分为急性期(1~7 d)31人和静止期(8~15 d)25人,治疗组从急性期开始进行分期治疗,对照组从静止期开始治疗。治疗取穴:患侧取阳白、四白、攒竹、丝竹空、颧髎、下关等穴;双侧取合谷、太冲。急性期,面部穴浅刺0.1~0.2寸,轻刺激,平补平泻,合谷、太冲穴直刺1~1.5寸,用泻法;静止期及其后,阳白、攒竹、丝竹空、迎香、夹承浆平刺0.5~1寸,四白穴直刺0.2~0.3寸,颧髎、下关、翳风、风池、合谷、太冲直刺1~1.5寸,地仓穴透颊车穴,平补平泻。留针30 min,隔日1次,每周治疗3次,4周为1个疗程。结果:两组内治疗后每个疗程与治疗前比较,症状积分逐次提高,均有统计学意义($P<0.01$);第1、2疗程两组间比较,$P>0.05$,第3疗程组间比较,$P<0.01$,急性期组症状积分高于静止期组。结束疗程后随访3个月,急性期组实际随访19例患者中3例进入后遗症期,静止期组实际随访20例患者中8例进入后遗症期。

刘洋等研究多针浅刺法治疗周围性面瘫的时机问题。将 336 例患者按病程不同分为发展期(1～7 d)治疗组和静止期(8～20 d)对照组各 168 例,治疗组从发展期开始进行分期治疗(发展期、静止期、恢复期),对照组从静止期开始治疗。发展期,浅刺阳白、四白、迎香、地仓、颊车、颧髎等穴;静止期,除了浅刺以上穴位,再加浅刺攒竹、人中穴;恢复期(发病第 21 d 以后),患侧取穴同静止期取穴,健侧取下关、颊车两穴,再取双侧足三里、三阴交穴。针刺每日 1 次,每次 30 min,30 d 后总有效率分别为 98.8%(166/168)、94.0%(158/168),组间比较,$P<0.01$。

李家康等比较针灸、针药分期治疗周围性面瘫的疗效。将发病 1～15 d 的 300 例患者归入急性期组,超过 15 d 的 232 患者归于恢复期组,各组随机等分为针灸治疗亚组、针药治疗亚组。针灸组针刺患侧牵正、阳白、攒竹、睛明、太阳、迎香等穴,平补平泻手法,留针 30 min;针刺双侧合谷穴,泻健侧,补患侧;牵正穴与下关穴之间温和灸 30 min。10 次为 1 个疗程。针药组在针刺基础上加用中药(防风、薄荷、荆芥、白芷、芦根等)。结果:急性期针灸组与恢复期针灸组、急性期针药组与恢复期针药组,急性期组痊愈率均高于恢复期组($P<0.01$)。

王顺等观察针刺补法治疗贝尔麻痹恢复期的疗效,将发病 14～28 d 的 160 例患者分为手法组和非手法组各 80 例,均取患侧地仓透颊车、丝竹空透阳白、四白透迎香、阳白透攒竹、牵正、翳风、合谷等穴。手法组进针后重插轻提,捻针频率 60 转/min,每穴操作 1 min。隔 15 min 再重复行针 1 次,留针 30 min;非手法组进针后不作手法,留针 30 min。2 组均每日治疗 1 次,10 d 为 1 个疗程,2 个疗程后,参照《临床疾病诊断依据治愈好转标准》,并结合麻痹指数、麻痹程度、面神经肌电图评价疗效。结果:针刺补法能明显改善患者的麻痹指数、麻痹程度和面神经肌电图最大波幅值,手法组愈显率为 91.3%(73/80),非手法组为 75.0%(60/80),组间比较,$P<0.01$。

周立志等比较三种方法分期治疗面神经炎的疗效和疗程,以及后遗症,将发病 1～7 d 的 126 患者分为 A 组 58 例、B 组 32 例和 C 组 36 例。A 组急性期(1～7 d)行浅刺加艾灸,浅刺患侧阳白、地仓、牵正、四白、迎香、颊车、翳风和对侧合谷穴,艾灸患侧翳风穴;静止期(8～14 d)行透刺加电针治疗,患侧地仓透颊车加电针,阳白透鱼腰加电针,并透刺四白与迎香穴,针刺患侧翳风、牵正穴和对侧合谷穴;恢复期(15 d 以上)行透刺配合巨刺治疗,患侧地仓透颊车、阳白透鱼腰、四白透迎香,针刺健侧阳白、地仓、颊车、合谷、牵正、四白、迎香。均留针 30 min,每日 1 次。B 组急性期末行针灸,仅给予西药扩管治疗,静止期和恢复期治疗同 A 组。C 组急性期和静止期治疗同 A 组,恢复期仍采用静止期透刺加电针治疗法。三组患者每 6 d 为 1 个疗程,休息 1 d 后继续下一疗程。分急性期(发病 1～7 d)、静止期(8～14 d)、恢复期(15 d 以上)三期序贯疗法治疗。结果:A 组与 B 组、C 组比较,A 组有效率优于其他两组($P<0.01$),痊愈患者所需疗程更短($P<0.01$),未治愈患者并发症更少($P<0.01$)。

2. 医家经验

龚夏颖总结方桂梅对周围性面瘫运用疏风通络、活血化瘀的治法经验。方氏认为急性期(1～7 d)为初病邪实阶段,其病理特点以面神经炎症、水肿为主。治当祛邪外出,腧穴针刺宜浅、宜轻,不建议透刺;稳定期(8～15 d)炎症已控制,病情进入相对稳定阶段,可辨证综合运用针刺面部穴位与合谷穴、阳白四透、经筋排刺、透刺、电针等方法,腧穴针刺以直刺、透刺为主,以达到疏通面部经络的效果;恢复期(15 d 以上)为邪气渐退,正气鼓舞的阶段,根据病情变化加减取穴。

李小宏等总结李常度多针浅刺治疗周围性面瘫的经验。李氏不主张透刺,而以多针各尽所能,防治窜经,病位在面神经管内配合使用激素,激素疗程较短,不超过 1 周。认为急性期(1～7 d)邪气旺盛,易流窜于少阳、阳明经,治疗以培补正气为主,面部取穴少,手法轻柔,常配足三里、合谷、太冲;恢复期(7～50 d),针刺面部取穴较多,手法较重,尤喜用排刺法;收尾期,经过半个月或 1 个月或 1 个半月治疗后,症状基本消失,部分患者尚有局部不适感,用双侧针刺调理经气,再配合远端取穴足三里、合谷、太冲等以补益气血,培补正气。

罗鸿宇总结邱仙灵运用先祛风通络后养血通络法治疗周围性面瘫的经验。邱氏认为急性期(1～7 d)特点为邪盛正亦盛,病情发展迅速,病位较浅,治则为祛风通络,浅刺轻刺患侧阳白、四白、地仓、颊车、翳风五穴,可配合艾条温和灸,不使用电针和针灸重手法;恢复期(8～30 d)病情已经稳定，治则以祛风通络为主，兼以养血，取穴可在急性期的基础上加用患侧迎香、风池、颧髎、下关、水沟、承浆，两侧合谷、足三里，针刺穴位可稍深，可电针翳风、下关、地仓、颊车；后遗症期(30 d以上)以养血通络为治疗大法，健侧、患侧交替取穴，健侧多针，患侧用灸法为主，重点当用左病刺右，右病刺左的缪刺的方法治疗，可加用足三里、血海、三阴交、太冲以增强调养气血的功效。邱氏还喜用配合中药内服，利于缩短病程。

（朱　音）

【单纯性肥胖的治疗与研究】

1. 临床报道

刘爱华观察针刺对单纯性肥胖症患者血清瘦素(LEP)水平的影响，将90例患者随机分为电针组和手针组各45例，均采取主穴(天枢、关元、三阴交、丰隆、足三里)配合辨证取穴。电针组毫针刺入提插捻转得气后，主穴采用G6805-B型电针仪选择疏密波，频率50/100 Hz，强度以患者能耐受为度；手针组采用手法捻针，平补平泻，频率100～120次/min。两组均留针30 min，隔日治疗1次，1个月为1个疗程，经治2个疗程后，电针组总有效率为88.9%(40/45)，手针组为75.6%(34/45)，组间比较，$P<0.05$；治疗后两组血清LEP水平较治疗前明显下降($P<0.05$)，且电针组明显低于手针组($P<0.05$)。何立等采用无返回抽签的方法将80例单纯性肥胖患者随机分为针刺组和药物组各40例。针刺组采用体针、电针(操作方法为：取天枢、关元、三阴交等为主穴，毫针刺入提插捻转得气后，选2组主穴采用电针仪治疗，选择疏密波，频率50/100 Hz，强度以患者能耐受为度，1个月为1个疗程)，配合耳穴贴压(操作方法为：取神门、内分泌、脾等耳穴贴王不留行籽，10次为1个疗程)；药物组口服西药西布曲明，1个月为1个疗程。2个疗程后，两组疗效相当，针刺组患者腰围(WC)及腰臀围比(WHR)的改善优于药物组，组间比较，$P<0.05$。许婧将72例单纯性肥胖患者随机分为穴位埋线组和针灸治疗组各36例，均依据不同证型辨证取穴。埋线组每2周埋线1次，2次为1个疗程；针灸治疗组每周治疗6次，4周为1个疗程。2个疗程后，总有效率分别为94.4%(34/36)、88.9%(32/36)，组间比较，$P<0.05$。尹丽丽等将108例患者随机分为两组，穴位贴敷组58例用制南星、三棱、莪术、大黄、冰片制成的药膏贴于中极、关元、气海、天枢、水道、大横，6～8 h后由患者自行取下，每日1次；针刺组50例选用中极、关元、气海，配合随证取穴。治疗3个月后，两组疗效相当；两组体重、BMI、WC、HC组间比较，$P>0.05$，同组治疗前后比较，$P<0.05$、$P<0.01$；WHR组间比较、同组治疗前后比较，$P>0.05$。黄婕等采用随机对照的方法设立浅刺组和常规针刺组各40例，观察两组患者治疗前后BMI及血糖(BS)、TC、TG的变化情况。浅刺组用毫针浅刺约进皮0.33～0.50 cm，患者有小痛、胀、麻及微有热感后主穴(中脘、天枢、关元等)接电针仪，应用频率3～5 Hz，强度2～3 V，每日1次，30 min/次，10次为1个疗程；治疗3个疗程后，总有效率分别为90.0%(36/40)、92.5%(37/40)，组间比较，$P>0.01$；浅刺组BMI及BS、TC、TG治疗前后对比，$P<0.01$。李云燕设治疗组以耳穴磁珠贴压配合行为疗法治疗，耳压组单纯以耳穴磁珠贴压治疗，行为组单纯以行为疗法治疗，空白组不做耳穴贴压及行为干预指示，每组各50例。结果治疗组总有效率为90.0%(45/50)，耳压组、行为组和空白组总有效率分别为70.0%(35/50)、68.0%(34/50)和10.0%(5/50)。治疗组与各对照组比较，$P<0.05$。施茵等针刺配合月经周期埋线治疗产后肥胖症36例，结果临床总有效率88.9%(32/36)，治疗前后体重、BMI、WC、HC及WHR等指标比较，$P>0.01$。

2. 实验研究

符佳等研究电针改善肥胖大鼠胰岛素抵抗及其作用机制，将大鼠随机分为高脂组(F组)、干预组(Ⅰ组)及正常对照组(NC组)，F组和NC组不针刺；Ⅰ组取两侧脾俞穴毫针针刺后，接电针仪选择连续波，频率10 Hz，强度1.5 V，每次20 min，每日1次，6 d为1个疗程。针刺4个疗程后，Ⅰ组大鼠血浆TG水平明显下降，与F组和NC组相比，均$P=0.000$；Ⅰ组大鼠血浆FFA水平与NC组比较，$P=0.001$；Ⅰ组大鼠GIR值介于NC组与F组之间，其与F组GIR值差别有统计学意义($P=0.003$)。王少锦等将肥胖模型大鼠随机分组，针刺组针刺“后三里”“三阴交”“关元”“中脘”穴，捻转手法行针1 min后各穴接电极。28 d后与模型组大鼠相比，体重指数、左肾周脂肪组织湿重及脂肪细胞面积均明显降低($P<0.01$)，而

脂肪细胞个数增加($P<0.01$);血清脂质各项含量均有不同程度改善($P<0.01$, 0.05),血浆脂蛋白脂酶活性升高($P<0.01$);血清LEP水平及血清胰岛素水平均降低($P<0.01$, $P<0.05$)。提示高频电针刺激对肥胖大鼠脂代谢具有良性调节作用。杨水凤等设立正常组、模型组和埋线组,观察各组大鼠前后体重及Lee's指数,检测各组大鼠前后纹状体NO、NOS含量变化。埋线组取天枢、足三里和梁丘每10 d埋线1次,共埋线3次;模型组及正常组固定方法和时间同埋线组,但不予治疗。结果发现模型组和埋线组大鼠纹状体NO和NOS含量均显著低于正常组($P<0.01$),而埋线组纹状体NO和NOS水平明显高于模型组($P<0.05$)。提示埋线疗法能降低肥胖大鼠的体重和Lee's指数,提高大鼠纹状体NO和NOS含量。

(陆　颖)

【类风湿关节炎的治疗与研究】

谢潇侠等将56例RA患者随机分为铺灸组31例与针刺组25例。铺灸组取督脉(大椎至腰俞)及双侧相应华佗夹脊为主穴,依据不同疼痛部位局部配穴,用提插配合捻转行补虚泻实手法,速刺后(不留针)将药粉(羌活、独活、牛膝等组成)和鲜姜泥铺于穴位上,上置艾炷行灸。每周1次,治疗6周。针刺组取大椎、身柱、腰阳关等为主穴,配穴、针刺手法同铺灸组,留针30 min,每日1次,治疗40 d。结果总有效率分别为100.0%(31/31)、84.0%(21/25),组间比较,$P<0.05$。刘喜德等将100例RA患者随机分为蜂针疗法加西药治疗组和西药对照组各50例。对照组口服甲氨喋呤(MTX,每周1次,每次7.5 mg)、柳氮磺吡啶片(每日3次,每次0.5 mg)、美洛昔康片(莫比可,每日2次,每次7.5 mg);治疗组在口服上述西药的同时,加用蜂针疗法,根据RA发病部位,以局部取阿是穴为主,配合辨证取穴。治疗3个月后,两组总有效率分别为90.0%(45/50)、74.0%(37/50),组间比较,$P<0.05$;在改善症状和体征(关节疼痛度、肿胀度、压痛度、活动度、握力、晨僵)的积分方面,治疗组与治疗前及对照组治疗后比较,$P<0.05$, $P<0.01$;治疗组美洛昔康、MTX用量、病情复发率及不良反应发生率与西药对照组相比,$P<0.05$, $P<0.01$。两组在改善外周血肿瘤坏死因子-α(TNF-α)、白细胞介素1β(IL-1β)、抗环瓜氨酸肽抗体(抗CCP抗体)等指标,与治疗前比较$P<0.05$,蜂针疗法加西药治疗组治疗后上述指标改善与西药对照组相比,$P<0.05$。庞学丰等将老年RA患者随机分为针灸结合西药治疗组46例与单纯西药对照组40例。治疗组根据不同证型辨证取穴,平补平泻,得气后留针30 min,适当加用低频脉冲电流10 min,选穴进行温和灸10～20 min,每日1～2次;并予MTX(每次10 mg,每周1次)、云克注射液治疗(每日1次,20 d为1个疗程,共2个疗程)。对照组予MTX、尼美舒利。8周后总有效率分别为91.3%(42/46)、72.5%(29/40),组间比较,$P<0.05$。彭丽岚等将266例RA伴顽固性关节疼痛患者随机分为对照组和银质针治疗组各133例。对照组口服中成药及功能训练;银质针治疗组加用密集型热银质针松解术。结果银质针治疗组视觉模拟评分(VAS)及生存质量(QQL)评分与对照组比较,$P<0.05$,随访6～36个月,治疗组疗效与对照组比较,$P<0.05$。何悦硕等用麦粒灸治疗RA40例,随证取穴后将麦粒大小艾炷放于其上,线香点燃,每穴3壮,每周1次,3次为1个疗程,2个疗程后,总有效率为92.5%(37/40)。姚海春等用活蜂螫刺治疗98例RA,6个月后治愈51例,1年后治愈67例。提示活蜂螫刺治疗RA止痛效果缓慢,但远期疗效好且不易复发。孟宪军以三池穴(曲池、风池、阳池)为主,配合局部取穴治疗40例RA,有效率为95.0%(38/40)。李杜非根据“虚者实之,满者泻之”的理论,采用“热补凉泻法”治疗96例痹症患者,5个疗程后总有效率达96.9%(93/96)。

(陆　颖)

【血管性痴呆的治疗与研究】

1. 临床研究

张虹等将270例患者随机分配到药物组、电针组和针药结合组,共治疗6周。治疗前后分别进行MMSE量表、ADL-R量表评分。血管性痴呆患者治疗后在MMSE量表评分、ADL-R量表评分:电针组和针药组较药物组均有极显著性差异($P<0.01$),且针药组和电针组相比有显著性差异($P<0.05$)。3个组对VD患者日常生活活动能力的改善情况都很好,其中头电针配合尼莫地平治疗优于单独使用尼莫地平或头电针治疗血管性痴呆。

刘翼程等将108例脑梗死所致血管性痴呆患

者随机分为头针治疗组(47例)和西药治疗组(45例)进行观察,结果92例患者完成观察,治疗后两组患者简易智力状态检查(MMSE)、Bless痴呆量表(BDS)、长谷川痴呆量表(HDS)得分均明显上升,日常生活能力量表(ADL)得分明显下降($P<0.05$),但两组治疗前后HDS、ADL、BDS、MMSE量表评分差值及治疗后总有效率比较,$P>0.05$。

刘智斌等设针刺组用嗅三针刺激疗法,并施以电针(疏密波,3.85～6.25 Hz,0.8～1.0 mA),留针1 h,每日1次,连续治疗5 d后休息2 d为1个疗程;药物组用口服都可喜,均治疗10个疗程。结果针刺组显效15例,有效9例,总有效率为80.0%(24/30);药物组显效12例,有效10例,总有效率为73.3%(22/30),组间比较,$P<0.05$。两组治疗后HDS、MMSE上升,FAQ降低,$P<0.01$;两组间治疗前后差值比较,针刺组的HDS、MMSE、FAQ改变比药物组更明显($P<0.05$)。可以认为嗅三针对血管性痴呆患者的疗效优于都可喜。

2. 实验研究

邵瑛等观察"通督调神固本"电针法对血管性痴呆(VD)模型大鼠学习记忆能力和血浆内皮素(ET)含量的影响,结果模型大鼠血浆ET含量显著性升高($P<0.01$),其学习记忆能力表现出明显的障碍,在水迷宫实验中,其逃避潜伏期显著性延长($P<0.01$)。在原平台象限跨越平台次数与其他3个象限比较,$P>0.05$。而电针组、西药组大鼠逃避潜伏期显著性缩短($P<0.01$),相同时间内跨越原平台次数显著性多于其他3个象限($P<0.01$),并可使血浆ET含量显著性降低($P>0.01$),与假手术组比较无显著性差异($P>0.05$)。提示"通督调神固本"电针法治疗VD的作用可能与其调节血浆ET含量有关。

王鹏琴等为探讨眼针对血管性痴呆(VD)大鼠学习记忆障碍及血清中降钙素基因相关肽(CGRP)及内皮素(ET)的影响。方法:4-血管阻断法制成血管性痴呆大鼠模型。取眼针肝区、心区、肾区。共治疗30 d,并与西药尼莫通相对照。实验前后分别进行Y-型迷宫测试及实验结束后腹腔静脉取血测量血清中CGRP和ET。结果:与对照组比较,模型组大鼠学习记忆明显障碍;与模型组比较,眼针组、尼莫通组学习记忆能力明显改善($P<0.01$)。模型组与对照组相比,眼针组、尼莫通组与模型组相比CGRP和ET变化有显著差异($P<0.01$)。眼针能改善VD大鼠学习记忆障碍及调节血清中降钙素基因相关肽(CGRP)及ET两者的平衡,减轻缺血再灌注损伤。

王延武等建立缺血再灌注损伤VD模型。设立假手术对照组、模型对照组、电针组和埋线组。通过Morris水迷宫观察VD大鼠的学习和记忆能力;并检测VD大鼠脑组织SOD活性和NO含量。结果显示百会穴位埋线疗法能显著缩短VD大鼠定位航行试验的潜伏期($P<0.05$);埋线组较模型组脑内SOD活性和NO含量均明显升高($P<0.05$)。提示埋线疗法能改善VD大鼠的空间学习和记忆能力,提高VD大鼠脑组织NO的含量、增强SOD活力,疗效与电针相近。

(周 炎)

【针灸治疗抑郁症的疗效评价】

孙燕丽等为评价国内针刺与西药比较治疗抑郁症的疗效,计算机检索CNKI(1979～2007)、VIP(1989～2007)、万方数据库(1998～2007)、CBM(1978～2007),手工检索天津中医药大学图书馆期刊资料库及相关会议论文集,收集国内针刺和西药比较治疗抑郁症的临床随机对照试验,由两名评价者独立提取资料并进行方法学质量评估。统计学分析采用RevMan4.2.8软件。结果共纳入8个随机对照试验(共619例)。Meta分析结果显示:① 总有效率:针刺与氟西汀(百优解)[RR=1.03,95%CI(0.94,1.14)]、多虑平[RR=1.14,95%CI(0.91,1.43)]、阿米替林[RR=0.95,95%CI(0.70,1.29)]和博乐欣[RR=1.02,95%CI(0.90,1.16)]无差别。② 汉密尔顿抑郁量表(HAMD)评分情况:2周HAMD评分:针刺与氟西汀(百优解)[WMD=0.03,95%CI(-1.26,1.31)]和阿米替林[WMD=-0.33,95%CI(-1.88,1.23)]无差别;4周HAMD评分:针刺与氟西汀[WMD=-0.24,95%CI(-1.85,1.37)]、阿米替林[WMD:-0.57,95%CI(-2.02,0.88)]无差别;6周HAMD评分:针刺与氟西汀[WMD=-0.19,95%CI(-1.51,1.13)]无差别。③ 2、4、6、8周SDS评分情况:针刺与氟西汀比较均无差别。④ 不良反应:2篇文献均报道针刺组无一例不良反应发生,而西药组发生不良反应的例数分别为31例和25例。提示针刺治疗抑郁症的疗效与西药比较无差别,值得注意的是针刺治疗抑郁症尚未发现不良反应。但尚需要更多高质量的随机对照试验来进一步证实针刺治疗抑郁症的疗效。王珑等为评价电针治疗抑郁症的疗效,对电针治疗抑郁症的随机对照试验(RCT)进行系统评价,遵循循证医学的研究方法,通过检索电子资料库包括中国期刊全文数据库(CNKI)(1994～2005)、Pubmed/MEDLINE(1966～2005)、中文生物医学文献数据库(CBM disk)(1975～2005)鉴定文献,并结合手工检索。对文献的语言限于中文或英文发表的文献,由两名评价员按照预先确定的选择标准独立检索并提取试验资料,不一致处通过讨论解决。并使用专用的统计分析软件Revman4.2版进行Meta分析的统计学处理。结果7篇RCT研究满足纳入标准,其中3篇采用双盲法。Meta分析的结果显示,电针组与药物组治愈率比较,不具有统计学意义;电针组与药物组疗后HAMD量表评分比较,电针在改善HAMD量表评分方面优于阿米替林,与其他药物比较差异无统计学意义。提示,电针治疗抑郁症与药物治疗比较可能同样有效,且安全性较好,但由于试验方法学质量尚不高,不能充分肯定,需要高质量的试验进一步证实。

段冬梅等将轻、中度抑郁症患者60例,随机分为A组、B组、C组各20例,A组口服百优解,每日20 mg;B组采用电针疗法,取穴以百会、印堂为主;C组口服百优解加电针。应用HAMD和SDS评分对各组患者的临床疗效进行观察比较。结果:C组临床控制率为38.9%(8/20),总有效率为88.9%(18/20),明显优于A组的22.2%(4/20)、72.2%(14/20)和B组的27.8%(6/20)、77.8%(16/20),差异有显著性意义($P<0.05$)。3组患者治疗后HAMD、SDS均分数较治疗前明显下降,治疗前后自身比较差异有非常显著性的意义($P<0.01$),治疗后C组与A组、B组比较,$P<0.05$。段冬梅等为评价电针与百优解治疗轻、中度伴躯体症状抑郁症的临床疗效及安全性,用同样治疗方案将75例患者随机分为西药组(A组)、电针组(B组)、针药组(C组)各25例。采用HAMD评定临床疗效,TESS副反应量表评定药物不良反应。结果:临床总有效率A组为78.3%(18/23),B组为82.6%(19、23),C组为91.7%(22/24),C组与A组、B组组间比较,$P<0.05$,B组和C组在改善躯体症状方面疗效显著,使用百优解的C组不良反应较A组少。提示电针能明显改善抑郁症患者的躯体症状,减轻百优解的不良反应,针药结合治疗轻、中度伴躯体症状抑郁症疗效好,不良反应少。

(朱音 李洁)

【失眠的随机对照研究】

肖晓玲等将60例患者随机分为晚上电针组和上午电针组,分别于晚上(8～9点)和上午(8～11点)接受电针治疗;均选取统一穴位、统一方法治疗:百会、神庭、头维(双侧)、上印堂、神门(双侧)、三阴交(双侧)穴;头部穴位刺入骨膜下15 mm,百会和神庭加电针(频率2～100 Hz,电流1～3 mA),留针20 min,每日1次,5 d为1个疗程。治疗2个疗程后,观察治疗前后匹兹堡睡眠质量指数(PSQI)评分、睡眠率及催眠药物使用的变化情况。结果,两组均可降低PSQI评分,提高睡眠率;晚上电针组优于上午电针组,$P<0.05$;晚上电针组第1 d能明显提高患者睡眠率($P<0.01$);且晚上电针组催眠药物使用明显减少($P<0.01$),上午电针组则无明显改变($P>0.05$)。

董建萍等将71例患者随机分为头部透穴组36例和常规针刺组35例。头部透穴组取神庭透前神聪、左右头临泣透左右神聪、后神聪透强间,方法:针身与头皮呈15°刺入帽状腱膜下,进针深度约40～50 mm,快速小幅度捻转,200转/min,每针行针约1 min,取得较强针感后留针1小时;常规针刺组取百会、印堂、四神聪、内关等穴,毫针进针得气后,行提插捻转补泻或平补平泻法,留针1小时,两组治疗均为每日1次,10次为1个疗程,治疗3个疗程后,结果总有效率分别为91.7%(33/36)、77.1%(27/35)($P<0.05$);头部透穴组对PSQI中睡眠质量、入睡时间以及总积分的改善均优于常规针刺组($P<0.05$);头部透穴组能明显提高血浆5-羟色胺(5-HT)含量,与常规针刺组相比,$P<0.05$。

郭静等按1∶1的比例设计观察60例患者,按20%的脱落率制作72个随机数字信封,依据信封内的分组代码对患者进行不同的治疗。治疗组采用针刺百会、神庭、神门、四神聪、三阴交等穴,针刺手法为平补平泻,每日1次,留针30 min;对照组给予口服艾司唑仑,1 mg/次。两组均观察30 d。治疗结束对所有病例进行爱泼沃斯

(Epworth)思睡量表及 PSQI 测评。结果发现，1 周后治疗组总 Epworth 评分、降低 Epworth 评分与对照组相比，$P<0.05$；30 d 后两组比较，$P<0.01$。且治疗组 PSQI 评分明显低于对照组($P<0.001$)。

叶天申等采用随机单盲对照方法将 22 例患者分为腹针加药物组(治疗组)10 例与单纯药物组(对照组)12 例，观察腹针治疗原发性失眠症的疗效。治疗组选用引气归元穴组(中脘、下脘、气海、关元)，配穴取商曲(双)、滑肉门(双)、下风湿点(双)、气旁(双)。每日 1 次，每周 5 次，10 次为 1 个疗程。对照组睡前服用舒乐安定片，2 mg/次，2 周为 1 个疗程。1 疗程后评定疗效；疗效评价采用 PSQI 评分，以 PSQI 总分的前后差值作组间比较。结果治疗组的临床疗效与对照组相比，$P<0.05$。

卢琰琰等用随机数字表法将 50 例患者针刺组和药物组各 25 例。针刺组在治疗前 1 周及治疗期间停服安眠药；取穴神庭、百会、风府等，每次留针 30 min，每 5 min 行针 1 次，每周 6 次。药物组每晚睡前服安定，5 mg/次。治疗 4 周后，两组采用睡眠障碍改善有效率和 PSQI 测评进行疗效评定。结果，针刺组与药物组相比，睡眠障碍临床疗效总有效率、PSQI 评分差异均 $P<0.01$，$P<0.05$。

(陆　颖)

【糖尿病并发症的随机对照研究】

张智龙等采用多中心、随机对照、盲法原则，将 120 例糖尿病合并冠心病患者随机分为观察组和对照组各 60 例。在常规糖尿病治疗基础上，观察组采用调理脾胃针法，取曲池、合谷、血海、足三里、阴陵泉、丰隆等穴针刺；对照组按《针灸学》取胃脘下俞、肺俞、脾俞、肾俞、阳陵泉等穴针刺。均每日治疗 2 次。以临床症状体征、心绞痛发作次数、持续时间、硝酸甘油服用量；血糖、血脂、尿蛋白排泄率、尿 β_2 微球蛋白、尿单核细胞趋化蛋白-1(MCP-1)；心电图、心脏彩色多普勒等进行临床疗效评定。结果显示，调理脾胃针法不仅能改善患者的临床症状和体征，而且能改善心电图 ST 段下移的程度和左室舒张功能，对患者的糖、脂代谢、尿白蛋白水平亦有良性的调节作用，与对照组比较，$P<0.01$ 或 $P<0.05$。观察组心电图疗效的显效率为 50.0%(30/60)，优于对照组的 13.8%(8/58)。田风胜等将 72 例麻痹性斜视的糖尿病患者随机分为药物组、针刺组和针药组。药物组应用甲基维生素 B_{12} 250 μg 肌肉注射，每日 1 次；针刺组根据麻痹性肌肉的不同选取穴位，并随症配穴，每次留针 20 min，每日 1 次；针药组在药物治疗的基础上，加用针刺组的方法。均治疗 28 d。结果针刺组总有效率为 87.5%(21/24)，针药组为 95.7%(22/23)，均明显高于药物组的 54.5%(12/22)。

尹海燕等将 138 只大鼠随机选取 8 只为空白对照组，其余 130 只形成糖尿病周围神经病变模型，1 个月后将造模成功且存活的 38 只大鼠随机分为艾灸组 12 只和模型组 26 只，艾灸组艾灸"胰俞"、"足三里"穴，每日 1 次，每次 15 min，连续治疗 56 d，模型组和空白组不施灸，结果艾灸组大鼠血糖水平明显低于模型组，感觉神经传导速度明显快于模型组，病理形态也较模型组有改善，且神经生长因子含量明显高于模型组。张雪娟等运用防风正目汤(秦艽、白僵蚕、制白附子、川芎、茯苓、陈皮等)随证加减结合针刺(主穴攒竹、太阳、球后、风池等，配穴承泣、丝竹空、阳白、合谷等，每次行针 30 min，每日 1 次)治疗糖尿病眼外肌麻痹 30 例，针刺 10 次为 1 个疗程，3 个疗程后复查血液流变学。患者治疗前后血液流变学检查有显著性差异($P<0.05$)。

(许佳年)

【强直性脊柱炎的治疗】

陈栋等将 93 例确诊为强直性脊柱炎(活动期)患者随机分为针挑整脊组(47 例)和西药组(46 例)。针挑整脊组针挑主点颈 2 神经点、颈 5 神经点等，并结合整脊手法；西药组口服柳氮磺胺嘧啶。分别观察 2 组患者治疗前后关节疼痛和肿胀积分值、关节功能及 Keitel 试验变化和血沉、C 反应蛋白情况。结果针挑整脊组有效率为 95.8%(45/47)，显效率为 68.1%(32/47)，西药组分别为 78.3%(36/46)、23.9%(11/46)，组间比较，$P<0.05$。针挑整脊组疗效明显优于西药组，而且远期效果稳定。李玉娥等将 26 例强直性脊柱炎患者随机均分为两组，治疗组铺灸加针刺治疗，对照组行常规针刺治疗，铺灸中药选用伸筋草、透骨草、海桐皮、川乌、草乌、桂枝等，针刺穴位主取风池、大椎、肝俞、肾俞、腰阳关、秩边等。每次取穴 6～8 个，脊柱病变选用相应夹脊穴，留针 30 min。经治 3 个月后，总有效率分别为 92.3%(12/13)、38.5%(5/13)，组间比较，$P<0.05$。王

贺元等将110例强直性脊柱炎患者随机分为治疗组70例和对照组40例,治疗组针刺百会穴,针感放射到腰骶部为佳,平补平泻留针30 min,结合拔罐,以督脉为中心,在膀胱经痛点处闪拔,以患者感到疼痛减轻为宜。每日1次。对照组选取背部阿是穴,留针20 min,隔日1次。均1个月为1疗程。结果两组总有效率分别为91.4%(64/70)、82.5%(33/40),组间比较,$P<0.05$。戚艳等将患者随机分为针刺加药熥组56例,西药对照组40例。针刺取华佗夹脊穴,中药选用附子、桂枝、桑枝、透骨草、伸筋草、土虫等,将药研成粗末装入布袋中,用前将药置于装有1 000 ml陈醋的锅中蒸10 min后取出,待起针后敷于背部脊柱两侧,留30~40 min,隔日1次。西药组口服消炎痛和柳氮磺胺吡啶,均以1个月为1个疗程。治疗组在疗效、体征的改善及对病程的影响方面优于对照组。陈爱萍将治疗组18例,以正规西药配合走罐为主,对照组15例,以正规西药治疗,治疗4周后,以疼痛视觉量表、晨僵、脊柱活动度等评定疗效。治疗组晨僵、指地距改善明显优于对照组。

(许佳年)

【前列腺增生症的随机对照研究】

杨涛等采用多中心随机对照研究试验观察电针会阳、中髎穴治疗良性前列腺增生(BPH)症的疗效,将2005年1月~2007年6月中93例轻中度BPH伴排尿障碍患者随机分为电针组47例和药物组46例。治疗前两组平均年龄、最大尿流率(Qmax)、残余尿(PVR)、前列腺体积、24 h憋尿困难次数及夜尿次数比较,$P>0.05$,电针组的国际前列腺症状评分(I-PSS)及泌尿症状困扰积分(BS)高于药物组($P=0.013$,$P=0.009$)。治疗方法:电针组患者取俯卧位,用4寸毫针斜向下45°刺入中髎穴3.5寸,3寸毫针直刺会阳穴2.5寸,加电针留针30 min(频率20 Hz,疏密波,电流量以患者能耐受为度),隔日针1次,每周治疗3次;药物组口服盐酸特拉唑嗪,每次2 mg,每日1次睡前服,首次服用剂量减半。4周后观察疗效,根据第五届国际前列腺增生咨询委员会国际科学委员会推荐意见,对主要结局指标(I-PSS、Qmax、PVR)及次要结局指标(BS、夜尿次数、24 h憋尿困难次数及前列腺体积)进行统计分析。各组组内治疗前后比较(配对t检验)结果:两组均可降低I-PSS评分、提高Qmax、减少PVR、改善BS评分、减少24 h憋尿困难次数及夜尿次数($P<0.01$),提示两种疗法均可改善BPH所致的排尿困难症状。两组组间比较(t检验)结果:电针组改善I-PSS、提高Qmax、改善BS及减少24 h憋尿困难次数、减少PVR及减少夜尿次数优于药物组($P<0.01$或0.05)。杨涛等在研究中进一步分析电针治疗BPH的疗效,将2005年1月~2007年10月中175例患者随机分为电针组87例和药物组88例,治疗4周后,电针组停止针灸治疗,并且不能使用治疗的药物,药物组可继续服用盐酸特拉唑嗪,但不能使用其他BPH相关治疗。4周后对其治疗主要、次要结局指标进行组内、组间比较,结果与前基本相同。随访156例患者6个月,两组仍有降低I-PSS、提高Qmax、减少PVR、改善BS评分、减24 h憋尿困难次数及夜尿次数作用,且电针组优于药物组($P<0.01$)。随访68例患者18个月,两组仍有改善主要结局指标作用,且电针组优于药物组($P<0.01$),电针组在改善BS评分,减少夜尿次数优于药物组($P<0.05$)。两组前列腺体积的组内、组间比较差异均无统计学意义。电针组治疗前后各主要指标平均值为:I-PSS 16.79 ± 3.23 vs 10.11 ± 3.90,Qmax(8.58 ± 2.49)ml/s vs (12.63 ± 4.09)ml/s,PVR(67.93 ± 59.52)ml vs (33.99 ± 35.11)ml,前列腺体积(38.74 ± 12.81)cm^3 vs (38.46 ± 13.19)cm^3。

刘清国等采用多中心随机对照研究试验观察电针中极穴治疗BPH的作用,将276例患者以分层区组随机法分为电针组和药物组各138例。治疗方法:电针组患者取仰卧位,用毫针与皮肤约75°角迅速刺入中极穴50~65 mm,行雀啄法使针感放射至会阴即停止操作,接电针仪,频率为2/100 Hz的疏密波,刺激强度以患者能耐受为度(1~3 V),留针20 min,隔日治疗1次,每周3次;药物组口服前列康片。经治1个月后,电针组总有效率96.4%(133/138)、药物组总有效率86.2%(119/138),组间比较,$P<0.01$。

李璟等采用多中心随机对照试验观察秩边、中极穴的芒针刺法与常规针法对BPH引起的排尿困难症的临床效应的差异,将150例I-PSS>13的患者以随机数字表法分为芒针组72例和常规针刺组78例。治疗方法:芒针组患者先取俯卧位,用华佗牌0.38 mm×125 mm毫针向内侧会阴部呈60°角刺入秩边穴75~90 mm,以针感向会阴部生殖器放射为佳,小幅度提插捻转

1 min，留针 20 min，其间每隔 4 min 做小幅度提插捻转 1 min，强度以患者能忍受为宜，起针完毕，再取仰卧位，用 0.38 mm×65 mm 毫针直刺中极 40～50 mm，以针感向阴部放射为佳，将 2 cm 长艾段点燃插在针柄上，灸 2 壮，每日 1 次，5 次为 1 个疗程，疗程间休息 2 d；常规针刺组取 0.38 mm×65 mm 毫针直刺秩边穴 50～55 mm，以得气为度，小幅度提插捻转 1 min，留针 20 min，其间每隔 4 min 做小幅度提插捻转 1 min，强度以患者能忍受为宜，再用 0.38 mm×65 mm 毫针直刺中极 30～40 mm，加艾灸如前，治疗频率如前。2 个疗程后，芒针组有效率 83.3%（I-PSS 积分治后/治前≤60%，治后积分≤13），常规针刺组有效率 44.9%，组间比较，$P<0.05$。芒针组治疗前后各指标平均值为：I-PSS 26.58±3.24 vs 11.78±5.45，Qmax（11.21±2.68）ml/s vs（17.20±4.98）ml/s，PVR（81.66±34.07）ml vs（24.17±25.34）ml。常规针刺组治疗前后各指标平均值为：I-PSS 26.53±3.08 vs 19.46±4.98，Qmax（11.79±3.72）ml/s vs（13.37±3.76）ml/s，PVR（72.54±35.49）ml vs（51.23±30.48）ml。两组各指标组内、组间比较均有统计学意义（$P<0.05$）。随访 3 个月，芒针组中尚无急性尿潴留发生或进行外科治疗，3 例患者自述性功能得到改善，常规针刺组有 1 例发生急性尿潴留。

杨进标等将 115 例患者随机分为治疗组 61 例和对照组 54 例。治疗组运用经直肠食指按摩前列腺，联合温针灸肾俞、膀胱俞、关元、气海、三阴交、阴陵泉、阴谷、照海穴；对照组口服舍尼通片。经治 5 周后，治疗组痊愈率 75.4%（46/61），显效率为 19.7%（12/61），有效率为 3.3%（2/61），总有效率 98.4%（60/61）；对照组痊愈率 37.0%（20/54），显效率 20.4%（11/54），有效率 24.1%（13/54），总有效率 81.5%（44/54）。两组痊愈率、总有效率比较，$P<0.01$。同时，设计随机对照方法将 60 例 BPH 并发尿潴留患者分为手法按摩联合针灸组（治疗组）34 例和经尿道前列腺电切术组（对照组）26 例，两组治疗前后排尿情况、I-PSS、Qmax、PVR 比较差异无统计学差异（$P>0.05$），对照组前列腺体积减小优于治疗组（$P<0.05$），治疗组术后生活质量评估及术后 6 个月内继发症优于对照组（$P>0.05$）。治疗组治疗前后各指标平均值为：I-PSS 16.52±1.96 vs 7.27±2.91，Qmax（8.56±1.78）ml/s vs（19.25±3.54）ml/s，PVR（80.23±20.06）ml vs（35.96±11.39）ml，前列腺体积（27.80±7.12）cm^3 vs（21.76±6.91）cm^3。

（朱　音）

【针灸延缓衰老】

1. 针灸对神经系统衰老的影响

杨晓波等将健康 Wistar 大鼠随机分为空白组、模型组、温通针法组、捻转针法组、药物组，观察了温通针法对血管性痴呆（VD）大鼠脑组织病理形态及学习记忆功能的影响，发现：① 行为学测试：模型组跳台试验潜伏期延长，错误次数增多，学习和记忆成绩明显低于空白组；温通针法组、捻转针法组和药物组潜伏期及错误次数明显少于模型组；药物组和温通针法组比较，$P<0.05$。温通针法组与捻转针法组比较，$P<0.05$。② 形态学结果：温通针法组海马 CA1 区未见核固缩，胶质细胞数量增生不明显，细胞数量明显增多，CA1 区细胞排列较模型组整齐，形态较正常，接近空白组，认为温通针法能明显减轻脑缺血对大鼠海马 CA1 区神经元的损伤，改善脑缺血引起的学习记忆障碍。王鹏琴等取眼针肝区、心区、肾区治疗血管性痴呆，并与西药尼莫通相对照，以探讨眼针对 VD 大鼠学习记忆障碍及血液流变的影响，发现与对照组比较，模型组大鼠学习记忆明显障碍，眼针组、尼莫通组学习记忆能力明显改善，与模型组比较，$P<0.01$。模型组与对照组相比，全血黏度、血浆黏度、红细胞压积及纤维蛋白原浓度升高，$P<0.01$。眼针组、尼莫通组与模型组相比，全血黏度、血浆黏度、红细胞压积及纤维蛋白原浓度降低，$P<0.01$～0.05。认为眼针能改善 VD 大鼠学习记忆障碍及血液流变的各项指标。王健等取眼针肝区、心区、肾区治疗血管性痴呆，并与西药尼莫通相对照，以探讨眼针疗法对 VD 大鼠学习记忆障碍及血清 NO 含量、NOS 活性的影响，发现与对照组比较，模型组大鼠学习记忆障碍明显，眼针组、尼莫通组学习记忆障碍明显改善，与模型组比较（$P<0.01$）。模型组血清中 NOS 活性升高，NO 含量升高。眼针组、尼莫通组与模型组比较，$P<0.01$，认为眼针疗法可改善实验性血管性痴呆大鼠学习记忆障碍及降低大鼠血清 NO 含量，抑制 NOS 活性的升高。卢雨微等探讨了耳针对 VD 大鼠学习记忆障碍的改善及其

与β淀粉样前体蛋白(APP)表达的关系，发现迷宫学习记忆能力测试表明，耳针组大鼠成绩优于VD模型组。耳针组大鼠脑内APP免疫阳性神经细胞数低于VD模型组，其平均光密度值高于VD模型组，认为耳针改善了VD模型大鼠学习记忆，这可能是耳针抑制了VD大鼠APP的过量表达，从而对VD模型大鼠海马神经元起到保护作用。闫兵等将造模成功的VD大鼠按随机数字表法分为电针组、尼莫通组和模型组，观察了电针对VD大鼠学习记忆能力的影响，发现模型大鼠表现出明显的学习记忆障碍，在水迷宫实验中，其逃避潜伏期显著性延长，在原平台象限跨越相应平台次数与其他3个象限无显著性差异，血浆CO和脑组织NO水平显著性升高。而电针组逃避潜伏期较模型组显著性缩短，相同时间内跨越原平台次数显著性多于其他3个象限，血浆CO和脑组织NO含量较模型组大鼠显著降低，认为电针治疗血管性痴呆的作用可能与其改善VD大鼠学习记忆能力，显著性降低血浆CO和脑组织NO含量有关。何利雷观察了电针肾俞、脾俞、膈俞、百会四穴对VD大鼠学习记忆能力及血浆中TXB2和6-keto-$PGF_1\alpha$含量的影响，发现模型组大鼠表现明显的学习记忆障碍，潜伏期显著延长，血浆TXB_2含量明显较假手术组高，血浆中6-keto-$PGF_1\alpha$含量明显较假手术组低。电针组潜伏期较模型组明显缩短，血浆TXB_2含量显著低于模型组，而血浆6-keto-PGF1α含量明显高于模型组，认为电针能改善VD大鼠学习记忆能力，具有降低血浆TXB_2含量和升高血浆6-keto-$PGF_1\alpha$含量的作用。王黎等观察了血管性痴呆大鼠海马区细胞因子IL-1β、TNF-α含量变化与学习记忆变化的相关性，观察电针对细胞因子IL-1β、TNF-α含量的影响，发现模型组大鼠海马区IL-1β、TNF-α含量显著增高，电针组显著低于模型组，认为血管性痴呆大鼠学习记忆能力改变与大鼠海马区炎性机制改变有关；电针可抑制细胞因子IL-1β、TNF-α的产生，改善大鼠认知功能。张全爱等通过行为学观测，发现艾灸能明显提高艾灸组大鼠空间定位、定向及探索能力，在朝向角、平均潜伏期、平台象限距离百分比方面与模型组比较，有显著性差异，认为艾灸百会、命门穴能明显提高衰老大鼠空间记忆能力。杜艳军等发现通过艾灸治疗，老龄大鼠艾灸组Ach含量及ChAT活性较老龄大鼠模型组有所增高，而AchE活性则有所降低，认为艾灸能通过对中枢胆碱能损害的修复作用从而达到延缓脑老化的功效。

2. 针灸对生殖系统衰老的影响

秦正玉等发现电针后，围绝经综合征患者血清FSH、LH含量显著降低，血清E_2含量显著升高，与西药对照组比较，电针组血清FSH、LH、E_2含量显著降低，研究提示电针三阴交对围绝经期综合征患者生殖内分泌系统的功能具有较好的调整作用。郑雪峰将60例患者随机分为观察组(针药结合组)、对照1组(单纯针刺组)、对照2组(口服补肾胶囊组)，发现治疗后3组患者血清T含量较前有显著性提高(其中观察组提高较为显著，治疗后观察组和对照1组患者血清中LH含量较前有显著性下降，对照2组下降不明显；治疗后观察组患者FSH值较前显著性提高，而对照1组和对照2组无显著性提高)；治疗后观察组、对照1组及对照2组患者的症状体征均有显著改善，部分雄激素缺乏综合征(PADAM)评分指数均有所下降，其中以观察组改善最为显著($P<0.01$)，对照1组、对照2组均为$P<0.05$。认为针药结合治疗PADAM具有较好的疗效，能调节下丘脑-垂体-睾丸轴激素的分泌，提高血中的睾酮浓度，改善PADAM患者临床体能、血管舒缩症状、精神心理、性功能减退等临床症状，提高生活质量。马晓芃等将围绝经期大鼠随机分为针刺组、药物组和围绝经期组，分别进行针刺治疗、更年安药物治疗和空白对照，并与青年大鼠作对照，探讨针刺治疗围绝经期综合征的作用机制，发现与青年大鼠比较，围绝经期大鼠卵巢颗粒细胞凋亡显著增加，Bcl-2蛋白表达明显降低，Fas蛋白表达明显升高。针刺治疗后围绝经期大鼠卵巢颗粒细胞凋亡减少，Bcl-2蛋白表达提高，Fas蛋白表达明显降低；更年安药物治疗后，卵巢颗粒细胞凋亡亦有降低但图像分析结果无统计学意义，Bcl-2蛋白表达提高，Fas蛋白表达明显降低，认为针刺能够抑制围绝经期大鼠卵巢颗粒细胞凋亡，上调卵巢颗粒细胞Bcl-2蛋白表达、下调Fas蛋白表达。张杏艳等探讨针刺艇角耳穴抗肾阳虚和衰老的作用机制，发现模型组兔的睾丸、肾出现了明显的退行性变化，其体内T、E_2/T的变化都向着衰老方向发展；电针艇角穴可改善或预防造模药物造成的T下降、E_2/T上升，并可显著改善睾丸的生精

功能。其效果优于补肾中药组。研究提示针刺脡角穴可使肾阳虚衰老模型动物 T 升高、E_2/T 下降,可显著改善睾丸的生精功能。白如鑫等将 PADAM 大鼠模型分为艾灸组(灸肾俞、命门、关元)、对照组Ⅰ(丙酸睾丸素组)、对照组Ⅱ(模型组),观察了温和灸对于 PADAM 模型大鼠生殖内分泌的影响,发现两治疗组经治疗后血清中 TT、FT 的含量较治疗前均显著提高,模型组 FT 显著下降。两治疗组经治疗后悬尾实验不动时间均显著缩短,力竭游泳实验时间与模型组比较显著延长。研究提示温和灸法可阻止 PADAM 大鼠血 TT、FT 的下降,减轻腹部脂肪堆积,调节免疫功能,改善抑郁状态和肌张力,其作用与丙酸睾丸素相当。

3. 针灸对其他系统衰老的影响

魏玉芳等将健康雌性 SD 大鼠分组观察针刺对去势大鼠骨质疏松模型雌激素含量及骨密度的影响,发现正常组、针刺组、西药组与模型组相比,BMD 显著增高,血清 E_2 显著增高,体重显著降低。正常组、西药组、针刺组之间 BMD 及血清 E_2 无显著性差异,提示针刺能够增加去势大鼠 BMD、血清 E_2 水平,可明显降低大鼠体重。陈波等对臭氧衰老模型小鼠"足三里"穴实施艾灸治疗,探讨了艾灸"足三里"延缓衰老的机理,发现艾灸小鼠外周血淋巴细胞 DNA 的拖尾率显著下降,尾长显著减短,差异有统计学意义,认为艾灸能够通过提高机体自身抗自由基氧化损伤的能力,减轻淋巴细胞 DNA 的损伤程度。高树中等将患者分为隔药灸脐组,针刺组和西药组,观察隔药灸脐疗法延缓衰老的临床疗效及作用机制,发现治疗后 3 组临床症状均有非常显著的改善,且隔药灸脐组改善更显著;3 组 SOD 活性均明显提高,MDA 含量均明显降低,隔药灸脐组与针刺组相比 SOD、MDA 含量差异均无显著性意义,隔药灸脐组与西药组相比 SOD、MDA 含量差异均有显著性意义,认为隔药灸脐法能明显延缓衰老,其机制与改善体内 SOD、MDA 含量有关。

(王　静)

【针灸对免疫功能的影响】

1. 针刺

阮步青等研究针刺百会穴对大鼠自然杀伤(NK)细胞活性的影响,观察到 NK 细胞活性在针刺后增强,认为针刺疗法能改善大鼠 NK 细胞活性,这种改善在肿瘤的临床治疗中有十分重要的意义。吴兆利等观察针刺足三里对哮喘大鼠外周血嗜酸粒细胞(EOS)计数的影响,针刺组的 EOS 计数值分别较相应的疾病组显著下降,提示针刺足三里可以减少外周血嗜酸粒细胞的聚集,从而减轻炎症反应。皮敏等观察醒脑开窍针刺法(1组)和体针(2组)对急性脑梗死患者血清 C 反应蛋白(CRP)、肿瘤坏死因子-α(TNF-α)和白介素-6(IL-6)值的影响,两组治疗后第 15 d,血清 CRP、IL-6 和 TNF-α 的数值均较治疗前显著下降,而第 15 d 时,1 组的血清 CRP、IL-6 和 TNF-α 水平明显低于 2 组,提示醒脑开窍针刺法对减少急性脑梗死的炎症反应及改善其预后具有重要意义。张莉君等观察针灸治疗抑郁症患者的疗效及对血清细胞因子的影响,结果针刺能明显降低 IL-1β、IL-2、IL-6 和 TNF-α 的高表达水平,提示针刺治疗可能是通过调节血清细胞因子水平而发挥部分治疗抑郁症的作用。

2. 艾灸

鞠琰莉等观察艾灸等对实验性痛经模型大鼠 T 细胞亚群水平的影响,结果艾灸等方法不但有很好的止痛或缓解疼痛的作用,而且对拟原发性痛经大鼠外周血 T 淋巴细胞亚群和免疫器官都有影响,在一定程度上拮抗了原发性痛经出现的免疫功能低下。裴建等观察艾灸调节肿瘤免疫抑制效应与 IL-2 受体-Jak-Stat 信号转导通路的关系,以探讨艾灸调节免疫抑制效应的作用机制,结果荷瘤对照组脾淋巴细胞中亲和力 IL-2R 数量明显低于正常对照组;艾灸治疗组中亲和力 IL-2R 数量较荷瘤对照组明显增加,荷瘤对照组脾淋巴细胞 IL-2Rα、IL-2Rβ、Jak1、Stat5a、Stat5b mRNA 表达水平与正常对照组比较明显降低;艾灸治疗组 IL-2Rα、IL-2Rβ、Jak1、Stat5a、Stat5b mRNA 表达水平较荷瘤对照组增加。各组 IL-2Rγ mRNA、Jak3 mRNA 表达水平未见显著差异,认为针灸正向调节荷瘤机体非特异性免疫功能低下或受抑状态,与上调淋巴细胞 IL-2 受体数目及 IL-2Rα、IL-2Rβ 和相关信号分子 Jak1、Stat5a、Stat5b 表达水平有关。吴娟等观察化脓灸对免疫性慢性肝损伤小鼠免疫功能的影响,化脓灸能提高模型动物淋巴细胞转化率和脾脏淋巴细胞白细胞介素-2 的分泌,增强腹腔巨噬细胞的吞噬功能,增加免疫器官重量,提示化脓灸对免疫性慢性肝损伤小鼠免疫功能有调节作用。

3. 针灸

李毓等观察针灸治疗溃疡性结肠炎的临床疗效及对血清和结肠组织 TNF-α、IL-10、IL-1、IL8水平的影响,治疗组症状改善率明显优于对照组;两组治疗后血清及结肠组织 TNF-α、IL-8、IL-1水平下降均有显著意义;治疗组 IL 10上升和治疗前比较有显著意义,而对照组无显著意义,认为针灸治疗溃疡性结肠炎可能通过调节患者的免疫功能紊乱状态,而达到较好的临床疗效。郑美凤观察了针灸对常年性变应性鼻炎患者血清IFN-γ,IL-4的影响及其与临床症状、体征变化的相关性,以探讨针灸治疗的免疫学机制,结果治疗前患者血清 IFN-1水平显著低于健康对照组,IL-4水平显著高于健康对照组,二者比值与健康组有显著性差异;2个疗程结束后患者血清IFN-1水平较治疗前明显升高,IL-4水平较治疗前有显著性降低,且二者均与健康对照组无显著性差异,IFN-γ/IL-4比值较治疗前有显著性升高且与健康对照组无显著性差异,提示针灸可通过调节体内 IFN-1、IL-4细胞因子的表达,纠正失衡的 Th_1/Th_2 的细胞因子网络而对常年性变应性鼻炎产生治疗作用。

4. 电针

梁凤霞等人观测"双固一通"针法对糖尿病大鼠的治疗作用和对T细胞亚群的影响,提示"双固一通"针法可使糖尿病大鼠降低的 CD_4^+ T细胞值有不同程度的升高,升高的 CD_8^+ T细胞值有不同程度的降低,使 CD_4^+/CD_8^+ T细胞比值不同程度趋于正常水平,认为"双固一通"针法对糖尿病大鼠免疫功能的调节作用可能是它对神经内分泌网络进行调节的重要环节。林俊等人通过观察针刺镇痛效应与穴位区肥大细胞脱颗粒率的变化,探讨针刺效应与穴位局部的肥大细胞功能之间的关系,发现电针和手针对佐剂性关节炎大鼠都有很明显的镇痛效应,其中手针的效果更明显于电针,电针和手针组的组织切片中肥大细胞脱颗粒率明显高于留针组,认为穴位组织中肥大细胞在针刺镇痛效应的产生过程中起着重要作用,肥大细胞脱颗粒参与了针刺镇痛效应中针刺信号从穴位向靶器官传输与转换的过程。易玮等取内关、足三里、三阴交和肾俞等穴,探讨治疗胰岛素抵抗的有效方法及其作用机理,发现针刺对胰岛素抵抗有逆转效应,饮食调整能促进此效应,而这一效应可能是通过降低 TNF-α的分泌实现的。闫明茹等观察针刺、束缚和致病因子对白细胞介素-2水平变化的影响及其作用规律,发现与正常组比较,佐剂性关节(AA)模型组、束缚模型组血清IL-2含量呈增高趋势,无显著性差异;与AA模型组、束缚模型组比较,AA六穴组、束缚六穴组和AA关元组、束缚关元组血清 IL-2含量均有升高,AA关元组和束缚关元组均呈显著性差异,认为针刺可上调AA模型大鼠、束缚模型大鼠血清IL-2的水平,对机体的免疫功能进行调节;关元穴的作用明显。李俊君等研究电针缓解炎性痛及其与病灶局部内源性大麻素2型受体(CB_2 受体)阳性细胞免疫反应性影响的关系,发现电针佐剂性关节炎模型大鼠致炎足同侧穴位,可产生明显镇痛作用,且电针效果在致炎后第3~5 d最为显著,穴位电针组背屈、跖屈踝关节疼痛试验评分在致炎第3 d和第5 d均较模型组和非穴位电针对照组显著降低,免疫组化结果显示,致炎后第6 d穴位电针组大鼠炎性痛病灶局部皮肤组织 CB_2 受体阳性细胞的数量显著高于空白对照组、模型组和非穴位电针组;致炎后第16 d穴位电针组该值与空白对照组、模型组和非穴位电针组间统计学差异不明显,认为电针腧穴可使炎症病灶局部皮肤组织 CB_2 受体免疫反应阳性细胞的数量显著上调,从而调控炎性痛病灶局部组织中致炎致病物质与镇痛物质之间的平衡,解除局部病灶神经免疫微环路的激活状态,通过外周途径缓解疼痛。王黎等观察血管性痴呆大鼠海马区细胞因子 IL-1β、TNF-α含量变化与学习记忆能力变化的相关性,观察电针对细胞因子 IL-1β、TNF-α含量的影响,发现模型组大鼠海马区 IL-1β、TNF-α含量显著增高,电针组显著低于模型组,认为血管性痴呆大鼠学习记忆能力改变与大鼠海马区炎性机制改变有关;电针可抑制细胞因子IL-1β、TNF-α的产生,改善大鼠认知功能。方剑乔等观察电针对角叉菜胶致炎大鼠的治疗作用,发现电针可以有效抑制角叉菜胶致炎大鼠足跖肿胀,尤以造模后2、3 h最为显著;可降低大鼠炎症足爪组织中的 PGE_2 水平;不同时段电针介入均能下调炎症足爪组织中 IL-1β和TNF-α水平，但以造模后立刻治疗为佳；电针对足爪炎症组织 IL－1βmRNA、TNF－αmRNA 表达产生不同程度的下调作用，故认为电针对角叉菜胶致炎大鼠急性炎症具有良好的抗炎效应，并通过抑制局部促炎症因子（如 IL－1β、TNF－α）的生成与表达而控制炎症的发展。

5. 穴位敷贴

陆伟珍观察穴位敷贴疗法对支气管哮喘病人细胞因子的影响，发现中药穴位敷贴对细胞因子的影响是肯定的，可以降低细胞因子 IL－4 及 IL－13 的水平，并提高 IL－10。单翠英等研究中药穴位贴敷治疗儿童哮喘患者的临床疗效及其免疫学机制，发现采用中药穴位贴敷治疗后的患儿免疫球蛋白 IgE 降低，IgA、IgG 升高；细胞因子 IL－4 降低，细胞因子 IFN－γ 升高，认为中药穴位贴敷能调节免疫力，纠正 TH_1/TH_2 的比例失衡，从而达到治疗哮喘的作用。姚红等探讨穴位敷贴疗法对哮喘的治疗效果及可能的作用机制，发现穴位贴药对大鼠肺组织嗜酸性粒细胞浸润有明显抑制作用，穴位贴药组大鼠肺组织中 IL－4 表达较模型组明显降低，IFN－γ 表达明显高于模型组，认为中药穴位敷贴疗法对 IL－4、IFN－γ 在哮喘大鼠肺组织中的表达具有明确的影响，并对哮喘大鼠肺组织中嗜酸性粒细胞的浸润有明显的抑制作用。朱书秀等研究脑组织 β－END、IL－1 在天灸防治哮喘的作用。发现模型组 β－END、IL－1 高于正常组，经治疗后均有所增加，且天灸潜伏期治疗组最高，认为天灸能提高室旁核区 β－END、IL－1，且与疗效相应。鲍毅梅等探讨天灸单穴命门、关元穴对佐剂性关节炎大鼠细胞免疫功能的影响，发现天灸单穴命门、关元能提高佐剂性关节炎大鼠 IL－2 水平，改善胸腺萎缩和脾脏肿大，对胸腺、脾脏起到了细胞保护作用，有类似抗原的免疫作用，能恢复和促进脾淋巴细胞活性，诱生和促进 IL－2，具有正向的免疫调节作用。

6. 其他刺灸法

陈锋等以穴位埋线治疗单纯性肥胖症，发现单纯性肥胖患者不同程度地存在胰岛素抵抗，TNF－α 等指标明显高于正常对照组，治疗后明显低于治疗前，有非常显著的统计学差异，认为穴位埋线疗效可靠，是治疗单纯性肥胖症的一种有效方法。于力等以循经取穴水针治疗过敏性鼻炎，对照组用口服药物疗法。同时，测定两组血清 IgE 水平。发现循经取穴水针疗法治疗效果明显优于口服药物疗法，两组疗效之差异有统计学意义；循经取穴水针疗法治疗组血清 IgE 水平降低较对照组明显，认为循经取穴水针是治疗过敏性鼻炎的有效方法之一，其治疗机理与免疫调节有关。

（王　静）

【针灸镇痛的研究】

1. 临床研究

胡水荣等通过简化 McGill 疼痛问卷评价单纯针刺和针刺结合推拿对神经根型颈椎病的镇痛作用，结果疼痛分级指数（PRI）、现有疼痛强度（PPI）和疼痛视觉模拟评分（VAS）三项指标针刺结合推拿组均优于单纯针刺组（$P<0.05$），提示针刺结合推拿更有利于神经根型颈椎病的止痛。该作者在类似的研究中还得到温针灸配合推拿治疗肩周炎的止痛效果优于单纯推拿。黄涛等分别采用电针、经皮电刺激（TENs）和腰麻-硬膜外联合阻滞镇痛方法，对 324 例初产妇进行分娩镇痛的效果观察，结果镇痛后 30～120 minVAS 评分与 TENs 组及空白组比较，电针组镇痛效果较好，但不如腰麻组，而电针镇痛对于产程、分娩方式、母婴结局均无负面影响，是一种安全有效的镇痛方式。贺必梅等观察 TENs 复合靶控输注（TCI）在全麻中镇痛效应及对心血管系统的影响，发现 TENs 复合 TCI 组（简称复合组）和单纯 TCI 组（简称 TCI 组）患者术中平均所需的丙泊酚量分别为 226.67 mg 及 272.22 mg，平均所需的芬太尼量分别为 0.11 mg 及 0.14 mg，组间差异具有显著性或非常显著性意义（$P<0.05$，$P<0.01$），提示 TENs 可相对减少 17% 丙泊酚用量及 14% 芬太尼用量；复合组切皮前后心率、血压的波动均较 TCI 组小（$P<0.05$），提示经皮穴位电刺激可以减轻手术切皮对患者所致的心血管系统的应激反应；复合组患者苏醒时间明显缩短。谢健等通过对肠癌根治术患者手术开始的切皮和术中抑制交感神经反应 2 种 MAC（the minimum alveolar concentration）不同麻醉程度点的观测来评价针复合异氟醚在全身麻醉中的镇痛效应，结果头针组及全麻组切皮所需异氟醚 MAC 分别为 0.75、0.88，相差 0.13（占 15%）；术中所需的异氟醚 MAC 分别为 0.95、1.29，相差 0.34（占 26%），

差异有统计学意义。提示头针对肠癌手术切皮刺激疼痛反应有一定抑制作用,术中维持也具有一定麻醉镇痛作用。周友龙等通过检测机械痛阈值和肌电图研究踝三针(针刺"根痛1"、"根痛2"、"根痛3")对腰椎间盘突出根性痛大鼠镇痛和神经根损伤修复作用,结果来比林对照组、体针对照组、踝三针治疗组机械痛阈值均高于模型对照组;踝三针治疗组与模型对照组及来比林时照组之间肌电图异常率有高度显著性差异,提示踝三针具有一定的镇痛和损伤神经根修复作用。

2. 实验研究

王珂等建立慢性吗啡耐受模型观察"足三里"和"肾俞"穴位埋线对大鼠吗啡镇痛耐受和行为敏化的效应差异,结果"足三里"穴位埋线能减缓慢性吗啡处理的痛阈下降和减少大鼠活动度,使伏隔核和背侧纹状体内一氧化氮合酶阳性神经元表达减少;"肾俞"穴位埋线对痛阈和活动度影响不明显,但背侧纹状体区一氧化氮合酶阳性神经元表达明显减少。由此认为足三里穴位埋线可减缓吗啡镇痛耐受,逆转吗啡行为敏化形成,其调节可能与抑制伏隔核和背侧纹状体区一氧化氮合酶表达有关。王俊英等观察电针双侧"足三里"—"阳陵泉"穴(2/15 Hz,1～2 mA,1次/d)镇痛的累积效应及大鼠下丘脑和海马细胞蛋白激酶A(PKA)活性变化,用辐射热照射大鼠双侧足底引起的缩腿反应潜伏期(PWL)差值作为痛敏分数(HS)判断动物的痛反应;用免疫组化法检测下丘脑和海马组织PKA的活性,结果电针镇痛有累积作用,其累积效应可能与下丘脑、海马细胞PKA的表达上调有关,并且与动物神经记忆有密切关系。章明美等用荧光染料Fura-2/AM测定在电针镇痛期间,小鼠下丘脑、灰质区、海马突触体内游离钙浓度([Ca^{2+}]i)的改变,发现电针镇痛时,下丘脑、灰质区、海马突触体[Ca^{2+}]i明显降低,向分离出的海马突触体培养液内加入$CaCl_2$,电针后突触体[Ca^{2+}]i明显降低。由此认为电针的镇痛效应可能与下丘脑、灰质区、海马等突触体内钙离子浓度的变化密切相关。余晓佳等在急性佐剂关节炎大鼠模型上,以大鼠缩爪反射的潜伏期及肥大细胞脱颗粒率为观察指标,通过穴位注射Ⅰ型胶原酶法破坏穴区胶原组织结构,比较破坏与不破坏穴位区胶原组织结构2种情况下,针刺"足三里"捻转或提插手法对针刺镇痛效应及肥大细胞的影响。结果:破坏胶原结构后2种手法的镇痛效果明显削弱,且穴位肥大细胞脱颗粒也受到明显抑制。从而认为穴区胶原纤维与肥大细胞在针刺镇痛效应的产生过程中起到了重要的作用,胶原纤维参与了针刺信号由穴位向靶器官传输与转换过程,而肥大细胞脱颗粒则始终与针刺镇痛效应呈正相关。

(邓宏勇　许　吉)

【现代针灸文献质量评价】

谢惺等通过文献分析,总结针灸治疗功能性消化不良临床随机对照研究和非随机同期对照研究中的用穴规律,结果22篇文献共使用腧穴24个,归经以足阳明胃经、足太阳膀胱经为主,腧穴分类以特定穴为主。金炫通过机检和手检获得针灸治疗中风病的临床随机对照试验报道,并对其进行分析评价。结果96篇针灸治疗中风病的临床研究中,37篇(38.54%)文献研究采用体针疗法,是目前针灸治疗中风病最常用的方法。黄琴峰通过回顾1965～2005年针灸学文献探讨针灸治疗结肠炎用穴和治疗方法的规律,结果针灸治疗结肠炎以足三里、天枢、大肠俞、关元、中脘穴应用频次为最,也是最佳组穴;治疗方法以针刺、灸法为主。针灸治疗结肠炎临床有效,但因用穴繁多,配穴不集中,故治疗本病穴位特异性不明显,应加强穴位优选的研究。嵇波等采用行平均得分方法对"醒脑开窍"、"百会透曲鬓"、"焦三针"和"颞三针"等针法治疗缺血性脑血管病临床研究文献进行联合疗效分析,结果4种针刺方案治疗缺血性脑血管病均有疗效。同一作者还对以上临床文献采用随机、对照、盲法情况进行了研究,结果采用随机分配方案的文献所占的比率,"醒脑开窍"针法为50.0%(5/10)、"百会透曲鬓"针刺方案为100%(符合录入要求的仅有2篇,尚待进一步研究)、"颞三针"针刺方案为50.0%(4/8)、"焦三针"针刺方案为40.0%(4/10);采用对照的文献所占的比率,"醒脑开窍"针法为60.0%(6/10)、"百会透曲鬓"针刺方案为100%(符合录入要求的仅有2篇,待进一步研究)、"颞三针"针刺方案占75.0%(6/8)、"焦三针"针刺方案占70.0%(7/10);4种针刺方案治疗缺血性脑血管病临床研究文献均未采用盲法。

陶晓雁等通过分析1997～2006年在国内中文医学期刊公开发表的648篇灸法(或以灸法为主)临床疗效观察文献,认为灸法临床疗效观察研究的设计趋于合理，结果真实可靠，灸法临床适应症多达 186 种，有 34 个优势病种，对寒证、虚证疗效明显。灸法有适应证广、临床疗效肯定等优势和特色。

张琰等对针刺预防性治疗偏头痛的随机对照研究进行文献质量评价，结果共纳入 12 篇随机对照研究，其中 9 篇高质量研究均为国外研究，3 篇国内研究为低质量研究，国外研究多采用偏头痛每月发作频率、天数及 SF-36/SF-12 等量表作为疗效评价标准，国内则采用头痛指数积分作为疗效评价标准。9 篇研究有随访记录，8 篇研究报告不良反应。国内迄今所发表研究采用的疗效评价方法不能恰当评价针刺预防性治疗偏头痛的疗效。彭唯娜等按照临床流行病学和循证医学的原则和方法，对针灸治疗带状疱疹的临床研究文献进行质量评价。结果在 399 篇纳入文献中，真正随机对照试验仅 8 个，半随机对照试验 20 个，非随机同期对照试验 66 个；叙述性研究共 277 个，明确诊断标准 70 篇，提及纳入或排除标准的 16 篇，明确疗效标准的 287 篇，107 篇文献记录随访，2 篇描述有卫生经济学指标；9 篇文献提及不良反应。同时通过文献初步探讨针灸治疗带状疱疹的施治规律是以阿是穴刺络放血拔罐为主。

陈文等以《中国针灸》2000～2006 年刊载的论著类文献作为调查对象，分析论文信息质量。结果：① 作者来源以医药院校及其附属医院（含科研单位）为主，占 61.0%。② 篇作者数量以2～3 人为主，占 40.0%。③ 基金项 405 项，占总论文数的 26.2%，其中以省部级为主。④ 发表时滞逐年缩短，2006 年平均为 210.5 日，7 年平均发表时滞为 255.3 日。⑤ 临床研究类论文 RCT 比率为 30.4%，且呈逐年上升趋势。结论：该刊在前 4 项中均具有相当的优势，凸显了其“核心期刊”的高质量内涵，但 RCT 的比例有待进一步提高。耿玲玲对 2000～2006 年《中国针灸》杂志中 RCT 报告质量进行评估，共纳入 686 篇 RCT 文章，其方法学质量和国际标准相比有较大差距，仅有 1 篇 RCT 对试验流程进行描述；对其他影响 RCT 报告质量的内容报告也较少，如医师资历（3.1%）、不良反应（4.3%）、盲法（6.0%）、随访（14.4%）。结果表明针灸 RCT 在试验设计、实施过程和报告方面有待改进。

周丹等总结分析 2006 年 Medline 数据库收载针灸论文情况：文章来源集中在中、美、英三国；影响因子最高的杂志为 Lancet，影响因子为 25.8；涉及的病种广泛，但主要是用于疼痛治疗。杨家玥等检索分析了 2006 年 SCI 源期刊发表的有关针灸论文，结果共收录 17 个国家的 144 个期刊以针灸为主题的文章 323 篇，刊登形式主要为论文、信函、综述及社论等，内容涉及针刺（275 篇）、灸法（11 篇）、穴位经络研究（13 篇）等；有关针刺研究主要仍以运动及神经系统疾病为主，生殖系统疾病在 2006 年的研究也较多，是近年研究的热点。2006 年 SCI 源期刊中发表针刺在治疗痛症及其相关疾病上的效果基本得到了认同，其中 80% 验证了针刺的有效性。但是由于针灸理论的理解不同，方法及实验对象的偏差、针刺的具体操作尚未标准化导致结果出现很大的偏差，因此针刺的机理的实验研究或是临床治疗效果在结论中并不肯定，未能达到公认的水平。

（许　吉　邓宏勇）

［附］ 参考文献

B

白如鑫，李沛. 温和灸对中老年部分雄激素缺乏综合征大鼠模型影响的实验研究[J]. 针刺研究，2007，32(4)：229

鲍春龄，李璟，东红升. 头穴电针对脑出血大鼠脑组织 GLUT-1 及共基因表达的影响[J]. 上海中医药大学学报，2008，22(2)：50

鲍毅梅，宋晓平. 天灸对佐剂性关节炎大鼠 IL-2、胸腺、脾指数的影响[J]. 新疆中医药，2007，25(3)：9

毕钰桢. 浅论《内经》和《难经》按时针刺的差异[J]. 陕西中医，2008，29(4)：499

C

陈爱萍. 走罐为主治疗强直性脊柱炎 18 例[J]. 中医外治杂志，2008，17(2)：44

陈波，吕宗华. 艾灸对衰老模型鼠外周血淋巴细胞 DNA 损伤程度影响的实验研究[J]. 吉林中医药，2007，27(6)：56

陈楚淘，严杰，田浩梅，等. 电针天枢配大肠俞、天枢

配上巨虚对溃疡性结肠炎模型大鼠血清 NO、MDA 影响的比较研究[J]. 中医药导报,2008,14(12): 1

陈栋,罗良平,洪衍波,等. 针挑合整脊治疗强直性脊柱炎对照研究[J]. 中国针灸,2008,28(3): 163

陈锋,吴松,张艳. 穴位埋线对单纯性肥胖症患者肿瘤坏死因子-α和胰岛素抵抗的影响[J]. 针刺研究,2007,32(1): 49

陈琳,高颖,王富春. 古今医家龙虎交战针法探析[J]. 上海针灸杂志,2008,27(2): 34

陈文,黄娟,黄爱明. 2000～2006 年《中国针灸》论文质量分析[J]. 中国针灸,2008,28(1): 75

陈小娱,张秋玲,白波. 电针对脑缺血再灌注大鼠脑组织细胞线粒体膜电位及凋亡的影响[J]. 针刺研究,2008,33(2): 107

陈雪琴,包峰峰,唐恩东,等. 穴位贴敷治疗儿童哮喘时机选择的临床研究[J]. 浙江中医杂志,2008,43(1): 44

陈跃来,侯文光,虞先敏,等. 电针对不稳定膀胱影响的穴位特异性研究[J]. 上海中医药大学学报,2008,22(1): 52

陈仲杰,郭宇鹏,吴中朝. 以痛为腧针刺治疗癌性疼痛疗效观察[J]. 中国针灸,2008,28(4): 251

程井军,吴其恺,彭锐,等. 电针对非酒精性脂肪性肝炎大鼠肝组织核因子-κB 活性的影响[J]. 中西医结合肝病杂志,2008,18(2): 102

程肖芳,杨进标,罗菊珍,等. 按摩加针灸治疗前列腺增生症并尿潴留临床应用研究[J]. 江西中医学院学报,2008,20(2): 52

崔云华,周爽,吴焕淦,等. 从细胞凋亡角度验证隔药灸对溃疡性结肠炎大鼠环氧合酶 2 及前列腺素 E_2 的调节作用[J]. 中国组织工程研究与临床康复,2008,12(24): 4680

D

邓海平,沈雪勇,丁光宏,等. 太渊穴自发红外辐射的相对特异性[J]. 中华中医药学刊,2008,26(3): 494

董坚,乌兰格日乐,孙飞. 俞募配穴法治疗肺肾两虚型喘证[J]. 内蒙古中医药,2008,27(1): 36

董建萍,王顺,孙伟义,等. 头部透穴法治疗失眠症随机对照观察[J]. 中国针灸,2008,28(03): 159

杜艳军,田青,宋杰,等. 艾灸对老年鼠乙酰胆碱含量及胆碱脂酶活性影响的研究[J]. 湖北中医杂志,2007,29(1): 3

杜亦旭,许能贵,易玮,等. 电针对不同时间段局灶性脑缺血大鼠缺血区突触界面参数的影响[J]. 新中医,2008,40(1): 93

段冬梅,图娅,陈利平. 电针不同穴组对抑郁大鼠行为活动及海马 P-CREB 表达的影响[J]. 中国针灸,2008,28(5): 369

段冬梅,图娅,陈利平. 电针与百优解对伴躯体症状抑郁症有效性的评价[J]. 中国针灸,2008,28(3): 167

段冬梅,图娅. 百优解与电针对轻、中度抑郁症的有效性评价[J]. 中国药物应用与监测,2008,5(1): 1

F

樊凌,常小荣,严洁,等. 电针对急性脑缺血大鼠血清 NO、NOS、ET-1 的影响[J]. 湖南中医药大学学报,2008,28(1): 67

方剑乔,刘芳,邵晓梅,等. 电针对角叉莱胶致炎大鼠的抗炎效应及对白细胞介素-1β、肿瘤坏死因子-α的影响[J]. 针刺研究,2007,32(4): 224

冯雯琪,曾志华. 电针对非酒精性脂肪肝大鼠胰岛素抵抗的影响[J]. 针刺研究,2008,33(2): 111

符佳,陆志明,张彩荣等. 电针改善肥胖大鼠胰岛素抵抗作用及其机制研究[J]. 四川中医,2008,26(01): 34

付明举,赖火特,唐纯志,等. 穴位埋线对哮喘豚鼠气道病理形态学改变和 TGF-β_1 的影响[J]. 安徽中医学院学报,2008,27(4): 29

G

高莉,范先泉. 针刺配合中药内服治疗哮喘 69 例疗效观察[J]. 甘肃中医,2008,21(7): 31

高莉菲,胡浩,杨海波. 穴位贴敷法治疗小儿哮喘 120 例[J]. 江西中医药,2008,39(8): 66

高树中,王军. 隔药灸脐法延缓衰老临床观察[J]. 中国针灸,2007,27(6): 398

葛青叶. 穴位贴敷配合穴位埋线治疗支气管哮喘临床观察[J]. 辽宁中医杂志,2008,35(10): 1575

耿玲玲,林仁生,孙夏云,等. 2000～2006 年《中国针灸》杂志中 RCT 报告质量的评价[J]. 中国针灸,2008,28(6): 439

龚夏颖,方桂梅. 方桂梅主任针刺治疗周围性面瘫的经验[J]. 吉林中医药,2008,28(11): 783

郭静,王麟鹏,吴希. 针刺对原发性失眠患者日间觉醒状态的影响[J]. 北京中医药,2008,27(7): 497

H

何立,高秀领,邓慧霞等. 针刺对单纯性肥胖症体重指数及腰臀围比的影响[J]. 中国针灸,2008,28(2): 95

何利雷,闫兵,罗任,等. 电针对血管性痴呆大鼠学习记忆能力及血浆 TXB_2 和 6-keto-PGF1α 含量的影响[J]. 上海针灸杂志,2007,26(4): 44

何悦硕,梁维超,傅春文. 麦粒灸治疗类风湿关节炎 40 例[J]. 中国针灸,2008,28(04): 243

贺必梅,杨博. 经皮穴位电刺激复合 TCI 在全麻中镇痛效应及对心血管系统的影响[J]. 中国针灸,2008,28(3): 219

胡水荣,陈尚杰,彭旭明. 针刺结合推拿对神经根型颈椎病的镇痛作用研究[J]. 按摩与导引,2008,24(1):17

胡水荣. 温针灸配合推拿治疗肩周炎的镇痛研究[J]. 按摩与导引,2008,24(2):10

黄德亚,姚东坡,朱志义. "虎杖降脂汤"内服结合耳穴按压法治疗脂肪肝 80 例临床观察[J]. 江苏中医药,2008,40(4):44

黄婕,范郁山. 浅刺针法治疗肥胖症临床观察[J]. 上海针灸杂志,2008,27(3):11

黄琴峰. 针灸治疗结肠炎现代文献计量分析与评价[J]. 上海针灸杂志,2008,27(2):38

黄涛,杨咏梅,黄醒华. 分娩中针刺镇痛穴位及时机的选择[J]. 中医杂志,2008,49(7):625

黄学宽,卓廉士,任凌燕,等. 电针"四关"穴对抑郁模型大鼠结肠组织的保护作用[J]. 针刺研究,2008,33(3):183

黄银兰,梁繁荣,常红升,等. 针刺对缺血性卒中后吞咽障碍患者生活质量的影响[J]. 中国中西医结合杂志,2008,28(6):505

J

嵇波,万霞,李岩,等. 针刺治疗缺血性脑血管病临床文献采用随机、对照、盲法情况的研究[J]. 中华中医药杂志,2008,23(10):923

嵇波,万霞,杨宝琴,等. 4 种针刺方案治疗缺血性脑血管病的临床文献联合疗效分析[J]. 北京中医药大学学报,2008,31(3):206

蒋国庆,何玉琼,陈坤支,等. 三伏天药物穴位贴敷对小儿支气管哮喘缓解期血清中总免疫球蛋白 E、皮质醇含量及嗜酸性粒细胞计数的影响[J]. 河北中医,2008,30(5):514

金建军,徐亚莉,郑昱. 穴位注射对非酒精性脂肪肝血脂代谢及肝功能的影响[J]. 中国针灸,2006;26(2):100

金炫. 针灸治疗中风病的文献资料分析[J]. 中华中医药学刊,2008,26(9):2016

鞠琰莉,王黎,刘金芝,等. 电针、艾灸、埋线对痛经大鼠 T 细胞亚群水平的影响[J]. 上海针灸杂志,2007,26(9):43

K

口锁堂,吴焕淦,刘慧荣,等. 灸量的认识及意义[J]. 中华中医药学刊,2008,26(5):935

L

LI Heng, YING Jian, SHEN Xue-yong, et al. Infrared Radiation Temperature Comparison on Body Surface of Points Between Healthy People and Patients with Hyperplasia of Mammary Glands[J]. Journal of Acupuncture and Tuina Sci, 2008, (6):215

赖新生,童钟. 针刺"得气"分类与捕获的研究设想[J]. 中医杂志,2008,49(5):392

雷建华,刘金阁. 自血穴位注射治疗支气管哮喘的临床观察[J]. 河北中医,2008,30(4):367

李冬梅,白鹏,包大鹏,等. 针灸治疗风热型急性期及静止期 Bell 麻痹的临床研究[J]. 针灸临床杂志,2008,24(11):6

李杜非. 针灸热补凉泻法治疗痹证[J]. 四川中医,2008,26(08):120

李恒,应荐,沈雪勇,等. 乳腺增生肿块与期门穴体表红外辐射光谱比较[J]. 中华中医药学刊,2007,25(11):2257

李继伟,晋志高,张璐,等. 锦鲤鱼体表类穴位与类经络结构的观察[J]. 针刺研究,2008,33(5):326

李家康,焦杨,丁德光. 针灸治疗周围性面瘫 532 例临床疗效分析[J]. 针灸临床杂志,2008,24(7):16

李璟,韩崇华,程晓晖,等. 芒针治疗前列腺增生排尿困难随机对照研究[J]. 中国针灸,2008,28(10):707

李俊君,陈汝满,刘磊,等. 电针对佐剂性关节炎大鼠病灶局部皮肤 CB_2 受体阳性细胞免疫反应性的影响[J]. 针刺研究,2007,32(1):9

李萍,孙国锋,姚桂棉,等. 针刺联合康复治疗脑卒中后吞咽障碍的临床观察[J]. 上海针灸杂志,2008,27(5):10

李小宏,谢德娟. 李常度教授诊治面瘫心得体会[J]. 针灸临床杂志,2008,24(11):43

李玉娥,黄涛,邓晓燕. 铺灸加针治疗强直性脊柱炎临床观察[J]. 中华中医药学刊,2008,26(4):882

李毓,骆芳. 针灸治疗对溃疡性结肠炎患者细胞因子的影响[J]. 新疆中医药,2007,25(2):21

李媛,屈红艳. 改良经穴知热感测定法[J]. 陕西中医学院学报,2008,31(2):34

李云燕. 耳穴磁珠贴压配合行为疗法治疗肥胖症 50 例[J]. 针灸临床杂志,2008,24(05):29

梁凤霞,王华,陈泽斌,等. "双固一通"针法对糖尿病大鼠的治疗作用和对 T 细胞亚群的影响[J]. 中华中医药学刊,2007,(1):172

梁军,孙忠人,孟辉,等. 头穴丛刺对大鼠脑梗死灶周围 Nogo－A 表达的影响[J]. 中医药信息,2008,25(2):55

林俊,黄红,丁光宏,等. 穴区肥大细胞功能与针刺缓解急性佐剂性关节炎大鼠疼痛效应的关系[J]. 针刺研究,2007,32(1):16

林少贞. 浅谈《灵枢·官针》篇刺法分类[J]. 针灸临床杂志,2008,24(7):41

林祥军,王富春. 古代捻转补泻技术探析[J]. 针灸临

床杂志,2008,24(6):5

林艳华.中西药结合背部穴位注射治疗支气管哮喘急性发作期疗效观察[J].深圳中西医结合杂志,2008,18(3):178

刘爱华.针刺对单纯性肥胖症患者血清瘦素水平的影响[J].山东中医药大学学报,2008,32(3):209

刘慧荣,谭琳蓥,吴焕淦,等.艾灸对溃疡性结肠炎肠纤维化大鼠结肠成纤维细胞增殖影响的研究[J].上海针灸杂志,2008,27(7):42

刘立公,顾杰,沈雪勇.中国古代刺血考(一)[J].上海针灸杂志,2008,(10):44

刘立公,顾杰,沈雪勇.中国古代刺血考(二)[J].上海针灸杂志,2008,(11):48

刘清国,王朝阳,焦爽,等.电针中极穴治疗良性前列腺增生症:多中心随机对照研究[J].中国针灸,2008,28(8):555

刘堂义,蒯乐,杨华元,等.针刺手法操作规范化初探[J].中国针灸,2008,28(5):356

刘喜德,张金禄,郑汉光,等.蜂针疗法对类风湿关节炎患者外周血 TNF-α、IL-1β的影响[J].中华中医药学刊,2008,26(05):996

刘喜德,张金禄,郑汉光,等.蜂针疗法治疗类风湿关节炎的临床随机对照研究[J].针刺研究,2008,33(03):197

刘秀艳,董瑞萍.针灸与穴位注射药物治疗肝癌疼痛51例[J].陕西中医,2008,29(3):347

刘亚平,刘树山,马秀琴.消脂汤配合针灸治疗脂肪肝90例的临床观察[J].针灸临床杂志,2007,23(2):9

刘洋,孙慧丽,孙晶.多针浅刺治疗周围性面瘫的临床研究[J].吉林中医药,2008,28(10):748

刘翼程,张红星,陈国华,等.头针治疗对脑梗死所致血管性痴呆的随机对照临床试验[J].中西医结合学报,2008,6(8):806

刘智斌,牛文民,杨晓航,等.嗅三针治疗血管性痴呆的随机对照研究[J].针刺研究,2008,33(2):131

卢金玲,黄秋芳,杨彩珍.穴位注射结合超短波治疗儿童哮喘130例[J].内蒙古中医药,2008,27(10):25

卢六沙.经络物质构成模型假说[J].中国针灸,2008,28(10):764

卢琰琰,李振宗,叶仿武,等.益肾调督养心针法治疗脑卒中后失眠症25例临床观察[J].江苏中医药,2008,40(07):59

卢雨微,吕明庄,贺志光.耳穴埋针对血管性痴呆大鼠记忆障碍及β淀粉样前体蛋白表达的影响[J].上海针灸杂志,2007,26(5):44

陆汎,朱红梅,谢俊杰,等.电针对抑郁症模型大鼠行为学、血浆 COR 及海马 PKA、PKC 表达的影响[J].中国针灸,2008,28(3):214

陆伟珍.中药穴位敷贴对哮喘病人细胞因子 IL-4、IL-10 及 IL-13 的影响[J].辽宁中医杂志,2007,34(2):129

罗鸿宇,邱仙灵.治疗周围性面瘫经验[J].山东中医杂志,2008,27(12):839

罗荣.穴位注射配合涤痰固本汤治疗哮喘52例小结[J].中医药导报,2008,14(6):89

罗文舒,皮敏,于海波,等.针刺督脉和足太阳经对抑郁模型大鼠行为学的改善作用[J].中医药导报,2008,14(6):1

M

马骋,李翠贤,易建良,等.电针对神经病理性疼痛大鼠背根神经节和脊髓谷氨酸和天门冬氨酸含量的影响[J].针刺研究,2008,33(4):250

马晓芃,戴明,吴焕淦,等.针刺对围绝经期大鼠卵巢颗粒细胞凋亡及相关基因表达的影响[J].中国针灸,2007,27(5):

毛应启梁,任典寰,米文丽,等.电针联合西乐葆缓解大鼠胫骨癌痛[J].中西医结合学报,2008,6(8):830

孟宪军.三池穴为主治疗类风湿关节炎[J].光明中医,2008,23(10):1549

明玉华.隔药饼灸联合药物治疗非酒精性单纯性脂肪肝81例[J].中西医结合肝病杂志,2008,18(3):172

P

庞学丰,刘欢,巩志富,等.针灸结合西药治疗老年类风湿关节炎疗效观察[J].辽宁中医杂志,2008,35(9):1402

裴建,于颖梅,魏海,等.艾灸调节肿瘤免疫抑制效应的实验研究[J].上海中医药杂志,2007,41(8):1

彭丽岚,吴军,林宏燕,等.银质针密集针刺治疗类风湿关节炎顽固性关节疼痛效果比较[J].实用医药杂志,2008,12(5):1431

彭唯娜,刘志顺,邓艳华,等.针灸治疗带状疱疹文献质量评价与施治规律探讨[J].中国针灸,2008,28(2):147

皮敏,饶晓丹,曹雪梅,等.醒脑开窍针刺法对急性脑梗死患者炎症细胞因子水平影响的临床观察[J].中医药通报,2007,6(3):34

Q

戚艳,杨锐.针刺加药熥治疗强直性脊柱炎96例疗效分析[J].针灸临床杂志,2008,24(7):18

齐凤军.电针对高脂血症大鼠脂肪肝的影响[J].中华中医药学刊,2007,25(6):1281

钱玉生.穴位敷贴治疗慢性支气管炎、支气管哮喘151例[J].中医外治杂志,2008,17(1):18

乔赟，易蔚. 灸药结合治疗虚证小儿哮喘非急性发作期的临床研究[J]. 湖南中医药大学学报，2008，28(4)：44

乔赟，易蔚. 灸药治疗虚性儿童哮喘非急性发作期的临床研究[J]. 江苏中医药，2008，40(9)：53

秦明，饶志仁，杨琦，等. 电针足三里穴对溃疡性结肠炎大鼠骶髓后联合核内神经元和胶质细胞形态学变化的影响[J]. 解放军医学杂志. 2008，33(12)：1454

秦正玉，胡玲，夏晓红，等. 电针三阴交对围绝经期综合征患者生殖内分泌影响的随机对照研究[J]. 针刺研究，2007，32(4)：255

R

阮步青，杨锋，江凌圳，等. 针刺疗法对大鼠自然杀伤(NK)细胞活性影响的研究[J]. 中华中医药学刊，2007，25(4)：682

S

单翠英，林忠嗣，卞镝. 中药穴位贴敷治疗儿童哮喘的临床及免疫机制研究[J]. 中华中医药学刊，2007，25(4)：845

邵水金，董艳，严振国，等. 手太阴肺经在虚拟人体上的可视化研究[J]. 针刺研究，2008，33(3)：191

邵水金，严振国，牟芳芳，等. 任督二脉在数字人体上的可视化研究[J]. 上海中医药大学学报，2008，22(3)：70

邵瑛，宫育卓，唐纯志，等. "通督调神固本"电针法对血管性痴呆模型大鼠学习记忆能力和血浆内皮素含量的影响[J]. 广州中医药大学学报，2008，25(2)：128

施茵，吴焕淦，谭卫林，等. 针药结合对溃疡性结肠炎大鼠结肠黏膜 Th 细胞亚群的影响[J]. 中华中医药学刊，2008，26(3)：544

施茵，张琳珊，姜桂宁，等. 针刺配合月经周期埋线治疗产后肥胖症临床观察[J]. 上海针灸杂志，2008，27(1)：6

孙燕丽，陈爽白，高轶，等. 国内针刺与西药治疗抑郁症疗效比较的系统评价[J]. 中国循证医学杂志，2008，8(5)：340

锁冬梅，于涛，刘禄，等. 针刺对中风后吞咽障碍的影响[J]. 河南中医，2008，28(5)：57

T

唐强，徐志华，白晶. 电针对大鼠脑梗死后内源性神经干细胞增殖迁移的影响[J]. 针灸临床杂志，2008，24(8)：49

唐照亮，宋小鸽，夏晓红，等. "热证可灸与贵灸"机制研究[J]. 安徽中医学院学报，2008，27(1)：29

陶晓雁，殷仕洁，毛湄，等. 从近 10 年灸法文献看灸法的特色与优势[J]. 辽宁中医杂志，2008，35(4)：591

田彩霞，段秉兰，田军，等. 中药穴位贴敷治儿童哮喘[J]. 中国民间疗法，2008，16(1)：11

田风胜，杨卫国，宋惠丽，等. 针刺治疗糖尿病麻痹性斜视：随机对照研究[J]. 中国针灸，2008，28(2)：84

田小平，李瑛，杨旭光，等. 量表在国内针灸研究中的应用现状及展望[J]. 中国针灸，2008，28(1)：71

W

汪德家. 针刺治疗癌性疼痛 32 例疗效观察[J]. 实用中医内科杂志，2007，21(9)：96

王贺元，于晓东. 针刺百会穴与督脉拔罐相结合治疗早中期强直性脊柱炎的临床观察[J]. 辽宁中医药大学学报，2008，10(8)：133

王洪喜，王立华. 针刺并耳穴注射缓解恶性肿瘤疼痛 80 例[J]. 上海针灸杂志，2007，26(7)：30

王健，王鹏琴. 眼针疗法对拟血管性痴呆大鼠学习记忆障碍及血清 NO 含量 NOS 活性的影响[J]. 中华中医药学刊，2007，25(3)：485

王俊英，陈淑萍，李燕华，等. 电针镇痛的累积效应与大鼠下丘脑、海马蛋白激酶 A 表达变化的观察[J]. 针刺研究，2008，33(2)：80

王骏，张春燕. 健脾法电针配合耳穴治疗肥胖性脂肪肝 30 例临床观察[J]. 上海中医药杂志，2006，40(7)：41

王珂，刘惠芬，周文华. "足三里"和"肾俞"穴位埋线对大鼠吗啡镇痛耐受和运动行为敏化的影响[J]. 中国针灸，2008，(7)：509

王黎，赖新生. 血管性痴呆大鼠海马白细胞介素-1β、肿瘤坏死因子-α 含量变化及电针对其干预的研究[J]. 针刺研究，2007，32(1)：34

王珑，迟庆滨. 电针治疗抑郁症随机对照试验的系统评价[J]. 上海针灸杂志，2008，27(3)：36

王鹏琴，王健，李敬林. 眼针对血管性痴呆大鼠模型学习记忆障碍及血清 CGRP ET 的影响[J]. 中华中医药学刊，2008，26(1)：94

王鹏琴，王健，李敬林. 眼针对血管性痴呆大鼠学习记忆障碍及血液流变的影响[J]. 辽宁中医杂志，2007，34(10)：1487

王琪，蒋红芝，陈胜利，等. 络合 Ca^{2+} 对山羊膀胱经经穴氧分压的影响[J]. 针刺研究，2008，33(1)：17

王荣，白海霞，冀来喜，等. 电针天枢不同配穴对溃疡性结肠炎大鼠结肠黏膜形态学的影响[J]. 中国中医急症，2008，17(12)：1734

王尚威，杨文章. 穴位割治埋线术治疗支气管哮喘[J]. 中国民间疗法，2008，16(1)：11

王少锦，徐华洲，肖红玲. 高频电针刺激对实验性肥胖大鼠脂代谢的调节作用[J]. 针刺研究，2008，33(03)：154

王述菊，吴绪平，丁昀，等. 电针对急性脑梗死大鼠血浆 D-二聚体和纤维蛋白原含量的影响[J]. 中华中医药

学刊,2008,26(8):1764

王顺,胡海超,王东升. 针刺补法治疗贝尔麻痹恢复期随机对照研究[J]. 中国针灸,2008,28(2):111

王延武,陈华德. 百会穴埋线疗法对血管性痴呆大鼠学习记忆及 SOD、NO 的影响[J]. 针灸临床杂志,2008,24(6):47

王轶,张燕生,杜炳林,等. 隔姜灸对肝郁脾虚型溃疡性结肠炎大鼠结肠血管活性肠肽和白介素-10 水平的影响[J]. 云南中医杂志,2008,29(4):35

王勇,黄龙祥. 经穴定位分歧的基本因素[J]. 针刺研究,2008,33(2):139

王又平,高丽华. 针灸治疗哮喘 50 例临床观察[J]. 光明中医,2008,23(1):23

魏建子,沈雪勇,丁光宏,等. 隔附子饼灸红外光谱及曲线时间[J]. 红外与毫米波学报,2008,27(4):248

魏玉芳,刘钰林,张姗红,等. 针刺对去势大鼠骨质疏松模型雌激素及骨密度作用的研究[J]. 针刺研究,2007,23(1):38

吴涣淦,姚怡,沈雪勇,等. 溃疡性结肠炎患者大肠经原穴与下合穴红外光谱的比较研究[J]. 中国针灸,2008,28(1):49

吴娟,胥志斌,占国荣. 化脓灸对免疫性慢性肝损伤小鼠免疫功能的影响[J]. 中医药管理杂志,2007,15(4):283

吴绪平,罗惠平,黄伟. 针刺治疗急性脑梗死临床观察[J]. 针灸临床杂志,2008,24(8):1

吴兆利,刘自力,张庆荣. 针刺足三里对脾虚哮喘大鼠外周血嗜酸粒细胞计数的影响[J]. 中华中医药学刊,2007,25(4):751

X

Xueyong Shen, Guanghong Ding, Haiping Deng, et al. Infrared radiation spectrum of acupuncture point on patients with coronary heart disease[J]. The American Journal of Chinese Medicine, 2008, 36(2):211

肖晓玲,刘志顺. 不同时间电针治疗失眠疗效评价[J]. 针刺研究,2008,33(03):201

写国斌,张建翱,任鹏云,等. 针灸配合穴位注射卡介菌多糖·核酸治疗支气管哮喘 102 例临床观察[J]. 甘肃中医,2008,21(7):32

谢浩然. 经络气道论[J]. 针刺研究,2008,33(2):142

谢健,贺必梅. 头针复合异氟醚在全麻手术中镇痛效应的观察[J]. 江苏中医药,2008,40(6):61

谢潇侠,雷秋慧. 铺灸为主治疗类风湿关节炎疗效观察[J]. 中国针灸,2008,28(10):730

谢悜,朱欢,吴曦,等. 针灸治疗功能性消化不良临床对照文献用穴规律评析[J]. 成都中医药大学学报,2008,31(1):1

熊杰,魏茂提,杜元灏,等. 针刺治疗急性脑梗死超早期的动态疗效观察[J]. 武警医学院学报. 2008,17(7):561

徐艳玲,宫成军,马丽佳,等. 中药涌泉穴贴敷治疗支气管哮喘临床研究[J]. 实用中医内科杂志,2008,22(5):3

许建敏,王彩虹. "飞经走气"四法探微[J]. 上海针灸杂志,2008,(7):46

许婧. 穴位埋线治疗单纯性肥胖症 36 例[J]. 江西中医药,2008,39(307):59

Y

闫兵,许能贵,唐纯志,等. 电针对血管性痴呆大鼠学习记忆能力的改善作用及其机理探讨[J]. 广州中医药大学学报,2007,24(3):215

闫明茹,张露芬,张慧,等. 针刺不同穴位对不同应激模型大鼠迟发反应期 IL-2 影响的实验观察[J]. 北京中医药大学学报,2007,30(2):136

严杰,张泓,陈楚淘,等. 电针上巨虚对溃疡性结肠炎模型大鼠白细胞介素-1β 和白细胞介素-4 的影响[J]. 中医杂志,2008,49(1):50

杨家玥,郭义,郭永明. 2006 年 SCI 源期刊发表的有关针灸论文的总结分析[J]. 新中医,2008,40(3):119

杨进标,程肖芳,罗菊珍,等. 手法按摩联合针灸治疗前列腺增生症并尿潴留 61 例[J]. 实用医学杂志,2008,24(18):3254

杨露晨,魏铮,吴巧凤,等. 艾灸血清对实验性 RA 滑膜细胞增殖及细胞周期的影响[J]. 成都中医药大学学报,2008,31(2):33

杨茜芸,张泓,向志勇,等. 电针对 UC 大鼠结肠组织 IL-1β 和 IL-4 的影响[J]. 中外健康文摘. 2008,5(5):125

杨秋莉,刘婉婷,徐蕊. 知己知彼,汇通创新——薛崇成教授对针灸与神经精神病学科的贡献[J]. 中国针灸,2008,(7):535

杨水凤,王延武. 埋线疗法对肥胖大鼠大脑纹状体 NO 和 NOS 含量的影响[J]. 浙江中医杂志,2008,43(07):380

杨涛,刘志顺,张兴桥,等. 电针治疗良性前列腺增生症的疗效评价. 中国康复医学杂志,2008,23(11):1028

杨涛,张兴桥,冯勇伟,等. 电针治疗良性前列腺增生症 93 例疗效观察[J]. 中国中西医结合杂志,2008,28(11):998

杨晓波,口锁堂,杨晓彬,等. 温通针法对血管性痴呆大鼠行为学及脑组织病理变化的影响[J]. 针刺研究,2007,32(1):29

杨志新,卞金玲,许军峰,等. 针刺治疗脑梗死恢复期神经功能评估的多中心随机对照研究[J]. 上海中医药杂

志，2008，42(11)：33

杨志新，卞金玲，许军峰，等.针刺治疗脑梗死恢复期远期疗效及安全性研究：多中心随机对照[J].中国针灸，2008，28(4)：239

姚海春，姚京辉，陈云，等.活蜂螯刺治疗类风湿关节炎98例[J].中国针灸，2008，28(5)：395

姚红，童娟，王铮，等.中药穴位敷贴疗法对哮喘大鼠肺组织中白细胞介素-4、γ干扰素表达的影响[J].针刺研究，2007，32(3)：174

叶天申，王庆佳，谢文霞，等.腹针治疗原发性失眠症的随机对照研究[J].上海针灸杂志，2008，27(02)：3

易玮，许能贵，孙健，等.针刺对胰岛素抵抗模型大鼠血清胰岛素抗体和肿瘤坏死因子α的影响[J].中国针灸，2007，27(7)：525

尹海燕，王静，胥林波，等.艾灸治疗大鼠糖尿病周围神经病变的周围神经保护机制[J].上海针灸杂志，2008，27(1)：41

尹丽丽，李艳慧，王澍欣.穴位贴敷治疗单纯性肥胖疗效观察[J].中国针灸，2008，28(06)：402

应荐，沈雪勇，丁光宏，等.乳腺增生患者期门穴与非穴位对照点红外辐射光谱比较[J].辽宁中医杂志，2008，36(8)：1145

应荐，沈雪勇，丁光宏，等.乳腺增生患者膻中穴体表红外光谱探讨[J].中国针灸，2008，28(7)：499

于力，牛文民.循经取穴水针治疗过敏性鼻炎的临床研究[J].上海针灸杂志，2007，26(5)：9

余炜昶，黄光英，张明敏，等.敲除缝隙连接蛋白Cx43对针刺抑制内脏痛小鼠脊髓背角c-fos表达的影响[J].针刺研究，2008，33(3)：179

余晓佳，丁光宏，姚伟，等.穴位处胶原纤维在针刺大鼠“足三里”镇痛过程中的作用[J].中国针灸，2008，28(3)：207

Z

张枫.五子平喘汤配合针刺治疗支气管哮喘急性发作38例[J].中国中急症，2008，17(3)：387

张海蒙，邓海平，魏建子，等.内关穴红外辐射光谱对冠状动脉粥样硬化性心脏病患者病理信息的分析[J].中国组织工程研究与临床康复，2008，12(13)：2583

张虹，赵凌，刘军，等.头电针治疗血管性痴呆的临床多中心随机对照研究[J].成都中医药大学学报，2008，31(3)：9

张虹，赵凌，朱蔓佳，等.头电针改善血管性痴呆患者生存质量的随机对照临床试验[J].四川中医，2008，26(9)：101

张莉君，赵红.针灸治疗抑郁症临床疗效及对血清细胞因子的影响[J].中国中医药信息杂志，2007，14(6)：15

张琳.穴位埋线对哮喘大鼠Th1/Th2的影响[J].贵阳中医学院学报，2008，30(3)：46

张敏，图娅.电针对慢性应激抑郁模型大鼠海马糖皮质激素受体和N-甲基-D-天冬氨酸受体2B表达的影响[J].中国中医药信息杂志，2008，15(2)：25

张全爱，李彤，陈立章，等.艾灸百会、命门穴提高衰老大鼠空间记忆能力的行为学评价[J].甘肃中医学院学报，2007，24(1)：

张文奇.针刺治疗癌性疼痛160例[J].中国中医急症，2008，17(4)：543

张杏艳，张书征，曾强.针刺“艇角”耳穴对肾阳虚衰老兔性激素的影响[J].针灸临床杂志，2007，23(5)：50

张雪娟，高秀领，肖汇颖.防风正目汤结合针刺对糖尿病性眼外肌麻痹患者血液流变学的影响[J].河北中医，2008，30(4)：411

张琰，刘慧林，王麟鹏.针刺预防性治疗偏头痛的文献质量评价[J].中国循证医学杂志，2008，8(6)：461

张智龙，吉学群，赵淑华，等.调理脾胃针法糖尿病合并冠心病随机对照研究[J].中国针灸，2008，28(9)：629

章明美，谢吉民.电针镇痛及$CaCl_2$对小鼠脑突触体$[Ca^{2+}]i$的影响[J].江苏中医药，2008，40(3)：83

赵百宝.穴位敷贴治疗哮喘病33例[J].光明中医，2008，23(4)：438.

赵卫国，吕素君.穴位敷贴治疗支气管哮喘56例[J].中国中医急症，2008，17(1)：74

郑美凤，林诚，郑良朴，等.针灸对常年性变应性鼻炎患者血清IFN-γ、IL-4细胞因子的影响[J].福建中医学院学报，2007，17(4)：40

郑茜，周钰，宋晓平.天灸血清对过敏性哮喘大鼠外周血和肺支气管中EOS的影响[J].新疆中医药，2008，26(2)：12

郑雪峰，李沛.针药结合对中老年男性部分雄激素缺乏综合征患者生殖内分泌的影响[J].中国针灸，2007，27(5)：333

周丹，刘阳阳，李桂兰，等.2006年Medline数据库收载针灸论文总结分析[J].中国针灸，2008，28(2)：151

周立志，黄燕，方伟，等.三种方法分期治疗面神经炎临床观察[J].上海针灸杂志，2008，27(9)：18

周丽，林桂权，庞崇祥，庞燕.针刺配合血栓通注射液治疗脂肪肝疗效观察[J].河北中医，2008，30(9)：961

周美启，吴生兵，曹健.熏器灸法的作用及其机制探讨[J].安徽中医学院学报，2008，27(2)：18

周友龙，刘宜军，付杰娜，等.踝三针对腰椎间盘突出症镇痛和神经根损伤修复作用的实验研究[J].江苏中医药，2008，40(8)：80

周愉，沈雪勇，丁光宏，等.支气管哮喘患者太渊穴红外辐射光谱病理信息探测[J].上海中医药大学学报，2007，21(6)：37

朱蓓蕾，王贞，叶天申，等.醒脑开窍针刺加头针法对急性脑梗死的临床疗效及超敏C反应蛋白水平的影响[J].中国康复理论与实践，2008，14(11)：1059

朱书秀，周丽莎，张文娟，等.天灸对哮喘模型大鼠脑组织β-END、IL-1的影响[J].针灸临床杂志，2007，23(2)：43

(十一) 推 拿

【概述】

2008年在期刊上发表关于推拿的论文有1 000篇左右,以临床研究及治疗经验总结居多。推拿治疗失眠、中风后遗症、颈源性头痛、小儿髋关节滑膜炎和短杠杆微调手法的临床应用等设有专条介绍;此外,还有一定的进展。

1. 内、妇、外科疾病

乔丽环治疗高血压60例,其手法有推颤、拿揉、按压扫散头颈部,按摩胸胁及腹部,按揉膻中、中脘、关元、气海、足三里、丰隆等穴,双掌贯通推背腰及下肢部,揉背腰部膀胱经络线,揉督脉线,按揉心俞、肝俞、胆俞、三焦俞、肾俞。双手拿揉、掌指关节叩打下肢,搓擦足底及涌泉,按揉耳部的降压沟等区域。结果,显效率53.3%(32/60),总有效率85.0%(51/60)。何锦玲等用治疗气滞型胃脘痛49例为治疗组,对照组38例口服气滞胃痛颗粒。治疗组手法有揉石关、摩脐、大指重压膝关穴、掐带脉、压气冲穴、顺时针摩腹等。结果,痊愈率分别为44.9%(22/49)、34.2%(13/38),组间比较,$P<0.01$;总有效率分别为100%(49/49)、84.2%(32/38);组间比较,$P<0.05$。黄曼博按摩治疗功能性便秘45例,对照组45例口服复方芦荟胶囊。结果,痊愈率分别为57.8%(26/45)、20.0%(9/45),总有效率分别为97.8%(44/45)、53.3%(24/45);组间比较,$P<0.05$。治疗组治愈病例3个月后随访均无复发,对照组复发7例(占77.8%)。刘键等用上海中医药大学研制的ZM-Ⅲ型智能脉象仪进行检测,分析50例不同证型原发性痛经推拿前后的脉图参数变化。结果,治愈率72.0%(36/50),总有效率96.0%(48/50);治疗前后脉图参数中的主波、升支、降峡(t_1、h_3/h_1、h_4/h_1、h_5/h_1)等变化有统计学意义($P<0.05$)。张红等用指针推按面部腧穴为主治疗黄褐斑40例。治法:患者仰卧,清洁面部皮肤后,对头维、丝竹空、印堂、迎香、地仓、承浆、颊车等穴处行擦法,每日1次,15次为1个疗程,疗程间休息3 d,同时针刺合谷、三阴交。对照组40例外搽维A霜。结果,痊愈率分别为25.0%(10/40)、7.5%(3/40),总有效率分别为90.0%(36/40)、72.5%(29/40);组间比较,$P<0.05$。

2. 骨伤科疾病

叶斌将134例退行性腰椎滑脱症分为3组。对照组45例,用牵引和理疗;治疗一组50例,用牵引和推拿;治疗二组39例,单用推拿治疗。10次为1个疗程,观察分为治疗期和巩固期。治疗期2个疗程后进行比较,巩固期以继续治疗的患者与中断治疗的患者进比较。疼痛评估采用VRS量表,症状、体征及生活能力评估采用JOA下腰痛评分系统。结果:3组治疗前后VRS量表比较,$P<0.01$;治疗后比较,治疗一、二组明显优于对照组($P<0.01$);3组治疗前后的JOA评分,3组均明显增加,$P<0.01$;治疗后治疗一、二组与对照组比较,均$P<0.01$;巩固治疗的症状改善明显优于中断治疗。张琴明等将345例L4-5、L5～S1节段后外侧型腰椎间盘突出症患者随机分为手法组126例和综合组219例,分别采用"解痉、调整、通络",推拿三步改良法和常规药物和物理治疗。结果,痊愈率分别为14.3%(18/126)、11.4%(25/219),总有效率分别为92.9%(117/126)、91.3%(200/219);组间比较,$P>0.05$。

3. 儿科疾病

吴力群等将84例遗尿症患儿分为两组,每组42例,试验组用丁桂遗尿散敷脐结合推拿治疗,对照组用缩泉丸加味。结果,总有效率分别为90.5%(38/42)、76.2%(32/42);组间比较,$P<0.05$。王道全等将45例婴幼儿急性上呼吸道感染分为两组治疗组30例运用推拿配合拔罐疗法,对照组15例只采用推拿治疗。结果,总有效率分别为93.3%(28/30)、86.7%(13/15);组间比较,$P<0.05$。许海文用推拿加艾灸脐部治疗小儿腹泻47例,均治愈;其中32例3次治愈,15例4次治愈。

4. 其他研究

雷龙鸣等将120例亚健康状态者用按摩足部

反射区的方法进行调治，每隔2～3 d调治1次，4周为1个疗程，调治1～2个疗程。在治疗前、后以疲劳感和失眠等主要症状分别进行记分。结果：治疗前、后躯体疲劳感记分(35.42±8.72，18.35±7.24)与失眠记分(23.57±7.52，16.27±6.56)差异均有显著性($P<0.001$)。邵雪英等将113例围绝经期妇女按诊疗先后随机分为足穴推拿组5例、中药泡脚组32例和更年安对照组30例进行观察。结果：足穴推拿治疗后血清E_2水平明显升高，血清FSH、LH水平明显降低，与更年安组比较，血清FSH水平下降差异有显著性($P<0.05$)，与中药泡脚组比较，升高血清E_2、降低FSH、LH水平均有显著性差异($P<0.01$)。足穴推拿治疗后症状总评分明显改善。优于其他两组($P<0.05$，$P<0.01$)。

基础实验方面，李征宇等的“按揉环跳穴对神经痛大鼠的镇痛效应及其中枢机制研究”、廖军等的“大椎穴振法对颈椎病动物模型谷氨酸含量影响实验研究”、李征宇等的“按揉委中穴对脑愉悦回路的影响”、吴高鑫等的“捏脊疗法对幼龄厌食大鼠血浆CCK-8、β-EP的影响”、井夫杰的“手法干预对实验性家兔退变颈椎间盘组织结构的影响”、赵文树等的“推拿干预对便秘模型大鼠c-kit蛋白表达的影响”、刘智斌等的“旋转牵引对椎动脉型颈椎病家兔模型眼震频率的影响”、王艳国等的“推拿对颈椎病患者颈部肌群相对峰力矩的影响”等，已设专条介绍。

（严隽陶 许 军）

【推拿治疗失眠症】

张巍等采用推拿配合耳穴按压治疗132例，患者仰卧，先开天门，点按攒竹、鱼腰、太阳、四白、迎香、安眠等穴，分抹前额、眼球，抹头两侧足少阳胆经循行区域，再推拿按摩膻中、中脘、气海，点按足三里；患者俯卧，取心俞、膈俞、肝俞、脾俞、胃俞、肾俞，用推、揉、按手法。再用王不留行籽贴压于耳穴神门、脑点、皮质下、神衰等穴。结果，痊愈率77.3%(102/132)，总有效率93.9%(124/132)。高晓冬用辨证推拿点穴治疗116例。患者仰卧，先用一指禅推法或揉法，开天门，分推至太阳穴，并点揉印堂、睛明、攒竹、鱼腰、四白、头维等穴，用扫散法在头两侧胆经循行部位治疗，同时按揉角孙、率谷穴，在头顶拿五经，用中指点按安眠、风池穴，双手拿两侧肩井穴。按神门、内关、足三里、三阴交穴，顺时针方向摩腹，按揉中脘、气海、关元穴。结果，痊愈率69.0%(80/116)，总有效率98.3%(114/116)。邢卫芳推拿配合配合足部反射区治疗68例。用双掌沿膀胱经路线从肩推至跟腱或双掌沿胆经路线自两胁推至踝部，双掌重叠按压背部膀胱经内侧线，双拇指重叠拨以上部位，双拇指交替按压夹脊胸至胸7段，单手多指拨、揉肩胛间区，两手侧指快速有节律敲击肩背部，双手食指或中指端自颈部中线向两侧分别按揉枕骨下缘，按揉安眠穴，单手多指揉拿颈肌。双拇指指揉两小腿胃经路线，揉足三里等。结果，痊愈率75.0%(51/68)。汪强治疗52例。从印堂向上至神庭至百会交替推，轻揉百会；再从印堂两侧沿眉弓至太阳穴分推，然后用一指弹推法沿眼眶周围治疗，从印堂沿鼻两侧向下经迎香、颧骨穴至两耳前，往返按揉再沿上述部位用双手抹法治疗。沿任脉自上而下按揉膻中、中脘、神阙、气海、关元等穴位，结果，痊愈率为42.3%(22/52)，总有效率为98.1%(51/52)。

（郑贤国）

【推拿治疗中风后遗症】

于洪波治疗69例。手法有掌按揉天宗、心俞、肺俞、肝俞、胆俞、肾俞，拇指揉按患侧环跳、委中、承山，拿肩井、点风池穴，点压弹拨锁骨上窝处的臂丛神经及血管，点揉肱二头肌长短头，抓捏揉按三角肌和肱二头肌，弹拨上臂内侧的神经干和肌腱，点压跟腱，点按梁丘、足三里、上下巨虚、悬钟、昆仑及涌泉穴等。每日1次，10次为1个疗程，3个疗程后，基本恢复率为37.7%(26/69)，总有效率为95.7%(66/69)。张铁柱治疗200例。手法有头颈部操作(推大椎，揉风府、风池、哑门，拿玉枕、肩颈穴，推印堂，揉头维、上关、下关、颊车、地仓)，锁骨至手指操作(推肩前、肩上部，揉肩俞、拿捏曲池、手三里，揉大陵、腕关节周围，推劳宫)，背腰部操作(揉肝俞、脾俞、大肠俞，拿肾俞、三交俞)，髋前至足背操作(推髀关、风市、伏兔，揉膝关节周围，拿揉阳陵泉、悬钟、解溪)，下肢后侧操作(环跳、承扶、殷门用肘尖揉，委中用拇指揉，承山用三指拿，昆仑、太溪用三指拿，涌泉及足心用拇指推)等。治疗3～6个月。结果，痊愈率为64.5%(129/200)，总有效率为79.0%(158/200)。卢新刚等用推拿手法结合穴位敷贴治疗中风后便秘60例，手法有一指禅推中脘、关元、脾俞、胃俞等，顺时针方向掌摩腹，指按天枢、气海、关元、足三里；配合中药(白术、黄精、黄芪、当归、肉苁蓉、生地黄)穴位敷贴。对照组57例口服莫沙比利。2个月为1疗程。结果,痊愈率分别为41.7%(25/60)、31.6%(18/57),总有效率分别为90.0%(54/60)、73.7%(42/57);组间比较,$P<0.05$。路瑶等用推拿治疗中风后瘫侧肢体肿胀40例为治疗组;对照组40例用血塞通静脉滴注和弥可保肌肉注射。治疗组手法有按揉肝俞、心俞、肾俞、脾俞,擦督脉,横擦左侧背部;顺时针方向摩腹,按揉中脘、气海、关元。配合患肢关节被动活动,点按曲池、手三里、合谷、血海、足三里、阳陵泉,拿患肢内侧肌肉,自患肢远端向心推法,搓抖患肢等。治疗20次后,痊愈率分别为82.5%(33/40)、22.5%(9/40),总有效率分别为92.5%(37/40)、72.5%(29/40);组间比较,$P<0.01$。叶兵等探讨逆推足三阴经对中风偏瘫下肢肌肉痉挛状态的影响。将60例伴有下肢肌肉痉挛的中风偏瘫患者分为治疗组(30例)和对照组(30例)。2组均接受针灸和推拿治疗,治疗组加用逆推足三阴经(按足三阴经的走行,由胸腹部开始推向足部)。治疗4周后,总有效率分别为80.0%(24/30)和53.3%(16/30);组间比较,$P<0.05$。

(孟 迁)

【推拿治疗颈源性头痛】

陈昆用弹拨手法治疗颈源性头痛100例。手法有点按风池、中柱、颈部夹脊穴、百会、印堂等穴,然后对患椎附着的腱膜、关节囊颈肩部软组织及枕下“三角”区的内外直肌、上下斜肌挛缩痛点进行弹拨手法松解;效果不佳者配合中药治疗。结果,痊愈率68.0%(68/100),总有效率94.0%(94/100)。黄海燕用颈肌松解、重按风池、整理手法等治疗本病40例(治疗组),对照组40例口服西比灵胶囊、消炎痛、维生素B_6等。两组均以10 d为1个疗程,2个疗程后,痊愈率分别为60.0%(24/40)、25.0%(10/40),总有效率分别为92.5%(37/40)、77.5%(31/40);组间比较,$P<0.05$。魏林林等推拿治疗本病37例,其治法有点按风池、风府、肩井、大椎、曲池、外关等穴,用滚法、揉法、拿法、拇指分筋法松解颈肩背肌肉和手法复位。10次为1个疗程。对照组口服眩晕停、维生素B_1、谷维素,连服10 d。结果,痊愈率分别为54.0%(27/50)、3.3%(1/30),总有效率分别为86.0%(43/50)、60.0%(18/30);组间比较,$P<0.01$。柴俊飞治疗青少年颈源性头痛78例,治法有放松治疗和循经推拿,痊愈率为60.3%(47/78),总有效率为93.6%(73/78)。

(许 军 严隽陶)

【推拿治疗小儿髋关节滑膜炎】

孙波用手法复位配合中药外敷治疗82例。其手法有患肢内收外旋复位,提拿小腿下段、极度伸髋下压患侧臀部复位等。结果,痊愈率为87.8%(72/82),总有效率为97.6%(80/82)。贾小祥等在推拿同时用中药水煎局部熏洗治疗48例。结果,痊愈率45.8%(22/48),总有效率为100%(48/48)。龙国烽先在患儿髋关节周围用揉、按等法舒筋,再用弹拨手法拨理紧张之筋,后作牵引,在无痛范围内作伸屈活动,突然将髋膝两关节屈至最大限度,再作髋关节外展外旋、内收内旋活动,然后伸直患肢;局部外敷三黄散或双柏膏等,内服如泽兰、薏苡仁、桑枝、赤芍药等药。

(许 军 严隽陶)

【脊柱微调手法的临床应用】

尹锦绣等将97例颈性眩晕分为两组,治疗组55例用微调手法配合头面部推拿;对照组42例用药物加颈牵。结果:治疗组近期痊愈率、总有效率为23.6%(13/55)、96.4%(53/55);对照组为14.3%(6/42)、73.8%(31/42);组间比较,均$P<0.01$;治疗组治疗前与治疗2疗程时双侧椎动脉(VA)、基底动脉(BA)的收缩期峰值(VS)、舒张末流速(VD)、平均流速(Vm)、血管搏动指数(PI)值比较,$P<0.01$;X线摄片上寰枢关节紊乱改善率组间比较,$P<0.01$;6月后随访,复发率组间比较,$P<0.01$。杨学义等将69例颈性眩晕分为两组,治疗组35例用微调推拿手法;对照组34例用颈椎牵引。结果:治疗组颈性眩晕症状与功能评分均有明显提高,$P<0.01$;两组治疗前后经颅多普勒(TCD)联合磁共振血管成像(MRA)检查感兴趣侧椎动脉供血情况,治疗组改善优于对照组,$P<0.05$。戴德纯等将99例退行性腰椎滑脱症分为2组,试验组用软组织推拿和脊柱微调手法治疗,对照组用软组织推拿和屈膝屈髋垫枕整复法治疗。结果:疗效(腰痛程度、神经损伤及生活障碍评估)优良率分别为60.0%(30/50)、36.7%(18/49),组间比较,$P<0.05$;试验组滑脱椎体前后向位移治疗前后无显著性差异($P>0.05$),增大和减小的腰椎前凸角、腰骶角、骶骨水平角等治疗前后均有显著性差异($P<0.01$)。认为脊柱微调手法可动态调整退行性腰

椎滑脱患者的异常脊柱曲度和序列，改善脊柱承重力线，增强脊柱稳定性。张喜林等运用短杠杆微调手法治疗复杂性腰椎间盘突出症，其短杠杆微调手法通过最小节段被动运动幅度，使突出的椎间盘与受压的神经根之间产生相对位置变化，从而起到神经根的减压或减张效应，达到治疗复杂性腰椎间盘突出症的目的，具有操作安全，可控性强，疗效显著的特点。

（许　军　严隽陶）

【推拿手法及其机理的研究】

刘智斌等通过眼震电图（ENG）观察旋转牵引对家兔 CSA 模型眼震频率的影响。结果：各牵引组眼震频率与模型组比较，$P<0.05$；旋转牵引各组与单纯牵引各组相应体位眼震频率相比，$P<0.05$；旋转牵引组内后伸位对于眼震频率的增快较中立位、前屈位更快，$P<0.05$。提示旋转牵引是通过调整颈椎生物力学平衡，改善前庭血液循环，恢复前庭功能，从而提高眼震频率。李征宇等应用功能磁共振成像（fMRI）技术观察按揉 6 例正常人左侧委中穴前后脑内愉悦回路核团的信号变化。结果，按揉委中穴可引起脑内愉悦回路双侧杏仁核、双侧下丘脑和右侧伏隔核的信号升高（$P<0.05$～0.01）。提示该手法可兴奋脑内愉悦回路的核团，从而产生愉悦效应，这可能是推拿作用的中枢机制之一。李征宇等用热测痛法观察按揉环跳穴对坐骨神经结扎所致的神经痛大鼠其疼痛耐受值（s）的变化情况；并以分子生物学方法，研究“以痛为腧”推拿法对神经痛大鼠中枢某些核团的β-内啡肽（β-EP）的变化。结果：在大鼠环跳穴（坐骨神经结扎处）进行按揉后可即刻显著增加其疼痛耐受值，与模型对照组相比，$P<0.05$；随着推拿次数的增加，治疗组大鼠疼痛耐受值也逐渐增大，与模型对照组相比，$P<0.05$。推拿治疗 1 周和推拿治疗 2 周组杏仁核β-EP 样免疫阳性反应强度明显强于相应的模型对照组（$P<0.05$，$P<0.01$）；而导水管周围灰质（PAG）β-EP 样免疫阳性反应强度仅在治疗 2 周组强于相应的模型对照组（$P<0.05$）。提示采用“以痛为腧”推拿方法治疗神经痛大鼠具有较明显的即刻和累积的镇痛作用，其中枢机制与杏仁核的相关性比与 PAG 更为密切。吴高鑫等观测捏脊疗法对小儿厌食症动物模型血浆八肽胆囊收缩素（CCK-8）、β-EP 的影响。将幼龄厌食大鼠模型分为 3 组（捏脊治疗组、中药治疗组、模型组），另设正常组。结果：治疗后，与模型组比较，各治疗组较模型组体重和食量改善；与正常组比较，模型大鼠血浆 CCK-8 含量均增高，血浆β-EP 含量减低；与模型组比较，各治疗组血浆 CCK-8 含量降低，血浆β-EP 含量显著增加。提示捏脊或中药均能在一定程度上防治小儿厌食症，两者疗效相近；捏脊的作用机制与调节该模型外周β-EP 和 CCK-8 的分泌与释放有关。赵文树等建立大鼠后肢活动减少便秘模型，其结肠远端 c-kit 蛋白表达明显下降（$P<0.01$）；经推拿治疗后，C-kit 蛋白表达明显增加（$P<0.01$）。井夫杰建立兔颈椎间盘退变模型，25 只兔分为正常对照组、模型组，手法预防组、手法治疗组，应用光镜观察手法干预对退变颈椎间盘组织结构的影响。结果：与正常对照组比较，模型组颈椎间盘中软骨下骨内的血窦数目明显减少，髓核中活细胞数目减少、排列紊乱。手法治疗、预防组均能不同程度地延缓软骨下骨内血窦数目及髓核活细胞数目的减少，但不能完全逆转椎间盘的退行性改变，且手法早期干预效果优于晚期干预。廖军等观察发现，颈椎病动物模型血清和肌肉组织中谷氨酸含量都显著降低，行大椎穴振法后，血清和肌肉组织匀浆中谷氨酸含量较模型组都显著升高。提示该手法治疗颈椎病的机制可能与提高组织细胞谷氨酸含量并恢复其正常神经传导功能有关。王艳国等探讨正常人和颈椎病患者颈椎后伸和前屈肌群相对峰力矩（PT/BW）的特征以及推拿对其指标的影响。试验分颈椎病组（52 例）和正常对照组（48 例），每组按性别、年龄相匹配分青年、中年和老年三个亚组。推拿治疗 10 次，运用等速肌力测试仪分别在 90°/s 和 150°/s 两种角速度对推拿治疗前、第一次推拿后即刻及第 10 次推拿以后进行 PT/BW 值评定。结果：正常青中老年三组等速运动前屈和后伸 PT/BW 有增龄性降低的趋势（$P>0.05$），颈椎病青年组的前屈和后伸 PT/BW 和中老年组后伸 PT/BW 均较同年龄正常组降低（$P<0.05$）；经推拿治疗，青年组在第一次治疗即刻后伸 PT/BW 和 10 次后前屈和后伸 PT/BW 以及中老年组 10 次治疗后的后伸 PT/BW 比治疗前增大（$P<0.05$）。提示正常人颈部肌群肌力存在增龄性减弱，颈椎病青中老年患者颈前屈和后伸肌群均存在不同程度的肌力降低，推拿可以改善颈椎病患者颈部肌群肌力。

（许　军　严隽陶）

[附] 参考文献

C

柴俊飞. 推拿治疗青少年颈源性头痛78例[J]. 实用中医药杂志,2008,24(3):173

陈昆. 手法为主治疗颈源性头痛100例[J]. 实用中医药杂志,2008,24(9):590

D

戴德纯,房敏,沈国权. 脊柱微调手法对退行性腰椎滑脱症腰椎稳定性的影响[J]. 中国康复医学杂志,2006,21(12):1110

G

高晓冬. 推拿点穴辨证治疗不寐116例[J]. 实用中医内科杂志,2008,(5):102

H

何锦玲,冼文坚. 腹部推拿治疗气滞型胃脘痛49例[J]. 按摩与导引,2008,24(1):19

黄海燕. 推拿治疗颈源性头痛临床观察[J]. 实用中西医结合临床,2008,8(4):20

黄曼博. 按摩治疗功能性便秘45例临床观察[J]. 北京中医药,2008,27(1):42

J

贾小祥,徐涛. 推拿配合中药熏洗治疗小儿髋关节滑膜炎疗效观察[J]. 山西中医,2008,24(7):42

井夫杰. 手法干预对实验性家兔退变颈椎间盘组织结构的影响[J]. 山东中医杂志,2008,27(3):182

L

雷龙鸣,黄锦军,陈广辉. 按摩足部反射区调理亚健康状态120例[J]. 亚太传统医药,2008,4(3):52

李征宇,孙兮文,张效初,等. 按揉委中穴对脑愉悦回路的影响[J]. 上海中医药大学学报,2008,22(4):51

李征宇,俞仲毅,金勇,等. 按揉环跳穴对神经痛大鼠的镇痛效应及其中枢机制研究[J]. 辽宁中医杂志,2008,35(10):1604

廖军,徐腾,陈水金,等. 大椎穴振法对颈椎病动物模型谷氨酸含量影响实验研究[J]. 江西中医学院学报,2008,20(3):57

刘键,姚万霞. 原发性痛经推拿前后脉图分析研究[J]. 辽宁中医杂志,2008,35(9):1283

刘智斌,牛文民,王渊,等. 旋转牵引对椎动脉型颈椎病家兔模型眼震频率的影响[J]. 陕西中医,2008,29(9):1240

龙国烽. 手法配合中药治疗小儿髋关节一过性滑膜炎[J]. 按摩与导引,2008,24(5):37

卢新刚,刘萌. 推拿结合穴位敷贴治疗中风后便秘[J]. 中国民间疗法,2008,16(6):15

路瑶,付希满. 推拿治疗中风后瘫侧肢体肿胀[J]. 中国民间疗法,2008,16(8):15

Q

乔丽环. 推拿治疗高血压60例[J]. 中国民间疗法,2008,16(9):12

S

邵雪英,俞琦,胡丽珍. 足穴推拿疗法对围绝经期妇女性激素影响的临床研究[J]. 中国中医药科技,2008,15(1):14

孙波. 手法复位配合中药外敷治疗小儿髋关节滑膜炎[J]. 山东中医杂志,2008,27(8):531

W

汪强. 保健推拿治疗失眠症疗效观察[J]. 现代中西医结合杂志,2008,(16):2453

王道全,何雁岭,仉元斌,等. 推拿拔罐治疗婴幼儿急性上呼吸道感染咳嗽30例[J]. 山东中医杂志,2008,27(5):323

王艳国,严隽陶,房敏,等. 推拿对颈椎病患者颈部肌群相对峰力矩的影响[J]. 北京中医药,2008,27(6):418

魏林林,徐大志. 推拿治疗颈源性头痛37例[J]. 按摩与导引,2008,24(4):14

吴高鑫,崔瑾,向开维,等. 捏脊疗法对幼龄厌食大鼠血浆CCK-8、β-EP的影响[J]. 江苏中医药,2008,40(2):79

吴力群,王素梅,崔霞. 丁桂遗尿散敷脐结合推拿治疗小儿遗尿症临床观察[J]. 辽宁中医杂志,2008,35(1):88

X

邢卫芳. 中医推拿配合足部反射区治疗失眠[J]. 实用中医内科杂志,2008,(9):75

许海文. 推拿加艾灸治疗小儿腹泻47例[J]. 按摩与导引,2008,24(8):27

Y

杨学义,洪定刚,王效柱,等. 微调推拿手法治疗颈性

眩晕临床研究[J].中国中医骨伤科杂志,2007,15(4):11

叶斌.推拿对退行性腰椎滑脱症治疗作用的临床分析[J].上海中医药杂志,2008,42(1):42

叶兵,吕小芳.逆推足三阴经对中风偏瘫下肢肌肉痉挛状态的影响[J].甘肃中医,2008,21(4):38

尹锦绣,陈晓云,魏慧勤,等.颈椎微调手法配合头面部推拿治疗颈性眩晕55例临床观察[J].新中医,2008,40(10):68

于洪波.按摩治疗中风后遗症[J].按摩与导引,2008,24(6):18

Z

张红,姚敏,刘长征.指针推按面部腧穴为主治疗黄褐斑40例临床观察[J].按摩与导引,2008,24(7):4

张琴明,朱清广,房敏,等.推拿三步改良法治疗腰椎间盘突出症临床疗效分析[J].上海中医药大学学报,2008,22(1):27

张铁柱.按摩治疗中风后遗症200例[J].按摩与导引,2006,22(2):24

张巍,赵芳,黄盛华,等.推拿配合耳穴按压治疗失眠症132例分析[J].中国误诊学杂志,2008,(5):1208

张喜林,沈国权.短杠杆微调手法治疗复杂性腰椎间盘突出症32例小结[J].甘肃中医,2006,19(6):3

赵文树,陆金根,曹永清.推拿干预对便秘模型大鼠c-kit蛋白表达的影响[J].时珍国医国药,2008,19(8):1939

(十二) 气　功

【概述】

2008 年在期刊上公开发表的气功学术文章以健身气功生理、心理方面研究的报道居多,质量较以往有所提高。

1. 理论探讨

涉及运动养生方法的历史演变、气功态的心理、瑜伽热的思考、气功科研现状的调查、高校开设健身气功课程的探讨等。王敬浩认为,中国传统运动养生方法主要经历了原始巫舞、导引行气、内丹、气功以及健身气功几个阶段。其发展的内在线索是自然—人化—去人化的理性过程,其发展的内在动力是"养生"这一实用化需要,其多样化表现形式是人力与自然力不断抗争、人性与神性不断抗衡的结果,因而中国传统运动养生方法的本质内涵则应是体现人与万物和谐、实践人性自我完善。刘徐湘提出,气功锻炼中的"开悟"之说涉及心理分析中的抑制与抑制的解除概念,心理分析虽与气功锻炼的方法不同,但两者都有相同的伦理目标,即使人解除抑制而不致精神残废。谭琳等认为,应对健身气功加以创新改革、广泛宣传、有效监督、适度包装、科学论证,使健身气功得以有效推广。贾文彤等指出,目前健身气功科研缺乏明确的科研导向,基础设施匮乏,尚不能满足健身气功事业总体发展的需求。张振芳、胡秉娇等认为,宜进一步加强人才培养和重点设施建设,或在高校开设健身气功课程,对提高生理心理水平和传承中华传统文化具有重要的意义。

2. 临床应用

涉及提高大学生运动成绩和心理指标、气功相关精神障碍患者的对照分析等。胡秉娇等选取大学生 100 人,每周练习八段锦 3 次,每次 1.5 小时,连续 20 周后,身高、体重、肺活量、立定跳远、单脚站立、握力、台阶试验测试的成绩均有提高。反映心理素质的自尊自信、兴趣态度、意志品质和情绪调控等指标与实验前比较,$P<0.01$;对躯体化、焦虑、其他症状的影响,$P<0.05$;对强迫症状、抑郁、敌对情绪方面的改善,$P<0.01$;在紧张、慌乱分量表得分上明显下降,$P<0.05$,(抑郁分量表,$P<0.01$);在精力和自尊维度得分上有所提高,但未达显著水平。徐文炜等对气功所致精神障碍(气功组)46 例与气功相关精神分裂症(分裂症组)36 例进行人口统计学、临床表现等资料的对比研究。结果显示,气功组与分裂症组在性别、婚姻、年龄、接受教育年限、起病年龄及病程方面差异均$P<0.001$;对获得 5 年以上随访资料者比较,气功组中 84.2%(32/38)、分裂症组中 56.7%(17/30)维持原诊断,$P<0.001$;气功组的精神障碍缓解程度达 89.5%(34/38),而分裂症组的缓解程度仅 33.3%(10/30),$P<0.001$;气功组的社会功能也明显优于分裂症组($P<0.01$)。有关健身气功·五禽戏、八段锦的应用及导引对中老年颈腰椎退变的保健作用等详见专条。

3. 实验研究

涉及内丹三衍生功种的脑电功率谱特征与计算机评估、新编健身气功·八段锦对老年男性血脂及生理机能影响等。张一和等对太极功 74 人、回春功 73 人、智能功 52 人和其他功 41 人采用四道生理信号同步检测,显示智能功中内丹性功的特征较强,与佛家禅功较为接近;太极功中内丹命功的特征相对较强;回春功在右脑功能开发上具有道家内丹性命双修的特征。孙革等将 60 名老年男性分为练功组(练健身气功·八段锦)、慢跑组及对照组(无锻炼组)3 组,通过实验前、后比较显示,练功组血清甘油三酯(TG)、低密度脂蛋白(LDL-C)均下降,高密度脂蛋白(HDL-C)增高($P<0.01$),肺活量、握力、下肢平衡能力提高($P<0.01$);慢跑组经过同期锻炼,亦达到血清 TG、LDL-C 均下降,HDL-C 增高($P<0.01$),舒张压下降($P<0.05$),肺活量增加($P<0.01$)。其他气功效应机理的研究详见专条。

(刘天君　魏玉龙)

【健身气功·五禽戏的应用研究】

虞定海让 100 名无长期运动史的中老年人做健身气功·五禽戏 6 个月。结果,与 100 名保持原有生活方式的对照组比较,血脂等指标皆有明显的改善($P<0.05$)。朱寒笑等对75名无健身习惯的老年女性进行了为期16周的练功观察,结果练该功法组外周血超氧化物歧化酶(SOD)活性和雌二醇(E_2)水平均较实验前显著提高($P<0.05$),丙二醛(MDA)含量虽显著高于实验前,但明显低于对照组($P<0.05$);练功组心脏功能能力(FC)呈增加趋势而对照组呈下降趋势,但无统计学意义;练功组闭眼单脚站立时间显著长于实验前,且明显长于对照组($P<0.05$),练功组的反应时在实验后无明显变化,运动时明显缩短($P<0.05$)。

(王克勤)

【健身气功·八段锦的应用研究】

刘俊荣等对同一血脂水平者随机分组做健身气功·八段锦,对照观察3个月,发现练功组低密度脂蛋白(LDL)、甘油三酯(TG)、总胆固醇(TC)水平降低和高密度脂蛋白(HDL)水平升高,明显优于对照组($P<0.05$)。黄涛等研究发现,该功法可提高中老年人血清一氧化氮(NO)水平,提高血清超氧化物歧化酶(SOD)活性,降低血清丙二醇(MDA)水平,减轻脂质过氧化程度,有助于延缓衰老。张英根等通过对男、女各44名练该功法前、练功半年后两次心、脑血流图的检测及对各指标进行对比分析表明,该功法可改善中老年心脑血管功能,增加心搏量、降低外周阻力、提高血管顺应性,使高血压患者降低血压,改善脑血管壁的弹性,减小脑血流的阻力与脑血管紧张度,提高脑部供血量,使大脑二侧供血更趋向一致,并改善不良心理状态。潘华山以60名无严重心血管疾病的老年人为观察对象,进行了八段锦运动负荷对老年人心肺功能影响的研究,结果练功一年后受试者(有效数据48例)每搏输出量(SV)、心搏指数(SI)、心输量(CO)、血管弹力扩张指数(FEK)和血管顺度(AC)等指标显著提高,而心耗氧量(HOV)、左心搏功指数(LVWI)、心耗氧指数(HOI)、收缩压(SP)、总周阻(TPR)和主动脉排空系数(BLK)等指标显著下降,肺活量(VC)明显增加,表明八段锦练习能使心泵力代偿性增高,心肌收缩力增强,搏血量增多,缓解心脏的压力,能有效地改善血管的弹性状况,提高肺循环功能,增加血容量,改善血液的浓度和流动速度,对于改善和提高老年人的心血管和呼吸机能有着积极意义。翟向阳以不同地区经常练该功法者与基本不练功的600人为研究对象,采用问卷进行研究。结果发现锻炼时间较长,心理健康水平就高;并发现在性别方面存在明显差异,女性认知成分水平高于男性,男性行为成分水平高于女性;男性组内认知成分高于社会适应成分,$P<0.05$;女性组则依认知、情绪、社会适应的顺序递减,$P<0.01$。

(王克勤)

【导引对中老年颈腰椎退变的保健作用】

张志高创编的站桩导引整脊功,其动作有"甩手通经、平步站桩、放松引动、八卦运腰、振颤点打、阴阳平衡、'米'字导引、犀牛望月、仙女抚琴、双手托天、运转乾坤、二龙吸珠、一柱擎天、力举千斤、顶天立地、三元贯气、逍遥自在、天人合一",对防治颈椎病、椎间关节紊乱、腰椎间盘突出症、椎管狭窄、腰椎滑脱、腰肌劳损等病症有良好的效果。陈大志等提出,在椎间盘突出症早期用"膝胸—滚腰导引锻炼法",可以使肥厚的黄韧带拉长变薄,减少向椎管内凸出及上下关节突向后凸。使侧隐窝相对增宽,椎管侧隐窝有效容积增大,扩大椎间孔容积从而减少硬膜和神经根的压迫程度,缓解症状,同时可以锻炼腹肌,减轻腰背肌痉挛,达到治疗的目的。肖斌等通过临床试验证实气功"八段锦"为主的锻炼法对神经根型颈椎病患者根性疼病有较好的镇痛作用,并能减少生成和加快清除体内自由基代谢产物(尿中巯基物质),逐渐调整机体生化代谢水平。刘家瑞以牵引、推拿、导引综合治疗90例颈椎病,对照组90例仅用牵引、推拿治疗;经治10次后,综合组治愈率为优($P<0.05$)。张玉盘等综合治疗56例青年性颈性眩晕,治法有药枕、内服中药、导引(颈椎保健操)等。锻炼方法为"七步法"(洗脸、梳头、揉耳、搓颈项、旋颈部、转腰、摇上肢),每日1~2次,每次操练10~15 min。结果,经20~40 d治疗,痊愈率50.0%(28/56),总有效率100%(56/56)。裘玲珍采用查阅文献资料和人类学参与体验等研究方法,运用人体解剖学、中医学和运动学的相关理论,结合健身运动,根据现代人锻炼的特点,对马王堆导引图中引腰痛动作进行了剖析;试图更为科学的破译导引图的引腰痛功法,探索适合群众锻炼的新功法。

(胡志俊)

【气功效应机理的研究】

张一和等创建了基于脑电图(EEG)非线性分析的多测度动态脑地形图(BEAM)检测分析系统,对北戴河气功疗养院练功者中50例在常态、练功、心算等不同意识任务设置下的意识活动进行测试与分析。结果发现,心算特征显著表现为脑电的全脑规律性增加(尤其额区),相关性增强(尤其颞区),大脑的同步化作用(ERS)效应明显,提示注意力集中使得中脑网状结构神经元受到抑制,丘脑-皮层神经元回路自由振荡得到加强;练功的基本特征是常态下的测度优势弱化,大脑的去同步化作用(ERD)效应明显,这与心算规律明显不同;还发现无论练功还是心算均呈现α波下降,表明练功中即使入静也非普通安静态,而是有明显指向的意识活动。刘徐湘对气功态进行心理分析,认为通过气功锻炼而达气功态的方法是典型的东方式的通感感悟的方法,也即卸去一切"情染",直接体悟的方法;并认为气功态的达成是一种"开悟"的过程。人常为物欲或其他私欲所困,这种与自然的疏离状态即抑制状态,"开悟"即是这种抑制状态的解除。气功锻炼中的"开悟"境界则是在生活体验的基础上通过特殊的意识训练使身心达此状态。

(王克勤)

[附] 参考文献

C

陈大志,周临东. 卧姿旋转合膝胸——滚腰导引治疗腰椎间盘突出症[J]. 颈腰痛杂志,2005,26(4): 300

D

翟向阳. 健身气功锻炼与提高心理健康作用的研究分析[J]. 河南中医学院学报,2006,21(3): 124

H

胡秉娇,刘洪福. 八段锦对大学生体质、心理素质和心理健康水平的影响[J]. 牡丹江医学院学报,2008,29(1): 89

胡秉娇,刘洪福. 高校开设健身气功课程的可行性研究[J]. 医学与社会,2008,21(3): 57

黄涛,常建东. 健身气功·八段锦对不同性别中老年人一氧化氮、丙二醛和超氧化物歧化酶代谢的影响[J]. 中国临床康复,2005,9(16): 126

J

贾文彤,朱志彬. 对我国健身气功科研现状的调查研究[J]. 河北体育学院学报,2008,22(2): 80

L

刘家瑞. 中医导引治疗颈椎病 90 例[J]. 福建中医药,2004,35(1): 24

刘俊荣,姜希娟. 健身气功"八段锦"调节中老年脂质代谢的实验研究[J]. 中国老年学杂志,2006,26(3): 318

刘徐湘. 气功态的心理浅析[J]. 陕西中医,2008,29(1): 126

P

潘华山. 八段锦运动负荷对老年人心肺功能影响的研究[J]. 新中医,2008,40(1): 55

Q

裘玲珍. 对马王堆导引图中引腰痛动作的剖析[J]. 湖北体育科技,2008,27(2): 161

S

孙革,潮芳,王安利. 新编健身气功·八段锦对老年男性血脂及生理机能影响[J]. 中国体育科技,2008,44(2): 81

T

谭琳,田雨普. 对瑜伽热的冷思考[J]. 体育文化导刊,2008,(2): 46

W

王敬浩. 中国传统运动养生方法的历史演变[J]. 体育文化导刊,2008,(3): 98

X

肖斌,袁顺兴,方亮,等. 练功对颈椎病患者根性疼痛的影响[J]. 按摩与导引,2003,19(2): 11

徐文炜,王学庆,陶伟谷. 气功相关精神障碍患者 82 例随访对照分析[J]. 临床精神医学杂志,2008,18(1): 18

虞定海. 6 个月健身气功·五禽戏锻炼前后中老年人脂代谢变化[J]. 中国运动医学杂志,2008,27(5): 610

Z

张一和,陈驰,徐建芬. 多测度动态脑地形图技术与练功的意识活动研究[J]. 上海中医药大学学报,2008,22(4): 54

张一和,徐建芬,陈驰. 内丹三衍生功种的脑电功率谱特征与计算机评估[J]. 中国中医基础医学杂志,2008,

14(2)：146

张英根，李承道．健身气功对中老年人心脑血管实验研究[J]．中国体育科技，2006，42(2)：98

张玉盘，乔洪杰，李学锋．中医综合疗法治疗青年性颈性眩晕56例[J]．光明中医，2008，23(10)：1552

张振芳，李秀娟，贾文彤．我国健身气功科研的管理模式[J]．河北师范大学学报，2008，32(3)：414

张志高．站桩导引整脊功防治颈腰椎疾病[J]．现代养生，2003，(12)：25

朱寒笑，郑孙勇，陈雪莲．16周新编五禽戏锻炼对老年女性身体机能相关指标的影响[J]．中国运动医学杂志，2008，27(4)：499

(十三) 护　理

【概述】

伴随医学模式的转变,临床护理越来越重视在整体观念指导下,注重辨证施护和循证护理,针对患者的个体差异,在辨证施护、心理护理、中西医结合护理等方面展现出极大的优势。

1. 中西医结合护理

顾海云等用清肺口服液治疗小儿呼吸道合胞病毒性肺炎痰热闭肺证,配以积极有效的健康教育与护理,取得较好的疗效。潘海蓉等阐述中医护理的优势和前景,针对中医护理的现状提出实用中医护理模式的构想及思路。赵保丽等对 100 例类风湿关节炎病人从情志、饮食及日常生活的调护外,配合辨证敷药护理,取得满意疗效。王春芝等对小儿泄泻辨证分为伤食泻、风寒泻、湿热泻、脾虚泻施护,并强调要加强预防护理,提高中医护理质量。秦春霞等提出对高校新入学大学生实施高血压护理干预措施,建立档案,心理疏导,指导培养良好生活方式,这对减少我国高血压发生率有重要意义。樊丽娟通过对 90 例糖尿病合并高血压患者进行心理、饮食、运动、用药护理和监测指导,取得满意疗效。闫俊青提出对妊娠期高血压综合征患者护理体会,包括心理护理、心理支持与自我调适指导、胎儿监护、妊高征和子痫的护理、临产和产后护理等,降低了孕产妇及围产儿死亡发生率。姜庆珠通过建立良好的医患关系,有针对性地进行心理护理等方法,调动患者的乐观情绪,使中风病人心情舒畅地接受各种治疗及功能恢复的训练,加速患者的康复。云涛涛等对中风后遗症分为心脾两虚、肝郁脾虚、肝肾两虚、肝郁血瘀证进行护理,并辅以心理、饮食、预防褥疮、促进语言和肢体功能训练等,提高康复疗效。冯乙鸣对高血压患者的社区护理及吴红兰等对高血压患者的循证护理列有专条。

2. 心理护理

心理护理是护理人员在结合中医整体观念、针对不同疾病的个体心理进行辨证施护,以行为来影响、改变患者的心理状态,促进其康复。林冬红等认为,手术患者都较紧张,引起血压升高、心率加快等,因此,对术前患者心理护理,不仅可大大降低患者恐惧,对控制术中出血量和预防术后感染以及预后恢复都是有益的。刘晓萍对外伤、服毒、腹痛患者的心理护理作了介绍。杨云慧认为门诊患者因病情、年龄、素质、经济条件和社会背景的不同,其心理状态存在着明显的差异。因此,护理人员要根据不同的心理特征和心理需求,有针对性给予心理调理、疏导和护理。王冰认为心理护理可使老年病患者多了解自己的身体和所患疾病,对老年病人心理调节和治疗是一种无形的力量,在临床中显示出巨大的潜能。安金英认为重症患者易产生焦虑、恐惧等心理,使机体持续处于一种应激状态,加重病情。通过对其进行心理护理,消除其紧张情绪,以便取得治疗效果。

(周文泉　李鸿涛)

【中风康复的护理】

董琼岚对 69 例中风偏瘫病人进行了肢体运动康复护理。① 床上训练:仰卧,双手交叉上举,用健手将患手拿到胸前,双手交叉,患侧拇指在上方,以健手带动患手向天花板方向做上举动作,前臂中立稍呈旋后位;然后,双手上举后向左右慢慢摆动,幅度逐渐加大并伴随躯干的旋转。仰卧,用健侧足从患侧腘窝处插入并沿患侧小腿伸展;将患足置于健足上方,患侧膝关节不得屈曲。② 翻身训练:侧卧位,康复护士立于患侧,令患者健侧上下肢抬起并伸向康复护士方向;健足置于患足下方,同时躯干向患侧旋转。从仰卧位到健侧卧位,患者双上肢上举并左右摆动,利用躯干的旋转和摆动的惯性向患侧翻身;患侧下肢保持在髋膝屈曲、全足底附着床面,辅助其骨盆旋转,完成翻身动作。中风偏瘫病人早期实施康复训练,约有 75%以上患者可以获得步行能力。周玉芳通过对 56 例脑中风患者制定合理的康复训练计划:脑血栓患者于生命体征平稳后 2～3 d,脑出血患者于生命体征平稳后 2～3 周进行康复训练。迟缓阶段对患者进行全身各关节的全方位范围的被动活动,每天至少活动 3 次,每次各方向活动进行 3～5 遍;以患侧卧位为主,减少仰卧位,每1～2 h翻身一次，适当刺激大关节，诱发产生肌张力。病情稳定后，可由卧位过渡到半卧位、坐位进行锻炼。赵晓嵘对106例中风便秘患者中的53例采用综合护理：指导患者进食富含维生素及纤维素的食物，热证病人可服用芥菜、马齿苋、鲜藕等偏凉的食物，烹饪时多放些植物油。适量进食豆类、粗粮、甘薯等以促进肠蠕动。忌食辛辣，多饮水，给予按时翻身，定时按顺时针方向进行腹部按摩，同时点按天枢、中脘、气海、大肠枢等穴位，每日2～3次，每次30 min。其疗效显著优予常规护理组。李立军对中风(中经络)患者在保持病室安静外，对入睡困难者在睡前按摩涌泉穴100次，进食清淡甘寒的山药薏苡仁粥、黄芪粥、莲子粥、绿豆、芹菜、菠菜、冬瓜、丝瓜、梨等，忌食羊肉、大蒜等辛香之品；用温水泡足，自动或被动做四肢屈伸运动，以疏通经络，消除肿胀，改善睡眠。

（李　亲）

【高血压的护理】

吴红兰等对30例血液透析高血压患者经过循证护理干预，血透中各类型高血压发生率显著减少($P<0.01$)，提示应用循证护理能使血透患者高血压得到较好控制，提高透析质量。龚佳青介绍辨证施护的方法。①肝阳上亢证：病室应凉润、饮食以清淡、低盐为佳，多食新鲜蔬菜水果，可食用紫菜、山楂、黑木耳、海蜇、芹菜、马兰头等。做好心理护理，保持情绪稳定。②风痰上扰证：病室宜明亮、通风、干燥，饮食宜清淡，忌甜黏、生冷、肥腻，可选用赤小豆、薏苡仁等化痰利湿之品。痰壅恶心者，服药时可用姜汁滴舌，可配合指掐内关。李丽娟认为应加强高血压健康教育，通过做体操及打太极拳、听音乐、气功锻炼等方法放松紧张情绪，调整饮食结构，戒烟戒酒。冯乙鸣对58例高血压患者采取了社区心理护理，让患者了解高血压病是慢性终身性疾病，须长期服药；要避免情绪激动、劳累，学会自我调整，保持良好的心态，注意保暖，让血管松弛，保持大便通畅，避免剧烈运动和用力咳嗽，以免回心血量骤增而诱发急性脑血管病；生活环境应安静，避免噪音刺激；避免突然改变体位，禁止长时间站立。

（李　亲）

[附]　参 考 文 献

A

安金英. 重症患者的心理护理[J]. 中国疗养医学，2008，17(4)：226

D

董琼岚. 中风偏瘫病人的肢体运动功能康复护理[J]. 内蒙古中医药，2008，27(4)：78

F

樊丽娟. 糖尿病合并高血压的护理体会[J]. 中国实用医药，2008，3(7)：126

冯乙鸣. 高血压患者的社区护理体会[J]. 中国误诊学杂志，2008，8(11)：2612

G

龚佳青. 高血压病的中医辨证施护体会[J]. 甘肃中医，2008，21(5)：36

顾海云，徐雪梅. 清肺口服液治疗小儿呼吸道合胞病毒肺炎的观察与护理[J]. 吉林中医药，2008，28(12)：892

J

姜庆珠. 脑中风患者的心理护理体会[J]. 中外健康文摘，2008，5(3)：206

L

李立军. 中风(中经络)的中医护理体会[J]. 河北中医，2008，30(5)：145

李丽娟. 高血压病人的护理体会[J]. 吉林中医药，2008，28(8)：599

林冬红，张群英. 浅谈手术患者术前的心理护理[J]. 基层医学论坛，2008，1(4)：340

刘丽华，李新华，张宝梅. 恶性肿瘤患者的心理特征及心理护理对策[J]. 基层医学论坛，2008，12(6)：37

刘晓萍. 急诊病人的心理护理[J]. 黑龙江医学，2008，32(4)：311

P

潘海蓉，倪冬梅. 实用中医护理模式探讨[J]. 时珍国医国药，2008，19(12)：2943

Q

秦春霞,龚乃文,董越英.某学院新生体检血压测定及高血压护理干预[J].中国校医,2008,22(2):230

W

王冰.老年病人的心理护理[J].中国实用神经疾病杂志,2008,11(4):159

王春芝,刘健,刘艳芳.小儿泄泻的中医辨证施护[J].中国医药导报,2008,12(5):36

吴红兰,李洪.血液透析高血压患者的循证护理[J].护理学杂志,2008,23(7):39

Y

闫俊青.妊娠期高血压综合征患者的临床护理体会[J].中国误诊学杂志,2008,8(8):1941

杨云慧.门诊患者的心理护理及意义[J].中国现代医药杂志,2008,10(5):92

云涛涛,李拉秀.中风后遗症中医辨证施护体会[J].中国误诊学杂志,2008,8(8):1837

Z

赵保丽,郑晖,李华.类风湿关节炎辨证施护体会[J].四川中医,2008,26(12):112

赵晓嵘.53例中风患者便秘的护理干预效果观察[J].中医药临床杂志,2008,20(1):57

周玉芳.中风56例的康复护理[J].中国误诊学杂志,2008,8(2):384

朱瑞兰,王珏.加强老人的健康的护理经验[J].中国民康医学,2008,20(20):142

三、中　　药

(一)中药现代化

【复方中药的现代研究】

中药学是我国独具特色的学科,以中医学理论体系为背景,以现代生命科学、化学为主要手段,以中药材、饮片、提取物、中成药为对象,研究其资源、鉴定、生产、加工炮制、化学成分、药理作用、质量标准、制剂工艺与应用。由于学科背景与研究对象的特殊性,作为中医学的分支,我国的中药学研究在总体上处于国际先进水平。但作为药物科学的一个分支领域,则处于相对落后的局面。在药效物质基础与作用机理、体内过程的研究与制药技术水平等方面,与国际领先水平尚有较大差距。

差距形成的原因是多方面的,最为关键的是建立在人种医药学基础上的中医药学理论体系尚不能准确地用现代科学、现代医学的语言进行定量表征其药效成分、作用机理,中药及其产品的安全性、有效性评价与保证体系尚未建立。

中药是中医防病、治病的物质基础,而其所含有的药效成分则是中药发生生物效应的物质基础。为解析中药的药效物质基础与作用机理,我国药学工作者虽进行了长期不懈的努力,但收效较小。概括起来,有如下几方面的原因:

1. 中药自身特点所决定

中药包括中药材、中药饮片、中成药,不同品种、产地、物候、采收、加工、炮制条件,造成其次生代谢产物(药效成分)的巨大变异(化学多样性),决定了其内在质量的诸多不确定性;复方制剂是中药的最终形式,也是中医药理论与实践的最大特色,一个复方少则2～3味,多则数十甚至上百味,更有君臣佐使、加减化裁等诸般变化,这无疑对其现代研究带来巨大的难度。

2. 缺乏科学、适用的药理模型

中药及其化学成分的药效、药理研究,多借助于现代实验医学的模型(多为单一指标),并与化学药品相对照,不能反映中医整体观念、辨证论治的哲学思想。其结果往往是得出中药作用不强的结论。

3. 研究思路、方法的局限性

中药的所谓“现代研究”,多按照化学药、西方植物药的模式进行研究,照搬西方生命科学还原论的思路,即从宏观到微观,从人体到器官、组织、细胞、分子。注重精确的分析是十分重要的,但强调对微观分析的同时不能失去对整体综合性的把握。中医在治病用药过程中强调整体平衡和阴阳平衡,而不仅限于局部病灶,不局限于一个症状、一个细胞或一个分子。在中药的使用上重视配伍,所提出的“君臣佐使”的概念是一个完整的系统论思想。近年来,虽认识到中药多成分、多靶点的特点,但并没有深入、系统的研究。而且,往往过分强调化学成分的简单加合,或煎煮过程中的成分变化,而忽略了复方配伍对机体多靶点的协调作用。

在原料、中间体、制剂的质量控制方面,多采用单一的指标成分进行定性、定量分析,未能全面反映其科学内涵。其结果,虽投入大量的人力、物力、财力,却往往事倍而功半,很多问题依然悬而未决。如从中药中分离的单体化合物的活性往往低于总提取物;精制的“有效部位”不如水煎剂,单方不如复方,这充分说明强调中药复方作用机理研究的重要性。

药效成分的不明确,不仅制约了中药科学内涵的解读,更无从谈起药物体内过程的研究,也直接影响到制剂工艺的确定和科学质量标准的制定,单一指标成分的测定,无法全面反映中药特别是复方中药的内在质量。因此,中药药效物质基础与作用机理的研究,是中药实现现代化、国际化的关键和“瓶颈”所在。

总之,中药学的研究,需要在中医学理论与实践的为指导,并需借鉴现代医学、系统生物学的理论和研究手段,需要思路的创新。

系统生物学理论和技术的发展为中药的现代研究提供了强有力的武器。系统生物学是在细胞、组织、器官和生物体整体水平研究结构和功能各异的各种分子及其相互作用,并通过计算生物学来定量描述和预测生物功能、表型和行为。系统生物学研究是将生物个体作为一个有机体来研究,这与中医药研究的整体观念不谋而合,中药与现代生命科学的距离越来越近,殊途而同归。

现代分析技术,尤其是色谱技术的发展,提供了许多高效分离及多种检测方法,也使得中药整体组分的分离和指纹识别成为可能。利用色谱方法获取复方有效部位及各药材的化学指纹图谱,通过指纹图谱中各相应色谱峰的相关性研究,建立部位与药材化学组成之间的联系,分析判别有效部位中各主要成分的来源。充分利用各药材已有的文献资料,获取有效部位中化学组成、化合物类型等多种信息。

中药复方是中医药整体观念的重要体现。二十一世纪生命科学发展,尤其是科学思维方法的发展,复杂系统论的出现,非线性理论的提出,计算机与数学的不断发展,为我们研究人体复杂系统,为中医药学研究提供了方法。分析与综合,线性与非线性的研究,将对生命科学、中医药学的进一步深入认识,提供方法学的新思维。

研究思路:选择临床疗效确切的代表性经典复方,基于中医学理论与临床实践,运用现代化学生物学理论和技术,通过病-证相关的活性筛选、评价,明确有效部位,建立有效部位的标准提取物,对其进行深入的化学、药理学研究,阐明其基本化学组成和相应的药理活性和作用靶点,揭示复方中药的配伍原理。对其中的主要药效物质对进行深入的作用机理、体内过程研究,确定剂型、剂量,在此基础上开发出疗效确切、有效成分和作用机理清楚、质量可控、剂型先进、具有自主知识产权的创新药物。通过本项目的研究,构建复方中药研究与开发技术平台,为其他复方中药的研究与开发提供方法学模式。

复方中药现代研究的主要步骤:

1. 复方的选择原则

拟定研究的目标复方应该至少具备下列4个条件:

(1) 经典复方,临床疗效确切,且临床疗效可以通过现代医学生理、生化指标予以定量的表达。

(2) 用于防治功能性、退行性疾病,能体现中医治疗特色和优势。

(3) 组方药味药材基源明确(尽量不含动、矿物药和珍稀濒危药材),资源丰富,最好有GAP栽培基地,便于标准化。

(4) 主要化学成分基本清楚,且主成分有一定的实验药理学研究背景。

2. 核定标准处方并确认标准汤剂的药效

中药复方多为水煎服用,而且其临床疗效也多立足于汤剂。所以,目标处方一旦选定后,应在考察经典医著的基础上选择标准处方,从产地选购批量的标准药材,按照制订的标准工艺做成标准汤剂的干粉(喷雾干燥或冻干),并采用现代药理学研究方法正确表达标准汤剂或干粉的临床疗效。

3. 建立多指标(或高通量)活性筛选体系

结合临床疗效,建立多指标药效学筛选评价模型(整体动物实验、细胞、分子药理学技术),对目标有效部位、药效物质群进行系统筛选、评估,明确有效部位。所建模型应尽可能的简易、灵敏、准确,以便于指导活性部位、成分的追踪分离。

4. 药效成分及其组合的发现和鉴定

对拟定的有效部位进行系统化学成分解析,达到目标部位的化学成分组成基本清楚(80%以上):

(1) 活性跟踪下的化学成分系统分离、纯化、结构鉴定。

(2) 有效部位的色谱分离、结构相对确认(LC/MS^n,LC/NMR,GC/MS)。

5. 标准提取物及相关质量标准的建立

标准提取物(中间体)的建立是保证后续的药学、药理、代谢、临床评价科学、客观、可靠的根本保证。根据适应证、药效学筛选结果,一个复方可制备一个或数个标准提取物。

(1) 组方药味基原、产地、采收时间、加工炮制方法、储存条件的确定。

(2) 原料药相关质量标准建立。

(3) 标准提取物制备工艺的优化、制订。

(4) 多指标成分定性、定量分析及其方法学评价(TLC,HPLC,GC)。

(5) 标准指纹图谱制备及其方法学评价(TLC,HPLC,GC,MS,NMR)。

(6) 标准提取物质量标准的建立。

6. 复方中药药理学评价及其作用原理研究

(1) 按照新药研究指导原则,对标准提取物按其适应证进行系统的药效、毒理学研究与评价。

(2) 采用现代实验药理学手段,包括整体动物、离体器官、细胞、分子药理学,以及芯片技术,结合化学成分研究,对标准汤剂、目标有效部位、主要的单体成分进行系统的生物活性筛选、比较、评价,探讨复方治疗作用的物质基础、作用机理,阐释配伍原理。

(3) 探讨标准汤剂、标准提取物、单体成分药理活性的相关性,与生物大分子的相互作用。

(4) 毒理学研究。

(5) 在实验研究基础上,对组方进行必要的优化、简化、重组,进行纵深开发。

7. 药代动力学研究

对标准提取物以及部分单体化合物进行药代动力学研究,阐明其主要药效物质的体内代谢过程、代谢途径、代谢产物,为制剂学研究奠定基础。比较单体化合物、复方中目标化合物的可能存在代谢差异,在代谢水平上揭示复方配伍的科学内涵,为实验研究基础上的重组复方提供科学基础。

(1) 目标化合物的体内吸收、分布、代谢、排除过程,以及毒性(ADME/T)。

(2) 目标化合物的代谢产物分析、结构鉴定,探讨真正发挥药效作用的活性物质。

(3) 单体化合物与复方(相应目标化合物)的代谢差异。

(4) 代谢水平上的君臣佐使配伍规律研究。

8. 制剂学研究

根据化学、药理学、药代动力学研究的结果,并结合标准提取物的制备工艺,确定剂型、剂量,研制出科学、先进、方便、质量稳定可控的现代制剂。

9. 创新药物开发

以上的研究程序,旨在阐明复方中药发挥治疗作用的物质基础及作用原理,构建复方中药研究的技术平台,同时也是创新药物的开发过程。

(1) 原有组方按国家有关法规、国际规范要求开发成为新的标准化制剂。

(2) 原有组方经改进、简化或重组成为新的有效部位的复方标准化制剂。

(3) 目标单体化合物或者其一定比例的混合物组合成开发成创新药物。

(4) 目标活性化合物成为创新药物的先导化合物。

10. 复方中药标准化研究开发技术平台的构建

通过代表性复方中药的研究与开发,不断探索、完善方法学体系,包括标准提取物、药效学评价方法与模型、体内代谢及其差异表达、新剂型研究等,构建复方中药标准化研究与开发的技术平台,为其他复方中药研究与开发的提供研究思路与方法学体系。

(王峥涛 王长虹)

【中药新药研究的现状与分析】

《中华人民共和国药品管理法》于1985年7月1日正式实施以来,我国的中药新药研究开始向法制化、科学化、规范化、标准化的道路迈进,对中药新药研发产业和技术创新活动产生了深远的影响。

1. 强化药品创新的政策导向

新修订的《药品注册管理办法》(简称28号令)重新界定了"新药"的范围,使得只有真正的创新药才能取得新药证书。为鼓励真正意义上的新药创制,新办法对创新新药以及治疗疑难危重疾病等四类新药给出了明确的鼓励政策,对符合规定的创新药将实行"特殊审批",为创新药物设置不同的通道,提高审批效率。冯国忠等认为,调整了新药申报中的标准复核和检验的程序设置,将标准复核由临床试验前调整到临床试验后;同时也调整了技术审评的时限。抽取的样品从"静态"变为"动态",确保样品的真实性和代表性。从源头上杜绝药品研发和申报中的造假行为,确保上市药品的安全性。宋燕等报道,只有明确了新药的界定,才能为新药的研发提供思路,指明方向,才能保证我国医药产业发展的总体水准。总之,药监部门始终力求在政策和制度上为药物创新搭建一个平台,目的是为了切实、有效地推动我国新药研发工作,改变我国药品结构以仿制产品为主的现状。

2. 关注新药研发立题的依据

李利清认为,适应证是中药新药研究立题的目的与依据。新药开发前,要首先明确以下几个层面目前的大体状况:① 所研究疾病的国内外研究现状,所属证有哪些症状、体征、实验室检查。② 该疾病现行中西医的治疗方法和有无上市药物。③ 明确与已上市同类别药物的优劣势比较。④ 对所研究新药的所治疾病、所对应的证、所对应的主要疗效指标等。⑤ 对新药处方来源、应用、筛选及演变过程等背景资料。

3. 重视中药制剂的技术创新

中药制剂以中医方剂为基础,中药材为原料,通过提取、分离、纯化获得半成品,再经药剂学方法加工制成各种剂型的制剂。冯燕等、李庆生等报道,加强中药新药开发是提高中药整体水平的重要措施,既要注意传统剂型的改造,更要注重新药的开发,重点是一、二类新药的研究,针对重大疾病和疑难杂症开展治疗性药物制剂的研究。同时借助现代化科学技术,以国外先进剂型为目标,研制符合"三小"、"三效"、"五方便"的中药新剂型,尤其根据中医临床用药的需要,吸收现代药剂学方法,开发研究适合中药的缓释制剂、控释制剂及靶向药物制剂,并在中药生产实践中推广应用,促进中药制剂质量的提高。

4. 鼓励民族药的研发与创新

国家鼓励民族药的研发与创新,明确规定参照中药注册模式进行管理,全国已有民族药生产企业130余家,主要生产藏、蒙、维、苗、傣、彝等民族药。刘建忠等报道,目前达到国家标准并允许生产的民族药有865种,其中藏成药318种、蒙成药177种、维成药96种、傣成药37种、苗成药154种、彝成药81种、壮成药1种、景颇族成药1种及非处方药200多个。47个民族药品种已进入国家基本医疗保险报销目录。

5. 从毒性植物中寻找新药源

有毒植物主要指安全范围小、有明显的不良反应、易引起中毒反应的中草药,但不包括大量食入后才引起中毒的植物。禹建春等研究发现,从一些毒性中草药中能得到一些强活性的化学单体,如乌头碱、马钱子碱、吗啡等,虽然毒性很大,但在临床上确实起到较重要的作用。毒性较大的植物在应用中许多仅仅是防止中毒或只考虑利用其毒性制造一些毒剂,对于其药用价值考虑较少。有毒植物首先由于其"有毒"就确定其有很强的生物活性,如果通过对其化学成分研究配合毒性找出有毒成分,并通过化学方式对毒性成分的结构进行改造,就能获得既高效又低毒的新药源化合物。目前,国内对有毒植物的研究偏重于中毒反应的症状及解毒方法,忽视了从中寻找药源先导物。另外,杨立军等认为应从中药伪品和毒副作用的药理及临床研究中寻求新药前景广阔。

6. 药品研发模式的理论探讨

王四旺等认为,长期以来人们都是从植物中寻找有效成分,却忽略了中药并不是一个化合物,而是一个复合物,特别是中药的治病多采用的是复方,不是一种化学成分。采用的技术多是化学分离和细胞或动物在体活性评价手段,关心的只是某一个中药或某一种药理作用,而忽视了中药特别是复方的多重作用的性质及中医的整体治疗特点。王明军则认为有效部位是一种由主要有效成分清楚、有效部位化学类型明确、含量占主导地位和功能起控效作用的物质集团组成的"提取物"。在确定复方有效部位群的基础上,最大限度地保留该方的某些组分,这些组分具有化学特征较明确、对有效部位起到增效与协同作用、降低或消除该方毒性、副作用的特点,避免过度地精制和纯化中药复方。仝小林等持相反观点,认为有效部位、组分、成分的配伍,因其集中了针对疾病靶点明确、效果显著的药物,进而在治疗"疾病"的指标方面明显优于传统的辨证汤药。但是,以有效部位、组分、成分组成的新药,因其已经"脱离了"原药材,已经不是原药材的药性、归经,在组方中,已经脱离了原药材的寒热温凉属性,因此,用它来治"证"就显得牵强附会了。另外,传统汤剂的特点是利用原药材加工的饮片,它是原药材的整体。从原药材中提取出的有效组分或有效成分，是原药材的部分，它难以代表原药材的整体。把现代药理揭示的对病或症的有效成分、组分还原回药材后，它的有效剂量是多少，它的量效关系如何，它与其他同类功效的药物联合或配伍后的有效剂量如何，这些都必须在临床上重新探索。同时，新药研发必须有理论指导。李光耀等认为在如何把传统中医药理论和现代科学技术结合起来的问题上，还存在着很大的分歧，中药新药研发还缺乏公认的理论体系的指导。

7. 临床试验亟待解决的问题

薛洁等发现，在目前阶段对中药新药探索性研究重视程度不够，最常见的问题是各期试验均按程序化模版进行设计，缺乏对品种的个性化设计。各期试验往往是由单个试验组成未能尝试从不同角度进行多个试验研究。中药新药临床试验形成的模式仅确定一或几个病，再根据药物组成确定所属证型。同时需要诊断标准及评价标准，就出现了病是一样，但证型却不同。导致实验结果对病的评价都相同，而中医评价是不一样的。李攻成认为，根据目前所申报的品种，对于以有效成分、有效部位为处方的中药新药，由于中药药动学研究所面临的技术难度，使临床试验的有关临床剂量、使用方法的探索性研究缺乏依据，不可避免地带来了临床试验设计的盲目性，增加了对品种有效性和安全性评价的难度。所以应开展相应的中药新药研究试验方法学研究，提供更加切实可行的符合中医药特点的中药新药研究方法。

（吕佳康）

［附］参考文献

F

冯国忠，吴红雁. 浅谈《药品注册管理办法》变化后的新药研发[J]. 齐鲁药事，2008，27(4)：4

冯燕，赵永刚，普启光. 中药制剂发展方向与前景[J]. 内蒙古中医药，2008，1(27)：50

L

李攻戍. 从技术评价角度思考中药新药的临床优势和特色[J]. 中国新药杂志，2008，17(1)：90

李光耀，毕开顺. 中药新药研发策略刍议[J]. 中国药业，2008，17(12)：1

李利清. 从临床医学角度对中药新药研究立题的思考[J]. 江苏中医药，2008，40(6)：6

李庆生，李静平，毛晓健，等. 中药复方新药研发中的制剂工艺研究思路与方法探讨[J]. 天津中医药，2008，25(4)：267

刘建忠，刘书堂，党晓伟，等. 中药研发的思路[J]. 湖北中医杂志，2008，30(4)：20

S

宋燕，邵蓉. 新药的界定对药品创新的扶持[J]. 上海医药，2008，29(7)：309

T

仝小林，李洪皎，于波. 试论现代中药药理研究成果的临床回归[J]. 江苏中医药，2008，40(3)：18

W

王明军. 试论现代中药衍生的“有效部位配伍”新药模式[J]. 中国中西医结合杂志，2008，28(1)：73

王四旺，王剑波，谢艳华，等. 综观中药研究新观点，试论药物开发新思路[J]. 医学研究杂志，2008，37(2)：95

X

薛洁，韩荣，谢伟. 中药新药临床试验中的困惑与思考[J]. 中国临床药理学与治疗学，2008，35(8)：828

Y

杨立军，杨光. 从中药伪品和毒副作用中寻求新药的探讨[J]. 辽宁中医杂志，2008，25(3)：433

禹建春，吴昌枝，王宏燕. 从毒性植物中开发中药新资源[J]. 山东中医杂志，2008，2(27)：126

(二)中药资源

【概述】

中药资源是中医药发展的物质基础，如何使中药资源得到保护、再生、发展和可持续利用，是中药研究人员、管理人员和经营者所面临的不可回避的课题。因此，关于中药资源科学发展战略的探讨受到广泛关注，并在分析当前中药资源开发利用现状及存在问题的基础上提出相关建议。2008年全国第八届天然药物资源学术研讨会指出：开展中药资源调查、增加中药资源数量、扩大再生中药资源规模、全面提高中药资源利用能力势在必行。肖培根院士说，中药的发展与整个国家的发展、科学和医药的发展密切相关，我们国家正在走一条创新的综合发展道路，要实现信息化、网络化等。因此发展中药产业需要建立一个资源管理预测系统，建立一个全国的信息网络，用信息化带动中药的现代化和产业化发展。目前中药资源的开发利用已逐步形成多层次、多方位和多学科的特点。2008年度在研究策略、研究方法、研究成果等方面报道甚多。

1. 中药资源的调查与保护

(1) 第四次全国中药资源普查有关信息　2008年12月12日在成都召开全国中药资源普查实施讨论会，提出普查要坚持5个结合：① 政府主导协调和技术研究力量相结合，调动各方面的积极性。② 普查和长效机制相结合。③ 原有工作基础和现代发展相结合。④ 普通调查和重点调查相结合。⑤ 普通工作和科研项目相结合。2008年4月"珍稀濒危和大宗常用药用植物资源调查"专家组会议暨启动会在北京召开。项目调查内容包括70种药用植物资源调查；12种药用植物资源的动态调查；6种药用植物资源的基于3S技术调查；5个重点中药材市场调查。查明了上述相关药用植物资源状况，并同时建立药用植物资源检测系统和珍稀濒危药用植物资源的预警系统。据有关报道说，我国首座药用植物种质资源库已在中国医学科学院药用植物研究所内落成并正式运行，面向全国开展药用植物种质资源的收集、保存。

(2) 有关中药资源调查和保护的专题探讨　① 中药资源保护的类型和模式分析：周涛等提出了中药资源需要保护的5种类型，并针对每一种类型提出了相应的保护研究模式，即：(a) 野生种源不清的中药资源，首先必须正本清源，在澄清种源基础上，对种源进行原生境保护，即实行"种源保护"的研究模式。(b) 珍稀的中药资源，应明确有效种群，提高种群的繁殖能力，增加种群数量，方可达到合理的可持续性利用这些珍稀中药材的目的，即实行"种群保护"的研究模式。(c) 野生资源供不应求的中药资源，应通过野生变家种(殖)，达到增加资源总量的目的，即实行"种植保护"的研究模式。(d) 濒危中药资源，要搞清其濒危机制，恢复濒危物种的野生种群和资源。一方面需要就地保护和迁地保护，另一方面在同科或同属植物中寻找药用类同品，进行成分比较和药效研究，开发新资源，即"新药源开发保护"的研究模式。(e) 用于工业原料的中药资源，应充分利用生物技术，达到获得有效成分的目的，即"生物技术保护"的研究模式。林淑芳等还在分析野生药材资源可持续利用现状和问题及原因的基础上，结合对生物多样性保护及遗传资源保护相关国际公约的研究，提出野生药材资源保护的原则。孟智斌也对中药濒危物种资源可持续利用对策进行探讨，并提出建议。② 中药资源物种动态监测方法研究：钟国跃等通过对影响资源物种动态因子的分析，提出了借鉴植物种群生物学的原理，以种群统计学参数为重点检测因子，以掌握种群资源动态，结合种群年龄结构及大小结构分析，预测种群动态趋势及评价资源更新的思路与方法，并介绍了相关数据的采集与分析方法。上述原理与方法也可应用于药用动物资源的监测，还提出了适合动物资源的特点需要考虑的问题。③ 遥感技术与中药资源调查：由于卫星遥感具有视野宏宽，动态监测等特点，还能减少人为误差，提高数据的客观性、科学性、准确性。遥感技术的不断创新为改进资源调查工作提供了新的可能。周应群等对低空遥感技术体系、设备、影像处理等方面进行了分析。可运用低空遥感技术对中药资源进行调查和长势监测，有助于中药资源的动态监测及精细的田间管理，该技术将成为保证中药资源可持续利用的重要武器。谢彩香等探讨了多极遥感资源调查的技术思路，并针对其中存在的关键问题和有关数学理论进行初步研究，提高药用植物调查精度，对实际工作具有一定指导意义和理论价值。

(3) 2008 年度对中药资源的调查报道　按地区或科、属、种进行调查，以按种调查为主，重点是珍稀濒危物种。① 按地区或省、市调查的主要有：金佛山珍稀濒危药用植物、大娄山山脉珍稀濒危野生药用植物、武陵梵净山苗药、湖北恩施药用植物、中国帕米尔高原药用种子植物、伏牛山药用维管束植物、海南特有维管束药用植物、湖南省洪江市雪峰山药用蕨类植物等。如董诚明等探明伏牛山分布各类药用维管束植物 1 341 种(含变种、亚种、变型)，是河南省的天然药库，其中山茱萸、连翘、辛夷、丹参、柴胡、天麻、五味子具有相当大的产量，是本区的主产药材，是山区经济的重要来源之一。林茂祥等报道，金佛山共有野生药用植物 4 000 多种，珍稀濒危野生药用植物有 98 种，国家重点保护的野生药材原植物 16 种。金佛山的珍稀濒危药用植物除物种极为丰富、分布相对集中外，还具有植物类型起源古老、分布类型及区系成分复杂、仅分布于西南或我国的特有属多、保护价值及潜在的经济价值高等显著特点。现已知仅产于该地区的就有金山马兜铃、南川升麻、南川桤叶树、金佛山兰。该地区的孑遗植物有：金毛狗脊、桫椤、银杉等多种。经本次调查认为对毛黄堇、金佛山黄精、南川秀房茶、南川木菠萝、金佛山百合等物种需加强保护。② 按科属调查的主要有：大别山地区百合科及菊科、海南野生野牡丹科、青海锦鸡儿属、甘肃麻黄属及杜鹃属、高黎贡山重楼属、四川重楼属、重庆蛇葡萄属及金银花属、四川和重庆鼠尾草属、武陵山区淫羊藿属等。如陈雁等对湖北省大别山地区百合科野生药用植物进行物种考察，报道了 16 种百合科药用植物资源及其药用经验，提出该地区玉竹、天冬、吉祥草、万寿竹等资源极为丰富，其中有些种类具抗癌、抗病毒疗效，应重点研究和应用。王仕宝等根据采集调查所得标本研究和整理了甘肃麻黄属植物资源有 11 种及 1 变种，主要分布在甘肃北部、南部及西南部。其中麻黄、草麻黄、木贼麻黄、膜果麻黄、喀什膜果麻黄、蓝枝麻黄、单子麻黄等为药用植物。甘肃产麻黄的种虽较多，但化学成分不尽相同，因此入药要严格按照《中国药典》标准。麻黄在甘肃分布广、产量大，但因其为固沙植物，乱采滥挖已影响了生态环境，甚至个别种已面临绝灭，进行人工种植是合理有效的途径。③ 按种调查的主要有：川贝母与平贝母、胡黄连、大花红景天、牛蒡、知母、川芎、猪苓、胡豆莲、阳春砂、竹黄、陕西及西北地区骆驼蓬、甘肃款冬花、广西山银花、江西栀子、六盘山伏毛铁棒锤、宁夏苦豆子、皖南野生防己、瑶药“铁钻”等。现以胡黄连、知母为例。刘小莉等探明藏药胡黄连蕴藏量很少。由于其生长环境特殊，分布区非常狭窄，目前集中分布区为云南西北部的德钦县及西藏南部的聂拉木县，由于过度采挖及全球气候变暖，使得胡黄连的分布范围正向高海拔地区退缩，而且大部呈零星分布。胡黄连为国家三级保护野生药材物种，建议采大留小并加强地上部分研究，尽可能以地上部分入药，保留其主要繁殖器官根状茎。深入研究科学的栽培技术，扩大人工栽培面积，在高海拔地区如云南丽江、香格里拉县、德钦县及西藏的错那县、洛扎县、定日县等地进行规模化种植，可以为胡黄连的保护和发展其药材资源提供根本保证。孙小明等从我国北方各地收集 20 余个知母种质，建立了种质资源圃。经调查发现东北、华北、西北地区野生知母蕴藏量降低，栽培面积有所增加，说明建立种质资源圃是一种有效措施。④ 药用动物资源：王加连报道江苏盐城自然保护区有药用动物 18 种，其中国家重点保护野生动物 3 种；国家保护的有益或有重要经济价值、科学研究价值的陆生动物 10 种，被列入《中国濒危动物红皮书》的 5 种。盐城滩涂有药用爬行动物 18 种，其中有国家二级重点保护动物 4 种，国家保护的有益或有重要经济价值、科学研究价值的陆生动物 11 种。并提出了今后的保护对策。

2. 发展中药材种植与 GAP 基地建设

冉懋雄详细分析了我国中药材种植的发展现状，报道了近 10 年来我国中药材产业取得的重大进展，指出我国的中药材种植与 GAP 实施存在的问题，并对发展中药材种植与 GAP 基地建设提出 5 点建议：① 积极稳妥的推行中药材 GAP 基地建设。② 认真研究制定中药材 GAP 规划布局，防止中药材种植与 GAP 基地建设盲目发展。③ 加强产学研相结合，强化科技支撑引领作用，切实研究与逐步攻克中药材种植关键技术难关。④ 充分发挥中药协会与农村专业合作社的作用，组织与促进中药材生产的规范化、集约化、标准化、规模化与品牌化。⑤ 坚持实施与搞好中药材GAP检查认证工作。任丽萍也认为规范化管理和规模化的中药材种植，是实现中药现代化的必经之路。

(1) 栽培技术研究　武孔云等介绍了无公害药材栽培技术。该技术是一项全新的栽培方式，是综合运用现代各种先进理论和科学技术，吸收传统农业之精华，并实行全程质量控制而形成的一种栽培模式。在这一模式中要求以生态学为理论基础，合理的利用各种资源，保护生态环境，维护良好的生态平衡。生产技术措施着重围绕控制化学物质的进入，减少药材和环境的污染。因此通过无公害药材的栽培，可以逐步建立和实现生态系统的良好循环，并保护产地形成综合可持续发展的能力，最终达到经济效益、社会效益、生态效益的统一。并从种子、耕作制度、施肥、灌溉和病虫害防治等方面对无公害栽培技术进行详细阐述，可为生产安全无污染药材提供技术支持。2008年度对中药材栽培的各个环节均有研究报道。① 育种：周志军等报道了药用植物育种研究进展，综述了近年来我国在药用植物育种中所取得的成就，主要介绍了诱变育种、选择育种、杂交育种，并对存在的问题及发展前景作了简要分析。尧俊英等还报道，通过低能离子束对芦荟的诱变效应，有可能培养出活性成分(蒽醌类物质和多糖等)含量较高的新芦荟品种，为芦荟的遗传改良开辟一条新途径。② 施肥：对施肥时间、种类、配比、方法等均有研究。如张毅等采用田间试验方法研究了春季追肥对川芎生长发育和产量品质的影响。结果表明：春肥可在一定程度上延长川芎的根长，增加其茎蘖数，使植株增高，并显著提高其叶片的叶绿素含量，增加干物质累积，特别是地下部分的干物质质量，从而显著提高川芎的产量，改善其品质，增加经济收入。王渭玲等实验证明，氮、钾对膜荚黄芪的生长发育、产量形成及多糖、黄芪甲苷含量有重要影响。栽培过程中应注重氮钾肥的施用，并注意氮、磷、钾的配合施用。③ 种植方式：同一种药材种植方式不同，影响其产量和质量。如刘靖等报道，黄芪道地产区之一的山西恒山山脉一带种植蒙古黄芪的方式主要分山上直播和平地栽培两种，由于生长环境和栽培方法的不同，导致生物学性状上有所差异，药材外观及化学成也有区别，分析毛蕊异黄酮苷、芒柄花苷、毛蕊异黄酮、芒柄花素、黄芪甲苷的含量及微量元素硒的含量，平地栽培的黄芪含量均高于山上直播的黄芪。肖杰易等报道，在相同试验条件下，盾叶薯蓣以垄栽窝播的产量最高，其次是垄栽条播，最低是平栽条播。垄栽窝播的较平栽条播的增产28.19%。生产中采取垄栽双行窝播为最佳种植方式，可大面积推广应用。④ 病虫害防治：对三七根腐病、盾叶薯蓣或龙胆褐斑病、板蓝根虫害等的防治均有报道。如陈昱君等探讨了复配剂拌种(苗)技术与土壤熏蒸技术配套应用对三七根腐病的防治效果。实验说明有明显的控制作用。还开展了生防制剂拌种子、种苗与土壤熏蒸配套技术的研究，探讨土壤消毒后引进有益微生物群对三七根腐病的控制效果。结果表明生物防治可保障三七质量稳定、可靠。但鉴于生物防治措施的不稳定性及三七根腐病发病原因的复杂性，生产上也应重视多种措施的配合，尤其是要充分重视农业措施的应用。通过合理轮作、选用良种壮苗、加强七园管理及时清除病株等农业措施，对降低三七根腐病的发病率，减少三七产量损失将有促进作用。⑤ 其他栽培技术：除上述4项外，在种植密度、传粉特性与人工授粉、引种驯化、野生抚育等方面研究报道亦多。

(2) 药材GAP基地建设　刘燕华在“第三届全国中药科技产业基地工作总结交流会”的工作报告中说：据统计，各基地省合计建立了413种中药材生产质量管理规范(GAP)和生产技术标准操作规程(SOP)，相应建立了430个中药材品种的GAP基地，中药材种植面积已达1 700万亩。王海燕等从宏观上对甘肃省地道中药材GAP建设的可行性、必要性、示范性等方面进行了较全面的探讨。为该省中药材种植适宜区的农业产业结构调整和积极推进中药材GAP建设，提出了一些建设性意见。邹国辉等在江西省德兴市张村乡试验基地，开展掌叶覆盆子的规范化种植及示范研究。对其生物学和生态学特性及选地与整地、移栽、田间管理、采收加工等环节进行了详细说明。为掌叶覆盆子GAP种植推广提供了技术保证。此外，对头花蓼、藤黄GAP基地建设及牛膝、巫溪款冬花、猫豆等的生产技术标准操作规程研究亦有报道。

3. 生物工程技术在药用植物资源研究中的应用

高文远等阐明，生物工程技术在药用植物资源上的应用可以从两个方面进行，一方面通过生物工程方法快速培育优质种苗，与野生抚育和大田栽培相结合，达到增高种群数量的目的；另一方面通过工业化组织和细胞培养的方法，直接生产药用植物的活性成分，以解决工业用植物的原料问题，达到节约资源的目的。在当前情况下，这两方面的工作，是药用植物生物技术最需要开展的工作。随着工作的不断深入，应当进一步在基因工程育种、与活性成分相关的功能基因、活性成分的次生代谢途径等方面开展研究。2008 年度在组织培养快速繁殖、细胞悬浮培养等方面均有报道。① 左艇实验证明，桔梗茎段诱导丛生芽效果最好，诱导率达 100%，可在短期内提供大量的优质种苗，为桔梗的人工栽培和优良品种选育打下基础。② 郝建平等实验证明北柴胡茎段和花芽外殖体在适宜的激素组合中，均可通过愈伤组织途径分化出不定芽，继而得到正常生长发育的再生植株，进行扩大繁殖，为北柴胡的快速繁殖、品质改良和大面积种植提供了一条有效途径。③ 严春艳等通过愈伤组织诱导、增殖与培养条件优化，建立长春花愈伤组织培养体系。在获得快速生长的组织细胞系后，希望利用现代细胞培养技术诱发细胞由单纯的细胞增殖和营养生长向次生代谢产物的生产转化。④ 欧阳杰等研究，由肉苁蓉愈伤组织通过摇瓶培养建立了较好的细胞悬浮培养体系。

4. 其他研究

围绕增加药材产量、控制药材质量在药材的采收期、产地加工、贮藏保管、农药及重金属残留检测等方面研究报道亦多。此外，对有毒中药的研究也受到重视。

（洪　恂）

【不同产地中药材中有效成分含量比较】

中药材产地是影响质量稳定性的因素之一，是区分药材道地性与非道地性的一个重要信息。中药材产地对疗效的影响早在唐代就有深入阐述，《新修本草》孔志约序谓："窃以动植形生，因方舛性……离其本土，则质同而效异。"说明药材如异地种植，虽品种相同而疗效却有变化。近年来，中药材产地对有效成分含量的影响成为关注的热点。

1. 大黄

（1）番泻苷 A：马蓉等分别对不同产地掌叶大黄（*Rheum palmatum* L.）、唐古特大黄（*Rheum tanguticum* Maxim. ex Balf.）、四川药用大黄（*Rheum officinale* Baill.）药材中番泻苷 A 的含量进行比较。结果含量最多的是西宁唐古特大黄（0.382%，0.287%）；含量较低的是甘肃掌叶大黄（0.042%）和西安掌叶大黄（0.024%）；四川药用大黄含量居中为 0.082%～0.122%。

（2）结合蒽醌：王跃华等研究发现，6 产地大黄的结合蒽醌含量由高到低分别是甘肃大黄 1.72%、九龙大黄 1.63%、广元大黄 1.47%、甘孜大黄 1.33%、青海大黄 1.06%、昌都大黄 0.82%。

2. 新疆赤芍

芍药苷：杨媛媛等对 10 个不同产地的新疆赤芍（Radix paeoniae Hybridae）中芍药苷进行含量测定，结果阿勒泰小东沟产的新疆赤芍（*Paeonia sinjiangensis* K. Y. Pan）中的芍药苷含量最高（4.58%），块根芍药（*Paeonia anomala* L.）野生品（奇台碧流河乡产）为（2.79%），庭院栽培品（木垒上字子村产）（2.60%）。

3. 夏天无

原阿片碱和延胡索乙素：陈再兴等同时测定夏天无药材［罂粟科植物伏生紫堇 Corydalis *decumbens*（Thunb.）Pers.］的干燥块茎中原阿片碱与延胡索乙素的含量，结果各产地夏天无药材均含有延胡索乙素和原阿片碱，其中延胡索乙素的含量（mg/g）以江西最高（2.81），其次为浙江（2.27），郑州的最低（1.04）；原阿片碱的含量（mg/g）以浙江最高（5.02），其次为河北（4.93），安徽最低（2.74）。

4. 太子参

多糖：宋建平等对 15 个不同产地太子参［石竹科植物孩儿参 *Pseudostellaria heterophylla*（Miq.）Pax ex Pax et Hoffm. 的块根］中多糖的含量进行研究。结果不同产地太子参中多糖含量在 6.45%～20.55%之间，以福建柘荣产太子参为高。

5. 柴胡

总皂苷和柴胡皂苷 a：王鹏等对 9 个产地柴胡 *Bupleurum chinense* DC. 的干燥根中柴胡总皂苷和柴胡皂苷 a 的含量进行测定，结果各产地含量相差较大，且柴胡总皂苷高者，柴胡皂苷 a 不一定高，反之亦然。柴胡总皂苷最高者虽为内蒙古(1.34%)，但其柴胡皂苷 a 却是最低的，仅 0.002 2%；柴胡皂苷 a 最高者为上海(0.34%)，其柴胡总皂苷居中，为 0.68%，只有最高的 1/2。因此，评价柴胡的质量不能单用柴胡皂苷 a 或柴胡总皂苷，只有两者均高才是质量最佳的。

6. 玄参

肉桂酸：肖冰梅等对白川县、宝庆县、浙江和广东 4 个产地的玄参 *Scrophularia ningpoensis* Hemsl. 的干燥根中具有轻泻作用的有效成分肉桂酸的含量进行测定，结果 4 个产地含量差异不显著，其高低依次为白川县(0.006 74%)、宝庆县(0.006 02%)、浙江省(0.005 82%)和广东省(0.005 64%)。

7. 地黄

地黄苷 D：张留记等分析了 4 省 8 个不同产地的 16 份地黄 *Rehmannia glutinosa* Libosch. 的块根中地黄苷 D 的含量。结果不同产地的药材地黄苷 D 含量差异较大，同一产地地黄苷 D 的含量与药材等级有一定的相关性。一级品以河南博爱县产含量最高(0.69%)，河南武陟县最低(0.33%)；含量最低的是山西襄汾县产的三级品(0.15%)。提示临床宜分级使用。

8. 红景天

酪醇：胡海英等比较新疆、青海 9 个产地 11 批次红景天药材中酪醇的含量，结果不同产地红景天药材中酪醇含量在 0.048%～0.382%，其中新疆诚德所产含量最高(0.382%)。

9. 黄芪

黄芪甲苷：王春怡等分别对 4 个产地 8 个批号商品黄芪[蒙古黄芪 *Astragalus membranaceus* (Fisch.)Bunge var. *mongholicus* (Bunge) Hsiao 和膜荚黄芪 *A. membranaceus* (Fisch.) Bunge 的干燥根]中黄芪甲苷的含量测定，表明各产地黄芪中黄芪甲苷元含量变异较大，最高的为甘肃产黄芪(1.55%)，最低的为山西的膜荚黄芪(0.53%)；蒙古黄芪在 0.62%～1.40%之间；甘肃产黄芪平均质量优于内蒙、山西、河北。

10. 川党参

党参炔苷：宋丹等对 8 个乡镇 19 批川党参 *Codonopsi tangshen* Oliv. 的干燥根进行研究，发现党参炔苷含量(mg/g)在 0.167～0.966 7。且地理位置相近的陕西省平利县、湖北省竹溪县、重庆市巫溪县 3 地川党参药材党参炔苷相对含量较高，与历来川党参的主产区相映证。

11. 黄芩

黄酮类化合物：丁芳林等测定了 9 产地的野生黄芩 *Seutellaria baiealensis* Georsi 根中 4 种黄酮类化合物的含量，结果 9 产地药材中黄芩苷含量为 5.14%～12.48%，汉黄芩苷为 1.12%～2.37%，黄芩素为 0.59%～1.16%，汉黄芩素为 0.23%～0.39%。总黄酮在 7.53%～16.33%。以陕西省富县罗镇产黄芩中黄芩苷、汉黄芩苷、黄芩素和总黄酮含量为高。如按《中国药典》(2005 年版)黄芩药材含黄芩苷不得少于 9.0%的规定，内蒙古额尔纳市、甘肃省西和、河北省承德和吉林省白城 4 个产地的黄芪未达规定标准。

12. 知母

总皂苷和菝葜皂苷元：郭秋平等测定 3 个产地 9 批次知母 *Anemarrhena asphodeloides* Bge. 的干燥根茎中总皂苷和菝葜皂苷元的含量，结果各产地知母中菝葜皂苷元含量间变异较大，河北安国、安徽、广东知母中总皂苷和菝葜皂苷元的含量分别为 6.04%～7.91%和 0.72%～0.97%。以河北安国知母中总皂苷及菝葜皂苷元的含量最高。

13. 鸡血藤

表儿茶素：李坚等测定了广东、广西 3 个产地鸡血藤药材(密花豆 *Spatholobus suberectus* Dunn 的干燥藤茎)中表儿茶素的含量，结果表儿茶素含量(mg/g)在 1.757～4.085。

14. 牡丹皮

丹皮酚：杨武德等测定了 5 个产地的牡丹

Paeonia suffruticosa Andr. 的干燥根皮中丹皮酚含量，结果安徽产丹皮中丹皮酚含量远远好于其他产地，按丹皮产地丹皮酚含量高低依次为：安徽（2.286%）＞贵州（1.617%）＞四川（1.428%）＞云南（1.373%）＞河北（1.341%）。

15. 肉桂

桂皮醛和肉桂酸：马蓉蓉等测定了 16 个产地肉桂 *Cinnamomum cassia* Presl 的干燥树皮中有效成分桂皮醛和肉桂酸的含量，结果桂皮醛含量（mg/g）在 10.986～33.869，肉桂酸含量（mg/g）在 0.115～1.295，产自越南的肉桂中桂皮醛和肉桂酸的含量明显高于其他产地。国产肉桂中桂皮醛以广西桂平（32.623 mg/g）产含量为高，肉桂酸以广西田东（0.593 mg/g）产含量为高。

16. 刺五加

紫丁香苷：张崇禧等对临江、黑龙江、通化、甘肃 4 产地刺五加 *Acanthopanax senticosus* (Rupr. et Maxim.) Harms 根皮、茎皮中紫丁香苷的含量进行测定，结果以临江刺五加四年根皮和茎皮中紫丁香苷含量为高，分别为 0.466% 和 0.313%。

17. 红毛五加皮

紫丁香苷：刘圆等测定了 19 个产地川产藏药材红毛五加 *Acanthopanax giraldii* Harms. 茎皮中紫丁香苷的含量，结果不同产地红毛五加茎皮中紫丁香苷的含量普遍较低，其中 10 个产地样品中未检测到。含量最高的是阿坝州小金县大板村（101.80 μg/g）。

18. 祖师麻

祖师麻甲素：蒋以号等测定了 5 种瑞香属植物（黄花瑞香 *Daphne giraldii* Nitsche、陕甘瑞香 *Daphne tangutica* Maxim.、凹叶瑞香 *Daphne retusa* Hemsl.、尖瓣瑞香 *Daphne acutilob* Rehd.、芫花瑞香 *Daphne genkwa* Sieb. et Zucc.）及 4 地 5 批次祖师麻药材中祖师麻甲素含量，结果 5 种瑞香属植物样品中均含有含量不等的祖师麻甲素。根皮和茎皮中祖师麻甲素含量，以产于甘肃文县高楼山陕甘瑞香嫩皮含量最高（1.418%）；其次为产于甘肃礼县马兆乡的黄花瑞香（1.238%）。叶中祖师麻甲素含量以甘肃天水产黄花瑞香最高（1.602%）。祖师麻药材商品以山西万荣药材公司出售的含量最高（0.775%），甘肃天水医院药房的最低（0.221%）。

19. 桑叶

1-脱氧野尻霉素：孟夏等比较了 22 个产地 6 个品种桑叶中 1-脱氧野尻霉素的含量（DNJ），结果不同产地不同品种的桑叶中 DNJ 含量差异较大，其中海南的广东桑 *Morus atropurpurea* Roxb. 和陕西的鲁桑 *Morus multicaulis* Perr.（猪桑）含量最高，分别为 0.344% 和 0.309%；而江苏的鲁桑 *Morus multicaulis* Perr.（湖桑 32 号）和新疆的桑 *Morus abla* Linn.（疏勒白桑）含量比较少，分别为 0.08% 和 0.086%。

20. 满山红

齐墩果酸和熊果酸：梁泰刚等测定了东北三省 8 个产地的满山红药材（兴安杜鹃 *Rhododendron dauricum* L. 的干燥叶）中齐墩果酸和熊果酸的含量，结果东北三省主产的满山红药材中齐墩果酸含量为 0.014%～0.090%，熊果酸为 0.172%～0.538%，地域不同齐墩果酸与熊果酸量差异较大，以黑龙江质量分数最高，熊果酸量均高于齐墩果酸。

21. 大青叶

靛玉红：刘迎春等对河南、吉林、安徽、河北、山东 5 个产地大青叶（十字花科植物菘蓝 *Isatis indigotica* Fort.）的干燥叶中靛玉红的含量进行测定，结果 5 地含量（μg/g）高低依次为 244.65、237.96、117.22、114.57 和 19.36。以河南产大青叶中靛玉红含量最高，质量百分含量为 0.024%。

22. 山银花（灰毡毛忍冬）

咖啡酰奎宁酸：苟占平等以绿原酸为作对照，测定了国内主产区四省市 7 产区灰毡毛忍冬 *Lonicera macranthoides* Hand.-Mazz. 的干燥花蕾中咖啡酰奎宁酸类成分的含量，结果显示不同产区咖啡酰奎宁酸类成分含量为 10.06%～12.24%，远比金银花（*Lonicera japonica* L）中的高（6.35%）。

23. 黄蜀葵花

槲皮素：高雷等测定了安徽、湖北、江苏 3 产

地黄蜀葵花药材 *Abelmoschus manihot* (L.) Medic.的干燥花中槲皮素的含量,结果3地含量(mg/g)分别为12.31、11.54、10.47。

24. 喜树果

喜树碱:周芳礼等测定了广西、贵州、云南、重庆、四川、上海6个省市自治区28个产地40批次喜树果药材 *Camptotheca acuminate* Decaisne的果实中的喜树碱的含量,结果不同产地差异明显(0.038%~0.250%)。其中,广西柳江县产喜树果中喜树碱的含量最高(0.250%),云南昆明市昆明植物研究所最低(0.038%),前者是后者的6.6倍。

25. 补骨脂

补骨脂素和异补骨脂素:张卫红等测定了7产地补骨脂 *Psoralea corylifolia* L.的干燥成熟果实中补骨脂素与异补骨脂素的含量,结果不同产地补骨脂中补骨脂素和异补骨脂素含量高低的相差3倍之多,高者达0.740%和0.786%(四川),低者是0.209%和0.190%(广西);贵州(0.692%和0.624%)、安国(0.640%和0.621%)、河南(0.620%和0.577%)含量亦较高,故此认为四川、河南、贵州、安国4种产地的补骨脂药材质量优于其他产地。

26. 枸杞

绿原酸:杨文等采用高效液相色谱法测定宁夏、新疆、内蒙7个产地14批次"宁杞Ⅰ号"宁夏枸杞 *Lycium barbarum* L的果实中绿原酸含量,结果宁夏枸杞样品中绿原酸含量(mg/g)在0.101~0.156之间,表明不同产地宁夏枸杞中绿原酸含量存在差异。

27. 连翘

连翘苷:张晓慧等对山西、栾川、山西、洛宁、新安、卢氏5个产地的连翘 *Forsythia suspensa* (Thunb.)Vahl的干燥果实中连翘苷含量进行对比,发现不同产地连翘苷的含量差别较大,5产地含量分别为2.665 9%、2.162 5%、0.891 1%、0.784 6%和0.629 4%。

28. 栀子

栀子苷:黄青萍等对广西、浙江、湖南、四川、贵州、海南6个产地栀子 *Gardenia jasminoides* Ellis的成熟果实中栀子苷含量测定,结果6地含量在2.394%~4.366%。以浙江产最高,湖南产最低。

29. 陈皮

橙皮苷:吴愫青等对广东、湖南、湖北、福建、广西、江西、四川、浙江8个产地陈皮药材(橘 *Citrus reticulata* Blanco及其栽培变种的干燥成熟果实)中橙皮苷的含量进行测定,表明不同产地陈皮药材中橙皮苷含量存在较大的差异,最低的为福建产(3.87%),最高的为广东产(5.88%)。

30. 夏枯草

熊果酸:黄丽霞等测定表明10个产地夏枯草 *Prunella vulgaris* L.的干燥果穗中熊果酸含量在0.085%~0.175%之间。以四川产夏枯草中含量最高(0.175%),江苏盱眙产夏枯草中含量最低(0.085%)。且10个产地夏枯草药材齐墩果酸含量较熊果酸为低,在0.038%~0.068%之间。

31. 鱼腥草

黄酮类化合物:孟江等考察四川峨眉、广东肇庆和香港3地采集的冻干鲜鱼腥草(蕺菜 *Houttuynia cordata* Thunb.的新鲜全草)中黄酮类活性成分的含量,结果香港产的鱼腥草5个黄酮类成分含量都低于四川峨嵋和广东产地,四川峨嵋产的芸香苷、金丝桃苷、槲皮苷含量(mg/g)分别为1.39±0.06、19.07±1.05和12.08±0.67,均高于广东产的,而广东肇庆产的槲皮素-3-O-β-D-半乳糖-7-O-β-D-葡萄糖苷和槲皮素-3-O-α-L-鼠李糖-7-O-β-D-葡萄糖苷含量(mg/g)分别为44.70±1.27和1.03±0.0,高于四川峨嵋产地。

32. 龙葵

澳洲茄碱:袁海建等测定得到6个不同地区龙葵 *Solanum nigrum* L.茎叶中澳洲茄碱的平均量(mg/g)在0.544 5~1.504 9;果实中澳洲茄碱的平均量(mg/g)在0.855 5~3.440 8。连云港灌南地区龙葵茎叶和果实中澳洲茄碱的量最高,分别为1.504 9 mg/g和3.440 8 mg/g。

33. 僵蚕

草酸铵：张琦等测定四川南充、宜宾、西昌、雅安、三台、仁寿、垫江、中江、乐至、重庆涪陵10产地13批次僵蚕[家蚕 *Bombyx mori* Linnaeus. 4～5龄的幼虫感染（或人工接种）白僵菌 *Beauveria bassiana*（Bals.）Vuillant 而致死的干燥体]生品中抗惊厥有效成分草酸铵的含量，结果10地含量在2.21%～5.82%，其中以四川宜宾(5.82%)、乐至(5.32%)、雅安(5.51%)等产地僵蚕生品中草酸铵含量较高，僵蚕药材草酸铵含量应不得低于3.41%。

34. 三白草

三白草酮：王隶书等测得了陕西、江苏、福建、河北安国、湖北鄂西5地购入的三白草 *Saururus chinensis*（Lour.）Baill. 的干燥地上部分中抗肝损伤有效成分三白草酮的含量在0.082%～0.156%之间，其中河北安国产为高。

35. 半枝莲

野黄芩苷：李洁比较了10个产地半枝莲 *Scutellaria barbata* D. Don 的干燥全草中野黄芩苷的含量，结果不同产地半枝莲中野黄芩苷的含量差异明显，江苏南通、广东蕉岭、安徽利辛、湖南华宁、云南墨江、福建永定、江西南昌、湖北洪湖、浙江庆元、广西龙胜等地半枝莲中野黄芩苷含量分别为：0.873%、0.794%、0.722%、0.701%、0.649%、0.625%、0.423%、0.289%、0.229%、0.225%。以江苏南通产半枝莲中野黄芩苷含量最高。

36. 返魂草

绿原酸：南敏伦等测定不同产地返魂草 *Senecio cannabifolius* Less. 的干燥全草中绿原酸的含量，结果吉林通化、吉林安图、吉林四平、辽宁锦州、河北保定等5个产地返魂草中绿原酸含量分别为0.95、0.72、0.55、0.64、0.44 mg/g，其中以吉林通化返魂草中绿原酸含量最高。

37. 青叶胆

齐墩果酸：徐敏等对云南东川、华宁、元阳、曲靖、宜良、罗平、蒙自、禄劝、禄丰9产地青叶胆 *Swertia mileensis* T. N. Ho et W. L. Shih 的干燥全草中齐墩果酸含量进行测定，结果含量最高的是云南华宁产(14.23 mg/g)，最低的是云南东川产(0.45 mg/g)。

38. 独一味

苯乙醇苷类：张凤等对四川、青海、西藏、甘肃等6个产地独一味 *Lamiophlomis rotata*（Benth.）Kudo 的干燥全草中苯乙醇苷类的含量进行测定，结果不同产地独一味中毛蕊花糖苷和连翘酯苷的含量存在较大差异，但二者含量存在一致性。甘肃玛曲产独一味中毛蕊花糖苷和连翘酯苷两者含量均为最高，分别为0.803%和0.625%；四川理塘产的含量最低，仅0.025%和0.030%。

39. 淫羊藿

淫羊藿苷：朱升等测定了13批淫羊藿 *Epimedium brevicornum* Maxim.、箭叶淫羊藿 *Epimedium sagittatum*（Sieb. et Zucc.）Maxim. 和朝鲜淫羊藿 *Epimedium koreanum* Nakai，三种淫羊藿药材中淫羊藿苷的含量。结果不同产地、品种含量有较大的差别，淫羊藿（7批）在0.31%～0.82%；朝鲜淫羊藿(5批)在0.26%～1.33%；箭叶淫羊藿(1批)在0.58%。以陕西汉中朝鲜淫羊藿中淫羊藿苷含量最高(1.33%)，是同产地的淫羊藿的1.8倍。

40. 黄花蒿

青蒿素：周浓等分析了2006年8月～10月采自重庆市云阳县22个乡镇村不同产地的黄花蒿 *Artemisia annua* L. 干燥地上部分所含的青蒿素含量，含量较高在0.65%～1.06%，平均为0.816%。

（陈建伟　李　祥）

【不同采收期中药有效成分含量比较】

药材的采收期是指药材的采收年限及它在一年中最适的采收生长期或时段。由于各地气候、环境、栽培技术等差异，同种的药用植物在不同地区的采收期差别较大。现代研究表明，确定药材的采收期主要依据在不同植株生长发育期药用部位的中有效成分的积累动态与生物量的积累相结合来确定，也就是药材质量与产量结合确定最适采收期。

1. 根类

(1) 威灵仙：许世泉等以三萜苷元齐墩果酸的含量为指标，确定了东北铁线莲 *Clematis mandshurica* Rupr. 最适采收年度为生长第3～4年，最适采收时期为8月下旬至9月中旬(8月27日～9月18日)。因为东北铁线莲根及根茎中的齐墩果酸含量是随生长年限的增加而上升的，1～2年铁线莲齐墩果酸含量偏低，仅能达到3～5年齐墩果酸含量的20%左右。从第3年开始，根生长迅速，有效成分含量增加明显，无论从有效成分含量，还是根及根茎的生物产量，都符合采收要求，但第4年后齐墩果酸含量增加不明显。

(2) 太子参：韩超等以太子参环肽B的含量为指标，考察太子参药材 *Pseudostellaria heterophylla* (Miq.) Pax 的干燥块根的最适采收期。结果太子参中太子参环肽B的含量分别在5月中下旬和6月底7月初比较高。建议其采收期定在6月底或7月初比较合理。

(3) 附子：舒晓燕等以附子多糖含量为指标，研究附子 *Aconitum carmichaeli* Debx. 的采收期，发现附子生长后期含量较高，最适采收期应定在6月下旬到7月上旬。

(4) 葛根：魏德生等以葛根素和总黄酮含量为指标，对贵州省息烽县永靖镇南山产9月、10月、11月、12月、1月份5个不同采收期的多年生葛根 *Radix puerariae* L. 进行了测定。结果显示，1月份葛根素和总黄酮含量最高，与传统秋末冬初及初春前采挖相符。且葛的侧根比其主根的葛根素和总黄酮含量高；带皮处理后的葛根素含量以及各种黄酮物质的含量均高于去皮的葛根。

(5) 甘草：冯薇等以总皂苷和总黄酮含量为指标考察内蒙古杭锦旗、甘肃酒泉金塔栽培甘草 *Glycyrrhiza uralensis* Fisch. 的不同生长年限和采收期，结果内蒙杭锦旗和甘肃酒泉两地不同栽培年限两类成分含量变化趋势基本一致，均在3年生达到最高，而后随生长年限增高而含量下降，一年中总黄酮含量5月和10月较高，与《中国药典》(2005年版)中所载春、秋二季采收基本一致；总皂苷含量8月较高。甘草栽培一般2～3年采挖(种子繁殖)，采挖季节主要为春季和秋季。

(6) 西洋参：陈红军以人参皂苷含量为指标考察黑龙江宝清栽培西洋参 *Panax quinquefolium* L. 的最适采收期，结果第4年的9月上中旬(9月5日至9月15日)采收的西洋参其折干率(产量)和人参皂苷含量同时达到较高水平，分别与5年株龄的西洋参处于最高水平时无明显差别，此时采收能同时兼顾产量和质量。

(7) 春柴胡：周平等以总黄酮的含量考察春柴胡（狭叶柴胡 *Bupleuruin scorzonerfolium* Willd. 的干燥带根全草）的最适采收期，认为最适采收季节应为4月～5月。

(8) 黄芩：靳维荣等以黄芩含有的6种黄酮类成分为指标，考察山东省日照市五莲产区黄芩 *Scutellaria baicalensis* Georgi. 不同采收期黄酮类成分的动态变化，结果以9月17日采收的黄芩中黄芩苷、汉黄芩苷、野黄芩苷、汉黄芩素含量为最高，且6种黄酮类成分总含量也最高。所以认为黄芩药材的最适采收期为9月。而《中国药典》(2005年版)中黄芩药材的采收期为春、秋两季。

(9) 丹参：李正国等以隐丹参酮、丹参酮Ⅰ和丹参酮ⅡA含量为指标，考察不同采收期山东产紫花丹参 *Salviae miltiorrhiza* Bge.（济宁市泗水县杨柳镇）和白花丹参 *Salvia miltiorrhiza* Bge. f. *alba*(山东莱芜市口镇)脂溶性成分含量的变化，表明紫花丹参和白花丹参脂溶性成分总含量均在8月份呈现积累最高峰，含量分别为1.02%、1.21%。

(10) 泽泻：刘红昌等采用指纹图谱10个主要共有峰的峰面积以及23-乙酰泽泻醇B和24-乙酰泽泻醇A的含量变化研究川产泽泻 *Alisma orientalis* (Sam.) Juzep. 干燥块茎的最佳的采收期，结果12月22日除23-乙酰泽泻醇B色谱峰的峰面积还继续上升外，其余9个共有峰的峰面积均达到最大值，之后均迅速下降。23-乙酰泽泻醇B的峰面积在12月29日达到最大值，之后剧烈下降。因此，在盆周山区，泽泻的最适采收期为12月下旬，采收过早或过迟均影响到泽泻的总体质量。而以23-乙酰泽泻醇B和24-乙酰泽泻醇A为指标成分，研究不同育苗期、移栽期和采收期川泽泻质量变化，从而确定在6月25日育苗、9月10日移栽和当年的12月下旬初采收，川泽泻药材的总体质量最佳。

(11) 秦艽：以秦艽的主要成分龙胆苦苷的含量为指标，李勇慧等考察陕西凤县东河桥采集不同生长年限、不同采收期等因素对栽培秦艽 *Gentiana macrophylla* Pall 中龙胆苦苷量的影响，表明凤县三年生秦艽中龙胆苦苷的量

(7.448%)明显高于二年生秦艽中龙胆苦苷的量(6.436%);陕西凤县地区3年生栽培秦艽中龙胆苦苷的量略低于当地野生秦艽中龙胆苦苷的量(8.556%)。建议陕西凤县地区栽培秦艽的最适采收期应为栽培后第三年的10月和11月。

(12) 阜康阿魏根:斯拉甫·艾白等以阿魏酸的含量为指标考察不同时期阜康阿魏 *Ferula fukanensis* K. M. Shen 根中阿魏酸的含量变化。结果表明4月采收的根中阿魏酸的含量最高。

(13) 郁金:张美等从挥发油和姜黄素含量为指标研究黄丝郁金 *Curcuma longa* L. 不同采收期产量和质量的影响,表明10～12月郁金产量有明显增加,12月至次年2月产量无明显差异;10～12月郁金的姜黄素和挥发油含量显著增加。黄丝郁金的采收期以12月底为宜。

2. 皮类

(1) 香加皮:以4-甲氧基水杨醛的含量为指标,李天祥等考察了17个产地3个采收期的香加皮(杠柳 *Periploca sepium* Bunge 的干燥根皮)中4-甲氧基水杨醛的含量。结果夏季平均量最高(0.71%),是香加皮最适采收期。传统"香加皮最适采收期为春、秋两季"的说法建议纠正。

(2) 红毛五加:李厚聪等以多糖为指标,比较川产藏药材红毛五加 *Acanthopanax giraldii* Harms 的干燥茎皮不同采收期中多糖的含量。结果川产藏药材红毛五加从苗期(2.80%)→果期(9.13%)的多糖含量呈增加趋势。从多糖的含量考虑,建议川产藏药材红毛五加以果期(9月)采收为好。任朝琴等以总皂苷为指标,考察红毛五加的干燥茎皮不同采收期中总皂苷的含量。结果红毛五加药材果期(9月)总皂苷含量(0.30%)较低,其苗期(3～4月)的含量(2.44%)保持在比较高的水平。从总皂苷的角度考虑,建议川产红毛五加药材不在果期(9月)采收。

3. 叶类

(1) 桑叶:许莉等通过不同采收期桑 *Morus alba* L. 叶总黄酮含量的测定,结果表明9月23日采收的桑叶总黄酮含量最高为7.29%。

(2) 小叶榕叶:以异牡荆苷为指标,戴臻等比较了不同采收期小叶榕叶(榕树 *Ficus microcarpa* L. f 的叶)的异牡荆苷的含量差异。结果不同采收期药材异牡荆苷最高含量达0.69%,最低为0.18%,7～12月份含量明显高于其他月份。

(3) 刺五加叶:张崇禧等以可溶性多糖和粗多糖的含量为指标,对苇沙河地区的刺五加叶 *Acanthopanax senticosus* (Rupr. et Maxim.) Harms 的干燥叶进行采收期的研究,结果表明不同采收期刺五加叶中多糖含量差别很大,9月份采收的刺五加叶总多糖含量较高。

(4) 大青叶:以靛玉红含量为指标,李东霞等对不同采收期大青叶(菘蓝 *Isatis indigotica* For. t 的干燥叶)质量的差异进行比较。7月采收大青叶中 Ca、K、Zn、Cu 元素的含量均高于11月;11月采收药材中 Pb 等3种重金属含量均大于7月采收药材。从确保临床用药的安全有效出发,建议将大青叶最适采收季节调整为7月。

(5) 杜仲叶:陈立群等以芦丁、槲皮素、山柰酚3种有效成分为指标,考察杜仲 *Eucommia ulmoides* Oliv. 叶的最适采收期。结果表明5月份采收的杜仲叶中3种黄酮总含量最高,最适宜杜仲叶的采摘。

(6) 迷迭香嫩叶:李雷鸿等以鼠尾草酸质量分数研究迷迭香 *Rosmarinus officinalis* L. 嫩叶的最适采收期,结果鼠尾草酸质量分数从7月份开始下降,到9月中旬降至最低,然后开始升高,到10月中旬达到最高,从而确定其最适采收期为10月份。

(7) 柿叶:刘军等对柿 *Diospyros kaki* L. f 叶不同采收期中槲皮素和山柰酚的含量测定表明,7～9月份采收的样本总黄酮量较高,10、11月份相对偏低。

(8) 麦冬茎叶:周桂芬等以总皂苷的含量为指标,对麦冬茎叶最适采收期研究表明,麦冬茎叶最适采收期为4月份,与传统麦冬块根的采收期相一致。

4. 花类

金银花:石俊英等以绿原酸和木犀草苷的含量为指标,对金银花 *Flos lonicera* L. 采收期研究表明,金银花药材采收应以花蕾期(未开放的绿针、白针)最佳。建议在金银花花蕾期(未开放的绿针、白针)进行采摘。

5. 果实类

(1) 五味子:葛会奇等通过测定不同采收时

期五味子 *Schidandra chinensis* (Turcz) Bail 果实中五味子醇甲的含量,确定五味子的最适采收期为9月下旬(9月20日左右),且五味子醇甲主要存在于五味子的种子中。李宝岩等以五味子多糖含量为指标,认为辽宁丹东凤城地区五味子在9月上旬采收为宜。此时为盛果期果汁多,多糖含量高。

(2) 枳壳:李煌等以柚皮苷的含量为指标,确定绿衣枳壳的最适采收时期,结果绿衣枳壳中柚皮苷含量以6月初(1.281 4%)～6月中旬(1.285 3%)为高,适宜采集。

6. 全草类

(1) 葎草:陈伟光等通过考察葎草 *Humulus scandens* (Lour.) Merr. 的全草不同采摘时间的总黄酮动态变化,发现以8月采收量最高。

(2) 吊石苣苔:王绍云等对不同采收期吊石苣苔 *Lysionotus Pauciflorus* Maxim. 的全草中石吊兰素的含量测定表明,5月份的含量最高。春夏时期为吊石苣苔药材最适采收期。

(3) 半枝莲:李洁比较不同采收期半枝莲 *Scutellaria barbata* D. Don 的干燥全草中总黄酮的含量,结果表明7月采收的半枝莲中总黄酮含量最高。李氏又比较了不同采收期半枝莲中多糖的含量,结果表明8月采收的半枝莲中多糖含量最高。

(4) 一点红:周吴萍等通过对广东韶关不同采收期一点红 *Emilia sonchifolia* (Linn.) DC. 的干燥全草中总黄酮含量测定,确定一点红最适采收期为9月份。

(5) 红车轴草:陈封政等通过测定红车轴草 *Trifolium pratense* L. 不同采收期异黄酮的含量,结果发现蕾期和初花期该植物的总异黄酮含量最高,但鉴于初花期的植物总产量高于现蕾期,故初步确定初花期为最适采收期。

(6) 茵陈:王满元等以4个黄酮类保肝成分为指标,对滨蒿 *Artemisia scoparia* Waldst et Kit 的最适采收期进行研究。结果4种保肝成分在滨蒿花蕾生长过程中的开花初期(即8月底)时含量最高,这与前人提出的茵陈蒿8月底至9月初采集较佳基本相符。

(7) 青蒿:李春红等通过对四川省泸州市5～10月份的上旬和下旬共12批青蒿 *Artemisia annua* L. 中青蒿素的含量测定,结果表明青蒿素的含量8月前随生长采收期的延长逐渐增高,8月份为最高峰值,8月后又逐渐降低。如以青蒿素含量的提取为目的,青蒿的最适采收期为8月份。

(8) 芦荟:蒋林等通过对不同采收期对库拉索芦荟 *Aloe vera* L. 有效成分芦荟多糖和芦荟苷含量的考察,结果发现目的不同采收期各异。经过综合考虑,如果同时以获得芦荟多糖和芦荟苷为目的,采收期应定为生长期24个月。

(陈建伟　李　祥)

【药用植物种子发芽特性研究】

药用植物种子的发芽率直接关系到药用植物出苗率及药材的单位面积产量,对野生资源贫乏药材的家植(殖)尤其重要。

1. 甘草

甘草野生资源在不断衰竭,而且甘草种子主要来源于野生,驯化程度低,出苗时间参差不齐。魏胜利等通过种子生物学的多种指标研究了甘草种子的地理变异规律,试验设置3次重复,每个发芽床置种30粒。试验在光照发芽培养箱中进行,控制的发芽条件为温度(24±1)℃,光照为每天16 h,保持良好的通风条件。以2 d之内无1粒种子发芽为结束试验时间。结果表明甘草的发芽特性存在显著的地理变异。

2. 白术

为解决快速鉴定种子发芽率的技术问题,沈宇峰等选择了4种简单快速测定种子生活力的方法。白术种子在室温下用蒸馏水浸泡12 h,然后进行前处理方式的筛选,选取75%的乙醇浸泡1 min作为前处理,在20℃恒温条件下、砂上暗培养(光照强度0 Lx)的白术种子,发芽率最高。4种方法中只有四唑染色法测得的生活力高于发芽率。所以四唑染色法可以有效测定白术种子生活力。

3. 党参

随着野生党参资源的迅猛减少。孙年喜等优化了党参种子的发芽条件:川党参种子发芽最适温度为25℃,需光照,发芽床选纸上或纸间均可,发芽初次计数时间为置床后第10 d,末次计数时间为置床后第18 d。以赤霉素处理可显著提高川党参种子的发芽率。

4. 葫芦茶

葫芦茶 *Tadehagi triquetrum*（Linn）ohashi为蝶形花科半灌木，野生资源越来越少，大面积栽培势在必行。针对葫芦茶大规模生产中存在的问题，彭朝忠等进行了葫芦茶种子发芽试验，结果表明，同一植株上不同部位上采的种子，中部发芽率最高；每年1月中旬种子成熟后发芽率最高；用干砂储藏种子因为水分变化不大，发芽率比其他储藏方法高。

5. 菘蓝

菘蓝是药材大青叶和板蓝根的原植物，冯娇等用四唑染色法测定菘蓝种子的生活力，并考察了光照、浸种、温度、酸碱度以及培养基类型对菘蓝种子萌芽的影响，未浸种的种子播于放有的细沙的培养皿内，喷淋弱酸碱性蒸馏水液，放入持续光照24 h、20℃的发芽箱内发芽率较高。用发芽率做对比，证明四唑染色法可以适用于快速检测菘蓝种子活力。

6. 远志

田伟等考察远志种子萌发的最优条件为温度25～30℃，萌发时不需光，播前用杀菌剂溶液浸种3～12 h，可防除霉菌提高种子的出苗率；远志种子在－13℃条件下贮藏效果比较好，有利于延长种子寿命。贺玉林等制定了远志种子的检验规程，即扦样、净度分析、发芽测定、含水量测定、重量测定、生活力测定的方法。

7. 夏枯草

夏枯草种子存在发芽迟缓、发芽不整齐等问题，张贤秀等为提高夏枯草种子的活力，在20℃、黑暗条件下，选取不同的液体引发剂对不同居群的夏枯草种子进行引发处理。结果表明，20%～30% 聚乙二醇（PEG），200～400 mg/L 赤霉素（GA）引发促进夏枯草种子萌发，种子活力提高；0.6%～3.0% NaCl 引发，夏枯草种子发芽率降低，发芽时间不同程度提前；0.6%～2.4% KNO_3-KH_2PO_4引发，促进紫金山、磐安夏枯草种子萌发，亳州夏枯草种子发芽率降低。

8. 黄芩

袁媛等以 PEG 6000 溶液模拟干旱胁迫条件，研究黄芩种子的萌发和幼苗生长对干旱胁迫的响应，结果，10% PEG 6000 浸种 4 h、20% PEG 6000 浸种 1 h 可以提高黄芩种子的萌发率，并选择 20% PEG 6000 处理黄芩种子 8 h 作为模拟干旱条件，用于幼苗黄芩抗旱材料的选育工作。

9. 云木香

何先元等通过实验表明云木香种子的最适发芽温度为 25℃恒温，最适宜发芽床以纸上为最好，种子发芽不需要光照，种子归属于子叶出土的双子叶农作物种子，确定云木香种子初次记数时间为发芽后第 3 d，末次记数时间为第 8 d。

10. 桔梗

刘自刚等使用层积处理桔梗种子 48 h，干湿间隙浸种桔梗种子 12 h 和 24 h，能显著改善桔梗种子发芽特性，处理后其发芽率分别比对照提高23.08%、16.33% 和 20.40%，发芽势分别比对照提高 18.75%，41.90% 和 35.82%。郭巧生等以发芽率为主要指标考察了桔梗种子的储藏方法：刚采收的桔梗种子，若短期贮藏，宜置于室温下；若长期贮藏，宜置于 0～4℃低温条件下。但桔梗种子的贮藏年限不宜超过 1 年，贮藏超过 1 年，桔梗种子活力较低。严一宇等调查了不同成熟度种子的发芽率，结果桔梗开花后第 55 天千粒质量达到最高值 1.175 g；成熟度在 63.3%以上的种子最终发芽率可达到 80%以上，且成熟度越好的种子早期发芽率越高。

11. 党参

王惠珍等研究表明，以党参根系分泌物水溶液处理自身种子，其发芽率显著低于用自来水处理的种子发芽率，并且党参根系的生长时间越长，也就是根系分泌物越多，对党参种子发芽率的影响越大。

12. 大黄

肖苏萍等发现甘肃岷县栽培的掌叶大黄的生活力与发芽率均较高，分别为 95.7%和 94%，其他种大黄的生活力与发芽率基本保持一致；温度对掌叶大黄种子萌发的影响作用较显著；不同质量浓度的 GA3，KT，6－BA 对掌叶大黄种子萌发均有一定的促进作用，以 50×10^{-6} g/L 的 KT 促进作用最佳，其发芽率比对照组提高了 18%。

13. 柴胡

杨成民等研究表明,恒温发芽,20℃柴胡种子萌发率高于15℃,20～25℃迅速下降,30℃时发芽受到严重抑制,但该抑制可用变温解除,变温15～25℃或20～30℃较恒温显著提高了萌发率,萌发启动天数变化规律与萌发率相似;不同柴胡种子萌发对发芽温度反应显著不同。

14. 肉苁蓉

乔学义等研究放心0.1 mg/L氟啶酮预处理的管花肉苁蓉、荒漠肉苁蓉和盐生肉苁蓉种子发芽率最高,预处理时间为24～29 h。适宜温度为20～30℃,低于5℃或高于35℃,种子不能发芽。盐生肉苁蓉种子耐盐性强,NaCl浓度临界值为0.04 mol/L,管花肉苁蓉和荒漠肉苁蓉种子耐盐性较弱,NaCl浓度临界值为0.02 mol/L。

15. 土荆芥

刘丽等认为,土荆芥种子的最佳发芽条件为15℃下,浸种12 h的黑暗培养。经过赤霉素处理的土荆芥种子在萌发过程中,胚根较白、较粗,伸长速度较快;根毛分布较密。

(吴靳荣)

【大戟科植物的研究】

大戟科是药用历史悠久、药用种类较多的科属,《中国药典》(2005年版)收载了京大戟、甘遂、巴豆、千金子、地锦草、余甘子、蓖麻子等7种。

刘焕芳等利用扫描电子显微镜观察了大戟科麻疯树属麻疯树、佛肚树和棉叶麻疯树花器官发生的情况。结果表明,麻疯树、佛肚树和棉叶麻疯树花萼原基均为2/5型螺旋发生。在同种不同的花蕾中,花萼的发生有两种顺序:逆时针方向和顺时针方向。远轴面非正中位的1枚先发生。5枚花瓣原基几乎同时发生。雄花中雄蕊两轮,外轮对瓣,内轮对萼。根据雄蕊发生方式,可以将麻疯树属分为麻疯树亚属和佛肚树亚属。

皮军采用常规压片法对大戟科野桐属4种(含变种)6个居群进行了体细胞染色体数目和核型研究。结果,其染色体数目为2n=22或2n=44,核型均为1A。其中白背叶、广西白背叶和毛桐的染色体数目和核型均为首次报道。根据野桐属细胞分类学资料推测,多倍化和异基数变异是野桐属属内物种形成的重要方式。

薛恒钢等对国产大戟科Euphorbiaceae大戟属Euphorbia的13种15个地方居群的核型进行研究,以期为解决该属的种间亲缘关系和物种进化机制提供依据。结果,地锦E. humifusa(望江居群),2n=2x=22=20m(2SAT)+2sm;地锦E. humifusa(红旗村居群),2n=2x=22=18m+4sm;千根草E. thymifolia,2n=4x=40=40m;斑地锦E. maculata,2n=4x=40=36m+4sm;银边翠E. marginata,2n=8x=56=40m+8sm+8st;铁海棠E. milii,2n=4x=40=32m+8sm;金刚纂E. neriifolia,2n=6x=60=6m+36sm+12st+6t;火殃勒E. antiquorum,2n=6x=60=24m+24sm+12st;一品红E. pulcherrima,2n=4x=28=24m(3SAT)+4sm;猩猩草E. cyathophora,2n=4x=28=16m+12sm;齿裂大戟E. dentata,2n=4x=28=28m;续随子E. lathyris,2n=2x=20=12m+8sm;泽漆E. helioscopia,2n=6x=42=36m+6sm;乳浆大戟E. esula(陈家沟居群),2n=2x=20=14m+6sm;乳浆大戟E. esula(樱桃沟居群),2n=4x=40=32m+8sm。千根草和斑地锦两个种的核型以及乳浆大戟的四倍体居群核型均为首次报道。

范鑫等对甘遂的研究进行了总结,认为陕西省历来为中药甘遂的地道产区,现今甘遂仍然陕西特产中药材,主产于渭南、三原、长安、凤翔等市县,与本草记载"出三辅"基本一致。历史与现实情况均说明陕西关中地区为药用植物甘遂生长繁衍的最适生地,这一地区的土壤及气候条件造就了甘遂的优良品质。

何报作等的研究表明,在广西首次发现大戟科植物小叶大戟、斑地锦、匍根大戟3种植物分布。3种植物与容易混淆药用植物千根草、匍匐大戟的茎、叶、子房的形态、颜色、毛被着生情况等方面有着明显、稳定的区别。这些区别点可以作为鉴别5种植物的特征。郝吉雪等将猫眼草与泽漆饮片的经验鉴别进行了概述。猫眼草、泽漆虽同科,但品种不同,性状相似,常见混淆使用的情况。因泽漆别名为猫眼草,而猫眼草的使用只是近代中药书籍中才有记载,在名称和药品使用上存在混乱,常见有把泽漆误作猫眼草应用的情况。所以应用时不可混用或代用。

此外,李伟等从大戟属药用植物的形态解剖特征、化学成分、药理作用、临床应用及rDNA的ITS序列分析等方面,对该属植物近年来的研究报告进行了归纳综述，并指出今后应该加强大戟属的植物结构与其主要化学成分的关系以及综合利用的研究。耿婷等结合国内外关于大戟属植物的报道，也从化学成分、药理学、质量控制、炮制及配伍等方面论述了大戟属植物的研究概况，并提出了在本属植物的研究过程中存在的问题。颜秉强等对月腺大戟的本草考证、形态与分布、药材形状、显微结构、理化进行了鉴别。廖建良等针对广东罗浮山主要的药用大戟科植物资源进行调查，结果共调查出19个属28种大戟科药用植物的药用功效和开发利用情况，并对该地区的药用大戟科植物资源进行了分析和展望。

（李 惠）

[附] 参考文献

B

本刊通讯员. 我国启动药用植物资源调查[J]. 中国中医药信息杂志，2008，15(5)：109

C

陈封政，李书华，王雄清. 红车轴草最佳采收期的研究[J]. 时珍国医国药，2007，18(4)：847

陈红军. 黑龙江宝清西洋参最佳采收期研究[J]. 传统医药，2007，16(16)：53

陈立群，杨中林. 不同采收期杜仲叶中3种黄酮成分动态变化研究[J]. 海峡药学，2007，19(4)：29

陈伟光，盛静. 葎草叶总黄酮的测定及最佳采收期研究[J]. 中草药，2008，39(1)：120

陈雁，肖扬. 大别山地区百合科药用植物资源调查[J]. 中国民族民间医药杂志，2008，17(10)：1

陈昱君，王勇，李世东，等. 生防制剂与土壤熏蒸配套技术应用研究[J]. 中国中药杂志，2008，33(12)：1482

陈昱君，王勇，刘云芝，等. 三七根腐病防治技术研究[J]. 中国中药杂志，2008，33(11)：1329

陈再兴，孟舒，姜泓. 反相高效液相色谱法同时测定不同产地夏天无药材中原阿片碱和延胡索乙素的含量[J]. 天津中医药，2008，25(4)：334

D

戴臻，李书渊，房志坚. HPLC法测定不同采收期小叶榕叶中异牡荆苷的含量[J]. 广东药学院学报，2008，24(3)：231

丁芳林，张雯杰，陈波，等. HPLC测定不同产地黄芩中黄酮化合物的含量[J]. 中国现代中药，2008，10(7)：25

董诚明，罗晓铮，王春雷，等. 伏牛山药用植物资源研究[J]. 时珍国医国药，2008，19(4)：801

F

范鑫，刘建利. 甘遂研究概况[J]. 中成药，2008，9(30)：1358

冯娇，吴启南. 菘蓝种子萌芽习性初步研究[J]. 中华中医药学刊，2008，26(3)：576

冯薇，王文全，赵平然. 栽培年限和采收期对甘草总皂苷、总黄酮含量的影响[J]. 中药材，2008，31(2)：184

G

高雷，张平，程钢. HPLC法测定不同产地黄蜀葵花药材中槲皮素的含量[J]. 安徽医药，2008，12(5)：411

高文远，肖培根. 生物工程技术与药用植物资源保护[J]. 中草药，2008，39(7)：961

葛会奇，贾天柱. HPLC测定五味子的最佳采收期及五味子醇甲在果实中的分布[J]. 中成药，2007，29(6)：862

耿婷，丁安伟，张丽. 大戟属植物的研究进展[J]. 中华中医药学刊，2008，26(11)：2433

苟占平，万德光. 分光光度法测定不同产地灰毡毛忍冬中咖啡酰奎宁酸的含量[J]. 时珍国医国药，2008，19(1)：122

郭巧生，赵荣梅，董其亭，等. 不同贮藏方法对桔梗种子生命力影响的初步研究[J]. 中国中药杂志，2007，32(14)：1465

郭巧生，赵荣梅，刘丽，等. 桔梗种子品质检验及质量标准研究[J]. 中国中药杂志，2007，32(5)：377

郭秋平，吴湖坤，关红晖，等. 不同产地的知母中总皂苷和菝葜皂苷元的含量测定[J]. 时珍国医国药，2008，19(6)：1409

H

韩超，陈军辉，康海宁，等. 不同品种不同采收期太子参中太子参环肽Pseudostellarin B含量的比较[J]. 时珍国医国药，2007，18(4)：824

郝吉雪，陈奇斌，孔增科，等. 猫眼草与其混淆品泽漆的经验鉴别与合理应用[J]. 河北中医，2008，30(8)：871

郝建平，徐丽霞，杨东方. 北柴胡愈伤组织诱导、分化及不定芽增殖条件研究[J]. 中草药，2008，39(8)：1234

何报作，刘寿养，廖月葵，等. 3种大戟科植物广西新

记录及其同2种易混淆中药的区别特征[J]. 广西科学，2008，15(3)：309

何先元，江益，李开萍. 云木香种子发芽检验标准化研究[J]. 中国中药杂志，2008，33(12)：1485

贺玉林，李先恩，淡红梅，等. 远志种子检验规程[J]. 中国中药杂志，2007，32(15)：1497

胡海英，张正全，胡海云. 不同产地红景天药材中酪醇的含量测定[J]. 时珍国医国药，2008，19(7)：1713

黄丽霞，陈彦，贾晓斌，等. 夏枯草中熊果酸和齐墩果酸的含量比较[J]. 中成药，2008，30(9)：1319

黄丽霞，贾晓斌，陈彦，等. HPLC法测定不同产地夏枯草中熊果酸的含量[J]. 中国药房，2008，19(12)：910

黄青萍. 高效液相法测定不同产地栀子中栀子苷的含量[J]. 医学信息，2008，21(9)：1706

J

蒋林，杨岗，王琴，等. 不同产地和采收期对库拉索芦荟中芦荟多糖和芦荟苷的影响[J]. 中国中药杂志，2007，32(21)：2311

蒋以号，杨武亮，陈海芳，等. HPLC测定不同基源及不同产地祖师麻中祖师麻甲素[J]. 中草药，2008，39(7)：1096

靳维荣，石俊英，张小伟. 不同采收期黄芩中六种黄酮类成分的动态研究[J]. 山东中医杂志，2008，27(4)：268

L

李宝岩，包辉，王冰. 不同采收期和加工方法对五味子多糖含量的影响[J]. 辽宁中医药大学学报，2008，10(5)：163

李春红，王琳，何兵，等. 青蒿不同生长采收期青蒿素含量测定[J]. 时珍国医国药，2007，18 (4)：888

李东霞，刘涛，李敏，等. 不同采收期大青叶的质量比较研究[J]. 内蒙古农业大学学报，2007，28(4)：209

李厚聪，李莹，孟庆艳，等. 川产藏药材红毛五加不同采收期中多糖的含量测定[J]. 西南民族大学学报·自然科学版，2008，34(3)：511

李煌，张梦云. 不同采收期绿衣枳壳中柚皮苷的含量测定[J]. 中国中医药信息杂志，2008，15(7)：43

李坚，周泽函，严秋筠. HPLC法测定不同产地鸡血藤中表儿茶素的含量[J]. 郧阳医学院学报，2008，27(2)：176

李洁. HPLC测定不同产地半枝莲中野黄芩苷的含量[J]. 山东中医杂志，2008，27(3)：195

李洁. 不同采收期半枝莲中总黄酮含量的比较研究[J]. 中医药导报，2008，14(5)：99

李洁. 不同采收期对半枝莲中多糖含量的影响[J]. 辽宁中医药大学学报，2008，10(6)：194

李雷鸿，杨逢建. 不同采收期迷迭香中的鼠尾草酸含量的动态研究[J]. 东北林业大学学报，2008，36(10)：75

李天祥，张丽娟，刘虹，等. 不同采收期、不同产地香加皮中4-甲氧基水杨醛的测定[J]. 中草药，2007，37(8)：1256

李伟，蔡霞，胡正海，等. 大戟属药用植物的研究进展[J]. 中国野生植物资源，2008，27(5)：1

李勇慧，曹晓燕，李向民，等. 大叶秦艽不同采收期中龙胆苦苷的分析[J]. 中草药，2007，38(6)：933

李玉衡. 必须重视药用植物资源可持续发展——专访著名药用植物学家、中国工程院肖培根院士[J]. 中国药业，2008，17(2)：6

李正国，于立佐. 不同采收期山东产丹参脂溶性成分含量变化的研究[J]. 齐鲁药事，2007，26(7)：401

梁泰刚，梁土序，赵承孝，等. RP-HPLC法测定东北地区不同产地满山红中齐墩果酸与熊果酸[J]. 中草药，2008，39(8)：1255

廖建良，刘志富，廖志文，等. 罗浮山主要药用大戟科植物资源及保护[J]. 安徽农业科学，2007，35(10)：3029

林茂祥，刘正宇，韩凤，等. 金佛山珍稀濒危野生药用植物资源[J]. 现代中药研究与实践，2008，22(3)：20

林淑芳，郭兰萍，黄璐琦. 野生药材资源可持续利用的策略初探[J]. 中国实验方剂学杂志，2008，14(4)：71

刘红昌，杨文钰，陈兴福. 不同采收期泽泻化学成分动态变化的研究[J]. 中国中药杂志，2007，32(17)：1807

刘红昌，杨文钰，陈兴福. 不同育苗期、移栽期和采收期川泽泻质量变化研究[J]. 中草药，2007，38(5)：754

刘焕芳，邓云飞，廖景平. 大戟科麻疯树属三种植物花器官发生[J]. 植物分类学报，2008，46(1)：53

刘靖，陈虎彪，白焱晶，等. 不同种植方式下恒山黄芪的质量比较研究[J]. 中国中药杂志，2008，33(5)：570

刘军，郎爱东，李翠翠. 不同产地和采收期柿叶的槲皮素和山柰酚含量比较[J]. 中药材，2007，30(2)：139

刘丽，郭巧生，赵荣梅，等. 土荆芥种子萌发特性的研究[J]. 中国中药杂志，2007，32(13)：1346

刘小莉，李戈，杨礼攀，等. 濒危藏药胡黄连的资源现状和保护对策[J]. 云南中医学院学报，2008，31(6)：3

刘燕华. 努力开创中药基地建设的新局面[J]. 中医药现代化，2008，10(1)：1

刘迎春，张莹，王国清，等. RP-HPLC法测定不同产地大青叶中靛玉红含量[J]. 化学试剂，2008，30(10)：759

刘圆，李厚聪，孟庆艳. HPLC法测定川产红毛五加不同药用部位和不同产地茎皮中紫丁香苷[J]. 中草药，2008，39(4)：612

刘自刚，张雁. 层积处理和干湿间隙浸种对桔梗种子发芽的影响[J]. 时珍国医国药，2008，19(6)：1541

M

马蓉，张雪菊. 液相色谱法对不同产地大黄中番泻苷

A 含量比较分析[J]. 中成药,2008,30(10):1489

马蓉蓉,唐意红,孙兆林,等. RP-HPLC 测定不同产地肉桂中桂皮醛和肉桂酸的含量[J]. 中国现代中药,2008,10(4):9

孟江,廖华卫,董小萍. HPLC-MS 法测定不同产地冻干鲜鱼腥草中黄酮类成分的含量[J]. 广东药学院学报,2008,24(2):114

孟夏,欧阳臻,常钰,等. 不同产地桑叶的 1-脱氧野尻霉素含量比较[J]. 中药材,2008,31(1):8

孟智斌. 中药濒危物种资源可持续利用对策初论[J]. 科技导报,2008,26(14):40

N

南敏伦,赫玉芳,刘静月,等. HPLC 法测定不同产地返魂草中绿原酸的含量[J]. 沈阳药科大学学报,2008,25(2):119

O

欧阳杰,武彦文,王晓东,等. 肉苁蓉细胞悬浮培养体系的建立[J]. 中草药,2008,39(3):426

P

彭朝忠,李学兰,彭建明,等. 葫芦茶种子发芽试验[J]. 时珍国医国药,2008,19(4):953

皮军,周颂东,何兴金,等. 大戟科野桐属 4 种 6 个居群的核型研究[J]. 西北植物学报,2008,28(2):256

Q

乔学义,王华磊,郭玉海. 肉苁蓉种子发芽条件研究[J]. 中国中药杂志,2007,32(18):1848

R

冉懋雄. 我国中药材种植的发展现状与建议[J]. 中国现代中药,2008,10(3):3

任朝琴,刘圆,孟庆艳. 紫外-可见分光光度法测定四川产红毛五加药材中不同采收期总皂苷的含量[J]. 西南民族大学学报·自然科学版,2008,34(4):708

任丽萍. 中药材的规范化种植和规范化管理是实现中药现代化的必经之路[J]. 中医药管理杂志,2008,16(8):610

S

沈宇峰,王志安,俞旭平,等. 白术种子生活力测定方法及其与发芽率的相关性研究[J]. 中国中药杂志,2008,33(3):248

石俊英,张会敏. 金银花不同品种、产地与采收期样品中绿原酸和木犀草苷的含量测定[J]. 山东中医药大学学报,2007,31(3):247

舒晓燕,侯大斌. 不同采收期附子多糖含量的比较研究[J]. 中成药,2008,30(10):1512

斯拉甫·艾白,希尔艾力·吐尔逊,凯撒·苏来曼. 阜康阿魏的最佳采收期研究[J]. 中国中药杂志,2007,32(17):1809

宋丹,程雪梅,李隆云. HPLC 测定不同产地川党参中党参炔苷的含量[J]. 中国中药杂志,2008,33(17):2133

宋建平,曾艳萍,刘训红,等. HPLC-ELSD 测定不同产地太子参中多糖的含量[J]. 上海中医药杂志,2008,42(10):77

孙年喜,彭锐,李隆云,等. 川党参种子发芽检验规程的研究[J]. 中国中药杂志,2008,33(11):1246

孙小明,陈千良,王文全,等. 知母野生资源调查及其种质分析收集[J]. 时珍国医国药,2008,19(9):2091

T

田伟,周巧梅,谢晓亮,等. 远志种子萌发特性的研究[J]. 时珍国医国药,2008,19(7):1709

W

王春怡,李卫民. HPLC-ELSD 法测定不同产地黄芪中黄芪甲苷的含量[J]. 辽宁中医药大学学报,2008,10(10):144

王海燕,崔强,赵淑艳,等. 甘肃省地道中药材 GAP 建设展望研究[J]. 中国现代中药,2008,10(2):38

王惠珍,张恩和,马啸,等. 党参根系分泌物对自身种子萌发的影响[J]. 甘肃中医学院学报,2007,24(6):36

王加连. 江苏盐城滩涂药用爬行类资源调查研究[J]. 时珍国医国药,2008,19(10):2337

王加连. 江苏盐城自然保护区的药用兽类资源[J]. 中国中药杂志,2008,33(20):2317

王隶书,赵大庆,程东岩,等. HPLC 法测定不同产地三白草中三白草酮的含量[J]. 中国药师,2008,11(3):283

王满元,林生,张启伟,等. 滨蒿不同采收期样品中黄酮类有效成分的含量测定[J]. 中国中药杂志,2007,32(23):2547

王鹏,王玉生,刘斌. 不同产地柴胡中总皂苷及柴胡皂苷 α 含量测定[J]. 中国药物与临床,2008,8(3):228

王绍云,唐文华,曹晖. 不同采收期吊石苣苔中石吊兰素含量的动态研究[J]. 凯里学院学报,2007,25(6):46

王仕宝,张丽春. 甘肃麻黄属药用植物资源[J]. 甘肃中医学院学报,2008,25(6):37

王渭玲,王振,徐福利. 氮、磷、钾对膜荚黄芪生长发育及有效成分的影响[J]. 中国中药杂志,2008,33(15):1802

王跃华,孙雁霞,徐文俊. 不同产地大黄质量分析研

究[J]. 成都大学学报：自然科学版，2007，26(3)：177

魏德生，张恩让，高爱琴，等. 不同采收期和不同加工方法对葛根素含量的影响[J]. 现代中药研究与实践，2008，22(3)：10

魏胜利，王文全，秦淑英，等. 甘草种源种子形态与萌发特性的地理变异研究[J]. 中国中药杂志，2008，33(8)：869

吴愫青，叶莹，张俊. HPLC测定不同产地陈皮橙皮苷的含量[J]. 中国现代中药，2008，10(8)：20

武孔云，孙超. 浅谈无公害药材栽培技术[J]. 中草药，2008，39(9)：1424

X

肖冰梅，裴刚，曾夷. HPLC法测定不同产地玄参的肉桂酸含量[J]. 中华中医药学刊，2008，26(1)：117

肖杰易，申明亮，韦中强，等. 盾叶薯蓣不同种植方式对产量影响的研究[J]. 现代中药研究与实践，2008，22(1)：15

肖苏萍 陈敏 黄璐琦，等. 大黄果实形态和种子发芽特性的初步研究[J]. 中国中药杂志，2007，32(3)：195

谢彩香，陈士林，王瑀，等. 药用植物多极遥感监测体系中定量估计的若干关键问题[J]. 中国中药杂志，2008，33(3)：326

徐敏，张振秋. RP-HPLC法测定不同产地青叶胆中齐墩果酸的含量[J]. 辽宁中医杂志，2008，35(1)：110

许莉，赵美瑾，关巍岱. 不同采收期桑叶总黄酮含量的研究[J]. 中国民族民间医药杂志，2008，17(8)：44

许世泉，王英平，邵财，等. 东北铁线莲最佳采收期的研究[J]. 特产研究，2007，10(4)：25

薛恒钢，周颂东，何兴金，等. 中国大戟属13种15个居群的核型报道[J]. 植物分类学报，2007，45(5)：619

Y

严春艳，马伟丽，于荣敏. 长春花愈伤组织诱导及培养条件优化[J]. 中药材，2008，31(7)：955

严一宇，吴基日. 桔梗种子质量对发芽、出苗及苗素质的影响[J]. 中草药，2007，38(11)：1726

颜秉强，张永清. 月腺大戟研究进展[J]. 山东中医药大学学报，2008，32(5)：432

杨成民，曹海禄，魏建和，等. 发芽温度及种质对柴胡种子萌发的影响[J]. 中草药，2007，38(3)：426

杨文，廖国玲. RP-HPLC法测定不同产地枸杞中绿原酸含量[J]. 中国现代药物应用，2008，2(1)：51

杨武德，王芳，丁宁. HPLC法测定不同产地牡丹皮中丹皮酚含量[J]. 辽宁中医药大学学报，2008，10(6)：187

杨媛媛，马晓康，顾政一，等. 不同产地新疆赤芍中芍药苷的含量测定[J]. 医药导报，2008，27(7)：763

尧俊英，薛建平，李景原，等. 低能离子束注入芦荟茎尖的组织培养研究[J]. 中国中药杂志，2008，33(12)：1487

袁海建，贾晓斌，陈彦，等. 不同产地龙葵药材中澳洲茄碱量的分析研究[J]. 中草药，2008，39(5)：772

袁媛，李娜，邵爱娟，等. 9PEG6000处理对黄芩种子萌发和幼苗生长的影响[J]. 中草药，2008，39 (2)：269

Z

张崇禧，施威，丛登立，等. 不同采收期刺五加叶中多糖含量测定[J]. 人参研究，2008，(1)：12

张崇禧，张莹莹，田芯，等. HPLC测定不同产地刺五加中紫丁香苷的含量[J]. 中成药，2008，30(11)：1648

张东风. 坚持五个结合推动中药资源可持续发展[J]. 中医药管理杂志，2008，16(12)：899

张凤，孙连娜，陈万生. 不同产地独一味中苯乙醇苷类的含量测定与品质评价[J]. 中国中药杂志，2008，33(11)：1346

张留记，屠万倩，杨冉，等. 不同产地地黄中地黄苷D的测定[J]. 分析试验室，2008，27(3)：56

张美，李青苗，舒光明，等. 黄丝郁金不同采收期的产量和质量研究[J]. 资源开发与市场，2007，23(11)：966

张琦，严铸云，宋杰. HPLC法测定不同产地僵蚕中草酸铵含量[J]. 现代生物医学进展，2008，8(5)：915

张卫红，郑玉光，李晓松. HPLC法对不同产地补骨脂中补骨脂素和异补骨脂素的含量测定[J]. 河北中医药学报，2008，23(1)：43

张贤秀，郭巧生，王艳茹. 8种子引发对夏枯草种子活力影响的初步研究[J]. 中国中药杂志，2008，33(5)：493

张晓慧，刘建学. HPLC法测定不同产地连翘中连翘苷的含量[J]. 中国酿造，2008，(7)：78

张毅，范巧佳，郑顺林，等. 春季追肥对川芎产量、阿魏酸和总生物碱含量的影响[J]. 中国中药杂志，2008，33(16)：1944

中国现代中药编辑部. 我国首座药用植物种质资源库正式运行[J]. 中国现代中药，2008，10(7)：44

钟国跃，秦松云，王昌华，等. 中药资源物种动态监测方法研究[J]. 中国中药杂志，2008，33(21)：2570

周芳礼，黄瑞松，苏青，等. 薄层扫描法测定不同产地喜树果中的喜树碱[J]. 华西药学杂志，2008，23(5)：610

周桂芬，吕圭源. 不同采收期麦冬茎叶中总皂苷的含量测定[J]. 中国中医药科技，2008，15(5)：363

周海燕，周应群. 加强产学研结合，促进中药资源科学研究与产业化发展[J]. 中国现代中药，2008，10(8)：3

周浓，夏从龙，谢静. 紫外分光光度法测定不同产地黄花蒿中青蒿素的含量[J]. 亚太传统医药，2008，4(11)：46

周平，谢东浩，陈俊，等. 不同采收期春柴胡中总黄酮

的含量测定[J]. 药学与临床研究，2007，15(6)：464

周涛，黄璐琦，吕冬梅. 中药资源保护类型和模式分析[J]. 中国中药杂志，2008，33(11)：1353

周吴萍，李军生，韦媛媛，等. 不同产地与不同采收期一点红总黄酮含量分析[J]. 食品科学，2008，29(9)：469

周应群，陈士林，赵润怀，等. 低空遥感技术在中药资源可持续利用中的应用探讨[J]. 中国中药杂志，2008，33(8)：977

周志军，武晓阳，孟义江，等. 药用植物育种研究进展[J]. 时珍国医国药，2008，19(7)：1694

朱升，欧海军，赵淑儿，等. 高效液相色谱法法测定不同产地淫羊藿中淫羊藿苷的含量[J]. 时珍国医国药，2008，19(9)：2080

邹国辉，罗光明，孙长清，等. 掌叶覆盆子 GAP 栽培技术研究[J]. 现代中药研究与实践，2008，22(4)：3

左艇. 桔梗离体培养和快速繁殖方法研究[J]. 河南中医学院学报，2008，23(5)：40

(三)药材鉴定

【概述】

随着人们对中药材需求量的增加,中药资源不断扩大,中药材来源物种更加复杂。由于来源物种生长环境差异大,加上全球气候变暖、环境污染加剧、农药残留超标、品种退化及混杂、采收加工不规范等原因,药材质量极不稳定。因此,对中药材鉴定及中药材质量控制的要求更严格,中药材鉴定方法也由宏观到微观逐步细致深入。2008年在民族民间药的生药研究、药材质量标准研究、药材质量的评价方法研究等方面的报道较多。

1. 民族民间药的生药研究

民族、民间药物是中草药资源的重要组成部分,但基础研究相对薄弱。开展生药学研究,对于这些民族民间药的真伪、优劣鉴别、品质评价,进一步开发利用都有重要意义。2008年度我国学者对50余种民族、民间药进行了生药鉴定。如:①傣族常用药“埋习列”经鉴定为豆科植物铁刀木(*Cassia siamea* Lam.)的心材和叶,徐燃等对其进行生药鉴定,并总结了其叶和心材的显微鉴别特征:叶横切面下表皮细胞外壁具众多明显的乳头状突起,有的具横向贴生或斜向伸出的单细胞非腺毛;维管束外侧纤维群呈环带状,木华增厚;叶粉末含大量晶鞘纤维及单细胞非腺毛。心材横切面木纤维群环带与木质部相间排列;心材粉末中导管类型较多,网纹导管的纹孔密集;纤维胞腔内多含黑棕色、棕褐色物质。②土家族常用药材“散血莲”,经鉴定为金星蕨科植物披针叶新月蕨[*Pronephrium penangiana* (Hook.) Holtt.]的根茎及叶柄残基。吴洁荣等对其进行性状和显微鉴别,结果显示,根茎及叶柄残基均呈扁圆柱形,表面棕褐色,有多数不规则的纵沟纹;断面具灰黄色的分体中柱;有苦、涩、腥味。根茎及叶柄残基的横切面,内皮层凯氏点明显或较明显,分别有分体中柱2~4个和2个,维管束均为周韧型。上述特征可为该药材的鉴别提供依据。

2. 多基源中药材的品质鉴定研究

中药材基源复杂,因形态相似或各地用药习惯的不同,往往存在同属多种植物在不同地区同时药用的现象,对其进行专属性鉴定和品质评价,对于辨识其品质优劣,扩大新药源,均有重要价值。2008年我国学者对淫羊藿属、绞股蓝属、仙茅属、枸杞属、老鹳草类、木香类、贝母类、柴胡类、益母草类、郁金类、砂仁类等多基源药材进行了研究。如:①裴利宽等对《中国药典》(2005年版)收载的5种淫羊藿即心叶淫羊藿(*E. brevicornum* Maxim.)、箭叶淫羊藿[*E. sagittatum* (Sieb. et Zucc.) Maxim.]、柔毛淫羊藿(*E. pubescens* Maxim.)、朝鲜淫羊藿(*Epimedium koreanum* Nakai)和巫山淫羊藿(*E. wushanense* T. S. Ying),《贵州省中药材、民族药材标准》收载的3种淫羊藿即粗毛淫羊藿(*E. acuminatum* Franch.)、天平山淫羊藿(*E. myrianthum* Stearn)和黔岭淫羊藿(*E. leptorrhizum* Stearn)共8个法定种类,以及该属其他24种淫羊藿中黄酮类成分进行HPLC指纹图谱研究,提取可用于种间鉴定的特征。结果表明,朝鲜淫羊藿具有可区别于其他种类的HPLC特征图谱,心叶淫羊藿、粗毛淫羊藿、天平山淫羊藿的大部分样品也具有可资鉴别的指纹特征,而柔毛淫羊藿和黔岭淫羊藿种内图谱模式相对稳定,但难于与其他物种区别,箭叶淫羊藿和巫山淫羊藿则种内图谱变化十分复杂。上述研究显示淫羊藿药材种间差异较大,在使用时不仅要考虑种类,也要考虑其产地,以保证饮片、制剂质量的稳定性。②张洪春等以东北地区收集到的9种老鹳草类药材为研究对象,采用显微鉴定的方法对其进行比较鉴别,用容量分析手段,以老鹳草的草酸钙结晶为显微特征物,对特征物常数进行测定,结果显示,9种老鹳草种间的显微特征常数差别较大,可作为鉴定的依据,为该类药材的鉴别提供了一种新的手段。

3. 中药材的真伪鉴别

中药材的真伪鉴别不仅局限于珍惜、名贵中药材的鉴定,对于常用、大宗品种也同样重要。目前中药材市场上假冒伪劣现象仍然严重,有因形态近似、鉴定困难而出现采错、用错,更有人为制假、售假，是不可忽视的问题。如：① 夏小中等近期在检查中发现四批“延胡索”在性状上与正品有所不同，经到现场调查和性状、显微、薄层色谱鉴别，结果表明，四批“延胡索”都是伪品，均为零余子（山药的珠芽）经染色加工而成，属人为制假。② 郭月秋等发现伪充黄连的商品，经鉴定为淫羊藿的根茎用黄连水浸泡或煮制加工而成。该伪品除短结节分支表面多具“钉”状突起根痕、质地坚硬、不易折断、断面外侧为鲜黄色而内侧为淡棕色与黄连不同外，其他如粗细、长短及表面颜色与黄连较为相似。显微特征与黄连不同的是：维管束几乎呈独立的26束左右，有的韧皮部外侧或有纤维束，其壁增厚，未形成环状；整个组织中均无石细胞；木质部中导管较小而少，整个木质部强木化；髓部及髓射线细胞均木化。伪品的薄层色谱与黄连对照药材也有明显区别。综合以上性状、显微、薄层色谱特征不难对二者进行有效的鉴别。③ 目前药材市场用柴胡属多种植物或其他科植物的根及根茎伪充正品柴胡出售的现象较多。刁兴彬等将正品柴胡与常见混伪品18种进行了性状特征对比，发现有伞形科柴胡属14种、菊科1种、石竹科3种。特别是大叶柴胡有毒，生用毒性更大，其主要特征是根茎多中空，应注意鉴别，防止错用。至于菊科、石竹科的种类，与柴胡在形态、成分、功效上完全不同，更应严格区分。

4. 中药材质量标准与质量控制方法研究

周跃华认为，我国的中药材标准存在与法规要求不符、品种混乱等问题，迫切需要建立统一规范的国家中药材标准体系，并提高其质量可控性，保证用药安全有效。

（1）中药材质量标准研究　2008年对质量标准进行研究的药材有人参、白术、吴茱萸、川党参、茯苓、五味子、山茱萸、当归片、款冬花、黄丝郁金、炉甘石、蜜制紫菀等常用中药及水曲柳、血满草等民族民间药。

现以蜜制紫菀、吴茱萸为例。紫菀为菊科植物紫菀 *Aster tataricus* L. f. 的干燥根及根茎，具有润肺下气、止咳祛痰之功效。紫菀有生紫菀、蜜紫菀两种饮片规格。紫菀药材已建立质量标准，但蜜紫菀尚无国家标准。李国文等参照紫菀药材的标准，研究建立了以紫菀中主要有效物质紫菀酮为指标成分的薄层色谱鉴别和高效液相色谱含量测定的方法，并对方法学进行了系统评价。

段朝辉等对《中国药典》（2005年版）中吴茱萸药材的HPLC法含量测定的色谱条件进行了改良。《中国药典》中吴茱萸药材含量测定项下的色谱分析的流动相为乙腈-0.04%辛烷基磺酸钠（43：57），操作繁琐。该研究选用乙腈-水（43：57）为流动相，不需加入辛烷基磺酸钠，达到理想的分离效果，使操作更简便、适用。以吴茱萸碱、吴茱萸次碱为指标成分，对9个商品吴茱萸药材样品进行了质量评价，结果发现9份商品药材中，6份符合规定（为合格药材），3份为不合格。

（2）中药材质量控制和评价方法研究　孙琴等报道，当前中药质量控制和评价方法可以简单概括为形性检测法、化学检测法、生物检测法。采取多元化质控策略，尝试从不同角度关注中药质量，确保其有效性与安全性，对中医药学术的发展是一种积极的探索。即采取生物检测＋化学检测＋形性检测三位一体的多元化检测方法，将是中药质量控制和评价的方向。并首次提出了建立基于道地优级药材加生物效价检测的中药质量控制和评价新模式。2008年对中药质量控制方法进行研究的药材有当归、独活、厚朴、甘草、北柴胡、板蓝根、郁金、蜚蠊等。现以板蓝根的研究为例。① 魏丽等为了探索建立基于生物效价检测的中药品质评价新方法，选择临床应用广泛，疗效确切，但药效物质不明确，现无行之有效的方法进行质量控制的板蓝根作为模式药物，首先尝试从抗菌生物活性方面进行研究。研究还表明不同来源的板蓝根药材品质差异明显；来源于同一GAP种植基地不同批次的药材抗菌效价差别不大。综合测定结果提示，应选择适宜产地对板蓝根药材实行GAP规范化种植、管理，以保证其品质均衡、稳定。② 赵艳玲等报道了基于生物热活性表达的中药板蓝根品质评价研究的方法和结果。基于4个主要生物热活性参数建立的数学模型可以较好的判断板蓝根的品质，误判率仅为1.39%，较常规的化学方法更准确、可靠。

5. 中药材鉴定技术的发展与应用

多年来中药材的鉴别广泛采用传统的鉴定方法，随着现代自然科学技术的发展，许多新学科研究的理论和实验技术不断渗透到中药鉴定领域，推动了中药鉴定技术研究的发展，使中药鉴定学已成为多学科的汇集点，并向标准化、高速化、信息化方向迈进。

（1）胡妮娜等对传统中药鉴定方法的研究和发

展概况做了简要综述，认为传统鉴别中药的方法是在长期的实践中总结和发展起来的，是前人智慧的结晶。在运用现代科学知识、方法与国际接轨的同时，更要继承和发扬祖国医药遗产，弘扬传统鉴别中药的方法，形成以“四大鉴定法”为基础、以理化分析为重点，逐步适应中药现代化并有利于中药走向世界的一套更为科学、完善、先进的中药鉴定体系。

(2) 程谊概述了中药指纹图谱在中药质量评价中的应用。说明指纹图谱技术自20世纪70年代出现发展至今，已由研究阶段进入实际应用阶段，并从总体上对中药质量控制起到了推动作用。较为常用的分析技术包括光谱、波谱、色谱、核磁共振、X射线衍射及各种技术的联用。尤其对色谱指纹图谱的研究最为广泛、深入，其中薄层色谱、高效液相色谱及色谱联用使用更多。2008年度在药材鉴定中药指纹图谱的应用更广泛。如裴利宽等采用傅里叶变换红外光谱(FTIR)及其二阶导数谱对常见淫羊藿易混药材—心叶淫羊藿与朝鲜淫羊藿；柔毛淫羊藿与保靖淫羊藿(*E. baojingense* Q. L. Chen et B. M. Yang)、星花淫羊藿(*E. stellulatum* Stearn)、竹山淫羊藿(*E. zhushanense* K. F. Wu et S. X. Qian)；柔毛淫羊藿与部分天平淫山羊藿；箭叶淫羊藿与粗毛淫羊藿共4对易混药材进行鉴别研究。根据不同物种淫羊藿药材红外光谱特征的不同，基本上实现常见易混物种的快速鉴别。该方法有助于解决淫羊藿药材的物种混乱问题。

(3) 刘梅等报道了应用超高效液相色谱技术同时测定丹参药材中丹酚酸B和丹参酮ⅡA的含量的方法。超高效液相色谱(Ultra Performance Liquid Chromatography, UPLC)与传统的HPLC技术具有相同的分离原理。但不同的是UPLC的色谱柱采用了1.7 μm的小颗粒填料，增加了分析的通量、灵敏度及色谱峰容量，因此具有更高的分离能力。该研究采用2步提取法，同时完全提取丹酚酸B和丹参酮ⅡA，建立了应用UPLC同时测定丹酚酸B和丹参酮ⅡA的含量测定方法。该方法不仅操作简单、灵敏、科学，而且显著缩短了分析所需时间，显示了UPLC在中药组分分析方面的广阔应用前景。

(4) 张芳等将高效液相色谱-串联质谱(HPLC-MS2)技术应用于中药千里光中有毒生物碱的含量测定。近年来，色谱-质谱联用技术发展迅速，特别是LC-MS技术已经越来越多地应用于中药的定性分析和含量和测定。对于那些紫外吸收很弱的化合物，或成分复杂，难于相互分离的提取物和药材样品，质谱检测器显示出更高的检测灵敏度和选择性，不仅可应用定性检测，也可用于含量测定。通过系统的方法学考察，建立了千里光中生物碱adonifoline的液质联用定量分析方法，并运用于千里光不同产地、不同药用部位样品中adonifoline的含量测定。结果显示，千里光中adonifoline在花中的含量最高，叶中含量最低。同一种千里光，因产地的差异，adonifoline的含量也有很大差异。

(5) 徐敏等综述了近年来DNA分析鉴定技术在中药鉴定中的应用，并简述这些技术的原理和方法。目前用于中草药鉴定的分子标记技术主要有：聚合酶链式反应(Polymerase Chain Reaction, PCR)、DNA限制性片段长度多态性(Restriction fragment length polymorphism, RFLP)、扩增片段长度多态性(Amp lified fragment length polymorphism, AFLP)、随机扩增多态性DNA(Random amp lified polymorphic DNA, RAPD)、简单序列重复区间(inter-simple sequence repeat ISSR)标记、高特异性PCR鉴别、DNA序列分析技术、DNA芯片技术、mRNA差异显示技术等。

以DNA分子标记作为特征进行中草药鉴定与经典的中草药鉴定方法相比，具有特异性强、稳定性高、快速、微量，且不受生长发育阶段、器官组织差异、环境条件影响等优势，已在中草药鉴定中展示了良好的应用前景。张璐等还介绍了近年来叶绿体DNA序列分析在药用植物鉴定中的应用，认为其在药用植物品种鉴定和伪品鉴别、保护种质资源以及扩大新药源等领域有广阔的应用前景。

6. 中药的品种考证

代表性的工作有：① 对古代本草或其他著作中记载的药物进行考证，如《证类本草》中“舒州”药物品种考证、《履巉岩本草》中天茄的本草考证、《本草纲目拾遗》中雪里花及紫背稀奇的本草考证，《中藏经》中“桂”的考证、《山海经》中药食两用药物考证。② 对常用药进行考证，如石韦、薏苡、中国药用玫瑰、石柱参等的本草考证。③ 对民族民间药进行考证，如蒙药蒺藜的本草考证等。现以雪里花及紫背稀奇的考证为例。张水利等通过古今文献考证和植物学比较研究，并结合疗效和实地调查进行分析。确定《本草纲目拾遗》始载的雪里花为茜草科植物日本蛇根草(*Ophiorrhiza japonica* Bl.),并挖掘出治疗痔疮的有效验方。高晓洁等通过古今文献考证和植物学比较,结合药物名称、功效主治等进行分析。确定《本草纲目拾遗》记载的紫背稀奇为今龙胆科植物双蝴蝶[*Tripterospermum chinense*(Migo)H. Smith ex Nilsson]的幼嫩全草。

(洪 恂)

【绞股蓝属植物及其混淆品的鉴别方法研究】

绞股蓝属(*Gynostemma* BL.)隶属于葫芦科,全世界有16种2变种。陈书坤报道绞股蓝属现代分布中心或生物多样性中心在我国西南地区。绞股蓝 *G. pentaphyllum*(Thunb.)Makino 因其含有与人参皂苷相似的达玛烷型皂苷,被誉为"南方人参",因而引起人们对绞股蓝及其近缘种的开发利用热潮。我国绞股蓝属植物种类教多,如疏花绞股蓝 *G. laxiflorum*,喙果绞股蓝 *G. yixingense*,长梗绞股蓝 *G. longipes*,五柱绞股蓝 *G. pentagynum*,广西绞股蓝 *G. guangxiense* 等,相继成为绞股蓝的药用资源。

然而,不同种类、同种不同产地的绞股蓝其皂苷含量有所差异。此外,市场上亦常见绞股蓝的混伪品,如葡萄科植物乌蔹莓 *Cayratia japonica*(Thunb.)Gagnep. 和葫芦科植物雪胆 *Hemsleya amabilis* Diels.。这2种植物具有与绞股蓝属植物十分相似的生境与形态特征,从而导致绞股蓝药材的混乱。为确保绞股蓝临床用药的有效性、安全,现将绞股蓝属植物与混淆品的鉴别方法分述如下。

1. 传统鉴别方法的应用

传统鉴别方法主要包括基原鉴定、性状鉴别、显微鉴别和理化鉴别,具有简便、易行、迅速的优点。刘世彪等对绞股蓝属5种植物的茎和叶进行解剖学观察,结果表明,它们的基本组织构造相似,各种绞股蓝虽然在相态结构上存在一定差异,但没有明显的种间的特异性鉴别特征。章伟明对绞股蓝与乌蔹莓和雪胆分别进行了性状、显微和理化鉴别,指出了其中可供鉴别的特征。

2. 现代分析方法的应用

现代分析方法主要指应用现代色谱、波谱法、色谱-波谱联用技术以及生物化学方法对中药进行鉴定、分析和有效成分或指标成分的含量进行测定。

绞股蓝虽然尚未收入《中国药典》,但其多方面的药理活性已经得到越来越多的关注。应用各种现代分析技术对绞股蓝进行鉴别和质量评价也有很多报道。

(1) 色谱法:特别是高效液相色谱法因其具有高效、快速、自动化等特点,已经成为中草药多成分同时检测分析的最常用的手段。刘芳等采用对不同产地的绞股蓝药材进行 HPLC 指纹图谱研究,并用小波基分形参量表达法对指纹图谱进行评价,建立的方法可以用于绞股蓝品种的鉴别。张转平等建立了绞股蓝中绞股蓝皂苷A的高效液相测定方法,方法简便,重复性好,可作为绞股蓝质量评价的依据。

(2) 光谱法:光谱法具有灵敏、重现性好、节省样品等优点。程存归等采用傅立叶变换红外光谱法对绞股蓝与乌蔹莓进行鉴别。

(3) 色谱-波谱联用技术:色谱-波谱联用技术将液相色谱的高效分离能力和质谱的高选择性和检测灵敏度相结合,体现了卓越的分离、分析能力,特别是化学成分十分复杂,又没有足够的对照品的中药样品的分析。Kao TH 等采用高翔液相色谱-飞行时间质谱(LC-ESITOF-MS)对绞股蓝中的皂苷类成分和黄酮类成分进行分析。共检测到34个皂苷,鉴定出其中的18个;同时还用高翔液相色谱-柱后衍生化-质谱技术分析了绞股蓝中的10个黄酮类成分。

(4) 分子标记技术:随着现代分子生物学的迅猛发展,分子标记技术已在农、林、医学及动、植物和微生物学的各个领域得到了广泛应用。分子标记是继形态标记、细胞标记之后发展起来的以生物大分子的多态性为基础的遗传标记。广义的分子标记是指可遗传的且可检测的 DNA 标记或蛋白质标记,狭义的分子标记只是指 DNA 分子标记(DNA molecular markers)。

目前常用的 DNA 分子标记技术主要有:限制性片段长度多态性标记(RFLP)、随机扩增多态 DNA 标记(RAPD)、扩增片段限制性酶切多态性标记(PCR-RFLP)、简单重复序列间序列标记(ISSR)、DNA 序列标记及测序扩增区段标记(SCAR)等。

近年来,运用 DNA 分子标记对中药绞股蓝进行鉴别的报道相继增多,如:① RAPD 技术:李雄英等运用 RAPD 技术对绞股蓝及其伪品进行DNA指纹图谱的鉴别研究,筛选得到的两条随机引物(WGS001、WGS004)的DNA多态性片段可以有效地鉴别绞股蓝和乌蔹莓。② ISS-PCR技术:王翀等采用ISSR-PCR技术对绞股蓝属7种药用植物进行DNA分子水平的研究。研究结果表明该技术可有效区分鉴别常见绞股蓝属植物。③ PCR-RFLP标记技术:王翀等运用PCR-RFLP技术有效区分了常见绞股蓝属植物与乌蔹莓,为绞股蓝属植物与其混淆品的同步鉴定提供了依据。

蛋白质标记技术:除DNA分子标记外,蛋白质标记技术也可用于中药材的鉴定。最常用的主要是利用同工酶谱来进行物种间的鉴别。刘金龙等采用SDS-聚丙烯酰胺凝胶电泳技术研究绞股蓝的同功酶谱,对生产上推广的股蓝品种进行了鉴别,从生化水平上建立了绞股蓝种质档案。

随着多学科技术的交叉、融合,中药鉴别研究的内容将会更加丰富和完善。绞股蓝作为一种重要的草药,其有效成分的分析方法和质量标准的研究和建立,还有待于进一步发展和完善。

(刘　沁　陈建伟)

【郁金类药材的原植物鉴别及质控研究】

郁金为常用中药,始载于唐代甄权《药性论》。唐代李勣《新修本草》中有关于郁金的较详细的形态、产地的描述:"此药苗似姜黄,花白质红,末秋出茎心,无实,根黄赤,取四畔子根,去皮,火干之。生蜀地及西戎,马药用之。破血而补。胡人谓之马蒁。岭南者有实似小豆蔻,不堪啖。"郁金具有活血行气止痛、解郁清心、利胆退黄及凉血等多种功效,主治气滞血瘀、胸胁胀痛、经闭痛经、肝胆湿热、血热吐衄等病证。现代研究表明,郁金有抗肿瘤及降低血脂等作用,其生理活性成分主要有吉马酮、莪术二酮及姜黄素等成分。

郁金药材的来源较为复杂,《中国药典》(2005年版)记载,郁金为姜科植物郁金 *Curcuma wenyujin* Y. H. Chen et C. Ling、姜黄 *C. longa* L.、广西莪术 *C. kwangsiensis* S. G. Lee et C. F. Liang、或蓬莪术 *C. phaeocaulis* Val. 的干燥块根,商品上分别称为温郁金、黄丝郁金、桂郁金及绿丝郁金。其质量标准仅规定了总灰分和水分的检查,而无有效成分的含量测定,难以保证药材的质量。由于不同品种和不同部位都呈现出成分和活性上的差异,所以质量控制成为保证该属植物安全、合理、有效用药的一个关键环节。众多研究者采用气相色谱法(GC)、高效液相色谱法(HPLC)或气相-质谱联用(GC-MS)等方法研究不同来源同种药材或同一来源不同种药材中的化学成分,以期找到其异同点,为合理用药和质量标准的建立提供依据。

1. 郁金类药材鉴别研究

林琪宇等采用薄层色谱法,以姜黄素、吉马酮、莪术二酮、莪术醇为指标成分,对郁金药材进行了薄层色谱鉴别研究。结果4种成分斑点清晰,专属性强,可用于郁金的质量控制。

黄美爱等以《中国药典》收载的温郁金、黄丝郁金及桂郁金为对象,研究了识别郁金正品与替代品川郁金的检测方法。用FTIR方法对不同品种的郁金进行测定及聚类分析,并结合差热分析法进行品种鉴定。FTIR分析显示4个样品分为2组:温郁金、黄丝郁金及桂郁金为一组,川郁金单独为一组。结果差热分析为4种药材的TDA的曲线均有区别,川郁金与其他3种区别最大。表明用红外光谱法结合差热分析法鉴定郁金的不同品种,具有简便、快速、准确的特点。

汤加勇等采用聚丙烯酰胺凝胶电泳技术(PAGE),通过过氧化酶(POD)和酯酶(EST)同工酶分析,并用NTSYSpc2.1软件对谱带作聚类,分析了6种郁金类药用植物间的亲缘关系。结果,在EST分析中,蓬莪术 *C. phaeocaulis*、温郁金 *C. wenyujin*、广西莪术 *C. kwangsiensis*、川姜黄 *C. chuanhuangjaing* 有其特征谱带,而川郁金 *C. sichuaneensis* 和姜黄 *C. longa* 有着共同的特征谱带;在POD分析中,只有蓬莪术和广西莪术有特征谱带。

2. 郁金类药材的质控研究

药材的质量直接关系到临床的疗效。为此,刘欣等研究了郁金药材中姜黄素的优化提取条件,建立了姜黄素的HPLC含量方法。李敏等采用TLC对黄丝郁金进行了定性鉴别,并测定了该药材的挥发油、总姜黄素、姜黄素含量及浸出物。结果表明,TLC法可鉴别出黄丝郁金中的姜黄素;含量中总姜黄素及姜黄素良好的线性范围分别在1.62 μg～4.32 μg和0.027 μg～1.35 μg;r值分别是0.998 9和0.999 9;加样回收率分别为90%～105%和98%～105%。该研究表明对提高、完善黄丝郁金的质量标准提供了依据。

李敏等建立了郁金类药材的质量控制方法。按照《中国药典》(2005年版)挥发油测定法项下甲法测定郁金类药材的挥发油含量,结果显示,不同品种郁金挥发油含量差异显著,以黄丝郁金挥发油的含量最高,桂郁金的含量最低,相差10倍之多。采用高效液相色谱法对不同种郁金中的吉马酮、莪术二酮总量、姜黄素进行了含量测定。结果表明,吉马酮、莪术二酮总量以温郁金最高,分别高出绿丝郁金、黄丝郁金、桂郁金1~7倍、1~2倍、6~20倍;姜黄素含量以黄丝郁金最高,桂郁金及绿丝郁金的含量甚微,无法检测。

(潘颖宜)

【龙胆科植物的生药鉴定研究】

龙胆科植物在我国有22属427种,绝大多数的属和种集中于西南山岳地区。其中以龙胆属Gentiana,獐芽菜属Swertia以及肋柱花属Lomatogonium等属的种类为最多。本科植物含有多种化学成分,如环烯醚萜类(包括裂环烯醚萜类,为苦味的来源)、口山酮类、三萜类(齐墩果酸、乌苏酸)以及香豆精。这些成分存在于该科一些常用药用种类如多种秦艽、龙胆(主要含龙胆苦苷gentiopicroside)、青叶胆(含齐墩果酸)以及川西獐芽菜(主要含獐牙菜苦苷、獐芽菜苷及新发现的口山酮类化学成分)等,在除湿散风,止痛利便,清肝明目的疗效中起着主要的作用。

龙胆科植物由于历代本草记载、地区用药名称和使用习惯的不同,类同品、代用品和民间用药的不断出现,中药材的同名异物、品种混乱现象普遍存在,直接影响到药材质量。所以有必要对中药材进行的品种整理、鉴别和质量研究。

1. 滇黄芩属

金不换,又名黄秦艽(《云南省药品标准》)、滇黄芩(《云南中草药》)、丽江金不换,大苦参、黄龙胆(《全国中草药汇编》)等,始载于《中华本草》。张洁等采用原植物鉴别、药材性状鉴别、显微及理化鉴别的方法对龙胆科滇黄芩属植物黄秦艽*Veratrilla baillonii* Franch.进行了研究。结果黄秦艽的主要组织特征为:根表皮细胞一列,皮层狭窄,韧皮部宽广,筛管群散在,外侧多裂隙;木质部导管较多,略呈不连续的放射状排列,草酸钙针晶散在于薄壁细胞中。粉末特征与组织特征相符。其鉴定为制定药材质量标准、研究和开发利用该药物资源提供了理论依据。

2. 獐芽菜属

夏从龙等分别对民间药宾川獐芽菜*Swertia binchuanens* T. N. Ho et S. W. Liu、红直獐芽菜*Swertia erythrosticta* Maxim.,张元忠等对民族药显脉獐芽*Swertia bimaculata* Hook. f. et Thor.,张秀桥等对贵州獐牙菜*Swertia kouitchensis* Franch.从药材性状、显微和理化鉴别进行了详细的介绍(见表3-1),为獐芽菜属品种生药鉴定和开发利用提供了依据。

表3-1 四味獐芽菜属植物的比较研究

植物名	龙胆科獐牙菜属植物宾川獐芽菜*Swertia binchuanens* T. N. Ho et S. W. Liu的全草	龙胆科獐牙菜属植物红直獐牙菜*Swertia erythrosticta* Maxim.的全草	龙胆科獐牙菜属植物显脉獐牙菜*Swertia bimaculata* Hook. f. et Thor.的全草	龙胆科獐牙菜属植物贵州獐牙菜*Swertia kouitchensis* Franch.的干燥全草
形状特征	一年生草本,高20~45 cm。主根明显,鲜黄色。茎直立,四棱形,上部有分枝。基生叶花期枯萎;茎生叶卵状披针形至披针形,先端急尖,基部狭缩,边缘外卷,近无柄。聚伞花序,多花;花梗四棱形;花5数,花萼绿色,稍短于花冠,裂片披针形,先端渐尖,有芒尖,具3肋,中肋明显。花冠黄色,裂片卵状披针形,基部有2个长圆形腺窝,沟状,边缘具长柔毛状流苏。蒴果宽卵形,种子多数,褐色,长圆形。气微,味极苦	多年生草本,高20~50 cm,具根茎。茎近圆形,常带紫色,中空,具明显的条棱,不分枝。基生叶枯萎,茎生叶对生,具柄,叶片矩圆形、卵状椭圆形至卵形,叶柄扁平,下部连合成筒状抱茎,茎上部叶变小,致最上部叶无柄,苞叶状。圆锥状复聚伞形花序;花5数,花冠绿色或黄绿色,具红色斑点,裂片矩圆形或卵状矩圆形,先端钝,基部具1个圆形腺窝,腺窝褐色,边缘具柔毛状流苏。蒴果无柄,卵状椭圆形;种子多数,黄褐色,矩圆形,周缘有宽翅。气微,味苦	一年生草本,高40~100 cm,根黄色。茎直立,有分枝,四棱形,棱上有狭翅。单叶对生,无叶柄,叶片长披针形,全绿,两面均无毛,先端锐尖,基部渐狭,全缘,主脉3条,以中脉明显。聚伞花序,顶生或腋生;花梗细瘦;花萼绿色,基部稍联合;花冠4深裂,裂片狭披针形,先端渐尖,裂片近顶端1/2以上均有紫蓝色网状腺条,基部内上端有1深黄色的腺窝,腺窝上有1半透明鳞片覆盖,鳞片下部与花冠联合,上部边缘有流苏状柔毛。蒴果。气微,味极苦	全草长约15~70 cm。主根长圆锥形,多弯曲或扭曲,有的分枝,表面灰黄色。茎圆柱形,具狭翅状棱,表面黄棕色或暗绿黄色,中部以上多分枝,断面中空。叶对生,近无柄,完整叶片呈披针形、狭披针形或狭长椭圆形。圆锥状复伞形花序;花多为4基数;萼片狭披针形或披针形,黄绿色,较花冠裂片长或近等长;花冠黄白色,裂片披针形,内侧基部具2腺窝,其边缘具长柔毛。蒴果卵圆形,种子多数,细小,圆球形。气微,味极苦而持久

续 表

植物名		龙胆科獐牙菜属植物宾川獐芽菜 *Swertia binchuanens* T. N. Ho et S. W. Liu 的全草	龙胆科獐牙菜属植物红直獐牙菜 *Swertia erythrosticta* Maxim. 的全草	龙胆科獐牙菜属植物显脉獐牙菜 *Swertia bimaculata* Hook. f. et Thor. 的全草	龙胆科獐牙菜属植物贵州獐牙菜 *Swertia kouitchensis* Franch. 的干燥全草
显微特征	茎横切面	茎横切面略呈四棱型。表皮为一列排列紧密的长方形或类方形细胞,四棱处外延伸成翅状。皮层由 5～7 层扁平的薄壁细胞组成,四棱处则为 18～24 层,排列紧密。韧皮部狭窄,具 2～3 层细小的扁平细胞。形成层不明显。木质部较宽,导管散在。髓部宽广,由类圆形或椭圆形的薄壁细胞组成	茎横切面类圆形。表皮细胞一列,类圆形或长圆形,外被角质层。皮层较宽,薄壁细胞 3～8 列。韧皮部狭窄,细胞较小;形成层不明显;木质部宽广,细胞径向排列,导管散在。髓部较宽广,约占茎的 1/3,薄壁细胞较大,类圆形,常见裂隙;内生韧皮部在髓部中呈小岛状,断续排列成一轮	茎横切面周边有四棱。表皮细胞与 10～30 个皮层薄壁细胞排列成 2～5 列而成;表皮为 6～10 列类圆形表皮细胞;皮层薄壁细胞椭圆形,4～8 列,内皮层凯氏点明显。周围维管束,韧皮部明显。形成层不明显;木质部由木纤维和导管组成。径向排列,壁木化,髓部宽广细胞类圆形且大	茎横切面呈圆形,直径约 4 mm,有 1 脊状突起。表皮细胞 1 列,呈横向延长的长方形或长多角形,外被角质层,角质层有短刺状突起。皮层由 3～4 列细胞组成,内皮层细胞长方形,凯氏点明显。韧皮部狭窄。形成层不明显。木质部较宽,导管径向单列或散在。髓较大,细胞较大,排列疏松;内生韧皮部成环排列
	粉末特征	粉末黄棕色。纤维众多,淡黄色,多成束,长梭形,木纤维壁上聚圆纹孔常见导管主要为螺纹导管,少为环纹和网纹导管。薄壁细胞扁平状。叶表皮细胞不规则,气孔多为不等式。可见黄色的花冠裂片。花粉粒黄色,类球形或长球形,具三个萌发孔,表面有细小雕纹	粉末棕黄色,气微,味苦。韧皮纤维淡黄色,多成束,长梭形,少数单个存在;木纤维淡黄色,多成束,长梭形,纤维上聚圆纹孔明显。主要为螺纹导管,少为网纹导管。薄壁细胞多角形或不规则形。叶表皮细胞方形或类方形,气孔多为直轴式。果皮细胞呈镶嵌状排列	粉末呈黄绿色,气微,味苦。纤维众多,长梭形,其中木纤维壁厚,胞腔不甚明显,韧皮纤维壁稍薄,胞腔明显;主要为螺纹导管,花粉粒黄色,类球形,具 3 个萌发孔,表面有细微的点状突起;花冠裂片黄色,细胞长圆形;叶表皮细胞类长方形,壁厚,气孔多不定式	粉末呈淡黄色至黄棕色。叶的上表皮可见乳头状突起及不定式气孔。木纤维多成束,少单个散在,细长。导管多为螺纹,也有梯纹、孔纹、网纹。木薄壁细胞长方形或方形,具短线状壁孔。花粉粒圆球形,表面具长网状纹理,萌发孔 3 个。非腺毛,单细胞,壁较厚

四川的藏茵陈主要来源于龙胆科獐牙菜属和花锚属植物,是治疗肝胆系统疾病的良药。姜海等通过对藏茵陈在四川地区分布调查以及这两种植物的性状和显微特征的研究,发现四川省藏药蒂达原植物来源多样,实际使用中出现多品种混用。认为要更好地开发利用四川地区传统藏药,保持生物多样性,应尽快建立藏药蒂达的质量标准,为规范原料药材的采收及引种栽培等方面提供参考依据。

3. 龙胆属

《中国药典》(2005 年版)收载的龙胆品种为龙胆属条叶龙胆、龙胆、三花龙胆、坚龙胆的干燥根及根茎,其中坚龙胆主产于云南,且为云南地区龙胆的主流商品,均为野生资源。由于长期过渡采收,龙胆野生资源日趋减少,而出现了混伪现象。为指导临床安全用药,顾秀琰等、冯卫等对龙胆与混伪品桃儿七、八角莲进行了鉴别(见表 3-2)。

表 3-2 龙胆正品与伪品的鉴别

	正 品	伪 品	
植物名	条叶龙胆 *Gentiana manshurica* Kitag.,龙胆 *G. scabra* Bge,三花龙胆 *G.* mpall,及坚龙胆 *G.* rigescens Franch. 的干燥根及根茎	小檗科植物桃儿七 *SinopodophyUum emodi* Wall 的根茎	八角莲 *Dysosma versipeUis* (Hance) M. Cheng 的根茎

续 表

	正品	伪品	
显微特征	横切面表皮由一层细胞组成，外壁较厚，微木栓化。皮层较窄，往往有裂隙。内皮层明显，细胞较小，长方形。韧皮部宽广，外侧多具裂隙。形成层不明显，木质部导管约8～9束，多"V"字形排列，中央有髓。薄壁细胞中不含淀粉粒，含草酸钙针晶或小方晶	横切面表皮细胞为一列类多角形细胞，壁增厚，下皮细胞有一列壁稍增厚。表层宽广，均为薄壁细胞。内皮层明显，初生木质部原形，与韧皮束相间排列	横切面表皮细胞2～3层，切向延长，外壁增厚，呈类圆形或椭圆形，细胞较大。皮层宽广，为薄壁细胞。维管多束，外韧型，辐射状排列，中心为髓部。整个基本组织都散在多数草酸钙簇晶，薄壁细胞中均含大量的淀粉粒
性味功效	味苦，性寒。清热燥湿，泄肝胆实。用于湿热黄疸，阴肿阴痒，带下，强中，湿疹瘙痒，目赤，耳聋，胁痛，口苦，惊风抽搐	气微，味苦，微辛，性温，有毒。能除风湿，利气血，止咳，并调和诸药，用于风湿疼痛，麻木，劳伤，跌打损伤，风寒咳嗽，月经不调	味苦、辛，性温，有毒。清热解毒，化瘀散结，去痰消肿。用于痈肿疔疮，咽喉肿痛，跌打损伤，关节酸痛，毒蛇咬伤

高松等发现秦艽作为常用中药，由于受地域限制或不法药贩制假贩假等原因影响，其假冒伪劣品不断出现，严重地影响了临床用药，故对秦艽和混伪品麻布七进行了鉴别（见表3-3）。

表3-3 秦艽正品与伪品的鉴别

		正品	伪品
植物名		秦艽来源于龙胆科植物秦艽 *Gentiana macrophylla* Pall.、麻花秦艽 *G. straminea* Maxim.、粗茎秦艽 *G. crassicaulis* Duthie ex Burk. 或小秦艽 *G. dahurica* Fisch. 的干燥根	麻布七来毛茛科植物高乌头 Aconitum Sinornontanum Nakai. 的干燥根
显微特征		横切片有放射状的木质部	木质部排列不规则
		近内皮层处有众多层呈不规则增厚的厚壁组织	无增厚的厚壁组织
		薄壁细胞中含草酸钙针晶	薄壁细胞中无草酸钙针晶
		粉末中含草酸钙针晶	含淀粉粒
理化鉴别	荧光法	断面在紫外灯下显黄白色	显淡蓝色
	显色反应	碘试液不显色	显蓝色
	化学定性反应（提取液加碘化铋钾和浓氨水）	显棕绿色	显黄白色

此外，张庆芝等对昆明龙胆 *Gentiana duclouxii* Franch. 的生药鉴别特征也进行了研究。

（顾成玉）

【中药材的品种研究】

1. 西红花与郁金香

胡世林在查阅历代本草文献的基础上，对西红花与郁金香的产地、形态、功用以及传入时间进行了综合考证。《中国药典》（2005年版）收载的西红花，即本草中记载的番红花、藏红花，其植物来源为鸢尾科植物 *Crocus sativus* L.，早在唐代即已传入中国，唐陈藏器所著《本草拾遗》中收载的郁金香，实际上就是今之西红花。此前，学界公认的番红花始载于明李时珍《本草纲目》的观点是不正确的。郁金香是近几十年才引进的，为百合

科植物 *Tulipa gesneriana*(荷兰国花),为观赏花卉。郁金香有一定毒性,不适合药用。该考证澄清了西红花(番红花、藏红花)的历史源流,以及西红花与郁金香的关系,起到了正本清源,澄清混乱的作用。

2. 水蔓菁

张子梅等通过查阅古今文献,结合当代水蔓菁的应用。对水蔓菁的品种、药用部位及功效进行了考证。认为水蔓菁应为玄参科植物婆婆纳属植物水蔓菁 *Veronica linariifolia* Pall. ex Link subsp. *dilatata* (Nakai et Kitag.) Hong 的干燥全草,具有清热解毒、利尿、止咳化痰等功效。并发现水蔓菁是一种具有广泛开发前景的草药,值得进一步研究。

3. 天茄儿

张水利等通过古今文献考证和植物学比较研究,结合实地考察进行分类、鉴定,探讨了民间草药天茄儿的历史渊源。认为《履巉岩本草》中记载的天茄儿,应为茄科植物龙珠 *Tubocapsicum anomalum* (Franch. et Sav.) Makino,而不是茄科植物龙葵 *Solanum nigrum* L.。

4. 山药

山药为薯蓣科植物薯蓣 *Dioscorea oposita* Thunb. 的干燥根茎。冯学锋等对山药产地变迁、栽培加工技术发展、临床应用等进行了本草和历史文献考证。发现药用山药从使用野生品到栽培品经历了时代的变迁。唐以前主要使用野生品,从宋开始到清中期栽培品与野生品混用,清中后期(大致18世纪)以来大部分使用栽培品。山药道地产区出现在明代,道地药材"怀山药"则形成于20世纪初。怀山药的形成与栽培、采收加工技术的进步和医家临床应用等因素密切相关。栽培技术的进步解决了山药的资源、外观性状和内在品质。

5. 薏苡仁

薏苡仁为禾本科植物薏苡 *Coix lacryma-jobi* L. var. *ma-yuen* (Roman.) Stapf 的干燥成熟种仁。薏苡是我国最早开发利用的禾本科植物之一,有悠久的栽培历史。薏苡仁营养丰富,被誉为禾谷类"保健滋补之王",是世界范围内备受青睐的保健食品。乐巍等考证分析了薏苡的名称由来,药用、食用品种情况及在我国的栽培历史。结果薏苡属的分类一直说法不一,薏苡、薏米、薏仁米等名称上也不统一,研究中收集了全国各地区14份药用或食用的薏苡样品,发现在总苞的形状、大小、质地、颜色方面都存在差异。因此,有必要在文献整理的基础上对薏苡的种质资源、适宜产地、栽培技术等进行进一步研究工作,推动薏苡资源的开发和利用。

6. 蒙药材阿给

阿给(Agi)为蒙医常用药,具有止血、消肿之功效,临床上主治各种出血、关节肿胀、肾热、月经不调、疮痛等。刘越等通过本草考证,认为阿给是菊科植物冷蒿 *Artemisia frigida* Willd. 的干燥地上部分。冷蒿是蒙古族根据颜色来命名的,并且其植物的蒙名和蒙药名相同。由于它是白色的,因此冷蒿又名小白蒿,因其背负绢毛。故而又称据菟毛蒿,据此可得,阿给即为冷蒿,也即小白蒿。

(丁丽玉)

[附] 参考文献

C

程谊. 中药指纹图谱在质量评价中的作用概述[J]. 中国中医药信息杂志,2008,15(6):107

D

刁兴彬,王海燕,孙强. 柴胡正品与非正品的性状鉴别[J]. 齐鲁药事,2008,27(1):38

段朝辉,张红梅,朱恩圆,等. 吴茱萸质量标准研究-TLC指纹图谱鉴别及HPLC测定吴茱萸碱和吴茱萸次碱含量[J]. 上海中医药杂志,2008,42(5):86

F

冯卫,周鸣. 五种中药伪品的鉴别[J]. 河南中医学院学报,2008,23(4):43

冯学锋,黄璐琦,格小光,等. 山药道地药材形成源流考[J]. 中国中药杂志,2008,33(7):859

G

高松，韦娟，刘运富，等. 用显微和理化鉴别法鉴别秦艽与麻布七[J]. 中华中医药学刊，2007，25(12)：2638

高晓洁，张水利.《本草纲目拾遗》紫背稀奇的本草考证[J]. 中国中药杂志，2008，33(24)：2986

顾秀琰，王昕，王炯，等. 龙胆与混淆品桃儿七、八角莲的鉴别[J]. 甘肃中医，2008，21(10)：34

郭素枝，张育松，马庆奎，等. 不同生境的绞股蓝营养器官解剖特征及品质评价[J]. 热带作物学报，2008，29(4)：472

郭月秋，陈代贤. 淫羊藿根茎作假伪充黄连的鉴别[J]. 中药材，2008，31(9)：1322

H

胡妮娜，田淑琴，于景伟，等. 传统中药鉴定方法的研究发展概况[J]. 中医药信息，2008，25(3)：15

胡世林. 红花与郁金香的本草考证[J]. 现代中药研究与实践，2008，22(3)：3

黄美爱，陈晓龙，肖丽萍，等. 红外光谱法结合热差分析法用于郁金品种的鉴定[J]. 中国医院药学杂志，2008，28(14)：1156

J

姜海，张浩，彭换超，等. 藏药蒂达原植物在四川的地理分布与植物特征[J]. 华西药学杂志，2008，23(1)：81

K

Kao T H，Huang S C，Inbaraj B S，et al. Determination of flavonoids and saponins in Gynostemma pentaphyllum（Thunb.）Makino by liquid chromatography-mass spectrometry[J]. Anal Chim Acta，2008，626(2)：200

L

乐巍，吴德康，汪琼. 薏苡的本草考证及其栽培历史[J]. 时珍国医国药，2008，19(2)：314

李国文，程雪梅，吴弢，等. 蜜制紫菀饮片的质量标准研究[J]. 中草药，2008，39(2)：220

李敏，张娜，林琪宇，等. 黄丝郁金的质量标准研究[J]. 成都中医药大学学报，2008，31(1)：55

李敏，张娜. 郁金类药材质量控制方法的研究[J]. 中药材，2008，31(4)：540

李雄英，罗育，吴耀生，等. RAPD 技术在药用植物绞股蓝鉴别中的初步研究[J]. 武汉植物学研究，2008，26(3)：251

林琪宇，张娜，方道硕，等. 不同品种郁金的薄层鉴别[J]. 四川中医，2008，26(5)：34

刘芳，胡坪，任德权，等. 基于小波变换和分形表达的绞股蓝药材质量评价方法研究[J]. 中成药，2008，30(10)：1494

刘金龙，田国政，孙东发，等. 不同品种绞股蓝同功酶谱初步研究[J]. 时珍国医国药，2008，19(10)：2351

刘梅，俞桂新，张勉，等. 超高效液相色谱法同时测定丹参药材中丹酚酸 B 和丹参酮ⅡA 的含量[J]. 中国中药杂志，2008，33(3)：319

刘欣，安连英，刘军凯. 郁金药材中姜黄素类成分含量测定方法研究[J]. 广东微量元素科学，2008，15(1)：46

刘越，刘敬阁，唐丽，等. 蒙药材阿给的研究现状[J]. 微量元素与健康研究，2008，25(2)：55

罗育，李雄英，吴耀生，等. RAPD 在绞股蓝种类鉴别应用上的条件摸索[J]. 时珍国医国药，2008，19(2)：377

P

裴利宽，郭宝林，黄文华. 淫羊藿主要资源种类的 HPLC 指纹图谱特征和种类鉴定[J]. 中国中药学志，2008，33(14)：1662

裴利宽，郭宝林，孙素琴，等. 淫羊藿药材一些混淆物种的 FTIR 鉴别研究[J]. 光谱与光谱分析，2008，28(1)：55

S

孙琴，肖小河，金城，等. 中药质量控制和评价模式应多元化[J]. 中药材，2008，31(1)：1

T

汤加勇，李青苗，杨瑞武，等. 6 种郁金类药用植物的同工酶研究[J]. 中国中药杂志，2008，33(12)：1381

W

王翀，张媛媛，杨娟，等. 绞股蓝属植物及其混淆品乌蔹莓的 PCR－RFLP 鉴别研究[J]. 中国中药杂志，2008，33(19)：2167

王翀，周天华，杨雪，等. ISSR－PCR 鉴别绞股蓝属 7 种植物[J]. 中草药，2008，39(4)：588

魏丽，李远，李寒冰，等. 基于抗菌效价检测的板蓝根药材品质评价方法研究[J]. 中医药现代化，2008，10(2)：33

吴洁荣，万定荣，余姣君，等. 土家药散血莲的性状显微鉴定[J]. 中药材，2008，31(6)：829

X

夏从龙，张洁，刘光明. 红直獐牙菜的生药学研究[J]. 华西药学杂志，2007，22(6)：636

夏从龙，周浓，杨月娥，等. 宾川獐牙菜的生药学研究[J]. 大理学院学报(综合版)，2007，6(12)：4

夏小中,夏建中,张昌权,等.四批伪品延胡索的鉴别研究[J].现代中药研究与实践,2008,22(4):13

徐敏,熊耀康.DNA分子遗传标记技术在中药鉴定中的应用[J].中华中医药学刊,2008,26(10):2280

徐燃,刘学群,铁德馨,等.铁刀木的生药鉴定研究[J].中药材,2008,31(7):974

Z

张芳, Wang C H, Wang W, et al. Quantitative Analysis by HPLC - MS2 of the Pyrrolizidine Alkaloid Adonifoline in Senecio scandens [J]. Phytochemical Analysis,2008,19(1):25

张洪春,尹海波,王婷,等.老鹳草类药材的显微定量研究[J].辽宁中医药大学学报,2008,10(5):155

张洁,孙骄,王德良,等.民族药金不换的生药学研究[J].云南中医中药杂志,2008,29(6):67

张璐,刘丽娟,陈随清,等.叶绿体DNA序列分析在药用植物鉴定中的应用[J].河南中医学院学报,2008,23(4):94

张庆芝,杨树德,庄绪会,等.昆明龙胆的生药学研究[J].云南中医学院学报,2008,31(4):13

张水利,熊耀康,高晓洁,等.《履巉岩本草》天茄儿的本草考证[J].浙江中医药大学学报,2008,32(3):296

张水利,高晓洁,熊耀康.《本草纲目拾遗》雪里花的本草考证[J].中国中药杂志,2008,33(13):1632

张秀桥,陈家春,桂琴.贵州獐芽菜的生药鉴定[J].中药材,2007,30(5):534

张元忠,陈刚,田华咏,等.民族药显脉獐牙菜生药学研究[J].中国民族医药杂志,2007,13(9):54

张转平,胥道宝,王静,等.HPLC法测定绞股蓝中绞股蓝皂苷A的含量[J].西北药学杂志,2008,23(2):87

张子梅,苗明三.水蔓菁本草及功用考证[J].时珍国医国药,2008,19(3):775

章伟明.绞股蓝与其易混淆品的鉴别[J].浙江中医药大学学报,2008,32(1):107

赵艳玲,山丽梅,金城,等.基于生物热活性表达的中药板蓝根品质评价研究[J].中药材,2008,31(5):743

周跃华.关于我国中药材质量管理标准的几点建议[J].中国中药杂志,2008,33(12):1502

(四)中药化学

【概述】

在2008年度国内主要药学期刊中，中药化学方面公开发表的论文有1 600余篇，报道了从常用中药、民间草药、民族药物、海洋生物以及中药复方中分得的5 000多种化学成分，其中在81个科目(见表3-4)新化合物约380多个，以药用植物研究为主。

表3-4　2008年发现新化合物的药用植物种类

科　名	种　　　名
百合科	藜芦、知母、麦冬、洋葱、天目贝母
百部科	蔓生百部、直立百部
唇形科	肾茶、蓝萼香茶菜、滇丹参、冬凌草、连钱草、大叶香茶菜、鄂西香茶菜、糙苏
大戟科	算盘子、红算盘子、甘遂、白饭树、毛叶巴豆、地锦草
蝶形花科	国槐、藤香树
冬青科	毛冬青
大麻科	啤酒花
豆　科	野葛、合欢、决明子、大麻药、云实、补骨脂、苦参、红血藤、喙荚云实、锦鸡儿、毛杭子梢、毛鱼藤
椴树科	破布叶
番荔枝科	陵水暗罗、哥纳香
杜鹃花科	樱草杜鹃、马醉木
含羞草科	合欢
禾本科	玉米须、芦竹
胡蔓藤科	钩吻
黑三棱科	三棱
胡椒科	石蝉草
葫芦科	棒槌瓜
黄杨科	黄杨
蒺藜科	刺蒺藤、蒺藜
夹竹桃科	灯台树叶、萝芙木
金星蕨科	披针新月蕨
金粟兰科	草珊瑚
菊　科	羽叶千里光、麻叶千里光、狗舌草、苍耳子、旋覆花、苦碟子、单麻叶千里光、款冬、菊薯、少花斑鸠菊、牛蒡、苍耳、千里光、天山橐吾、蒙古蒲公英、花凤毛菊、地胆草、红花、杓儿菜、南川斑鸠菊、毛裂蜂斗菜、马蔺、一年蓬、黑紫橐吾

续　表

科　名	种　　名
卷柏科	江南卷柏、翠云草
爵床科	穿心莲、野靛棵
苦木科	苦树
腊梅科	山腊梅
兰　科	翅梗石斛、山慈菇、细叶石仙桃、竹叶兰、绶草、独蒜兰
灵芝科	灵芝
楝　科	碧绿米仔兰、木果楝、川楝
蓼　科	红蓼、何首乌、
鳞毛蕨科	复叶耳蕨
龙胆科	红花龙胆
藜　科	无叶假木贼
萝摩科	昆明杯冠藤、通光散、合掌消、蛇胆草
马鞭草科	海榄雌
毛茛科	棉团铁线莲、毛茛、鹅掌草、竹节香附、
木兰科	五味子
木犀科	女贞、素馨花、小叶丁香、大叶白蜡树、连翘
槭树科	云南金钱槭
漆树科	黄连木
买麻藤科	买麻藤
茜草科	蓬子菜、白花蛇舌草、毛钩藤
蔷薇科	火棘、木瓜、棣棠
茄　科	排风藤
七叶树科	日本七叶树
瑞香科	白木香、沉香、黄瑞香
肉豆蔻科	肉豆蔻
伞形科	北沙参、前胡、羌活
桑　科	竹叶榕、滇桑、构树叶、鸡桑
蛇菰科	筒鞘蛇菰
山毛榉科	板栗

续表

科　名	种　名
十字花科	白芥子
使君子科	拉贡木
水龙骨科	石蕨
苏木科	苏木
石竹科	王不留行、无毒香石竹
石蒜科	文殊兰
山茶科	亮叶杨桐、大头茶、油茶
使君子科	使君子
无患子科	文冠果
睡莲科	莲
松　科	土荆皮、樟子松、巴山冷杉
铁角蕨科	过山蕨
藤黄科	藤黄
卫矛科	雷公藤
梧桐科	蝴蝶树
五加科	西洋参、人参、独活
五味子科	满山香子
玄参科	轮叶婆婆纳、胡黄连
旋花科	甘薯
荨麻科	滇藏荨麻
杨柳科	山杨
罂粟科	元胡
杨梅科	杨梅
鸢尾科	射干
远志科	狭叶香港远志、远志、大金牛草、蝉翼藤、小远志
芸香科	吴茱萸、疏毛吴茱萸、黄柏、黄檗
泽泻科	泽泻
紫金牛科	走马胎
紫葳科	蜡烛果、大花鸡肉参

本年度中药化学研究方面发表的文章仍以中药化学成分的提取分离纯化及工艺考察为主,所涉及的结构类型基本涵盖了天然产物的所有结构类型,其中以黄酮类、皂苷类成分研究报道较多,其次为萜类、生物碱类、蒽醌类、甾醇类等。所研究的植物种类主要集中在菊科、唇形科、豆科、百合科、蔷薇科、毛茛科、兰科等植物类群中。在常用中药的化学成分的分离、活性筛选,藻类、菌类和民族药物、海洋药物的开发研究及一些新技术的推广使用上,各有一些新进展。

1. 常用中药的化学成分的分离及活性成分

本年度国内学者从 40 多种常用中药中分离了约 120 种新化合物。如从藜芦(*Veratrum nigrum* L.)中分得 12β - hydroxylveratroylzygadenine,从茯苓[*Poria cocos*(Schw.) Wolf]中分得 Poriacosone A 和 Poriacosone B;从吴茱萸[*Evodia rutaecarpa*(Juss.) Benth.]中分得 trans - Feruloyl - 6 - O - gluconic acid, trans - Caffeoyl - 6 - O - gluconic acid 及黄媛等从西洋参(*Panax quinquefolium* L.)中的(12R, 20S, 24R) - 20, 24; 12, 24 - diepoxy - 24 - deisopropyl - dammarane - 3β - ol 等新化合物。

从植物中得到的一些新化合物具有一定的生物活性。如从小叶丁香(*Syringa pubescens* Turcz.)中发现的 Pubescenside A,对 L2215 细胞具有明显的抑制作用;卢滨等从升麻(*Actaea asiatica* Hara)中分离到的(23R) - 26 - deoxyeimieifu goside 对宫颈癌细胞(Hela)和小鼠成纤维细胞(L929)有细胞毒作用;干宁等从毛排钱草地上部分分离到的(z)-1-(3-羟基-2,4-二甲氧苯基)-3-(4-羟基-3-甲氧基苯基)丙烯具有一定的细胞毒活性等。

在对活性部位筛选的基础上分离得到一些成分,有些也是新化合物。如王红刚等从沉香叶(*Aquilaria sinensis Lour.*)的抗肿瘤活性部位,分离到芫花素、洋芹素-7,4′-二甲醚、木犀草素-7,4′-二甲醚等 10 种成分;也有学者对 40 种天然抗癌药物的细胞毒性和对 DNA 拓扑异构酶 Ⅰ 和 Ⅱ 的抑制活性研究中发现,茜草根的二氯甲烷提取物对 HT - 29、He pG 2 和 MCF - 7 三种癌细胞株以及 DNA 拓扑异构酶 Ⅰ 和 Ⅱ 具有较强的细胞毒活性,并从提取物中分离了 9 种化合物,其中 epoxymollugin 为新化合物。

2. 从藻类、菌类中分离新化合物

蒙丽琼等从褐藻圈扇藻(*Zonaria diesingiana* J.)的乙醇提取物中首次分离得到一个新化合物,为正十六烷酰氧基-2-(16″Z)-二十-碳烯酰氧基-丙三醇-1-β-D-半乳糖苷。廖小建从中国南海采集的长枝沙菜(*Hypnea charoides*)的乙醇提取物中分离得到 3 个化合物,其中 3,6-二甲基-8-(4-亚甲基-3-庚氧基)-1-辛胺,(2R,1S,2S,3R)-Ⅳ-[1-羟甲基-2,3′-二羟基十七烷基]-2-羟基-12,13-亚甲基二十四脂肪酰胺为新化合物,分别命名为沙菜胺和沙菜酰胺。韩壮等从红树植物海丰亡果内生真菌(*Penicillium sp.*)发酵液的乙酸乙酯提取物进行了柱层析分离,得到 3 个化合物,其中 4-(3-hydroxybutan - 2 - yl) - 3, 6 - dimethyl - benzene - 1,2 - diol 和 3,4,5 - trimethyl - 1,2 - benzenediol 均具有抗耐甲氧西林金黄色葡萄球菌的活性。

3. 民族药物和海洋药物的研究

西南地区民族药及藏药为仍今年热点,相关文献达 250 余篇。如滇药旋花茄、山海棠、藏药红花、镰形棘豆等的研究都有报道。杨小龙等从番石榴叶中分离出一个新的由两分子番石榴二醛通过醚键形成结构对称的二聚体;从滇丹参中分离的 Salvianolic acid,经实验证明具有良好的抗 HIV 活性;从滇藏荨麻(*Urtica mairei* Levl.)分离出的 Urticene, Urticol 两个新化合物;蔡祥海从灯台树叶[*Alstonia scholaris* (Linn.) R. Br.]中分离出 4 个鸭脚树叶碱型单萜吲哚生物碱,其中 5β - methoxyaspidophylline 为新化合物。

海洋药物近年来一直是研究热点,詹永成等从海洋生物罗氏海盘车(*Asterias rollestoni* Bell.)中分离得到一个新化合物,利用理化和波谱分析方法鉴定为 2-(2′R-羟基二十碳酰胺)-3-羟基-(2S,3R,4E,9Z)-十八碳二烯-1-(β)-D-葡萄吡喃糖苷,命名为罗氏脑苷 E。徐石海等采用抗肿瘤活性追踪法对中国南海西沙群岛永兴岛柔荑软珊瑚(*Nephthea sp.*)中抗肿瘤活性成分进行研究,得到两种具有细胞毒活性的甾醇化合物,其中 24-甲基胆甾-5-烯-3β,8β-二醇对肝癌细胞(BEL - 7402),小鼠白血瘤细胞(P_{388})

和人结肠癌细胞(LOVO)作用的IC50值分别为18.0、25.5和20.6 μg/ml,有一定的抗癌活性。

4. 采用一些较新技术

(1) 超声波提取 本年度对超声波提取多糖的工艺研究较多。孟江等以多糖得率、多糖含量为指标成分,建立超声波提取鱼腥草多糖的最佳工艺。结果在鱼腥草料液比1∶30,超声60 min,醇沉浓度为90%的条件下。多糖得率及含量分别为14.61%和12.22%。得率和含量略低于其他提取方法,但提取时间是酸提法的1/9、水提法的1/6、碱提法的1/3,大幅度降低了成本;同时超声提取所得多糖颜色最浅,可降低下一步的脱色纯化的难度;超声提取全过程避免了高温加热,从而减少了酸碱对多糖结构的破坏。

罗巅辉利用超声波从牛蒡中提取多糖的工艺条件进行了研究。结果最佳提取工艺条件为料液质量比1∶35、超声波功率700 W、超声波提取102 min,提取率可达59.5%,利用超声波提取法得到的牛蒡粗提物经透析,在透析袋外检测有苯酚-硫酸反应,说明经超声波作用在牛蒡中可能会提取出分子量较低的低聚糖。

(2) 超高压提取 超高压提取具有提取时间短、能耗低、大分子物质溶出少、有效成分提取率高以及可避免热效应引起的有效成分结构改变、损失和生理活性降低等优点,同时由于超高压提取是在密闭环境中进行,没有溶剂挥发,不会造成环境污染。陈瑞战等提取了黄芪中的黄芪皂苷时,以70%乙醇为溶剂,在300 MPa高压下提取5 min,黄芪皂苷提取率可达0.172%,明显优于热回流提取法0.138%的提取率。闫洪森等分别采用超高压提取技术和热回流提取法、超声提取法提取白花蛇舌草中的黄酮类和香豆素类化合物,发现虽然在总黄酮和总香豆素提取率方面三者没有差异,但在提取物中2,2-二苯基-1-苦肼基(DPPH)自由基和羟自由基的清除率和提取物的稳定性方面,超高压提取技术明显优于另外两种方法。

(3) 超临界CO_2萃取 主要是比较水蒸气蒸馏法和超临界萃取法两种不同提取挥发油化学成分方法的比较研究。潘艺等研究发现。流体萃取法对极性稍强的化合物如长链脂肪酸及酯有明显的萃取优势。采用超临界CO_2萃取杜衡挥发油,萃取得率为4.83%,显著高于采用水蒸气提取法的萃取得率2.4%,具有得率高、选择性强的特点,为杜衡的进一步开发和利用提供参考。史克莉等考察了水蒸气蒸馏法和超临界萃取法两种不同提取方法对莪术挥发油化学成分尤其是有效成分的影响。结果两种不同提取方法所得挥发油含量不同,超临界萃取法所得的油要比常规提取法高,且所得的化合物要比常规法多,同时主要有效成分含量也较高。

(4) 大孔树脂 本年度利用大孔树脂分离纯化方面的报道仍较多,其中以大孔树脂分离纯化黄酮类物质的报道尤多。如陈建明等考察不同型号大孔树脂分离纯化桑叶黄酮的工艺条件,通过静态吸附-解吸实验筛选最佳大孔树脂,结果最佳工艺条件为,桑叶黄酮提取液(含生药0.5 g/ml)上样,树脂用量为3倍生药量,洗脱剂采用50%乙醇,用量为16倍生药量,从提取液中至纯化物中的桑叶黄酮的转移率为85.9%。程冰洁等考察了FL-1大孔树脂吸附纯化番石榴叶总黄酮的工艺条件及参数,大孔树脂对番石榴叶总黄酮吸附纯化的最佳条件为,样品中总黄酮的浓度为13.22%,原药材与树脂投量比为1∶4。以70%乙醇作为洗脱剂、洗脱流速为2 ml/min。采用本工艺,番石榴叶总黄酮的得率达30.12%,纯度达55.22%。

蒋林英等对当归的超临界萃取-大孔树脂吸附联用技术工艺进行了研究,结果最佳萃取条件是当萃取压力30 MPa、温度为35℃,萃取2 h,解析压力和温度分别为6 MPa和60℃时,当归的萃取物中挥发油得率为1.52%,其中藁本内酯的相对提取率为63.21%;对其药渣采用水提-大孔树脂精制,优选出最佳的精制条件是,对萃取的药渣水提取后上AB-8树脂,用量以阿魏酸计为8.64 mg/g干树脂,以4倍柱体积60%乙醇为洗脱溶媒时,阿魏酸的提取率(相对于水提液)为94.33%,达到保留药材中的有效成分。

另外,有大孔树脂分离纯化夏枯草、鱼腥草、益母草、淫羊藿等常用中药的报道,均取得较明显的效果。

(5) 高速逆流色谱(HSCCC) 目前高效逆流色谱主要用于极性不强的物质分离纯化,而水溶性较强的成分分离受限,难点在于极性较大的溶剂往往溶于水,结果较难理想呈现,国内应用高速逆流分离中药成分的报道不多。张云峰等应用

HSCCC 从穿心莲的粗提物中同时分离纯化出 4 种生物活性化合物，利用波谱检测技术对其化学结构进行鉴定，分别为 14-脱氧穿心莲内酯-19-B-D-葡萄糖苷、新穿心莲内酯、穿心莲内酯和 14-脱氧穿心莲内酯。从 500 mg 粗提物中分离得到 4 种化合物的量分别是 56.8、1.5、108.3 和 218.0 mg；纯度分别达 98.5%、92.5%、96.2%和 93.6%；回收率分别为 95.5%、97.8%、93.2%和 91.9%。说明高速逆流色谱可有效分离得到高纯度产物。江永南等还以肿节风水提液的 70%醇溶部分为原料，利用 HSCCC 中一次流程分离制备异秦皮啶单体的报道。

（赵森森　李业生　俞桂新）

【196 种中草药中的新成分研究】

2008 年，国内中药研究人员从 196 种中药和植物药中发现了 384 个新化合物(见表 3-5)。

表 3-5　196 种中草药中发现的 384 个新化合物

中草药及其原植物名	新成分名称	分子式	熔点(℃)及旋光度	生物活性	报道者
1. 肾茶 *Clerodendranthus spicatus* (Thunb.) C. Y. Wu	Clerspide A	$C_{19}H_{34}O_{10}$	$[\alpha]_D^{20}$ −34.0°		Jian Z, et al
	Clerspide B	$C_{20}H_{42}O_{14}$	$[\alpha]_D^{20}$ −40.5°		
2. 蓬子菜 *Galium verum* L.	7-O-α-L-rhamnopyranosyl-(1-2)-[β-D-xylopyranosyll-(1-6)]-β-D-glucopyranoside	$C_{33}H_{40}O_{19}$	201～203		Chun C Z, et al
	3,5,7,3′,4′,3″,5″,7″,3‴,4‴-decahydronxyl-[8-4-CH_2-8″]-biflavone	$C_{31}H_{20}O_{14}$	>300		
3. 藜芦 *Veratrum nigrum* L.	12β-hydroxylveratroylzygadenine	$C_{36}H_{51}NO_{11}$	250～252 $[\alpha]_D^{20}$ +16.0°		Yue C, et al
4. 海榄雌 *Avicennia marina* (Forsk.) Vierh.	No. 2106 A	$C_8H_{10}O_4$	178～180 $[\alpha]_D^{20}$ +36.9°		San Y W, et al
	Cyclo-Cv-MeVal-N-MeAla	$C_{10}H_{18}O_2N_2$	136.3～138.9 $[\alpha]_D^{20}$ +67.3°		
5. 蔓生百部 *Stemona japonica* (Bl.) Miq	Stilbostemin P	$C_{17}H_{20}O_4$			Ya Z Z, et al
	Stilbostemin Q	$C_{17}H_{20}O_4$			
	Stilbostemin R	$C_{18}H_{22}O_3$			
	Stemanthrene Q	$C_{18}H_{20}O_3$			
6. 茯苓 *Poria cocos* (Schw.) Wolf	Poriacosone A	$C_{32}H_{46}O_5$	$[\alpha]_D^{20}$ +41.8°		Zhang Y, et al
	Poriacosone B	$C_{32}H_{46}O_5$	$[\alpha]_D^{20}$ +26.2°		
	29-hydroxypachymic acid	$C_{31}H_{45}O_5$	$[\alpha]_D^{20}$ +27.4°		Zhang Y, et al
	25-hydroxypolyporenic acid	$C_{33}H_{51}O_6$	$[\alpha]_D^{20}$ +20.1°		
7. 翅梗石斛 *Dendrobium trigonopus* (Rchb.) F.	Trigonopol A	$C_{27}H_{30}O_9$	53～55 $[\alpha]_D^{20}$ +5.2°		Jiang M H, et al
	Trigonopol B	$C_{25}H_{26}O_7$	55～57 $[\alpha]_D^{20}$ +7.1°		

续 表

中草药及其原植物名	新成分名称	分子式	熔点(℃)及旋光度	生物活性	报道者
8. 陵水暗罗 *Polyalthia nemoralis* A. DC.	Polynemoraline A	$C_{34}H_{20}N_2O_6$	>260[α]$_D^{20}$ 0		Zi M L, et al
	Polynemoraline B	$C_{20}H_{11}N_2O_3$	>210		
	Polynemoraline C	$C_{15}H_{13}NO_4$	162～163		
	Polynemoraline D	$C_{16}H_{13}NO_3$	167～168		
9. 狭叶香港远志 *Polygala hongkongensis* Hemsl. ex Forb. et Hensl. var. stenophylla (Hayata) Migo	Polyhongkongenoside A	$C_{25}H_{26}O_{16}$	213～214 [α]$_D^{20}$ −62°		Jian F W, et al
	Polyhongkongenoside B	$C_{21}H_{22}O_{11}$	173～175 [α]$_D^{20}$ −60.8°		
10. 山慈菇 *Cremastra appendiculsta* seu Pleiones	(−)-cadin-4,10(15)-dien-11-oic acid	$C_{15}H_{22}O_2$	139～144 [α]$_D^{20}$ −188.2°		Shuai L, et al
	(−)-ent-12β-hydroxykaur-16-en-19-oic acid 19-O-β-D-xylopyranosy-(1→6)-O-β-D-glucopyranoside	$C_{31}H_{48}O_{12}$	183～184 [α]$_D^{20}$ −55.8°		
	5-甲氧基联苄-3,3′-二-O-β-D-吡喃葡糖苷	$C_{27}H_{36}O_{13}$	152～153 [α]$_D^{24}$ +21°		刘净,等
11. 昆明杯冠藤 *Cynanchum wallichii* Wight	Caudatin-3-O-β-D-cymaropyranosyl-(1→4)-β-D-digitoxopyranoside	$C_{41}H_{64}O_{13}$	[α]$_D^{20}$ +20.6°		Gang C, et al
	Caudatin-3-O-β-D-oleandropyranosyl-(1→4)-β-D-cymaropyranoside	$C_{42}H_{66}O_{13}$	[α]$_D^{20}$ −15.0°		
12. 灵芝 *Ganoderma lucidum* (Curtis: Fr.)P. Karst	23S-hydroxy-3,7,11,15-tertraoxo-lanost-8,24E-diene-26-oic acid	$C_{30}H_{40}O_7$	[α]$_D^{25}$ +163°		Shu H, et al
	12β-acetory-3β-hydroxy-7,11,15,23-tetranoxo-lanost-8,20E-diene-26-oic acid	$C_{32}H_{42}O_9$	[α]$_D^{25}$ +64°		
13. 野葛 *Pueraria lobata* (Willd.)ohwi	Formononetin8-C-[β-D-apiofuranosyl-(1→6)]-β-D-glucopyranoside	$C_{27}H_{30}O_{13}$	166～168 [α]$_D^{25}$ 27.3°		Yan C S, et al
	Formononetin8-C-[β-D-xylopyranosyl-(1→6)]-β-D-glucopyranoside	$C_{27}H_{30}O_{13}$	143～145 [α]$_D^{25}$ −9.2°		
14. 苦碟子 *Ixeris sonchifolia* (Bge.) Hance	11-Epi-8-desoxyarelin	$C_{15}H_{28}O_4$	190.7～190.9 [α]$_D^{20}$ +112.7°		

续　表

中草药及其原植物名	新　成　分　名　称	分 子 式	熔点(℃) 及旋光度	生物活性	报道者
14. 苦碟子 *Ixeris sonchifolia* (Bge.) Hance	Onchifoliasolide A	$C_{21}H_{28}O_9$	147.8～149.9 $[\alpha]_D^{20}$ +144°		Wen W Z, et al
	Onchifoliasolide B	$C_{23}H_{24}O_6$	81.2～82.4 $[\alpha]_D^{20}$ +112.8°		
	Onchifoliasolide C	$C_{29}H_{34}O_{11}$	227.0～229.4 $[\alpha]_D^{20}$ +78.0°		
	Sonchifoliasolides D	$C_{15}H_{18}O_4$	177.3～179.5 $[\alpha]_D^{20}$ +198.7°		Zhang W Z, et al
	Sonchifoliasolides E	$C_{15}H_{20}O_4$	140.9～142.0 $[\alpha]_D^{20}$ +130.9°		
	Sonchifoliasolides F	$C_{15}H_{18}O_4$	86.8～89.3 $[\alpha]_D^{20}$ +85.9°		
	Sonchifoliasolides G	$C_{15}H_{20}O_4$	122.3～124.5 $[\alpha]_D^{20}$ +53.0°		
	Sonchifolacyone E	$C_{15}H_{18}O_5$	164～166 $[\alpha]_D^{25}$ +81°	抗剂和反 freedant 一些昆虫	Zhang N, et al
	Sonchifolinin B	$C_9H_{12}O_3$	135～148 $[\alpha]_D^{25}$ +11°		
15. 吴茱萸 *Evodia rutaecarpa* (Juss.) Benth. var. officinalis (Dode) Huang.	trans-Feruloyl-6-O-gluconic acid	$C_{16}H_{20}O_{10}$	$[\alpha]_D^{20}$ −8.8°		Meng Y Z, et al
	trans-Caffeoyl-6-O-gluconic acid	$C_{15}H_{18}O_{10}$	$[\alpha]_D^{20}$ −7.6°		
16. 蜡烛果 *Aegiceras corniculatum* (Linn.) Blanco	N-[4-(2-Formyl-5-hydroxymethyl-1-yl)-butyl]-acetamide	$C_{12}H_{18}N_2O_3$			Li Y L, et al
	N-[5-(2-Formyl-5-hydroxymethyl-1-yl)-pentyl]-acetamide	$C_{13}H_{20}N_2O_3$			
	(3aR,8aR)-3a-Acetoxyl-1,2,3,3a,8,8a-hexahydropyrrolo-[2,3-b]indol	$C_{12}H_{14}N_2O_3$	$[\alpha]_D^{25}$ +84°		
17. 合欢 *Albizia julibrissin* Durazz.	Hehuanoside A	$C_{88}H_{140}NO_{42}$	227～228 $[\alpha]_D^{18}$ −39°		Tun H X, et al
18. 远志 *Polygala tenuifolia* Willd.	Tenuifoside A	$C_{79}H_{118}O_{38}$	242～244 $[\alpha]_D^{18}$ −39°		Tun H X, et al

续 表

中草药及其原植物名	新成分名称	分子式	熔点(℃)及旋光度	生物活性	报道者
18. 远志 *Polygala tenuifolia* Willd.	3-β-O-β-D-glucopyranosyl presenegenin 28-O-α-L-arabipyranosyl(1→3)-β-D-Xylopyranosyl(1→4)-[β-D-apiofuranosyl(1→3)]-α-L-rhamnopyranosyl(1→2)-[α-L-rhamnopyranosyl(1→3)]-β-D-fucopyra-nosyl ester	$C_{69}H_{110}O_{36}$			Tun H X, et al
19. 素馨花 *Jasminum officinale* L. var. grandiflorum	3-O-α-L-吡喃鼠李糖基(1→2)-β-D-吡喃木糖基常春藤皂苷元-28-O-β-D-吡喃半乳糖基(1→6)-β-D-吡喃半乳糖酯苷	$C_{53}H_{86}O_{22}$	214～216 $[\alpha]_D^{20}+15.6°$		赵桂琴,等
	素馨花苷	$C_{35}H_{38}O_{22}$	210～212 $[\alpha]_D^{25}-166.4°$		赵桂琴,等
20. 通光散 *Marsdenia tenacissima*(Roxb.) Wight et Arn.	11α-O-tigloyl-17β-tenacigenin B	$C_{26}H_{38}O_6$	225～227 $[\alpha]_D^{25}-55.7°$		雷勇胜,等
	tenacissoside N	$C_{54}H_{84}O_{24}$			Liu J, et al
21. 筒鞘蛇菰 *Balanophora involucrata* Hook. f.	(2R-圣草酚-5-O-β-D-吡喃葡萄糖苷	$C_{21}H_{22}O_{11}$			潘剑宇,等
22. 土荆皮 *Pseudolarix kaempferi*(Lindl.) Gord.	pseudolaroside C	$C_{14}H_{18}O_8$	$[\alpha]_D^{20}-50°$		冯苏秀,等
23. 细叶石仙桃 *Pholidota cantonensis* Rol.	pholidonone	$C_{15}H_{14}O_3$			李建晨,等
24. 樱草杜鹃 *Rhododendron Primulaeflorum* Bur. et Franch	methyl 2-hydroxy-6-methyl benzoate 4-O-β-D-glucopyranoside	$C_{15}H_{20}O_9$			Li X F, et al
25. 羽叶千里光 *Senecio argunensis* Turcz.	8,8″-methylene-bisquercetin	$C_{31}H_{20}O_{14}$			李宁,等
26. 苦树 *Picrasma quassioides* (D. Don) Benn	4,5-dimethoxy-10-hydroxycanthin-6-one	$C_{16}H_{12}O_4N_2$	227～229	细胞毒活性 against CNE2 细胞系	Jiang M X, et al
27. 算盘子 *Glochidion puberum* (Linn.) Hutch.	Puberoside A	$C_{48}H_{71}O_{14}$	$[\alpha]_D^{23.6}+19.67°$		Zhang Z, et al
	Puberoside B	$C_{48}H_{71}O_{14}$	$[\alpha]_D^{23.6}-19.67°$		

续 表

中草药及其原植物名	新成分名称	分子式	熔点(℃)及旋光度	生物活性	报道者
28. 过山蕨 *Camptosorus sibiricus* Rupr.	(24R)-3β,7β,24,25,30-pentahydroxycycloartane-3-O-β-D-glucopyranosyl-(1→4)-[α-L-arabinopyranosyl-(1→2)-β-D-glucopyranosyl]-24-O-β-D-glucopyranoside	$C_{53}H_{90}O_{24}$	280～282 $[\alpha]_D^{20}$ +2.4°	细胞毒活性对人类肿瘤细胞系	Zhang P, et al
	(24R)-3β,7β,24,25,30-pentahydroxycycloartane-3-O-β-D-glucopyranosyl-(1→4)-[β-D-galactopyranosyl-(1→2)-β-D-glucopyranosyl]-24-O-β-D-glucopyranoside	$C_{54}H_{92}O_{25}$	283～285 $[\alpha]_D^{20}$ +2.0°		
	(24R)-3β,7β,24,25,30-tane-O-coamaroyl-3-O-β-Dglucopyranosyl-24-O-β-D-glucopyranosyl-(1→2)-β-D-glucopyranoside	$C_{57}H_{88}O_{22}$	274～276 $[\alpha]_D^{20}$ +6.4°		
	(24R)-3β,7β,24,25-tetrahydroxycycloartane 3-O-β-D-glucopyranosyl-24-O-β-D-glucopyranoside	$C_{42}H_{72}O_{14}$	270～272 $[\alpha]_D^{20}$ +3.6°	体外对人肿瘤细胞系有作用	Li N, et al
	(24R)-3β,7β,24,25-tetrahydroxycycloartane 3-O-β-D-glucopyranosyl-(1→2)-β-D-glucopyranosyl-24-O-β-D-glucopyranoside	$C_{48}H_{82}O_{19}$	278～280 $[\alpha]_D^{20}$ −0.2°		
29. 白学指软珊瑚 *Sinularia sp.*	Diepoxycembrene A	$C_{20}H_{32}O_2$			Qin S, et al
30. 买麻藤 *Gnetum pendulum* Markgr.	3-O-(β-hydroxy-9Z,11E,15E-octadecatrienoyl) cycloeucalenol	$C_{48}H_{78}O_3$	$[\alpha]_D^{20}$ +17.6°		Xiang W S, et al
	24′-hydroxy-teracosyl erulate	$C_{34}H_{58}O_5$	$[\alpha]_D^{20}$ −18.2°		
31. 无叶假木贼 *Anabasis aphylla* L.	2-(Pyridin-3-yl)-6-[2-pyridin-3-yl-pyridin-5-yl] piperidine	$C_{20}H_{120}N_4$	$[\alpha]_D^{20}$ +60°		Du H, et al
32. 辐肛参 *Actinopyga lecanora*	Lecanoroside A	$C_{41}H_{62}O_{20}S_2$	248.5±0.5 $[\alpha]_D^{20}$ −31.8°	细胞毒活性对白血病 HL-60cells	Zhang S L, et al
	Lecanoroside B	$C_{53}H_{84}O_{27}S$	236.0±0.5 $[\alpha]_D^{20}$ −15.2°		
33. 菊薯 *Smallanthus sonchifolius*	Ent-kanrane-3β,16β17,18-tertol	$C_{20}H_{35}O_4$	203～207 $[\alpha]_D^{25}$ −41.0°		

续 表

中草药及其原植物名	新成分名称	分子式	熔点(℃)及旋光度	生物活性	报道者
33. 菊薯 *Smallanthus sonchifolius*	3R,7E-9-butoxyl-megastigma-3-ol-3-O-β-D-glucopyrnoside	$C_{23}H_{41}O_7$	122~125 $[\alpha]_D^{25}$ -30.1°		Qiu Y K, et al
	3S,5R,6Z-megastigma-6-en-3,5,8,9-tertol	$C_{23}H_{25}O_4$	$[\alpha]_D^{25}$ -13.2°		
34. 元胡 *Corydalis yanhusuo* W. T. Wang	13-methyl-palmatrubine	$C_{21}H_{22}NO_4$	175~176		Cheng X Y, et al
	13-methyl-dehydrocordalmine	$C_{21}H_{22}NO_4$	193~194		
35. 千里光 *Senecio argunensis* Buch. -Ham	8-(2″-pyrrolidinone-5″-yl)-guercetin	$C_{19}H_{15}NO_8$	$[\alpha]_D^{20}$ 0		Li N, et al
	8-(2″-pyrrolidinone-5″-yl)-isorhamnetin	$C_{20}H_{17}NO_8$	$[\alpha]_D^{20}$ 0		
36. 破布叶 *Microcos paniculata* Linn.	Microcosamine A	$C_{16}H_{127}NO$	108~110 $[\alpha]_D^{20}$ +4°	对致乏库蚊有杀灭作用	Feng S X, et al
	Microcosamine B	$C_{16}H_{127}NO_2$	95~98 $[\alpha]_D^{20}$ +5°		
37. 红算盘子 *Glochidion coccineum* (Buch. -Ham.) Muell. Arg.	Glochicoccinoside A	$C_{33}H_{44}O_{20}$	$[\alpha]_D^{26}$ +5.4°		Xiao H T, et al
	Glochicoccinoside B	$C_{33}H_{44}O_{20}$	$[\alpha]_D^{28}$ +5.4°		
38. 狗舌草 *Tephroseris kirilowii* (Turcz. ex DC.) Holub	Tephroside A	$C_{19}H_{30}O_9$	$[\alpha]_D^{23}$ -100.3°		Wang Y H, et al
	Tephroside B	$C_{23}H_{31}NO_7$	$[\alpha]_D^{23}$ -78.2°		
	Thesinine-4′-O-α-L-rhamnoside	$C_{15}H_{18}O_7$	$[\alpha]_D^{23}$ -72.7°		
	P-coumaric acid 4-O-α-L-rhamnoside	$C_{15}H_{18}O_4$	$[\alpha]_D^{23}$ -104.6°		
39. 女贞 *Ligustrum lucidum* Ait.	3β-Acetoxyl-20S,24R-dammarane-25-ene-24-hydroperoxy-20-ol	$C_{32}H_{54}O_5$	220~222		Xu X H, et al
	20S,24R-dammarane-25-ene-24-hydroperoxy-3β,20-diol	$C_{30}H_{52}O_4$	197~200		
40. 国槐 *Sophora japonica* L.	Genistein 4′-O-(6″-O-α-L-rhamnopyranosyl)-β-sophoroside	$C_{33}H_{40}O_{19}$	248~249 $[\alpha]_D^{25}$ -45°		Tang Y P, et al
	Genistein 4′-O-(6‴-O-α-L-rhamnopyranosyl)-β-sophoroside	$C_{33}H_{40}O_{19}$	245~246 $[\alpha]_D^{25}$ -67°		
41. 毛冬青 *Ilex pubescens* Hook. et Arn.	Ilexsaponin B_4	$C_{46}H_{75}O_{17}$	241~243 $[\alpha]_D^{30}$ +15°		Feng P, et al
	Ilexsaponin C	$C_{141}H_{67}O_{14}$	230~231 $[\alpha]_D^{30}$ +7°		

续 表

中草药及其原植物名	新成分名称	分子式	熔点(℃)及旋光度	生物活性	报道者
41. 毛冬青 *Ilex pubescens* Hook. et Arn.	ilexlignan A	$C_{30}H_{38}O_{11}$			Zhou Y B, et al
	6′-O-acetyl-ilexsaponin A_1	$C_{30}H_{46}O_{12}$			姜一平,等
42. 射干 *Belamcanda chinensis* (Linn.) DC	5,4′-Dihydroxy-6,7-methylenedioxy-3′-methoxyflavone	$C_{17}H_{12}O_7$			Jin L, et al
	3′,5′-Dimethoxy irrsolone-4′-O-β-D-glucoside	$C_{25}H_{26}O_{13}$	$[\alpha]_D^{20}$ +46.7°		
43. 小叶丁香 *Syringa pubescens* Turcz.	Pubescenside A	$C_{29}H_{52}O_{17}$	139～141 $[\alpha]_D^{20}$ −5.63°	对 L2215 细胞毒性细胞株	Yin W P, et al
44. 芦竹 *Arundo donax* L. D	Donasine	$C_{23}H_{28}N_4O_3$			Jia A L, et al
45. 火棘 *Pyracantha fortuneana* (Maxim.) Li	Pyrafortunoside A	$C_{20}H_{28}O_{13}$	$[\alpha]_D^{24}$ −55.7°		Dai Y, et al
	Pyrafortunoside B	$C_{25}H_{30}O_{13}$	$[\alpha]_D^{25}$ −55.2°		
	Pyrafortunoside C	$C_{24}H_{28}O_{13}$	$[\alpha]_D^{25}$ −54.1°		
46. 栌菊木 *Nouelia insignis* French	ent-14β,15α-dihydroxykaur-16-en-19-qic acid	$C_{20}H_{30}O_4$	145～146 $[\alpha]_D^{20}$ −131°		Hu X Y, et al
	ent-14β-hydroxy-15-oxokaur-16-en-19-qic acid	$C_{20}H_{28}O_4$	235～236 $[\alpha]_D^{20}$ −140°		
47. 红树林共生真菌 *Paecilomyces sp.* (ttree1-7)	Paeciloxanthone	$C_{20}H_{20}O_4$	137	对乙酰胆碱酯酶抑制的细胞毒作用和抗菌活性	Wen L, et al
48. 大麻药 *Dolichos tenuicaulis* (Bakere) Craib	(2S,)-5,2′,6′-trihydroxy-8-prenyl-6-7-(3-prenyl-2,2-dimethylpyrano)-3′,4′-(2,2-dimethyl-keone-cyclohexadiene)-flavanone	$C_{36}H_{40}O_7$	$[\alpha]_D^{25}$ −120°		Peng J Y, et al
	(2S,)-5,2′,6′-trihydroxy-8-prenyl-6-7-(3-prenyl-2,2-dimethyl-1-keone-cyclohexadiene)-flavanone	$C_{31}H_{34}O_6$	$[\alpha]_D^{25}$ −150°		
49. 王不留行 *Vaccaria segetalis* (Neck.) Garcke	Vaccaroside Ⅰ	$C_{71}H_{112}O_{37}$	$[\alpha]_D^{20}$ −16.0°	对前列腺癌细胞株 LNcap,小鼠白血病细胞 P-388 和人肺腺癌细胞 A-549 细胞株具有胞毒作用	Ma C H, et al

续 表

中草药及其原植物名	新成分名称	分子式	熔点(℃)及旋光度	生物活性	报道者
50. 天山橐吾 *Ligularia narynensis* (C. Winkl.)O. et B. Fedtsch. Consp. Fl. Turkest	3β,4 - Diacetoxy - 8α -(2 - methylbutyryloxy)- 92 - 4 - methylsenecioyloxy - 11α,12 - epoxyoplop - 10 -(14)- ene	$C_{30}H_{40}O_9$	169～170 $[\alpha]_D^{20}+167.0°$		Gao X, et al
	3β,4 - Diacetoxy - 9α -(4 - acetoxy - 4 - methylsenecioyloxy)- 2β,8α - di (2 - methyl-butyryloxy)- 11α, 12 -epoxyoplop - 10 -(14)- ene	$C_{37}H_{54}O_{13}$	$[\alpha]_D^{20}+100°$		
	2α - Hydroxy - 1βH,7αH,10αH -guai - 4,11 -(12)- dien - 3 - one	$C_{15}H_{22}O_2$	$[\alpha]_D^{20}-26°$		
	α,2β,3α,6α - tetrahydroxy-pmethane	$C_{10}H_{21}O_4$	$[\alpha]_D^{20}-43.3°$	细胞毒活性	
51. 白花蛇舌草 *Hedyotis diffusa* W.	2,6 - dihydroxy - 3 - methoxyl - 4 - methoxyanthranguinone	$C_{16}H_{12}O_5$	225～228		Kang X D, et al
	2 - hydroxy - 7 - ydroxymethyl - 3 - methoxyanguinone	$C_{16}H_{12}O_5$	223～225		
52. 连钱草 *Glechoma longituba* Nakai Kupr.	2α - pinan - 3 - one - 2 - O - β - glucopyranoside	$C_{16}H_{26}O_7$	$[\alpha]_D^{24}+4.0°$		Zhu Y D, et al
	5α - pinan - 3 - one - 5 - O - β - glucopyranoside	$C_{16}H_{26}O_7$	$[\alpha]_D^{24}-1.0°$		
	Lysichriside A	$C_{54}H_{87}O_{23}$	280～282 $[\alpha]_D^{20}-2.0$		Tian L J, et al
	Lysichriside B	$C_{52}H_{87}O_{23}$	274～276 $[\alpha]_D^{20}-16.0°$		
53. 大叶白蜡树 *Fraxinus rhynchophylla* Hance	Fraxisecoside	$C_{33}H_{40}O_{20}H_2O$	$[\alpha]_D^{25}-78.8°$	抑制活性对β-和T-细胞增殖	Xiao K, et al
54. 玉米须 *Stigma Maydi* sP. E.	6 -乙酰基-木犀草素	$C_{17}H_{11}O_7$	230		徐燕,等
	鼠李糖尿素苷	$C_7H_{14}N_2O_5$	240～242		
	1,3 -二鼠李糖尿素	$C_{13}H_{24}N_2O_9$	238～240		
55. 云实 *Caesalpinia decapetala* (Roth) Alston	6′-羟基- 3,4 -(1″羟基-环氧丙烷)- 2′,3′-(1″- β -羟基- 2‴-羰基-环丁烷)- 1,1′-联苯	$C_{15}H_{10}O_5$	296～297 $[\alpha]_D^{25}+4.70°$		张琼,等
	3,5 -二羟基肉桂酸二十八酯	$C_{37}H_{64}O_4$	113～114 $[\alpha]_D^{25}+2.86°$		

续　表

中草药及其原植物名	新成分名称	分子式	熔点(℃)及旋光度	生物活性	报道者
56. 侧扁软柳珊瑚 *Subergorgia suberosa*	3-β-palmitoyl-pregn-5-ene-20-one-3-ol	$C_{37}H_{61}O_3$	$[\alpha]_D^{25}+20.8°$		漆淑华,等
	3-β-palmitoyl-5α pregn-20-one-3-ol	$C_{37}H_{63}O_3$	$[\alpha]_D^{25}+76.5°$		
57. 补骨脂 *Psoralea corylifolia* L.	呋喃(2″,3″,7,6)-4′-羟基二氢黄酮	$C_{17}H_{12}O_4$	64～66		刘桦,等
58. 苦参 *Sophora flavescenes* Ait.	5-甲氧基-7,2′,4′-三羟基-8-异戊烯基二氢黄酮	$C_{21}H_{22}O_5$			李巍,等
	(2S)-8-[2-(3-hydroxyisopropyl)-5-methyl-4-hexenyl]-2′-methoxy-5,7,4′-trihydroxy flavanone	$C_{26}H_{32}O_7$	$[a]_D^{22}-36$	强大的细胞毒活性对 Hela 细胞	Liu D, et al
59. 知母 *Anemarrhena asphodeloides* Bge.	timosaponin BV	$C_{46}H_{78}O_{19}$			张玉晶,等
60. 竹叶兰 *Arundina graminifolia* (D. Don) Hochr.	4-(4-羟苄基)-3,4,5-三甲氧基环己-2,5-二烯酮	$C_{16}H_{18}O_5$	208～212 $[\alpha]_D^{24}+10.67°$		朱慧,等
61. 竹叶榕 *Ficus stenophylla* Hemsl.	Methyl 3-6-hydroxy-4-methoxybenzofuran-5-yl	$C_{13}H_{14}O_5$	295～297		张晓琦,等
62. 木瓜 *Chaenomeles speciosa* (Sweet) Nakai[C. lagenaria (Loisel.) Koidz.]	Speciosaperoxide	$C_{32}H_{49}O_6$	$[\alpha]_D^{23}+8.3°$		Song Y L, et al
63. 蟾酥 *Venenum Bufonis* Toborinone	16β-acetoxy-bufarenogin	$C_{26}H_{34}O_8$	192～194 $[\alpha]_D^{20}+23.0°$	体外细胞毒活性	Qiao L, et al
	11α,12β-dihydroxybufalin	$C_{24}H_{34}O_6$	184～186 $[\alpha]_D^{20}-24.8°$		
	5β,12β-dihydroxylcinobufagin	$C_{26}H_{34}O_8$	$[a]_D^{22}+25.6°$	强大的体外细胞毒活性对宫颈癌细胞	Xiu L X, et al
64. 野靛棵 *Manathes patentiflora* (Hemsl.) Bremek.	Manathoside I	$C_{32}H_{34}O_{16}$	$[\alpha]_D^{25}-12.4°$		Tian J M, et al
	Manathoside J	$C_{45}H_{54}O_{26}$	$[\alpha]_D^{25}+7.2°$		
	Manathoside K	$C_{36}H_{44}O_{15}$	$[\alpha]_D^{25}+2.0°$		

续 表

中草药及其原植物名	新成分名称	分子式	熔点(℃)及旋光度	生物活性	报道者
65. 甘薯 *Ipomoea batatas* (Linn.) Lamarck	Batataoside Ⅰ	$C_{64}H_{99}O_{25}$	123～125 $[\alpha]_D^{25}-26.9°$	细胞毒性活动	Yin Y Q, et al
	Batataoside Ⅱ	$C_{64}H_{99}O_{25}$	115～117 $[\alpha]_D^{25}-31.5°$		
66. 海绵 *Pseudoceratina sp.*	3,5-dibromo-1,2-dihydroxy-4-methoxy-3,5-cyclohexadiene	$C_9H_{12}O_4NBr_2$	$[\alpha]_D^{25}+12.5°$		Huang X P, et al
	1-acetamide-3,5-dibromo-1-hydroxy-4-methoxy-2,5-cyclohexadiene	$C_{10}H_{11}O_4NBr_2$	$[\alpha]_D^{25}+7.5°$		
	3-ethoxy-1N-methyl-octahydropyroll[2,3-d]imidazol-9-one	$C_8H_{16}O_2N_3$	$[\alpha]_D^{25}+10.0°$		
67. 日本七叶树 *Aesculus turbinate* Bl.	Isoescins Ⅶa	$C_{55}H_{86}O_{24}$	$[\alpha]_D^{23}-16.5°$		Yang X W, et al
	Isoescins Ⅵa	$C_{55}H_{87}O_{24}$	$[\alpha]_D^{22}-18.1°$		
	Isoescins Ⅷa	$C_{55}H_{85}O_{23}$	$[\alpha]_D^{23}-12.1°$		
68. 合掌消 *Cynanchum amplexicaule* (Sieb. et Zucc.) Hemsl.	Sinapic acid 4-O-β-D-(6′-sinapoyl)glucopyranoside	$C_{28}H_{32}O_{14}$	159～161 $[\alpha]_D^{25}+75.9°$		Chen H, et al
	6,6′-di-O-sinapoylsurcose	$C_{34}H_{42}O_{19}$	110～113 $[\alpha]_D^{25}-45.6°$		
69. 滇丹参 *Salvia yunnanensis* C. H. Wright	Salvianolic acid N	$C_{26}H_{19}O_{10}$	$[\alpha]_D^{20}+41°$	抗 HIV 活性	Zhang Z F, et al
	Methyl salvianolate A	$C_{27}H_{24}O_{10}$	$[\alpha]_D^{20}+35°$	抗 HIV-1	
	Eyhyl salvianolate A	$C_{28}H_{25}O_{10}$	$[\alpha]_D^{20}+35$		
	Cis-lithospermic acid	$C_{27}H_{21}O_{12}$	$[\alpha]_D^{20}+41$		
70. 绶草 *Spiranthes sinensis* (Pers.) Ames	Sinensin A	$C_{25}H_{24}O_6$			Peng J Y, et al
	Sinensin B	$C_{29}H_{38}O_3$			
71. 文冠果 *Xanthoceras sorbifolia* Bunge.	3-O-β-D-glucopyranosyl28-O-[α-rhamnosyl(1→2)]-β-D-glucopyranosyl16-deoxybarrin-gcogenol c	$C_{48}H_{80}O_{18}$	243～245 $[\alpha]_D^{24}-4.7°$	活性能抑制增殖的两个人类肿瘤细胞系	Li W, et al
	3-O-β-D-glucopyranosyl(1→6)3′-angeloy,β-D-glu,28-O-[α-L-rhamnosyl(1→2)]-β-D-glucopyranosyl16-deoxybarringtogenol c	$C_{59}H_{96}O_{24}$	254～155 $[\alpha]_D^{24}-24.0°$		

续 表

中草药及其原植物名	新成分名称	分子式	熔点(℃)及旋光度	生物活性	报道者
72. 多型短指软珊瑚 *Sinularia polydactyla* (Ehreberg.)	Polydactin A	$C_{14}H_{22}O_2$	$[\alpha]_D^{20}-28.95°$	细胞毒活动对KB和乳腺癌肿瘤细胞株	Zhang C X, et al
	Polydactin B	$C_{15}H_{26}O_2$	$[\alpha]_D^{20}+23.61°$		
73. 大金牛草 *Polygala glomerata* Lour.	Glomeratide A	$C_{26}H_{31}O_{16}$	$[\alpha]_D^{20}+69°$	对D-氨基半乳糖诱导的大鼠肝上皮样干细胞毒性具有保护活动	Li C J, et al
	Glomeratide B	$C_{25}H_{29}O_{15}$	$[\alpha]_D^{20}+93°$		
	Glomeratide C	$C_{26}H_{32}O_{15}$	$[\alpha]_D^{20}+57°$		
	Glomeratide D	$C_{26}H_{32}O_{16}$	$[\alpha]_D^{20}-14°$		
74. 苍耳子 *Xanthium sibricum* Patr.	Xanthiazinone	$C_{15}H_{18}N_2O_4S$	$[\alpha]_D^{25}-3.75°$		Dai Y H, et al
75. 直立百部 *Stemona sessilifolia* (Miq.) Miq	Stemoninine A	$C_{22}H_{29}O_5N$	$[\alpha]_D^{20}-88.3°$		Wang P, et al
	Stemoninine B	$C_{22}H_{29}O_5N$	$[\alpha]_D^{20}0$		
76. 滇桑 *Morus yunnanensis* kdodi.	Yunanensin A	$C_{39}H_{29}O_8$	$[\alpha]_D^{25}+12.0°$	抗氧化和细胞毒活动	Cui X Q, et al
	Yunanensol A	$C_{25}H_{29}O_7$		强大的抗炎活性	
	Yunanensol B	$C_{20}H_{19}O_5$			
77. 拉贡木 *Laguncularia racemosa* (L.) Gaertn. F	3α-Hydroxysulphohyloxy-5α, 6α-eoxy-megastigmen-9-one	$C_{13}H_{19}O_6S$	$[\alpha]_D^{24}-67°$		Xue D Q, et al
78. 白饭树 *Flueggea virosa* (Roxb. ex Wild) Baill.	11-O-乙酰岩白菜素	$C_{16}H_{18}O_{10}$	$[\alpha]_D^{20}-28°$		王国才,等
79. 北沙参 *Glehnia littoralis* Fr. Schmidt ex Miq	可来灵素 D	$C_{34}H_{40}O_{15}$	$[\alpha]_D^{20}-23.3°$		王丽莉,等
	glehlinoside E	$C_{36}H_{44}O_{14}$	$[a]_D^{20}-55.0°$		Kong W X, et al.
	glehlinoside F	$C_{35}H_{42}O_{14}$	$[a]_D^{20}-38.4°$		
80. 单麻叶千里光 *Senecio annabifolius* var integrilifolius (Koidz.) Kitam	senecin	$C_{16}H_{15}NO_4$	168～169		马鸿雁,等
81. 棉团铁线莲 *Clematis hexapetala* Pall	5,8-dihydro-6-methyl-1,4-β-D-diglucopyr anosyl naphthalene	$C_{23}H_{32}O_{12}$	$[\alpha]D_{20}-105°$		董彩霞,等
82. 蝉翼藤 *Securidaca inappendiculata* Hassk	1,2,5-三羟基-6,8-二甲氧基-口山酮	$C_{15}H_{12}O_7$	180～183	抗氧化	康文艺,等
	1,5-二羟基-2,6,8-甲氧基-口山酮	$C_{16}H_{14}O_7$	202～204		

续 表

中草药及其原植物名	新成分名称	分子式	熔点(℃)及旋光度	生物活性	报道者
83. 长枝沙菜 *Hypnea charoides* Lamouroux	沙菜胺	$C_{18}H_{37}NO$			廖小建,等
	沙菜酰胺	$C_{43}H_{85}NO_5$	147		
84. 白芥子 *Sinapis alba* L.	白芥子醛 sinaldehyde	$C_{14}H_{12}O_5$	82～83		冯宝民,等
85. 沉香 *Aquilaria sinensis* Lour. Gilg	2-O-α-L-鼠李糖-4,6,4,-三羟基二苯甲酮	$C_{19}H_{20}O_9$	215～217 $[\alpha]_D^{24}$ +4.8°		王红刚,等
86. 甘遂 *Euphorbia kansui* T. N. Liou ex T. P. Wang	甘遂宁 D_1	$C_{39}H_{31}NO_{15}$	$[\alpha]_D^{25}$ +82.2°		陈云利,等
	3-O-(2,3-二甲基丁酰基)-13,20-O-双十二烷酰基巨大戟萜醇	$C_{50}H_{82}O_9$			刘悦,等
	3-O-(2,3-二甲基丁酰基)-13-O-癸酰基-20-O-十六烷酰基巨大戟萜醇	$C_{52}H_{86}O_9$			
	3-O-(2,3-二甲基丁酰基)-13-O-十二烷酰基-20-O-[(9Z,12 Z)-十八烷-9,12-二烯酰基]巨大戟萜醇	$C_{56}H_{90}O_9$			
	3-O-(2,3-二甲基丁酰基)-13-O-十二烷酰基-20-O-(十八烷-9Z-烯酰基)巨大戟萜醇	$C_{56}H_{92}O_9$			
	甘遂素 I	$C_{38}H_{42}O_{13}$			
	甘遂素 J	$C_{40}H_{44}O_{14}$			
	甘遂素 K	$C_{40}H_{44}O_{15}$			
	甘遂素 L	$C_{41}H_{17}O_{13}$			
	甘遂素 M	$C_{35}H_{42}O_{13}$			
	4-O-actyl-5-O-benzoyl-3β-hydroxy-20-deingenol	$C_{29}H_{36}O_6$			Li C F, et al
87. 刺蒺藤 *Tribulus terrestris* L.	Terrestroside A	$C_{62}H_{104}O_{31}$	225～227 $[\alpha]_D^{20}$ −32.5		袁卫华,等
88. 小远志 *Polygala sibirica* L. var megalopha Fr.	1,3-dihydroxy-5,6,7-trimethoxyxanthone	$C_{16}H_{14}O_7$	285～288		宛瑜,等
89. 灯台树叶 *Alstonia scholaris* (Linn.) R. Br.	5β-methoxyaspidophylline	$C_{22}H_{25}N_2O_5$	$[\alpha]_D^{21}$ +21.8		蔡祥海,等

续 表

中草药及其原植物名	新 成 分 名 称	分 子 式	熔点(℃)及旋光度	生物活性	报道者
90. 构树叶 *Broussonetia papyrifera* (Linn.) Vent.	苯甲酸苯甲酯-2,6-二-O-β-D-吡喃葡糖苷	$C_{26}H_{32}O_{14}$	196～198 $[\alpha]_D^{20}$ −33.9°		冯卫生,等
	(2R,3R,5R,6S,9R)-3-羟基-5,6-环氧-β-紫罗兰醇-2-O-β-D-葡糖苷	$C_{19}H_{32}O_9$	168～169 $[\alpha]_D^{20}$ −82.5°		
	(2R,3R,5R,6S,9R)-3-羟基-5,6-环氧-乙酰-β-紫罗兰醇-2-O-β-D-葡糖苷	$C_{21}H_{34}O_{10}Na$	166～168 $[\alpha]_D^{20}$ −123.0°		
91. 萝芙木 *Rauvolfia verticillata* (Lour.) Baill.	萝芙木新碱	$C_{28}H_{17}N_3O_5$	217～219		周雪晴,等
92. 红蓼 *Polygonum orientale* Linn.	28-O-β-D-glucopyra nosyl-3β,7β-dihydr oxy-lup-20(29)-en-28-oate	$C_{36}H_{59}O_9$	204～206		杨志云,等
93. 红血藤 *Spatholobus sinensis* chum et T. Chen.	红血藤苷 A	$C_{18}H_{26}O_{12}$			尹婷,等
94. 喙荚云实 *Caesalpinia nittax* Hance	Neocaesalpin L_1	$C_{27}H_{38}O_{11}$	266～268		吴兆华,等
95. 锦鸡儿 *Caragana sinica* (Buc'hoz) Rehd	(+)-stenophyllolβ	$C_{42}H_{32}O_9$	>240 $[\alpha]_D^{25}$ +1.5°		马大友,等
	Carasinol D	$C_{56}H_{42}O_{13}$	>240		Cheng K J, et al.
96. 款冬 *Tussilago farfara* Linn.	1,2-O-dicaffeoyl-cychopenta-3-ol	$C_{23}H_{17}O_8$	230～231 $[\alpha]_D^{24}$ +122.2°		刘可越,等
97. 亮叶杨桐 *Adinandra nitida* Merr. e x Li	2α,3α,19α-trihydroxy-olean-12-en-28-oic acid-28-O-β-D-gluc opyranoside	$C_{36}H_{58}O_{10}$	216～218 $[\alpha]_D^{20}$ −16.7°		王英,等
98. 升麻 *Actaea asiatica* Hara	(23R)-26-deoxyeimieifu goside	$C_{37}H_{54}O_{10}$	$[\alpha]_D^{25}$ −8.16°	对宫颈癌细胞(Hela)和小鼠成纤维细胞(L929)细胞毒作用	卢滨,等
99. 马醉木 *Pieris japonica* (Thunb.) D. Don ex G. Don	erythreo-1-(4-B-D-glucopyranoxyl-3,5-dimethoxyphenyl)-1,2,3-propanetriol, erythro-syringoylglycerol 4-O-D-glucoside	$C_{17}H_{26}O_{11}$	174～176 $[\alpha]_D^{20}$ −16°	抑制T和B细胞的增殖	

续 表

中草药及其原植物名	新成分名称	分子式	熔点(℃)及旋光度	生物活性	报道者
99. 马醉木 *Pieris japonica* (Thunb.) D. Don ex G. Don	1-(2-B-D-glucopyranoxyl-4-methoxyl-6-hydroxyphenyl)-3-hydroxyl-1-propanone	$C_{16}H_{22}O_{10}$	182～184 $[\alpha]_D^{20}$ −73°		姚广民,等
	erythro-1-(4-hydroxyl-3-methoxyphenyl)-2-[4-(3-B-D-glucopyranoxypropyl)-2,6-dimethoxy-phenoxy]-1,3-propanediol	$C_{27}H_{38}O_{13}$	$[\alpha]_D^{20}$ −15°		
100. 罗氏海盘车 *Asterias rollestias* Bell.	罗氏脑苷 E	$C_{44}H_{83}NO_9$	110～112 $[\alpha]_D^{24}$ −9.5°		詹永成,等
101. 毛杭子梢 *Campylotropis hirtella* (Franch.) Schindl.	2,7,4′-三羟基二氢黄酮-5-O-B-D-葡萄糖苷	$C_{21}H_{22}O_{11}$			文屏,等
102. 毛叶巴豆 *Croton caudatus* Geisel. var. tomentosus Hook	毛叶巴豆醇	$C_{15}H_{26}O_2$	146～148 $[\alpha]_D^{20}$ +2.5°		王媛,等
103. 蒙古蒲公英 *Taraxacum mongolicum* Hand. Mazz.	isoetin-7-O-B-D-glucopyranosyl-2′-O-α-L-arabinopyranoside	$C_{26}H_{28}O_{16}$	232～233		施树云,等
	isoetin-7-O-B-D-glucopyranosyl-2′-O-α-D-arabinopyranoside	$C_{27}H_{30}O_{17}$	223～224		
	蒙古蒲公英素 A	$C_{18}H_{10}O_8$			
	蒙古蒲公英素 B	$C_{15}H_{16}O_4$	272～274		
104. 披针新月蕨 *Abacopteris penangiana* (Hook.) Ching	4′-hydroxy pneumatopterin B	$C_{29}H_{38}O_{15}$	$[\alpha]_D^{25}$ +15°		赵钟祥,等
	6″-O-acctyl triphyllin A	$C_{32}H_{42}O_{17}$	166～168 $[\alpha]_D^{20}$ +10°		
105. 圈扇藻 *Zonaria diesingiana* J. Ag.	3-正十六烷酰氧基-2-(16″Z)-二十一碳烯酰氧基-丙三醇-1-β-D-半乳糖苷	$C_{46}H_{86}O_{10}$			蒙丽琼,等
106. 白穗软珊瑚 *Nephthea sp.*	24-甲基胆甾-5-烯-3β,8β-二醇	$C_{28}H_{48}O_2$	162～164	对肿瘤细胞 BEL-7402,P_{388},LOVO 和 MCF 具有一定的抑制作用	徐石海,等

续 表

中草药及其原植物名	新 成 分 名 称	分 子 式	熔点(℃) 及旋光度	生物活性	报道者
107. 肉豆蔻 *Myristica fragrans* Hout	肉豆蔻异木脂素	$C_{21}H_{26}O_6$			杨秀伟,等
108. 三棱 *Sparganium stoloniferum* Buch. - Ha m)	三棱双苯内酯	$C_{15}H_8O_4$	234～235		董学,等
	三棱二苯乙炔	$C_{16}H_{12}O_5$	146～148		
	1,β-D-(1-O-acetyl-3-O-trans-feruloyl) fruanosyl-2-D-2′,4′,6′-O-triacetylglucopyranoside	$C_{30}H_{38}O_{18}$	$[\alpha]_D^{25}$ +50.0°		Xiong Y, et al
	1,β-D-(1-O-acetyl-3-O-trans-feruloyl) fruanosyl-2-D-2′,3′,6′-O-triacetylglucopyranoside	$C_{30}H_{38}O_{18}$	$[\alpha]_D^{25}$ +51.7°		
109. 少花斑鸠菊 *Vernonia chunii* Chang	羽扇豆醇丙酸酯	$C_{33}H_{54}O_2$	212～214		袁珂,等
110. 石蝉草 *Peperomia dindygulensis* Miq	2″-O-β-D-半乳糖基异当药素	$C_{28}H_{32}O_{15}$	242～244		陈立,等
111. 蔬毛吴茱萸 *Evodia rutaecarpa* (Juss.) Benth. var. bodin ieri (Dode) Huang	吴茱萸塔宁	$C_{28}H_{36}O_{11}$			杨秀伟,等
112. 苏木 *Caesalpinia sappan* L.	3,8-dihydroxy-4,10-dimethoxy-7-oxo-[2] benzopyrano[4,3-b][1] benzopyran-7-(5H)-one benzopyran	$C_{18}H_{14}O_7$	$[\alpha]_D^{28}$ +20°		舒诗会,等
113. 泽泻 *Alisma orientale* (Sam.) Juz.	24-去乙酰泽泻醇 O	$C_{30}H_{46}O_4$	172～174 $[\alpha]_D^{20}$ −39.64°		周爱存,等
	11,25-anhydro-alisol F	$C_{30}H_{44}O_3$	$[a]_D^{26}$ ±9.4°		Hu X Y, et al
114. 花凤毛菊 *Saussurea oligantha* Franch.	Oliganthas A	$C_{46}H_{82}O_4$	$[\alpha]_D^{20}$ +17°	抗细菌活性	Li X H, et al
	Oliganthas B	$C_{30}H_{48}O_{34}$	$[\alpha]_D^{20}$ −38°		
115. 地胆草 *Elephantopus scaber* Linn.	Elescaberin A	$C_{20}H_{24}O_7$	218～220 $[\alpha]_D^{20}$ +43。		Liang Q L, et al

续 表

中草药及其原植物名	新成分名称	分子式	熔点(℃)及旋光度	生物活性	报道者
116. 黄柏 *Phellodendron amurensis* Rupr.	Amurenlactone A	$C_{17}H_{20}O_9$	$[\alpha]_D^{25}-6.8°$		Zhou H Y et al
	Amurenamide A	$C_{17}H_{24}NO_9$	$[\alpha]_D^{25}-4.4°$		
117. 蒺藜 *Tribulus terrestris* L.	Tribufurosides B	$C_{51}H_{84}O_{24}$	203～206 $[\alpha]_D^{18}-17°$		Xu T H, et al
	Tribufurosides C	$C_{33}H_{52}O_9$	211～214 $[\alpha]_D^{18}-9.7°$		
118. 红花 *Carthamus tinctorius* L.	(2R)-4′,5-D-hydroxyl-6,7-di-O-β-D-glucopyranosyl flavanone	$C_{27}H_{33}O_{16}$	$[\alpha]_D^{25}-21.6°$		Zhou Y Z, et al
	Methyl-3-(4-O-β-D-glucopyranosylphenyl)-propionate	$C_{16}H_{23}O_8$	$[\alpha]_D^{25}-25.8°$		
	Safflospermidine A	$C_{34}H_{38}N_3O_6$			Liang J S, et al
	Safflospermidine B	$C_{34}H_{38}N_3O_6$			
119. 棣棠 *Kerria japonica* (L.) DC.	Kerinal	$C_{20}H_{26}O_8$	$[\alpha]_D^{22}-30.6°$	抗炎活性	Wu J, et al
120. 独蒜兰 *Pleione bulbocodioides* (Franch.) Rolfe	Shanciol G	$C_{27}H_{26}O_7$	$[\alpha]_D^{25}-5.32°$		Liu X Q, et al
	Shanciol H	$C_{27}H_{26}O_7$	$[\alpha]_D^{25}-6.83°$		
	2-(4″-hydroxybenzyl)-3-(3″-hydroxyphenethyl)-5-methoxy-cyclohexa-2,5-diene-1,4-dione,	$C_{22}H_{20}O_5$			Liu X Q, et al
121. 碧绿米仔兰 *Aglaia perviridis* Hiern	2α,3α,20-trihydrory-16β-acetoxy-20(R)-pregnane	$C_{23}H_{38}O_5$	$[\alpha]_D^{25}+70.9°$		Yang S M, et al
	2α,3α,15β-trihydrory-16-β-acetoxy-20 (R)-methacrylate	$C_{27}H_{42}O_7$	$[\alpha]_D^{25}-10°$		
122. 穿心莲 *Andrographis paniculata* (Burm. F.) Nees	25-Anhydro-alisol F	$C_{30}H_{46}O_4$	$[\alpha]_D^{26}+23.4°$		Zhao F, et al
	11-Anhydro-alisol F	$C_{30}H_{46}O_4$	$[\alpha]_D^{26}+10.2°$		
123. 啤酒花 *Humulus lupulus* Linn.	Vanthohund C	$C_{21}H_{23}O_6$	$[\alpha]_D^{25}+11.76°$	细胞毒活性	Wang W S, et al
	Vanthohund D	$C_{22}H_{25}O_6$	$[\alpha]_D^{25}-9.4°$		
124. 红花龙胆 *Gentiana rhodantha* Franch. ex Hemsl.	2′-O-(3″-Hydroxybenzoyl)-8-epikingiside	$C_{24}H_{27}O_{13}$	125～127 $[\alpha]_D^{26}-67.4°$		Xu M, et al
	2′-O-(3″-Hydroxybenzoyl)-8-bingside	$C_{24}H_{27}O_{13}$	118～120 $[\alpha]_D^{26}-86.6$		
	6′-O-β-coumaroyl kingside	$C_{26}H_{29}O_{13}$	128～130 $[\alpha]_D^{26}-34.3°$		

续　表

中草药及其原植物名	新成分名称	分子式	熔点(℃)及旋光度	生物活性	报道者
124. 红花龙胆 *Gentiana rhodantha* Franch. ex Hemsl.	Loganic acid-11-D-β-glucopyranosylester	$C_{22}H_{33}O_{15}$	>350 $[\alpha]_D^{28}$ −50.0°		
	6′-O-β-Glucopyranos yl secologanoside	$C_{22}H_{31}O_{16}$	>350 $[\alpha]_D^{26}$ −86.7°		
	6′-O-β-Glucopyranos ylsecologanol	$C_{22}H_{33}O_{15}$	>350 $[\alpha]_D^{26}$ −59.0°		
125. 蔓荆子 *Vitex trifolia* Linn.	Uitrifol A	$C_{30}H_{33}O_9$	$[\alpha]_D^{28}$ +5.95°		Gu Q, et al
126. 木果楝 *Xylocarpus granatum* Koenig	Protoxylogranatin A	$C_{31}H_{46}O_5$	$[\alpha]_D^{25}$ −25°		Li M Y, et al
127. 裂芽藤黄 *Garcinia eugeniaefolia*	Eugeniaphenone	$C_{38}H_{50}O_6$	156～157		Sri Hartati, et al
128. 地锦草 *Euphorbia humifusa* Willd.	5β-methoxy-4β-hydroxy-3-methylene-α-pyrrolidinone	$C_6H_9NO_3$	108～109 $[\alpha]_D^{20}$ −78.0°		Deng F, et al
	5β-methoxy-4α-hydroxy-3-methylene-α-pyrrolidinone	$C_6H_9NO_3$	$[\alpha]_D^{20}$ −19°		
	5β-butoxy-4α-hydroxy-3-methylene-α-pyrrolidinone	$C_9H_{15}NO_3$	$[\alpha]_D^{20}$ +2.4°		
	3-(2-hydroxyethyl)-5-O-β-D-glucopyranos-ylindole	$C_{16}H_{21}NO_7$	$[\alpha]_D^{20}$ −25.0°		
	2-Oxo-7,8-dihydro-α-ionol-11-O-β-3-glucopyranoside	$C_{19}H_{30}O_8$	$[\alpha]_D^{20}$ +24.0°		
	1-(4-hydroxy-2-methyl-2-buten-1-yl)-6-(3,4,5-trihydroxybenzoyl)-β-D-glucose	$C_{18}H_{24}O_{11}$	$[\alpha]_D^{20}$ +4.0°		
129. 草珊瑚 *Sarcandra glabra* Nak.	8β-9α-dihydroxyeud isman-4(15),7(11)-dien-8α,12-olide	$C_{15}H_{20}O_4$	$[\alpha]_D^{20}$ +174.4°		Zhu L P, et al
	8β-9α-dihydroxyeud isman-4(5),7(11)-dien-8α,12-olide	$C_{15}H_{18}O_4$	$[\alpha]_D^{20}$ −61.9°		
130. 黄瑞香 *Daphne giraldii* Nitsche	5-p-hydroxybenzoxy-7-hydroxyl-8-ethoxycarbonyl-(−)-afzelechin	$C_{25}H_{22}O_9$	$[\alpha]_D^{20}$ −51.4°		
	5-p-hydroxybenzoxy-7-(2,3,5-trihydroxybenzoxy)-8-ethoxycarbonyl-(−)-afzelechin	$C_{32}H_{26}O_{13}$	177～178 $[\alpha]_D^{20}$ −93°		

续 表

中草药及其原植物名	新成分名称	分子式	熔点(℃)及旋光度	生物活性	报道者
130. 黄瑞香 *Daphne giraldii* Nitsche	5-p-hydroxybenzoxy-7-(2,3,5-trihydroxybenzoxy)-8-methoxycarbonyl	$C_{31}H_{24}O_{13}$	$[\alpha]_D^{20}-102°$		Su J, et al
131. 复叶耳蕨 *Arachniodes exilis* (Hance) Ching	Araspidin B	$C_{22}H_{26}O_8$	195～196		Zhou D N, et al
	Arachniodesin A	$C_{19}H_{20}O_8$	63～64 $[\alpha]_D^{20}-31°$		
	Arachniodesin B	$C_{34}H_{32}O_{14}$	$[\alpha]_D^{20}+50°$		
132. 杓儿菜 *Carpesium cernuum* L.	Carpesides A	$C_{26}H_{34}O_{12}$	$[\alpha]_D^{23}-79°$		Ma J P, et al
	Carpesides B	$C_{26}H_{34}O_{12}$	$[\alpha]_D^{20}-26°$		
	Eupatriol-10-O-β-D-apiofuranosyl-(1,6)-β-D-glucopyranoside		$[\alpha]_D^{21}-51°$		
133. 南川斑鸠菊 *Vernonia bockiana* Diels	vernobockolide A	$C_{21}H_{28}O_7$	$[\alpha]_D^{20}+72.3°$	活动表现出强劲cytotoxi对小鼠淋巴肿瘤细胞株	Huo J, et al
	vernobockolide B	$C_{21}H_{28}O_9$	$[\alpha]_D^{20}+60.0°$		
	vernonioside S	$C_{38}H_{60}O_{10}$			Suo M R, et al
	vernoniether S	$C_{18}H_{20}O_3$			
134. 前胡 *Peucedanum praeruptorum* Dunn.	Praerosides VI	$C_{25}H_{32}O_{14}$	109～111 $[\alpha]_D^{20}-46.5°$		Chang H T, et al
	Praerosides VII	$C_{26}H_{34}O_{15}$	146～148 $[\alpha]_D^{20}-42.4°$		
135. 蛇胆草 *Tylophora secamonoides* Tsiang	Secamonoide A	$C_{30}H_{30}O_{13}$	$[\alpha]_D^{20}-155°$	对一些细菌有杀灭作用	Yao T S, et al
	Secamonoide B	$C_{20}H_{20}O_{10}$	$[\alpha]_D^{20}-42°$		
136. 排风藤 *Solanum cathayanum* C. Y. Wu et S. C. Huang	8-hydroxy-3-methoxy-5H-pyrido[2,1-c]pyrazin-5-one	$C_9H_8N_2O_3$	202～203		Cheng F, et al
137. 江南卷柏 *Selaginella moellendorffii* Hieron.	moellenoside A	$C_{25}H_{30}O_{12}$	232～234 $[a]_D^{25}-9.2°$		Xiao K, et al
	5-carboxymethyl-4′-hydroxyflavone-7-O-β-D-glucopyranoside	$C_{23}H_{22}O_{11}$	171～172 $[a]_D^{20}-20.8°$		Zhu T M, et al

续 表

中草药及其原植物名	新成分名称	分子式	熔点(℃)及旋光度	生物活性	报道者
138. 黄连木 *Pistacia chinensis* Bunge	pistaciamide	$C_{11}H_{11}O_4N$	218～220		Liu J J, et al
139. 何首乌 *Polygonum multiflorum* Thunb.	7-hydroxy-4-methylcoumarin 5-O-β-D-glucopyranoside	$C_{16}H_{18}O_9$	294～295		Yu M, et al
	7-hydroxy-3,4-dimethylcoumarin 5-O-β-D-glucopyranoside	$C_{17}H_{20}O_9$	301～302		
140. 大头茶 *Gordonia chrysandra* Cowan	chrysandroside A	$C_{33}H_{42}O_{19}$	$[a]_D^{20}$ −39°		Wang K, et al
	chrysandroside B	$C_{33}H_{42}O_{19}$	$[a]_D^{20}$ −99.6°		
141. 鸡桑 *Morus australis* Poir.	austrafuran A	$C_{25}H_{22}O_9$	228～230		Zhang Q J, et al
	5,7,2′,4′-tetrahydroxy-3-methoxyflavone	$C_{16}H_{12}O_7$	239～241		
142. 无毒香石竹 *Dianthus caryophyllus* Linn.	caryophllusin A	$C_{29}H_{35}N_5O_7$	$[a]_D^{23}$ −34.8°		Li F, et al
143. 鹅掌草 *Anemone flaccida* Fr. Schmidt	3-O-[(6′-butyryl)-β-D-glucopyranosyl]-28-O-[α-L-rhamnopyranosyl-(1→4)-β-D-glucopyranosyl-(1→6)-β-D-glucopyranosyl] oleanolic acid	$C_{58}H_{94}O_{23}$	$[a]_D^{25}$ +1.52°	体外细胞毒活性	Zhang L T, et al
144. 樟子松 *Pinus sylvestris* var. mongolica Litv.	15-ethyl-18-methyl pinifolate	$C_{23}H_{38}O_4$		重要的细胞毒活性对人肝癌细胞系 Hela 细胞、SK-N-SH 和 BEL-7402 体外细胞	Wang Q, et al
	18-hydroxy-labda-8(17), 13E-dien-15-acetate	$C_{22}H_{36}O_3$			
145. 川楝 *Melia toosendan* Sieb. et Zucc.	12-o-ethyl-1-deacetylnimbolinin B	$C_{35}H_{48}O_9$	197～199		Xie F, et al
	1-O-tigloyl-1-O-debenzoylohchinal	$C_{33}H_{42}O_8$	206～209		
146. 莲 *Nelumbo nucifera* Gaertn.	nelumstemine	$C_{18}H_{17}O_4$	272～273		Duan X H, et al
147. 竹节香附 *Anemone raddeana* Regel	raddeanoside R_{19}	$C_{101}H_{166}O_{58}$			Li F, et al

续 表

中草药及其原植物名	新成分名称	分子式	熔点(℃)及旋光度	生物活性	报道者
148. 哥纳香 *Goniothalamus cheliensis* Hu in Bull.	(3S)-2-Oxo-5,12-dimethoxy-3-hydroxy-3-methylbenz[f]indoline	$C_{15}H_{15}O_4N$	$[a]_D^{25}$ −37.9°		Jiang M M, et al
149. 轮叶婆婆纳 *Veronica sibirica* L.	versibirioside	$C_{30}H_{39}ClO_{15}$	$[a]_D^{25}$ −38.3°		Teng J, et al
150. 文书兰 *Crinum asiaticum* L.	1-(2-hydroxy-4-hydroxymethyl)phenyl-6-O-caffeoyl-β-D-gluco-pyranoside	$C_{22}H_{24}O_{11}$	$[a]_D^{20}$ −30°		Sun Q, et al
151. 雷公藤 *Tripterygium wilfordii* Hook. f.	triptobenzene P	$C_{21}H_{30}O_2$	$[a]_D^{25}$ +130.8°		Shen Q, et al
	wilforone	$C_{30}H_{48}O_2$	$[a]_D^{25}$ +23.3°	significant immunosuppressive activities.	
152. 冬凌草 *Isodon nervosus* Hara	6β,7β,13α-trihydroxy-1α-acetoxy-7α,20-epoxy-ent-kaur-16-en-15-one		265～266 $[a]_D^{23}$ −97°		Yan F L, et al
	15β-hydroxy-6,7-seco-6,11β:6,20-diepoxy-1α,7-olide-ent-kaur-16-ene		292～293 $[a]_D^{23}$ −11°		
153. 洋葱 *Allium cepa* L.	ceparoside A	$C_{45}H_{74}O_{18}$	$[a]_D^{20}$ −64°		Yuan L, et al
	ceparoside B	$C_{44}H_{72}O_{18}$	$[a]_D^{20}$ −65°		
154. 白尼参 *Bohadschia marmorata* Jaeger	Marmoroside C	$C_{56}H_{87}O_{29}S$	231～232 $[a]_D^{20}$ +2.4°		Yuan W H, et al
155. 杨梅 *Myrica rubra* Siebold et Zuccarini	rubanone	$C_{21}H_{22}O_6$	$[a]_D^{20}$ +19.35°		Wang D Y, et al
156. 旋覆花 *Inula japonica* Thunb.	N-heneicosanoylanthranilic acid	$C_{28}H_{47}NO_3$			Qin J J, et al
	N-tricosanoylanthranilic acid	$C_{30}H_{51}NO_3$			
	N-tetra-cosanoylanthranilic acid	$C_{31}H_{53}NO_3$			
157. 卤蕨内生真菌 *Penicillium sp.*	3-acetyl-9,7(11)-dien-7α-hydroxy-8-oxoeremophilane	$C_{17}H_{24}O_4$	$[a]_D^{20}$ +3.0°	细胞毒活性	Huang Y F, et al

续 表

中草药及其原植物名	新成分名称	分子式	熔点(℃)及旋光度	生物活性	报道者
158. 天目贝母 *Fritillaria monantha* Migo	pengbeisine A	$C_{27}H_{41}NO_4$			Liu H N, et al
	pengbeisine B	$C_{27}H_{41}NO_4$			
159. 五味子 *Schisandra sphenanthera* Rehd. et Wils.	4,6 - dihydroxyphenyl - 1 - butanone - 2 - β - D - O - glucopyranoside	$C_{16}H_{22}O_9$	$[a]_D^{18.5}$ −18.4°		Li R T, et al
160. 走马胎 *Ardisia gigantifolia* Stapf	(+)- 5 -(1,2 - dihydroxypentyl)- benzene - 1, 3 - diol	$C_{11}H_{16}O_4$	$[a]_D^{25}$ +3.4°		Yang Z, et al
	(−)- 5 -(1,2 - dihydroxypentyl) benzene - 1,3 - diol	$C_{11}H_{16}O_4$	$[a]_D^{25}$ −13.3°		
161. 板栗 *Castanea mollissima* Blume	6 -(2′,3′- dihydroxy - 4′- hydroxymethyl - tetrahydro - furan - 1′- yl) cyclo - pentadiene [c]pyrrole - 1,3 - diol	$C_{12}H_{13}NO_6$	139～141		Zhang D S, et al
162. 大花鸡内参 *Incarvillea mairei* var. granditlora	(+)- 2 -(1 - hydroxyl - 4 - oxocyclohexyl) ethyl caffeate.	$C_{17}H_{20}O_6$	$[a]_D^{20}$ +15°		Su Y Q, et al
163. 人参 *Panax ginseng* C. A. Mey.	3,6,20(S)- trihydroxy - 12,23 - epoxydammar - 24 - ene, 6,20 - di - O - β - D - glucopyranoside	$C_{42}H_{70}O_{14}$	$[a]_D^{20}$ +11.23°		Wang L B, et al.
164. 大叶香茶菜 *Isodon macrophyllus* (migo) H. Hara.	dayecrystal C	$C_{20}H_{32}O_5$	$[a]_D^{20}$ −2.0°		Chen Z Y, et al
165. 棒槌瓜 *Neoalsomitra integrifoliola* (Cogn.) Hutch.	(6R,9R)- blumenyl α - L - rhamnopyranosyl -(1→6)- β - D - gluco - pyranoside	$C_{25}H_{42}O_{11}$		弱抗炎症活动	Su D M, et al
166. 石蕨 *Saxiglossum angustissimum* (Gies.) Ching	Hopane 22,29 - diol - 29 - formate	$C_{31}H_{52}O_3$	117～119		Pi H F, et al
167. 毛裂蜂斗菜 *Petasites tricholobus* Franch.	bakkenolide - Va	$C_{23}H_{32}O_6S$	124～126 $[a]_D^{10}$ −213.0°	有神经活动	Zhang N, et al
168. 马蔺 *Iris lactea* Pall. var. chinensis (Fisch.) Koidz.	irislactin A	$C_{40}H_{48}O_{22}$	278～280 $[a]_D^{20}$ −80.3°		Shen W J, et al
	irislactin B	$C_{33}H_{38}O_{16}$	180～182		

续　表

中草药及其原植物名	新　成　分　名　称	分 子 式	熔点(℃)及旋光度	生物活性	报道者
169. 蓝鄂香茶菜 *Rabdosia japonica* (Burm. f). Hara var. glaucocalyx(Maxin) Hara.	glaucocalyxin F	$C_{20}H_{32}O_4$	$[\alpha]_D^{20}$ −158°		Xiang Z B, et al
	glaucocalyxin X	$C_{24}H_{34}O_4$	$[\alpha]_D^{20}$ −137°		
170. 麦冬 *Ophiopogon japonicus* (L. f.)	26-O-β-D-glucopyranosyl (25S)-furost-5-ene-1β,3β, 22α,26-tetraol 1-O-β-D-xylopyranosyl-(1→3)-[α-L-rhamnopyranosyl-(1→2)]-β-D-fucopyranoside	$C_{50}H_{82}O_{22}$	$[\alpha]_D^{20}$ −29.5°		Ker Gawl, et al
	(25R)spirost-5-ene-3β,14α-diol-3-β-O-β-L-rhamnopyranosyl-(1→2)-[β-D-xylopyranosyl(1→4)]-β-D-glucopyranoside	$C_{44}H_{70}O_{17}$	$[\alpha]_D^{20}$ −38.9°		
	(25R)-spirost-5,14-dien-3β-yl-O-α-L-rhamnopyranosyl-(1→2)-β-D-xylopyranosyl-(1→4)-β-D-glucopyranoside	$C_{44}H_{69}O_{16}$	308～310 $[\alpha]_D^{25}$ −29.6°		Zhou Y F, et al
	ophiogenin 3-O-β-D-glucopyranoside	$C_{33}H_{52}O_{10}$	270～272 $[\alpha]_D^{25}$ −61.5°		
	ophiofurospiside A	$C_{50}H_{80}O_{23}$	220～222 $[\alpha]_D^{18}$ −16°		Xu T H, et al
171. 沉香 *Aquilaria agallocha* Roxb.	8-chloro-5,6,7-trihydroxy-2-(3-hydroxy-4-methoxyphenethyl)-5,6,7,8-tetrahydro-4H-chromen-4-one.	$C_{18}H_{19}O_7Cl$	102～104	细胞毒作用对人胃癌细胞系(株 SGC-7901)作用	Liu J, et al
172. 羌活 *Notopterygium incisum* Ting ex H. T. Chang	notopterol-(18-O-20′)-notopol	$C_{42}H_{42}O_9$	$[\alpha]_D^{23}$ +2.87°		Wu S B, et al
173. 黄檗 *Phellodendron chinense* Schneid. var. glabriusculum	phellogine	$C_{25}H_{40}O_2$	$[\alpha]_D^{23}$ −102.78°		Yan C, et al
174. 蝴蝶树 Drypetes parvifolia	7-hydroxy-5-O-(β-D-glucopyranoside) flavan	$C_{21}H_{24}O_8$	$[\alpha]_D^{22}$ −30°		Viviane Nadege Nenkep, et al
	(Z)-4′,6′-dihydroxy-2′-O-(β-D-glucopyranoside) chalcone	$C_{21}H_{22}O_9$	$[\alpha]_D^{22}$ +45°		

续 表

中草药及其原植物名	新 成 分 名 称	分 子 式	熔点(℃)及旋光度	生物活性	报道者
175. 毛钩藤 *Uncaria hirsute* Havil.	uncaric acid A	$C_{20}H_{22}N_2O_4$	208～210 $[a]_D^{25}$ +76°		Xin W B, et al
	hirsutaside A	$C_{30}H_{38}N_2O_{11}$	$[a]_D^{20}$ −260°		
176. 禾谷镰孢 *Fusarium sp.*	5′- hydroxyzearalenol	$C_{18}H_{24}O_6$	168～170 $[a]_D^{20.4}$ +60.7°		Zhao L L, et al
177. 决明子 *Cassia obtusifolia* L.	1 - demethylaurantio - obtusin - 2 - O - β - D - glucopyranoside	$C_{22}H_{22}O_{12}$			Tang L Y, et al
178. 山杨 *Populus davidiana* Dode	populusol A	$C_{22}H_{32}O_6$			Zhang X F, et al
179. 翠云草 *Selaginella uncinata* (Desv.) Spring	6 -(5 - Carboxyl - 2 - methoxyphenyl)- apigenin	$C_{23}H_{16}O_8$			Zheng J X, et al
180. 西洋参 *Panax quinquefolium* L.	20(S)- protopanaxatriol - 6 - O - α - L - rhamnopyranosyl (1→2)- β - D - 6′- O - acetylglucopyranoside	$C_{44}H_{74}O_{14}$	152 $[a]_D^{20}$ +11.2°		Jia J M, et al
	20(R)- protopanaxatriol - 6 - O - α - L - rhamnopyranosyl (1→2)- β - D - 6′- O - acetylglucopyranoside	$C_{44}H_{74}O_{14}$	160 $[a]_D^{20}$ −8.3°		
	(12R,20S,24R)- 20,24,12,24 - diepoxy - 24 - deisopropyl-dammarane - 3β - ol	$C_{27}H_{46}O_3$	$[\alpha]_D^{20}$ +27.5°		黄媛,等
181. 鄂西香茶菜 *Isodon henryi* (Hemsley) Kud Mem. Fac. Sci. Taihoku Imp. Univ.	minheryins H	$C_{20}H_{32}O_4$			Zhao Y, et al
	minheryins I	$C_{26}H_{42}O_9$			
182. 独活 *Angelica pubescens* Maxim.	6 -[(1R,2R)- 1, 2 - dihydroxy - 3 - β - D - glucosyloxy - 3 - methylbutyl]- 7 - methoxycoumarin	$C_{21}H_{28}O_{11}$	240.1～241.0 $[a]_D^{21.3}$ −4°		Ding X F, et al
183. 藤黄 *Garcinia hanburyi* Hk. f.	gambogic aldehyde	$C_{38}H_{44}O_7$	$[a]_D^{20}$ −74.1°	活动对 P388 细胞的生长和 P388/ADR 有作用	Wang L L, et al
184. 连翘 *Forsythia suspense* Vahl	forsythenside F	$C_{22}H_{26}O_{10}$	146～148 $[a]_D^{20}$ −17.4°		Wang Y Z, et al

续 表

中草药及其原植物名	新 成 分 名 称	分 子 式	熔点(℃)及旋光度	生物活性	报道者
185. 一年蓬 *Erigeron annuus* (Linn.) Pers.	erigearide A	$C_{27}H_{44}O_9$	$[a]_D^{28.2}$ +22.12°		Yang S C, et al
186. 云南金钱槭 *Dipteronia dyeriana* Henry	7,8′-didehydroherpetotriol	$C_{30}H_{30}O_9$	$[a]_D^{24.8}$ +54.0°	对人类白血病K562细胞和人肝癌HepG2细胞的作用	Guo R, et al
	(+)-isolariciresinol-9′-O-α-L-rhamnopyranosyl-(1→6)-b-D-glucopyranoside	$C_{32}H_{44}O_{15}$	$[a]_D^{24.7}$ +3.9°		
187. 毛鱼藤 *Derris elliptica* Benth	4′,5′-dihydroxy-6a,12a-dehydrodeguelin	$C_{23}H_{22}O_8$			Lu H Y, et al
	11,4′,5′-trihydroxy-6a,12a-dehydrodeguelin	$C_{23}H_{22}O_9$			
188. 胡黄连 *Picrorhiza scrophulariiflora* Pennell	picrosecosides Ⅰ	$C_{31}H_{38}O_{17}$	$[a]_D^{25}$ −22.2°		Zou L C, et al
	picrosecosides Ⅱ	$C_{31}H_{38}O_{17}$	$[a]_D^{25}$ −251.9°		
189. 滇藏荨麻 *Urtica mairei* Levl.	Urticol	$C_{20}H_{22}O_7$	113～114 $[a]_D^{25}$ +18.5°		Wang W, et al
	Urticene	$C_{20}H_{20}O_6$	108～110 $[a]_D^{20}$ −27.3°		
190. 糙苏 *Phlomis umbrosa* Turcz.	phlomisone	$C_{29}H_{48}O_6$	$[a]_D^{25}$ +15.1°		Liu P, et al
	phlomistetraol A	$C_{29}H_{46}O_6$	$[a]_D^{25}$ +15.6°		
191. 油茶 *Camellia oleifera* Abe	3-O-{β-D-glucopyranosyl-(1→2)-[a-L-rhamnopyranosyl-(1→6)]-β-D-glucopyranoside}	$C_{33}H_{40}O_{20}$	185.6	细胞毒活性	Du L C, et al
	3-O-{β-D-xylopyranosyl-(1→2)-[a-L-rhamnopyranosyl-(1→6)]-β-D-glucopyranoside}	$C_{32}H_{38}O_{19}$	220.0		
192. 黑紫橐吾 *Ligularia atroviolacea* (Franch.) Hand.-Mazz.	1a-chloro-6β-isobutyroxy-9-oxo-10β-hydroxy-furanoeremophilane	$C_{19}H_{25}ClO_5$	107～108 $[a]_D^{20}$ +0.9°		

续　表

中草药及其原植物名	新 成 分 名 称	分 子 式	熔点(℃)及旋光度	生物活性	报道者
192. 黑紫橐吾 *Ligularia atroviolacea* (Franch.) Hand. -Mazz.	8β-[eremophil-3′,7′(11′)-dien-12′,8′a;15′,6′a-diolide]-eremophil-3,7(11)-dien-12,8a;15,6a-diolide	$C_{30}H_{30}O_8$			Zhao J, et al
	ligulatrovine A	$C_{28}H_{28}O_6$			
193. 钩吻 *Gelsemium elegans* (Gardn. et Champ.) Benth.	gelsemiunoside A	$C_{26}H_{30}O_{11}$	150～152 $[a]_D^{22}$ −108.3°	对人类A375-S2细胞株具有细胞毒作用	Hua W, et al
	gelsemiunoside B	$C_{24}H_{28}O_{11}$	138～140 $[a]_D^{22}$ −32.8°		
194. 团炭角菌 *Xylaria hypoxylon* (L.) Grev.	xylariol A	$C_{11}H_{14}O_4$	154～156	中度活动对肝癌细胞G2期细胞在体外作用	Gu W, et al
	xylariol B	$C_{11}H_{14}O_4$	185～187		
195. 藤香树 *Schisandra propinqua* (Wall.) Baill var. intermidia A. C. Smithvar.	intermedin C	$C_{19}H_{26}O_4$	$[a]_D^{24}$ +22.6°	有弱抗HIV-1活性	Li H M, et al
196. 巴山冷杉 *Abies sachalinensis*	3,4-seco-8-(14→13R)abeo-17,13-friedo-9β-lanosta-4(28),7,14(30),24-tetraen-26,23-olide-23-hydroxy-3-oic acid	$C_{30}H_{42}O_5$			Gao H Y, et al
	7,14-mariesa-dien-3a-hydroxy-25-methoxy-26-oic acid	$C_{31}H_{50}O_4$			
	7,14-mariesa-dien-3a-hydroxy-25-methoxy-26-oic acid	$C_{31}H_{50}O_4$			

(赵森森　李业生　俞桂新)

[附]　参 考 文 献

C

Chang H T, Yoshihito Okada, Ma T J, et al. Two new coumarin glycosides from Peucedanum praeruptorum [J]. Journal of Asian Natural Products Research, 2008, 10(5-6): 576

Chen G, Wang D, Pei Y H, et al. Two new C_{21} steroidal glycosides from Cynanchum wallichii Wight [J]. Journal of Asian Natural Products Research, 2008, 10(7-8): 679

Chen H, Zhou Y Z, Qiao L, et al. Two new compounds from Cynanchum amplexicaule[J]. Journal of Asian Natural Products Research, 2008, 10(3-4): 267

Chen Z Y, Qiu P Y, Wang Y X, et al. A new entabietane diterpenoid from Isodon macrophyllus [J]. Chinese Chemical Letters，2008，19(7)：849

Cheng F，Li X，Wang J Z，et al. A new alkaloid from Solanum cathayanum[J]. Chinese Chemical Letters，2008，19(1)：68

Cheng K J，Ma D Y，Yang J X，et al. A new tetrastilbene from Caragana sinica[J]. Chinese Chemical Letters，2008，19(6)：711

Cheng X Y，She Y，Zheng S L，et al. Two new protoberberine guaternary alkaloids from Corydalis yanhusuo [J]. Journal of Asian Natural Products Research，2008，10(11-12)：1117

Cong Y，Wang J H，Wang R，et al. A study on the chemical constituents of Veratrum nigrum L. processed by rice vinegar[J]. Journal of Asian Natural Products Research，2008，10(7-8)：619

Cui X Q，Lei W，Yan R Y，et al. A new Diels-Alder type adduct and two new flavones from the stem bark of Morus yunnanensis Koidz[J]. Journal of Asian Natural Products Research，2008，10(3-4)：361

蔡祥海，刘亚平，冯涛，等. 灯台树叶中鸭脚树叶碱型生物碱[J]. 中国天然药物，2008,6(1)：20

陈建明，陈建真，吕圭源，等. AB-8 大孔树脂分离纯化桑叶黄酮的工艺研究[J]. 中华中医药学刊，2008，26(10)：2285

陈立，周玉，周义龙，等. 石蝉草中的一个新黄酮碳苷[J]. 中国中药杂志，2008,33(7)：772

陈瑞战，孟繁磊，张守勤，等. 超高压提取黄芪甲苷工艺研究[J]. 中国药学杂志，2008,43 (7)：519

陈云利，袁丹，徐鑫，等. 甘遂中麻风树烷型大环二萜类化学成分研究[J]. 中国中药杂志，2008,33(15)：1836

程冰洁，周迎春，黄海军，等. FL-1 大孔树脂分离纯化番石榴叶总黄酮工艺研究[J]. 中国中医药信息杂志，2008,15(6)：56

D

Dai Y H，Cui Z，Li J L，et al. A new thiaziedione from the fruits of Xanthium sibiricum[J]. Journal of Asian Natural Products Research，2008，10(3-4)：343

Dai Y，He X J，Zhou G X，et al. Acylphloroglucinol glycosides from the fruits of Pyracantha fortuneana[J]. Journal of Asian Natural Products Research，2008，10(1-2)：111

Deng F，Tang N，Xu J，et al. New α-pyrrolidinonoids and glycosides from Euphorbia humifusa [J]. Journal of Asian Natural Products Research，2008，10(5-6)：531

Ding X F，Feng X，Dong Y F，et al. A new angelol-type coumarin glucoside from Angelica pubescens[J]. Chinese Chemical Letters，2008，19(10)：1237

Du H，Wang Y，Yan C，et al. Alkaloids from Anabasis aphylla L. [J]. Journal of Asian Natural Products Research，2008，10(11-12)：1093

Du L C，Wu B L，Chen J M，et al. Flavonoid triglycosides from the seeds of Camellia oleifera Abel [J]. Chinese Chemical Letters，2008，19(11)：1315

Duan X H，Jiang J Q. A new benzylisoquinoline alkaloid from stems of Nelumbo nucifera [J]. Chinese Chemical Letters，2008，19(3)：308

董彩霞，史社坡，赵明波，等. 棉团铁线莲中新葡萄糖基萘类成分[J]. 中国天然药物 2008,6(1)：23

董学，王国荣，姚庆强，等. 三棱的化学成分[J]. 药学学报，2008,43(1)：63

F

Feng F，Zhu M X，Xie N，et al. Two new triterpenoid saponins from the root of Ilex pubescens [J]. Journal of Asian Natural Products Research，2008，10(1-2)：71

Feng S X，Lin L D，Xu H H，et al. Two new piperidine alkaloids from the leaves of Microcos paniculat [J]. Journal of Asian Natural Products Research，2008，10(11-12)：1155

冯宝民，余正江. 炒白芥子中化学成分的研究[J]. 中草药，2008,39(3)：331

冯苏秀，郭洪祝，刘鹏，等. 土荆皮化学成分研究[J]. 中草药，2008,39(1)：10

冯卫生，李红伟，郑晓珂，等. 构树叶的化学成分[J]. 药学学报，2008,43(2)：173

G

Gao H Y，Huang J，Sun B H，et al. Two new lanostane triterpenoids from Abies sachalinensis [J]. Chinese Chemical Letters，2008，19(11)：1447

Gao X，Xie W D，Jia Z J，et al. Four new terpenoids from the roots of Ligularia narynensis[J]. Journal of Asian Natural Products Research，2008，10(1-2)：185

Gu Q，Zhang X M，Zhou J，et al. One new dihydrobenzofuran lignan from Vitex trifolia[J]. Journal of Asian Natural Products Research，2008，10(5-6)：499

Gu W，Ding H. Two new tetralone derivatives from the culture of Xylaria hypoxylon AT-028[J]. Chinese Chemical Letters，2008，19(11)：1323

Guan S H，Xia J M，Yang M，et al. Cytotoxic lanostanoid triterpenes from Ganoderma lucidum [J].

Journal of Asian Natural Products Research，2008，10(7-8)：705

Guo R，Luo M，Long C L，et al. Two new lignans from Dipteronia dyeriana[J]. Chinese Chemical Letters，2008，19(10)：1215

干宁，杨欣，李天华，等. 毛排钱草的化学成分及其对肿瘤细胞的细胞毒活性研究[J]. 中国中药杂志，2008，33(18)：2077

H

Hu J M，Chen J J，Yu H，et al. Two novel bibenzyls from Dendrobium trigonopus[J]. Journal of Asian Natural Products Research，2008，10(7-8)：653

Hu X Y，Luo Y J，Chen X G，et al. Chemical constituents of Nouelia insignis French[J]. Journal of Asian Natural Products Research，2008，10(1-2)：125

Hu X Y，Guo Y Q，Gao W Y，et al. A new triterpenoid from Alisma orientalisXue [J]. Chinese Chemical Letters，2008，19(4)：438

Hua W，Zhao Q C，Ya J，et al. Two new benzofuran lignan glycosides from Gelsemium elegans[J]. Chinese Chemical Letters，2008，19(11)：1327

Huang X P，Deng Z W，Lin W H，et al. Brominated derivatives from the Chinese sponge Pseudoceratina sp. [J]. Journal of Asian Natural Products Research，2008，10(3-4)：253

Huang Y F，Qiao L，Lv L，et al. Eremophilane sesquiterenes from the marine fungus Penicillium sp. BL27 - 2 [J]. Chinese Chemical Letters，2008，19(5)：562

Huo J，Yang S P，Xie B J，et al. Cytotoxic sesquiterpenoids from Vernonia bockiana[J]. Journal of Asian Natural Products Research，2008，10(5-6)：571

韩壮，梅文莉，崔海滨，等. 红树植物海杜果内生真菌Penicillium sp. 中的抗菌活性成分[J]. 高等学校化学学报，2008，29(4)：749

黄媛，李宁，李铣，等. 西洋参茎叶总皂苷氧化裂解产物中的新侧链环合型达玛烷型三萜[J]. 药学学报，2008，43(3)：277

J

Jia A L，Ding X Q，Chen D L，et al. A new indole alkaloid from Arundo donax L. [J]. Journal of Asian Natural Products Research，2008，10(1-2)：105

Jia J M，Wang Z Q，Wu L J，et al. Two new acetylated ginsenosides from the roots of Panax quinquefolium[J]. Chinese Chemical Letters，2008，19(9)：1099

Jiang M M，Zhang X，Dai Y，et al，Alkaloids from the root barks of Goniothalamus cheliensis[J]. Chinese Chemical Letters，2008，19(3)：302

Jiang M X，Zhou Y J. Cathin-6-one alkalids from Picrasma quassioides and their cytotoxic activity [J]. Journal of Asian Natural Products Research，2008，10(11-12)：1009

Jin L，Chen H S，Jin Y S，et al. Chemical constituents from Belamcanda chinensis[J]. Journal of Asian Natural Products Research，2008，10(1-2)：76

江永南，莫红缨. 高速逆流色谱分离制备异秦皮啶[J]. 中药材，2008，31(6)：913

姜一平，冯锋，谢宁，等. 毛冬青的化学成分[J]. 药学与临床研究，2008，16(3)：163

蒋林英，郑云枫，李红阳，等. 当归的超临界 CO_2 萃取-大孔树脂吸附联用工艺的研究[J]. 中华中医药学刊，2008，26(3)：569

K

Kai X，Song Q H，Zhang S W，et al. Water-soluble constituents of the root barks of Fraxinus rhynchophylla [J]. Journal of Asian Natural Products Research，2008，10(1-2)：205

Kang X D，Li X，Zhao C C，et al. Two new anthraquinones from Hedyotis diffusa W. [J]. Journal of Asian Natural Products Research，2008，10(1-2)：193

Ker Gawl，Xu Y J，Xu T H，et al. Two new steroidal glucosides from Ophiopogon japonicus (L. f.) [J]. Chinese Chemical Letters，2008，19(7)：825

Kong W X，Yuan Z. New lignan glycosides from Glehnia littoralis[J]. Chinese Chemical Letters，2008，19(11)：1459

康文艺，李彩芳，宋艳丽，等. 蝉翼藤抗氧化口山酮成分研究[J]. 中国中药杂志，2008，33(6)：1982

L

Li C F，Wang J H，Cong Y，et al. A new diterpene from the processed roots of Euphorbia kansui[J]. Journal of Asian Natural Products Research，2008，10(1-2)：101

Li C J，Zhang D M，Yu S S，et al. Benzophenone C-glucosides from Polygala glomerata Lour. [J]. Journal of Asian Natural Products Research，2008，10(3-4)：329

Li F，Ding L S，Wang M K，et al. A new triterpenoid saponin from Anemone raddeana[J]. Chinese Chemical Letters，2008，19(3)：305

Li F，Zhang F M，Yang Y B，et al. A new cyclopeptide from Dianthus caryophyllus [J]. Chinese

Chemical Letters，2008，19(2)：193

Li H M，Wang W G，Li X N，et al. The chemical constituents from Schisandra propinqua var. intermedia [J]. Chinese Chemical Letters，2008，19(11)：1450

Li L Y，Ding Y，Groth Ingridet，et al. Pyrrole and indole alkaloids from an endophytic Fusauium incarnatum (HKI0054) isolated from the mangrove plant Aegiceras corniculatum[J]. Journal of Asian Natural Products Research，2008，10(7-8)：775

Li M Y，Wu J，Zhang S，et al. The absolute stereochemistry of Protoxylogranatin A-a new protolimonoid from the seed of Chinese mangrove Xylocarpus granatum [J]. Journal of Asian Natural Products Research，2008，10(5-6)：503

Li N，Shao L，Zhang C F，et al. Two new flavonoid alkaloids from Senecio argunensis[J]. Journal of Asian Natural Products Research，2008，10(11-12)：1143

Li N，Li X，Zhang P，et al. New cycloartane glycosides from Camptosorus sibiricus Rupr. [J]. Journal of Asian Natural Products Research，2008，10(1-2)：119

Li R T，Weng Z Y，Pu J X，et al. Chemical constituents from Schisandra sphenanthera[J]. Chinese Chemical Letters，2008，19(6)：696

Li S，Xue Z，Wang S J，et al. Terpenoids from the tuber of Cremastra appendiculsta [J]. Journal of Asian Natural Products Research，2008，10(7-8)：685

Li W，Li X，Meng D，et al. Two new triterpenoid saponins from the carpophore of Xanthoceras sorbifolia Bunge[J]. Journal of Asian Natural Products Research，2008，10(3-4)：285

Li X F，Jin H Z，Yang M，et al. A New Methyl Orsellinate Glycoside from the AerialParts of Rhododendron primulaeflorum [J]. Chinese Journal of Natural Medicines，2008，6(5)：336

Li X H，Qi H Y，Shi Y P，et al. Dammarane-and taraxastane-type triterpenoids from Saussurea oligantha Franch[J]. Journal of Asian Natural Products Research，2008，10(5-6)：397

Liang J S，Yang Y J，Zhang J L，et al. New spermidines from the florets of Carthamus tinctorius [J]. Journal of Asian Natural Products Research，2008，10(5-6)：447

Liang Q L，Min Z D，Tang Y P，et al. A new elemanolide sesquiterpene lactone from Elephantopus seaber[J]. Journal of Asian Natural Products Research，2008，10(5-6)：403

Liu D，Lan R，Xin X L，et al. A new lavandulyl flavonoid from Sorphora flavescens Ait [J]. Chinese Chemical Letters，2008，19(11)：1453

Liu H N，Li F，Luo Y M，et al. Steroidal alkaloids from the bulbs of Fritillaria monatha [J]. Chinese Chemical Letters，2008，19(5)：544

Liu J J，Geng C A. A new pyrrolidone derivative from Pistacia chinensis [J]. Chinese Chemical Letters，2008，19(1)：65

Liu J，Wu J，Zhao Y X，et al. A new cytotoxic 2-(2-phenylethyl) chromone from Chinese eaglewood [J]. Chinese Chemical Letters，2008，19(8)：934

Liu J，Yu Z B，Y e Y H，et al. A new C_{21} steroid glycoside from Marsdenia tenacissima [J]. Chinese Chemical Letters，2008，19(4)：444

Liu P，Li L Y，Qi R，et al. Two novel nortriterpenes from the roots of Phlomis umbrosa[J]. Chinese Chemical Letters，2008，19(10)：1228

Liu X Q，Yuan Q Y，Guo Y Q，et al. A new bibenzyl derivative from Pleione bulbocodioides [J]. Chinese Chemical Letters，2008，19(5)：559

Liu X Q，Gao W Y，Zhang T J，et al. Two new phenanthrofurans from Pleione bulbocodioides [J]. Journal of Asian Natural Products Research，2008，10(5-6)：453

Lu H Y，Liang J Y，Yu P，et al. Two new rotenoids from the root of Derris elliptica[J]. Chinese Chemical Letters，2008，19(10)：1218

Lu Z M，Zhang Q J，Chen R Y，et al. Four new alkaloides from Polyalthia nemoralis[J]. Journal of Asian Natural Products Research，2008，10(7-8)：663

雷勇胜，李占林，杨坤坤，等. 通光散藤茎的C_{21}甾体成分[J]. 药学学报，2008，43(5)：509

李建晨，冯丽，野原稔弘，等. 细叶石仙桃的化学成分[J]. 中国中药杂志，2008，33(14)：1691

李宁，张朝凤，张勉，等. 羽叶千里光中一个新的双黄酮[J]. 中国药科大学学报，2008，39(1)：20

李巍，梁鸿，尹婷，等. 中药苦参主要黄酮类成分的研究[J]. 药学学报，2008，43(8)：833

廖小建，徐石海，杨剑萍，等. 长枝沙菜的化学成分研究[J]. 中草药，2008，39(1)：7

刘桦，白焱晶，陈亚云，等. 中药补骨脂化学成分的研究[J]. 中国中药杂志，2008，33(12)：1410

刘净，于志斌，叶蕴华，等. 山慈菇的化学成分[J]. 药学学报，2008，43(2)：181

刘可越，刘海军，张铁军，等. 款冬花中的一酚性新化合物[J]. 天然产物研究与开发，2008，20：397

刘雪婷，张琼，梁敬钰，等. 云实的化学成分[J]. 中国天然药物，2008，6(3)：168

刘悦,刘志强,李慧琳,等.传统中药甘遂根中二萜类化学成分的电喷雾质谱研究[J].高等学校化学学报,2008,29(9):1727

卢滨,范云双,段宏泉,等.绿升麻中个新环阿屯烷型三萜皂苷[J].中国中药杂志,2008,33(13):1558

罗巅辉.均匀设计法优化超声波提取牛蒡多糖工艺的研究[J].河南师范大学学报(自然科学版),2008,36(1):115

M

Ma C H, Fan M S, Lin L P, et al. Cytotoxic triterpenoid saponins from Vaccaria segetalis[J]. Journal of Asian Natural Products Research, 2008, 10(1-2):177

Ma J P, Tan C H, Zhu D Y, et al. Glycosidic constituents from Carpesium cernuum L.[J]. Journal of Asian Natural Products Research, 2008, 10(5-6):565

马大友,胡昌奇.金雀根化学成分研究[J].中国中药杂志,2008,33(5):517

马鸿雁,杨莉,张勉,等.单麻叶千里光中的一个新化学成分[J].药学学报,2008,43(6):626

蒙丽琼,马博,周斌华,等.圈扇藻 Zonaria diesingiana 中的新糖脂化合物[J].中山大学学报(自然科学版),2008,47(3):137

孟江,周毅生,廖华卫,等.超声波提取鱼腥草多糖工艺研究[J].时珍国医国药,2008,19(1):17

P

Peng J Y, Dong F Q, Liu K X, et al. Two new bioactive prenylated dihydroflavanoids from the medicinal plant Dolichos tenuicaulis (Bakere) Craib[J]. Journal of Asian Natural Products Research, 2008, 10(1-2):169

Peng J Y, Han X, Xu L N, et al. Two new prenylated coumarins from Spiranthes sinensis [J]. Journal of Asian Natural Products Research, 2008, 10(3-4):279

Pi H F, Zhong Z H, Ruan H L, et al. A new hopane triterpenoid from Saxiglossum angustissimum[J]. Chinese Chemical Letters, 2008, 19(7):835

潘剑宇,周媛,邹坤,等.筒鞘蛇菰的化学成分研究[J].中草药,2008,39(3):327

潘艺,周远扬.超临界 CO_2 萃取法提取中药杜衡挥发油化学成分研究[J].广东农业科学,2008,12(1):70

Q

Qiao L, Huang Y F, Cao, J Q, et al. One new bufadienolide from Chinese drug "Chan Su"[J]. Journal of Asian Natural Products Research, 2008, 10(3-4):233

Qin J J, Jin H Z, Fu J J, et al. Anthranilic acid derivatives from Inula japonica [J]. Chinese Chemical Letters, 2008, 19(5):556

Qin S, Huang H, Guo Y W, et al. A new cembranoid from the Hainan soft coral Sinularia sp. [J]. Journal of Asian Natural Products Research, 2008, 10(11-12):1075

Qiu Y K, Kang T G, Dou D Q, et al. Three novel compounts from the leaves of Smallanthus sonchifolius [J]. Journal of Asian Natural Products Research, 2008, 10(11-12):1109

漆淑华,苏国琛,张思,等.中国南海侧扁软柳珊瑚中孕甾烷类化学成分的研究[J].天然产物研究与开发,2008,20(1):1

R

闰洪森,张守勤,侯丽丽,等.提取工艺对白花蛇舌草提取液稳定性和抗氧化活性的影响[J].吉林大学学报:工学版,2008,38(增刊):214

S

Shen Q, Yao Z. Immunosuppressive terpenoids from Tripterygium wilfordii [J]. Chinese Chemical Letters, 2008, 19(4):453

Shen W J, Qin M J, Shu P, et al. Two new C-glycosylflavones from the leaves of Iris lactea var. Chinensis [J]. Chinese Chemical Letters, 2008, 19(7):821

Song Y L, Zhang L, Gao J M, et al. Speciosaperoxides, a new triterpene acid, and other terpenoids from Chaenomeles speciosa [J]. Journal of Asian Natural Products Research, 2008, 10(3-4):217

Sri Hartati, Soemiati A, Wang H B, et al. A novel polyisoprenyl benzophenone derivative from Garcinia eugeniaefolia [J]. Journal of Asian Natural Products Research, 2008, 10(5-6):509

Su D M, Qu J, Cai Y, et al. A new glycoside from the leaves of Neoalsomitra integrifoliola [J]. Chinese Chemical Letters, 2008, 19(7):845

Su J, Wu Z J, Zhang C, et al. Three new flavanols from Daphne giraldii [J]. Journal of Asian Natural Products Research, 2008, 10(5-6):547

Su Y Q, Zhang W D, Zhang C, et al. A new caffeic ester from Incarvillea mairei var. granditlora (Wehrhahn) Grierson [J]. Chinese Chemical Letters, 2008, 19(7):829

Sun Q, Zhang W D, Shen Y H, et al. A new

phenolic compound from Crinum asiaticum L[J]. Chinese Chemical Letters, 2008, 19(4): 447

Sun Y G, Wang S S, Feng J T, et al. Two new isoflavone glycosides from Pueraria lobata [J]. Journal of Asian Natural Products Research, 2008, 10(7-8): 729

Suo M R, Yang J S, Zhang Z S, et al. Two new compounds from the stem of Vernonia cumingiana[J]. Chinese Chemical Letters, 2008, 19(2): 180

施树云,周长新,徐艳,等.蒙古蒲公英的化学成分研究[J].中国中药杂志,2008,33(10): 1147

史克莉,孔一凡.水蒸气蒸馏和超临界提取所得莪术挥发油化学成分气相色谱-质谱联用分析[J].时珍国医国药,2008,19(9): 2227

舒诗会,韩景兰,杜冠华,等.苏木心材中一个新黄酮类化合物[J].中国中药杂志,2008,33(8): 903

T

Tang L Y, Wang Z J, Fu M H, et al. A new anthraquinone glycoside from seeds of Cassia obtusifolia [J]. Chinese Chemical Letters, 2008, 19(9): 1083

Tang Y P, Zhu H X, Duan J A, et al. Tow new isoflavone triglycosides from the small branches of Sophora japonica[J]. Journal of Asian Natural Products Research, 2008, 10(1-2): 65

Teng J, Zhang F G, Zhang Y W, et al. A new iridoid glycoside from Veronica sibirica [J]. Chinese Chemical Letters, 2008, 19(4): 450

Tian J M, He H P, Di Y T, et al. Three new lingnan glycosides from Mananthes patentiflora [J]. Journal of Asian Natural Products Research, 2008, 10(3-4): 239

Tian L J, Yang N Y, Chen W Q, et al. Triterpene saponins from Lysimachia christinae[J]. Journal of Asian Natural Products Research, 2008, 10(3-4): 291

V

Viviane Nadege Nenkep, Jovita Chi Shirri, Hanh Trinh Van, et al. New flavan and unusual chalcone glycosides from Drypetes parvifolia [J]. Chinese Chemical Letters, 2008, 19(8): 943

W

Wang D Y, Liu E G, Feng Y J, et al. A new diarylheptanoid from the bark of Myrica rubra [J]. Chinese Chemical Letters, 2008, 19(5): 547

Wang K, Yang Z J, Zuo L, et al. Two new flavanonol glycosides from Gordonia chrysandra [J]. Chinese Chemical Letters, 2008, 19(1): 64

Wang L B, Wu Z H, Gao H Y, et al. A new compound with cytotoxic activities from the leaves of Panax ginseng C. A. Meyer [J]. Chinese Chemical Letters, 2008, 19(7): 837

Wang L L, Li Z L, Xu Y P, et al. A new cytotoxic caged polyprenylated xanthone from the resin of Garcinia hanburyi [J]. Chinese Chemical Letters, 2008, 19(10): 1221

Wang P, Liu A L, Li Z H, et al. Stemoninine-type alkaloids from the roots of Stemona sessilifolia [J]. Journal of Asian Natural Products Research, 2008, 10(3-4): 355

Wang Q, Rong Z, Teng J, et al. Two new antitumor diterpenes from Pinus sylvestris[J]. Chinese Chemical Letters, 2008, 19(2): 187

Wang S Y, Xu Z L, She Z G, et al. Two new netabolites from the mangrove endophytic fungus no. 2106 [J]. Journal of Asian Natural Products Research, 2008, 10(7-8): 625

Wang W S, Ye Y H, Zhou Y W, et al. New prenylchalcones from the hops of Humulus lupulus[J]. Journal of Asian Natural Products Research, 2008, 10(5-6): 485

Wang W, Yan X G, Duan L X, et al. Two new secolignans from the roots of Urtica mairei Levl[J]. Chinese Chemical Letters, 2008, 19(10): 1212

Wang Y H, Wang J H, He H P, et al. Norsesquiterpenoid glucoides and a rhamnoside of pyrrolizidine alkaloid from Tephroseris kirilowii [J]. Journal of Asian Natural Products Research, 2008, 10(1-2): 25

Wang Y Z, Ma Q G, Zheng X K, et al. A new forsythenside from Forsythia suspensa [J]. Chinese Chemical Letters, 2008, 19(10): 1234

Wen L, Lin Y C, She Z G, et al. Paeciloxanthone, a new cytotoxic xanthone from the marine mangrove fungus Paecilomyces sp. (treel-7)[J]. Journal of Asian Natural Products Research, 2008, 10(1-2): 133

Wu J F, Chen S B, Gao J C, et al. Xanthone glycosides from herbs of Polygala hongkongensis Hemsl and their antioxidant activity[J]. Journal of Asian Natural Products Research, 2008, 10(7-8): 673

Wu J, Feng J Q, Zhao W M, et al. A new lignan and anti-inflammatory flavonoids from Kerria japonica [J]. Journal of Asian Natural Products Research, 2008, 10(5-6): 435

Wu S B, Yu Y H, Hu Y H, et al. A new dimeric furanocoumarin from Notopterygium incisum[J]. Chinese

Chemical Letters, 2008, 19(8): 940

宛瑜,郁惠珍,叶玲,等.从小远志中分离黄酮醇和中山酮衍生物[J].西南大学学报(自然科学版),2008,30(7):51

王国才,梁洁平,王英,等.白饭树的化学成分[J].中国天然药物,2008,6(4):251

王红刚,周敏华,路晶晶,等.沉香叶抗肿瘤活性化学成分研究[J].林产化学与工业,2008,28(2):1

王丽莉,孔维雪,原忠,等.北沙参中的新8-O'-4型异木脂素[J].药学学报,2008,43(10):1036

王英,叶文才,殷志琦,等.亮叶杨桐的三萜皂苷类成分[J].药学学报,2008,43(5):504

王媛,邹忠梅.毛叶巴豆中的倍半萜类成分[J].中国天然药物,2008,6(5):339

文屏,韩慧英,王乃利,等.毛杭子梢中黄酮类成分的分离鉴定及活性测定[J].沈阳药科大学学报,2008,25(6):448

吴兆华,王立波,高慧媛,等.喙荚云实中的一个新二萜类化合物[J].中国中药杂志,2008,33(10):1145

X

Xiang W S, Wang J D, Wang X J, et al. Two new components from Gnetum pendulum[J]. Journal of Asian Natural Products Research, 2008, 10(11-12): 1075

Xiang Z B, Xu Y X, Shen Y, et al. Two new diterpenoids from Rabdosia japonica var. Glaucocalyx [J]. Chinese Chemical Letters, 2008, 19(7): 852

Xiao H T, He H P, Peng J, et al. Two new norbisabolane sesquiterpenoid glycosides from Glochidion coccineum [J]. Journal of Asian Natural Products Research, 2008, 10(1-2): 1

Xiao K, Zheng, K K, LiY, et al. A new dihydrobenzofuran lignanoside from Selaginella moellendorffii Hieron. [J]. Chinese Chemical Letters, 2008, 19(1): 79

Xie F, Zhang C F, Zhang M, et al. Two new limonoids from Melia toosendan [J]. Chinese Chemical Letters, 2008, 19(2): 183

Xin W B, Chou G X, Wang Z T, et al. Two new alkaloids from the leaves of Uncaria hirsuta Haviland [J]. Chinese Chemical Letters, 2008, 19(8): 931

Xin X L, Lan R, Huang J, et al. A new cytotoxic bufadienolide from Chinese medicine Chansu [J]. Chinese Chemical Letters, 2008, 19(11): 1445

Xiong Y, Deng K Z, Guo Y Q, et al. Two new sucrose esters from Sparganium stoloniferum [J]. Journal of Asian Natural Products Research, 2008, 10(5-6): 425

Xu M, Wang D, Zhang Y J, et al. Iridoidal glucosides from Gentiana rhodantha [J]. Journal of Asian Natural Products Research, 2008, 10(5-6): 491

Xu T H, Li H T, Xu Y J, et al. A new triterpenoid saponin from Albizia julibrissin Durzz [J]. Journal of Asian Natural Products Research, 2008, 10(7-8): 781

Xu T H, Lv G, Xu Y J, et al. A novel triterpenoid sanponin from Polygala tenuifolia Willd. [J]. Journal of Asian Natural Products Research, 2008, 10(7-8): 813

Xu T H, Lv G, Liu T H, et al. A new glycoside from Polygala tenuifolia Willd [J]. Chinese Chemical Letters, 2008, 19(7): 817

Xu T H, Xu Y J, Xie S X, et al. Two new furostanol saponins from Tribulus terrestris L. [J]. Journal of Asian Natural Products Research, 2008, 10(5-6): 419

Xu X H, Yang N Y, Qian S H, et al. Dammarane triterpenes from Ligustrum lucidum[J]. Journal of Asian Natural Products Research, 2008, 10(1-2): 33

Xue D Q, Wang J D, Guo Y W, et al. A new sulphated nor-sesquiterpene from mangrove Laguncularia racemosa(L.) Gaertn. F[J]. Journal of Asian Natural Products Research, 2008, 10(3-4): 367

Xu T H, Xu Y J, Xie S X, et al. A novel steroidal glycoside, ophiofurospiside A from Ophiopogon japonicus (Thunb.) Ker-Gawl [J]. Journal of Asian Natural Products Research, 2008, 10(5-6): 415

徐石海,廖小建,林慧,等.柔荑软珊瑚Nephthea sp.中两种具有细胞毒活性的甾醇化合物.有机化学,2008,28(5):861

徐燕,梁敬钰,邹忠梅,等.玉米须中的一个新黄酮和两个尿素苷[J].化学学报,2008,66(10):1235

Y

Yan C, Wang Y, Hao X J, et al. A new sesterterpenoid from the fruits of Phellodendron chinense var. glabriusculum Schneid[J]. Chinese Chemical Letters, 2008, 19(8): 937

Yan F L, Guo L Q, Zhang J X, et al. New ent-kaurane-type diterpenoids from Isodon nervosus [J]. Chinese Chemical Letters, 2008, 19(4): 441

Yang S C, Pu J X, Liu Y, et al. A new lipophilic monosaccharide from Erigeron annuus [J]. Chinese Chemical Letters, 2008, 19(10): 1231

Yang S M, Fu W W, Wang D X, et al. Two new pregnanes from Aglaia perviridis Hiern[J]. Journal of Asian Natural Products Research, 2008, 10(5-6): 459

Yang X W, Zhao J, Hattori M. et al. Three new

triterpenoid saponins from the seeds of Aesculus turbinata [J]. Journal of Asian Natural Products Research, 2008, 10(3-4): 259

Yang Z, Wen P, Wang N L, et al. Two new phenolic compounds from Ardisia gigantifolia[J]. Chinese Chemical Letters, 2008, 19(6): 693

Yao T S, Tang C P, Ye Y, et al. Secoiridoids and xanthones from Tylophora secamonoides [J]. Journal of Asian Natural Products Research, 2008, 10(5-6): 591

Yin W P, Zhao T Z, Zhang H Y, et al. A novel oligosaccharide ester from Syringa pubescens[J]. Journal of Asian Natural Products Research, 2008, 10(1-2): 95

Yin Y Q, Kong L Y. Ether-soluble resin glycosides from the roots of Ipomoea batatas[J]. Journal of Asian Natural Products Research, 2008, 10(3-4): 245

Yu M, Zhou L B, Yan C Y, et al. Two new coumarin glucosides biosynthesized by transgenic hairy roots of Polygonum multiflorum Rong [J]. Chinese Chemical Letters, 2008, 19(1): 76

Yuan L, Ji T F, Guo A, et al. Two new furostanol saponins from the seeds of Allium cepa L. [J]. Chinese Chemical Letters, 2008, 19(4): 461

Yuan W H, Yi Y H, Li L, et al. Two triterpene glycosides from the sea cucumber Bohadschia marmorata Jaeger[J]. Chinese Chemical Letters, 2008, 19(4): 457

杨小龙,谢坤龙,刘吉开.番石榴叶中一个新的番石榴二醛二聚体[J].中国天然药物,2008,6(5): 333

杨秀伟,黄鑫,艾合买提买·买提,等.肉豆蔻中新的新木脂素类化合物[J].中国中药杂志,2008,33(4): 397

杨秀伟,张虎,胡俊,等.蔬毛吴茱萸果实中新化合物吴茱萸塔宁的分离及结构表征[J].分析化学研究简报,2008,36(2): 219

杨志云,钱士辉,秦民坚,等.红蓼果实中的一个新三萜皂苷[J].药学学报,2008,43(4): 388

姚广民,王玉波,汪礼权,等.马醉木叶的酚性化学成分[J].药学学报,2008,43(3): 284

尹婷,刘桦,王邠,等.红血藤的化学成分[J].药学学报,2008,43(1): 67

袁珂,贾安,蔡贤雷,等.少花斑鸠菊中的一个新三萜[J].中草药,2008,39(2): 168

袁卫华,王乃利,易杨华,等.刺蒺藜果实中的两个呋喃皂苷[J].中国天然药物,2008,6(3): 172

Z

Zhang C X, Zhu C C, Yan S J, et al. Two new sesquiterpenoids from the soft coral Sinularia polydactyla (Ehreberg.) [J]. Journal of Asian Natural Products Research, 2008, 10(3-4): 307

Zhang D S, Gao H Y, Song X M, et al. A new alkaloid from Castanea mollissima Blume [J]. Chinese Chemical Letters, 2008, 19(7): 832

Zhang L T, Zhang Y W, Yoshihisa Takaishi, et al. Antitumor triterpene saponins from Anemone flaccida[J]. Chinese Chemical Letters, 2008, 19(2): 190

Zhang N, Guo M L, Zhang G, et al. A new neuroprotective bakkenolide from the rhizome of Petasites tricholobus [J]. Chinese Chemical Letters, 2008, 19 (7): 841

Zhang N, Lv A L, Zheng Z, et al. Two new compounts from Ixeris sonchifolia[J]. Journal of Asian Natural Products Research, 2008, 10(3-4): 211

Zhang P, Chen Y Y, Ma Z J, et al. Three new cycoartane glycosides from Camptosorus sibiricus Rupr. [J]. Journal of Asian Natural Products Research, 2008, 10(11-12): 1069

Zhang Q J, Li D Z, Chen R Y, et al. A new benzofuranolignan and a new flavonol derivative from the stem of Morus australis [J]. Chinese Chemical Letters, 2008, 19(2): 196

Zhang S L, Li L, Sun P, et al. Lecanorosides A and B, two ew triterpene glycocides from the sea cucumber Actinopyga lecanora [J]. Journal of Asian Natural Products Research, 2008, 10(11-12): 1097

Zhang W Z, Li X L, Shi L G, et al. Sesequiterpene lactones from Ixeris sonchifolia(Bge.)Hance[J]. Journal of Asian Natural Products Research, 2008, 10(7-8): 763

Zhang W Z, Li X L, Wang M J, et al. Sesquiterpene lactones from Ixeris sonchifolia (Bge.) Hangce Ⅱ [J]. Journal of Asian Natural Products Research, 2008, 10 (11-12): 1087

Zhang X F, Li X, Min B S, et al. A new diterpenoid from the stem bark of Populus davidiana [J]. Chinese Chemical Letters, 2008, 19(9): 1080

Zhang Z, Gao Z L, Fang X, et al. Two new triterpenoid saponins from Glochidion puberum [J]. Journal of Asian Natural Products Research, 2008, 10 (11-12): 1029

Zhang Z F, Chen H S, Peng Z J, et al. A potent anti-HIV polyphenol from Salvia yunnanensis [J]. Journal of Asian Natural Products Research, 2008, 10 (3-4): 273

Zhang Z F, Peng Z G, Gao L, et al. Three new derivatives of anti-HIV-1 polyphenols isolated from Salvia yunnanensis[J]. Journal of Asian Natural Products Research, 2008, 10(5-6): 391

Zhao C C, Shao J H, Li X, et al. Flavonoides from Galium verum L. [J]. Journal of Asian Natural Products Research, 2008, 10(7-8): 613

Zhao F, He E Q, Wang L, et al. Anti-tumor activities of andrographolide, a diterpene from Andrographis paniculata, by inducing apoptosis and inhibiting VEGF level [J]. Journal of Asian Natural Products Research, 2008, 10(5-6): 481

Zhao J, Wu H, Huang K X, et al. One chlorofuroeremophilanoid and two new natural dimers from Ligularia atroviolacea [J]. Chinese Chemical Letters, 2008, 19(11): 1319

Zhao L L, Gai Y, Hua C Q, et al. 5′-Hydroxyzearalenol, a new b-resorcylic macrolide from Fusarium sp. 05ABR26 i [J]. Chinese Chemical Letters, 2008, 19(9): 1089

Zhao M Y, Yang X W. Two new acylgluconic acids from the nearly ripe fruits of Evodia rutaecarpa [J]. Journal of Asian Natural Products Research, 2008, 10 (7-8): 769

Zhao Y, Yang L B, Huang S X, et al. Two new ent-kaurane diterpenoids from Isodon henryi [J]. Chinese Chemical Letters, 2008, 19(9): 1096

Zheng J X, Wang N L. A new flavonoid with a benzoic acid substituent from Selaginella uncinata [J]. Chinese Chemical Letters, 2008, 19(9): 1093

Zheng Y, Yang X W. Poriacosones A and B: two new lanostane triterpenoides from Poria cocos[J]. Journal of Asian Natural Products Research, 2008, 10 (7-8): 645

Zheng Y, Yang X W. Two new lanostane triterpenoids from Poria cocos [J]. Journal of Asian Natural Products Research, 2008, 10(3-4): 323

Zhong Y Z, Xu G B, Zhang T, et al. Antifungal stilbenoides from Stemona japonica[J]. Journal of Asian Natural Products Research, 2008, 10(7-8): 639

Zhou D N, Ruan J L, Cai Y L, et al. Three new polyphenols from the from the rhizomes of Arachniodes exilis [J]. Journal of Asian Natural Products Research, 2008, 10(5-6): 559

Zhou H Y, Wang D, Cui Z, et al. Ferulates, amurenlactone A and amurenamide A from tranditional Chinese medicine cortex Phellodendron amurensis [J]. Journal of Asian Natural Products Research, 2008, 10 (5-6): 409

Zhou Y B, Wang J H, Li X M, et al. A new lignan derivative from the root of Ilex pubescens [J]. Chinese Chemical Letters, 2008, 19(5): 550

Zhou Y F, Qi J, Zhu D N, et al. Two new steroidal glycosides from Ophiopogon japonicus [J]. Chinese Chemical Letters, 2008, 19(9): 1086

Zhou Y Z, Chen H, Xu N, et al. Two new compounds from Carthamus tinctorius [J]. Journal of Asian Natural Products Research, 2008, 10(5-6): 429

Zhu L P, Li Y, Yang J Z, et al. Two new sesquiterpene lactones from Sarcandra glabra [J]. Journal of Asian Natural Products Research, 2008, 10 (5-6): 541

Zhu T M, Chen K L, Zhou W B, et al. A new flavone glycoside from Selaginella moellendorffii Hieron [J]. Chinese Chemical Letters, 2008, 19(11): 1456

Zhu Y D, Zou J, Zhao W M, et al. Two new monoterpenoid glycosides from Glechoma longituba[J]. Journal of Asian Natural Products Research, 2008, 10 (1-2): 199

Zou J, Zhu Y D, Zhao W M, et al. Two new alkylglycosides from Clerodendranthus spicatus[J]. Journal of Asian Natural Products Research, 2008, 10 (7-8): 603

Zou L C, Zhu T F, Xiang H, et al. Two new secoiridoid glycosides from the roots of Picrorhiza scrophulariiflora[J]. Chinese Chemical Letters, 2008, 19 (10): 1224

詹永成,裴月湖,许兴友,等.罗氏海盘车中一个新的脑苷类化合物-罗氏脑苷 E 的提取与鉴定[J].淮海工学院学报(自然科学版),2008,17(3):45

张晓琦,姜薇薇,王英,等.竹叶榕根中的一个新苯丙酸酯[J].药学学报,2008,43(3):281

张玉晶,送少江,马志强,等.中药知母中的一个新皂苷[J].沈阳药科大学学报,2008,25(4):279

张云峰,魏东,郭祀远,等.应用高速逆流色谱对穿心莲活性成分进行分离[J].华南理工大学学报(自然科学版),2008,36(4):127

赵桂琴,董俊兴.素馨花三萜皂苷类化学成分研究[J].中国中药杂志,2008,33(1):38

赵桂琴,尹志峰,董俊兴,等.素馨花中一个新的环烯醚萜苷[J].药学学报,2008,43(5):513

赵钟祥,金晶,阮金兰,等.披针新月蕨中的两个新黄烷苷[J].药学学报,2008,43(4):392

周爱存,张朝凤,张勉,等.泽泻中一个新的原萜烷型三萜[J].中国天然药物,2008,6(2):109

周雪晴,冯玉红,张冲,等.海南催吐萝芙木生物碱的研究[J].海南大学学报(自然科学版)2008,26(2):145

朱慧,宋启示.竹叶兰化学成分的研究[J].天然产物研究与开发,2008,20(1):5

(五)中药药剂

【概述】

2008年中医药事业的发展,促进了中药药剂学理论的不断完善,也推动着中药制剂技术的不断进步。一年中,有2200余篇文献报道中药药剂领域的研究成果,研究的热点和重点依然是中药制药技术的研究与应用,中药新剂型与新制剂的开发与创制。这些研究成果有助于从整体上提高中药制药的技术水平、保证中药产品的质量与疗效、加快中药现代化的进程。

1. 中药制药技术的研究

李国华等用高效液相色谱法测定浸泡30 min、浸泡12 h、回流30 min、超声4种方法提取的穿山龙薯蓣皂苷溶出率,研究超微粉碎前后穿山龙薯蓣皂苷的溶出率的变化。结果,穿山龙微粉薯蓣皂苷提取率明显高于细粉及其他规格,最佳提取工艺条件为微粉用50%乙醇冷浸,加10倍量水,超声20 min。侯运丰等利用湍流超细粉碎机制备党参的亚微米级超细粉体,研究叶轮转速、加料质量、粉碎时间对粉体粒径的影响,对党参的超细粉碎工艺参数进行了优化,并分析造成粉体团聚的原因。结果表明,叶轮转速的提高是引起粉体团聚的主要因素。余晓晖等用不同时间超声提取常粉与超微粉中熊果酸,研究白花泡桐叶常粉与超微粉中熊果酸的提取率。结果,相同量的常粉和微粉白花泡桐叶,超微粉碎后熊果酸的提取量几乎是常规粉碎熊果酸中提取量的2倍;从提取时间来看,超微粉到达提取上限的时间为5 min,而常粉达到提取上限的时间为20 min。谷丽丽等介绍中药超微粉碎技术的方法及种类,阐述其在中药现代化生产中的应用优势及应用现状,并针对微粉中药的生产规范化、质量标准化问题提出解决办法,展望应用前景。金镛国等介绍离心流动超细粉碎机的工作原理和特征,并由广义的运动微分方程推导出离心流动超细粉碎机中粉碎球的运动方程,进而总结出离心流动超细粉碎机设计中最重要的设计参数——最优抛出角百分率的计算方法,为离心流动超细粉碎机的实际应用提供了理论基础与依据。刘洪娜等将芪苓制剂通过加工制成普通粉(65～100目)、超微粉(300目),以水提醇沉法提取芪苓制剂普通粉和超微粉中的总多糖,研究超微粉碎技术对芪苓制剂总多糖溶出度的影响。结果表明,在相同条件下,100 g芪苓制剂普通粉中所提粗多糖为1.260 8 g,芪苓制剂超微粉中所提粗多糖为6.003 0 g,上述粗多糖样品中多糖的含量分别为44.71%、75.03%。俞忠明等通过体外透皮吸收试验,研究经超微粉碎及常规粉碎血竭样品的透皮吸收行为,以考察超微粉碎对血竭透皮吸收行为的影响。结果,经统计学分析,两种方式粉碎的血竭,其体外渗透过程均符合零级方程,但经超微粉碎能显著提高透过速率。王建华等介绍中药细胞级微粉碎技术,比较常规方式粉碎和细胞级微粉碎后的药物粒子,其有效成分在体内的不同吸收过程,分析中药的细胞级微粉碎对体内吸收的影响,并探讨细胞级微粉碎机的工作原理。张加梅等用醇提法提取黄酮类成分,用水提醇沉法提取多糖类成分,探讨超微粉碎对提取葛根中总黄酮、多糖及粗多糖含量的影响。结果,总黄酮含量无明显差异($P>0.05$),而多糖含量($P<0.001$)及粗多糖量($P<0.001$)差异非常显著。董彦莉等采用常规粉碎方法和超微粉碎技术提取黄芪多糖并测定纯度,研究不同粉碎形式对黄芪粗多糖纯度及黄芪多糖溶出率的影响。结果,超微粉碎技术所提取的黄芪粗多糖纯度比普通粉碎技术高3.5个百分点,黄芪多糖溶出率提高3.23个百分点。陈宇红采用高频振动磨对含糖量和纤维含量高的难以粉碎的中药黄芪进行了超细粉碎,研究了粉碎时间、原料含水量、入料粒径对粉碎效果的影响,并选择最佳工艺条件。结果表明,粉碎时间过长会造成团聚,过高或过低的含水量也不利于粉碎,粉碎时间在4 min左右,含水量在8%左右为最佳工艺条件,可得到中位径在15 μm的超细粉体。李雅等选择黄芪主要有效成分黄芪甲苷及总皂苷、黄芪多糖、浸膏得率为考察指标,比较常规饮片与其微粉主要有效成分提取率的变化,考察超微粉碎技术对黄芪主要化学成分提取率的影响。结果,黄芪经超微粉碎后水提物中黄芪甲苷为饮片的

1.57倍;总皂苷为饮片的1.62倍,黄芪多糖为饮片的1.35倍;浸膏得率为饮片的1.27倍;超微粉碎后的提取时间约为饮片的1/3。刘成梅等采用研磨式粉碎法对覆盆子干果进行超微粉碎,以索氏提取和恒温搅拌溶出的方法,对不同粉体粒度与覆盆子总黄酮溶出特点进行研究。结果表明,经超微粉碎后,随着覆盆子粉体粒度的减小,其总黄酮溶出量呈明显增加的趋势,粉体为60、100、140、200目,其总黄酮溶出量分别是21.06、25.49、26.37、26.70、27.09 mg/g;在溶出速率方面,粉体为200目其粒度较细时,其前50 min溶出速率比较大,50 min后其溶出速率逐渐减小并趋于稳定;粉体粒度较粗时,在前50 min其溶出速率较小,50 min后其溶出速率有所减小。

梁文能等以黄连解毒汤中黄芩苷的含量作为标准,比较中药自动煎药机煎药与传统方法煎药的煎药质量。结果自动煎药机煎煮的黄连解毒汤中黄芩苷的含量高于传统煎煮法,自动煎药机煎煮具有煎出率高,药液均匀,保质时间长等特点。李希等综述动态逆流提取技术的优点及在中药提取中的应用情况,对该项技术在推广应用中存在的问题进行分析和探讨,提出应用高效节能的中药动态逆流提取技术对于中药制剂的研究与制备具有重要意义。王剑文等介绍酶法辅助强化技术应用于中药材提取过程,归纳了酶法在中药材重要活性成分提取、中药提取液的澄清纯化中的应用,分析了酶法辅助提取对中药活性组成的影响,提出了酶法与超声技术的结合应用方法。认为利用酶法强化中药提取具有反应特异性强、高效、条件温和、易于控制等优点,在中药开发中的应用前景广阔。谢崇义等综述中药提取液纯化精制新技术的研究进展。认为中药粗提取液纯化精制方法多为水提醇沉法和醇提水沉法,但这些纯化精制方法有明显不足,为此采用现代科技研究成果,改进中药提取液纯化精制技术,推广应用新技术,如大孔树脂吸附法、膜过滤法、澄清剂法和离心法等,具有重要意义。王天瑶等以金银花、麦冬、当归水提液为研究对象,进行膜通量测定,根据Darcy-Poiseuille定律这一过滤模型确定过滤阻力分布情况,并通过水提液的物理化学参数、高分子含量的测定及水提液粒径分析,研究0.2 μm ZrO_2陶瓷膜微滤中药水提液过程中的膜污染机理。结果:① 膜阻力主要集中在表面沉积层,浓差极化层阻力起了次要作用,膜本身的阻力及膜孔内部污染阻力所占比例比较小。② 通过高分子测定对膜污染物进行定性,定量分析可知膜污染物中分子为淀粉、鞣质、果胶和蛋白质、果胶含量直接影响膜通量。③ 水提液粒径小于10 μm的颗粒影响通量的大小。杨华等以O/W型微乳为溶剂提取丹参,采用不同溶剂(微乳、不同浓度乙醇)进行不同提取方法(加热、微波、超声波)的提取实验,用HPLC测定丹参微乳提取液中丹参酮ⅡA和丹酚酸B的含量,比较微乳对于丹参中脂溶性和水溶性成分的提取效率及其影响因素,探讨以O/W型微乳液为溶剂同时提取丹参中脂溶性和水溶性成分的可行性。结果表明,用微乳加热提取丹参,可同时提取药材中70%以上的丹参酮ⅡA和丹酚酸B,微乳的配方组成和提取方法对丹参中的脂溶性成分具有显著影响。孙印石等用MAS-Ⅰ型常压微波辅助合成/萃取反应仪微波萃取装置,对桔梗中的有效成分桔梗皂苷D进行了微波辅助萃取。在桔梗:提取液为1∶20,甲醇体积分数为20%,微波功率为600 W,微波辐射时间为110 s,样品粒径为80～100目,萃取温度为60℃的条件下,桔梗皂苷D提取率达3.87 mg/g。李辉等针对提取黄姜皂苷元的传统工艺存在环境污染、生产安全隐患及溶剂残留等问题,采用单因素实验方法,考察夹带剂、萃取时间、萃取温度、萃取压力及解析温度对黄姜皂素得率的影响,并以正交实验考察超临界CO_2提取黄姜中薯蓣皂苷元的最佳工艺条件。结果表明,各工艺参数对提取效果的影响排序为,提取时间＞萃取温度＞萃取压力＞解析温度。以体积分数95%的乙醇作夹带剂,提取时间3 h、萃取压力20 MPa、萃取温度60℃、解析温度50℃为最佳工艺条件下,皂素得率可达19.35%,同传统工艺(得率为15.6%)相比增加了24%,且产品溶剂残留少,熔点高。宁娜等就超高压提取技术的原理、特点以及在中药提取中的应用等方面进行综述。认为,超高压可以使蛋白质变性、淀粉糊化、酶失活、细菌等微生物灭活,因此该技术应用到中药提取具有可行性。王利文等阐述超高压超临界微射流技术提取中药有效成分的方法及基本原理,并应用超高压超临界微射流技术,以中药牛蒡为例对其所含有效成分进行提取。结果表明,该方法具有在常温下提取操作,有效成分避免因受热而产生变性,提取得率高、提取液中的杂质少、提取时间短、节能等一系列优点,在纯度与提取率相同的条件下，提取时间可由原来 1 h 缩短为 10 min。陈丛瑾等在超临界 CO_2 萃取香椿油前处理工序的基础上，通过正交实验考察了微波法提取香椿芽总黄酮过程中各操作参数对提取效果的影响，建立香椿油及总黄酮的超临界—微波联合提取工艺。优化后得到的最佳工艺条件为，提取温度 70℃，提取每克香椿芽所用溶剂乙醇的体积为 12 ml，乙醇体积分数 50%，提取时间 15 min，提取 3～4 次。在该条件下，每克香椿芽可提取总黄酮 65～72 mg。

郭清泉等采用超临界 CO_2 流体萃取技术从降香叶中提取其药用有效成分，通过正交实验，得到最佳工艺条件为，萃取压力 30 MPa，萃取温度 40℃，夹带剂量 400 ml，原料粒度 0.8 mm，采用水蒸气蒸馏法产物收率极低，超临界 CO_2 萃取法优于水蒸气蒸馏法。赖红芳等用响应面法研究微波法提取扶芳藤抗氧化物质的最佳工艺条件。考察了乙醇体积分数(X1)、乙醇用量(X2)、提取时间(X3)、提取温度(X4)4 个因素的影响。结果表明，微波方法可较好地应用于扶芳藤抗氧化物质的提取，通过响应面法得到微波提取的优化工艺条件为，乙醇体积分数 49.4%、乙醇用量 44 ml、提取时间 9 min、提取温度 41℃，与模型预测值基本相符。杨义芳根据目前中药提取分离技术运用的现状，比较全面地综述超临界流体萃取、微波辅助萃取、超声辅助提取、酶工程技术、动态连续逆流提取及动态循环阶段连续逆流提取、半仿生提取、新型吸附剂电泳、超高效液相色谱(UPLC)、高分离度快速液相色谱(RRLC)和超快速液相色谱(UFLC)、高速逆流色谱、超临界流体色谱、亲和色谱、分子烙印亲和色谱、免疫亲和色谱、生物色谱、分子生物色谱、细胞膜色谱、多维组合色谱、萃取与色谱技术联机耦合、大孔树脂吸附分离、膜分离、分子蒸馏技术及双水相萃取等新技术在中药有效成分提取分离中的研究进展。王地等以黄芩苷含量和总黄酮含量为指标，采用煎煮、回流、槽式超声等方法作对照，比较研究利用流体动力式超声提取黄芩和银杏叶的方法。结果表明，利用流体动力式超声提取黄芩苷含量显著高于其他方法，流体动力式超声提取银杏叶总黄酮含量与槽式超声无显著差异，用流体动力式超声有利于中药复方中水溶性成分的溶出。苏佳华探讨微波萃取技术在中药有效成分提取中的应用及其影响因素。认为微波萃取技术与现行多种中药有效成分提取方法相比，具有萃取效率高、选择性好、省时、成本低廉及污染小等特点，在中药提取的工业化生产中具有良好的应用前景。王胜男等研究优化超声循环提取黄芩中黄芩苷的最佳工艺条件，并用最优提取工艺与传统的醇提酸沉法比较。结果表明，用正交设计结合单因素分析，各因素对黄芩苷收率的影响依次为：提取次数>超声功率>提取温度；最佳提取工艺为 80 目黄芩粉末，60% 乙醇 40℃超声循环提取 3 次，每次 40 min，超声功率为 100 W。超声循环法优于传统的醇提酸沉法。秦延讯等为减少黄连在复方中药制剂水提取中的损失率，根据黄连的有效成分及其结构和物理化学性质易与中药的其他特殊成分生成沉淀物的特性，对黄连在水提取中易产生沉淀的关键条件进行初步实验并作分析。结果认为，黄连在复方中药制剂提取，通过控制制剂工艺中的关键条件，可以减少或避免黄连在复方中药制剂水提取中与其他中药成分产生沉淀。李梦青等采用纤维素酶对虎杖进行酶解，以提高虎杖中白藜芦醇的提取率，同时提取出白藜芦醇苷和大黄素。结果，通过单因素实验考察酶解温度、pH、酶解时间、酶用量对目标物提取率的影响，得出较佳的酶解工艺条件为，酶用量 2 mg/g 虎杖，pH＝3.0，在 40℃酶解 1 h。酶解后用虎杖：乙醇 60% 为 1：20，50℃提取 2 h。提取率白藜芦醇为 1.50%、白藜芦醇苷为 0.38%、大黄素为 0.78%。酶解法较直接提取法更有利于虎杖中有效成分白藜芦醇、大黄素的提取。孙福东等综述膜分离技术在提取中药有效成分、制备中药注射剂、中药口服液、中药浸膏等方面的应用，并阐述了该技术应用的特点、存在的问题、解决问题的方法和其推广应用的前景。

赵秀栩等提出离心式连续逆流提取机设计方案，结合了渗漉式和浸渍式的混合方式，具有浓度梯度良好、提取效率高、适应多种药材形状等特点，可实现连续高效提取中药材有效成分。高效节能多级连续逆流提取符合中药生产中 GMP 规范要求。彭道林为了充分提取药材中的有效成分，提高产品质量，提出了具有人工智能的模糊控制。该控制方法通过分析实时运行参数，计算出系统中各设备的控制量，并自动调整模糊控制规则，从而使控制参数按照预定输出达到最优值。仿真结果表明，此控制系统使中药生产提取过程取得了良好的控制效果，稳定并提高了产品质量。

叶勇等利用不同规格超滤膜对复方中药丹参芍药水煎液进行分离和反渗透浓缩,考察其有效部位分离的最适条件参数和浓缩节能性。结果,以10 000 Da的超滤膜分离时获得的产品纯度高,损失小。最佳分离条件为,pH5,温度40℃,操作压力0.3 MPa。反渗透膜浓缩产品质量显著改善,有效成分的保留量高于减压浓缩的1倍以上,而其直接能耗只有其1/10,时间为其1/5。洪阁等采用静态吸附实验和动态吸附实验,考察7种大孔树脂对中药仙鹤复方总黄酮和总萜类的分离纯化效果,研究大孔吸附树脂分离纯化中药仙鹤复方总黄酮、总萜类的工艺条件及参数。结果,SP825型树脂具有最佳的吸附及洗脱效果,以50%乙醇为洗脱剂,总黄酮主要集中在正丁醇萃取层,而总萜类主要集中在乙酸乙酯萃取层,总黄酮收率为54.90%,含量为18.20%,总萜类收率为46.15%,含量为71.86%。刘顺航等以柴胡浸膏、黄芪浸膏等为模型药物,研究微波加热的有关参数和中药浸膏的干燥失重率的关系。结果表明,微波加热在试样的干燥和消解等方面明显优于传统的加热装置。

2. 中药新剂型与新制剂的研制

李江等针对影响滴丸制备因素考察料温、基质种类、滴距、药物与基质配比等影响因素,并以丸重相对标准偏差、圆整度为测评指标,最终优选确定复方天麻滴丸最佳成型工艺。结果,药物与基质的配比为3∶7;料温:80℃;滴距:1 cm;基质种类:PEG4000∶PEG6000=1∶1的成型工艺可靠。陈三宝研究影响黄芩苷滴丸成型的各种因素,优选确立最佳处方与成型工艺。结果黄芩苷滴丸最佳的滴制工艺条件为,以PEG4000为基质,药物与基质配比为1∶2,料温90℃,二甲基硅油为冷却剂,冷却液温度为5℃,滴制口径3 mm,滴速为每分钟45滴,滴距6 cm为最佳条件。范晓文等以丸重差异、综合质量和溶散时限为评价指标,采用正交设计试验对各影响因素进行考察,确定野菊花滴丸的最佳制备工艺条件。结果,以聚乙二醇6000∶聚乙二醇400=54∶6为基质,二甲基硅油为冷凝剂,滴头口径(内-外径)为6.2~9.0 mm,药物与基质比例为1∶3,药液温度为70℃、滴速为30滴/min。制得的滴丸丸重差异小、综合质量好、溶散时限短。熊红仔等采用正交试验法,以滴丸的丸重差异、溶散时限、圆整度为评价指标,优选滴丸成型的药液温度、滴头内径、滴距、滴速的工艺条件,制备总丹酚酸滴丸。结果,最佳工艺条件为,药液温度90℃,滴头内径4.5 mm,滴距6 cm,滴速50滴/min。王巍等以滴丸外观质量、硬度、冷凝性、药物含量、溶散时限等为评价指标,对加入方式、药物基质比、冷凝液种类、滴制温度、冷凝液温度、滴距、滴速、化料时间等8个因素进行单因素实验考察;以滴丸成型率为考察指标,进行正交设计试验,对新型基质(木糖醇与淀粉的低共熔混合物)复方丹参滴丸的制剂工艺进行优化。结果,最佳制剂工艺为主药以喷雾干燥粉末的形式与基质按1∶5.5的比例混合,重质液体石蜡为冷凝剂,药液温度为85~95℃,化料时间为1~2 h,冷凝液温度为-2~4℃,滴距为5~10 cm,滴速为每分钟30~45滴。陈三宝等以滴丸的溶散时限、外观质量及丸重差异等作为综合评定指标,优选滴丸的处方和成型工艺。结果,盐酸小檗碱滴丸制备过程的最佳工艺条件为:以PEG1000+PEG4000(1∶1)为基质,药物-基质以1∶4配比,料温95℃,二甲基硅油为冷却剂,冷却液温度为5℃,滴制口径3 mm,滴速为50滴/min,滴距6 cm。该成型工艺成品率高,可用于盐酸小檗碱滴丸制备。王莉等以滴丸的外观、丸重差异系数、溶散时限等为评价指标,对基质之间及药物与基质之间配比、药液温度、滴距、滴速及冷凝液温度对滴丸成型的影响进行考察。结果,以PEG4 000为基质,药物∶基质=1∶3.2,药液温度为80℃,滴距为3 cm,滴速为每分钟40滴,冷凝液上部温度42℃,下部温度12℃时是丸的最佳成型工艺。

汤继辉等以崩解时限为指标,采用正交设计试验,对天麻分散片处方进行筛选。结果,优化的处方组成为,天麻提取物35%,微晶纤维素42%,交联聚乙烯吡咯烷酮(PVPP)20%,硬脂酸镁1%,阿司帕坦2%。按所选处方制成的片剂,分散均匀性好。陈娇婷等采用混料设计试验方法,以多个指标考察分散片的处方,优化乐脉分散片的制备工艺条件。结果,采用优化条件选择分散片片重为1.6 g/片,微晶纤维素(MCC)25%、交联聚维酮(PVPP)14%、低取代羟丙基纤维素(L-HPC)3.5%、5%PVPK30 40%乙醇溶液为黏合剂。黄欣等以普通片为对照,采用单剂量双周期交叉给药方案,考察元胡止痛分散片的犬体内药动学。结果,元胡止痛分散片的体内过程符合一室模型，较普通片吸收快。伍振峰等以崩解时间为指标，采用正交实验法优选肿节风分散片处方。结果，选择16%的交联聚乙烯吡咯烷酮(PVPP)、7%的低取代羟丙基纤维素(L-HPC)为崩解剂，40%的微晶纤维素(MCC)为填充剂，所制得的分散片3 min内全部崩解。杨冬等采用正交试验设计法，以黄芩苷分散片的崩解时限为考察指标，优选黄芩苷分散片制备工艺条件。结果，优选的黄芩苷分散片最佳制剂工艺为，交联聚维酮12%，微晶纤维素20%，羟丙基纤维素5%，所制分散片崩解迅速、溶出度高。何伟等采用正交设计法，考察羧甲基淀粉钠(CMS-Na)、低取代羟丙基纤维素(LHPC)、十二烷基硫酸钠(SLS)、微粉硅胶等对银杏叶分散片的崩解时限的影响，并进行处方筛选，同时对最佳处方进行溶出度测定。结果，分散片在60 s内完全崩解，分散均匀度测定能通过2号筛网，体外溶出度优于市售片。简晓顺等采取水提醇沉法制备金刚藤浸膏，以崩解时限为指标筛选处方，并采用直接压片法制备金刚藤分散片。结果，金刚藤分散片在3 min内崩解成能通过二号筛的细微颗粒，且均匀分散，金刚藤分散片中薯蓣皂苷元的含量初步确定为60 μg/片。白洁等通过正交实验，以崩解时限、混悬性等因素为指标，进行筛选填充剂、崩解剂等辅料，采用粉末直接压片工艺制备当归分散片。结果，优选处方为Prosolv含量34%，交联羧甲基纤维素钠10%，可压性淀粉5%，微粉硅胶1%。按优选处方制成的分散片，崩解时间<3 min；分散均匀性和混悬性较好，15 min溶出度>80%。吴培源等以分散均匀性及脆碎度为评判指标，在初筛的基础上进行比较试验，以优选确定适合中药分散片生产需要的工艺处方。结果表明，崩解剂L-HPC的成型性优于PVPPXL，PVPPXL的崩解性能优于L-HPC，联用效果优于单用；填充剂MCC效果优于乳糖和淀粉；润湿剂95%乙醇的成型性好，颗粒得率高；硬度小于4.0 kg/cm^2时，药片比较疏松，大于8.0 kg/cm^2时，崩解时间明显延长。中药分散片的制备工艺中，崩解剂采用外加L-HPC，内加PVPP为较好，填充剂选择MCC较佳，润湿剂以95%乙醇溶液为宜，药片硬度控制在6～7 kg/cm^2比较理想。李晓芳等采用正交设计试验对制备复方鱼腥草分散片的处方工艺进行筛选和优化，以黄芩苷为指标考察体外溶出度。结果，优化处方的崩解剂组成为CMS-Na 5%，MCC 20%，L-HPC 10%，制备的分散片分散均匀，3 min累积溶出百分数达95%以上。

刘亚妮等以羟丙基甲基纤维素(HPMC)为缓释骨架材料，加淀粉和乳糖作填充剂。通过正交设计优化处方，并考察制剂大小，硬度，释放介质，pH及转速等因素对缓释片体外释放度的影响。结果，最优处方为亲水凝胶骨架材料为HPMC(K4M)，用量为30%。淀粉与乳糖的比例为1∶1。药物体外释放行为符合Higuich方程。张玉祥等采用HPMC、PVPP等辅料制备复方丹参胃漂浮缓释片，以均匀设计法考察十八醇、PVPP、MCC用量对主药漂浮性能和体外释放度的影响，多元回归分析优化处方工艺。结果复方丹参胃漂浮缓释片具有良好的漂浮性能和缓释作用。PVPP用量对主药漂浮性能和缓释作用影响最显著。翟小玲等选择Ⅳ丙烯酸树脂、HPMCK4M，MCC101、十八醇为辅料，干法直接压片，以体外漂浮性能和体外释放性能为指标筛选地稔总酚胃内漂浮片的处方，并进一步研究压片压力对体外漂浮性能和体外释放性能的影响。结果，地稔总酚胃内漂浮片的最优处方和工艺为，地稔总酚有效部位、Ⅳ丙烯酸树脂和十八醇分别为处方比例的31%，MCC101为7%，加硬脂酸镁适量，干法直接压片，控制压力3～4 kg。蔡源源等研究醋柳黄酮缓释片在家犬体内的药动学过程，测定其药动学参数，计算缓释片相对于普通片的生物利用度。结果，醋柳黄酮缓释片及普通片的t_{max}分别为4.87 h和2.87 h，C_{max}分别为每小时0.46 μg/L和每小时0.56 μg/L，缓释片的相对生物利用度为111.7%。郑小春等以积雪草水溶性有效部位(积雪草总苷)为研究对象，采用拟水平均匀设计表设计缓释制剂处方，并利用指标成分的体外释放度与各辅料之间的回归方程对处方进行优化。结果，积雪草总苷为18 mg/片，处方中各辅料的组成为羟丙基甲基纤维素(HPMC) 30～50 mg/片、微晶纤维素(MCC) 50 mg/片、7.5%聚维酮(PVP)醇溶液时，指标成分在水中可维持12 h缓慢释放。李妍等以羟丙基甲基纤维素为辅料，制成控释片并进行体外累积释放度测定。结果，体外释药基本达到零级释放过程，$r=0.9974$，体外释药量与释药时间具有良好的相关性，1 h内体外释药约为标示量的8%，12 h后释药约为标示量的75%。张辉等利用均匀设计法获得释药速率与衣膜组分之间的定量关系,通过回归方程预测并优化赤芍总苷微孔渗透泵控释片处方。结果,回归方程的显著性和准确性较好,据此制备的赤芍总苷微孔渗透泵片符合零级释药方式($r=0.990\ 2$)。王文苹等利用均匀设计法获得释药速率与控释衣膜厚度(醋酸纤维素)和增塑剂用量(PEG6000)之间的定量关系,通过回归方程预测并优化秋水仙碱渗透泵控释片处方,建立衣膜参数与释药速率之间的相关性。结果,据此制备的秋水仙碱渗透泵控释片符合零级释药方式($r=0.990\ 2$)。

陈红霞等对挤出滚圆法和流化床包衣法制备微丸的原理、制备流程进行比较,并对2种方法所制备的当归补血微丸进行粉体学、收率和体外溶出等考察。结果,2种方法均能制备当归补血微丸,但挤出滚圆法优于流化床包衣法。陈丽华等在考察提取物的物理性质的基础上,用挤出滚圆造粒机分别制备芍药、甘草微丸,采用单因素试验优化制剂处方及工艺条件,并评价微丸的粉体学性质、收率和体外溶出度。结果,用挤出滚圆法制备的芍药、甘草微丸在30 min内体外溶出均达90%以上,且圆整度好,收率高。李小芳等针对溃疡性结肠炎,以苦参提取物为原料,研究结肠康微丸的制备工艺。在微丸制备工艺的研究中,运用锅包衣法,以微丸外观、水分含量、溶解时限、休止角和堆密度为指标,对微丸制备辅料的种类和用量进行考察,并筛选出微丸最佳制备工艺条件。结果,微丸制备选择以100%羧甲基淀粉钠作为赋形剂,50%乙醇为润湿剂,包衣转速45 r/min,进风温度30℃,采用泛制法制备微丸。杨欣等研制银杏叶提取物缓释微丸。通过筛选合适的缓释辅料,确定处方组成及工艺条件,同时进行质量考察。结果,确定以羟丙基甲基纤维素为阻滞剂处方,银杏叶提取物缓释微丸在6 h释放50%,12 h释放达90%以上。张亚军等用挤出滚圆造粒机制备溃结康微丸,并优化制剂处方组成和考察体外溶出度。结果,制得微丸圆整度好,大小均匀,收率在75%以上。黄芩苷和芍药苷的溶出度45 min内均达80%以上。任彦荣等以胶囊释放度作为考察指标,采用正交设计试验优化处方和工艺,制备结肠靶向大豆异黄酮缓释微丸胶囊,并考察其体外释放行为。结果,大豆异黄酮缓释微丸胶囊的最优处方为大豆异黄酮5 g,羟丙甲纤维素为6 g,乙基纤维素为7 g,微晶纤维素为6 g,滚圆时间为20 min,黏合剂为以50%乙醇溶液,所制微丸圆整度好,平面临界角12.4°,收率93.8%,释药行为符合一级释药方程,具有明显的缓释特征。刘扬等采用挤出-滚圆技术制备去甲斑蝥素骨架型缓释微丸,以多因素综合评价指标,正交设计与多元回归分析相结合优化处方工艺,并考察制剂体外释药特性。结果,以微晶纤维素(MCC)9.877%、乙基纤维素(EC)-硬脂酸(1∶1.5)、黏合剂1%羟丙甲纤维素(HPMC)13 ml,80℃烘干制得的去甲斑蝥素骨架型缓释微丸具有较好的缓释效果。蔡垠等通过制备不同挤出速度、滚圆速度和滚圆时间的微丸,考察制备工艺参数与葛根黄酮微丸性状、溶出度的关系。结果,微丸的性状受三个工艺参数影响较大,其中以滚圆速度影响最为明显,滚圆时间次之,挤出速率影响最弱。体外溶出速率受工艺参数影响不明显。胡海洋等采用挤出滚圆法制备丸芯,底喷式流化床进行包衣,内层包衣选用水溶胀性高分子材料,外层包衣选用惰性高分子材料,制备盐酸川芎嗪口服定时释药微丸,并考察溶胀层、控释层及增塑剂的种类和用量等因素对药物释放的影响。结果,随着溶胀层厚度的增加,释药时滞有一定程度的缩短;外层膜厚度增加或增塑剂用量增加,可显著延长时滞。赵铁等采用离心造粒技术制备盐酸青藤碱素丸,在流化床内采用丙烯酸树脂水分散体对其包衣,制备盐酸青藤碱缓释微丸,并对其体外释药行为进行考察。结果,包衣材料Eudragit NE30D增重5%时,包衣微丸在水中呈现良好的缓释效果,体外释药过程基本符合Higuchi方程。陈丽华等应用挤出滚圆法,采用Eudragit RS 100与Eudragi RL 100为包衣材料,制备含甘草酸效应组分缓释微丸。结果,当Eudragit RS 100与Eudragit RL 100的质量比为4∶1,聚合物包衣增重为5%,增塑剂用量为15%时,药物具有明显的缓释作用,体外释放曲线符合Peppas和Higuchi方程。杨欣等通过试验筛选合适的缓释辅料,研制银杏叶提取物缓释微丸,确定处方组成及工艺条件。结果,确定以羟丙基甲基纤维素为阻滞剂的处方,银杏叶提取物缓释微丸在6 h释放50%,12 h释放达90%以上。任彦荣等以胶囊释放度作为考察指标,采用正交设计试验优化结肠靶向大豆异黄酮缓释微丸胶囊的处方和工艺,并考察其体外释放行为。结果,大豆异黄酮缓释微丸胶囊的最优处方为,大豆异黄酮5 g,羟丙甲纤维素为6 g,乙基纤维素为7 g,微晶纤维素为

6 g,滚圆时间为 20 min,黏合剂为以 50%乙醇溶液,所制微丸圆整度好,释药行为符合一级释药方程,具有明显的缓释特征。

王钦等以液体石蜡为油相,Span－80 为乳化剂,甲醛作为交联剂,采用乳化交联法制备去甲斑蝥素壳聚糖微球,并均匀设计优化制备工艺,动态透析法考察其体外释放特性。结果,制备的微球形态圆整,粒径分布较为均匀,平均粒径(25±10)μm,载药量(15.08±2.85)%,包封率(57.80±1.35)%。微球在 0.1 mol/L HCl、磷酸盐缓冲液(pH 值 5.3)和生理氯化钠溶液中的释放均遵循 Higuchi 方程。刘英杰等采用溶剂挥发法制备小檗碱聚乳酸微球,选择小檗碱与聚乳酸的投料比、二氯甲烷与水的体积比和乳化剂 PVA 的质量分数 3 个因素为实验因素,以包封率和载药量为优化指标,采用正交试验优选最佳处方和制备工艺,并测定微球的粒径分布、包封率,进行体外释药试验。结果,小檗碱聚乳酸微球的算术平均粒径为(53.0±3.5)μm($n=500$),载药量为(8.96±0.3)%($n=3$),药物包封率为(83.4±0.5)%($n=3$),37℃时 30 d 内微球体外累积释药量为 82.03%。张海龙等采用乳化溶剂挥发法制备丹皮酚聚乳酸微球,并考察其药剂学性质。结果,所制得的丹皮酚聚乳酸微球外形圆整,平均粒径为(23.25±0.15)μm($n=300$),载药量为(11.4±0.5)%($n=3$),药物包封率为(63.8±1.6)%($n=3$),24 h 体外累计释药量 44.63%。唐文燕等以壳聚糖为载体材料,人参皂苷 Rg3 为模型药物,采用复乳化化学交联技术制备人参皂苷 Rg3 鼻用微球,并用星点设计-效直面优化法选取较佳工艺条件。结果,据效应面优选的较佳处方范围为,投药比为 0.4～0.5;有机相与水相之比为 0.4～0.6;初乳与油相比为 0.13～0.17。以此优选处方制备的微球圆整.平均粒径为(44.99±12.59)μm,载药量为(10.25±0.08)%,包封率为(30.61±1.46)%。刘晓亮等采用高压均质法制备水飞蓟宾脂质微球,并对其理化性质及大鼠体内药物动力学特征进行考察。结果,制剂平均粒径约为 192.4 nm,zeta 电位为－24.56 mV。约 77.5%的药物分布在油水界面膜上;40℃加速实验 10 d,药物的相分布无变化;4℃留样观察 6 个月内稳定;水飞蓟宾脂质微球和溶液剂的药时过程均符合双隔室模型;两制剂药-时曲线相似,脂质微球未改变药物在大鼠体内的药物动力学特征。王涛等采用两级高压均质法制备蟾酥脂质微球注射液,分别考察油相组成、乳化剂用量、pH、灭菌方式对制剂灭菌稳定性的影响。结果,采用质量分数为 10.00%的油相,质量分数为 1.20%的豆磷脂,质量分数为 0.06%的油酸钠,均质前调节 pH6.5,采用 100℃旋转水浴灭菌 30 min,制备所得的蟾酥脂质微球注射液在灭菌后仍保持良好的物理化学稳定性。阮建新等采用乳化、冷凝固化、化学交联技术制备白及胶微球。结果,制备的白及胶微球平均粒径为 54.36 μm,粒径范围 50～90 μm 占总数的 78.37%;初步确定化学交联剂浓度为 3%,交联时间 2 h;微球在 pH 值＝7.4 的缓冲液中有一定的溶胀性;血液相容性良好。2.5×10^4 Gy 的 ^{60}Co 可以达到灭菌的要求。

宋金春等采用薄膜分散-冻融法,通过冷冻干燥法制备葛根素羟丙基-β-环糊精(HPCD)包合物,优选确定最优处方,并对包合物进行质量研究及体外性质的考察。结果,制得的脂质体平均粒径为 395.7nm,表面电荷为－34.04 mV,包封率大于 65%,稳定性好。药物体外释药遵循 Higuchi 方程:从拟合结果来看,脂质体溶液释药符合动力学方程:$Q=12.711t^{1/2}+7.090$($r=0.983$)。李亮等采用薄膜超声法制备薏苡仁油纳米脂质体,以薏苡仁油脂质体的包封率为主要评价指标并综合考虑薏苡仁油脂质体的粒度,采用正交设计法优化薏苡仁油脂质体的配方。结果,制备薏苡仁油脂质体的最佳配方和最优工艺为,卵磷脂与胆固醇的质量比为 3∶1、PBS 缓冲溶液 pH 为 6.8、超声功率为 90%、超声时间 30 min,按该处方和工艺制备的两批薏苡仁油脂质体,包封率平均值为 83.6%,粒径为 355 nm。杨瑞等采用薄膜水化-高压均质法制备紫杉醇长循环肝靶向脂质体,并对制备的脂质体的性质进行评价。结果,制备的紫杉醇长循环肝靶向脂质体中的药物浓度为(1.00±0.10)mg/ml,包封率为(94±3)%。制备的紫杉醇长循环肝靶向脂质体包封率较高,质量可控,重复性好。姜素芳等采用复乳法制备盐酸青藤碱多囊脂质体,以包封率和囊形为考察指标,采用均匀设计优选最佳处方和工艺,并考察其形状、粒径及体外释放性能。结果,制得的盐酸青藤碱多囊脂质体包封率在 80%以上,形状圆整,粒径较均匀,多数分布在 20～30 μm,体外释放符合 Higuchi 方程,释药 $t^{1/2}$ 为 52.7 h。丁燕飞等采用薄膜蒸发-高压均质法制备槲皮素脂质体,通过正交设计优化处方工艺,并测定药物的量计算包封率。结果,优化的最佳处方工艺为,胆固醇与磷脂比为1∶3;药物与载体比为1∶40;103.4 MPa压力下均质3次。最佳条件下制得的脂质体平均包封率达92.1%。宋金春等采用薄膜-冻融法制备羟基喜树碱脂质体;用D-甘露糖修饰脂质体并添加适量十八胺调节脂质体表面电荷;用葡聚糖凝胶柱-高效液相色谱法测定包封率;用正交实验优选处方;用透析法考察药物体外释放性质。结果,制得的脂质体平均粒径为2.286 μm,表面电荷为+21.5 mV,包封率大于65%;稳定性好。药物体外释药符合Higuchi方程,有助于提高羟基喜树碱的肺靶向性。杨志文等采用非水溶剂-冷冻干燥法制备莪术油前体脂质体,对莪术油脂质体的包封率、粒径、形态、Zeta电位、溶血性及体外释放速率进行考察。结果,莪术油脂质体包封率为92.2%,平均粒径为457 nm,Zeta电位为-23.6 mV,48 h后体外释放大于94.1%,无溶血性,稳定性好。作文英等采用逆相蒸发—短时超声法研究乳糖化羧甲基壳聚糖包覆的苦参碱脂质体的制备,并考察其在大鼠体内的组织分布。结果,包覆后脂质体的平均粒径无明显变化,Zeta电位由负转正,包封率为51.0%,渗漏率略有降低,包覆前后的脂质体的体外释放均符合Higuehi方程。乳糖化羧甲基壳聚糖包覆的苦参碱脂质体的肝脏AUC值相对于苦参碱脂质体和苦参碱溶液具有显著性差异,包覆后的苦参碱脂质体相对摄取率为肺脏>肝脏>脾脏。乳糖化羧甲基壳聚糖包覆的苦参碱脂质体、苦参碱脂质体和苦参碱溶液肝脏靶向效率分别为28.85%,20.93%和13.31%。柯学等采用薄膜分散法、pH梯度法、硫酸铵梯度法制备血根碱脂质体,并以包封率为主要指标优选硫酸铵梯度法的工艺参数。结果:硫酸铵梯度法较适合于制备血根碱脂质体,在单因素筛选的基础上获得一较优处方,其包封率达90%以上,平均粒径为135 nm。任文霞等以包封率作为考察指标,通过二次回归旋转组合设计优化茶多酚脂质体制备工艺及配方。结果表明,逆相蒸发法制备茶多酚脂质体所得到的包封率高,采用此方法的最佳配方为,SPC/CH(W/W)3∶1、茶多酚浓度为7 mg/ml、有机相/水相(V/V)为4∶1、磷酸盐缓冲液的摩尔浓度为15 mmol/L,在该配方下,数学回归模型预测的包封率为50.37%。作文英等采用薄膜分散法、pH梯度法和硫酸铵梯度法制备苦参碱隐形脂质体,优选最佳的制备方法,并考察不同影响因素对苦参碱隐形脂质体包封率的影响。结果,硫酸铵梯度法制备的苦参碱隐形脂质体的包封率为52.40%;孵化温度50℃,孵化时间1.5 h,超声时间10 min,透析时间3 d,氢化大豆卵磷脂与胆固醇之比为2∶1,药脂比为0.04~0.067之间,硫酸铵浓度为0.2~0.3 mol/L时制得脂质体的包封率均较高。秦晶等采用醋酸钙梯度法制备阿魏酸脂质体,考察其制备工艺及理化性质,并进行体外释放度及稳定性评价。结果,磷脂-胆固醇比例为0.5,钙离子浓度120 mol/L,孵育条件为37℃,制备的脂质体包封率为80.2%,粒径152 nm。荷电脂质体粒径增加,Zeta电位升高。载药脂质体Zeta电位降低,粒径无变化。体外5 h释放80%。30 d内包封率及粒径均无显著变化。杨志文等采用叔丁醇-水共溶剂、冷冻干燥法制备莪术油脂质体,用单因素试验优化处方,并进行体外释放试验。结果表明,莪术油脂质体呈球形,包封率为(92.2±3.4)%,平均粒径为(457.3±7.8)nm,ζ电位为-23.6 mV,体外48 h累积释放率为94.1%。张晓伟用大豆卵磷脂作为载体,用超声—匀浆—冷冻干燥法制备隐丹参酮纳米脂质体。结果,冷冻干燥法制备隐丹参酮纳米脂质体的粒径20~80 nm之间。随着大豆卵磷脂与隐丹参酮配比的减小,粒径逐渐减小,包封率逐渐减小。体外释药表现为零级动力学释药特征。孙晶等采用薄膜超声法制备新型姜黄素脂质体,并观察其形态,考察粒径分布,测定包封率,评价其对温度、乙醇、酸碱的耐受性。结果,新型姜黄素脂质体平均粒径97.08 nm,包封率为99.37%;能够耐受热压灭菌(115℃,67 kPa,30 min)、最终浓度为40%的乙醇和最终浓度为1 M的盐酸。董雯雯等采用乙醇注入法制备乌头碱脂质体,以包封率为评价指标,采用正交设计优化处方和制备工艺。结果,最佳工艺处方为,药物∶卵磷脂为1∶15,卵磷脂∶胆固醇为3∶1,磷酸盐缓冲液pH=7.4,制备温度为60℃。张岩等考察薄膜分散法、逆向蒸发法和pH梯度法对包封率的影响,并采用正交实验设计筛选盐酸青藤碱柔性纳米脂质体的最佳处方,测定其粒径并研究其质量。结果,三种制备方法得到的药物脂质体的包封率大小依次为:pH梯度法>逆向法>

薄膜法。最佳处方平均粒径 128.4 nm，4℃放置 30 d 未产生聚积或沉淀。陈军等采用硫酸铵梯度法制备马钱子碱隐形脂质体与普通脂质体，并比较两者的包封率、粒径、释放度、稳定性等药剂学性质。结果，马钱子碱隐形脂质体和普通脂质体的包封率分别为 80.7%，80.5%，粒径分别为 103.5 nm，169.4 nm。无论加血浆与否，马钱子碱隐形脂质体的释放度均显著低于普通脂质体。隐形脂质体更加稳定。曾昭武等以脂质体的包封率为指标评价，采用正交设计对制备工艺进行优化，用反相蒸发超声法制得丹参素脂质体。结果，制得丹参素脂质体，其平均粒径为 75.4 nm，丹参素脂质体的平均包封率为 55.23%。胡景莲等以包封率为指标，采用正交设计法优化逆相蒸发法制备人参皂苷-Rh2 脂质体的工艺条件。结果，包封率最高可达到 61%，电镜观察脂质体大多为单室球形或椭圆形，粒径为 50～500 nm。宏伟等采用乙醇注入法制备姜黄素长循环脂质体，以包封率为指标，分别考察缓冲液种类、药脂比、胆固醇用量、不同相对分子质量的 PEG-胆固醇、不同 pH、离子强度等对脂质体的影响，在此基础上用正交设计法对处方进行优化。结果，经乙醇注入法制得的脂质体的包封率为 88.27%，平均粒径为 136 nm，粒度分布均匀，呈单峰分布，4℃放置 30 d 包封率无明显变化。幸海燕等采用薄膜分散法和冻干工艺进行木犀草素脂质体制备，并以载药量、包封率为评价指标，优化制备处方和工艺。结果，木犀草素脂质体制备的最佳工艺处方为磷脂：木犀草素为 10：1，磷脂：胆固醇为 4：1，水化介质为注射用水，温度为 50℃。按照此处方工艺制备的木犀草素脂质体平均载药量、平均包封率、平均粒径分别为 7.21%、66.8%、278.4 nm。姜素芳等采用薄膜-超声-冷冻干燥法，研究丹皮酚前体脂质体的制备方法，选择合适的冻干保护剂制备丹皮酚前体脂质体，并对水合后脂质体的形态、粒径、包封率和稳定性进行考察。结果，选择 10% 的蔗糖为保护剂，制得的丹皮酚前体脂质体经水合后主要为单室脂质体，粒径分布较均匀。平均粒径 149.7 nm，药物包封率为 73.9%，25℃贮存 6 个月，外观、含量及包封率无明显变化。梁亦龙等采用复乳法制备荠菜总黄酮多囊脂质体，并对多囊脂质体的处方进行了筛选，同时，对荠菜总黄酮在不同释放介质中体外释放行为进行研究。结果，药材比为 1：100，EPC：TO：Chol 的质量比为 7：2：1 和初乳与 4.0% 的葡萄糖溶液的体积比为 1：2.5 时，MVLs 的包封率最优，对其体外释放行为研究发现，荠菜总黄酮在多囊脂质体中具有一定的缓释效应，并受释放介质 pH 的影响。结论：荠菜总黄酮多囊脂质体具有一定的缓释效果。张磊等采用薄膜法制备水飞蓟宾脂质体，并对其粒径、表面电位、包封率等稳定性指标进行观察。结果，所得脂质体粒径小而均匀，在室温条件下密封放置 9 d 及 4℃下保存 10 个月，其外观性状、粒径、表面电位、包封率等无显著性改变。何志峰等采用薄膜-超声法制备蛇葡萄素脂质体及冻干粉，以包封率、表面形态和粒径为检测指标，利用均匀试验法优选制备蛇葡萄素脂质体的最佳工艺条件。结果，脂质体呈典型单室，近球型，大小相近，分散均匀，平均粒径为 258.2 nm，表面电荷 19.0 mV。包封率达到 62.3%，磷脂氧化指数为 0.83%。

欧晟等通过乳化交联法合成制备复方一枝蒿-壳聚糖纳米药物并研究其体外抗菌作用。结果，制成的纳米药物粒径分布均一，为(137.00±14.28) nm；表面携带正电荷，Zeta 电位值为(16.90±1.32) mV。其对金黄色葡萄球菌、肺炎球菌、乙型溶血性链球菌和大肠杆菌的最小抑菌浓度分别为 1：32，1：32，1：16 和 1：2，最小杀菌浓度分别为 1：16，1：16，1：8 和 1：2。与传统复方一支蒿颗粒相比，对金黄色葡萄球菌、肺炎球菌及乙型溶血性链球菌的抗菌能力均有提高。韩静等以稳定性、Zeta 电位、粒径、包封率为考察指标，优化确定超声分散法制备紫杉醇固体脂质纳米粒工艺条件，并对超声时间、超声功率、脂质材料和助乳化剂的用量做了具体比较研究。结果，制剂确定的最佳处方工艺为，脂质骨架单硬脂酸甘油酯(100/150 mg)、乳化剂豆磷脂(100 mg)、助乳化剂 Pluronic F68-聚山梨酯 80 (2：1)，在(75±5)℃下乳化，以功率 300 W 进行超声，时间为 20 min，制成的紫杉醇固体脂质纳米粒，胶体分散液中分散均匀，稳定性良好。张玮等以去甲基斑蝥素为模型药物，以粒径、包封率为评价指标，运用正交设计及多元回归分析方法，多指标综合优化离子诱导法制备去甲基斑蝥素低相对分子质量壳聚糖纳米粒的工艺条件，并根据多指标权重对其线性加权和进行优化，应用数学模型，绘出各指标随因素变化的趋势图，预测优化结果。结果根据优化条件验证制备工艺，所得纳米粒粒径为(131±6) nm,包封率45.12%,载药量7.3%。李厚丽等以具有生物相容性的硬脂酸作为脂质载体,采用高温乳化一低温固化法制备槲皮素固体脂质纳米粒,以均匀设计法优化处方与制备工艺。结果,槲皮素固体脂质纳米粒为球状或类球状,平均粒径为217.3nm,包封率为48.50%,其小鼠体内吸收优于槲皮素原料药。

刘红梅等采用薄膜-超声分散法制备β-榄香烯固体脂质纳米粒,并以包封率为指标采用正交设计法优化制备工艺条件。结果,所得β-榄香烯固体脂质纳米粒的最佳制备条件是β-榄香烯20 μl,卵磷脂90 mg,硬脂酸90 mg,2.5%聚山梨酯805 ml,2.5%泊洛沙姆1 885 ml。结论该处方可用于β-榄香烯固体脂质纳米粒的制备,工艺可行。马艳等采用薄膜-超声法制备姜黄素固体脂质纳米粒,以包封率和载样量为指标,考察各影响因素如姜黄素用量,硬脂酸和卵磷脂的用量及吐温-80用量对包封率和载样量的影响,并通过均匀实验设计优化处方及制备工艺。结果,最佳工艺为姜黄素30 mg,硬脂酸60 mg,卵磷脂117 mg,吐温-80(1.0%)10 ml,所得姜黄素固体脂质纳米粒粒径分布均匀,包封率达95.98%,载样量为15.87%,平均粒径为58.0 nm。刘旻等采用热融,匀质法制备银杏内酯AB长循环固体脂质纳米粒(GAB-LSLN),以平均粒径、包封率、载药量为评价指标,采用星点设计考察辅料单硬脂酸甘油酯等用量对制备工艺的影响。结果,从复相关系数上看,各指标二项式拟合方程均优于多元线性回归方程,以优化条件制备的GAB-LSLN平均粒径为169.5 nm,包封率为92.3%,载药量为5.1%。侯君等采用旋转蒸发薄膜超声法制备甘草酸固体脂质纳米粒(GL-SLN),在单因素考察的基础上,通过正交设计优选该纳米粒的处方及制备工艺,并对优化条件下制备的GL-SLN进行质量评价。结果,制备的GL-SLN大小较均匀,平均粒径为75.8 nm,zeta电位-19.7 mV,载药量8.27%,包封率91.76%。谷东风等制备含有不同冻干保护剂的鬼臼毒素固体脂质纳米粒(POD-SLN)冻干粉,通过考察外观和复溶情况、粒子形态、粒径、包封率等指标,筛选最佳配方。结果表明,以15%海藻糖为冻干保护剂,制备的鬼臼毒素固体脂质纳米粒冻干粉粒径较小,包封率高,稳定性好,制备工艺合理可行。黄雅洁等以难溶性药物五味子总木脂素为模型药物,采用改良乳化-溶剂扩散法制备五味子总木脂素肠溶纳米粒,研究中药有效部位肠溶纳米粒的释药性质。结果,制得的纳米粒呈圆球形,大小均一,五味子甲素和酯甲的包封率均在90%以上,在pH7.2含0.5%吐温-80的20%乙醇溶液中释放达到70%以上。张敏等以纳米粒的外观、pH值、粒径、分散度、包封率和载药量为指标,分别考察荆芥内酯纳米粒胶体溶液和冻干针剂在4℃和25℃条件下放置6个月的物理稳定性。结果,胶体溶液和冻干针剂在4℃条件下稳定性较好,且冻干针剂比胶体溶液的稳定性更高。

刘墨祥等研究人参皂苷-Rg3微乳剂的制备方法及其质量评价。选用聚山梨醇酯(80)及大豆卵磷脂作为表面活性剂,乙醇、异丙醇和丙二醇作为助表面活性剂,大豆色拉油、十四酸异丙酯作为油相,在制备伪三元相图的基础上,考察微乳中各组分及其用量比例对人参皂苷-Rg3增溶量的影响,筛选较为适宜的配方制备人参皂苷-Rg3微乳剂。结果表明,表面活性剂和助表面活性剂的种类及其用量比例对人参皂苷-Rg3增溶量均有一定程度的影响,按所筛选配方制备的人参皂苷-Rg3微乳剂的主要质量指标达到要求。徐云峰等采用伪三元相图法,以聚氧乙烯氢化蓖麻油RH-40为表面活性剂,无水乙醇为助表面活性剂,油酸为油相,绘制该系统的相图,在此基础上制备大蒜素(DATS)自微乳制剂,并评价其质量。结果,DATS自微乳为无色澄明液体,稳定性良好,相对密度为0.840 g/ml,黏度为5.447 mPa·s,遇水形成O/W型微乳,稀释250倍后电镜下观察成圆球形,DATS自微乳与葡萄糖注射液、氯化钠注射液等配伍稳定。胡玉熙等对大蒜素自微乳肠溶软胶囊、肠溶液体硬胶囊进行自微乳化效率、粒径、形态等理化性质的考察和含量的测定,比较2制剂与市售制剂在不同释放条件下的释放度。结果,自微乳化效率<1 min,2制剂经分散后可得到平均粒径均在(30±2)nm、呈高斯分布的球形微乳,2制剂释放度分别为80.8%和81.5%,明显高于市售制剂。艾立等以岩黄连生物碱自乳化药物为模型,以自微乳时间、所成微乳的形态、粒径分布、Zeta电位、含量、稳定性以及体外模拟人体释放等指标为考察项目,研究自微乳释药系统的制备及体外评价方法。结果,所制备的自微乳载药量2.29 g/L,3 min内已基本乳化完全,乳化后粒子粒径大多数在20 nm左右,呈高斯分布,

包封率大于98.7%。孙考祥等以自微乳化的时间、乳滴粒径、形成微乳的外观，载药量为指标，筛选处方，找出最佳的组合和处方配，制备人参皂苷Rh2自微乳释药系统，并进行体外溶出度和大鼠在体小肠吸收的评价。结果，在人参皂苷Rh2自微乳处方中，以油酸乙酯(油相)、聚山梨酯-80(乳化剂)、Transcutol P(助乳化剂)和Labrafil M 1944 CS(油相)、聚山梨酯-80(乳化剂)、Transcutol P(助乳化剂)组成的两种处方可以获得较好的自乳化效果。两种自微乳释药系统胶囊的溶出速度明显优于普通胶囊。刘颖等以反向透析法进行冬凌草甲素自微乳的体外释放实验，考察释放介质、搅拌速度和处方因素对药物释放的影响，研究冬凌草甲素自微乳给药系统的体外释放特性，探讨释药机制。结果，释放介质对药物释放无显著影响；在50～100 r/min药物释放曲线具有相似性；冬凌草甲素自微乳与乙醇溶液的释放曲线相似；冬凌草甲素自微乳在pH7.8PBS中，30 min释放达65%，释放曲线符合Hixson-Crowell方程。冬凌草甲素自微乳释药较快，在水性环境中自发形成的微小乳滴在释药过程中粒径和表面积均发生改变，药物分子透膜为被动扩散过程。

(陶建生)

【中药成分及其制剂的药动学研究】

中药药动学是中药领域研究的热点，主要研究中药成分在体内过程动态变化的规律，研究结果用数学方程和相关药动学参数表达，反映药物在体内的吸收、分布、代谢和排泄过程，具有整体、综合、动态和定量的特点。中药药动学的研究对于阐明中药的药效物质基础、组方原理、作用机制，指导中药新制剂的研究和促进临床合理用药都具有重要意义。

刘子琛等研究淫羊藿次苷Ⅰ在血液和各组织中的HPLC检测方法及在大鼠体内的药动学和组织分布，并用3P97程序计算药动学参数。结果，淫羊藿次苷Ⅰ的血药浓度-时间曲线符合二室模型，并在心脏和肌肉组织有一定程度的蓄积。杜玮等建立了同时测定大鼠血浆中4种丹参酮浓度的反相高效液相色谱方法，并将其应用于丹参醇提物中4种丹参酮的药动学研究。结果药动学参数表明，隐丹参酮和丹参酮ⅡA符合二室开放模型，次甲基丹参酮和丹参酮Ⅰ符合一室开放模型。郭晓宇等采用高效液相-电化学色谱法，对等摩尔剂量灌胃给药黄芩素和黄芩苷后，大鼠体内黄芩苷的血药浓度进行测定，比较研究黄芩素与黄芩苷的大鼠体内药动学行为。结果，灌胃给药黄芩素740 μmol/kg时，原型药完全被代谢，血浆中主要检测到代谢产物黄芩苷；分别灌胃给药等摩尔剂量的黄芩素和黄芩苷740 μmol/kg后，大鼠血浆中黄芩苷的药-时曲线均呈现双峰现象。等摩尔剂量下黄芩素与黄芩苷的药动学行为具有显著差异。李范珠等采用脑微透析取样技术，研究盐酸川芎嗪经大鼠鼻腔给药后的脑内药动学特性。结果，盐酸川芎嗪鼻腔给药5 min后脑纹状体中的药物浓度为(1.43±0.29)mg/L，而静脉注射后在相同时间点入脑不显著。盐酸川芎嗪鼻腔给药后可迅速吸收入脑，且吸收量与静脉注射近似。万丽丽等利用HPLC-UV方法，通过测定大鼠灌胃及腹腔给药20 mg/kg后血浆及血浆样品水解后木犀草素浓度，测定灌胃给药后各个时间段胆汁样品水解后木犀草素浓度，研究木犀草素灌胃及腹腔给药后原形药物及结合形药物在大鼠体内的药动学，并利用DAS计算出主要药代参数。结果，木犀草素给药后在体内主要以结合形式存在。口服给药后木犀草素部分以结合形式通过胆汁排泄。宋敏等比较隐丹参酮单体及丹参酮提取物在大鼠体内的药动学特点，评价丹参酮提取物中其他成分对隐丹参酮药动学的影响。结果，大鼠灌胃隐丹参酮和丹参酮提取物后的药-时曲线分别符合一房室和二房室模型。灌胃丹参酮提取物后，与灌胃隐丹参酮相比，前者测得的隐丹参酮Pmax和AUC0-t分别比后者增大3.4和3.5倍。脂溶性丹参酮成分可促进隐丹参酮的吸收和(或)转化，提高隐丹参酮的生物利用度，对认识丹参酮成分的协同作用和临床药效提供了依据。陈西敬等采用高效液相色谱法测定血浆中马兜铃酸Ⅰ(AAⅠ)和马兜铃酸Ⅱ(AAⅡ)的浓度，研究其在大鼠体内的药动学。结果，马兜铃酸Ⅰ和马兜铃酸Ⅱ在大鼠体内的处置过程符合二房室模型，静注给药后马兜铃酸Ⅰ和马兜铃酸Ⅱ的血药浓度的变化速度有较大差异，前者的分布和消除相对较快而后者相对较慢。王玉霞等采用RP-HPLC方法测定Beagle犬血浆中荷叶碱的含量，研究Beagle犬灌胃给予荷叶生物碱提取物后荷叶碱血浆药代动力学特征。结果，Beagle犬灌胃给予荷叶生物碱提取物后符合二室开放式模型，荷叶碱在体内符合一级药动学过程。

刘红等采用 HPLC 法测定五味子醇甲浓度的经时变化,以 3p97 药代动力学软件计算药动学参数,研究生脉散中五味子醇甲在大鼠体内药物代谢动力学规律。结果,生脉散中五味子醇甲可吸收进入体内,其在体内吸收和消除速度均比较快,符合线性动力学规律。史彦斌等用 HPLC 法测定血药浓度,MCPKP 药动学软件处理药-时数据,研究氢溴酸高乌甲素口服后在小鼠体内的药动学特性。结果,小鼠口服氢溴酸高乌甲素后,体内药-时过程符合二室开放模型,吸收较快,消除速度适中。孙莹等研究比较大鼠和犬经静脉及灌服给药川陈皮素后体内药代动力学特征,并对尿液样品中主要代谢物进行初步鉴定。结果,SD 大鼠和 Beagle 犬给药后,血药浓度-时间曲线均呈二室开放模型。尿液样本中 2 个主要的色谱峰结构分别为 4′-羟基-5,6,7,8,3′-五甲氧黄酮(M1)、3′-羟基-5,6,7,8,4′-五甲氧黄酮(H2)。川陈皮素在大鼠和犬体内药动学行为无显著性差异,在大鼠尿液样品中的代谢途径主要去甲基化途径。韩玉梅等通过给小鼠一次性腹腔注射去甲基雏菊叶龙胆酮后,用高效液相色谱法检测不同时间间隔血药浓度,计算药动学参数,研究川东獐牙菜中去甲基雏菊叶龙胆酮在小鼠体内的药动学过程。结果,去甲基雏菊叶龙胆酮在小鼠体内药动学符合二房室开放模型,为进一步研究药理作用提供理论依据。郭歆等采用 HPLC-MS/APCI 法测定 SD 大鼠血中及组织中齐墩果酸浓度,并对其在大鼠体内的药动学、组织分布及血浆蛋白结合率进行研究。结果,SD 大鼠灌胃给予齐墩果酸混悬剂后,其体内药动学过程符合单室模型一级吸收,药物进入体内后迅速分布,消除也较快;组织中以肺中浓度最高,脑中最低;齐墩果酸有较高的血浆蛋白结合率。刘晓峰等通过灌胃分别给大鼠 3 种不同溶媒的川芎提取物后,用高效液相色谱法测定血浆中阿魏酸的浓度,考察不同溶媒提取对川芎提取物中阿魏酸大鼠体内药动学的影响。结果,3 种不同溶媒的川芎提取物大鼠灌胃后阿魏酸的动力学参数存在一定差别,不同溶媒提取物中阿魏酸在大鼠体内的药动学有显著变化。潘坚扬等以随机分组组间对照实验设计方法,用超高压液相色谱-质谱联用法测定丹参素血药浓度,用 topfit 软件计算药动学参数,研究丹参素在大鼠体内药动学和口服生物利用度。结果,丹参素的口服生物利用度为 9.53%,口服生物利用度较差。其半衰期无明显差异。

张金艳等比较冠心苏合丸系列组方(含青木香的冠心苏合丸、含土木香的冠心苏合丸及不含木香的冠心苏合丸)灌胃比格犬后,其有效成分肉桂酸药动学过程的差异。结果表明,含青木香、含土木香以及不含木香的 3 种冠心苏合丸中有效成分肉桂酸在犬体内均符合一级吸收双室模型;含土木香冠心苏合丸以及不含木香冠心苏合丸组的肉桂酸峰浓度和药-时曲线下面积有大于含青木香冠心苏合丸组的趋势,但三者之间无显著性差异。比格犬灌服冠心苏合丸系列组方后,血浆中有效成分肉桂酸的药动学过程大体一致,原方中的青木香被土木香替换或者去掉青木香,对该药主要有效成分肉桂酸的药动学过程无明显影响。尹莉芳等建立 LC-MS 法同时测定 Beagle 犬血浆中的氧化苦参碱及其代谢产物苦参碱,采用 BAPP 2.3 程序估算犬服用市售普通胶囊(参比制剂)和氧化苦参碱生物黏附缓释片(受试制剂)后的药动学参数,考察氧化苦参碱生物黏附缓释片在 Beagle 犬体内的药动学过程。结果表明,氧化苦参碱血药浓度-时间曲线符合双室模型特征。受试制剂的生物利用度为 110.9%,且 C_{max} 降低、t_{max} 延长,具有缓释效果。服用受试制剂后测得苦参碱的量为服用参比制剂后测得量的 90.5%。程怡等研究麝香缓释双层片 MSDT 和普通片(MT)单剂量口服的人体释药药力学过程,并进行缓释效果和生物利用度评价。结果,麝香缓释双层片的相对生物利用度为(99.87±4.232)%,麝香缓释双层片与普通片有显著性差异,首剂量速释层能与普通片一样迅速释药,缓释层能保持良好的缓释效果,缓释片与普通片具有生物等效性。在所试剂量范围内,麝香缓释双层片的药-时曲线符合一级吸收的单室模型。王春龙等采用 HPLC 法测定羟基喜树碱在羟基喜树碱脂肪乳和注射液中的质量浓度以及 iv 给药后血浆和肝脏中的药物质量浓度,并用 3P97 药动学计算程序处理数据,研究羟基喜树碱脂肪乳的光照稳定性、在家兔体内的药动学及对肝脏的靶向性。结果,与注射液中相比羟基喜树碱在脂肪乳中的光照稳定性大为提高,两种剂型的体内药动学参数也有显著性差异,脂肪乳能提高对肝脏的靶向性,将更多的药物蓄积于肝脏。陈军等考察脂质体包封对 9-硝基喜树碱(9-NC)药动学特性的影响。结果,与 9-NC 溶液相比,脂质体包封后,9-NC

内酯型和总浓度的 AUC 显著增加(分别增加了 2.17 倍和 2.05 倍),表观分布容积和清除率显著降低($P<0.01$)。脂质体能够显著改善大鼠体内 9-NC 的药动学行为,有利于其更好地发挥抗肿瘤作用。周娟等考察丹参酮ⅡA 静脉乳剂在小鼠体内的药动学和组织分布特征。结果,小鼠 iv 丹参酮ⅡA 静脉乳剂 20 mg/kg 后,药-时曲线符合二室模型;组织分布情况在 15 min 时,肺脏浓度最高,其次是脑、心脏、脾脏,肝脏和肾脏最低,随后浓度下降迅速,在 1.5~4.0 h 内长期保持低浓度。丹参酮ⅡA 静脉乳剂体内分布迅速,组织分布广泛,肺中浓度最高,且能通过血脑屏障,与丹参酮ⅡA 磺酸钠在体内的组织分布有差异。贾玉森等用五色散给大鼠灌肠,于特定时间点取前列腺、精囊及动脉血。提取冰片后,用气相色谱仪测定,研究五色散保留灌肠后冰片在大鼠体内的药动学。结果,五色散保留灌肠冰片成分能够进入前列腺与精囊组织,其药动学符合一室开放模型。张自强等合成两亲线型聚合物 mPEG-DSPE,采用薄膜分散法制备 mPEG-DSPE 修饰的紫杉醇酯质体,并用 HPLC 测定紫杉醇在大鼠体内的血药浓度,考察其在大鼠体内的药动学行为。结果,得到的 mPEG-DSPE 修饰的紫杉醇脂质体粒径为(411.8±31.9)nm,包封率为(82.47±2.15)%,具有显著的长循环特性,可提高其体内的利用度。郭庆英等通过小鼠灌胃给予五柴颗粒 2 g/kg,在不同的时间点采血样,用高效液相色谱(HPLC)方法分析五柴颗粒和血清样品中五味子甲素成分,测定五味子甲素浓度的经时变化,绘制浓度-时间曲线图,研究五柴颗粒中五味子在小鼠体内药物代谢规律。结果,小鼠给予五柴颗粒后,血清中检测到五味子甲素,其在体内吸收和消除速度均比较快,符合线性动力学规律。李凡等以青风藤为模型药物,以活体兔分别进行被动扩散给药(PD)和电致孔透皮给药(EP),高效液相色谱仪测定不同时间的血药浓度,采用统计矩分析法处理分析血药浓度数据,初步考察在电致孔条件下巴布剂中青藤碱透皮吸收的药动学特点。结果,电致孔技术透皮给药的 $AUC_{0\to\infty}$为 43.396,是被动扩散的 1.32 倍,体内平均滞留时间为 20.025,是被动扩散的 86%,C_{max}为 1.825,是被动扩散的 1.31 倍,t_{max}减小,比被动扩散提前 4 h;消除速率常数 λ 二者一致;电致孔技术透皮给药的药-时曲线比被动扩散的药-时曲线平滑且下降较慢。将电致孔技术与巴布剂结合能够提高药物透皮吸收的速度和程度,从而提高生物利用度。吴秀君等对脑血宁注射液的血清药物化学及药动学进行初步研究。结果,静脉滴注脑血宁注射液后,从人血清中检测到 3 种化合物,其中 2 种为脑血宁注射液所含原形成分,分别为丹皮酚和栀子苷;1 种为新产生的代谢产物。丹皮酚和栀子苷人体内的药物动力学研究显示,静脉注射给药后,栀子苷在人体内血药浓度迅速下降,其药时过程符合一室模型,给药后 70%以原型由肾脏清除;丹皮酚在人体的血浆药物浓度时间曲线过程符合二室模型,给药后,在体内广泛代谢,只有占给药量 0.04%的丹皮酚以原形从尿液排出。苏文娟等用 HPLC 法测定厚朴组和厚朴三物汤组中和厚朴酚在大鼠体内的血药浓度,估算二者的药代动力学参数,研究厚朴及厚朴三物汤中和厚朴酚在大鼠体内的药代动力学特征,探讨药物配伍对和厚朴酚在大鼠体内过程的影响。结果,两组中和厚朴酚在大鼠体内药-时曲线均符合一级吸收二房室模型,厚朴三物汤中大黄枳实配伍能影响和厚朴酚的吸收、分布和排泄。黄欣等以普通片为对照,采用单剂量双周期交叉给药方案,以 HPLC 测定犬体内延胡索乙素的血浆浓度,并采用 DASver1.0 软件计算药动学参数,考察元胡止痛分散片的犬体内药动学。结果,分散片的体内过程符合一室模型,分散片较普通片吸收快。吴志敏等采用两制剂两周期交叉试验设计,HPLC 法测定给药后不同时间血浆中的药物浓度,非隔室模型计算药动学参数,测定石杉碱甲缓释片在杂种犬体内的药物动力学。结果,受试制剂相对生物利用度为(103.06±3.72)%,石杉碱甲缓释片呈现明显的缓释特征,在杂种犬体内吸收程度与参比制剂相当。肖学凤等通过大鼠灌胃给药,取血经处理后采用高效液相色谱(HPLC)法测定栀子苷含量,探讨黄连解毒汤中栀子苷在大鼠体内的药动学。结果,大鼠灌胃黄连解毒汤后,体内栀子苷的药-时曲线符合二室开放模型。杨华生等采用高效液相-质谱法测定小鼠血浆中蒿甲醚(ARM)及代谢产物双氢青蒿素(DHA)的浓度,比较蒿甲醚口服与经皮给药的药代动力学参数。结果,蒿甲醚贴剂的 C_{max},t_{max},AUC_{0-1},MRT 与口服制剂存在显著性差异($P<0.05$)。蒿甲醚贴剂有达峰时间长和体内维持时间长的特点,具有长效缓释的作用。

谭波等采集灌胃给药前及给药后不同时间段尿液，用HPLC法测定尿药浓度，由尿排泄-时间数据计算尿排泄动力学参数，并用方差分析比较其差异，研究大鼠灌服泻心汤及其配伍组方中3种原小檗碱类生物碱(小檗碱、巴马汀、黄连碱)尿排泄动力学的变化。结果，3种原小檗碱类生物碱具有类似的尿排泄特征，排泄速率常数相近，排泄半衰期为9～16 h。与黄连组比较，泻心汤组、大黄黄连组、黄芩黄连组中黄连碱尿排泄量占给药量比值减少，其中泻心汤组与之比较差异具有统计学意义($P<0.05$)。郭丹丹等以α-细辛脑市售注射剂(溶液)为对照，尾静脉注射给药，HPLC测定大鼠血浆和小鼠组织中的药物浓度，进行相应数据处理和结果分析，比较α-细辛脑乳液型(脂肪乳)与溶液型注射剂的体内药动学行为和组织分布情况。结果，大鼠单剂量静注α-细辛脑脂肪乳和溶液后，其平均血药浓度-时间曲线相似并均符合二室模型，但脂肪乳的组织分布能力强于溶液；小鼠单剂量静注脂肪乳和溶液后，α-细辛脑在小鼠肺中的分布相似，但脂肪乳增加了α-细辛脑在肝、脾中的分布，减少了其在心、肾、脑中的分布。

(陶建生)

【膜分离技术在中药制药中的应用】

膜分离技术，包括微滤、超滤、纳滤、膜分离等技术及其集成，是21世纪现代分离技术中重点研究、开发和应用的技术之一，广泛应用于化工、电子、轻工、纺织、石油、食品、医药等行业，被认为是目前最有发展前途的高新技术之一，由于该技术具有在常温下操作、无相变、能耗低等优点，特别适用于热敏性物质和生物活性物质的处理，因而在中药提取分离中有着良好的应用前景。

蒋明廉等采用膜分离技术对白藜芦醇分离、纯化，使其纯度达到95%以上，并且建立白藜芦醇的HPLC含量测定方法。该工艺优于传统的分离手段，且膜分离为单纯物理变化，无二次污染，节省了能源消耗，提高了原料的利用率，降低了成本，适合于工业化生产。高林霞等采用生物发酵，破坏麻黄草的植物细胞壁，用60℃水提取3.5 h，提取液经两级膜浓缩、分离、提纯。大大提高了麻黄碱的收率，从0.7%提高至1.7%，每吨麻黄碱能耗大约降低了17%；化学药品用量NaOH降低70%，二甲苯降低近80%，成本下降33%；同时每吨麻黄草耗水减少近80%，保护了环境，实现了清洁生产的目标。徐朝辉等将超声提取技术、膜分离技术、超临界流体萃取技术进行了耦合并应用于青蒿素的生产工艺中，讨论了提取试剂、提取方式的差别，考察了膜的选择与运行状况，确定了工艺参数，并进行了乙醇溶液的中试实验，可得收率为0.48%、纯度为92%的青蒿素粗品，为该联合技术的工业化清洁生产提供了借鉴和参考。陈寅生等使用膜分离及大孔树脂吸附方法，提取、分离、纯化赤芍总苷。结果提取得到的赤芍总苷，其总苷含量以芍药苷计达到85%以上；其中芍药苷含量可达75%。杨祖金等以绿原酸转移率为指标，考察料液温度、超滤压力、超滤时间、膜截留分子量对绿原酸转移率的影响，研究超滤膜技术应用于杜仲叶绿原酸分离纯化的可行性。结果表明，膜截留分子量200 000，超滤温度40℃、超滤压力0.36 MPa、超滤时间20 min、加水量24 L时，绿原酸转移率为99.38%。超滤膜技术分离纯化杜仲叶绿原酸效果良好，可应用于产业化。姜淑采用无机陶瓷膜微滤三七提取液，测定不同操作条件对膜通量的影响；考察膜的清洗方法；测定有效成分人参皂苷Rg1、三七皂苷R1的含量。结果表明，三七提取液微滤前为浑浊液体，微滤后为澄明液体，固体去除率为31.3%，有效成分转移率为84.8%，有效成分含量提高率为23.5%。采用无机陶瓷微滤膜进行三七提取液的澄清是可行的一种新技术。董艳等通过不同截留相对分子质量的超滤膜对地黄多糖分离纯化，再利用纳滤膜对超滤液进行浓缩纯化。结果两次超滤得到低聚糖，最佳操作条件为：料液质量浓度为13～132 mg/ml，操作压力为0.25～0.275 MPa，温度20～40℃。然后采用纳滤膜对超滤液进行浓缩纯化，适宜工艺条件为：料温为20～40℃，操作压力0.59～0.79 MPa，浓缩倍数可达3倍。应用超滤-纳滤技术，低聚糖得率为46.63%，质量分数达到93.3%，凝胶过滤法验证低聚糖制品的相对分子质量低于6 000。表明该工艺能有效分离纯化地黄低聚糖，简单可行，操作简便。吕建国等用0.2 μm陶瓷微滤膜装置对以黄芪为主要原料的中药药酒进行微滤，并进行了对比分析，考察运行参数对膜通量的影响和无机陶瓷膜微滤技术对中药药酒的澄清效果。结果表明，药酒在微滤前为浑浊液体，微滤后为黄褐色澄清透明液体，其成分未发生变化，无机陶瓷膜的应用可提高中药药酒的澄清效果。粘立军以黄芪水提液为研究对象，测定4种不同孔径膜及不同操作参数下膜通量的变化，并比较有效成分含量及固形物含量的差异，以考察无机陶瓷膜在黄芪水提液精制过程中应用的可行性，进行膜过程优化设计。结果表明，孔径为50 nm的氧化铝膜渗透通量最大，固形物去除率高；合适的操作压差为0.15～0.20 MPa，操作温度60℃左右，膜面流速3 m/s；微滤过程中，分次加入适量水洗，当微滤液收率达到原药液的100%以上时，有效成分的转移率达82%，该结果为陶瓷膜分离用于中药提取液的精制提供了依据。黄雪珍以蝙蝠蛾被毛孢菌丝体水提液为对象，考察陶瓷膜的适配性与工艺参数，并与传统的水提醇沉技术对比，探讨膜分离技术在中药水提液分离、提纯中的应用。结果表明，膜分离技术的最佳膜孔径为0.2 μm，小试试验（日处理量30 L）需配置膜面积0.3 m^2，中试试验（日处理量200 L）需配置膜面积2.0 m^2；中药与药液比为1∶15，工作压力为0.2 MPa，温度为80℃。经成品综合考察，膜分离技术优于醇沉技术，有可能在大生产中取代醇沉技术。樊文玲等以Darcy-Poiseuille定律为过滤模型，确定过滤阻力分布，同时采用高分辨扫描电镜（SEM）对污染膜表面和断面进行微观分析，研究孔径为0.2 μm的Al_2O_3陶瓷膜微滤澄清糖渴清复方水提液过程中的过滤阻力分布，并在其指导下探索行之有效的膜清洗方法。结果表明，糖渴清复方的膜阻力主要集中在沉积层和浓差极化层，分别占总阻力的52.5%和34.4%，膜本身的阻力和堵孔阻力在总阻力所占的份额很小，分别为8.8%和4.3%。污染膜依次经自来水低压清洗和超声清洗，膜通量恢复率为95%。方法重现性好。王天瑶等以金银花、麦冬、当归水提液为研究对象，进行膜通量测定，根据Darcy-Poiseuille定律这一过滤模型确定过滤阻力分布情况，水提液的物理化学参数，高分子含量测定，水提液粒径分析，研究0.2 μm ZrO_2陶瓷膜微滤中药水提液过程中的膜污染机理。结果表明，膜阻力主要集中在表面沉积层，浓差极化层阻力起了次要作用，膜本身的阻力及膜孔内部污染阻力所占比例比较小；通过高分子测定对膜污染物进行定性，定量分析可知膜污染物中分子为淀粉、鞣质、果胶和蛋白质、果胶含量直接影响膜通量；水提液粒径小于10 μm的颗粒影响通量的大小。

（陶建生）

【中药新剂型的研究】

中药新剂型的研究是中药现代化研究的重要内容，对于提高中药制剂质量，保证临床疗效，扩大中药使用范围具有重要意义。

陈卫卫等采用正交试验法优选藤茶素分散片的处方。结果优化处方为，藤茶素、交联聚维酮（内加∶外加=3∶2）、微晶纤维素（内加∶外加=2∶3）和预胶化淀粉（内加∶外加=3∶2）分别是处方量的48%、10%、15%和20%，片重为0.25 g。该片溶出度高、分散均匀性好，制备工艺简便。史琛等研究当归多糖铁胃内漂浮缓释片（APIC-FSRT）的制备工艺及释放机理。采用均匀设计优化处方，以丙烯酸树脂Ⅱ，羟丙基甲基纤维素，聚维酮等为辅料，全粉末直接压片。结果，筛选出体外释放10 h，漂浮达12 h的最优化处方，其释放曲线符合Higuchi方程。潘文等以两种不同处方作湿法制粒、压制双层片，并考察其体外释药特性。结果，灯盏花素双层缓释片的累计释放度为：0.5 h释放度20%～40%；6 h释放度60%～80%；12 h释放度大于80%，其释放行为可用Higuchi方程拟合。周晶等以羟丙甲基纤维素（HPMC）为骨架材料，考察HPMC用量、乙基纤维素（EC）用量、乳糖用量、压片压力和桨转速对新藤黄酸骨架片体外释药速率的影响。结果，HPMC和EC用量显著影响新藤黄酸的释药速率，乳糖用量、压片压力和桨转速的影响较小，通过调节HPMC和EC用量可获得具有理想释药行为的新藤黄酸亲水凝胶缓释片。赫玉芳等采用正交实验法，从药物与基质（聚乙二醇6000）的比例、冷凝液（液体石蜡）的温度、药液的温度、滴速等方面优化蟾麝救心滴丸成型的最佳工艺条件。结果，药物与基质的比例为1∶2，冷却温度12～14℃，药液温度为85℃，滴速为50滴/min时蟾麝救心滴丸质量最好。宋英等应用星点设计-效应面优化法，对穿心莲滴丸滴制条件的总评“归一值”进行优化，建立相应的数学模型，筛选穿心莲滴丸最佳的滴制条件。结果，当滴速为30～40（滴/min），滴头内外径为2.4/3.4～3/3.6（mm/mm）时，滴丸的圆整度、丸重差异、30 min时溶出百分数的综合性能指标最优。崔京浩等采用冷冻干燥法制备含葛根素-羟丙基-β-环糊精（HP-β-CD）包合物的漂浮型胃滞留制剂，并对其进行体外药剂学特征评价。结果，葛根素被包合后，溶解度增加约65.6倍，微丸中药物的释放速度和累计释放百分率均得到明显改善,胃滞留微丸具有满意的漂浮性能和缓释性能。徐云峰等以聚氧乙烯氢化蓖麻油 RH-40 为表面活性剂、无水乙醇为助表面活性剂、油酸为油相,研究稀释后可供静脉注射的大蒜素微乳的处方及制备工艺,并对大蒜素微乳进行质量评价。结果,所制得的大蒜素微乳较稳定,外观澄明,略带淡蓝色乳光,为 O/W 型微乳,呈微弱酸性;球形完整,分散良好;粒径为 14.9 nm,稀释 50 倍后粒径为 13.3 nm,均呈 Gauss 分布。聂阳等为提高丹参酮的溶解度,采用均匀设计实验,以干乳剂的外观质量、复溶效果和溶解度为评价指标,优化干乳剂支撑剂,制备丹参酮干乳剂,并进行体外溶出实验。结果,按优化支撑剂制备的干乳剂,外观质量较好;干乳剂复溶后显微观察与原乳剂相似;干乳剂丹参酮溶解度为 1.305 mg/ml,而丹参酮为 0.024 mg/ml;干乳剂体外实验 120 min 丹参酮溶出为 74.16%,而丹参酮原料几乎不溶出。梁臻等以大豆磷脂与帕洛沙姆 188 为混合乳化剂,油酸为助乳化剂,甘油为等渗调节剂,高速剪切法制备初乳,再采用高压匀质机对初乳进行匀化,制成丹参酮ⅡA 静脉乳剂,并对其进行质量评价。结果,自制丹参酮ⅡA 静脉乳剂的平均粒径为 211 nm,Zeta 电位为 -32.1 mV,载药量为 1 mg/ml;25℃条件下避光放置 1 年,其粒径、Zeta 电位、pH、含量及外观性状等指标均未见明显变化。吴晓明等采用 HP-β-环糊精对降压中药喷雾剂中挥发油进行包合处理,研究降压中药鼻腔喷雾剂之挥发油包合工艺和稳定性。结果最佳的包合条件为,以 HP-β-环糊精:挥发油(7:1)进行包合;包合温度为 30℃;包合时间为 1 h。采用 HP-β-环糊精包合挥发油能够提高挥发油在制剂中的稳定性。宋成君等研制葛根素温度敏感凝胶剂并进行体外释药评价。结果,确定 20%的泊洛沙姆 407 和 10%的泊洛沙姆 188 作为葛根素温度敏感凝胶的基质,凝胶体外释放符合 Higuchi 方程。葛根素温度敏感凝胶达到了滴入眼内形成凝胶并且延迟释放的目的。赵颖等用均匀设计结合释放模型分析,探讨雪上一枝蒿涂膜剂的最佳制剂工艺条件。结果确定最佳制剂工艺条件为,药物 5.0%,PVA26.0%,甘油 18.0%,氮酮 5.0%,制成的雪上一枝蒿涂膜剂溶出过程符合非溶蚀型药物体系释放动力学 0 级模型,具有较好控释能力并达到预期释放目标。

(陶建生)

[附] 参 考 文 献

A

艾立,刘明星,刘清飞,等. 岩黄连生物碱自微乳的制备及体外评价[J]. 中国药学杂志,2008,43(21):1633

B

白洁,何应. 当归分散片处方与直接压片工艺的研究[J]. 医药导报,2008,27(3):315

C

蔡垠,贾晓斌,成旭东,等. 制备工艺与葛根黄酮微丸性状、溶出度的关系考察[J]. 中成药,2008,30(6):842

蔡源源,孙华,王玮,等. 醋柳黄酮缓释片的药动学初步研究[J]. 河南大学学报:医学版,2008,27(4):36

陈丛瑾,黄克瀛,蒋冬华,等. 超临界 CO_2 与微波联用提取香椿芽有效成分[J]. 精细化工,2008,25(10):961

陈红霞,贾晓斌,范晨怡,等. 制备中药复方当归补血微丸的 2 种方法比较[J]. 中国中药杂志,2008,33(24):2908

陈娇婷,张道英,詹怡飞. 乐脉分散片的制备工艺研究[J]. 中国医药导刊,2008,10(8):1278

陈军,平其能,杨希雄,等. 静脉注射 9-硝基喜树碱脂质体在大鼠体内的药动学[J]. 中国药学杂志,2008,43(12):937

陈军,王玮,蔡宝昌,等. 马钱子碱隐形脂质体的药剂学性质考察[J]. 中国中药杂志,2008,33(17):2100

陈丽华,冯怡,徐德生,等. 含甘草酸效应组分微丸的制备及其性质考察[J]. 中国中药杂志,2008,33(5):509

陈丽华,冯怡,徐德生,等. 挤出滚圆法制备芍药甘草方微丸的处方工艺研究[J]. 中草药,2008,39(11):1648

陈三宝,周兰姜. 盐酸小檗碱滴丸成型工艺的研究[J]. 齐鲁药事,2008,27(2):113

陈三宝. 黄芩苷滴丸成型工艺研究[J]. 安徽医药,2008,12(5):395

陈卫卫,覃洁萍,许晨霞. 藤茶素分散片的制备与含量测定[J]. 中国新药杂志,2008,17(20):1776

陈西敬,卢琴,方芳,等. 马兜铃酸Ⅰ,Ⅱ在大鼠体内的药动学研究[J]. 中国中药杂志,2008,33(19):2241

陈寅生,姚仲青.膜分离与大孔树脂吸附技术在赤芍总苷提取与分离中的应用[J].南京中医药大学学报,2006,22(6):406

陈宇红.高频振动磨超细粉碎黄芪试验研究[J].中国粉体技术,2008,14(1):33

程怡,陈文俊,郭波红,等.麝香缓释双层片和普通片单剂量口服的体内释药特征与生物利用度研究[J].中草药,2008,39(6):847

崔京浩,钱颖,缪文俊,等.含葛根素-羟丙基-β-环糊精包合物胃滞留制剂的制备与体外评价[J].中国中药杂志,2008,33(16):1960

D

丁燕飞,姚瑶,陶昱斐,等.槲皮素纳米脂质体的处方工艺优化[J].中草药,2008,39(4):522

董雯雯,张燕芳,刘小平,等.乌头碱脂质体制备工艺研究[J].中药材,2008,31(9):1413

董彦莉,郝丽,周平平,等.超微粉碎对黄芪多糖溶出率影响研究[J].安徽农业科学,2008,36(9):3742

董艳,高瑞昶,潘勤,等.超滤和纳滤分离技术提取纯化地黄低聚糖的研究[J].中草药,2008,39(3):359

杜玮,魏玉辉,赵刚,等. RP-HPLC同时测定大鼠血浆中4种丹参酮的浓度及药动学研究[J].中国药学杂志,2008,43(10):786

F

樊文玲,林瑛,郭立玮.陶瓷膜澄清糖渴清水提液的膜清洗研究[J].中草药,2008,39(3):369

范晓文,邢丹,宋华.野菊花滴丸制备工艺研究[J].中成药,2008,30(4):508

G

高林霞,王秀霞,万端极.提取麻黄碱的新工艺[J].应用化工,2008,37(10):1254

谷东风,曾抗,李国锋,等.鬼臼毒素固体脂质纳米粒冻干粉的制备及理化性质考察[J].中国组织工程研究与临床康复,2008,12(10):1835

谷丽丽,张雪梅,田莉瑛,等.中药超微粉碎技术的应用及进展[J].生命科学仪器,2008,8(8):49

郭丹丹,侯世祥,毛声俊,等.α-细辛脑乳液型与溶液型注射剂的体内药动学和分布比较[J].中国中药杂志,2008,33(1):46

郭清泉,宋启煌,林淑英.超临界CO_2萃取降香叶中药用有效成分及与水蒸气蒸馏法比较研究[J].中华中医药学刊,2008,26(4):767

郭庆英,王振华,张长水,等.五柴颗粒中五味子甲素的小鼠血清药动学研究[J].时珍国医国药,2008,19(10):2487

郭晓宇,杨琳,陈颖,等.黄芩素与黄芩苷大鼠体内药动学比较研究[J].中国药学杂志,2008,43(7):524

郭歆,程泽能,曹伟,等.齐墩果酸在大鼠体内的药动学及组织分布[J].中国医院药学杂志,2008,28(8):599

H

韩静,李智,岑琴,等.紫杉醇固体脂质纳米粒的制备和质量评价[J].中草药,2008,39 (7):996

韩玉梅,张有理,杨艳红,等.去甲基雏菊叶龙胆酮在小鼠体内的药动学研究[J].重庆中草药研究,2008,(1):21

何伟,洪怡,钱文彬,等.银杏叶提取物分散片的制备[J].中国医院药学杂志,2008,28(11):887

何志峰,刘德育,曾飒,等.蛇葡萄素脂质体的制备研究[J].中国中药杂志,2008,33 (1):27

赫玉芳,高艳萍,南敏伦,等.蟾麝救心滴丸的成型工艺研究[J].黑龙江医药,2008,5(5):55

宏伟,陈大为,赵秀丽,等.姜黄素长循环脂质体的制备及评价[J].中国中药杂志,2008,33 (8):889

洪阁,魏永燕,刘培勋,等.大孔吸附树脂分离纯化中药仙鹤复方总黄酮和总萜类的研究[J].天津中医药,2008,25(4):330

侯君,周世文.甘草酸固体脂质纳米粒的处方及制备工艺[J].第三军医大学学报,2008,30(11):1043

侯运丰,刘雨,赵志伟.基于均匀设计方法的党参湍流超细粉碎试验研究[J].中国非金属矿工业导刊,2008,24(1):33

胡海洋,宋华先,陈大为,等.盐酸川芎嗪口服定时释药微丸的制备[J].沈阳药科大学学报,2008,25(5):342

胡景莲,张辉.人参皂苷-Rh2脂质体制备工艺研究[J].中国临床医药研究杂志,2008,14(4):14

胡玉熙,刘清飞,陈曦,等.大蒜素自微乳肠溶制剂的体外评价[J].中国新药杂志,2008,17(15):1331

黄欣,苏乐群,孙付军,等.元胡止痛分散片的家犬体内药动学研究[J].中国现代应用药学,2008,25(1):45

黄雪珍.膜分离技术分离提纯蝙蝠蛾被毛孢菌丝体水提液[J].中国药业,2008,17(16):52

黄雅洁,王琪,李仙义,等.五味子总木脂素肠溶纳米粒体外释药研究[J].中成药,2008,30(1):50

J

贾玉森,王云涛,张岳阳.大鼠直肠灌注五色散的药动学变化初探[J].中国中医基础医学杂志,2008,14(2):156

简晓顺,徐月红,王栋.金刚藤分散片的制备工艺及质量标准研究[J].广东药学院学报,2008,24(1):47

姜淑.陶瓷膜微滤澄清三七提取液的研究[J].中成药,2008,30(5):664

姜素芳，姚瑶，盛习锋，等. 丹皮酚前体脂质体的研制及其特性[J]. 中国医院药学杂志，2008，28 (6)：413

姜素芳，姚瑶，陶昱斐，等. 盐酸青藤碱多囊脂质体的制备及其释放特性研究[J]. 中草药，2008，39(8)：1158

蒋明廉，李植飞. 膜分离法分离虎杖中白藜芦醇的工艺研究与含量测定[J]. 华夏医学，2008，21(4)：628

金镛国，金振中，葛晓陵，等. 离心流动超细粉碎机中粉碎球的运动特性[J]. 华东理工大学学报：自然科学版，2008，34(4)：604

K

柯学，黄志峰，董晓卉，等. 血根碱脂质体制备工艺研究[J]. 中国天然药物，2008，6(6)：435

L

赖红芳，林翠梧，陈海燕，等. 响应面法优化微波提取扶芳藤抗氧化物[J]. 精细化工，2008，25 (9)：869

李凡，郝保华，李伟泽，等. 电致孔条件下巴布剂中青藤碱透皮吸收的药动学研究[J]. 第二军医大学学报，2008，29(9)：1096

李范珠，冯耀荣，冯健. 盐酸川芎嗪大鼠鼻腔给药脑内药动学研究[J]. 中国药学杂志，2008，43(6)：452

李国华，陈世虎. 超微粉碎对穿山龙薯蓣皂苷溶出量的影响[J]. 中国药业，2008，17(23)：41

李厚丽，翟光喜，祝伟伟，等. 槲皮素固体脂质纳米粒的制备及小鼠口服吸收研究[J]. 中国药学杂志，2008，43 (6)：435

李辉，倪晋仁，张歆，等. 超临界 CO_2 提取黄姜中薯蓣皂苷元[J]. 精细化工，2008，25 (11)：1079

李江，耿娟，甘媛，等. 均匀设计法优选复方天麻滴丸的成型工艺研究[J]. 辽宁中医药大学学报，2008，10 (7)：130

李亮，熊华，黄军，等. 薏苡仁油脂质体制备工艺研究[J]. 食品科技，2008，34(12)：162

李梦青，聂媛，张洁，等. 酶解法提取虎杖中白藜芦醇、白藜芦醇苷、大黄素[J]. 精细化工，2008，25(5)：467

李希，谢守德，冯建安，等. 动态逆流提取技术在中药提取中的应用[J]. 实用中医药杂志，2008，24(12)：806

李小芳，薛钰，李珂，等. 结肠康结肠定位微丸制备工艺研究[J]. 成都中医药大学学报，2008，31(2)：49

李晓芳，郭波红，李咏茵. 复方鱼腥草分散片的制备及其溶出度测定[J]. 中华中医药杂志，2008，23(8)：740

李雅，杨永华，蔡光先. 超微粉碎技术对黄芪药材主要化学成分提取率的影响[J]. 中成药，2008，30(2)：229

李妍，郝乘仪，张秀荣. 盐酸小檗碱控释片的制备[J]. 医药导报，2008，27(11)：1382

梁文能，肖毓芳，李彦. 两种煎药方法对黄连解毒汤中黄芩苷含量的研究[J]. 国际医药卫生导报，2008，14 (3)：72

梁亦龙，戴传云，刘火安，等. 荠菜总黄酮多囊脂质体的制备和体外释放行为研究[J]. 时珍国医国药，2008，19 (3)：720

梁臻，毛声俊，尹宗宁，等. 丹参酮ⅡA静脉乳剂的制备与质量评价[J]. 中国中药杂志，2008，33(11)：1249

刘成梅，郭孝平，刘伟. 覆盆子超微粉体溶出特性的研究[J]. 食品科技，2008，34(1)：178

刘红，胡泽华. 生脉散中五味子醇甲的药动学研究[J]. 时珍国医国药，2008，19(7)：1626

刘红梅，褚惠媛，崔金霞，等. 薄膜-超声分散法制备β-榄香烯固体脂质纳米粒[J]. 中草药，2008，39(2)：193

刘洪娜，李健，陈灵超，等. 微粉碎技术对芪苓制剂总多糖溶出的影响[J]. 中兽医学杂志，2008，36(3)：3

刘旻，陈建海，董芙蓉，等. 星点设计-效应面法优化银杏内酯长循环固体脂质纳米粒的制备[J]. 南方医科大学学报，2008，28(5)：700

刘墨祥，茆同江，李小平. 人参皂苷-Rg3微乳剂的制备及其质量评价[J]. 吉林农业大学学报，2008，30 (4)：492

刘顺航，徐波，陈莹. 微波干燥技术在中药浸膏干燥失重中的应用研究[J]. 中成药，2008，30(7)：1050

刘晓峰，魏玉辉，罗建云，等. 不同溶媒提取对川芎提取物中阿魏酸药动学的影响[J]. 中国医院药学杂志，2008，28(2)：99

刘晓亮，张宇，孙蕴哲，等. 水飞蓟宾脂质微球的制备及在大鼠体内的药物动力学考察[J]. 沈阳药科大学学报，2008，25(6)：423

刘亚妮，易以木，陈华庭，等. 齐墩果酸缓释片的研制及体外释放度考察[J]. 中国医院药学杂志，2008，28 (5)：345

刘扬，张玮，袁臻，等. 去甲斑蝥素骨架型缓释微丸的工艺优化[J]. 中国医院药学杂志，2008，28(15)：1243

刘英杰，张丽叶. 小檗碱聚乳酸微球的制备工艺及特性研究[J]. 北京化工大学学报：自然科学版，2008，35 (4)：52

刘颖，张萍，冯年平，等. 冬凌草甲素自微乳给药系统的体外释放动力学研究[J]. 中国中药杂志，2008，33 (18)：2049

刘子琛，徐英，陈世忠. 淫羊藿次苷Ⅰ在大鼠体内的药动学和组织分布研究[J]. 中国药学杂志，2008，43 (11)：848

吕建国，焦光联，张鹏. 膜分离技术澄清中药药酒的试验研究[J]. 中成药，2008，30(8)：1145

M

马艳，蒋学华，杨安东，等. 薄膜-超声法制备姜黄素固体脂质纳米粒的工艺研究[J]. 中成药，2008，30

(7)：981

N

粘立军，薛彦朝，常美玲，等. 陶瓷膜微滤技术精制黄芪颗粒的研究[J]. 时珍国医国药，2008，19(2)：441

聂阳，李苑新，刘波，等. 丹参酮干乳剂的制备及体外溶出度的研究[J]. 中成药，2008，30(6)：831

宁娜，周晶. 超高压提取技术在中药提取中的研究进展[J]. 天津药学，2008，20(5)：62

O

欧晟，张阳德. 复方一枝蒿-壳聚糖纳米药物的制备及其体外抗菌作用的研究[J]. 中南大学学报：医学版，2008，33(5)：369

P

潘坚扬，赵筱萍，邵青. 丹参素大鼠体内药代动力学及生物利用度研究[J]. 中国中药杂志，2008，33(2)：146

潘文，潘金火. 灯盏花素双层缓释片的制备及其体外释药行为研究[J]. 现代中药研究与实践，2008，22(6)：62

彭道林. 中药生产提取工段模糊控制研究[J]. 计算机测量与控制，2008，16(2)：191

Q

秦晶，陈大为，胡海洋，等. 醋酸钙梯度法制备阿魏酸脂质体的研究及体外评价[J]. 中国药学杂志，2008，43(1)：40

秦延讯，郭春景. 黄连在复方中药制剂提取中应该注意的问题[J]. 光明中医，2008，23(5)：595

R

任文霞，李建科. 茶多酚脂质体的制备[J]. 食品工业科技，2008，29(11)：186

任彦荣，李晓波，陈晓麟. 结肠靶向大豆异黄酮缓释微丸胶囊的制备及体外释放研究[J]. 大豆科学，2008，27(5)：895

阮建新，邓俊刚，李茜，等. 白及胶栓塞微球的制备[J]. 医药导报，2008，27(1)：85

S

史琛，张玉，王凯平. 当归多糖铁胃内漂浮缓释片的处方筛选及体外评价[J]. 中国医院药学杂志，2008，28(19)：1644

史彦斌，刘秀花，吕栋，等. 小鼠口服氢溴酸高乌甲素的药动学研究[J]. 时珍国医国药，2008，19(7)：1654

宋成君，刘志东，田蕾，等. 葛根素温度敏感凝胶剂的研究[J]. 中国药学杂志，2008，43(15)：1157

宋金春，陈佳丽，黄岭. 葛根素环糊精包合物脂质体的制备及体外性质研究[J]. 中国药学杂志，2008，43(23)：1792

宋金春，黄岭，陈佳丽. 肺靶向羟基喜树碱脂质体的制备及体外释药性质研究[J]. 中国药学杂志，2008，43(20)：1564

宋敏，杭太俊，张正行. 隐丹参酮及丹参酮提取物在大鼠体内药动学比较研究[J]. 中国药学杂志，2008，43(1)：51

宋英，樊敏伟. 星点设计-效应面法优化穿心莲滴丸制备工艺研究[J]. 时珍国医国药，2008，19(7)：1753

苏佳华. 微波萃取技术在中药有效成分提取中的应用[J]. 海峡药学，2008，19(7)：123

苏文娟，黄熙，秦峰，等. 大鼠灌胃厚朴及厚朴三物汤后和厚朴酚的药动学比较[J]. 中药材，2008，31(2)：12

孙福东，王淑玲，王英姿. 膜分离技术在中药提取与制剂研究中的应用[J]. 齐鲁药事，2008，27(4)：226

孙晶，季宇彬，韩美华，等. 新型姜黄素脂质体的制备和初步稳定性考察[J]. 世界科学技术：中医药现代化，2008，10(4)：66

孙考祥，慕宏杰，张小喜，等. 人参皂苷 Rh2 自微乳释药系统的制备和评价[J]. 中国药学杂志，2008，43(9)：683

孙印石，刘政波，王建华，等. 微波辅助萃取桔梗中桔梗皂苷 D[J]. 精细化工，2008，25(11)：1070

孙莹，吕秋军. 川陈皮素在大鼠和犬体内的药动学及体外代谢物研究[J]. 中国临床医药研究杂志，2008，(7)：1

T

谭波，马越鸣，王天明，等. 大鼠口服泻心汤及其配伍组方中原小檗碱类成分尿排泄动力学[J]. 中国药理学通报，2008，24(5)：644

汤继辉，金涌. 天麻分散片的制备工艺研究[J]. 安徽医药，2008，12 (12)：1138

唐文燕，高静，丁雪鹰，等. 鼻用人参皂苷 Rg3 壳聚糖微球的制备[J]. 第二军医大学学报，2008，29(7)：817

W

万丽丽，余奇，李颜，等. 木犀草素在大鼠体内的药动学研究[J]. 中国药学杂志，2008，43(5)：373

王春龙，江荣高，刘健华，等. 羟基喜树碱脂肪乳的光照稳定性及其在家兔体内的药动学和肝靶向性. 中草药，2008，39(5)：696

王地，关怀，邹海艳，等. 利用流体动力式超声提取中药的实验研究[J]. 中国中药杂志，2008，33(14)：1687

王建华，明玉杰，安伯忠，等. 浅谈中药细胞级粉碎对体内吸收的影响[J]. 齐鲁药事，2008，27(5)：294

王剑文，许云峰，周建芹，等. 酶法辅助强化中药提取

过程研究进展[J]. 生物加工过程,2008,6(6): 6

王莉,韦克先. 枫蓼肠胃康滴丸成型工艺的研究[J]. 安徽医药,2008,12(2): 116

王利文,潘家祯. 超高压超临界微射流技术提取中药有效成分新方法[J]. 时珍国医国药,2008,19(10): 2453

王钦,成艳,张玮,等. 去甲斑蝥素壳聚糖微球的制备及其体外释放特性. 中国新药杂志,2008,17(11): 947

王胜男,徐源梅,李红玉. 超声循环提取黄芩中黄芩苷的工艺研究[J]. 中华中医药学刊,2008,33 (6): 1332

王涛,李芳,姜维刚,等. 蟾酥脂质微球注射液的制备及其灭菌稳定性[J]. 沈阳药科大学学报,2008,25(4): 249

王天瑶,潘永兰,郭立玮. 金银花等中药水提取液溶液环境与陶瓷膜微滤过程稳定通量、阻力分布相关性的研究[J]. 时珍国医国药,2008,19(11): 2571

王巍,陈建明,高静,等. 以木糖醇与淀粉的低共熔混合物为基质的复方丹参滴丸制剂工艺的优化[J]. 第二军医大学学报,2008,29(3): 337

王文苹,谢秀琼,杨大坚,等. 均匀设计法优化秋水仙碱渗透泵控释片的衣膜处方[J]. 中成药,2008,30(5): 661

王玉霞,刘斌,石任兵,等. RP-HPLC法测定Beagle犬血浆中荷叶碱的浓度及药动学研究[J]. 药物分析杂志,2008,28(9): 1418

吴培源,段韵,朱祖驰. 中药分散片的处方设计与优选试验[J]. 中国医药导报,2008,36(2): 44

吴晓明,狄留庆,谢新,等. 降压中药鼻腔喷雾剂的挥发油环糊精包合工艺研究[J]. 药学与临床研究,2008,16(4): 340

吴秀君,肇丽梅. 脑血宁注射液血清药物化学及药动学研究[J]. 中药新药与临床药理,2008,19(5): 376

吴志敏,白敏,丁平田. 石杉碱甲缓释片犬体内药动学研究[J]. 中国新药杂志,2008,17(1): 36

仵文英,黄洁,刘硕,等. 苦参碱隐形脂质体的制备及影响因素考察[J]. 中国医院药学杂志,2008,28(21): 1816

仵文英,刘硕,黄洁,等. 乳糖化羧甲基壳聚糖包覆苦参碱脂质体在大鼠体内组织分布研究[J]. 中国药学杂志,2008,43(6): 439

伍振峰,何伟,李勇. 肿节风分散片的研制[J]. 中药材,2008,31(10): 1557

X

肖学凤,乔晓莉,高岚,等. 黄连解毒汤中栀子苷在大鼠体内的药动学研究[J]. 天津中医药,2008,25(4): 328

谢崇义,李国忠,夏明堂,等. 中药提取液纯化精制新技术研究进展[J]. 安徽医药,2008,12(12): 1225

幸海燕,王昆,赵凯,等. 木犀草素脂质体制剂处方和工艺优化研究[J]. 第三军医大学学报,2008,30(9): 810

熊红仔,刘昀,伍振峰,等. 总丹酚酸滴丸的成型工艺研究[J]. 广东药学院学报,2008,24(1): 44

徐朝辉,童晋荣,万端极. 化学分离工程——超声提取-膜过滤-超临界萃取联合技术提取青蒿素[J]. 中国学术期刊文摘,2007,13(8): 213

徐云峰,刘清飞,陈曦,等. 大蒜素微乳的制备与质量研究[J]. 中国医药生物技术,2008,2(6): 440

Y

杨冬,姚丽娜,曲中原,等. 正交试验优选黄芩苷分散片制备工艺[J]. 黑龙江医药,2008,21(5): 60

杨华,邓茂,易红. O/W型微乳用于提取中药丹参的实验研究[J]. 中国中药杂志,2008,33(22): 2617

杨华生,叶祖光,梁秉文,等. 蒿甲醚贴剂小鼠体内药代动力学研究[J]. 中国中药杂志,2008,33(12): 1459

杨瑞,梅丹宇,杨媛,等. 紫杉醇长循环肝靶向脂质体的制备[J]. 军事医学科学院院刊,2008,32(4): 359

杨欣,苏明武,赵君. 银杏叶提取物缓释微丸处方工艺研究[J]. 中国药师,2008,11(11): 1286

杨义芳. 中药有效成分提取分离新技术的研究进展[J]. 亚太传统医药,2008,4(7): 29

杨志文,杨木华,程齐来,等. 冷冻干燥法制备莪术油脂质体[J]. 中国医药工业杂志,2008,39(11): 827

杨志文,杨木华,夏侯国论,等. 莪术油前体脂质体的制备及其质量评价. 中国药学杂志,2008,43 (19): 1488

杨祖金,江燕斌,葛发欢,等. 超滤膜技术分离杜仲叶绿原酸的研究[J]. 中药材,2008,31(4): 585

叶勇,张永波. 复方中药膜分离工艺和节能性研究. 时珍国医国药,2008,19(8): 1884

尹莉芳,王广基,张陆勇,等. 氧化苦参碱生物黏附缓释片在Beagle犬体内的药动学. 中国药科大学学报,2008,39(6): 523

余晓晖,赵磊,邵晶,等. 超微粉碎与常规粉碎对白花泡桐叶中熊果酸提取率的影响[J]. 中药材,2008,31(10): 1562

俞忠明,戴诗文,寿旦,等. 超微粉碎工艺对血竭透皮吸收的影响研究[J]. 浙江中医杂志,2008,42(6): 359

Z

曾昭武,王小丽. 丹参素脂质体的制备研究[J]. 中医药导报,2008,14(8): 94

翟小玲,倪健,谷雨龙. 地稔总酚胃内漂浮片制备工艺的研究[J]. 中国中药杂志,2008,33 (1): 31

张海龙,林建强. 丹皮酚聚乳酸微球的制备及药剂学性质[J]. 中国医院药学杂志,2008,28 (13): 1085

张辉,王文苹. 赤芍总苷微孔渗透泵控释片的处方优化研究[J]. 中国中药杂志,2008,33 (19): 2185

张加梅，陈光芝，褚新红.超微粉碎对提取葛根药材中总黄酮、多糖的影响[J].中国药业，2008，17(10)：45

张金艳，李贻奎，李连达.冠心苏合丸中土木香替代青木香的比较药动学研究[J].中草药，2008，39(12)：1796

张磊，朱铁梁，张莉.水飞蓟宾脂质体的稳定性观察研究[J].武警医学，2008，19(3)：230

张敏，孙娥，丁安伟，等.荆芥内酯纳米粒冻干针剂的稳定性研究[J].南京中医药大学学报，2008，24(1)：52

张玮，龚金红，张学农，等.多元回归综合优化去甲基斑蝥素壳聚糖纳米粒的制备工艺[J].中国药学杂志，2008，43（15)：1162

张晓伟.冷冻干燥法制备隐丹参酮纳米脂质体[J].忻州师范学院学报，2008，24(5)：1

张亚军，刘茵，李江英.溃结康微丸的制备和体外溶出度考察[J].中国医院药学杂志，2008，28（21)：1853

张岩，吴迪，韩飞，等.盐酸青藤碱柔性纳米脂质体的制备及质量考察[J].沈阳药科大学学报，2008，25(9)：690

张玉祥，王金香.复方丹参胃漂浮缓释片的制备及其体外释放度研究[J].中国医药导报，2008，36(19)：34

张自强，覃斌，李战，等.mPEG－DSPE修饰的紫杉醇脂质体的制备及其药动学研究[J].中国药学杂志，2008，43(3)：199

赵铁，张伟，何仲贵，等.盐酸青藤碱缓释微丸的研制[J].中国医院药学杂志，2008，28(5)：360

赵秀栩，张锦光，王晓光，等.离心式连续逆流提取机的研究[J].机械制造，2008，46(4)：34

赵颖，林亚平，靳凤云，等.雪上一枝蒿控释涂膜剂的制备研究[J].中草药，2008，39(12)：1807

郑小春，王胜浩.积雪草总苷缓释片的处方设计研究.中国新药杂志，2008，17(11)：958

周晶，王效山，赵煤矿，等.新藤黄酸亲水凝胶骨架片的制备和体外释放度研究[J].中国药业，2008，17(18)：22

周娟，肇丽梅，孙亚欣，等.丹参酮ⅡA静脉乳剂在小鼠体内的药动学和组织分布研究[J].中国药学杂志，2008，43(11)：858

(六)中药炮制

【概述】

1. 炮制工艺的研究

(1) 正交试验法　杨书彬等以龙胆苦苷、水溶性浸出物含量为指标,优选龙胆酒炙工艺为龙胆饮片100 g,加入15 ml黄酒拌匀闷润,120℃加热40 min,炒至近干。程子洋等以醇浸出物及熊果酸的含量为指标,优选酒制木瓜的工艺为取木瓜片用黄酒拌匀闷润15~20 min,置炒锅内,在100℃炒制10 min,取出,放置冷却。宋嫣以松脂醇二葡萄糖苷、绿原酸的含量为考察指标,优选出杜仲块的最佳炮制工艺为,浸5 min,软润16 h (75±2)℃干燥;优选出杜仲盐炙的最佳炮制工艺为,加2%的盐化水拌润,(400±5)℃,快速炒制10 min。王子寿等以醇溶性浸出物、葫芦巴碱的含量为指标,优选出葫芦巴盐炙工艺为,用食盐2 g加水40 ml溶解后,与100 g葫芦巴拌匀,闷润2 h,在200℃下炒炙10 min,每分钟翻炒20次。张文娟等以远志皂苷元和甘草酸为指标,优选甘草炙远志最佳炮炙工艺为,将净远志加入25倍体积的甘草汁中,140℃浸润90 min取出,100℃烘干。张红梅等以吴茱萸和吴茱萸次碱的总含量为评价指标,优选出吴茱萸炮制工艺为,甘草用量6.25%,干燥温度60℃,干燥时间9 h。杨志雄等探讨微波炮制方法对蜜炙黄芪中黄芪甲苷含量的影响,优选最佳工艺为微波火力100%,加热时间4 min,含蜜量25%。此外,杜中梅等对仙茅的炮制工艺、张坚等对白花前胡的炮制工艺、洪玉梅等对甘草制吴茱萸的炮制工艺,都进行了优选。

(2) 多指标综合加权评分法　王冰等以熊果酸含量、马钱苷含量、浸出物为考察指标,优选出山茱肉蒸制工艺为,蒸制4 h,闷润6 h。朱卫星利用微波技术炮制穿山甲,以"鼓起,卷曲,呈金黄色或棕黄色,质酥脆"为炮制品的性状标准,探讨得到微波炮制穿山甲的最佳工艺条件为,100%的微波火力,烘烤3.5 min,与砂烫法比较,微波法炮制品的水溶性浸出物、蛋白质含量和成品率均较高。此外,张琳等对法半夏的炮制工艺、崔金玉等对阿胶珠的炮制工艺,都进行了优选。

2. 炮制前后化学和药理的比较研究

张帆等对净制后的小茴香进行清炒、盐制、酒制和姜汁制,并提取活性挥发油,结果测定出的24种化合物经不同方法炮制后含量均发生了明显变化。黄勤挽等研究发现益智仁盐炙前后挥发油的组成和组分的相对含量均发生较大变化。胡静等对巴豆和巴豆霜进行分析,从中测定了14种组分,其中有10个化合物相同,4个不同的化合物。表明巴豆及其炮制品巴豆霜挥发性成分种类和含量都有一定程度的变化,但基本化合物类型无大的变化。赵敏等从水红花子炮制品脂肪油中共检出7种化合物,而其生品中主要化学成分(E,E)9,12-十八二烯酸甲酯在炮制品中未检出。沈国庆等以挥发性气味为指标,利用电子感官,研究不同产地(安国、浙江)、炮制方法(生品、麸炒品、土炒品)白术药材的特征。结果气味指纹分析技术对不同白术样品具有很高的灵敏度,能够有效的区分具有细小差异的样品。张琦等研究发现,不同产地的僵蚕中草酸铵的含量不同,以川产质量较好,经麸炒后,草酸铵的含量降低。刘丹等研究了赭石炮制前后与药理作用相关的11种元素(Mg、AL、Cr、Mn、Fe、Co、Ni、Cu、Zn、As、Ca)的含量变化。结果赭石炮制后As元素的含量大大降低,其他10种被测的元素的含量均有不同程度的增加。张欣等研究表明,莱菔子生、炒品挥发性组分的明显不同,可能是其"生升熟降"、"生熟异治"作用的部分物质基础。

何金明研究发现,炮制对小茴香精油成分种类基本没有影响,并可提高精油成分的相对含量,结果精油提取量酒浸和酒炒>盐炒>盐浸>炒品>生品。李英霞等比较了千金子质量,结果种仁中总香豆素含量分别为0.369%和0.043%,种皮中含量分别为3.276%和4.877%,种皮中含量明显高于种仁。林丽聪等检测了石仙桃不同药用部位中天麻素及天麻苷元的含量,结果天麻素含量顺序为:粗假鳞茎>根茎>细假鳞茎>种子>叶子>根;天麻苷元含量高低为:细假鳞茎>根茎>叶子>种子>粗假鳞茎>根。盛萍等对生、炭栀子95%乙醇提取物及石油醚、氯仿、醋酸乙酯、正丁醇、水5种不同溶剂提取物的薄层、红外、紫外图谱对比研究发现，栀子炒炭后化学成分既有量变，又有质变。张村等研究表明，栀子4个产地以及5种栀子炮制品均含有京尼平龙胆二糖苷GG和京尼平苷G，且含量有较大差别。炮制品以炒黄、碾碎炒黄品中GG和G含量较高，炒焦品、碾碎炒焦品与生品相比，含量有所降低，但降低程度不一；炒炭品的2种成分含量均大幅下降。即随着炒制程度的加重，GG、G含量呈现下降趋势。邹红等研究表明，炮制后黄连中小檗碱的含量均有不同程度的提高，其增高程度分别为姜黄连>酒黄连>吴萸连>生黄连。但3种制品中盐酸小檗碱的含量无显著性差异。贾魁荣对不同产地、不同批次的巫山淫羊藿饮片中的朝藿定C的含量进行比较，结果朝藿定C的含量远远高于淫羊藿苷。丁霞等研究发现，从制山茱萸中得到的5-羟甲基糠醛，对小鼠CCl_4肝损伤模型和血管内皮细胞具有保护作用。戴衍朋等对山茱萸生、制品多糖进行分离纯化，并测定其相对分子量和单糖组成，结果分离得到了药理活性有差异的两种均质多糖，两者的单糖组成种类相同，但比例不同，制品多糖相对分子量较生品小。刘振丽等对何首乌炮制过程中单糖和双糖的组成种类以及各自含量的变化进行研究。HPLC-ELSD图谱显示，检出的单糖为D-葡萄糖和D-果糖，双糖为蔗糖。未检出D-半乳糖、乳糖、L-鼠李糖和木糖。随炮制时间的延长，何首乌中D-葡萄糖含量逐渐升高，而D-果糖和蔗糖含量逐渐降低，总量也随炮制时间的延长而降低，而且在炮制的前16 h各种成分含量的变化幅度最大。黄鑫等采用电喷雾质谱和高效液相色谱分别对经过不同方法炮制后的北五味子(生品、醋蒸、酒蒸、蜜蒸、清蒸、蜜炒)中木脂素类成分进行研究。研究北五味子经过不同方法炮制后，并没有新成分的生成，只是木脂素类成分含量有不同程度的增加。宋平顺等测定了25批南五味子炮制品(生品、醋制、蜜制、盐制)中的含量，结果炮制后五味子酯甲和五味子甲素含量均降低。

另外，周新蓓等测定了乌药不同炮制品中乌药醚内酯的含量；图雅等对蒙药草乌炮制品(诃子汤制)的生物碱进行了定性研究；尉芹等对杜仲叶进行了有效成分的含量测定；马梅芳等测定了炒南葶苈子中芥子碱硫氰酸盐含量；杨云等研究了黄精不同炮制品的含量变化；张转平等对娑罗子炮制品含量进行了比较；蔡皓等对山药麸炒后总糖含量也进行了研究；张振凌等对木鳖子、桔梗、牛膝不同炮制品中的有效成分含量进行了比较；罗霄山等对桂枝、诃子炮制前后的成分进行了药效学的研究。

3. 炮制品的质量控制

徐超等采用HPLC测定全国不同地区25批苦参市售饮片中4种黄酮类成分的含量，结果三叶豆紫檀苷、降苦参酮、黄腐醇、苦参啶含量分别在0.05%～0.32%、0.05%～0.51%、0.55×10^{-3}%～4.87×10^{-3}%、0.06%～0.23%范围内。不同地区苦参市售饮片中4种成分的含量变化较大，差异在4～10倍之间。姜晓燕等对购于不同药店的赤芍饮片进行质量考察，结果5个赤芍饮片中赤药苷含量差异相对较小，且都能达到《中国药典》(2005年版)规定不少于1.8%的标准，但芍药内酯苷含量差异较大，5个样品中有2个未检出该成分。杨云等测定了不同产地和葫芦巴生品、炒品、盐炙品中活性成分薯蓣皂苷元的含量，结果不同产地葫芦巴及其各种炮制品中都含有不等量的薯蓣皂苷元。同一产地的葫芦巴随着炮制程度加深，薯蓣皂苷元含量有明显增加。宋平顺等研究表明，与生品相比，山茱萸炮制品中马钱苷的含量明显下降，其中酒山茱萸为0.524 7%～0.980 3%，醋山茱萸为0.664 0%～0.760 3%，蜜山茱萸为0.575 3%～0.723 5%。提示可以选择马钱苷作为山茱萸炮制品质量控制的手段之一。李国文等对不同产地的11批紫菀饮片样品中紫菀酮的含量进行测定，结果不同来源的蜜紫菀中紫菀酮含量有一定的差别，9种蜜紫菀中以上海、南京、青岛、敦煌含紫菀酮含量较高。聂飒等采用HPLC法，建立湖北省保康GAP产地净柴胡、醋柴胡指纹图谱并探讨炮制前后的变化，结果净柴胡和醋柴胡相似度均大于0.95，净柴胡有13个特征指纹峰，醋柴胡有15个特征指纹峰。杨帆等对江西9个地区20批栀子药材化学成分指纹图谱进行分析，结果相似度都超过了90%；与焦栀子化学成分指纹图谱比较发现，栀子与焦栀子所含主要成分的种类及含量都有差异。唐慧慧等采用气相色谱法对10批麸炒苍术饮片中的β-桉叶醇含量进行测定，结果麸炒过程中β-桉叶醇有不同程度的减失，含量为2.212 5‰～

1.585 6‰。张丽等采用RP-HPLC对3种不同制法所得炮制辅料用姜汁(生姜煎汁、干姜煎汁、生姜榨汁)进行比较,结果相同品种不同批次姜汁间的化学成分差别小,榨汁与煮汁间的成分差异显著。从指纹图谱中可以看出生姜榨汁较全面的保留了生姜的指纹特征且各成分含量较高。李先端等采用比色法,测定中药炮制辅料牛胆汁中总胆酸的含量。结果胆酸在5.392～26.96 μg范围内,呈良好线性关系(r=0.999 6),平均回收率为101.30%,RSD为1.16%。张永太研究表明,生水蛭的含水量、水溶性浸出物的含量、醇溶性浸出物的含量、水蛭素的含量均高于制水蛭的含量,而制水蛭的次黄嘌呤含量则高于生水蛭。李超英等对炉甘石的煅制工艺进行了优选,并初步建立炉甘石煅制水飞品的标准为是外观为灰白色、细腻光滑。

(李　飞)

【42种中药炮制前后化学成分的比较】

1. 艾叶

王显著等通过测定艾叶、艾叶不同炮制品的挥发油含量、物理常数(比重、折光率、旋光度),及成分的薄层分析,探讨炮制对艾叶挥发油的影响。结果表明,炮制后挥发油含量皆减少,物理常数不一:生艾叶比重较醋艾叶、艾叶炭和醋艾叶炭略大,艾叶炭折光率最高,比旋度以醋艾叶最大。薄层色谱结果也显示,生艾叶与醋艾叶成分相似,艾叶炭与醋艾叶炭成分相似。艾叶的挥发油为艾叶辛散之性的物质基础。经炮制后,艾叶挥发油含量减少,相应的辛散之性减弱。

2. 白附子

谢华等考察白附子趁鲜加工炮制饮片中草酸钙针晶的含量,比较了炮制因素对其含量的影响。结果,白附子趁鲜加工炮制后草酸钙针晶含量降低,最低含量为0.22%。白矾复制法能够降低白附子中草酸钙含量,可能是其刺激性降低的原因之一。王磊等以薄层扫描法检测不同炮制方法所得白附子饮片中β-谷甾醇含量变化。结果显示,β-谷甾醇含量由小到大排列为:《中国药典》法(2000年版)0.019 9%＜河南法(河南省中药炮制规范)0.026 1%＜白矾水泡法(冷浸法)0.036 5%＜白矾水加热煮法(热浸法)0.045 3%＜生品0.060 0%。不同炮制方法对白附子中β-谷甾醇含量有一定影响。

3. 白术

郝延军等以HPLC法测定白术生品及炮制品中白术内酯Ⅱ的含量。结果,生品中白术内酯Ⅱ的含量为0.086%,炮制品中白术内酯Ⅱ的含量为0.104%。表明炮制后白术中的苍术酮和白术内酯Ⅲ部分转化为白术内酯Ⅱ,导致其含量较生品明显升高。段启等考察了白术不同炮制品中白术内酯Ⅰ、Ⅱ、Ⅲ的含量。结果,白术生片、炒白术、麸炒白术、土炒白术中白术内酯Ⅰ、Ⅱ、Ⅲ的总量分别是1.326 1、1.591 0、1.534 8、1.738 0 mg/g。表明不同炮制方法所采用的辅料对白术各炮制品中白术内酯Ⅰ、Ⅱ、Ⅲ有一定影响。

4. 萹蓄

海平等通过恒压分液漏斗提取萹蓄及其牛、羊奶炮制品中总黄酮,用分光光度法测定含量,并对其抗氧化性进行研究。结果,总黄酮含量羊奶炮制品(2.96%)＞牛奶炮制品(2.56%)＞萹蓄生药(1.18%);抗氧化性研究中,对羟基自由基的清除作用,生品平均清除率为63.30%,牛奶炮制品为10.66%,羊奶炮制品为40.84%;对超氧阴离子清除作用,生品平均清除率为83.96%,牛奶制品为43.12%,羊奶炮制品为61.54%。综合分析,牛、羊奶炮制可明显提高篇蓄总黄酮含量,但对羟基自由基的清除率和对超氧阴离子自由基清除作用明显降低。

5. 苍耳子

陈代宏等对苍耳子不同炮制品的脂肪油含量、薄层层析、水浸出物等进行测定,并探讨各品种的镇痛作用及毒性情况。结果,苍耳子各炮制品脂肪油含量为,生品17.56%,炒品13.07%,炒后去刺品13.27%。苍耳子炒制后脂肪油含量较生品显著降低(P＜0.01),炒品与炒后去刺品差别不大。热水浸出物含量分别为,生品7.45%,炒品10.18%,炒后去刺品10.35%。苍耳子炒品及炒后去刺品水浸出物含量均较生品有明显提高(P＜0.01)。薄层层析图显示,苍耳子炮制品与生品化学成分基本无变化。镇痛试验表明,经炮制后较生品镇痛作用增强(P＜0.01)。毒性试验表明,炒后去刺品毒性最小。炒品次之,生品毒性最大。

6. 草乌

图雅等对蒙药草乌生品及炮制品的生物碱进行了定性研究。结果表明，草乌炮制品中双酯生物碱类成分的相对峰度降低，脂类生物碱的相对峰度明显增加。炮制后生物碱的种类没有明显的改变，但双酯型生物碱峰相对强度有较明显的下降，脂类生物碱 m/z852、868、866 等峰分别对应 8－亚油酰－苯甲酰中乌头原碱、8－O－油酰－苯甲酰乌头原碱、8－O－亚油酰－苯甲酰乌头原碱等相对强度明显增大，说明诃子对草乌具有明显的减毒作用。

7. 淡豆豉

牛丽颖等采用 HPLC 法对炮制前后淡豆豉中大豆苷、染料木苷、大豆苷元、染料木素含量进行测定。结果表明，炮制对淡豆豉中异黄酮组分含量有明显影响，炮制后大豆苷、染料木苷含量降低，大豆苷元、染料木素含量明显升高，分别为 439.7 μg/g、388.7 μg/g、255.7 μg/g、142.5 μg/g，而对应炮制前以上各成分含量为 569.4 μg/g、475.5 μg/g、18.7 μg/g、11.7 μg/g。淡豆豉炮制后苷类成分含量降低，苷元类成分含量升高，提示炮制时淡豆豉中成分由苷向苷元转化的过程。

8. 地龙

王若光等以激光解析－离子化－飞行时间质谱技术对传统中药地龙蛋白/肽成分进行蛋白质组分析。结果共获得 29 个蛋白质/肽相对分子质量峰，其中生干品地龙 17 个有意义峰，炮制品地龙获取 12 个峰；多个相邻蛋白质峰之间质量相差一个氨基酸残基，并且生地龙与炮制地龙有多组相对分子质量分别极为相近，推测可能为相同的肽段。应用激光解析－离子化－飞行时间质谱技术可以形成生品地龙及炮地龙蛋白质/肽成分质量指纹图。王厚伟等测定了参环毛蚓、秉氏环毛蚓、日本杜拉蚓和天锡杜拉蚓炮制品中蚓激酶及其水解产物。结果显示，秉氏环毛蚓炮制品中蚓激酶及其水解产物与现行地龙炮制品参环毛蚓无显著差异。

9. 杜仲

陈晓昱等以松脂醇二葡萄糖苷的含量为考察指标，筛选优化传统盐炙杜仲的炮制工艺，并与生杜仲进行比较。结果，杜仲的最佳炮制工艺为，用盐量 2.5%、温度 135℃、时间 30 min。生品中松脂醇二葡萄糖苷含量高于炮制品 2 倍以上，随着炮制品的温度升高和时间的延长，杜仲中松脂醇二葡萄糖苷含量逐渐下降。尉芹等研究了不同炮制方法所得杜仲叶饮片中有效成分的含量。结果显示，桃叶珊瑚苷和京尼平苷酸含量以微波 3 min 最高（分别达 1.754%和 3.579%）；绿原酸含量以晒干品最高（3.253%），其次为微波 3 min（3.148%）；总黄酮含量仍以晒干品最高（2.720%），其次为烘 100℃ 30 min（2.549%），再次为微波 3 min（2.448%）。与晒干处理相比较，其他各种热处理方法使环烯醚萜类（桃叶珊瑚苷和京尼平苷酸）在叶中的含量增加，而绿原酸和黄酮类成分的含量均有一定程度的下降。

10. 葛根

刘文山等比较了不同炮制方法对葛根中总异黄酮含量的影响。结果显示，葛根炮制品中总异黄酮含量，醋制品（10.39%）＞麸烘品（8.55%）＞麸煨品（7.48%）＞炒制品（7.18%）＞生品（6.33%）。葛根经炮制后总异黄酮均高于生品，麦煨品低于麸烘品。

11. 狗脊

白桐菲等对金毛狗脊炮制品进行化学成分研究。结果，共分离得到 3 个化合物，鉴定为β－谷甾醇、胡萝卜苷和β－谷甾醇－3－O－(6′－正十六酰氧基)－β－D 葡萄糖苷，以上成分均为生品所含。研究表明，甾体类化合物在炮制前后含量几乎没有变化。

12. 关木通

卢欢等以高效液相色谱法检测关木通及其不同炮制品中马兜铃酸 A 的含量。结果，3 种炮制品中马兜铃酸 A 的含量均较生品有所降低，其中生品 0.274%、清煮 0.242%、甘草汁煮 0.175%、小苏打水煮 0.147%。小苏打水煮后的炮制品降低率最高。以上 3 种炮制方法均能够降低关木通中马兜铃酸 A 的含量，达到降低毒性的目的。

13. 桂枝

罗霄山等对桂枝药材中桂皮醛、肉桂酸等有效成分进行含量检测，并考察桂枝炮制前后桂皮醛、肉桂酸的含量变化,探讨桂枝炮制的必要性。结果,生桂枝经炮制成炒桂枝、蜜炙桂枝后,桂皮醛含量均有不同程度的下降,其中以炒桂枝下降幅度较大,含量为0.763 1 mg/g,而生品为0.988 9 mg/g、蜜炙品为0.926 8 mg/g。肉桂酸含量则无明显的下降,3种饮片的含量依次为,生品0.109 8 mg/g、炒品0.123 8 mg/g、蜜炙品0.110 6 mg/g。

14. 花蕊石

何立巍等考察花蕊石炮制前后微量元素变化。结果,花蕊石各产地的生、煅品中Ca、Mg、Al、Fe元素含量均较高,尤其是Ca元素含量最高;生品经高温煅制后,Ca、Mg、Al、Fe元素含量均有一定程度的升高,而Cu、Zn、Pb等有害重金属元素含量显著下降。

15. 黄柏

王典瑜等考察了黄柏炮制前后盐酸小檗碱的含量变化。结果,3批黄柏经过炮制后其含有盐酸小檗碱的含量均降低,盐制品含量较生品下降明显。夏荃等测定了黄柏生品与不同炮制品中小檗碱、巴马汀、药根碱的含量。结果,与生品相比,盐炙黄柏的小檗碱、巴马汀含量稍降低;黄柏炭的小檗碱、巴马汀含量明显降低,药根碱含量变化不明显。在黄柏炭的色谱图中显示有新的色谱峰出现。尹梅等考察了黄柏不同炮制饮片中小檗碱的含量。结果,生品的含量为4.56%、酒黄柏为2.76%、盐黄柏为2.70%、黄柏炭为2.36%、清炒黄柏为3.48%。与生品相比,4种炮制品中的小檗碱含量均有不同程度的下降,以黄柏炭下降最为明显。

16. 黄精

杨云等以高效液相色谱法检测不同炮制时间所得黄精饮片中所含5-羟甲基糠醛的含量,考察不同炮制时间与饮片中该成分变化的规律。结果,不同炮制品黄精中都检测到5-羟甲基糠醛,其含量与蒸制时间有密切关系,在30 h之前该成分含量基本稳定,但受热30 h以后含量急剧上升,而片黄精清蒸36 h、个黄精酒炖45 h、片黄精酒炖50 h左右时5-羟甲基糠醛含量又逐渐下降,可能是由于长时间蒸制,加热时间过长,高温对5-羟甲基糠醛的破坏使其损失。

17. 鸡内金

李卫先等检测了鸡内金不同工艺炮制品中氨基酸含量与酶活性。结果,鸡内金的《中国药典》法炮制品与改良法炮制品的氨基酸含量近似相等,氨基酸总含量较生品均略有增高;鸡内金两种工艺炮制的砂烫品淀粉酶活性较生品下降差不多,对蛋白酶的影响不大。

18. 桔梗

张振凌等采用RP-HPLC法,检测桔梗不同炮制品中桔梗皂苷D的含量。结果,桔梗皂苷D含量炮制前后有所变化,未按照炮制后重量相当于原药材量的比值折算,桔梗皂苷D含量:原药材0.51%>炒黄品0.49%>生品0.46%>蜜炙品0.44%;按照炮制后重量相当于原药材量的比值折算,桔梗皂苷D含量为:原药材0.51%>蜜炙品0.49%>炒黄品0.47%>生品0.41%。结果表明,炮制后桔梗皂苷D含量较炮制前有所降低,说明炮制对桔梗皂苷D含量有一定影响。

19. 葶苈子

马梅芳等测定了南葶苈子饮片中芥子碱硫氰酸盐的含量。结果,以干燥品计算,生品、炒品、炒老品的含量分别为0.57%、0.64%、0.45%。炒南葶苈子的芥子碱硫氰酸盐含量比生南葶苈子明显较高,但是炒老品又明显降低。表明炮制工艺对南葶苈予饮片的芥子碱硫氰酸盐含量有显著影响。

20. 苦参

游贵君等测定了苦参不同炮制品中苦参碱和氧化苦参碱的含量。结果,苦参不同炮制品中苦参碱、氧化苦参碱含量及其比例存在明显差异,与生品相比,经过加热后的炮制品中苦参碱与氧化苦参碱的总量均有不同程度的下降,所有炮制品中以烘制品中所含苦参碱和氧化苦参碱总含量最高(达2.59%),其次为酒炙品(2.58%),含量最少的为炒炭品(0.355%)。苦参不同炮制品中苦参碱含量大小,炒炭品>炒黄品>酒制品>醋制品>麸炒品>烘制品>生品;氧化苦参碱含量大小,生品>烘制品>酒制品>麸炒品>炒黄品>醋制品>炒炭品。

21. 莱菔子

张欣等对莱菔子炮制前后气味和挥发油成分进行了分析。结果，气味部位，生、炒莱菔子气味组分数目有差别，生品检出10种，炒品检出8种，其中1,1-二甲氧基-2-甲基丙烷和棕榈酸仅在生品中检出，二甲基二硫醚、二甲酯硫酸在生品中的相对含量高于炒品，而二甲基三硫醚在炒品中的相对含量明显高于生品；挥发油部位，生品检出16种组分，炒品检出11种组分，从生品中检出异硫氰酸-4-甲基己酯、异硫氰酸己酯两种炒品中不含有的异硫氰酸酯类成分，生、炒品的共有组分相对含量也有较大差异，二甲基三硫醚生品明显多于炒品，1,2-二甲磺酰氧基乙烷炒品明显多于生品。生、炒莱菔子挥发性成分组成与某些成分含量均有显著区别。

22. 藜芦

从悦等测定了藜芦生品和醋制品中生物碱藜芦胺碱的含量。结果，藜芦生品藜芦胺碱含量为0.79%，藜芦醋制品中藜芦胺碱含量为0.96%。藜芦醋制后使藜芦胺碱溶出率高于生品。

23. 马兜铃

龚千锋等测定了马兜铃及其蜜制品中马兜铃酸A的含量，比较生品、炮制品马兜铃酸A含量的变化。结果，蜜制品中马兜铃酸A的含量较生品下降了53%～69%，由于马兜铃酸A对人体有毒副作用，炮制后可能减低药材毒性。

24. 木鳖子

张振凌等检测了木鳖子制霜炮制前后饮片中齐墩果酸的含量。结果，经制霜后，木鳖子霜中齐墩果酸含量为0.528 mg/g，高于未制霜前饮片的含量(0.247 mg/g)。提示制霜炮制可相对提高木鳖子中齐墩果酸的含量。

25. 牛膝

张振凌等比较了不同商品规格牛膝饮片酒炙前后齐墩果酸的含量。药材按市场等级分为一等至四等。结果，不同商品规格牛膝齐墩果酸含量不同，一等牛膝含量最高(2.33%)；二等、三等次之(分别为2.11%和2.14%)；质量比较差的四等齐墩果酸含量没有测出。酒炙后含量均有所增加，一等为2.46%，二等为2.23%，三等为2.19%，四等未测出。炮制对牛膝中齐墩果酸的含量有一定影响。林肖惠等测定了牛膝不同炮制品中多糖，比较各炮制品中多糖含量的差异。结果，牛膝酒制品、盐制品、牛膝炭和生品中多糖分别为9.06%、8.20%、4.88%、6.05%，以酒制品中的多糖最多，牛膝炭中最少。

26. 泡囊草

宋宏春等探讨不同炮制方法对泡囊草中托烷类生物碱含量的影响。结果，生品、奶制品及煎膏制品中硫酸阿托品含量分别为4.875 mg/g、4.505 mg/g、3.740 mg/g，即生品＞牛奶炮制品＞煎膏制品。泡囊草经牛奶炮制和煎膏炮制后，其托烷类生物碱的含量较生品均有所降低。

27. 枇杷叶

鲁湘鄂等对枇杷叶饮片炮制前后的挥发油化学成分进行了分析。结果表明，枇杷叶饮片炮制前后的主要成分均为橙花叔醇，为挥发油含量的61%～74%，含量差异不大；而生品中莰烯含量为1.88%，蒎烯含量为2.50%，反-氧化芳樟醇含量为1.63%，而蜜炙品中未检出。

28. 荨麻

谢秀丽等分析了异株荨麻不同炮制品中总黄酮和多糖成分的含量。结果，各炮制品中总黄酮含量按如下顺序减少：自然晾干荨麻＞炒荨麻＞105℃杀青晾干荨麻＞220℃烘荨麻＞焦荨麻＞120%烘荨麻＞170℃烘荨麻，其中自然晾干荨麻黄酮含量多达21.240 mg/g。各炮制品中多糖含量按如下顺序减少：炒荨麻＞170℃烘荨麻＞220℃烘荨麻＞自然晾干荨麻＞120℃烘荨麻＞焦荨麻＞105℃杀青晾干荨麻，其中炒荨麻含量达37.780 mg/g。

29. 牵牛子

王初等探讨了炮制对牵牛子成分、泻下作用及毒性的影响。结果，生品浸出物含量(18.23±0.58)%，炒品浸出物含量(25.05±0.59)%，牛蒡子炒品较生品浸出物含量有明显提高；生品脂肪油含量(18.23±0.49)%，炒品脂肪油含量(17.55±0.58)%，牛蒡子炒后脂肪油含量较生品未见有显著增加；醇提成分的TLC鉴别试验中，生品与炮制品在相同位置均显相同的蓝黑色斑点,且炮制品斑点较生品斑点小,颜色浅,提示牵牛子在高温炮制后,生物碱等有效成分的含量有减少。牵牛子生品和炒品可明显提高炭末在小肠中的推进速度,与对照组比较,有极显著性差异($P<0.01$),提示牵牛子生品和炒品均具有泻下作用,且生品的泻下作用较炮制品作用强;毒性试验表明,牵牛子生品较炮制品毒性大,有极显著性差异($P<0.01$)。所以牵牛子以炒后入药为宜。

30. 秦艽

何禄仁等通过测定秦艽及秦艽炮制品中龙胆苦苷的含量,探讨炮制方法对秦艽中龙胆苦苷含量的影响。结果,不同的炮制方法对秦艽中龙胆苦苷含量有一定影响。麻花秦艽的含量,生品最高(达 11.23%),清炒品为 8.29%,酒炒品为 8.19%,其余品种较之生品均有较大程度的下降。

31. 山药

蔡皓等探讨山药麸炒前后多糖成分含量及单糖组成的差异,为阐明山药炮制机理提供一定的依据。结果,生山药总糖含量为 72.63%(得率为 4.91%),麸炒品总糖含量为 76.44%(得率为 5.73%);单糖组成分析,生山药单糖组成摩尔比为 Rha∶Glu=1∶2.22,麸炒山药单糖组成摩尔比为 Rha∶Glu=1∶3.27。山药麸炒后总糖含量有所增加,且麸炒前后其单糖组成比存在一定的差异。

32. 生姜

张丽等对 3 种不同制法所制得的炮制辅料用姜汁进行 RP-HPLC 指纹图谱比较研究。结果,相同品种不同批次姜汁间的化学成分差别小,榨汁与煮汁间的成分差异显著。3 种制法所得姜汁及生姜、干姜中共有成分为色氨酸和 6-姜辣素,其中煎煮的姜汁(生姜煎汁、干姜煎汁)中又有 6-姜酚出现。生姜榨汁较全面地保留了生姜的指纹特征且各成分含量较高。

33. 石膏

何立巍等考察了石膏炮制品(煅石膏)X 射线衍射图谱特征。结果,各煅石膏样品 X 衍射图共有峰相似度均各达到 95%以上,与生石膏、化学试剂区别明显;但化学试剂 $CaSO_4$ 与煅石膏 X 射线衍射指纹图谱比较,相似度低于 95%。表明虽然煅石膏的 $CaSO_4$ 含量达到了 100%,但仍然与化学品 $CaSO_4$ 有所区别,表明化学品 $CaSO_4$ 不能代替煅石膏用。

34. 水红花子

赵敏等对水红花子炮制前后化学成分脂肪油进行了分析比较。结果,炮制后水红花子得油率明显降低,生品脂肪油中化学成分主要为不饱和脂肪酸,占脂肪酸总量的 98.78%,其中亚油酸占 97.84%;炮制品脂肪油中化学成分主要为饱和脂肪酸,占脂肪酸总量的 76.36%,不饱和脂肪酸仅占 23.64%;生品脂肪油中共检出 4 种化合物,炮制品脂肪油中共检出 7 种化合物,其生品中主要化学成分(E,E)9,12-十八二烯酸甲酯在炮制品中未检出,炮制对水红花子中脂肪油的化学成分产生了较大的影响。

35. 娑罗子

张转平等测定了娑罗子炮制前后七叶皂苷 A、七叶皂苷 B 的含量。结果,炮制后七叶皂苷 A 的转移率为 7.44%~94.2%,七叶皂苷 B 的转移率为 7.26%~92.7%。娑罗子炮制后质量有明显变化,不同厂家差异较大。建议制定相应的饮片质量标准。

36. 天麻

袁胜浩等用产地、品种,以及炮制方法等因素对天麻中天麻素含量的影响进行分析。结果,新鲜和冻干天麻中的天麻素含量极低,分别为 0.04%和 0.09%。经炮制加工后,天麻素的含量显著增加,表明采收后的加工过程对天麻素的形成和积累具有关键的作用。不同炮制方法对天麻素含量有明显的影响。而煮制法和蒸制法则显著提高天麻素的含量,煮制 1 h 含量为 0.15%,115℃蒸制 1 h(样品 40)的天麻素含量达 0.27%,是同一鲜天麻样品的 6 倍。在炮制方法中,蒸制是最为有效的方法,天麻素的含量随蒸制温度的升高和时间的延长而逐渐增高;在烘烤法中,天麻素的含量并不随烤制时间的增加而增加,与新鲜天麻中的含量差异也不大,甚至还稍低。天麻中含有多种酚类成分,其中不少化合物的分子中存在有对羟基苯甲醇葡萄糖苷的结构单元,有的甚至是新鲜天麻中的主成分。蒸制过程中,在一定的温度、湿度和压力等条件下，使化合物发生降解反应，形成天麻素，从而使天麻在炮制后天麻素的含量增加。故炮制方法是影响天麻中化学组成和天麻素含量的重要因素，有效的炮制方法能提高天麻药材中天麻素的含量。

37. 葶苈子

马梅芳等测定了南葶苈子不同炮制品中多糖含量。结果，生南葶苈子、炒南葶苈子、炒老南葶苈子中多糖含量分别为 10.386%、10.392%、8.111%；南葶苈子生品、炒品多糖含量基本相等，而炒老品多糖含量则明显低于生品和炒品。表明炮制对南葶苈子多糖的含量有影响，炒制程度适中，不会影响多糖含量，但是炒老以后会使其多糖含量下降，原因可能是受热温度过高或受热时间过长，导致部分多糖被破坏所致。

38. 乌药

周新蓓等比较了乌药不同炮制品中乌药醚内酯的含量。结果，以酒炒乌药片中乌药醚内酯含量最高，达 0.63 mg/g，麸炒乌药饮片中乌药醚内酯含量较生品略有增加，而盐炒乌药与生品含量相当。乌药醚内酯的含量从高到低依次为，酒炒乌药片＞麸炒乌药片＞盐炒乌药片＞乌药片。

39. 小茴香

张帆等考察小茴香不同炮制品中挥发油成分含量的变化。结果，与生品相比，炮制品中的各个成分含量均有相当的变化，且发生了一定的转化。清炒品中柠檬烯和香芹酮含量降低明显，而对位-烯丙基茴香醚和顺式-番桧烯水合物含量升高较多；盐制品中 α-蒎烯、柠檬烯、γ-松油烯和葑酮含量降低最多，而反式-茴香脑含量有所增加；醋制品中柠檬烯、γ-松油烯和香芹酮含量降低明显，而对位-烯丙基茴香醚和茴香醛含量增加较多；酒制品中柠檬烯和香芹酮含量降低较多，而对位-烯丙基茴香醚和反式-茴香脑含量增加显著；姜汁制品中柠檬烯、γ-松油烯和香芹酮含量降低较多，而顺式-番桧烯水合物含量增加明显。表明炮制方法对小茴香的化学成分有很大的影响。

40. 远志

冯向东等对远志甘草炮制前后远志皂苷元、远志酸的含量进行测定。结果，远志甘草炮制后远志皂苷元含量变化不明显，以河南焦作产药材为例，生品皂苷含量为 13.28 mg/g，甘草制品含量为 13.65 mg/g；远志酸含量下降，生品与制品含量分别为 17.45 mg/g 和 15.21 mg/g。

41. 浙贝母

韦敏等对浙贝母不同炮制品进行贝母素甲和贝母素乙含量测定，考察浙贝母不同炮制品的内在质量。结果，浙贝母各炮制品在绝对含量上无显著性差异，生品略高，贝母素甲和贝母素乙总含量为 0.091 2%。但各饮片水煎液含量之间差异较为明显，为姜炙品 0.073 1＞%＞蜜麸品 0.067 0%＞清炒品 0.060 9＞生品 0.053 9%。

42. 枳实

陈强等比较了绿衣枳实生品及不同炮制品中柚皮苷的含量。结果，柚皮苷含量除麸炒品与生品基本相当外，醋、酒炙品降低 10%～20%，砂、土炒制品降低 40%～55%，炒炭制品降低 60%～70%。表明炮制使绿衣枳实中柚皮苷含量均有不同程度的降低。

（张永太）

【18 种中药炮制前后药理作用的比较】

1. 壁虎

杨丽华等以 MTT 法检测 37℃、75℃、100℃ 炮制的壁虎高、低剂量提取液对 H22 肝癌细胞体外杀伤作用，研究了不同炮制温度及冻融对壁虎抗肝癌效果的影响。结果，MTT 法检测显示：壁虎不同温度高、低剂量组均可抑制 H22 细胞的增殖（$P<0.05$），高剂量组与西药抑制率差异无显著性意义（$P<0.05$）。体内外实验显示：75℃ 恒温炮制能保持壁虎抗肿瘤活性成分，是有效的炮制温度。冻融并不是壁虎保持抗肝癌活性的必要条件。侯新楠等以 MTT 法检测壁虎提取液冻干粉对 H22 细胞的增殖抑制情况。结果，体外试验，壁虎鲜品和炮制品对 H22 细胞的半数抑制率 IC_{50} 分别为 8.53、6.42 mg/ml；体内试验，鲜品和炮制品最大抑瘤率分别为 53.0% 和 47.4%。鲜品与炮制品均有抗肿瘤作用，但两者活性差异不显著，炮制品对胸腺和脾脏有生长刺激作用。

2. 冰片

齐和日玛等通过观察石膏制冰片和天竺黄制

冰片对戊巴比妥钠阈下剂量催眠的协同作用,比较两种炮制品镇静催眠作用的效果。结果显示,石膏制冰片、天竺黄制冰片对戊巴比妥钠阈下剂量的催眠作用均有显著的协同效果,其中石膏制冰片的催眠效果优于天竺黄制冰片。

3. 大黄

朱诗塔等用墨汁推进度实验方法,观察掌叶大黄炮制品泻下作用的差异,并用毛细玻璃管法和小鼠断尾法比较掌叶大黄4种炮制品(生大黄、熟大黄、大黄炭与酒大黄)的泻下、止血作用。结果掌叶大黄不同炮制品中,生大黄泻下作用最强,熟大黄、酒大黄稍缓;大黄炭的止血效果最强,生大黄次之,熟大黄、酒大黄止血作用不显著。

4. 莪达夏

童丽等通过对藏药莪达夏炮制前后的抗炎镇痛实验研究,探讨该药炮制方法与药效的关系。结果,炮制前后藏药莪达夏对大鼠足趾肿胀、小鼠耳肿胀均有明显的抑制作用;炮制前后莪达夏对醋酸致痛小鼠的扭体次数影响存在显著差异。表明,炮制前后莪达夏抗炎作用未发生明显变化,镇痛作用发生明显变化。

5. 阿胶

崔金玉等对阿胶生品与不同炮制品对失血性贫血小鼠血液中RBC、Hb、HCT、PLT值和对腹腔注射环磷酰胺免疫抑制模型的小鼠脾脏指数和胸腺指数的影响进行了研究。结果,阿胶生品及不同炮制品均能提高失血性贫血小鼠血液中RBC、Hb、HCT、PLT值,具有补血作用,微波阿胶珠高剂量补血作用最强,生品最弱;蛤粉炒阿胶珠对脾脏和胸腺的作用不如生品和微波阿胶珠,可能是因为蛤粉具有清热化痰作用,蛤粉炒阿胶珠擅长益肺润燥、清热化痰。阿胶生品及其不同炮制品对脾脏和胸腺的增强作用强度是,微波阿胶珠高剂量组>微波阿胶珠低剂量组>生品组>炒品组。

6. 甘遂

耿婷等以家兔皮肤刺激和眼刺激的评分标准为依据,观察各受试物组的刺激性;以黑色炭末为指示剂,以正常小鼠首次排黑便时间和数量为指标,观察各受试物组的泻下作用,考察生甘遂和醋甘遂各极性部位的刺激性和泻下作用。结果,甘遂的刺激性成分主要集中在乙酸乙酯和二萜部位,泻下成分主要集中在石油醚和二萜部位,炮制后作用均显著下降($P<0.01$)和($P<0.05$)。

7. 狗脊

李军等以羟基脲片制作肾阳虚大鼠模型,探讨中药狗脊对佐剂性关节炎大鼠和肾阳虚佐剂性关节炎大鼠的血液流变学影响。结果,与正常组比较,佐剂性关节炎大鼠模型及肾阳虚佐剂性关节炎大鼠模型血液流变学指标明显异常,表现为高切、中切、低切、血浆黏度、全血还原黏度、红细胞聚集指数、红细胞变形指数、血沉、血沉方程K值、红细胞刚性指数、红细胞电泳时间、卡松黏度、卡松屈服应力明显增高,狗脊治疗后对各血液流变学指标的升高有明显的抑制作用,而红细胞计数、红细胞压积和纤维蛋白原则无明显下降。与生品相比,砂烫炮制后作用增强。

8. 桂枝

罗霄山等通过比较桂枝不同炮制品在抑制血小板聚集及抗血栓形成作用方面的差别,探讨桂枝取其温经通脉作用时各种炮制方法的合理性。结果:① 不同炮制的桂枝对血小板聚集均有一定的抑制作用,与生理盐水组相比有显著性差异($P<0.05$),生桂枝组与蜜炙桂枝组聚集抑制率较炒桂枝组为高,差异显著($P<0.05$)。② 不同炮制品组均可使大鼠血栓干湿重显著减轻($P<0.05$),与炒桂枝组比较,生桂枝组及蜜炙桂枝组作用明显($P<0.05$)。③ 不同炮制方法对桂枝温经通脉的作用效应有一定的影响。由于炒桂枝在加热炮制过程中造成了桂皮醛的损失,故其温经通脉药效下降。因此在取桂枝温经通脉作用时,以用生桂枝为好。

9. 诃子

罗霄山等用大鼠分组给予不同剂量的诃子、砂炒诃子、清炒诃子、麦麸煨诃子14 d后,对比研究诃子不同炮制品的抗氧化作用。结果,诃子不同炮制品均能明显升高大鼠血清T-AOC、SOD含量,降低血清MDA、MAO-B含量,降低肝脏LF、MAO-B含量;清炒诃子、麦麸煨诃子在升高血清T-AOC和SOD含量、降低MDA和MAO-B含量方面作用明显优于诃子。

10. 厚朴

周新蓓等采用微生物检测法中的碟管二剂量法，探讨厚朴不同炮制品对金黄色葡萄球菌的体外抑菌作用。结果，姜汁厚朴对金黄色葡萄球菌抑制作用较强，厚朴生品、姜紫苏汁厚朴、酒制厚朴对金黄色葡萄球菌抑制作用其次，醋制厚朴、水制厚朴对金黄色葡萄球菌抑制作用稍弱。

11. 黄柏

廉莲等以黄柏及其不同炮制品的提取物灌胃，观察药物对大鼠胃液分泌及大鼠胃肠功能的影响。结果，各给药组用药后小鼠胃排空能力下降；与生品组相比，其他各给药组的胃残留率皆有所下降，有显著性差异。与空白组相比，酒炙组和蜜炙组的胃肠推进率没有显著性差异；各给药组均能抑制大鼠胃液分泌，增加胃液的 pH 值，降低总酸度及总酸排出量，胃蛋白酶活性下降；但酒炙组和蜜炙组对胃液量分泌的变化影响不显著。

12. 苦豆子

杨舒淳分别采用铁器、瓷器、不锈钢器炒制苦豆子，研究不同炮制方法对苦豆子毒性的影响。结果，铁器炮制的苦豆子毒性大于瓷器炮制的苦豆子的毒性；瓷器、不锈钢器炮制苦豆子，对苦豆子的毒性影响较小。

13. 泡囊草

张宏宇等以镇痛、抗炎实验对泡囊草奶制品与生品进行药效学比较，计算泡囊草不同炮制品的 LD_{50}。结果，泡囊草经奶制后依然保持了良好的镇痛和抗炎效果；泡囊草经奶制后毒性下降，但依然保持了良好的疗效。

14. 山绿茶

李萍等探讨了山绿茶 3 种不同炮制品对实验性鹌鹑高脂血症的降血脂作用。结果，3 种炮制品对高脂血症的防治效果为，自炒品＞烘干品＞原工艺炮制品；急性毒性表明，山绿茶自炒品、烘干品毒性低。李氏等又研究了山绿茶 3 种不同炮制品对麻醉猫正常血压的影响。结果，3 种不同炮制品对麻醉猫正常血压均有降压作用，其中大剂量(10.8 g/kg)的降压效果较小剂量(5.4 g/kg)出现快、作用强、维持时间长。效果最好的是大剂量的自炒品，药后 2 h 降压效果与硝苯地平无显著性差异($P>0.05$)，血压下降率大于复方罗布麻片。而烘干品小剂量对血压无影响。

15. 山药

傅紫琴等探讨了山药麸炒前后多糖成分对脾虚模型小鼠胃肠功能的影响。结果，与模型组相比，炮制品抑制脾虚小鼠胃排空及小肠推进作用优于生品，脾脏指数与胸腺指数均有一定增加。表明山药多糖成分对脾虚小鼠有一定的补脾健胃作用。

16. 葶苈子

马梅芳采用小鼠“氨水引咳”法、“酚红排泌”法、大鼠代谢笼法观察不同炮制品在镇咳、祛痰、利尿方面的作用，测定小鼠的半数致死量和最大耐受量来考察其急性毒性。结果，南葶苈予不同炮制品能明显延长小鼠咳嗽潜伏期，减少咳嗽次数，促进酚红排泌，增加大鼠排尿量，LD_{50} 未能测出，小鼠最大耐受量 30 g 生药/kg，为成人临床常用剂量的 200 倍。

17. 王不留行

李翠芹等采用 DPPH 法分别测定王不留行与炒王不留行的乙醚、乙酸乙酯、正丁醇和水等不同极性溶剂提取物的抗氧化活性。结果，炒品王不留行水提取、正丁醇提取、乙醚提取和乙酸乙酯提取部位的半数抑制浓度分别为 0.50、0.15、0.088 1 和 0.023 mg/ml；生品王不留行水提取、正丁醇提取、乙醚提取和乙酸乙酯提取部位的半数抑制浓度分别为 0.82、0.26、0.185 和 0.048 mg/ml。表明炒品王不留行的抗氧化活性大于生品，两种王不留行乙酸乙酯提取物的抗氧化活性均最强。

18. 知母

韩云霞等探讨不同炮制方法的知母提取物及其活性物质菝葜皂苷元的体外抗菌活性。结果，菝葜皂苷元对痢疾杆菌、大肠杆菌、金黄色葡萄球菌和铜绿假单胞菌有较强的抑制作用；不同炮制方法的知母提取物有不同程度的抑制作用，其中以盐麸制法抗菌效价最高，其上述 4 种致病菌最低抑菌浓度(MIC)分别为 12.5、25.0、25.0、50.0 μg/ml。郭志力等以血糖、耐缺氧能力和心率为指标,对知母不同炮制品进行研究。结果,生知母大剂量组、盐知母大剂量组与模型组相比均有显著性差异,说明生知母与盐知母均有一定的滋阴作用,知母盐炙后滋阴作用稍增强。

(张永太)

【19种中药炮制方法的比较】

1. 白术

段启等采用正交试验法和多指标综合加权评分法,以白术饮片外观性状和白术内酯Ⅰ、Ⅱ、Ⅲ总量为考察指标,对影响白术炒制过程的因素进行研究。结果得到麸炒白术的最佳炮制工艺条件为,辅料用量10%,投料温度300℃,加热时间2.5 min。取白术生片适量,采用优选出的工艺条件分别炮制3批,结果性状均为5分,白术内酯Ⅰ、Ⅱ、Ⅲ的量分别为1.80%、1.79%、1.78%,加权评分均在90分以上。

2. 半夏

张琳等选择生石灰用量、甘草用量、炮制时间及炮制温度4个因素,优选出法半夏炮制工艺为,在30℃下,每100 g半夏,用生石灰10 g、甘草15 g,浸泡48 h。方差分析结果显示,炮制时间及炮制温度对试验结果具有极显著性影响。张琳等选择白矾浓度、炮制时间及炮制温度3个因素,优选出清半夏炮制工艺条件为,30℃左右,8%浓度的白矾溶液,浸泡24 h。结果表明,炮制时间和炮制温度对草酸钙针晶的含量和家兔眼结膜刺激程度都有显著性影响,且对两指标的影响趋势一致。

3. 贝齿

庞秀生等以煅制温度、煅制时间、药材大小为条件,以煅制品的水煎液中Ca^{2+}含量为考察指标,对蒙药贝齿的炮制工艺进行研究。结果,不同炮制条件对贝齿炮制品水煎液中的Ca^{2+}含量有显著影响;经药理学实验证明,煅制后的贝齿,其敛疮作用明显增强。最终确定白贝齿煅制最佳工艺条件为,800℃条件下煅制30 min,并以小规格(长度为1.5 cm~1.7 cm)为宜;紫贝齿煅制最佳工艺条件为,750℃条件下煅制30 min,并以大规格(长度为3.9 cm~4.9 cm)为宜。

4. 槟榔

王秀兰等通过对甘油致肾损伤和庆大霉素致肾损伤的保护作用为指标的动物试验及以槟榔碱含量为指标的正交试验,优选三红酒制槟榔的最佳炮制工艺条件。结果,槟榔不同炮制品对肾损伤模型动物尿中葡萄糖、潜血、酮体、尿素和肌酐具有不同程度的抑制作用,槟榔在三红酒中浸泡时间对槟榔生物碱的含量影响显著。槟榔最佳炮制工艺条件为,取1份三红粗粉,加8倍量白酒,浸泡24 h,搅拌,过滤,滤液中放入5倍量槟榔饮片,浸泡32 h,至三红酒全部渗入槟榔中,取出,晾干,60℃~70℃烘干。药理实验表明,三红酒制槟榔对甘油致肾损伤和庆大霉素致肾损伤模型动物肾功能具有良好的保护作用。

5. 地龙

李钟等以次黄嘌呤的含量为考察指标,对加水量、淘洗时间、干燥方式3个因素进行研究,优选出广地龙饮片最佳炮制工艺条件为,加5倍量的水,淘洗3 min,40℃烘干。淘洗时间对次黄嘌呤的含量有显著性差异,加水量和干燥方式对次黄嘌呤含量的影响不显著。

6. 阿胶

崔金玉等选择微波强度、微波时间、阿胶丁大小、加水量四个因素,以总氮量为考察指标优选微波法对阿胶珠的炮制工艺条件。结果,微波炮制阿胶珠的工艺条件为,阿胶丁大小为0.5 cm×0.5 cm×0.6 cm,微波强度为高火,微波时间为4 min,加水量为15 ml为宜。微波强度、微波时间和加水量均对微波阿胶珠总氮量有影响,以微波时间具有显著意义,微波强度和加水量次之,阿胶丁大小无显著意义。

7. 狗脊

袁叶飞等考察狗脊不同炮制品醇溶性浸出物量及镇痛作用。狗脊膨化品的制备方法为,取净狗脊片,置于膨化设备中,膨化压力为1.8 kg/cm^2,膨化保温时间为5 min,将狗脊膨化(瞬间释压至常压)至接收器内冷却。实验表明,狗脊经去毛炮制后可提高醇浸出物的量及镇痛作用,膨化法优于其他方法。

8. 龙胆

王彩君等以水浸出物的含量及水浸出物中龙胆苦苷的量为指标,优选得到龙胆的炮制工艺条件为，龙胆切短段（5～10 mm）、加入药材质量1/5的白酒、闷润2 h。结果表明，酒的种类和用量对浸出物具有极显著性影响。

9. 茅根

焦坤等采用分光光度法，测定不同工艺炮制的茅根炭吸附力的大小和鞣质含量，并筛选得到茅根炭炮制的最佳工艺条件为，270℃、加热4 min。验证试验得到样品中吸附力平均大小为12.46 mg/g，鞣质含量为2.12 mg/g。

10. 绵羊颅骨

陈朝军等用传统方法和改良方法对绵羊颅骨进行炮制，以蒙药专家对炮制品分级性状为指标，对其主要影响因素温度、时间进行量化。得到绵羊颅骨的优化工艺条件为，温度200～220℃，时间为15～40 min。

11. 前胡

张坚等探索前胡净制工艺和蜜制工艺。结果优选得到前胡净制工艺的最佳炮制方法为，浸润水量50 ml/100 g，切3 mm薄片，干燥温度60℃；前胡蜜制工艺的最佳炮制条件为，嫩蜜闷润6 h后中火炒制10 min，此时白花前胡甲素含量最高，外观最佳。

12. 人参

张翠英等借鉴食品膨化原理，对生晒参进行膨化处理，并与生晒参生品进行外观性状、TLC鉴别、含量测定等对比研究。在相同提取次数下，生晒参膨化品每次提取10 min、20 min、30 min，生品每次提取2 h。结果膨化品每次提取10 min的提取方法所得的人参皂苷量与生品比较，两者存在显著性差异（$P<0.05$），其他两者之间比较均无显著性差异（$P>0.05$）。

13. 山茱萸

宋崎等以酒萸肉炮制的蒸制时间、闷润时间为考察因素，以熊果酸含量、马钱素含量、浸出物为考察指标，采用综合加权评分法对测定结果进行评价。结果酒萸肉的最佳工艺条件为，蒸制4 h，不闷润。蒸制时间对酒萸肉的炮制工艺有显著影响，闷润时间对酒萸肉的炮制工艺无显著影响。

14. 蜗牛

庞秀生等以炮制品的水煎液中总Ca^{2+}含量为指标，得到火硝煮制蒙药蜗牛的炮制工艺条件为，火硝用量（药材：火硝）100：10，煎煮1 h，于200℃下干燥1.5 h。药理实验表明，蜗牛经过火硝炮制后增加了其利尿作用，具有增效意义。

15. 吴茱萸

洪玉梅等以吴茱萸胺、吴茱萸次碱为指标，对甘草制吴茱萸进行炮制工艺的优化，并进行吴茱萸生品和甘草制品小鼠的急性毒性和药效学研究。结果优选得到甘草制吴茱萸的炮制工艺条件为，甘草汁用量以6倍于药材的甘草溶液进行闷润，以低于230℃炒制至干。毒性和药效学研究表明，生品吴茱萸和甘草制吴茱萸的毒性较低，甘草制吴茱萸具有镇痛作用。

16. 仙茅

杜中梅等以仙茅苷的含量为评价指标，比较酒闷润后烘干、酒闷润后微波、酒闷润后炒干3种工艺对所得仙茅饮片的质量。结果，以酒闷润后炒干的仙茅苷含量最高（含量高达0.306 8%），可作为仙茅较理想的炮制工艺。具体条件为，是药材加10%的黄酒润透，锅底温度为100℃，炒制10 min。

17. 续断

许腊英等以续断皂苷Ⅵ为指标，优选得到续断的炮制工艺条件为，10%的黄酒浸润，下锅温度150℃，炒6 min。以此最佳工艺条件进行3批药材炮制验证，所得饮片中续断皂苷Ⅵ平均含量为2.69%，水浸出物含量平均为52.60%，醇浸出物含量为50.57%，平均灰分为7.25%。

18. 珍珠

渠弼等用以炮制品水煎液中总Ca^{2+}含量为指标，对牛奶制珍珠的炮制工艺进行了研究。结果，不同炮制条件对牛奶制珍珠的水煎液中总Ca^{2+}含量有一定影响，确定牛奶珍珠的最佳工艺条件为，珍珠与牛奶用量（g：g）为1：10，煮制4 h，于200℃烘干1 h；药理实验表明，该工艺所得炮制品，镇静催眠作用明显增强。

19. 朱砂

李超英等采用显微镜下动态观察朱砂形态和粒径，并测定其颗粒的沉降时间及 HgS 含量。优选得到朱砂水飞工艺条件是，水飞 6 次以上，静置 8 h 以上，水飞后干燥温度 40～60℃。结果表明，此工艺使炮制品达到细腻、粒径均匀，沉降效果好的要求。

(张永太)

[附] 参考文献

B

白桐菲，许栅，贾天柱. 金毛狗脊炮制后化学成分研究[J]. 山西中医学院学报，2008，9(1)：41

C

蔡皓，傅紫琴，李俊松，等. 山药麸炒前后多糖成分的含量及单糖组成研究[J]. 南京中医药大学学报，2008，24(2)：104

陈朝军，图门，王美，等. 绵羊颅骨炮制规范化研究[J]. 中国实用医药，2008，3(20)：37

陈代宏. 苍耳子的炮制方法与药效及成分的关系[J]. 内蒙古中医药，2008，27(5)：54

陈强，朱贲峰，贺肇东，等. 绿衣枳实不同炮制品中柚皮苷含量比较[J]. 中国医院药学杂志，2008，28(20)：1800

陈晓昱，骆莉莉，任广聪，等. 杜仲炮制前后松脂醇二葡萄糖苷含量的比较[J]. 华西药学杂志，2008，23(5)：592

程子洋，王成永. 酒制木瓜炮制工艺研究[J]. 中医药临床杂志，2008，20(2)：192

丛悦，王金辉，王艳. HPLC 法测定藜芦生品和醋制品中藜芦胺碱（veratramine）的含量[J]. 河南大学学报：医学版，2008，27(4)：14

崔金玉，贾天柱. 阿胶及不同炮制品的药理作用研究[J]. 中成药，2008，30(12)：1841

崔金玉，贾天柱. 微波炮制阿胶珠的工艺研究[J]. 中成药，2008，30(5)：709

D

戴衍朋，丁霞，傅紫琴，等. 山茱萸多糖炮制前后的化学研究[J]. 中华中医药学刊，2008，26(5)：950

丁霞，王明艳，余宗亮，等. 山茱萸中 5-羟甲基糠醛的分离鉴定及生物活性研究[J]. 中国中药杂志，2008，33(4)：392

杜中梅，关复敏，贾天柱. 正交法优选酒炙仙茅的最佳炮制工艺[J]. 中成药，2008，30(6)：883

段启，马兴田，李彩萍，等. 麸炒白术炮制工艺优选[J]. 中草药，2008，39(10)：1504

段启，许冬谨，谢晨. HPLC 法测定白术不同炮制品中白术内酯Ⅰ、Ⅱ、Ⅲ[J]. 中草药，2008，39(9)：1343

F

冯向东，高光伟，黄海欣. 远志炮制前后质量变化的比较研究[J]. 中药材，2008，31(6)：818

傅紫琴，蔡宝昌，卞长霞，等. 山药及其麸炒品的多糖成分对脾虚小鼠胃肠功能的影响[J]. 药学与临床研究，2008，16(3)：181

G

耿婷，黄海燕，丁安伟. 甘遂炮制前后各部位刺激性和泻下作用研究[J]. 中南药学，2008，6(4)：385

龚千锋，刘高胜，张的凤，等. 马兜铃炮制前后化学成分的研究[J]. 江西中医学院学报，2008，20(1)：95

郭志力，陆兔林，季德，等. 知母不同炮制品滋阴作用研究[J]. 中国中医基础医学杂志，2008，14(5)：386

H

海平，苏雅乐. 萹蓄及其炮制品总黄酮含量及抗氧化性测定[J]. 中国民族民间医药杂志，2008，17(12)：3

韩云霞，周燕，袁荣献. 不同炮制方法对知母体外抗菌活性的影响[J]. 中国药业，2008，17(2)：25

郝延军，桑育黎，贾天柱. 白术生品及炮制品中自术内酯Ⅱ含量的研究[J]. 中华中医药学刊，2008，26(6)：1161

何金明，肖艳辉，邬静灵. 炮制方法对小茴香油提取率及其成分比例的影响[J]. 时珍国医国药，2008，19(11)：2598

何立巍，李祥，高锦飚，等. 中药花蕊石炮制前后宏微量元素分析[J]. 亚太传统医药，2008，4(12)：26

何立巍，李祥，李凡，等. 中药石膏炮制品的 X 射线衍射分析及指纹图谱的建立[J]. 天津中医药，2008，25(6)：515

何禄仁，赵建邦，马潇，等. HPLC 法测定秦艽炮制品中龙胆苦苷的含量[J]. 中国药事，2008，22(8)：689

洪玉梅，王维皓，王智民，等. 甘草制吴茱萸炮制研究[J]. 中国中药杂志，2008，33(8)：884

侯新楠，赓迪，蔡昂，等. 壁虎鲜品和炮制品抗肿瘤活

性比较研究[J]. 中药材,2008,31(7): 957

胡静,高文远,凌宁生,等. 巴豆和巴豆霜挥发性成分的GC-MS分析[J]. 中国中药杂志,2008,33(4): 464

黄勤挽,胡昌江,李兴迎,等. 益智仁盐炙前后挥发油成分对比研究[J]. 中国药业,2008,17(5): 3

黄鑫,宋凤瑞,刘志强,等. 北五味子不同炮制品中的木脂素类成分[J]. 药学学报,2008,43(6): 630

J

贾魁荣. 巫山淫羊藿药材及饮片中朝藿定C含量测定[J]. 中国中药杂志,2008,33(6): 707

姜晓燕,罗琳,窦志华,等. HPLC法测定赤芍饮片中芍药内酯苷及芍药苷的含量[J]. 齐鲁药事,2008,27(3): 147

焦坤,张丽,陈佩东,等. 正交优选法筛选茅根炭炮制的最佳工艺[J]. 中国中医药信息杂志,2008,15(5): 60

L

李超英,滕利荣,魏秀德,等. 朱砂水飞炮制工艺及质量标准研究[J]. 中成药,2008,30(12): 1806

李超英,杨辛欣,崔红花,等. 炉甘石炮制方法及其质量标准研究[J]. 中成药,2008,30(3): 396

李翠芹,王喆之,张丽燕. 生、炒王不留行抗氧化活性的比较研究[J]. 中药材,2008,31(6): 820

李国文,程雪梅,吴弢,等. 蜜制紫菀饮片的质量标准研究[J]. 中草药,2008,39(2): 220

李军,王振海,王春田,等. 狗脊及其炮制品对佐剂性关节炎大鼠血液流变学的影响[J]. 中国中药杂志,2008,33(17): 2170

李萍,谢金鲜,陈勇,等. 山绿茶不同炮制品对实验性高脂血症鹌鹑血脂的影响[J]. 中药材,2008,31(11): 1627

李萍,谢金鲜,陈勇,等. 山绿茶不同炮制品降压作用的实验研究[J]. 中药材,2008,31(9): 1309

李卫先,李达,李辉,等. 鸡内金不同工艺炮制品的氨基酸含量与酶活性测定[J]. 湖南中医杂志,2008,24(4): 100

李先端,钟银燕,顾雪竹,等. 中药炮制辅料蜂蜜中葡萄糖、果糖、蔗糖的含量测定[J]. 中成药,2008,30(6): 885

李先端,钟银燕,游修琪,等. 中药炮制辅料牛胆汁中总胆酸含量测定[J]. 中药材,2008,31(5): 654

李英霞,刘春农,韦朋. 千金子种仁与种皮中总香豆素的含量测定[J]. 陕西中医,2008,29(5): 605

李钟,李文姗,黄艳玲. 广地龙饮片炮制工艺研究[J]. 中医药导报,2008,14(7): 81

廉莲,贾天柱. 黄柏及其炮制品对小鼠及大鼠胃肠功能的影响[J]. 中华中医药学刊,2008,26(3): 499

林丽聪,吴春敏,陈海滨,等. RP-HPLC法测定石仙桃中天麻素和天麻素苷元[J]. 中草药,2008,39(2): 283

林肖惠,刘鹏,徐为人,等. 牛膝不同炮制品中多糖的测定[J]. 中草药,2008,39(8): 1180

刘丹,李俊松,李伟东,等. 赭石炮制前后11种元素的含量变化研究[J]. 中华中医药学刊,2008,26(12): 2577

刘文山,杨梓懿. 不同炮制方法对葛根中总异黄酮含量的影响[J]. 中国现代药物应用,2008,2(1): 39

刘振丽,巢志茂,李林福,等. HPLC-ELSD测定何首乌炮制过程中单糖和双糖含量的变化[J]. 中国实验方剂学杂志,2008,14(5): 6

卢欢,潘金火. 关木通及其炮制品中马兜铃酸A的含量变化[J]. 中国中医药信息杂志,2008,15(9): 37

鲁湘鄂,刘艳清. 枇杷叶饮片炮制前后挥发油的GC-MS分析[J]. 中药材,2008,31(11): 1625

罗霄山,陈玉兴,李蓓蓓. 不同炮制方法对桂枝温经通脉药效学的影响[J]. 中药材,2008,31(3): 352

罗霄山,陈玉兴,张诚光. 诃子不同炮制品抗氧化作用的实验研究[J]. 中药材,2008,31(7): 966

罗霄山,孙冬梅,李蓓蓓. 桂枝不同炮制方法对桂皮醛、肉桂酸含量的影响[J]. 中药材,2008,31(2): 201

M

马梅芳,吕文海,李洁. 南葶苈子不同炮制品药效学与急性毒性实验研究[J]. 中华中医药学刊,2008,26(8): 1825

马梅芳,吕文海. 高效液相色谱法测定南葶苈子饮片中芥子碱硫氰酸盐含量[J]. 中国药业,2008,17(5): 14

马梅芳,吕文海. 南葶苈子饮片中多糖的提取及含量测定[J]. 中华中医药学刊,2008,26(3): 657

N

聂飒. 刘小平. 陈绍文,等. 湖北道地药材北柴胡及醋制北柴胡的指纹图谱研究[J]. 中药材,2008,31(5): 657

牛丽颖,杜红娜,刘姣. 淡豆豉炮制前后异黄酮组分含量的比较[J]. 大豆科学,2008,27(4): 672

P

庞秀生,郭艾,张林峰. 火硝制蜗牛的炮制工艺研究[J]. 中国民族医药杂志,2008,14(4): 63

庞秀生,渠弼,王小燕,等. 蒙药贝齿的炮制工艺研究[J]. 中国民族医药杂志,2008,14(6): 60

Q

齐和日玛,范蕾,成日青,等. 蒙药冰片两种常用炮制品对小鼠镇静催眠作用的比较研究[J]. 中国民族医药杂志,2008,14(3): 51

渠弼,庞秀生,付蓉,等.正交实验法研究牛奶制珍珠的炮制工艺[J].中国民族医药杂志,2008,14(6):62

S

沈国庆,闫永红,范伟全,等.浙江白术挥发油化学成分研究[J].安徽农学通报,2008,14(1):128

盛萍,王茜,杨飞,等.栀子炒炭前后化学成分对比的研究[J].时珍国医国药,2008,19(10):2394

宋宏春,张宏宇,云彩碎,等.不同炮制方法对蒙药泡囊草中托烷类生物碱含量的影响[J].中国民族医药杂志,2008,14(3):71

宋平顺,丁永辉,赵建邦.南五味子不同炮制品中五味子酯甲和五味子甲素含量的HPLC法测定[J].中药材,2008,31(5):652

宋平顺,王兰霞,丁永辉.HPLC测定山茱萸不同炮制品中马钱苷的含量[J].中成药,2008,30(5):707

宋崎,周小初,宋英,等.正交设计法优化酒萸肉炮制工艺条件[J].上海中医药杂志,2008,42(6):85

宋嫣,朱俊杰,罗书.杜仲的炮制工艺研究[J].中成药,2008,30(6):879

T

唐慧慧,许腊英,陈栋,等.气相色谱法测定麸炒苍术中β-桉叶醇的含量[J].解放军药学学报,2008,24(3):266

童丽,蔡宝昌,李文渊,等.藏药莪达夏炮制前后药效学实验研究[J].青海医学院学报,2008,(2):113

图雅,张贵君,刘志强,等.传统蒙药草乌炮制原理的电喷雾质谱研究[J].中药材,2008,31(2):204

W

王冰,宋崎,周小初,等.综合加权评分法优化山萸肉蒸制工艺[J].中成药,2008,30(10):1486

王彩君,王智民,王维皓,等.酒制龙胆的最佳炮制工艺研究[J].中国中药杂志,2008,33(20):2335

王初,孙建宇.炮制对牵牛子有效成分及药效的影响[J].医药导报,2008,27(7):781

王典瑜,黄巧文,廖彬初.HPLC法测定黄柏炮制前后盐酸小檗碱的含量[J].海峡药学,2008,20(1):47

王厚伟.斑点免疫印迹法快速测定地龙炮制品中蚓激酶及其水解产物[J].中草药,2008,39(11):1652

王磊,张振,杨海玲.不同炮制方法制白附子中β-谷甾醇含量的比较[J].中国实用医药,2008,3(12):78

王若光,李春梅,王陆颖,等.以蛋白质芯片为中药蛋白质/肽相互作用载体分析中药地龙生干品和炮制品的生物学特征[J].中国组织工程研究与临床康复,2008,12(13):2489

王显著,段石顽.艾叶及其炮制品挥发油的研究[J].陕西中医,2008,29(8):1069

王秀兰,赵宗孝,王欢,等.采用主要药效和有效成分双重指标优选槟榔最佳炮制工艺[J].内蒙古民族大学学报:自然科学版,2008,23(3):324

王子寿,李金连,胡昌江,等.正交试验法筛选葫芦巴盐炙工艺的研究[J].四川中医,2008,26(6):43

韦敏.不同炮制方法对浙贝母中贝母素含量影响的研究[J].中药材,2008,31(8):1129

尉芹,韩建国,董娟娥,等.不同炮制方式对中药材杜仲叶品质的影响[J].中国中药杂志,2008,33(1):85

X

夏荃,李灿明.HPLC测定黄柏生品与不同炮制品中3种生物碱的含量[J].中成药,2008,30(7):1018

谢华,刘博,胡银燕,等.白附子趁鲜加工炮制饮片中草酸钙针晶含量变化的研究[J].光明中医,2008,23(12):1902

谢秀丽,何斌,于海群,等.异株荨麻不同炮制品中总黄酮和多糖的含量分析[J].时珍国医国药,2008,19(9):2249

徐超,朱丽君,刘斌,等.HPLC测定不同地区苦参市售饮片中四种黄酮类成分的含量[J].中药新药与临床药理,2008,19(3):210

许腊英,陈华曦,杨庆,等.酒炙续断最佳炮制工艺的研究[J].中国医院药学杂志,2008,28(17):1475

Y

杨帆,王东升,石任兵,等.栀子药材化学成分HPLC指纹图谱研究[J].中医研究,2008,21(3):25

杨丽华,杨金霞,王学美,等.温度及冻融对壁虎抗H22肝癌作用的影响[J].中西医结合肝病杂志,2008,18(4):225

杨书彬,于鹤丹,李俊行.正交试验设计优选酒炙龙胆最佳炮制工艺研究[J].中医药信息,2008,25(2):47

杨舒淳,钟晓铃,刘姝君,等.不同炮制方法对苦豆子毒性的影响[J].新疆中医药,2008:26(5):34

杨云,许闽,冯云霞,等.黄精不同炮制品中5-羟甲基糠醛的含量测定[J].中药材,2008,31(1):17

杨云,张寒娟,孙维英,等.产地和炮制工艺对葫芦巴中薯蓣皂苷元含量的影响[J].中成药,2008,30(10):1491

杨志雄,唐永红,陈锡琨,等.正交实验法优选蜜炙黄芪的最佳炮制条件[J].时珍国医国药,2008,19(3):722

尹梅,白岚.不同炮制法对黄柏有效成份小檗碱含量的影响[J].新疆中医药,2008,26(1):40

游贵君,姜建伟.HPLC法测定苦参不同炮制品中苦参碱和氧化苦参碱的含量[J].福建中医药,2008,39(3):51

袁胜浩，王东，张香兰，等．天麻中天麻素含量的影响因子研究[J]．云南植物研究，2008，30(1)：110

袁叶飞，欧贤红，余昕，等．狗脊膨化炮制实验研究[J]．时珍国医国药，2008，19(7)：17512

Z

张翠英，王存林，莫志玲，等．生晒参膨化炮制实验研究[J]．时珍国医国药，2008，19(7)：1670

张村，肖永庆，李丽，等．栀子不同饮片环烯醚萜类成分比较研究[J]．中国中药杂志，2008，33(10)：1138

张帆，何文静，孙芸，等．小茴香不同炮制品活性成分的动态变化研究[J]．分析化学，2008，36(4)：541

张红梅，刘玉琴，姚金华，等．正交试验设计法优化吴茱萸炮制工艺的实验研究[J]．上海中医药大学学报，2008，22(2)：59

张宏宇，宋宏春，云彩麟，等．泡囊草生品与奶制品药效学研究[J]．中国民族医药杂志，2008，14(3)：53

张坚，马琳，陈志娟．中药前胡炮制工艺优化的考察[J]．天津中医药大学学报，2008，27(1)：36

张丽，王智民，王维皓．作炮制辅料用姜汁的HPLC指纹图谱比较[J]．中国中药杂志，2008，33(9)：1010

张琳，吴皓，朱涛，等．多指标正交试验优化清半夏炮制工艺[J]．中成药，2008，30(5)：704

张琳，吴皓，朱涛．多指标综合加权评分法优选法半夏炮制工艺[J]．中药材，2008，31(1)：20

张琦，严铸云，宋杰，等．HPLC法测定不同产地僵蚕中草酸铵含量[J]．现代生物医学进展，2008，8(5) 915

张文娟，房敏峰，李云峰，等．正交试验法优选甘草制远志炮制工艺[J]．中成药，2008，30(2)：232

张欣，王爱武，宿廷敏，等．莱菔子生制品挥发性成分GC-MS分析[J]．中成药，2008，30(1)：96

张永太．水蛭炮制前后质量比较[J]．中国中药杂志，2008，33(7)：766

张振凌，石延帮，陈红，等．不同商品等级牛膝饮片酒炙前后齐墩果酸含量的比较[J]．中药材，2008，31(5)：650

张振凌，王一硕，赵丽娜．木鳖子制霜炮制前后齐墩果酸含量的比较[J]．中成药，2008，30(9)：1321

张振凌，杨海玲，张红伟，等．炮制对桔梗不同饮片中桔梗皂苷D含量的影响[J]．中成药，2008，30(4)：554

张转平，胥道宝，王静．炮制对娑罗子中七叶皂苷A和七叶皂苷B的影响[J]．中药材，2008，31(3)：348

赵敏，翟延君，翟羽．水红花子炮制前后脂肪油的GC-MS联用分析[J]．中药材，2008，31(5)：648

周新蓓，欧阳荣．厚朴不同炮制品体外抑菌作用的研究[J]．湖南中医药大学学报，2008，28(1)：38

周新蓓，欧阳荣．乌药不同炮制品中乌药醚内酯的含量测定[J]．中药材，2008，31(3)：350

朱诗塔，雷鹏，李新中，等．掌叶大黄不同炮制品泻下、止血作用的比较研究[J]．中药材，2008，31(2)：199

朱卫星．微波炮制穿山甲的工艺初探[J]．中国药房，2008，19(9)：672

邹红，梅静，许腊英．不同炮制工艺对黄连中盐酸小檗碱含量的影响[J]．湖北中医学院学报，2008，10(1)：36

(七)中药药理

【概述】

2008年国内中药药理的研究主要集中在中药抗肿瘤以及对心血管系统的影响方面。在研究中主要使用中药有效成分或者其有效部位,探讨其在分子或基因水平的作用环节或作用机制。

1. 对心血管系统作用的研究

中药对心血管系统的研究涉及保护心肌,影响心肌离子通道和心肌构型重建,改善血流动力学等方面。刘彦等报道银杏提取物能够对大鼠在体缺血再灌注的心肌起到保护作用,并且该保护作用可能与抑制Coll样受体(TLLR)介导Stat信号传导途径激活途径相关。冯金彩等报道当归注射液能够增强大鼠心肌缺血再灌注损伤P57kip2蛋白表达,对心肌细胞的增殖起着重要的作用。王艳春等报道牛磺酸通过提高心肌成纤维细胞(CFb) iNOS-NO系统的活性,拮抗AngⅡ的部分生物效应,致使CFb的增殖和胶原合成受到抑制。程志清等报道三七总皂苷能下调病毒性心肌炎慢性期TGF-β1的表达,抑制心肌胶原的增生,提示其抗病毒性心肌炎慢性期心肌纤维化的作用可能部分通过抑制PDGF-BB过度表达有关。郭娟等报道葶苈子水提液具有一定降低压力负荷大鼠血压的作用,能抑制心肌细胞的肥大,减小左心室心肌细胞的横断面面积;降低间质和血管周围胶原沉积,改善心室重构大鼠心肌结构。

包吉日木图等报道黄芪总黄酮可显著增加豚鼠心室肌细胞ATP敏感的钾电流(K_{ATP})。王小燕等报道黄芪可降低线粒体氧自由基水平、减轻线粒体钙超载,从而改善缺血再灌注心肌的线粒体结构及功能,发挥心肌保护作用,且其很可能通过线粒体ATP敏感性钾通道发挥作用。刘洋等报道黄芪水提取液主要通过Na^{+}-Ca^{2+}交换体及L-型Ca^{2+}通道引起家兔心房的正性肌力效应。

周娟等报道丹参酮ⅡA静脉乳剂可以降低血液黏滞度,减少红细胞的聚集,改善红细胞的变形能力,抑制血栓形成,有活血化瘀的功效。刘芬等报道人参二醇皂苷在一定剂量时均能明显加快微动脉、微静脉血流速度,增加微血管管径、血管数、血管开放数,改善血液流态,并能抑制体外血栓的形成。

杨季明等研究发现葛根素抑制兔动脉粥样斑块CRPmRNA及其蛋白质表达。认为葛根素可以通过调节兔动脉粥样斑块分泌CRP途径,发挥稳定动脉粥样硬化斑块的作用。庄须国等报道枳壳醇提物(FAE)能够浓度依赖性收缩大鼠胸主动脉,其作用机制可能与激活血管平滑肌上的电压依赖性钙通道,促使胞外Ca^{2+}内流有关;同时,FAE也作用于血管内皮细胞,促进一氧化氮的释放,部分抵消其缩血管作用。潘秀丽等报道枸杞多糖(LBP)不仅能够降脂,它还可以减少MMP-2和VEGF在AS斑块中的表达,这说明LBP能够对AS斑块性质产生影响,由此阻止动脉粥样硬化的发生发展。刘树迎等报道较低浓度的三七总皂苷(TPNS)可促进血管平滑肌细胞的增殖,而较高浓度的TPNS可抑制其增殖,JNK1/2磷酸化可能是引起细胞增殖受到抑制的机制之一。何维来等报道川芎嗪可抑制冠状动脉旁路移植术(CABG)后血管内皮损伤及LAD平滑肌细胞表达Ⅷ胶原反应性的上调和促进P53表达,表明其可能具有防治CABG术后再狭窄的作用。潘浩等报道大黄素在抑制平滑肌细胞增殖的过程中通过下调Cyclin D1表达,阻滞了细胞周期的进程,是一种有效的抗平滑肌细胞增殖的药物。王颖等报道白花前胡甲素能够拮抗AngⅡ诱导心肌细胞c-Jun蛋白表达上调。鹿庆华等报道葛根素可降低球囊损伤部位再狭窄形成过程中组织蛋白酶S(CatS)表达、减少斑块内胶原的聚集,抑制再狭窄的形成。黄晓颖等报道葛根素可能通过抑制心肌骨桥蛋白(OPN)及其整合素β3受体的表达而抑制慢性低O_2高CO_2肺动脉高压及右心室肥大。

2. 对中枢神经系统作用的研究

中药对中枢神经系统的研究报道,主要围绕抗脑缺血损伤,改善学习记忆以及延缓衰老等方面。陈亭亭等在大鼠脑缺血后多次静脉注射羟基红花黄色素A，能显著抑制P65核转位以及IκB-α的磷酸化，降低NF-κB DNA结合活性，并降低促炎因子TNF-α、IL-1β和IL-6 mRNA表达，升高抗炎因子IL-10 mRNA表达水平。提示其抗脑缺血作用可能与其抑制炎症信号途径中NF-κB激活及炎性因子转录水平表达有关。李建军等报道银杏叶提取物可起到血小板活化因子受体拮抗剂作用，保护鼠脑缺血半暗带神经细胞凋亡及细胞超微结构。李伟等报道脑缺血后给予适宜的小剂量榄香烯乳可降低缺血侧纹状体内TNFα水平，可能对缺血损伤产生一定的保护作用。王席玲等报道三七三醇皂苷能上调脑缺血后BDNF和TrkB蛋白的表达，可能通过上调BDNF和TrkB表达对脑缺血神经元损伤起保护作用，促进神经元的重塑。林明宝等报道水蛭提取物具有明显的抗脑神经细胞凋亡的作用，抗凋亡机理与其对Bcl-2及Bax蛋白的调控有关。

闫智勇等报道蜘蛛香乙醇提取物有明显抗焦虑作用，作用机制和调节脑组织神经递质含量有关。朱汉祎等报道柚皮素具有改善学习记忆的作用，对Aβ25～35诱导的SD大鼠神经元毒性有较好的保护作用。牛文民等报道丁香酚刺激嗅觉能够显著提高痴呆大鼠学习记忆功能，其治疗效应的发挥依赖于嗅觉传导通路的完整性。石海燕等报道地黄寡糖可以改善血管性痴呆（VD）大鼠学习记忆能力，该作用可能与提高海马乙酰胆碱含量有关。龚其海等报道银杏叶提取物可改善缓激肽诱导的大鼠记忆能力减退，其机制可能与降低海马caspase 3和caspase 8 mRNA表达有关。张荔等报道人参皂苷Rg2能显著改善大鼠学习记忆障碍，机制可能与其有效调节脑内谷氨酸受体亚基基因的表达有关。徐晓虹报道长期葛根素治疗可通过影响海马和前皮层突触结构，改善雌激素剥夺小鼠的记忆损伤。

王茜等研究发现P38通路在亚急性PD模型早期对黑质COX-2表达可能起重要调控作用；人参皂苷Rg1可影响P38信号通路及COX-2的表达，而对小鼠多巴胺神经元起到一定保护作用。欧芹等报道茜草多糖具有延缓脑细胞衰老的作用，可通过三条途径发挥抑制脑细胞凋亡的作用：①上调Bcl-2蛋白的表达。②保护线粒体避免cytC的释出。③提高线粒体Ca^{2+}缓冲含量。濮捷等报道川芎嗪可抑制青霉素致痫大鼠大脑神经元的凋亡，从而对神经元起了重要的保护作用。喻小红等认为川芎嗪能明显抑制青霉素致癫大鼠大脑神经元Bax的表达。赵欣等报道松果菊苷对MPTP致小鼠PD模型的行为学障碍具有改善作用，其神经保护作用机制可能与胆绿素还原酶B水平降低有关。钟振国等报道三七总皂苷能明显减少快速老化小鼠大脑（SAMP8）β-淀粉样蛋白前体蛋白（APP）阳性细胞数量，提示三七总皂苷对SAMP8 APP的表达有明显抑制作用。张海风等报道阿魏酸钠抑制NO供体SNP诱导的海马神经元凋亡，其机制可能与降低促凋亡基因NF-κB P65、par-4表达有关。黄忠仕等报道龙眼参多糖能下调快速老化小白鼠（SAMP8）脑内APP、PS1、PS2基因的表达，并呈现一定的量效关系。宋锦秋等报道人参皂苷Rb1可通过JNK/P38MAPK途径，减轻Aβ25-35诱导的拟阿尔茨海默病样胎鼠皮质神经元tau蛋白过度磷酸化。

郑国庆等报道人参总皂苷在体外能定向诱导MSCs分化为神经元样细胞。王新生等报道黄芪首先诱导BMSCs向神经干细胞分化，然后促进其向神经元或神经胶质细胞的非特异性分化，并促进已分化的细胞进一步成熟、老化。李建生等报道大黄苷元可使骨髓间充质干细胞（BMSCs）移植后保护神经细胞的时间提前，并使其作用增强，其作用机制可能与上调早期神经生长因子抗体（NGF）和胶质源性神经营养因子抗体（GDNF）及增强中后期NGF的表达有关。

3. 对呼吸系统作用的研究

影响呼吸系统的中药相对较少，但有关药理作用机制的研究则比较深入。徐世军等研究发现桂枝挥发油抗炎作用与其降低肺Toll样受体2（TLR2）、Toll样受体4（TLR4）及其下游信号转导通路髓样分化蛋白88（MyD88）mRNA有关。许光兰等提出青蒿琥酯通过抑制肺纤维化大鼠肺组织转化生长因子β1（TGF-β1）的表达，缓解肺泡炎症，减轻大鼠肺纤维化程度，从而起到保护肺组织的作用。杜娈英等用黄芪注射液对大鼠卡氏肺孢子虫肺炎（PCP）大剂量腹腔给药，提示其对肺孢子虫有明显的抑制作用，有望用于PCP的治疗。郑文龙等的研究显示黄芪、川芎嗪能有效地清除慢性阻塞性肺疾病（COPD）患者血浆ETx、降低ET-1，保护血管内皮功能，且黄芪、川芎嗪又较好的协同作用。李继武等研究得出葛根素可改善COPD大鼠动脉高压形成和肺血管重建,其改善肺血管重建可能与其抑制肺动脉管壁胶原的沉积有关。

4. 对消化系统作用的研究

中药对消化系统影响的研究,主要围绕抗肝纤维化、拮抗胃肠黏膜损伤及治疗胰腺炎等方面。路景涛等报道白芍总苷抑制纤维化大鼠肝组织核转录因子-κB(NF-κB)和转化生长因子β1(TGF-β1)的表达,可能是其抗肝纤维化主要作用机制之一。李涛等报道川芎嗪可有效防治大鼠肝纤维化,其作用机制可能是通过下调Fas、FasL蛋白的表达,抑制肝细胞的凋亡实现的。刘恒兴等报道β-胡萝卜素抑制肝组织α-平滑肌肌动蛋白(α-SMA)和转化生长因子-β1(TGF-β1)的表达,能降低由CCl_4诱导的大鼠肝纤维化的程度,其作用途径与抑制肝脏星形细胞中的脂滴丢失有关。李素婷等报道柴胡皂苷-d通过降低α-平滑肌肌动蛋白(α-SAM)表达,抑制肝星形细胞(HSC)的活化达到抗肝纤维化作用。沙焕臣等研究显示白藜芦醇可通过抑制肠黏膜上皮细胞凋亡,维持肠黏膜屏障的完整性,从而防止重症急性胰腺炎(SAP)时细菌和内毒素的移居。周毅等报道马齿苋对实验性结肠炎大鼠,使血清IL-10的表达明显升高,IFN-γ表达明显降低,提示马齿苋治疗溃疡性结肠炎(UC)的机制可能与恢复Th1和Th2间的平衡有关。李燕舞等报道黄芪总苷对水浸-束缚应激大鼠胃黏膜损伤有保护作用,其保护机制可能与调节胃黏膜褪黑素受体,并参与抗氧自由基损伤。李伟等报道蛙皮素可保护梗阻性黄疸时小肠黏膜屏障功能,减少肠道细菌易位和内毒素血症。吕建芳等报道氧化苦参碱注射液治疗大鼠实验性结肠炎有明显效果,其作用机制可能是通过减少IL-2的生成、促进IL-10分泌和抑制NF-κBp65的激活发挥治疗作用。

5. 对泌尿系统作用的研究

中药对泌尿系统的研究,主要侧重在影响肾纤维化、抗肾损伤方面。龚蓉等报道氧化苦参碱可从一定程度上减轻单侧输尿管梗阻(UUO)大鼠肾间质纤维化程度,其作用机制可能为下调TGF-β1和α-SMA表达,从而减少细胞外基质的沉积,延缓肾间质纤维化。王月华等报道红花黄色素粉针可以降低肾间质纤维化实验大鼠转化生长因子-β1的水平,减少肾间质ColⅢ沉积,减慢纤维化进程。赵宗江等报道三七总皂苷通过减少腺嘌呤性大鼠肾组织中腺嘌呤结晶的沉积、降低P^{3-},提高Ca^{2+}、RBC、Hb水平,改善肾功能,从而对腺嘌呤性大鼠肾间质纤维化有明显的防治作用。高健等报道苦参碱有抑制肾小球硬化的作用,其作用机制可能为下调JAK/STAT通路信号分子STAT3及上调其抑制分子PIAS3的表达,降低TGF-β1的蛋白水平,从而延缓肾小球硬化进程。常伟等报道火把花根可显著改善系膜增殖性肾炎大鼠肾脏病变,抑制系膜细胞的增生,减少系膜基质的蓄积,其机制可能与抑制TGF-β1和MCP-1表达有关。范焕芳等报道红花能减少局灶节段性肾小球硬化(FSGS)大鼠存在着PAI-1的高表达,纠正纤溶系统的紊乱,延缓其病理进程。赵宗江等报道三七总皂苷可能通过抑制血小板源性生长因子-BB(PDGF-BB)蛋白及mRNA在肾组织的过度表达,进而延缓肾小球硬化的病程进展。江茵等报道银杏提取物可能通过降低血浆ET和P-选择素水平,对急性肾小球肾炎(AGN)起一定的治疗作用。

6. 对生殖系统作用的研究

中药对生殖系统的研究较多集中在影响卵巢、子宫方面。艾浩等从金雀异黄素给药后的肝肾阴虚证卵巢功能早衰(POF)小鼠卵巢组织中筛选出大量的差异表达基因,其可部分解除肝肾阴虚证小鼠RNA功能受限,提升ATP代谢相关基因表达作用,使能量代谢作用得到增强,进而改善卵巢功能。林松等报道金雀异黄素能够可逆性地抑制小鼠未成熟卵母细胞的成熟,在高剂量下可能影响卵母细胞减数分裂过程,降低卵母细胞的受精能力,提示育龄妇女摄入过量该品及其化合物可能会导致生育能力降低,甚至造成不育或不孕。曾燕等报道紫草对青春期雌性大鼠下丘脑-垂体-性腺轴(HPGA)功能有抑制作用,可能既作用于下丘脑-垂体水平,又作用于卵巢水平。贺丰杰等报道鸦胆子油对大鼠增生过长子宫内膜有祛除作用,可使大鼠增生过长子宫内膜中bFGF的表达减弱,对TSP-1表达无影响。袁娟丽等报道蛇床子素可减轻睾丸曲细精管间质水肿,管腔内可见成熟精子,生精细胞排列较规则;附睾间质水肿减轻,提示蛇床子素对环磷酰胺所致的生精功能低下有一定改善作用。王洪军等报道人参多糖可促进冷应激条件下的睾酮生成，加强雄激素受体 mRNA 表达。

7. 抗肿瘤作用的研究

中药抗肿瘤作用的研究涉及到多种肿瘤细胞，在研究中多使用体外研究手段，以探讨中药抗肿瘤作用机制。宋长城等研究发现蜂毒素通过下调 IL－8 和 VEGF 的表达，抑制肿瘤血管生成，可以明显抑制人肝癌细胞裸鼠移植瘤的生长。任丽娅等研究显示附子提取物显著促进移植瘤 TNF－α 和 Caspase－3 表达，抑制 NF－κB 表达，活化细胞凋亡信号传导通路，诱导肿瘤细胞凋亡有关，并与环磷酰胺有协同增效作用。郭霞等报道黄芩苷通过抑制肝癌细胞 Bcl－2 蛋白表达，促进 casPase－3 活性增加，使细胞内 Ca^{2+} 增加，激发线粒体膜通透性转运孔开放，降低线粒体跨膜电位，促进 CytC 的释放，从而损伤线粒体，诱导肝癌细胞凋亡，且与黄芩苷剂量呈依赖关系。黄国栋等报道羟基喜树碱降低人胆管癌 QBC939 裸鼠移植瘤 COX－2mRNA 表达，增高移植瘤体的相关肽(S2)RNA 表达，并使人胆管癌裸鼠移植瘤生长减慢。杜宏等研究显示莲房原花青素对人肝癌细胞 HepG2 生长有抑制作用，其机制可能是增加损伤基因 GADD45β、GADD153、GADD34 表达水平，促进凋亡有关，且与剂量呈依赖关系。简捷等报道不同浓度人参皂苷 Rg3 作用于人肝癌细胞 SMMC－7721，提示抗癌活性与其促进磷酸化 Bad 蛋白表达有关。赵军艳等报道苦参碱和氧化苦参碱能显著抑制 SMMC－7721 细胞增殖、促进其凋亡，其机制可能与下调 stat3、stat5 的基因表达，抑制细胞信号转导通路有关，且相同浓度，苦参碱效果更好。郭昱等报道黄芩苷能诱导肝癌 BEL－7402 细胞凋亡，抑制其侵袭与转移，其机制可能与直接抑制细胞迁移运动、抑制 RhoC 和 ROCK－1 表达有关，与 RhoA 表达无关。鞠晓华等报道通过降低 BEL－7402 线粒体膜电位、减少 COX－2 的表达抑制细胞生长，诱导细胞凋亡。

周昆等报道榄香烯对体外培养的人肺腺癌 SPC－A－1 细胞株，通过降低癌细胞血管内皮生长因子 VEGF－C 及其受体 VEGFR－3 的表达水平，从而遏制了肿瘤血管、淋巴管转移。李洁报道半枝莲含药血清上调人肺巨细胞癌细胞株 PG 细胞 nm23 基因表达，抑制肿瘤转移。曹阳等报道榄香烯能诱导体外培养的肺癌细胞凋亡，其作用机制可能与癌基因 bcl－2 表达减少、抑癌基因 P53 表达增多有关。孔繁翠等研究提示铁树提取物可能通过抑制 A549 细胞 Bcl－2 和 Caspase－3mRNA 的表达，促进 BaxmRNA 的表达，诱导人肺腺癌 A549 细胞凋亡。王静等报道熊果酸可能通过上调 GDF15 和 p21 基因表达，使人肺腺癌 SPC－A－1 细胞阻滞于 S 期，进而抑制其增殖和诱导凋亡。

韦达等报道姜黄素对人乳腺癌 MCF－7 细胞增殖具有显著的抑制作用并可诱导细胞凋亡，其作用机制可能与其上调 Bax 基因表达水平的同时，下调 Bcl－2 基因表达水平，从而诱导细胞凋亡有关。王晓利等报道金丝桃素提取物在光照下能明显抑制乳腺癌细胞的生长，且与金丝桃素提取物浓度及光照能量密切相关。刘丽丽等报道三七总皂苷可下调人乳腺癌细胞 MCF－7/ADM（耐药细胞）的 MDR－1 和 P－gP，部分逆转耐药细胞 MCF－7/ADM 的多药耐药性；高浓度的三七总皂苷具有一定的抗肿瘤作用。

汤艳研究发现槲皮素在体外能抑制卵巢癌 HO－8910 细胞的生长，阻止细胞由 G1/G0 期向 S 期和 G2/M 期移行并诱导细胞凋亡，其诱导 HO－8910 细胞凋亡的机制可能与上调促凋亡蛋白 P53 表达和下调凋亡抑制蛋白 Bcl－2 表达有关。何太平等报道大黄素影响高转移卵巢癌细胞 HO－8910PM 转移能力可能与下调 HO－8910PM 细胞中 PRL－3 的表达，强烈上调 NAG－1 表达有关。王颖等研究发现刺参黏多糖可能是通过诱导 caspase－3 及 caspase－9 mRNA 表达增多来实现抑制人宫颈癌 Hela 细胞生长，诱导 Hela 细胞的凋亡的。李巧敏等研究发现昆布水提物对子宫内膜癌细胞系 B－MD－C1(ADR＋/＋)具有耐药逆转作用，其逆转作用与其诱导蛋白激酶 C－α(PKC－α)和谷胱甘肽转移酶－π(GST－π)的表达降低有关。杨道科等报道氧化苦参碱对宫颈癌细胞 HeLa 有放射增敏作用，其作用机制可能与诱导 HeLa 细胞凋亡和对细胞 G2/M 期阻滞有关。

此外，陈建新等研究提出甘草酸单胺盐是通过抑制 H9N2 禽流感病毒对组织细胞的吸附作用及调节机体细胞免疫而达到抗禽流感病毒作用。冉域辰等观察到低浓度金银花水提物可促进双歧杆菌、乳酸杆菌在体外的生长,高浓度则抑制其生长。

(王树荣　李军伟)

【中药改善胰岛素抵抗的研究】

胰岛素抵抗(Insulin resistance,IR)是指胰岛素外周靶器官及靶组织对内源性和外源性胰岛素的敏感性和反应性降低,导致人体胰岛素难以产生正常生理效应的一种病理状态。主要表现为胰岛素促进外周组织摄取和利用葡萄糖以及抑制肝糖输出的效应减弱,机体需分泌更多的胰岛素,才能代偿这种缺陷。有研究表明,2型糖尿病大多存在IR,改善IR已成为防治糖尿病的关键,中医药对2型糖尿病IR的治疗研究也逐步深入,近来对中药改善胰岛素抵抗的研究报道较多。

1. 中药有效成分改善胰岛素抵抗的研究

郭真等通过观察厚朴酚对高脂饮食性肥胖大鼠体重和血清生化指标的影响,并探讨其机制。结果,厚朴酚能降低高脂饮食性肥胖大鼠的体重,并对胰岛素抵抗和糖脂代谢紊乱等有一定的改善作用。王文祥等认为,茶色素可显著降低单纯性肥胖大鼠的空腹胰岛素,调节血脂,提高胰岛素敏感性,改善胰岛素抵抗。沈晓波等通过体外实验结果显示,葛根素能显著增加胰岛素抵抗的大鼠脂肪细胞对葡萄糖的摄入。易萍等报道,小檗碱可明显改善高糖诱导的3T3-L1脂肪细胞的胰岛素抵抗,其分子机制可能是通过抑制IKKBSer181磷酸化,使IRS-1丝氨酸残基磷酸化减少而酪氨酸残基磷酸化增加,调节胰岛素信号蛋白的表达来实现的,并可能与小檗碱抑制NF-κB p65的核转位有关。

2. 单味药提取物及其有效部位改善胰岛素抵抗的研究

刘颖等采用高胰岛素诱导建立胰岛素抵抗的HepG2细胞模型的方法探讨丹参对胰岛素敏感性的影响,发现高胰岛素诱导培养的HepG2葡萄糖掺入率明显降低;含有丹参的胰岛素抵抗HepG2细胞的葡萄糖掺入率明显增高,表明丹参对细胞水平的胰岛素抵抗有一定的阻止作用。李冀等通过对大鼠血糖(FBG)、胰岛素敏感指数(ISI)、血清甘油三酯(TG)、总胆固醇(TC)、瘦素(OB)水平的测定,发现西洋参可从脂代谢及脂肪细胞因子等方面有效改善模型大鼠胰岛素抵抗。李莹莹等报道大黄醇提取物能提高高热量饲料及链脲佐菌素诱导的糖尿病肥胖大鼠的胰岛素敏感性,降低其血浆FFA、血脂水平。吴迪炯等发现杜仲高和中剂量组能显著提高糖尿病小鼠对胰岛素的敏感性且高剂量的胰岛素增敏效应有可能优于罗格列酮。王海颖等报道鱼腥草蒸馏液具有较好的改善糖尿病大鼠胰岛素抵抗的作用。

多糖、黄酮、皂苷等部位往往是中药发挥作用的有效部位,傅盼盼等发现党参多糖各剂量组对氢化可的松琥珀酸钠诱导的小鼠胰岛素抵抗有显著的改善作用。宗灿华等认为枸杞多糖(LBP)可通过增加脂联素基因mRNA表达,改善2型糖尿病大鼠脂代谢紊乱,降低胰岛素抵抗。朱玉霞等运用高胰岛素-正常血糖钳夹实验,考察桑叶黄酮提取物对高脂喂养的2型糖尿病大鼠胰岛素抵抗的影响,发现桑叶黄酮治疗组葡萄糖输注率、胰岛素敏感指数(ISI)和过氧化物酶体增生物激活受体(PPARγ)明显高于糖尿病组,而血脂明显降低。何燕铭等发现蒲黄总黄酮可上调脂肪细胞PPARα、PPARγ mRNA的表达,下调PPARβ/δmRNA的表达。郭红辉等观察黑米花色苷提取物(AEBR)对果糖喂养大鼠胰岛素敏感性的影响,发现AEBR能够抑制其脂肪组织内c-Jun氨基端激酶(JNK)的活化,显著增加胰岛素刺激后胰岛素受体底物-1(IRS-1)的酪氨酸磷酸化和葡萄糖转运体-4(GLUT-4)的易位。郭颖等发现小白菊内酯可能通过对组织纤溶酶原激活物抑制因子(PAI-1)和单核细胞趋化因子(MCP-1)的抑制作用,影响NF-κB的活性,继而达到逆转胰岛素抵抗和改善胰岛素敏感性的作用。

另外,张元等认为吉祥草总皂苷皮下注射可以增加非胰岛素依赖性糖尿病模型大鼠肝糖原、肌糖原储存量,从而提高外周组织对葡萄糖的利用。

3. 中药复方改善胰岛素抵抗的研究

有关中药复方改善胰岛素抵抗的研究多采用整体模型,结合相关分子指标检测进行。杨晓燕等发现益气养阴活血方能减轻胰岛素抵抗模型大鼠体重,降低大鼠的空腹血糖和空腹胰岛素水平,改善脂代谢紊乱状况,提高胰岛素敏感指数,降低PAI-1水平。刘孟宇等研究表明,生芪颗粒则可降低胰岛素抵抗大鼠血清内皮素-1(ET-1)、血管紧张素转换酶-Ⅱ(Ang-Ⅱ)和血管紧张素受体-1(AT－1)的免疫组化表达,作用效果与罗格列酮相当,并呈剂量依赖性。付雪艳等发现玉液汤通过改善胰岛素抵抗大鼠脂肪细胞因子瘦素和肿瘤坏死因子(TNF－α)的表达,发挥抗胰岛素抵抗作用。陈频等发现复方丹参滴丸通过多靶点调节糖脂代谢而发挥改善胰岛素抵抗的作用,与其促进脂联素分泌、增强骨骼肌细胞膜 GLUT－4 mRNA 表达密切相关。韩超等报道泻心汤能够显著降低四氧嘧啶高血糖小鼠的血糖,明显改善其糖耐量。王东等报道糖克煎剂可通过改善胰岛素抵抗而治疗 2 型糖尿病模型大鼠。

另外,胡梅芳临床应用发现,在基础治疗的同时加用七味白术散合补阳还五汤加减治疗肥胖 2 型糖尿病,能改善临床症状,降低体质量指数,改善糖、脂代谢,显著增加胰岛素敏感性,疗效明显优于单用西药。

综上所述,中药改善 IR 的作用机制十分复杂,涉及多途径、多环节、多靶点。其综合优势表现在糖耐量受损期对 IR 的功能修复、干预、调整,使其 IR 逆转,增加胰岛素敏感性,使其恢复正常的生物学效应和功能,阻止糖尿病的发生。随着研究的不断深入,可更好地阐释抗糖尿病类中药的作用特点,并为扩大应用范围及创制新药奠定基础。

(杨　帆　寇俊萍　朱丹妮)

【中药抗血栓活性的研究】

血栓形成是涉及血管、血液、血流诸因素的病变过程,与凝血系统、内皮细胞功能和细胞黏附功能异常等有关,也是冠心病、脑卒中、动脉粥样硬化等致残和致死率高的心脑血管疾病的病理学基础。近来发现许多中药及中药有效成分都具有抗血栓形成的作用,其中包括多种生物碱类、皂苷类、黄酮类以及一些中药复方。

1. 对血小板功能的影响

杨雨民等研究发现白藜芦醇(RESV)剂量依赖性地抑制二磷酸腺苷(ADP)诱导的血小板聚集和血小板膜结合纤维蛋白原(PFig)。RESV(终浓度为 50 μmol/L)还降低血小板磷酸化磷脂酶 Cβ3 蛋白的表达,降低血小板磷酸化磷脂酶 Cβ3/总磷脂酶 Cβ3 的表达比率。表明 RESV 可能通过抑制健康者的血小板磷脂酶 Cβ(PLCβ)的活性,降低了 ADP 诱导的血小板聚集及 PFig。李家明等以具有活血化瘀作用的中药有效成分川芎嗪、阿魏酸为先导物,设计合成了 6 个全新结构的川芎嗪芳酸衍生物。体外药效筛选结果显示,部分川芎嗪芳酸衍生物对 ADP 诱导的血小板聚集具有较好的抑制活性,其中川芎嗪阿魏酸拼合物的抑制活性是奥扎格雷的 5.7 倍。孟倩超等从豨莶草中提取分离出腺梗豨莶草抗血栓活性组分,研究表明该组分能降低血瘀动物血小板的最大聚集率,升高血小板的 cAMP/cGMP 比值,降低血栓素 B_2(TXB_2)。李佳川等研究表明,头风愈滴丸各剂量组对 ADP 诱导的家兔血小板聚集具有较好的抑制作用,且呈一定的量效关系;头风愈滴丸高剂量组能显著对抗胶原蛋白-肾上腺素混合诱导剂引起的血栓形成,减少动物死亡数并使偏瘫恢复正常。高陆等对接受急诊介入治疗(PCI)的急性心肌梗死(AMI)患者在常规治疗的基础上加用具有活血化瘀、补益心气功效的方药,发现血小板聚集率(PAgT)、黏附率(PAdT)、TXB_2水平均明显降低($P<0.01$)。提示益气活血方药可有效抑制 AMI 后血小板过度活化状态。

益气活血中药方为经验方,对老年冠心病具有较好的临床疗效。路军章等以 CD62p、PAC－1 为检测指标,观察其对老年冠心病患者血小板活化阳性率的影响,结果表明益气活血中药治疗 2 月后,血小板表面活性标志蛋白 CD62p、PAC－1 表达率下降,与自身治疗前及对照组治疗后比较均有显著差异($P<0.05$),对老年冠心病患者有较好的抗血小板活化作用。

2. 对内皮细胞功能的影响

目前认为微血栓的形成机制为内皮功能障碍,这与内皮细胞具有抗血液凝固功能有关,因此有效地溶栓、改善微循环和保护血管内皮对缺血性疾病的防治具有重要意义。许敏等研究发现蝮蛇毒蛋白 C 激活物(PCA)对大鼠心肌微血栓形成的影响,并进一步对其抗凝机制进行了探讨,结果发现给予一定浓度的 PCA 后大鼠血浆中血小板活化因子(PAF)、ET－1、vWF、丙二醛(MDA)的含量较模型组显著降低且心肌无微血管血栓形成、无梗死。邓奕辉等以人脐静脉内皮细胞株 ECV－304 为受试对象,以一定浓度的葡萄糖(Glu)、胰岛素(Ins)、氧化低密度脂蛋白(ox－LDL)诱导体外血管内皮细胞损伤,同时观察细胞培养液中组织型纤溶酶原激活物(t－PA)、纤溶酶原激活物抑制物(PAI)、细胞粘附分子

(ICAM-1)的含量,结果表明细胞培养48 h后,模型组较正常组细胞活力明显下降($P<0.01$),PAI及ICAM-1含量明显升高($P<0.01$),而不同剂量的滋阴活血解毒中药能显著改善细胞活力($P<0.05$),降低PAI及ICAM-1含量($P<0.01$),而对t-PA的影响无显著性意义。翟从永等比较三种中药复方(益气活血方、镇肝熄风汤和星蒌承气汤)对脑缺血再灌注大鼠vWF和TM动态的影响,发现三种中药复方可以通过降低vWF和TM含量,抗脑缺血再灌注损伤。

3. 对凝血时间及血栓形成的影响

吴启端等研究发现石菖蒲挥发油、β-细辛醚能减轻大鼠静脉血栓重量,延长大鼠PT和APTT;改善高黏血症大鼠的血液流变性,尤其对全血低切黏度和血浆黏度的作用明显;明显延长小鼠凝血时间;减轻血浆纤维蛋白凝块的重量。饶娅琦等研究发现香椿子3个剂量组均可显著延长大鼠PT及鼠凝血酶时间(TT)。980 mg/kg剂量组与生理盐水组比较能显著延长大鼠的APTT;香椿子700、980 mg/kg剂量组的血栓湿重与空白对照组比较均有显著性差异。潘平等研究乌苏里藜芦生物碱单体新计巴丁(NG)的抗动、静脉血栓形成作用并初步探讨其作用机制,发现与生理盐水(NS)组相比,NG的4种剂量(5~40 μg/kg)组血管阻塞时间(OT)均显著延长,下腔静脉淤血形成血栓的干重明显降低;体内、外血小板聚集率均显著下降,凝血酶时间显著延长,这表明NG具有较强的抗动、静脉血栓形成作用,该作用与NG的抗血小板作用和抗凝作用有关。沈诗军等研究发现走马胎提取液能有效地延长血栓模型大鼠体内PT、TT和APTT以及降低全血黏度及血浆牛纤维蛋白原(Fg)含量,影响机体内、外源性凝血系统从而发挥其抗凝血作用。朱灵等研究发现蝎龙液浸膏能轻度延长家兔血浆APTT、PT、TT及血浆复钙时间,在普通纤维蛋白平板上能溶解纤维蛋白,对家兔体外血栓、半体内血栓、大白鼠静脉血栓干湿重均有明显减轻作用,与生理盐水对照组比较,差异均有统计学意义($P<0.05$或$P<0.01$)。钟正贤等观察了苦丁茶等4种广西地产活血化瘀中药的抗血栓作用并探讨其作用机制,发现甜茶藤、柿子叶、苦丁茶、绞股蓝等对凝血时间有一定延长作用。

刘郁等以体外循环法制备大鼠实验性血栓模型,考察洋参川芎复方制剂对大鼠血栓重量的影响,结果发现该制剂可以抑制实验性血栓的形成。王恩军等研究生蒲黄对血栓形成和血液流变学的影响,发现蒲黄可抑制大鼠动静脉环路血栓的形成,使血栓湿重降低,血栓抑制率达15%~43%;同时蒲黄还可有效改善血流变参数。王芳等研究三七总皂苷(PNS)、三七皂苷R1(R1)、人参皂苷Rb1(Rb1)、人参皂苷Rg1(Rg1)对光化学反应诱导的大鼠肠系膜细静脉血栓的形成的抑制作用,结果发现PNS、R1、Rb1、Rg1可以延长由照射开始到血栓出现的时间,减少血栓的面积。杨丽川等应用小鼠尾静脉注射ADP致死与电刺激大鼠颈动脉血栓形成方法观察血竭、包合血竭和复方活化血竭抗血栓形成作用,结果均显示出不同程度的抗血栓形成能力。

综上所述,许多中药具有抗血栓形成的作用,其抗血栓的机制不尽相同,进一步阐明中药抗血栓的机制,不仅可为合理开发和应用中药抗血栓提供理论依据,而且可为拓展中药在抗血栓乃至心血管疾病的治疗领域提供参考。

(宋佳希　寇俊萍　余伯阳)

【中药抗脑缺血细胞凋亡的研究】

脑缺血性疾病发病率高,严重危害人类健康。已有研究表明,神经细胞凋亡在脑缺血性损害尤其是再灌注损伤中起着重要作用,其机制复杂,涉及到一系列基因的激活、表达以及调控等。探讨中药影响神经细胞凋亡的活性及机制,对阐释中药抗脑缺血的作用特点与优势,进一步创制中药新药具有重要意义。

1. 中药单体成分抗脑缺血细胞凋亡的研究

缺血性脑损伤存在大量神经细胞凋亡,而凋亡受很多基因调控,其中Bcl-2家族蛋白中的Bcl-2蛋白和Bax蛋白起重要的调节作用,Bax促进神经细胞的凋亡,Bcl-2对损伤细胞有保护作用,Bcl-2与Bax表达的比率决定着细胞在受到凋亡刺激信号后是生存还是凋亡,其比例增高对凋亡有抑制作用,比例降低对凋亡有促进作用。张春兵等研究表明川芎嗪对局灶性脑缺血再灌注损伤大鼠有保护作用,其机制可能与其清除氧自由基、抑制一氧化氮合成酶、抗细胞凋亡等作用有关。谢健等报道缺血预处理与川芎嗪联合应用对抑制脑缺血-再灌注所致的神经细胞凋亡具有显著的协同作用,并且发现调控凋亡相关基因Bcl-

2 表达上调、Bax 蛋白表达下调可能是其对海马 CA1 区神经元缺血再灌损伤起保护作用的机制之一。

周亚东等、韩江全等研究表明葛根素可有效提高大鼠局灶性脑缺血时脑组织中 Bcl-2 的含量，并下调 Bax 的表达，降低凋亡细胞水平，并与剂量呈相关性。人参在抗脑缺血损伤方面的研究很多，杨朝鲜等研究表明人参皂苷 Rb1 通过促进神经细胞凋亡抑制蛋白(NAIP)、Bcl-2 表达和抑制 Bax 表达，使大鼠脑缺血时凋亡细胞减少，从而发挥神经保护作用。

Caspase 家族属于半胱氨酸基天冬氨酸基特异性蛋白酶，参与细胞凋亡的信号转导。目前有些研究认为脑缺血后神经细胞的凋亡过程主要通过 Caspase 依赖途径和 Caspase 非依赖途径实现的，而 caspase-3 蛋白和凋亡诱导因子 AIF 分别是这两种途径中起关键作用的物质。蔡飞等研究表发现茶黄素治疗组与模型组相比神经系统症状减轻，脑梗死体积缩小，脑组织丙二醛(MDA)，一氧化氮(NO)含量减少，超氧化物歧化酶(SOD)和谷胱甘肽过氧化物酶(GSH-Px)活性增加，脑组织细胞凋亡及 Caspase-3 表达减少，表明茶黄素对大鼠局灶性脑缺血-再灌注损伤具有保护作用，其作用机制可能与抗氧化和抑制细胞凋亡有关。周军等也报道黄芪的主要活性成分黄芪甲苷也有类似作用。

Fas 是一种具有重要功能的细胞表面受体，当细胞表面表达 Fas 时，可激活其配体 FasL，二者结合可以诱导 Fas 阳性细胞凋亡，参与细胞的死亡过程，是引起细胞凋亡发生的死亡受体信号转导通路的重要成员。王君萍等研究表明芍药苷可改变大鼠脑缺血后的神经行为，抑制脑组织磷酸化 P38 蛋白的表达，下调 Fas 蛋白表达，有抗神经元凋亡作用。

蛋白激酶 B(PKB)，在细胞生长、代谢、凋亡中扮演了很重要的角色。杜永强等研究表明大脑中动脉闭塞后大鼠大脑皮质 PKB 均被诱导表达，蝙蝠葛酚性碱预处理 7 d 后，缺血后各时间点大鼠大脑皮质 PKB 表达明显升高。表明蝙蝠葛酚性碱能通过促进缺血脑损伤后抑制细胞凋亡相关蛋白 PKB 表达水平，从而在缺血性脑损伤中起到神经保护作用。

三七皂苷 Rg1 是三七皂苷的有效单体成分，具有活血活瘀、通脉活络、抑制血小板聚集、抗衰老、抗氧化、耐缺氧和治疗心脑血管疾病等功效。王东吉等进一步研究表明三七皂苷单体 Rg1 对大鼠脑缺血-再灌注损伤确有良好的保护作用，其机理与抑制或下调胞浆型磷脂酶 A_2($cPLA_2$)蛋白表达及其相关。

另外，吴中亮等研究表明天麻素注射液能显著抑制缺血半暗带细胞凋亡的发生，阻止脑梗死范围进一步扩大，对大鼠脑缺血-再灌注损伤具有保护作用，可能的作用机制是通过拮抗谷氨酸而阻断缺血再灌注后细胞凋亡。

2. 单味药提取物及有效组分抗脑缺血细胞凋亡的研究

李波等研究表明蒺藜果皂苷能够抑制细胞凋亡，增加 Bcl-2 蛋白的表达而降低 Bax 蛋白的表达水平，从而对脑缺血损伤产生保护作用。陈健等研究表明龙眼参多糖对大鼠急性脑缺血-再灌注损伤具有保护作用，其机制可能与其上调 Bcl-2 蛋白的表达，下调 Bax 蛋白的表达水平，通过调节凋亡相关基因表达抑制凋亡有关。

姚博等、刘振华等研究表明海风藤提取物可以减轻脑缺血-再灌注后早期神经细胞凋亡，并对线粒体膜电位有稳定作用，可以保护缺血脑组织。凋亡诱导因子 AIF、caspase-3 参与了局灶性脑缺血后神经细胞的凋亡过程，海风藤提取物可以减少 AIF、caspase-3 蛋白的表达，减轻迟发性神经元死亡，对缺血性脑组织有保护作用。另外，关利新等西洋参茎叶皂苷对大鼠局灶性脑缺血损伤具有保护作用，其作用机制也与抑制 caspase-3 表达有关。

细胞色素 C(CytC)自线粒体释放入胞浆是诱导细胞凋亡的关键环节之一，当 CytC 释放，就将通过细胞凋亡蛋白酶活化因子-1 介导的 caspase 蛋白酶活化的快速凋亡机制使细胞死亡。纪影实等发现山楂叶总黄酮可抑制脑缺血再灌注后神经细胞凋亡，其机制可能与抑制线粒体 CytC 通路的凋亡有关。

另外，贺丹等研究表明银杏叶提取物能够减少凋亡细胞数目，促进神经功能修复，对急性脑梗死具有显著治疗保护作用。李建军等通过探讨银杏叶提取物对鼠脑缺血半暗带神经细胞凋亡及细胞超微结构的影响，证明具有显著的缺血后脑保护作用。张永全等进一步研究表明三七总皂苷可能通过增加缺血脑组织内源性神经营养因子

BDNF的表达而产生神经保护作用,并且大剂量三七总皂苷组优于小剂量组。

3. 复方制剂抗脑缺血细胞凋亡的研究

严志康等研究表明,活血通脉汤(大黄、桃仁、土鳖虫、黄芪和瓜蒌皮组成)和大黄有明显减少脑梗死边缘区域凋亡水平的作用,其机制与Bcl-2表达增高,caspase-3表达降低有关,并且发现活血通脉汤组效果优于大黄组,体现中药复方配伍的优越性。

刘振华等研究表明,复方天麻蜜环菌制剂(由天麻蜜环菌提取物和黄芪当归提取物组成)可减少凋亡诱导因子AIF、caspase-3蛋白的表达,减轻迟发性神经元死亡,对缺血性脑组织有保护作用。

马学盛等研究表明,化浊行血汤(由荷叶、焦山楂、决明子、赤芍、酒大黄、路路通、虎杖、何首乌组成)可减少局灶性脑缺血-再灌注大鼠脑梗死体积,改善脑缺血后神经行为症状,降低缺血半暗带区的细胞坏死率和凋亡率。

马中建等研究表明,丹龙醒脑片(由丹参、三七、地龙等药物为主组成)对大鼠脑缺血-再灌注海马区神经细胞凋亡具有明显改善作用,抑制由缺血-再灌注损伤诱导的脑神经细胞凋亡可能是丹龙醒脑片脑保护作用的机制之一。

综上所述,中药具有广泛的抗脑缺血细胞凋亡药理活性,作用机制比较复杂,往往是通过多途径、多靶点发挥作用。随着研究的不断深入,新的作用机制将不断被发现,这将对防治脑缺血提供新的研究思路。

(*颜景峰　寇俊萍　余伯阳*)

【中药抗过敏活性研究】

过敏性疾病包括哮喘、特应性皮炎、过敏性鼻炎、紫癜、荨麻疹、过敏性休克等,发病率约占全球人口的30%~40%,是严重影响人类健康的常见多发病。

1. 中药抗过敏性皮肤病的作用研究

张春燕等发现苍耳子、辛夷药对挥发油具有对抗组胺、5-羟色胺所致皮肤过敏反应的作用,其抗过敏成分与已测出的28种化合物有关。中药消敏颗粒治疗荨麻疹、湿疹、特应性皮炎等Ⅰ型超敏反应性疾病有很好疗效。李忻红等研究表明,消敏颗粒可抑制组胺及5-羟色胺致小鼠毛细血管通透性增加,且对组胺致小鼠毛细血管通透性增加的抑制率与用药时间及剂量成正相关。肖红丽等研究表明,当归饮子对小白鼠被动皮肤过敏反应及血清白三烯B4(LTB4)水平均有明显的抑制作用,且二者具有相关性。证明当归饮子对慢性荨麻疹迟发相过敏反应具有抑制作用。叶品良等通过对中药复方肤灵浸膏治疗湿疹的药效学研究,发现肤灵浸膏对DNFB诱发的小鼠迟发型变态反应的耳肿胀、胸腺指数及脾指数均有抑制作用。提示其抗过敏作用可能是通过抑制胸腺产生成熟T细胞及抑制脾脏免疫效应物质的释放而发挥作用。刘晋华等研究表明,祛风止痒酊既可显著提高组胺引起的皮肤瘙痒豚鼠致痒阈,又可明显减轻右旋糖酐所致小鼠的搔痒次数及搔痒持续总时间,显示其具有良好的抗组胺止痒效果。胡东良发现刺芍冲剂各剂量组均有不同程度提高豚鼠组胺致痒阈的作用,对DNCB诱发的Ⅳ型变态反应均有明显抑制作用,说明其治疗瘙痒性皮肤病的作用机理与其抗组胺、抑制Ⅳ型变态反应密切相关。另外,朱萱萱等报道消风冲剂对Ⅰ型和Ⅵ型变态反应具有明显的抑制作用。王秋红等以二甲苯致小鼠耳肿胀法和10%蛋清致大鼠足肿胀法进行抗炎作用研究;用磷酸组织胺刺激豚鼠皮肤考察抗瘙痒作用;以氯化乙酰胆碱和组织胺混合液引起的豚鼠喘息性抽搐为指标考察抗过敏作用。结果显示洋金花有效部位治疗银屑病具有较强的抗炎、抗皮肤瘙痒及抗过敏等药理作用。

2. 中药抗过敏鼻炎的作用研究

鼻炎为临床常见病、多发病,其中半数以上的病例与过敏因素有关。在过敏性鼻炎中,特异性抗原诱发IgE介导的免疫应答,促使肥大细胞释放组胺等致炎介质、炎性细胞活化并向鼻黏膜部位聚集,导致局部炎症及其后的临床症状。涂兴明等研究了白芷挥发油(EOAD)抗过敏作用,实验结果表明与EOAD对PCA、大鼠颅骨骨膜肥大细胞脱颗粒、组胺致小鼠毛细血管通透性增高有显著影响,说明EOAD具有抗过敏作用,可用于过敏性疾病的治疗。刘晋华等研究了鼻炎口服液的抗过敏及抗炎作用,结果显示鼻炎口服液具有抗Ⅰ型变态反应的作用和抗迟发型过敏反应的作用。

3. 中药抗哮喘的作用研究

哮喘是一种慢性呼吸道疾病伴随可逆性呼吸

道阻塞，黏液产生增加，嗜酸性细胞渗透和非特异性的呼吸道超敏。周明眉等以小鼠过敏性哮喘模型，探讨地龙酸性部位对过敏性哮喘的治疗作用。实验提示抑制 EOS 的分泌和调整 Th1/Th2 平衡可能是地龙治疗过敏性哮喘的机制。黄丰等考察麻杏石甘汤对肥大细胞脱颗粒的影响，探讨了麻杏石甘汤抗Ⅰ型变态反应的作用机制。

4. 中药抗过敏性紫癜的作用研究

过敏性紫癜(HSP)是常见的出血性疾病，临床报道紫草汤具有治疗 HSP 的作用。张少卿等通过进行小鼠网状内皮系统吞噬功能实验及被动皮肤过敏反应观察紫草汤对小鼠免疫功能的影响。结果推断，紫草汤可能改善患者机体免疫功能的紊乱，抗过敏、抗变态反应，改善体液免疫亢进，减少抗体产生和免疫复合物的形成，减轻组织、器官的损伤，使相应的临床症状得到缓解，从而治疗过敏性紫癜。

5. 其他

王启隆等通过体外实验研究了茶属植物及茶多酚类和嗓呤碱类成分对抗原刺激 RBL－213 细胞脱颗粒及肿瘤坏死因子(TNF－α)和白细胞介素 4(IL－4)释放的抑制作用，结果表明茶属植物均有抑制 RBL－213 细胞脱颗粒作用，其中花类表现出较叶类更强的抗过敏活性；EGCG(表没食子儿茶素没食子酸醋)对抗原刺激的 RBL－213 细胞即刻相和延缓相反应，及钙离子载体 A23187 诱导的脱颗粒反应均有抑制作用。说明茶属植物和 EGCG 具有明显的抗过敏作用。

另外，滕建文等、聂奇森等比较研究了桂枝的抗过敏活性和抗氧化活性，并探讨其抗过敏活性成分；李健等还发现了不同产地藿香叶的抗过敏作用有一定差异。

目前，对中药的抗过敏活性研究主要以体内试验为主，虽然涉及部分细胞分子水平，但其作用通道及有效成分仍不十分明确。因此，开展对中药抗过敏活性成分的研究，为寻找选择性高、作用强、副作用小的抗炎免疫药物提供一条重要途径。

（岳　蕾　寇俊萍）

【中药镇痛作用的研究】

疼痛是临床上一个常见的自觉症状，任何形式下的刺激，只要超过痛阈，即成为伤害性刺激而引起疼痛，也是许多疾病的共同症状。

1. 复方及其制剂的镇痛作用研究

(1) 芍药甘草汤：洪建华等通过小鼠扭体法、热板法及大鼠辐射热照射法致痛试验研究了芍药甘草汤的镇痛作用。结果表明，芍药甘草汤能明显提高热板法中小鼠的痛阈值，减少扭体实验中小鼠的扭体次数，显著提高辐射热照射大鼠的痛阈，提示该药具有明显的镇痛作用。

(2) 独活寄生汤：王爱武等通过冰醋酸扭体法和福尔马林致痛试验，证明独活寄生汤可明显减轻福尔马林致痛试验的第二时相的疼痛强度。

(3) 鸡鸣散：韩军等为观察鸡鸣散对啮齿类动物的镇痛作用，探讨其作用机制及昼夜节律性差异，验证前人关于鸡鸣散择时用药的合理性，以热板法、扭体法观察鸡鸣散镇痛作用。结果表明，鸡鸣散对小鼠模型有良好的镇痛作用，呈昼夜节律性，并与其降低小鼠血清、脑组织 NO 含量的昼夜差异相吻合。

(4) 化坚拔毒膜：贾英杰等为观察化坚拔毒膜对内脏疼痛模型大鼠的镇痛作用及对脑内单胺类神经递质含量的影响，在大鼠腹部涂抹不同剂量的化坚拔毒膜后，腹腔注射冰醋酸致痛造模，观察各组大鼠对疼痛的扭体反应；并用高效液相-电化学法检测脑内 5－羟色胺(5－HT)、多巴胺(DA)、去甲肾上腺素(NE)含量。结果证明，化坚拔毒膜对内脏疼痛模型大鼠有明显的镇痛作用，其镇痛机制可能与调整脑内单胺类神经递质含量密切相关。

(5) 芎天麻丸：胡一冰等发现由古方“芎天麻丸”提取有效成分而成的复方天麻制剂，通过升高脑组织神经递质含量和降低血清神经递质含量达到镇痛效果。

(6) 活血通脉片：毕红征等通过观察活血通脉片对血瘀大鼠血液流变学指标及对热板小鼠疼阈值的影响，探讨其活血镇痛的药效作用。结果发现，活血通脉片高、中剂量组可明显改善血瘀大鼠血液流变学指标，3 个剂量组均能显著提高热板小鼠的痛阈值，表明活血通脉片具有活血镇痛的药效作用，且呈现一定的剂量依赖性。

(7) 消肿散：消肿散是蒙药成药验方，由大黄、京大戟等九味药物组成，具有退热、消肿、止痛等功效。李文娜等将消肿散处方中的蒙药进行有效成分提取，并制成涂膜剂，用小鼠温浴法观察该药镇痛作用。证明消肿散涂膜剂是一种具有高效抗炎镇痛作用的蒙药外用新制剂。

(8) 炎痛舒搽剂：炎痛舒搽剂在临床上主要用于带状疱疹、单纯疱疹的治疗，同时可明显缓解肿胀和疼痛。王淑英等通过热板及压痛实验证明炎痛舒搽剂具有明显的镇痛作用。

2. 单味药及有效部位的镇痛作用研究

(1) 威灵仙：吴依娜等发现威灵仙煎剂对热刺激引起的疼痛反应能明显提高小鼠的痛阈值，并且酒炙品的镇痛作用较强且持久。威灵仙注射剂及其大剂量煎剂对冰醋酸引起的小鼠扭体反应具有抑制作用，表现出显著的镇痛作用，并且与秦艽具有协同镇痛作用。

(2) 细辛：袁晓琴等认为，细辛对于牙痛、神经性疼痛、头痛、跌打损伤痛等多种疼痛均有很好的镇痛疗效。细辛治疗跌打损伤，不论何部位，只要在活血化瘀药中加入细辛，可增强其镇痛与活血逐瘀作用，而且与钙拮抗剂配伍使用会显著增强细辛的镇痛疗效。

(3) 龙血竭：为传统傣药，刘向明等提出龙血竭能干预外周痛觉信息的传导，而产生镇痛效应。

(4) 五脉绿绒蒿：为进一步研究五脉绿绒蒿的镇痛效果，郭玫等对其进行了活性部位及镇痛作用强弱等方面的考察。通过用4种极性溶剂分别提取五脉绿绒蒿全草，筛选镇痛活性部位。结果表明，五脉绿绒蒿的有机溶剂提取物均能明显减少醋酸所致的小鼠扭体次数，其镇痛活性物质主要存在于乙醇提取物中，其次是石油醚提取物。

此外，赵文静等研究虎斑游蛇醇提物外周镇痛作用及其镇痛作用机制与血清单胺类神经递质的相关性。王慧荣等研究证明香鳞毛蕨50%乙醇洗脱成分为镇痛作用的有效部位。欧阳勇研究白芍醇提液、周现军研究鬼针草75%乙醇提取物、覃筱燕等研究红药的乙醇提取物，结果均具有显著的镇痛作用。

3. 中药有效成分的镇痛作用研究

杨燕军等采用热板法、甩尾法、扭体法对以高良姜素、芹菜素组成的高良姜活性部位进行镇痛活性研究，结果热板法试验中高良姜活性部位大、中剂量组，甩尾法试验中、小剂量组，扭体法试验小剂量组与空白对照组比较能明显提高小白鼠痛阈，表明高良姜活性部位具有明显的镇痛作用。余静报道，辣椒中引起辛辣成分通称为辣椒素，属香草酰胺类生物碱，具有多种药理生理学活性，如消炎、止痛、促进脂肪代谢等，其中较受关注的是其独特长效镇痛作用，我国已有辣椒痛可贴、辣椒止痛膏面市，具有较好的发展前景。

4. 其他相关研究

朱昱等通过比较番红花不同药用部位的镇痛活性，为寻找新的药用部位，从而为扩大番红花的药用资源提供依据。贾春华等探讨桂枝麻黄各半汤方与方间镇痛作用的七情关系，发现桂枝麻黄配伍有“相恶”关系存在，而非仅为功效“相须”。

综上所述，镇痛中药研究已经成为现代药物研究的热点，随着研究的广泛深入，中药、天然药物将越来越凸显其药效良好、无成瘾性、不良反应少及资源丰富等优势。

(高　珍　寇俊萍　余伯阳)

【中药(复方)防治抑郁症的研究】

抑郁症是一种常见的情感性精神疾病，以情绪低落为主要症状的综合征。朱艺、金光亮、李奕祺、李颉等、陈刚等、李秀坤等介绍了最近几年来中药及其复方在治疗抑郁症方面的报道。

抗抑郁药物的出现始于20世纪50年代初的异丙肼，但由于肝脏损害等严重不良反应被逐渐淘汰，后来出现的抗抑郁药，在长期用药后也会出现严重的毒副作用，而中药疗效好副作用少。目前国内关于中药(复方)开展的抗抑郁作用机制的研究报道日渐增多。

1. 柴胡

柴胡为伞形科植物柴胡或狭叶柴胡的干燥根。郑彝伦研究发现柴胡皂苷是柴胡的主要有效成分之一，柴胡加氟西汀能缩短小鼠和大鼠强迫游泳不动时间。王斌等报道对慢性应激抑郁模型大鼠应用柴胡处理，使用高效液相色谱法检测抑郁模型组、柴胡治疗组和正常对照组脑组织中单胺类神经递质及其代谢物含量变化，结果柴胡可降低前叶5-羟色胺和多巴胺含量。

2. 巴戟天

巴戟天为茜草科藤本植物巴戟天的根，具有补肾助阳，逐寒湿，强筋骨功效。蔡兵等认为巴戟天能增加利血平化小鼠脑内降低的单胺递质研究，改善利血平引起的一系列体征变化，其抗抑郁作用主要通过5-羟色胺神经系统,部分提取物通过多巴胺系统发挥抗抑郁作用。

3. 合欢花

合欢花为豆科植物合欢的干燥花序,具有解郁安神的功效,用于心神不宁,忧郁失眠。李作平采用小鼠强迫游泳药理实验,对合欢花水提物和醇提物及其各萃取部位进行抗抑郁活性作用筛选。结果,合欢花醇提物与水提物的石油醚和醋酸乙酯萃取部位与对照品安拿芬尼类似,均能显著缩短小鼠游泳的不动时间。表明合欢花醇提物与水提物及其石油醚和醋酸乙酯萃取部位对"行为绝望"动物模型有较明显的抗抑郁作用,提示非极性成分及中等极性成分可能为合欢花抗抑郁作用的活性物质。

4. 远志

谢婷婷等研究表明,远志YZ-50能够提高慢性应激抑郁模型大鼠海马区CA3区Bcl-2蛋白的表达、抑制Bax蛋白的表达,调控Bcl-2/Bax比例而抑制神经细胞的凋亡,减少外界刺激对脑部神经元的损害,从而改善其抑郁状态。刘屏等研究显示,远志3,6′-二芥子酰基蔗糖(DISS)对药理学抑郁模型有显著的抗抑郁活性。其抗抑郁活性与增强5-羟色胺(5-HT)和去甲肾上腺素能(NE)神经功能均有关。DISS在抗抑郁有效剂量范围内无中枢兴奋或抑制性作用。

5. 萱草花

贺弋等研究表明,萱草花对小鼠抑郁症的强迫游泳模型、悬尾模型和拮抗利血平所致的抑郁症模型均有显著治疗作用,且作用与药物的剂量密切相关。

6. 积雪草

曹尉尉等研究积雪草总三萜酸和其主要成分积雪草酸、羟基积雪草酸的抗抑郁作用,结果给药后小鼠的自主活动无明显变化,在利血平拮抗实验中积雪草总三萜酸、积雪草酸、羟基积雪草酸均可减少小鼠眼睑下垂。表明积雪草总三萜酸、积雪草酸、羟基积雪草酸有抗抑郁作用。

7. 白芍

邵继红等研究白芍对小鼠抑郁模型的抗抑郁作用,结果白芍高、中、低剂量组均可显著缩短小鼠强迫游泳、悬尾不动时间($P<0.01$,$P<0.05$),白芍高、中、低剂量组拮抗利血平所致小鼠体温下降作用($P<0.01$)、拮抗利血平所致小鼠运动不能作用和眼睑下垂作用($P<0.01$,$P<0.05$),在3种小鼠抑郁模型上,白芍都表现出较强的抗抑郁作用。

8. 贯叶连翘

贯叶连翘(*Hypericnm peforatum* L.)及其提取物抗抑郁症成为国内外医药工作者研究的热点。连红等报道,目前贯叶连翘提取物在欧美因其疗效显著、副作用小、使用安全,已成为治疗轻中度抑郁症的首选药,并已被德国、美国等国药典收录。石永平等探讨了贯叶连翘提取物中高度富集的黄酮类成分的抗抑郁作用。结果表明,高度富集总黄酮的贯叶连翘提取物(弃除贯叶金丝桃素)有抗抑郁作用。

9. 复方郁金胶囊

复方郁金胶囊是将中药郁金、酸枣仁、合欢和茯苓的干燥水提取物,按30.5∶29.5∶32∶8的配比制成。马行等以抑郁和焦虑模型小鼠为实验对象,观察复方郁金胶囊的抗抑郁和抗焦虑作用。结果,实验数据表明复方郁金胶囊在不增加小鼠自主活动基础上,可改善抑郁和焦虑模型小鼠行为,具有抗抑郁和抗焦虑作用。

10. 芪参复康胶囊

芪参复康胶囊是纯中药制剂,由西洋参、黄芪、天麻、枸杞、白芍、白术、茯苓、当归、远志等16味中药组成。具有扶正固本、定惊安神、益气养血、滋养肝肾、疏肝解郁、补肾健脑等作用。杜春燕通过研究表明,芪参复康胶囊对治疗抑郁症疗效明显,使用方便,无明显不良反应,是一种值得推广应用的中成药。

11. 柴胡加龙骨牡蛎汤

杜江成等探讨柴胡加龙骨牡蛎汤治疗中风后抑郁患者抑郁情绪及神经功能缺损程度的疗效。选择中风患者90例,分成中药组、西药组(氟西汀治疗)、对照组。结果,中药组、西药组总体疗效优于对照组,中药组、西药组疗效相似。表明柴胡加龙骨牡蛎汤能改善抑郁表现,促进神经功能康复。

任鹏姣等比较柴胡加龙骨牡蛎汤与小柴胡汤的抗抑郁作用,探讨药物加减引起的药效改变,从而确定柴胡加龙骨牡蛎汤抗抑郁作用的主要组成药物。结果发现,小柴胡汤经过加减成为柴胡加龙骨牡蛎汤后,功效发生了明显的改变,提示柴胡加龙骨牡蛎汤的后加入部分(龙骨、牡蛎、桂枝、茯苓、大黄)可能是该方抗抑郁的主要组成药物。

王连芝等对抗抑郁中草药的有效化学成分进行了分析,结果发现具有抗抑郁活性的化学成分主要有黄酮类、低聚糖类、二蒽酮类、生物碱类、间苯三酚类、萜类、皂苷和香豆素类等,这对加强中草药抗抑郁活性成分研究,从中草药中筛选抗抑郁有效成分,开发治疗抑郁症的新药具有重要意义。

(李医明　张　娴)

【中西药联合用药的安全性研究】

随着药物不良反应检测力度的加大,中药不良反应报道呈逐年增加态势,中药的安全性已经成为国内外关注的敏感性问题。据对国家药物不良反应监测中心发布的中药不良反应报告和公开发表文献的分析显示,许多中药的不良反应并非与中药本身有关,而是来自与西药联合用药后的相互作用。孙学东、张慧光等认为目前在我国有55%以上的患者在治疗中联合应用中药和化学药物,《中国药典》(2005年版)中有201种中成药制剂加有化学药物属中西合用复方制剂。因此,探讨中药与化学药物的相互作用,对中西药联合用药后的安全性进行评价,对于保证临床安全用药具有重要意义。

1. 中西药在药效学方面的相互作用

中药与化学药物合用时,若配伍合理则可产生协同作用,表现为药效增强,若配伍不当,不仅出现拮抗作用,降低药效,甚至可产生严重的不良反应。近10年来陆续报道了许多常用中药或成药与化学药品合用后导致不良反应的案例,其中涉及到20多个中药品种和含生物碱、有机酸等6类成分的中药,检索到相关文献50余篇(见表3-6)。

表3-6　中西药合用导致不良反应

中　药	化　学　药	相互作用结果	作　用　机　制	参考文献
银杏叶	阿司匹林	增强西药对血小板功能的抑制作用;高血压(此属罕见的毒性反应)	抑制血小板活化因子(PAF)	赵　博
	曲唑酮	昏迷,增强后者的中枢抑制作用	银杏叶中的类黄酮激动γ-GABA能神经	龚照永
	扑热息痛/麦角胺/咖啡因	自发性眼前房出血	银杏是潜在的PAT抑制剂	赵　博
	华法林	蛛网膜下血肿和硬膜外血肿		阎正华,等
当　归	华法林	延长PT、INR,广泛性皮下出血	当归的有效成分中含有香豆素抑制血小板激活与聚集	阎正华,等
丹　参	华法林	增加PT、APTT、INR,广泛性皮下出血		阎正华,等
人　参	苯乙肼	头痛,震颤,狂躁		赵　博
西洋参	苯乙肼	头痛,震颤,躁狂	抑制AMP环化酶	黄文仲
甘　草	糖皮质激素	促使后者作用增强,水肿、高血压、低血压	甘草中所含甘草甜素在体内代谢成甘草次酸,使11β-脱氢酶/5α-还原酶/5β-还原酶的抑制作用增强,增加皮肤血管收缩效应	赵　博

续表

中药	化学药	相互作用结果	作用机制	参考文献
甘草	口服避孕药	增强机体对甘草酸的敏感性，水肿/高血压/低血钾	口服避孕药能提高机体对甘草次酸的敏感性	龚照永
	乙酰水杨酸类(阿司匹林)	加重消化道溃疡	水杨酸盐刺激胃肠黏膜产生炎性水肿；甘草次酸具有类似肾上腺皮质激素的作用，使胃酸分泌增多，降低胃肠抵抗力	黄秀英，等
	利尿剂(速尿、噻嗪类药物)	低钾血症，严重瘫痪症	甘草能引起假性醛固酮增多症；水钠潴留和低血钾	阎正华，等
	强心苷药物(洋地黄、地高辛)	诱发洋地黄中毒而加重心衰	甘草甜素、甘草次酸有去氧皮质酮样作用，保钠排钾，引起低血钾，导致心脏对强心苷敏感性增加，引发中毒	马志山
槟榔	三氟噻嗪/丙环定	强直、运动徐缓和下颌震颤	槟榔碱是一种胆碱样物质，能拮抗西药的抗胆碱作用	黄文仲
牛黄	氟奋乃静	震颤、僵硬、活动减少		赵博
	强的松/舒喘宁	哮喘控制不全，支气管痉挛		
	水合氯醛，吗啡，苯巴比妥	增强西药的中枢神经抑制作用(昏睡，呼吸中枢抑制，低血压)		娄月芬，等
雄黄	硝酸盐、硫酸盐	砷中毒	雄黄中的硫化砷氧化生成三氧化二砷	郑婉玉，等
含氰苷类中药(杏仁、桃仁、枇杷叶)	中枢镇咳药喷托维林	增强西药的中枢神经抑制作用	氰苷类成分在胃酸的作用下经酶水解生成具有镇咳作用的氢氰酸，抑制呼吸中枢	郑婉玉，等
含麻黄碱类中药	强心苷类药物	强心苷中毒，心率失常，心衰	前者兴奋心肌β受体，增强心肌收缩力，使后者的作用增加	赵博
含汞中药(朱砂)	还原性西药(溴化物、碘化物、硫酸亚铁)	汞中毒(药源性肠炎，赤痢样大便)	发生氧化还原反应，生成溴化汞、碘化汞等有毒的沉淀物	文川
	碘剂(碘酊、复方碘溶液)	皮肤损伤、黏膜溃疡	两者生成碘化高汞	
柴胡注射液	庆大霉素注射液	过敏性休克，甚者致急性肾衰竭而死亡		岳登明
复方丹参注射液	低分子右旋糖酐	过敏性休克	合用后产生极危险的致敏原	陈金月，等
刺五加、参麦、复方丹参、维脑路通、丹参、双黄连粉针	葡萄糖、氯化钠等输液	静脉炎，水肿，肉芽肿并诱发热原反应	产生不溶性微粒，沉积在毛细血管，造成堵塞或供血不足、组织缺氧。热原质叠加	胡燕琴，等

2. 中西药在药代动力学方面的相互作用

中西药在体内吸收、分布、代谢和排泄过程中的某个或多个环节上可能发生的一些变化都可能改变药效(增强或减弱),或影响毒副反应。

(1) 对药物吸收的影响　中西药联合用药会因胃肠道酸碱度变化,胃肠蠕动改变,胃排空时间改变,胃肠内螯合物、络合物、沉淀物形成而影响中西药在胃肠道的吸收过程和吸收速度,从而降低疗效、产生毒副作用。① 胃肠道酸碱度变化:徐海波发现抗酸中药(呈碱性,如陈香白露片、乌贼骨等)与弱酸性西药(如阿斯匹林、巴比妥、双香豆素、呋喃坦啶等)联合应用后,使西药解离度升高,解离型部分增多而吸收减少。张庆荣等发现抗酸中药或碱性中药(硼砂)与弱碱性西药(四环素、土霉素、强力霉素等)联合应用后,使抗生素的溶解度降低而导致吸收减少,疗效下降。杨晓玲等报道,双黄连注射剂与庆大霉素、丁胺卡那霉素、诺氟沙星、环丙沙星、氧氟沙星、卡那霉素、链霉素、红霉素合用;清开灵注射液与 $VitB_6$、卡那霉素、诺氟沙星、葡萄糖酸钙配伍后导致中药注射剂中的有效成分及杂质析出,出现沉淀浑浊,导致致热原积累。② 胃肠蠕动和胃排空时间变化:徐海波、钱春艳、徐学君等介绍了大黄、巴豆、番泻叶、承气汤、麻仁丸等泻药与难溶性药物地高辛联用,使胃肠蠕动增强,胃排空加快,使得地高辛溶解吸收减少。一些含生物碱的中药如麻黄、颠茄、洋金花、曼陀罗、天仙子、华山参、莨菪等,可抑制胃肠道蠕动,延缓胃排空,与红霉素联用,可使后者的疗效降低;与强心苷类药物合用,使其吸收蓄积增加,引起中毒反应。③ 螯合物、络合物、沉淀物形成:张庆荣等报道含有钙(石膏、牡蛎、龙骨、海藻、石决明、牛黄解毒片等)、镁(滑石粉、代赭石等)、铁(自然铜,磁石)、铝(明矾)等金属离子的中药及中成药与四环素类抗生素(四环素、土霉素、强力霉素)联合应用与后者中的酰胺基和多个酚羟基生成络合物;与喹诺酮类抗生素(诺氟沙星、环丙沙星、氧氟沙星)联用与后者结构中的羰基形成螯合物;与异烟肼的肼类功能团结合形成螯合物;与含有离酚羟基的左旋多巴联用,形成络合物,从而增加对胃肠道的刺激。含槲皮素的中药(柴胡、旋覆花、桑叶、槐花、山楂、侧柏叶、逍遥丸、回生丸等)不宜与含有钙、镁、铁、铝、铋等金属阳离子的西药如碳酸钙、硫酸镁、硫酸亚铁、氢氧化铝、胶质次枸橼酸铋等合用,在体内可形成螯合物。含有鞣质的中药(五倍子、茶叶、大黄、石榴皮、地榆、虎杖、合欢皮、桑枝、仙鹤草、桂皮)和中成药(如四神丸、六味地黄丸、虎杖浸膏片等)及汤剂(如八正散、大承气汤等)与酶制剂,四环素类和大环内酯类抗生素,含金属离子的西药,洋地黄等强心苷类,含生物碱的奎宁、士的宁等合用,在体内形成难以吸收的鞣酸盐沉淀物。鞣质类中药与B族维生素长期合用使脑组织和血液中的丙酮酸积存。

(2) 中西药相互作用对药物分布的影响一些中西药联合用药后可使中、西药物中的主要活性成分在体内的分布情况发生改变,有时会造成难以预料的不良反应。如杨晓玲等、张庆荣等报道中药枳实与庆大霉素联合应用治疗胆道感染时,通过松弛胆总管括约肌,降低胆道内压力,可大大升高后者在胆道的浓度,产生毒副作用。碱性的矿物类中药硼砂和含硼砂的中成药(红灵散和行军散)与氨基苷类抗生素(如链霉素、庆大霉素、卡那霉素、阿米卡星等)联用,可使后者脑组织内分布的药物浓度增加,从而增强了耳的毒性作用,易形成暂时性或永久性耳聋。含有鞣质类化合物的中药(地榆、五倍子)在与磺胺类药物合用时,导致血及肝脏内磺胺类药物浓度增加,严重者可发生中毒性肝炎。

(3) 中西药相互作用对药物代谢的影响　钱春艳报道中药生甘草及含乙醇的中药制剂具有肝药酶诱导作用,与三环类抗抑郁药(去甲丙咪嗪、阿密替林、多虑平等)苯巴比妥、降糖灵、优降糖等合用,使代谢产物增加,从而诱发或增强其不良反应。且含乙醇的中药不宜与水合氯醛同服,乙醇与水合氯醛能生成具有毒性的醇合氯醛,使毒性加剧,导致死亡。赵博认为人参抑制P450CYP3A4代谢酶,同地高辛、硝苯地平合用,可升高西药的血药浓度,增强毒副作用。任玉庆等报道,含酪胺的枳实、薏苡仁、麻黄(大活络丹、通宣理肺丸、麻杏石甘片、青龙汤等)同单胺氧化酶抑制剂(呋喃唑酮、司来吉米等)联用,单胺氧化酶抑制剂可抑制体内单胺氧化酶的活性使去甲肾上腺素、多巴胺、5-羟色胺等单胺类神经递质在神经末梢中蓄积,中药使神经递质释放增加或代谢减少,从而产生头痛、头昏、恶心、呼吸困难、心律不齐,运动失调及心肌梗死,严重时可导致高血压危象和脑出血。

(4) 中西药相互作用对药物排泄的影响　一些酸碱性药物由于发生相互作用,可大大加快药物排泄速度,导致药效降低。如任玉庆等报道,红灵散、痧气散、马贝散、陈香白露片等与尿酸化剂诺氟沙星、呋喃妥因、消炎痛、先锋霉素等合用时,导致酸性解离增多,排泄加快,使作用时间、强度降低。乌梅、山楂、山萸肉、五味子、蒲公英、参麦饮、五味消毒饮、川芎茶调散等含有有机酸的中药,与氨基糖苷类、磺胺类抗生素配伍使得抗生素乙酰化率增高,溶解度降低,可导致在肾小管中析出,形成结晶,引起结晶尿、血尿、尿闭等。

3. 存在问题

一些中西药物配伍应用在疗效增强的同时,存在配伍后毒性增加的情况。临床用药时仅凭中、西药物各自肯定的临床疗效,而不了解两者相关作用后的体内过程,存在着较大的盲目性,必然造成用药安全方面的隐患。目前针对这方面的研究主要存在以下几个方面问题:① 中药成分复杂,与化学药物联合应用后,有效成分之间的理化反应、药理作用机制、药代动力学方面的相互影响多不清楚或研究较肤浅,缺乏中西药合理用药的基础数据。② 指导中西药合理配伍的理论尚未形成,中西药合理配伍的科学性尚在探索之中。③ 对已上市中西药复方制剂品种的应用基础研究不足,并缺乏国家统一的生产规范和使用说明。④ 中西药合用的毒理学研究基础薄弱。

4. 研究展望

(1) 加强中西药合用的基础理论研究、拓展研究思路　经对中西药合用的起源、现状及发展进行总结,并结合中医学理论自身的优势及特色进行分析。毛静远等认为,中医学理论指导下的中西药合用能充分起到标本兼顾、缓急皆济的作用,中西药的合理配伍能使药物之间扬长避短、协调一致,从而避免西药的诸多不良反应,更有利疾病的治疗。

(2) 加强中西药合用安全性评价的支撑性研究、指导临床合理用药　针对中药与西药联合应用后存在的安全性隐患,亟待建立中药与西药相互作用安全性评价的关键技术,为中西药物合用提供安全性支撑的基础数据,这将有利于提高中药的用药安全,有利于促进中医药与西方医学的优势互补。

(3) 加强中西药合用后的不良反应检测、避免不合理应用的发生　建立完善的不良反应检测体系和分析系统,开展中西药合用的临床药学检测和观测是保障安全用药的关键步骤之一。孙学东提出,不仅应加强中西合用新药临床研究期间不良反应的检测,并建议加强对已上市中西药复方制剂不良反应的监测力度。

(4) 加强对临床医生进行中西药合用后安全性知识的普及　中西药物相互不良作用的机理很复杂。有的可能发生在药物的吸收、分布、代谢、排泄过程中,表现为中西药物的相互作用的药代动力学或药效学;有的则可能与个体差异,遗传因素及疾病的性质有关。孙学东认为,中西药合用给临床医生提出了新的要求,即从事中西医结合工作的医生,不仅要了解和熟悉西药的理化性质及药理作用,而且对中药的成分和药理作用也要有更多的了解。

(李建荣　彭　博)

[附] 参考文献

A

艾浩,牛建昭,薛晓鸥,等.金雀异黄素对肝肾阴虚证卵巢功能早衰小鼠基因差异表达作用研究[J].北京中医药大学学报,2008,31(7):452

B

包吉日木图,赵明,包伍叶.黄芪总黄酮对豚鼠心室肌细胞ATP敏感的钾电流的作用[J].中国心血管杂志,2008,13(4):284

毕红征,薛敬礼,杜春燕,等.活血通脉片活血镇痛作用实验研究[J].时珍国医国药,2008,19(11):2735

C

蔡兵,崔承彬,陈玉华,等.中药巴戟天抗抑郁作用的大小鼠模型三级组合测试评价[J].解放军药学学报,2005,21(5):321

蔡飞,李彩蓉,吴基良,等.茶黄素对大鼠脑缺血再灌注损伤后细胞凋亡及凋亡相关基因的影响[J].时珍国医国药,2008,19(6):1396

曹尉尉,陆波.积雪草总三萜酸及其主要成分的抗抑郁活性研究[J].药学实践杂志,2008,26(3):185

曹阳,陈文娜.榄香烯诱导人肺癌细胞株A549凋亡研究[J].辽宁中医药大学学报,2008,10(4):146

常伟,孙汉英,曾红兵,等.火把花根对系膜增殖性肾炎模型大鼠单核细胞趋化因子-1与转化生长因子β1表达的影响[J].医药导报,2008,27(5):505

陈刚,于兆海.抑郁症治疗方法概述[J].医学检验与临床,2008,19(4):118

陈建新,邱灵才,方炳虎,等.甘草酸单胺盐对H9N2禽流感病毒的作用机制研究[J].中草药,2008,39(6):896

陈健,黄建春,付书婕,等.龙眼参多糖对大鼠局灶性脑缺血再灌注损伤细胞凋亡的影响[J].中国医院药学杂志,2008,28(10):772

陈金月,黄雪霞.右旋糖酐、复方丹参注射液混合静滴致过敏性休克死亡[J].药物不良反应杂志,2004,(5):332

陈频,徐向进,史道华.复方丹参滴丸对胰岛素抵抗大鼠的保护作用及其机制研究[J].中西医结合心脑血管病杂志,2008,6(5):554

陈亭亭,杜玉娟,刘晓雷,等.羟基红花黄色素A对脑缺血大鼠皮层炎症信号转导途径相关因子的抑制作用[J].药学学报,2008,43(6):570

程志清,徐百鸿,窦丽萍,等.三七总皂甘抗病毒性心肌炎慢性期小鼠心肌纤维化作用及其机制的研究[J].浙江中医药大学学报,2008,32(1):23

D

邓奕辉,李定祥,喻嵘,等.滋阴活血解毒中药对血管内皮细胞损伤的保护作用[J].中国中医药信息杂志,2008,15(6):27

杜春燕.芪参复康胶囊与氟西汀治疗抑郁症疗效对照研究[J].中国药物与临床,2008,8(7):560

杜宏,张娜.莲房原花青素对人肝癌细胞HepG2生长及凋亡的作用[J].实用医学杂志,2008,24(6):891

杜江成,杜剑峰,孔令深.柴胡加龙骨牡蛎汤治疗中风后抑郁症的疗效[J].广东医学,2005,26(6):859

杜娈英,赵蕾.黄芪注射液治疗大鼠卡氏肺孢子虫肺炎的实验研究[J].辽宁中医杂志,2008,35(6):947

杜永强,白云,赵大卓,等.蝙蝠葛酚性碱对脑缺血大鼠细胞凋亡相关蛋白PKB表达的影响[J].江苏大学学报,2008,18(5):383

F

范焕芳,黄茂.红花对局灶节段性肾小球硬化大鼠血纤溶酶原激活物及纤溶酶原激活物抑制物-1干预作用的研究[J].时珍国医国药,2008,19(9):2217

冯金彩,张端莲,李培安.当归注射液对大鼠心肌缺血再灌注损伤后P57kip2蛋白表达的影响[J].数理医药学杂志,2008,21(1):33

付雪艳,董琳,张义伟,等.玉液汤对胰岛素抵抗大鼠脂肪细胞因子的影响[J].时珍国医国药,2008,19(6):1450

傅盼盼,洪铁,杨振.党参多糖对糖尿病小鼠胰岛素抵抗的改善作用[J].时珍国医国药,2008,19(10):2414

G

高健,梁耀军,金玉,等.苦参碱对阿霉素诱导的肾小球硬化大鼠STAT3信号分子的影响[J].第四军医大学学报,2008,29(8):730

高陆,李永健,张博雅,等.配方中药对急性心肌梗死患者介入治疗术后PAgT及TXB_2的影响[J].山东医药,2008,48(1):64

龚其海,黄彬,谢笑龙,等.银杏叶提取物对缓激肽诱导的大鼠记忆能力减退的改善作用[J].中国药理学与毒理学杂志,2008,22(3):170

龚蓉,马爱景,冯梅,等.氧化苦参碱对单侧输尿管梗阻大鼠模型肾间质纤维化的作用及机制研究[J].四川医学,2008,29(7):808

龚照永.临床慎用甘草[J].基础中医杂志,2001,15(2):57

关利新,翟凤国,聂影,等.西洋参茎叶皂苷对脑缺血大鼠细胞凋亡及caspase-3表达的影响[J].中药药理与临床,2008,24(1):30

郭红辉,胡艳,刘驰,等.黑米花色苷对果糖喂养大鼠胰岛素敏感性影响[J].中国公共卫生,2008,24(10):1200

郭娟,陈长勋,顾伟梁,等.葶苈子水提液对压力负荷大鼠左室心肌及心肌血管周围胶原的影响[J].中国中药杂志,2008,33(3):284

郭玫,赵建刚,王志旺,等.藏药五脉绿绒蒿不同溶剂提取物镇痛作用的实验研究[J].甘肃中医学院学报,2008,25(5):8

郭霞,郭昱.黄芩甘对肝癌细胞BEL-7402线粒体膜电位、细胞内Ca^{2+}和CytC的影响[J].世界华人消化杂志,2008,16(5):468

郭颖,郭琳琅,刘永光.小白菊内酯逆转肥胖诱导的胰岛素抵抗实验研究[J].中华中医药学刊,2008,26(10):2144

郭昱,姚金锋,武京学.黄芩甘对人肝癌BEL-7402细胞恶性行为的影响及分子基础研究[J].中药药理与临床,2008,24(4):15

郭真,袁良杰,卢霞,等.厚朴酚对高脂饮食性肥胖大鼠体重及胰岛素抵抗的影响[J].基础医学与临床,2008,28(9):936

H

韩超,潘竞锵,郑琳颖,等.泻心汤改善地塞米松致大鼠胰岛素抵抗作用的实验研究[J].中成药,2008,30(8):1216

韩江全,李官成,周晓兰,等.葛根素对大鼠局灶性脑缺血再灌注后神经细胞凋亡及Bcl-2、Bax蛋白表达的影响[J].中西医结合心脑血管病杂志,2008,6(10):1179

韩军,宋建国.鸡鸣散镇痛抗炎作用及其机理的时间药理学实验研究[J].中国实验方剂学杂志,2008,14(9):63

何太平,莫丽儿,梁念慈.大黄素对卵巢癌HO-8910PM细胞中PRL-3和NAG-1表达的影响[J].山东医药,2008,48(27):12

何维来,周汝元,陈如坤.川芎嗪对犬CABG后LAD平滑肌细胞表达Ⅷ胶原和P53的影响[J].第四军医大学学报,2008,29(5):394

何燕铭,王文健,陈伟华.蒲黄总黄酮对3T3-L1脂肪细胞过氧化物酶体增生物激活受体家族mRNA基因表达的影响[J].中西医结合学报,2008,6(9):939

贺丹,崔彩霞,任献玲,等.银杏叶提取物对猫局灶性脑缺血再灌注后神经细胞凋亡的影响[J].脑与神经疾病杂志,2008,16(2):98

贺丰杰,陈静,杜心洁.鸦胆子油对大鼠增生过长子宫内膜碱性成纤维细胞生长因子和血小板反应素-1表达的影响[J].现代中西医结合杂志,2008,17(26):4062

贺弋,韩珍,杨俊,等.萱草花抗抑郁作用的实验研究[J].宁夏医学杂志,2008,30(8):682

洪建华,张本全,梁建萍.芍药甘草汤镇痛作用的实验研究[J].实用中西医结合临床,2008,8(5):84

胡东良.刺芍冲剂抗变态反应作用的实验研究[J].湖南中医杂志,2008,24(5):95

胡梅芳.七味白术散合补阳还五汤治疗肥胖2型糖尿病及改善胰岛素抵抗的研究[J].现代中西医结合杂志,2008,17(22):3415

胡燕琴,许云晶,王春明.中药注射剂的安全性[J].天坛药讯,2005,17(1):13

胡一冰,张元,鲁燕侠,等.复方天麻制剂镇痛的中枢和外周神经递质作用机理实验研究[J].时珍国医国药,2008,19(9):2262

黄丰,童晓云,张荣华,等.麻杏石甘汤对肥大细胞脱颗粒的影响[J].中成药,2008,30(11):1582

黄国栋,黄媛华.羟基喜树碱对人胆管癌QBC939裸鼠移植瘤PS2、COX-2的影响[J].西安交通大学学报,2008,29(3):308

黄文仲.中草药与化学药物的相互作用[J].药物不良反应杂志,2002,(6):378

黄晓颖,林全,王良兴,等.葛根素对慢性肺动脉高压大鼠右心室骨桥蛋白及其整合素β3受体基因表达的影响[J].中国现代应用药学杂志,2008,25(3):181

黄秀英,余小芳.甘草及其制剂与西药联用的拮抗和毒副作用[J].福建中医药,1998,29(6):21

黄忠仕,焦杨,张士军,等.龙眼参多糖对SAMP8鼠脑组织痴呆相关基因表达的影响[J].中国药理学通报,2008,24(4):509

J

纪影实,曲极冰,李红,等.山楂叶总黄酮对大鼠脑缺血再灌注后细胞凋亡的保护作用[J].吉林大学学报,2008,34(4):590

贾春华,庞宗然,杨继志,等.桂枝麻黄各半汤方与方间镇痛作用的七情关系研究[J].辽宁中医杂志,2008,35(12):1820

贾英杰,张莹,孙一予,等.化坚拔毒膜对内脏疼痛模型大鼠的镇痛作用及其机理探讨[J].现代肿瘤医学,2008,16(4):815

简捷,刘利珍.人参皂苷Rg3对人肝癌细胞Pim-3及Bad凋亡蛋白表达的影响[J].世界华人消化杂志,2008,6(20):2229

江茵,黄玉英.银杏提取物对急性肾小球肾炎患者血浆内皮素和P-选择素变化的影响[J].实用医学杂志,2008,24(5):775

金光亮.有关抑郁症季节性发病机理的研究及启示[J].北京中医药大学学报,1997,20(1):151

鞠晓华,徐永红,李岩.土槿皮乙酸对BEL-7402细胞凋亡、线粒体膜电位及COX-2蛋白表达的影响[J].世界华人消化杂志,2008,16(11):1151

K

孔繁翠,顾昊.铁树提取物对人肺腺癌细胞凋亡的诱导及相关机制的初步研究[J].中国新药杂志,2008,17(8):667

L

李波,张志强,邸琳,等.蒺藜果皂苷对大鼠脑缺血后神经细胞凋亡及相关蛋白表达的影响[J].疾病控制杂志,2008,12(3):196

李继武,陈鹏.葛根素抑制慢性低O_2高CO_2大鼠肺动脉高压形成机制研究[J].中国中药杂志,2008,33(5):544

李冀,谢田,盛波.西洋参对胰岛素抵抗模型大鼠的干预作用及作用机制研究[J].中医药信息,2008,25(4):16

李佳川,孟宪丽,黄雷雷,等.头风愈滴丸抗血小板聚集及抗血栓形成的作用[J].成都中医药大学学报,2008,31(3):35

李家明,赵永海,马逢时,等.川芎嗪芳酸衍生物的合成及抗血小板聚集活性[J].有机化学,2008,28(9):1578

李建军,张晓雷,王小姗,等.银杏叶提取物(EGb761)对鼠脑缺血半暗带神经细胞凋亡及超微结构的影响[J].蚌埠医学院学报,2008,33(4):400

李建生,刘敬霞,李宁,等.大黄苷元对骨髓间充质干细胞移植脑缺血大鼠神经细胞和神经营养因子的影响[J].北京中医药大学学报,2008,31(10):668

李健,杜佳林,胡丽萍,等.不同产地藿香叶主要药效学比较[J].实用中医内科杂志,2008,22(4):58

李洁.半枝莲对人肺巨细胞癌细胞株PG细胞nm23基因表达的影响[J].光明中医,2008,23(9):1262

李颉,孙学礼.下丘脑-垂体-肾上腺轴与抑郁症的相关性[J].中国临床康复,2008,10(42):130

李巧敏,连易水.昆布水提物对人子宫内膜癌细胞系B-MD-C1(ADR+/+)多药耐药性的影响[J].第四军医大学学报,2008,29(5):474

李素婷,杨鹤梅,齐洁敏,等.柴胡皂苷-d对酒精性肝纤维化大鼠星形细胞活化的影响.时珍国医国药,2008,19(8):1897

李涛,范妤,刘芳.川芎嗪对肝纤维化大鼠Fas和FasL表达的影响[J].现代中西医结合杂志,2008,17(10):1468

李伟,吕传真.榄香烯乳对大鼠脑缺血模型纹状体内TNF-α、IL-1β和NO的影响[J].中国老年学杂志,2008,28(7):655

李伟,席鹏程,刘子君,等.蛙皮素对梗阻性黄疸大鼠肠黏膜屏障功能损害的保护作用[J].中国新药杂志,2008,17(4):292

李文娜,王锋.蒙药消肿散涂膜剂抗炎镇痛作用研究[J].遵义医学院学报,2008,31(4):352

李忻红,陈兴,关洪全.消敏颗粒抗皮肤Ⅰ型超敏反应的实验研究[J].中国中医药信息杂志,2008,15(4):32

李秀坤,张薇.中药治疗抑郁症的研究进展[J].辽宁医学院学报,2008,29(4):371

李燕舞,宋宁,王汝俊.黄芪总苷对应激大鼠胃黏膜氧自由基及褪黑素受体的影响[J].世界华人消化杂志,2008,16(29):3321

李奕祺.从思则气结谈抑郁症的治疗[J].光明中医,2008,23(2):140

李莹莹,于世家.大黄醇提物对糖尿病肥胖大鼠IR及FFA等影响的研究[J].实用糖尿病杂志,2008,4(1):40

李作平,张嫚丽,毛知娟,等.中药合欢花抗抑郁活性部位的初步筛选研究[J].时珍国医国药,2006,17(8):1388

连红,董静.贯叶连翘及其提取物抗抑郁研究进展[J].黑龙江医药,2008,21(4):36

林明宝,黄湘,张进.水蛭提取物对体外培养大鼠大脑皮层神经细胞缺氧性凋亡的影响[J].华西药学杂志,2008,23(5):543

林松,沈维干.金雀异黄素对雌性小鼠卵母细胞成熟及其受精能力的影响[J].南京医科大学学报,2008,28(7):845

刘芬,王秋静,刘洁,等.人参二醇皂苷对急性血瘀大鼠肠系膜微循环和血栓形成的影响[J].中国老年学杂志,2008,28(9):854

刘恒兴,邵锋,王环震,等.β-胡萝卜素对肝纤维化大鼠肝组织α-平滑肌肌动蛋白和转化生长因子-β1表达的影响[J].新乡医学院学报,2008,25(1):5

刘晋华,李玉萍,尤光甫.鼻炎口服液抗过敏、抗炎作用实验研究[J].中国药师,2008,11(1):36

刘晋华,李玉萍,尤光甫.祛风止痒酊对实验动物的抗过敏和止痒作用[J].华西药学杂志,2008,23(5):556

刘丽丽,刘艳娥,房国涛.三七总皂苷逆转乳腺癌细胞MCF-7/ADM多药耐药的实验研究[J].时珍国医国药,2008,19(4):954

刘孟宇,李勇.生芪颗粒对胰岛素抵抗糖尿病大鼠[J].河南中医,2008,28(1):27

刘屏,王东晓,郭代红,等.远志3,6′-二芥子酰基蔗糖在药物诱发抑郁模型上的药效评价[J].中国药学杂志,2008,43(18):1391

刘树迎,王娜,黄锦桃,等.三七总皂苷对大鼠血管平滑肌细胞增殖及JNK磷酸化的影响[J].中山大学学报(医学科学版),2008,29(4):393

刘向明,陈素.龙血竭外周镇痛效应的药理研究和反向药理学[J].中南民族大学学报(自然科学版),2008,27(3):40

刘彦,杨玉双,张泽冰,等.银杏提取物对缺血再灌注的心肌保护作用及作用机制[J].南京医科大学学报,2008,28(2):226

刘洋,华树东,崔勋.黄芪水提取液对心房机械活动的影响及其机制的探讨[J].时珍国医国药,2008,19(9):2115

刘颖,陆付耳,黄光英.丹参对HepG2细胞胰岛素抵抗状态的影响[J].医药导报,2008,27(3):265

刘郁,刘春杰,刘连新.洋参川芎复方制剂抗心血管疾病的实验研究[J].中国药房,2008,19(3):175

刘振华,冯建利,杜怡峰,等.海风藤提取物对大鼠脑缺血再灌注后神经细胞凋亡的影响[J].中国老年学杂志,2008,28(20):1977

刘振华,冯建利,杜怡峰.复方天麻蜜环菌制剂对大鼠脑缺血再灌注后神经细胞凋亡的影响[J].中国医院药学杂志,2008,28(7):514

娄月芬,王晶.浅谈中西药配伍禁忌[J].中国药房,2003,14(12):763

鹿庆华,杜贻萌,曾秋棠,等.葛根素对血管内皮损伤后细胞外基质 CatS、CysC 表达的影响及意义.山东医药,2008,48(30):19

路景涛,孙妩弋,刘浩,等.白芍总苷对免疫性肝纤维化大鼠肝组织 NF-κB 和 TGF-β1 蛋白表达的影响[J].中国药理学通报,2008,24(5):588

路军章,刘毅,邓新立,等.益气活血中药对老年冠心病患者血小板活化率的影响[J].中国中医药信息杂志,2008,15(8):18

吕建芳,范恒,沈霖,等.氧化苦参碱对实验性结肠炎大鼠肠黏膜细胞因子和核因子-κBp65 表达的影响[J].世界华人消化杂志,2008,16(20):2289

M

马行,库宝善,徐英,等.复方郁金胶囊抗抑郁抗焦虑的作用[J].中国临床康复,2006,10(4):56

马学盛,周永红,王兴臣,等.化浊行血汤对局灶性脑缺血再灌注大鼠的脑梗死体积和细胞死亡的影响[J].世界科学技术·中医药现代化,2008,10(1):76

马志山.中西药合用浅议[J].中国实用乡村医生杂志,2004,11(7):46

马中建,刘旺华,李花,等.丹龙醒脑片对大鼠脑缺血再灌注后神经细胞凋亡的影响[J].湖南中医药大学学报,2008,28(3):20

毛静远,王恒和.中西医结合药动学系列研究思路与方法[J].中医药学刊,2003,21(4):513

孟倩超,金若敏,王聃,等.豨莶草抗血栓组分对血小板聚集的影响[J].上海中医药杂志,2008,42(5):89

N

聂奇森,滕建文,黄丽,等.桂枝中抗过敏活性成分的研究[J].时珍国医国药,2008,19(7):1594

牛文民,刘智斌,杨晓航,等.丁香酚刺激嗅觉对痴呆大鼠学习记忆功能影响的实验研究[J].陕西医学杂志,2008,37(12):1585

O

欧阳勇.白芍醇提液抗炎镇痛作用研究[J].药学研究,2008,21(5):600

P

潘浩,张邢炜,王宁夫,等.大黄素对血管平滑肌细胞周期调控蛋白 CyclinD1 表达的影响[J].中华中医药学刊,2008,26(8):1787

潘平,赵伟杰,吕莉,等.乌苏里藜芦生物碱单体新计巴丁的抗血栓作用[J].中国新药杂志,2008,17(13):1121

潘秀丽,代海萍,关跃,等.枸杞多糖对家兔动脉粥样硬化斑块中基质金属蛋白酶-2 和血管内皮生长因子表达的影响[J].牡丹江医学院学报,2008,29(2):15

濮捷,张端莲.川芎嗪对青霉素致痫大鼠神经元 Bcl-XL 基因表达的影响[J].数理医药学杂志,2008,21(4):409

Q

钱春艳.中西药在吸收及代谢环节的相互作用[J].海峡药学,2007,19(2):109

R

冉域辰,黎海芪,刘明芳.金银花水提物对双歧杆菌、乳酸杆菌体外生长的影响[J].时珍国医国药,2008,19(5):1131

饶娅琦,陈超.香椿子抗血栓作用的实验研究[J].实用医学进修杂志,2008,36(3):140

任丽娅,曾升平.附子提取物对移植性肝癌 H22 细胞凋亡影响的实验研究[J].河南中医,2008,28(11):34

任鹏姣,马世平,瞿融,等.柴胡加龙骨牡蛎汤组方配伍研究(Ⅲ)——对慢性应激大鼠的抗抑郁作用[J].药学与临床研究,2008,16(2):86

任玉庆,施亚珍.中成药与西药配伍的相互作用和配伍禁忌[J].时珍国药研究,1997,8(6):572

S

沙焕臣,马清涌.白藜芦醇对重症急性胰腺炎大鼠肠黏膜屏障的保护作用[J].四川大学学报,2008,39(5):740

邵继红,韩珍,杨艳,等.白芍抗抑郁作用的实验研究[J].宁夏医学杂志,2008,30(6):490

沈诗军,周定刚,黎德兵.走马胎提取液体内抗血栓作用研究[J].时珍国医国药,2008,19(9):2224

沈晓波.葛根素对大鼠脂肪细胞葡萄糖摄入的影响[J].浙江中西医结合杂志,2008,18(11):690

石海燕,李莹,史佳琳,等.地黄寡糖对血管性痴呆大鼠学习记忆能力及海马乙酰胆碱的影响[J].中药药理与临床,2008,24(2):27

石永平,汪海.高度富集黄酮类成分的贯叶连翘提取物抗抑郁作用[J].中药新药与临床药理,2006,17(1):4

宋长城,吕祥.蜂毒素对人肝癌细胞裸鼠移植瘤的生长抑制作用[J].中草药,2008,39(6):868

宋锦秋,陈晓春,张静,等.人参皂苷 Rb1 通过 JNK/p38MAPK 途径减轻 Aβ25-35 诱导的胎鼠皮层神经元 tau 蛋白过度磷酸化[J].药学学报,2008,43(1):29

孙学东.应该重视中西药相互不良作用[J].中药新药与临床药理,1997,8(4):200

T

覃筱燕,唐丽,云妙英.红药提取物对小鼠镇痛作用

的研究[J]. 中国医院药学杂志,2008,28(13): 1051

汤艳. 槲皮素对人卵巢癌 HO-8910 细胞增殖与凋亡的影响[J]. 辽宁医学院学报,2008,29(2): 131

滕建文,聂奇森,黄丽,等. 桂枝抗过敏和抗氧化活性的对比研究[J]. 食品科技,2008,34(7): 259

涂兴明,吴康郁,熊颖. 白芷挥发油抗过敏的实验研究[J]. 海峡药学,2008,20(3): 54

W

王爱武,刘娅,雒琪,等. 独活寄生汤抗炎、镇痛作用的药效学研究[J]. 中国实验方剂学杂志,2008,14(12): 61

王斌,刘天培. 柴胡皂苷加强氟西汀在强迫游泳模型上的抗抑郁作用[J]. 中草药,1997,28(12): 729

王东,李敬林,姜良铎. 糖克煎剂对 2 型糖尿病模型大鼠胰岛素抵抗的影响[J]. 中华中医药学刊,2008,26(6): 1243

王东吉,尚改萍,武凡,等. 三七皂苷单体 Rg1 对大鼠脑缺血再灌注损伤保护作用的研究[J]. 中国中医基础医学杂志,2008,14(7): 513

王恩军,靳祎,王亮,等. 蒲黄抑制大鼠血栓形成的实验研究[J]. 军医进修学院学报,2008,29(3): 722

王芳,刘育英,曾庆江,等. 三七总皂苷、三七皂苷 R1、人参皂苷 Rb1、人参皂苷 Rg1 对光化学反应诱导的大鼠肠系膜细静脉血栓的抑制作用[J]. 世界科学技术·中医药现代化,2008,10(3): 106

王海颖,修彦凤. 鱼腥草改善糖尿病模型大鼠尿白蛋白与胰岛素抵抗的实验研究[J]. 中药新药与临床药理,2008,19(1): 12

王洪军,冯立,褚征,等. 人参多糖对冷应激大鼠睾丸雄激素受体 mRNA 表达及血浆睾酮的影响[J]. 时珍国医国药,2008,19(4): 929

王慧荣,王睿,徐洪亮,等. 香鳞毛蕨镇痛作用研究[J]. 齐齐哈尔医学院学报,2008,29(20): 2443

王静,王尉平. 熊果酸诱导肺腺癌 SPC-A-1 细胞凋亡及其机制[J]. 苏州大学学报,2008,28(2): 207

王君萍,韦颖梅,郭梅,等. 芍药苷对大鼠脑缺血再灌注损伤细胞凋亡相关基因的影响[J]. 中西医结合心脑血管病杂志,2008,6(3): 310

王连芝,刘树民. 中药抗抑郁活性成分研究进展[J]. 时珍国医国药,2008,19(6) 1510

王启隆,袁丹. 茶属植物及茶多酚类成分对抗原诱导 RBL-2 H3 细胞过敏反应的抑制作用[J]. 中国现代中药,2008,10(1): 8

王茜,郑桓,张作凤,等. 人参皂甘 Rg1 通过 P38 信号通路影响帕金森病 MPTP 模型小鼠黑质 COX-2 的表达[J]. 南方医科大学学报,2008,28(9): 1594

王秋红,肖洪彬,杨炳友,等. 洋金花治疗银屑病有效部位的药理作用研究(Ⅰ)——抗炎、抗瘙痒及抗过敏作用[J]. 中国实验方剂学杂志,2008,14(2): 49

王淑英,吴银萍,钱昕,等. 炎痛舒搽剂抗炎镇痛的实验研究[J]. 时珍国医国药,2008,19(10): 2460

王文祥,苏畅,廖惠珍. 茶色素对单纯性肥胖大鼠胰岛素抵抗的影响[J]. 实用预防医学,2008,15(5): 1359

王席玲,邹忆怀,翟建英,等. 三七三醇皂苷对 MCAO 大鼠 BDNF 和 TrkB 表达的影响[J]. 北京中医药大学学报,2008,31(2): 102

王小燕,景桂霞. 黄芪预处理对家兔心肌缺血再灌注后心肌线粒体结构及功能的影响[J]. 西安交通大学学报(医学版),2008,29(3): 329

王晓利,张俊松. 金丝桃素提取物对乳腺癌细胞 MDA231 的光动力杀伤效应研究[J]. 中国现代应用药学杂志,2008,25(1): 1

王新生,崔慧先,李志鹏,等. 黄芪诱导大鼠骨髓间充质干细胞向神经元样细胞分化的实验研究[J]. 中国老年学杂志,2008,28(11): 1067

王艳春,李红,杨世杰. 牛磺酸对新生大鼠心肌成纤维细胞一氧化氮系统的影响[J]. 中国生物制品学杂志,2008,21(1): 8

王颖,燕树勋,贾玲,等. 白花前胡甲素对 Ang Ⅱ诱导的核转录因子 c-Jun 蛋白表达的影响[J]. 辽宁中医杂志,2008,35(2): 306

王颖,于壮,宋扬. 刺参黏多糖对人宫颈癌 Hela 细胞 caspase 表达影响[J]. 齐鲁医学杂志,2008,23(3): 191

王月华,王彦凯,魏晓娜,等. 红花黄色素粉针对肾间质纤维化实验大鼠Ⅲ型胶原及转化生长因子-β1 的影响[J]. 河北中医,2008,10(8): 879

韦达,俞军. 姜黄素对人乳腺癌 MCF-7 细胞增殖抑制作用及机制研究[J]. 山东中医药大学学报,2008,32(2): 154

文川. 中西药联用的配伍禁忌[J]. 中国社区医师,2005,20(5): 220

吴迪炯,周鸿,钱晓玲,等. 杜仲对小鼠胰岛素抵抗干预作用的研究[J]. 中西医结合杂志,2008,37(3): 110

吴启端,吴清和,王绮雯. 石菖蒲挥发油及 β-细辛醚的抗血栓作用[J]. 中药新药与临床药理,2008,19(1): 29

吴依娜,贺文娟. 中药材威灵仙的化学成分和药理研究概述[J]. 中国医药导报,2008,5(20): 27

吴中亮,任宁. 天麻素注射液对大鼠脑缺血再灌注损伤细胞凋亡的影响[J]. 解放军药学学报,2008,24(3): 204

X

肖红丽,眭道顺,李东海,等. 当归饮子对小白鼠被动皮肤过敏反应及血清白三烯 B4 水平的抑制作用研究[J]. 四川中医,2008,26(7): 9

谢健，杨博，任黎萍. 川芎嗪联合缺血预处理对脑缺血-再灌注损伤保护作用的研究[J]. 陕西中医，2008，29(7)：926

谢婷婷，刘屏，孙艳，等. 远志 YZ－50 对慢性应激抑郁模型大鼠海马 Bax、Bcl－2 表达的影响[J]. 中国药物应用与检测，2008，5(6)：14

徐海波. 中西药联用拮抗作用及其机理考辨[J]. 中医药学刊，2001，19(4)：318

徐世军，沈映君. 桂枝挥发油干预 LPS 致大鼠急性肺炎模型肺 Toll 样受体 2、4 和 MYD88 基因表达的研究[J]. 成都中医药大学学报，2008，3(3)：32

徐晓虹. 葛根素对去卵巢小鼠学习记忆和突触结构的影响[J]. 中国药学杂志，2008，43(16)：1238

徐学君，刘平. 浅析中西药配伍禁忌[J]. 中国药事，2004，14(2)：94

许光兰，梁劲松. 青蒿琥酯对肺纤维化大鼠肺组织转化生长因子 β1 的影响[J]. 广西医科大学学报，2008，25(3)：28

许敏，张根葆. 蝮蛇毒蛋白 C 激活物对大鼠心肌微血栓形成的抑制作用[J]. 皖南医学院，2008，27(4)：239

Y

闫智勇，张天娥，彭佳，等. 蜘蛛香对焦虑模型大鼠行为学及脑组织神经递质含量的影响[J]. 中药药理与临床，2008，24(3)：67

严志康，肖端，龚梅芳. 活血通脉汤及大黄对大鼠脑缺血再灌注损伤 bcl－2、caspase－3 表达的影响[J]. 湖北中医杂志，2008，30(3)：8

阎正华，郭惠琴，郭民生. 甘草与西药配伍应用的利弊[J]. 陕西中医，1996，17(2)：83

杨朝鲜，李雷激，高小青，等. 大鼠局灶性脑缺血时人参皂苷 Rb1 抑制细胞凋亡和调控凋亡基因的表达[J]. 中风与神经疾病杂志，2008，25(1)：12

杨道科，张转建，朱洪海. 氧化苦参碱对宫颈癌细胞 HeLa 的放射增敏作用机制研究[J]. 中医研究，2008，21(8)：15

杨季明，胡文志，孙烈，等. 葛根素对兔动脉粥样硬化髂动脉 CRP 表达的影响[J]. 山东医药，2008，48(1)：51

杨丽川，胡建林，张荣平，等. 血竭、包合血竭与复方活化血竭抗血栓作用研究[J]. 中药药理与临床，2008，24(4)：40

杨晓玲，李爱民. 中药注射剂的不良反应影响因素探讨[J]. 时珍国医国药，2006，17(8)：1590

杨晓燕，王开成，方朝晖. 益气养阴活血方对胰岛素抵抗大鼠血清纤溶的影响[J]. 中国实验方剂学杂志，2008，14(5)：52

杨燕军，沙聪威，陈小娟，等. 高良姜活性部位的镇痛研究[J]. 广东医学，2008，29(8)：6821

杨雨民，王兴祥，王世君，等. 白藜芦醇在体外对 ADP 诱导人血小板聚集的抑制作用及其机制[J]. 药学学报，2008，43(4)：356

姚博，冯建利，阎鹏，等. 海风藤提取物对脑缺血再灌注模型大鼠神经细胞凋亡和线粒体膜电位变化的干预作用[J]. 中国动脉硬化杂志，2008，16(4)：278

叶品良，关素珍，周福松. 中药复方肤灵浸膏治疗湿疹的主要药效学研究[J]. 光明中医，2008，23(7)：909

易屏，陆付耳，陈广，等. 小檗碱抑制 IKKβSer181 磷酸化改善高糖诱导的 3T3－L1 脂肪细胞胰岛素抵抗的分子机制[J]. 中草药，2008，39(5)：724

易屏，陆付耳，陈广，等. 小檗碱抑制核因子 NF2κβp65 的核转位改善高糖诱导的 3T32L1 细胞胰岛素抵抗的分子机制[J]. 中国医院药学杂志，2008，28(12)：964

余静. 辣椒素提取与镇痛作用研究进展[J]. 粮食与油质，2008，21(8)：44

喻小红，张端莲. 川芎嗪对青霉素致癫痫大鼠神经元内 Bax 表达的影响[J]. 医药导报，2008，27(1)：18

袁娟丽，谢金鲜. 蛇床子素对生殖系统损伤小鼠睾丸和附睾组织形态的影响[J]. 江西医学院学报，2008，48(2)：23

袁晓琴. 细辛的镇痛作用及其作用机制[J]. 辽宁中医药大学学报，2008，10(10)：70

岳登明. 浅谈不宜联用的中西药[J]. 实用中医药杂志，2004，20(5)：274

Z

曾燕，熊丰，吴崇荣，等. 紫草抑制青春期雌性大鼠性腺轴功能的研究[J]. 中国药房，2008，19(3)：169

翟从永，胡建鹏，王键. 三种中药复方对脑缺血再灌注大鼠血浆血管性血友病因子和血栓调节蛋白影响的比较研究[J]. 中国中医急症，2008，17(10)：1419

张春兵，丁兴，詹臻. 盐酸川芎嗪对大鼠脑缺血再灌注损伤的保护作用[J]. 江苏中医药，2008，40(4)：77

张春燕，李亚明，张巧艳. 苍耳子、辛夷药对挥发油化学成分及对抗组胺、五羟色胺所致的皮肤过敏反应[J]. 老年医学与保健，2008，14(3)：172

张海风，李月百，安玉会，等. 阿魏酸钠对 SNP 诱导的凋亡海马神经元 NF－κB、par－4 基因表达的影响[J]. 中国老年学杂志，2008，28(14)：1361

张慧光，钟松阳. 中成药与西药联用情况分析[J]. 西北药学杂志，2006，21(2)：84

张荔，潘志远，金毅，等. 人参皂苷 Rg2 对拟血管性痴呆大鼠学习记忆的影响[J]. 中国临床药理学与治疗学，2008，13(3)：276

张庆荣，赵世芬. 论中西药配伍联用的药代动力学影响[J]. 辽宁中医杂志，2006，33(1)：20

张少卿,张君.紫草汤治疗过敏性紫癜疗效机制的实验研究[J].中医儿科杂志,2008,4(3):7

张永全,莫国焕,陈明,等.三七总皂苷对脑缺血再灌注大鼠BDNF表达的影响[J].中成药,2008,30(7):958

张元,胡一冰,王学勇,等.吉祥草总皂苷对非胰岛素依赖性糖尿病模型大鼠肌糖原、肝糖原及糖代谢的影响[J].武警医学,2008,19(9):818

赵博.中西药联用的相互作用与不良反应[J].国外医学:中医药分册,2002,24(3):131

赵军艳,郑艳敏.苦参碱和氧化苦参碱对肝癌细胞增殖凋亡及JAK-STAT信号通路的影响[J].中药药理与临床,2008,24(4):21

赵文静,张乔,旺建伟.虎斑游蛇醇提物外周镇痛作用与血清单胺类神经递质相关性实验研究[J].江苏中医药,2008,40(9):81

赵欣,蒲小平,耿兴超.松果菊苷对帕金森病模型小鼠黑质纹状体蛋白表达影响的双向电泳分析[J].中国药理学通报,2008,24(1):28

赵宗江,梁凯峰,张新雪,等.三七总皂苷对阿霉素肾病大鼠肾组织PDGF及其mRNA表达的影响[J].世界科学技术·中医药现代化,2008,10(4):57

赵宗江,张新雪,张学凯,等.三七总皂甘防治大鼠腺嘌呤肾间质纤维化作用的实验研究[J].世界科学技术·中医药现代化,2008,10(2):74

郑国庆,王小同,邬伟,等.人参总皂苷体外诱导大鼠骨髓间充质干细胞分化为神经元样细胞[J].中华中医药学刊,2008,26(6):1257

郑婉玉,程心玲,林国华.中西药联用的配伍禁忌[J].海峡药学,2006,18(5):220

郑文龙,楼正家.黄芪、川芎嗪对慢性阻塞性肺疾病血浆内皮素内毒素水平影响[J].中华中医药学刊,2008,26(1):160

郑彝伦.从脑神与五脏神相关学说探讨郁证的诊治原则[J].中医药研究,1998,14(2):31

钟振国,吴登攀,王进声,等.三七总皂苷对快速老化小鼠SAMP8大脑β-淀粉样蛋白前体蛋白表达的影响[J].时珍国医国药,2008,19(11):2628

钟正贤,李燕婧,李友娣,等.7种广西地产活血化瘀中药乙醇提取物抗血栓作用的筛选研究(Ⅱ)[J].中国中医药科技,2008,15(1):40

周娟,王守涛,何晓静,等.丹参酮ⅡA静脉乳剂对大鼠血液流变学及血栓形成的影响[J].沈阳药科大学学报,2008,25(2):144

周军,刘军.黄芪甲苷对大鼠局灶性脑缺血的保护作用及机制研究[J].医学临床研究,2008,25(5):814

周昆,崔黎.榄香烯对人肺腺癌SPC-A-1细胞VEGF-C及VEGFR-3表达的影响[J].中国老年学杂志,2008,28(6):551

周明眉,褚襄萍,杨红舟,等.地龙酸性部位对小鼠过敏性哮喘模型的抗炎和抗过敏作用[J].中国中药杂志,2008,33(19):2249

周现军.鬼针草抗炎镇痛作用的实验研究[J].四川中医,2008,26(10):26

周亚东,夏作理,杨琳,等.葛根素对大鼠局灶性脑缺血后神经元凋亡的影响[J].山东中医杂志,2008,27(10):703

周毅,罗健东,张根水,等.马齿苋对实验性结肠炎大鼠IFN-γ和IL-10的表达影响研究[J].中国药理学通报,2008,24(8):1113

朱汉祎,程玉芳,徐江平.柚皮素对大鼠学习记忆障碍模型的影响及β淀粉样肽所致细胞毒性的保护作用[J].江西医学院学报,2008,48(2):1

朱灵,杨春旭,黎渊弘,等.蝎龙液浸膏体内外对动物凝血功能及血栓形成的影响[J].现代中药研究与实践,2008,22(4):22

朱萱萱,倪文彭,吴旭同,等.消风冲剂抗过敏的实验研究[J].内蒙古中医药,2008,27(6):39

朱艺.抑郁症研究进展[J].实用中医药杂志,2008,24(2):131

朱玉霞,邹德平,刘学鹏,等.桑叶黄酮对2型糖尿病大鼠胰岛素抵抗影响的研究[J].四川医学,2008,29(9):1114

朱昱,韩婷,张巧燕,等.番红花不同药用部位的镇痛和抗炎活性比较研究[J].药学实践杂志,2008,26(4):269

庄须国,潘振伟,刘晓丹,等.枳壳醇提物对大鼠离体胸主动脉环的收缩作用与机制[J].中国药理学通报,2008,24(6):810

宗灿华,田丽梅.枸杞多糖对2型糖尿病大鼠胰岛素抵抗及脂联素基因表达的影响[J].中国康复理论与实践,2008,14(6):531

(八)方剂研究

【概述】

2008年,方剂学临床应用,临床研究和实验研究均有不少新的进展,公开发表的有关方剂学文献超过万篇以上。

1. 临床应用

(1) 经方应用　董桂青等以苓甘五味姜辛汤合二陈汤加减治疗咳嗽变异哮喘,总效率为93.3%(56/60);博利康尼加西替利嗪对照组为78.6%(44/56)。组间比较,$P<0.05$。蒋国印等以小柴胡汤加减治疗胃食管反流病,总有效率为93.3%(28/30);吗丁啉加奥美拉唑对照组为73.3%(22/30)。组间比较,$P<0.05$。张玉珍以瓜蒌薤白半夏汤加味治疗高脂血症,总有效率为77.5%(62/80);洛伐他汀对照组为53.3%(16/30)。组间比较,$P<0.05$。曹永贺以薏苡附子败酱散合桃仁承气汤治疗慢性前列腺炎,总有效率为85.7%(48/56);前列康片对照组为66.1%(37/56)。组间比较,$P<0.05$。徐继辉等以桂枝茯苓丸加味煎服及保留灌肠治疗子宫内膜异位症,总有效率为96.0%(48/50);血府逐瘀汤对照组为80.0%(40/50)。组间比较,$P<0.05$。

(2) 时方应用　张艳琴等以白术芍药散加味治疗抽动-秽语综合征脾虚肝旺证,临床治愈率为65.2%(15/23)。李跃等以五味消毒饮加减治疗急性痛风性关节炎,总有效率为93.5%(43/46);秋水仙碱对照组为77.5%(31/40)。组间比较,$P<0.05$。黄宏敏在西医常规治疗的基础上以地黄饮子合四逆散治疗中风后抑郁症,总有效率为85.0%(17/20);单用西医常规治疗对照组为77.8%(14/18)。组间比较,$P<0.05$。李晶等在使用西比灵和血塞通的基础上以益气聪明汤加味治疗椎-基底动脉供血不足眩晕,总有效率为98.0%(49/50);单用西药对照组为83.3%(25/30)。组间比较,$P<0.01$。常建国等以用加味血府逐瘀汤治疗精液不液化症,其总有效率为90.0%(27/30);左氧氟沙星加复方菠萝酶片对照组为66.7%(20/30)。组间比较,$P<0.01$。

(3) 自拟方应用　凌利英等在使用护肝药的基础上以降脂化纤胶囊(茯苓、泽泻、郁金、香附、山楂、首乌等)治疗慢性乙型肝炎肝纤维化,总有效率为93.6%(88/94);单用护肝药对照组为80.2%(73/91)。组间比较,$P<0.05$。张芸等在西医治疗的基础上加用参芪解毒汤(黄芪、丹参、当归、泽兰、大黄、天葵子等)治疗浊瘀内停型慢性肾衰竭,总有效率为92.5%(74/80);西医对照组为62.8%(52/79)。组间比较,$P<0.05$。并认为其治疗作用机制可能与其显著减少外周血黏附分子的表达有关。李颖等以黄精健胃汤(黄精、石斛、白芍药、白术、白豆蔻、白薇等)治疗萎缩性胃炎,总有效率为92.2%(59/64);胶体果胶铋胶囊加乳酶生对照组为78.1%(50/64)。组间比较,$P<0.01$。李景旺在西医治疗的基础上以升降桂苓汤(白僵蚕、蝉蜕、姜黄、大黄、桂枝、桃仁等)治疗糖尿病肾病42例,其总有效率为88.6%(39/42);单用西医治疗对照组为73.5%(25/34)。组间比较,$P<0.05$。姚文亮等以人子生精汤(人参、五味子、菟丝子、牡丹皮、丹参、紫河车等)治疗肾阳虚男性少精症、弱精症30例,总有效率为93.3%(28/30);他莫昔芬片对照组为76.7%(23/30)。组间比较,$P<0.05$。

2. 实验研究

李志强等用大黄复制脾虚证大鼠模型,观察四君子汤对脾虚证大鼠血清性激素和甲状腺激素水平的影响。结果表明,本方能降低脾虚证大鼠E_2含量和E_2/T值,提高T_3、T_4水平及胸腺、肾脏组织的脏器指数,提示四君子汤具有下丘脑-垂体-性腺-甲状腺轴多层次的调节作用,能改善脾虚证大鼠的症状。王东生等用高脂饲料喂饲法复制大鼠动脉粥样硬化模型,治疗1个月。结果茵陈五苓散降低总胆固醇、甘油三酯、低密度脂蛋白胆固醇,升高高密度脂蛋白胆固醇,降低血粘度、红细胞压积、血小板粘附率,维持主动脉组织结构,下调基因bcl-2mRNA的表达等诸方面作用均优于绞股蓝($P<0.01$)。提示该方有良好的抗动脉粥样硬化作用,其作用机理可能是下调相关基因bcl-2mRNA的表达。刘亚娴等研究表明,

银翘散对免疫抑制小鼠具有免疫增强作用，与空白对照组、模型对照组、6 min组、12 min组比较，其效果以煮沸后3 min最佳，该组能显著增加小鼠胸腺重量和脾脏重量($P<0.05$)，显著提高小鼠外周血CD^{4+} T细胞的数量($P<0.05$)。吕昊哲等复制慢性应激和孤养大鼠抑郁模型，采用免疫组化法观察半夏厚朴汤对模型大鼠海马和下丘脑脑源性神经营养因子(BDNF)的影响。结果半夏厚朴汤能增加模型大鼠水平运动和垂直运动得分，可促进模型大鼠海马和下丘脑BDNF的表达。提示半夏厚朴汤具有抗抑郁作用，其机理与促进BDNF的表达有关。董滟等用1%高蛋氨酸饲养制备高同型半胱氨酸血症(Hhcy)模型，同时给予相应的药物干预治疗1个月。结果六味地黄丸组的Hhcy水平低于模型组，尿蛋白定量亦下降($P<0.05$)。提示六味地黄丸能降低糖尿病大鼠Hhcy水平，改善和减轻肾血管损伤程度。高慧等研究表明，补肾调冲方(菟丝子、巴戟天、黄精、熟地黄、肉苁蓉、当归等)对实验性卵巢早衰模型大鼠有性激素调节作用，可使雌二醇升高，对早衰的卵巢组织有恢复作用；可增加原始卵泡、初级卵泡、次级卵泡的数量，并使优势卵泡成熟而促排卵；可增加黄体数量，使早衰卵巢恢复正常。各不同剂量比较，以低剂量组疗效最好。肖红丽等研究表明，当归饮子对小白鼠被动皮肤过敏反应及血清白三烯B_4水平均有明显的抑制作用，二者具有相关性，对白三烯B_4的抑制证明本方对慢性荨麻疹迟发相过敏反应具有抑制作用，其药浓度越高作用越强。

此外，一年来对方剂学配伍理论的研究也有不少报道。如马少丹等提出“五脏理论与方剂配伍的关系”，运峰等撰写了“枳术丸衍化方中枳实与白术治疗痞满的配伍比例探析”文章等。“方剂配伍理论研究”及“配伍对方剂影响的实验研究”详见专条。

（王道瑞）

【方剂配伍理论研究】

白宇乾等探讨方剂配伍中药物、剂量、剂型三要素对中药毒性的影响，认为应通过合理配伍，可发挥有毒中药独特的治疗作用。临床上处方用药应在辨证审因决定治法后，在组方原则的指导下，酌定合适的药物、剂量、剂型，组成新方，以保证方药有良好的临床疗效而且无毒副作用。张艳春等认为，相反相成配伍体现了中医学阴阳对立统一的辩证关系，寒热共投、补泻兼施、行守结合、升降相因、散敛相配、刚柔相济等配伍方法在方剂配伍减毒的理论中有广泛的应用，对其进一步研究有助于方剂配伍减毒理论的完善及对临床应用的指导。

何前松等对分经用药、引经用药、中药归经的五行生克制化规律进行了说明，并认为中药归经理论是指导方剂配伍、探讨方剂配伍规律以及临证组方用药的良好依据。文颖娟等从三方面阐述了气机升降运动在复方配伍中的应用，一是疏肝泄肺，宣肺肃肺，调肝以降肺，降肺以调肝，如桑菊饮、苏子降气汤、羚角钩藤汤之配伍；二是养心神，清心火，滋肾精，泻肾浊，如桑螵蛸散、济川煎之配伍；三是升脾阳，降胃阴，如半夏泻心汤、仙方活命饮之配伍。并认为中药复方配伍的关键就是如何拨动机关而调动全局，以取得更好的疗效。

丁舸认为，寒热药性是方剂组成原则的基石，决定了君臣药的选择和反佐药的选择；寒热药性可确定方剂药物配伍的形式，同性药物的配伍可增加药效，寒热药物的配伍可纠偏增效；寒热药性是方证结合用药的准则，是治法的具体体现。李宇铭从调和寒热夹杂、顺应生理特点、去性存用、佐药配伍和重视正气五方面阐述了《伤寒论》方寒温并用的配伍目的，并举例说明。

易自刚总结了理血剂的配伍规律，认为活血祛瘀类方宜常配理气药和补血药，因寒凝血滞者宜配温经散寒药，因热致瘀者宜配清热凉血之品，因气虚血瘀者当配伍补气药，瘀血蓄结于腹部者宜配泻下药，水(湿)瘀互结、痰瘀互结者宜分别配伍祛湿化痰药；止血类方，若热伤血络、迫血妄行者宜配清热凉血之品，气虚不摄者宜配补气健脾之品，阳虚不能统血者宜配温阳药，冲任虚损不能固摄者宜配补血固冲药，此外宜配行血化瘀药而使止血不留瘀，失血之证宜配补血药，上部出血宜配降气引血下行之品。

尹中信等认为理气药在方剂中的配伍应用最为广泛，并分析了理气药在解表剂、泻下剂、和解剂、清热剂、补益剂、开窍剂、固涩剂、活血祛瘀剂、祛湿剂、祛痰剂及消导剂中的配伍应用。张楠等分析了理气剂的主要配伍方法，其中包括行气剂中配活血化瘀药、温里祛寒药、清热药、祛湿化痰药、软坚散结药、滋阴养血药、补气药及降气药，降气剂配补益药、敛肺止咳药、温肾纳气药等。

（于　娟　陈德兴）

【配伍对方剂药效影响的实验研究】

方剂不同组方的药效会有所改变，这是方剂配伍目的和意义所在。2008 年从实验角度探讨配伍对方剂药效影响的报道很多，所研究的方剂如半夏厚朴汤、桃红四物汤、黄芩汤、大黄黄连泻心汤、四逆散、桃红四物汤、麻黄汤、二妙丸、海藻玉壶汤等，配伍对药效影响主要体现在化学成分和药理作用改变两个方面。

1. 配伍对方剂成分的影响

徐群等报道，半夏厚朴汤君臣佐使相关配伍对抗抑郁有效成分和厚朴酚与厚朴酚含量有影响。半夏、厚朴君臣配伍则含量与全方相近，佐以茯苓后含量提高，佐以生姜含量降低，使以紫苏叶无显著影响，如方中缺少佐、使药之一，其含量明显降低，尤其表现在缺失佐药上。提示完整配伍在复方药效发挥上起到了关键作用。邹佳丽等报道，大黄黄连泻心汤不同配伍浸渍剂中蒽醌类成分有变化。结果显示，大黄与黄连或黄芩配伍时可导致蒽醌类成分含量变化明显，有无配伍黄芩对蒽醌类成分含量有显著影响。陈建真等报道采用 $L_8(2^7)$ 正交设计法，以 RP－HPLC 法测定黄芩汤各配伍样品中芍药苷含量。结果表明，甘草能使芍药苷含量下降（$P<0.05$），而黄芩、大枣以及三者两两交互作用无显著影响。李军等报道，四逆散不同配伍对柴胡皂苷 b_1、h 提取量有影响。结果显示，不同药味配伍有利于提高柴胡皂苷 b_1、h 的提取量，其中白柴组和枳白柴组中的含量较高，柴胡组含量最低；另外配伍中酸性成分对柴胡皂苷 b_1、h 的提取量影响较大，各配伍煎液的酸性由强至弱依次为白柴组、枳白柴组、全方组、甘白柴组、甘枳柴组、枳柴组、甘柴组、柴胡组。

2. 配伍对药理作用的影响

姚金梁等报道桃红四物汤中单味及不同组合提取物的镇痛作用有明显区别，红花水提物、红花醇提物、桃仁醇提物、桃红四物汤多糖、四物汤醇提物和四物汤多糖的镇痛作用较好；其次桃红四物汤水提物、桃红四物汤醇提物、桃仁加红花醇提物、桃仁加红花多糖也有一定的镇痛作用。贾波等报道，白术茯苓汤及其组成中白术、茯苓分别对脾虚大鼠 VIP 及 VIPR2 基因表达有影响。结果显示，与模型组比较，白术茯苓汤组能下调血浆及结肠组织 VIP 含量，茯苓组呈下调趋势，白术组不明显；三组方药均能降低脾虚大鼠 VIPR2 的基因表达（$P<0.05$）。朱晓勤等比较二妙丸系列类方（二妙丸、三妙丸、四妙丸及加味四妙丸）有效部位群抗湿热下注证及痛风药效的关联性。结果表明，各系列方均具有显著的免疫增强作用，多糖为免疫增强有效部位，各系列方有效部位群均具有显著的抗炎作用，镇痛、降尿酸作用依次增强，其中四妙丸及加味四妙丸有效部位群镇痛、降尿酸作用更强。魏凤环等报道，麻黄汤不同配伍对大鼠额叶皮层中谷氨酸/γ-氨基丁酸（Glu/GABA）比值有影响。结果表明，桂枝、杏仁、甘草均显著降低大鼠额叶皮层中 Glu/GABA 比值（$P=0.021, 0.007, 0.028$），且桂枝与甘草（$P=0.014$）、杏仁与甘草（$P=0.009$）呈显著的一级交互作用，表明麻黄汤不同配伍对大鼠额叶皮层中 Glu/GABA 比值的影响呈规律性变化。孔维军等报道，微量热法考察“配伍-煎煮”顺序对左金丸与反左金药性有影响。结论是反左金（黄连：吴茱萸＝1：6）对细菌生长有促进作用，而左金药液（黄连：吴茱萸＝6：1）均能抑制细菌的生长，其中“分煎－配伍”组左金丸水煎液的 IC_{50}（$5.63\ mg \cdot ml^{-1}$）明显小于“配伍-合煎”组左金丸水煎液的 IC_{50}（$7.40\ mg \cdot ml^{-1}$），表明“分煎-配伍”组的药物对大肠埃希菌的抑制作用强于“配伍-合煎”组。宋霄宏等报道，海藻玉壶汤加减方中不同比例海藻甘草配伍，对桥本氏甲状腺炎大鼠肝肾功能及病理形态有影响。结果显示，各配伍组对实验大鼠进食、活动、毛色、体重、脏器系数、肝肾功能及组织形态无明显影响，但随着组方中海藻用量的增加、用药时间延长及组方中缺味甘草时对血清 ALT 指标有呈现上升趋势，组方中缺味甘草组能使血清 ALP 指标上升（$P<0.05$），表明相反药配伍后具有相反相成的作用。

（陈仁寿）

【方剂数据挖掘研究】

近年来计算机数据挖掘技术逐渐在方剂理论研究中得到应用，特别是用数据挖掘的方法探讨方剂组方规律，对认识方剂配伍理论具有重要意义。2008 年有关方剂的数据挖掘研究，首先在方法学上有了进一步的深入，并且对一些类方及治疗某种疾病的方剂组方用药进行系统分析，从而阐明配伍意义和用药规律。

1. 数据挖掘方法研究

叶亮等对关联规则、对应分析、聚类分析等方剂数据挖掘的三种常用方法进行分析和比较,认为关联规则在方剂数据挖掘的研究中,其优势体现在提取核心药物及揭示配伍关系,而对应分析优势则在于能以直观形象的二维图展示方证的对应关系及其内在联系,聚类分析能够使大量数据根据其自身特点自动分类,便于理解研究。范欣生等就嵌入数据挖掘功能的关联型数据库,关联规则、对应分析、聚类分析方法应用、图形化知识挖掘以及多指标优化分析方法进行讨论,提出根据方剂复杂科学体系的特点,以及方剂效应评价多靶点的特征,需要在兼顾方剂文本特性和数量化特征方面丰富技术方法,提高挖掘技术的针对性和适用性,为集成方剂文献信息、评价方剂效应以及达到中医药知识发现的目的发挥更大作用。陈云慧等提出运用数据挖掘技术研究方剂配伍规律应注意数据规范、数据挖掘方法选择、挖掘结果评判三个主要问题,根据中医药数据多带有模糊性的特点,在数据准备、数据选择、数据预处理、数据缩减、知识发现的目标确定、挖掘算法确定、数据挖掘、模式解释及知识评价等9个处理环节中,必须要在中医理论和(或)中医专家的参与和指导下方能完成由数据库数据到可利用知识的转化。阮时宝等提出数据挖掘在方剂配伍规律研究中尚存在诸多问题,如数据的规范化(包括数据预处理、数据源规范化)、规律验证、研究者的知识结构等,须引起注意。

2. 数据挖掘应用研究

尚尔鑫等报道,分别以治疗血虚血瘀证和血虚血瘀兼有血热证的方剂为研究对象,将方剂中的中药分别按性味归经进行分布,应用计算机图形化技术形成分布图,总结分析不同证型方剂性味归经分布图的共同特征和差异点,与用于各种证型的方剂相对应,从而研究其配伍规律。通过该方法得到的治疗血虚血瘀证及兼有血热时的不同方剂作用特点,与传统中医理论一致。叶亮等用关联规则的数据挖掘方法探讨了古今医家用四物汤类方治疗痛经的用药规则,通过比较其置信度,确定古今医家在用药规律上无显著差别,并通过假设检验发现,在用四物汤类方治疗痛经时,香附、延胡索是与四物汤同时出现频率最高的药物,香附和延胡索这组药对最常与四物汤配合运用。宿树兰等报道在治疗痛经的217首方剂中共使用427种药物2 450频次,其中使用频次在10次以上的依次为当归、川芎、延胡索、赤芍、香附等56味中药,使用总频次为1 622次;关联规则方法分析出使用频次在10次以上的药对当归-川芎、当归-白芍、当归-香附等389对。卞雅莉等检索古今医书专著以及近10年来公开发行的医药期刊中所收录的中医治疗支气管哮喘(哮证)的325首方剂,建立哮喘方剂数据库,并运用统计软件SPSS13.0进行组方规律分析,总结出古今治疗哮喘方剂常用的药组,从而进一步探讨哮喘方剂的配伍规律和辨证分型。陈彪报道,用协方差来度量药对剂量搭配的关联规则,对健脾养胃药药对的剂量配伍进行数据分析,结果发现,药对的剂量在方剂的配伍中具有十分重要的意义。

(陈仁寿)

【补阳还五汤的实验研究】

补阳还五汤是治疗气虚血瘀证的代表方剂,临床应用广泛,2008年对其抗血栓形成、抗脑缺血及再灌注损伤、抗动脉粥样硬化及内膜增殖等方面的作用进行了大量研究。

1. 抗血栓形成作用

白雪松等研究表明,补阳还五汤传统剂型及超微剂型均能降低模型动物升高的血栓前状态各参数,且超微剂型低剂量组与传统汤剂组作用效果相当。江劲波等研究发现,补阳还五汤原方、有效组分生物碱、苷和噻氯匹定均可抑制聚集后血小板cGMP下降,提示其抗血小板聚集作用是通过抑制聚集后血小板内环核苷酸降低而实现。

2. 抗实验性脑缺血及再灌注损伤作用

刘芳等研究发现,脑缺血可致脑组织中碱性成纤维细胞生长因子(bFGF)阳性细胞和bFGF蛋白含量增加,补阳还五汤能维持脑缺血后bFGF的高水平表达,补阳还五汤超微饮片较传统煎剂效果更佳。关莉等研究发现,补阳还五汤预干预可显著降低各时点大脑皮质神经细胞内Ca^{2+}浓度、皮质神经细胞L型Ca^{2+}通道平均开放时间和L型Ca^{2+}通道开放概率,从而达到抗脑缺血的作用。杜志刚等研究发现,补阳还五汤可能通过抑制脑缺血后脑质中水通道蛋白-4表达,消除脑水肿,减轻脑损伤,从而使残存脑组织保存并促进肢体功能恢复。

尹天雷等研究发现,补阳还五汤可促进脑缺血后脑组织的神经生长因子(NGF)表达及上调其AKT/PKB信号转导的表达，调控脑缺血神经细胞的凋亡，对缺血脑组织产生保护作用。刘柏炎等研究发现，补阳还五汤能显著提高脑内细胞质结构小窝结构蛋白caveolin-1、caveolin-2的表达，起到促进神经功能恢复的作用。朱立华等研究了补阳还五汤对局灶性脑缺血大鼠模型干预作用，结果与模型组比较，补阳还五汤组蛋白质点下调为主。提示该方通过调节脑细胞蛋白质组，恢复异常改变蛋白质的功能，发挥治疗缺血性脑卒中作用。高剑峰等研究发现，补阳还五汤抗老年脑缺血/再灌注损伤的机制与抑制核转录因子-kB、一氧化氮合酶、神经元型一氧化氮合酶表达和上调热休克蛋白70、内皮型一氧化氮合酶表达有关。

3. 对损伤神经功能恢复的影响

周忠光等研究表明，与模型组相比，补阳还五汤组、补气组、活血组和脑复康组治疗后血清和海马中Aβ、IL-1β、IL-6、TNF-α含量均明显下降($P<0.05$或$P<0.01$)，以补阳还五汤全方组的作用最明显。提示补阳还五汤可通过降低AD模型大鼠血液和脑组织中免疫炎性细胞水平，干预β-APP生成于代谢，起到防止AD的作用。彭祖年等应用补阳还五汤干预急性脊髓损伤大鼠模型，结果术后14 d治疗组大鼠感觉运动恢复优于地塞米松组($P<0.05$)。薛金伟等制作大鼠右侧坐骨神经横断损伤模型，造模成功后第7 d，补阳还五汤组进行药浴，对照组放入等温清水中游泳。术后12周观察发现，药浴组较对照组神经损伤处血管数目及交通支多，Ⅰ型胶原纤维增生少，髓鞘板层厚且走行规则。提示补阳还五汤药浴可改善神经损伤局部微循环，抑制瘢痕形成，促进神经再生。石杜鹃等研究发现，补阳还五汤药浴可在神经元、损伤局部、终末效应器多个平面、多个角度对神经修复产生积极作用。

4. 对实验性脑出血的影响

刘宜峰等用Ⅶ型胶原酶诱导大鼠脑出血模型，术后假手术组（作为对照组）和模型组蒸馏水灌胃，补阳还五汤组以药液灌胃。结果对照组未见脑内血管内皮生长因子受体Flt-1和Flk-1蛋白表达；模型组造模后1 d Flt-1和Flk-1开始表达，持续增高至21 d；补阳还五汤组干预7、14及21 d时Flt-1和Flk-1表达均高于模型组，Flt-1于21 d达高峰，Flk-1于14 d达高峰（均$P<0.01$）。提示补阳还五汤能增强脑出血大鼠脑Flt-1和Flk-1蛋白表达，促进脑组织修复。周华军等通过立体定位向脑内苍白球注入Ⅶ型胶原酶建立脑出血模型，正常组自由饮水，假手术组和模型组灌服蒸馏水，补阳还五汤组灌服药液。结果正常组和假手术组不同时间点脑内损伤区促血管生成素-1(Ang-1)及其内皮特异性受体(Tie-2)mRNA未见明显表达，模型组在术后第1 d Ang-1和Tie-2 mRNA即有表达，到第28 d达高峰($P<0.05$)；补阳还五汤组在术后7 d开始两者的表达即显著高于模型组同一时点水平($P<0.05$)，第21 d达到高峰($P<0.01$)。提示补阳还五汤能促进脑出血大鼠脑内Ang-1和Tie-2 mRNA表达的上调，在脑出血后微血管系统重建过程中促进血管生成和损伤组织的修复。钟建华等研究发现，补阳还五汤可调节实验性脑出血大鼠脑内凝血酶敏感蛋白(TSP)1、2及其受体CD36mRNA表达而促进新生血管成形、成熟，有益于脑出血后损伤组织的修复。

5. 对佐剂性关节炎的作用

杨威等研究发现，补阳还五汤能抗大鼠佐剂性关节炎，并能降低致炎因子和相关炎症介质，其机制可能是通过抑制TNF-α、IL-2、CIC和PGE_2含量及抑制SOD活性的释放而发挥。李杰等研究发现，补阳还五汤对佐剂性关节炎大鼠具有抗炎作用，其机理与降低大鼠TNF-α和血栓素TXB_2水平有关。

6. 抗实验性动脉粥样硬化、内膜增殖的作用

张红珍等研究补阳还五汤对AS大鼠模型腹主动脉基质金属蛋白酶(MMP-9)表达水平的影响，结果发现补阳还五汤组的MMP-9表达水平、低密度脂蛋白胆固醇显著低于川芎嗪对照组和模型组，提示该方可下调MMP-9表达，降低血脂，具有抗动脉粥样硬化作用。吴露等研究发现，补阳还五汤有效组分生物碱和苷类可影响大鼠血管内膜损伤后主动脉内膜增生和增殖细胞核抗原(PCNA)表达，提示其抗血管内膜增生的作用可能与降低PCNA表达有关。

7. 对实验性视网膜损伤的保护、修复作用

尹连荣等研究认为，补阳还五汤加减可通过

抑制青光眼大鼠视网膜神经节细胞凋亡而发挥视神经保护作用。亓晓琳等研究发现,补阳还五汤对视网膜、视神经缺血再灌注损伤模型大鼠视网膜、视神经超微结构具有保护作用。

(汤凤池　陈德兴)

【逍遥散的应用与研究】

逍遥散首载于《太平惠民和剂局方》,由柴胡、当归、白芍药、白术、茯苓、甘草、烧生姜、薄荷八味药组成。具有疏肝解郁,调畅气机,健脾和营的功用,2008年该方的临床应用及实验研究进展如下。

1. 临床应用

魏绪华以加味逍遥散(当归、柴胡、白芍药、白术、炙甘草、香附等)煎服治疗心脏神经官能症79例,伴心虚胆怯者加茯神、龙骨、炒枣仁、琥珀粉、远志;心肝火旺者去白术、茯苓,加栀子、黄连、莲子心、柏子仁;肝气郁结者加佛手、苏桔梗、枳壳;气血两虚者去茯苓、木香、丹参,加黄芪、炒枣仁、鹿衔草。对照组39例予氟西汀口服。经治4周,治疗组显效30例,总有效率89.9%(71/79);对照组分别为8例和71.8%(28/39)。组间比较,$P<0.01$。孙耀先等以逍遥散加减治疗心脏神经症60例,对照组30例以谷维素、安定、倍他乐克治疗。两组均以12 d为1个疗程。结果治疗组治愈45例,总有效率为93.3%(56/60);对照组分别为11例和70.0%(21/30)。组间比较,$P<0.01$。张蜀等以逍遥散加味治疗便秘型肠易激综合征27例,对照组26例服麻仁丸。最短服药1周,最长3个月。结果治疗组痊愈21例,总有效率为100%(27/27);对照组分别为10例和88.5%(23/26)。组间比较,$P<0.05$。陈新德以丹栀逍遥汤治疗功能性低热42例,兼血瘀加郁金、丹参;痰湿重加陈皮、半夏;便秘加火麻仁、制大黄;热重加龙胆草、黄芩。经治1周,治愈35例(83.3%),好转5例(11.9%),服药期间无不良反应。

张丽卿等用本方加味治疗卵巢囊肿36例,对照组10例服桂枝茯苓丸,均以20 d为1个疗程,经期停药。结果治疗组痊愈28例,总有效率为94.4%(34/36);对照组分别为3例和60.0%(6/10)。组间比较,$P<0.05$。余序华用逍遥散加减治疗肝郁气滞型经前期紧张综合征50例,对照组40例口服谷维素、维生素B_6。两组均于经前14 d开始治疗,至下次月经来潮为1个疗程,共治3~6个疗程。结果治疗组治愈25例,总有效率为94.0%(47/50);对照组分别为2例和62.5%(25/40)。组间比较,$P<0.01$。治疗组泌乳素、血雌二醇、孕酮治疗前后比较及治疗后与对照组比较,均$P<0.01$。治疗组能明显提高患者基础体温积分值($P<0.01$),与对照组比较,$P<0.05$。李立凯用逍遥散加味治疗青春期痛经56例,小腹冷痛者加小茴香、肉桂、葫芦巴;血热偏盛者加生地黄、牡丹皮、栀子;血瘀明显者加泽兰、红花、益母草;气血虚弱者加党参、黄芪、熟地黄;肝肾亏损者加山茱萸、巴戟天。月经来潮前3天开始服药,连续服至月经干净,治疗3个月经周期为1个疗程。结果:治愈28例,总有效率为94.6%(53/56)。

王秦英以逍遥散加减治疗乳腺增生病62例,伴肿块较硬、疼痛明显者加玄胡、丹参、白芷,肿胀明显者加郁金、佛手、桔梗,心烦易怒者加牡丹皮、栀子、川楝子、黄芩,月经不调者加川芎、熟地、香附等。月经干净后开始服药,连服22 d为1个疗程,经治3个疗程,治愈43例,总有效率为91.9%(57/62)。李中华用逍遥散加减治疗斑秃36例,心脾气虚加人参、黄芪、龙眼肉、陈皮、半夏;肝郁血瘀加香附、陈皮、枳壳、川芎、红花、玄胡等;气血两虚加生姜、大枣、桂枝、仙灵脾、巴戟天、山药等;肝肾不足加龟版、鳖甲、麦冬、酸枣仁、枸杞子、银柴胡等。经治2周,痊愈25例,总有效率为100%(36/36)。宋颖波以丹栀逍遥散加味治疗痤疮80例,伴油脂多者加生山楂、生薏苡仁;脓疱明显者加连翘、蒲公英;囊肿、结节难以消退,疤痕明显者加莪术、浙贝母、夏枯草;有痒感者加白鲜皮、蛇床子;气虚眩晕者加太子参、黄芪。10 d为1个疗程,共治1~3个疗程。结果治愈47例,总有效率为95.0%(76/80)。治疗时间最短4 d,最长16 d。

2. 实验研究

石君杰等用慢性束缚加夹尾刺激作为心理应激原诱导肠易激综合征大鼠模型,观察逍遥散对其内脏高敏感性及血清皮质醇水平的影响。结果逍遥散能增高大鼠腹部收缩反射最小容量阈值($P<0.05$),降低皮质醇含量($P<0.05$或$P<0.01$),且有一定的量效关系。提示逍遥散可降低肠易激综合征大鼠内脏高敏感性,其机制可能通

过下丘脑-垂体-肾上腺皮质系统轴(HPA 轴)调节皮质醇的分泌与释放。

唐亚平等以情志因素等建立肝郁脾虚证大鼠模型,用逍遥散药液灌胃 8 d。结果逍遥散治疗组各种变化明显恢复,情绪、行为状态、毛发、饮食、睡眠、大便等各方面状况与正常对照组相比无明显差异,与肝郁脾虚证模型自然恢复组比较,$P<0.01$。

陈强等以甲基硝基亚硝基胍建立慢性萎缩性胃炎大鼠模型,正常对照组和模型组纯净水灌胃,阳性对照药组维酶素混悬液灌胃,治疗组以逍遥散药液灌胃,15 周后评定疗效。结果与模型组相比,治疗组大鼠胃黏膜病变明显改善,胃黏膜上皮细胞的异常改善,黏膜固有层内中性粒细胞浸润减轻,肠上皮化生减轻,胃黏膜血液循环改善($P<0.05$ 或$P<0.01$)。提示逍遥散加减方对慢性萎缩性胃炎具有明显的治疗作用,能修复和保护胃黏膜。

(孙　琪　瞿　融)

[附]　参考文献

B

白雪松,蔡光先,佘颜,等.超微补阳还五汤对气虚血瘀模型大鼠血栓前状态的影响[J].中华中医药学刊,2008,28(6):413

白宇乾,谢英,丁舸.方剂配伍三要素及对中药毒性的影响[J].中医杂志,2008,49(3):282

卞雅莉,范欣生.古今文献中哮喘方剂的因子分析研究[J].中华中医药学刊,2008,26(11):2373

C

曹永贺.薏苡附子败酱散合桃核承气汤治疗慢性前列腺炎 56 例[J].河南中医,2008,28(9):21

常建国,钟吉康.加味血府逐瘀汤治疗精液不液化症[J].四川中医,2008,26(5):61

陈彪.健脾养胃药对的剂量配伍数据分析[J].江西中医药,2008,39(1):11

陈建真,吕圭源,罗小敏,等.黄芩汤不同配伍对芍药苷溶出率的影响[J].中医药学报,2008,36(2):26

陈强,孙付军,张军.逍遥散加减方治疗慢性萎缩性胃炎 30 例[J].陕西中医,2008,29(5):554

陈新德.丹栀逍遥汤治疗功能性低热 42 例疗效观察[J].实用中医内科杂志,2008,22(11):61

陈云慧,王燕,张昱,等.运用数据挖掘技术研究方剂配伍规律应注意的几个问题[J].时珍国医国药,2008,19(9):2088

D

丁舸.试论中药寒热药性与方剂学的相关性[J].时珍国医国药,2008,19(9):2089

董桂青,王桂春.苓甘五味姜辛汤合二陈汤加减治疗咳嗽变异性哮喘 60 例[J].国医论坛,2008,23(5):24

董滟,董慧君,卢小龙,等.六味地黄丸对糖尿病大鼠高同型半胱氨酸血症肾血管损伤影响的实验研究[J].四川中医,2008,26(3):12

杜志刚,王艳玲.补阳还五汤对实验性脑缺血大鼠水通道蛋白-4 表达的影响[J].世界科学技术-中医药现代化,2008,10(1):72

F

范欣生,尚尔鑫,王崇峻,等.方剂研究中数据挖掘方法的适用性探讨[J].南京中医药大学学报,2008,24(6):378

G

高慧,杨涓,夏天,等.补肾调冲方对卵巢早衰大鼠性激素水平和卵巢组织形态学的影响[J].国医论坛,2008,23(1):35

高剑峰,吴磊,刘轲,等.补阳还五汤对老龄大鼠脑缺血/再灌注核转录因子-kB 和一氧化氮合酶的影响[J].中国中西医结合急救杂志,2008,15(5):296

关莉,闫福曼,张晓东,等.补阳还五汤对全脑缺血模型大鼠再灌注不同时点皮质神经细胞钙超载的影响[J].安徽中医学院学报,2008,2(4):45

H

何前松,冯泳.浅述中药归经理论在方剂配伍中的运用[J].江苏中医药,2008,40(10):84

黄宏敏.地黄饮子合四逆散治疗中风后抑郁症 38 例[J].辽宁中医杂志,2008,35(6):890

J

贾波,刘岩,张丰华,等.白术、茯苓、白术茯苓汤对脾虚大鼠 VIP 及 VIPR2 的基因表达的影响[J].四川中医,2008,26(9):14

江劲波,杨静,邓常青.补阳还五汤及有效组分生物

碱和苷对大鼠血小板聚集及血小板环核苷酸的影响[J]. 中南药学,2008,6(4):388

蒋国印,李慧卿,王金萍,等. 小柴胡汤加减治疗胃食管反流病60例疗效观察[J]. 河北中医,2008,30(1):45

K

孔维军,赵艳玲,山丽梅,等. 微量热法考察"配伍-煎煮"顺序对左金丸与反左金药性的影响[J]. 医药导报,2008,27(11):1287

L

李杰,肖柳英,潘竞锵,等. 补阳还五汤对佐剂性关节炎大鼠的抗炎作用及TNF-α和TXB_2影响的研究[J]. 中国中医药科技,2008,15(4):271

李晶,董会文,张秀云. 益气聪明汤加味治疗椎-基底动脉供血不足眩晕50例疗效观察[J]. 四川中医,2008,26(4):84

李景旺. 升降桂苓汤治疗糖尿病肾病42例疗效观察[J]. 河北中医,2008,30(6):573

李军,姜华,石任兵,等. 四逆散不同配伍对柴胡皂苷b_1,h提取量的影响[J]. 中国中药杂志,2008,33(15):1912

李立凯. 逍遥散加味治疗青春期痛经56例疗效观察[J]. 云南中医中药杂志,2008,29(2):10

李颖,王国荣. 自拟黄精健胃汤治疗萎缩性胃炎64例[J]. 实用中医内科杂志,2008,22(4):37

李宇铭.《伤寒论》方药的寒温并用配伍机理[J]. 辽宁中医药大学学报,2008,10(8):19

李跃,武大芬. 五味消毒饮加减治疗急性痛风性关节炎的疗效观察[J]. 北京中医药,2008,27(5):36

李志强,陈津岩,何赞厚,等. 四君子汤对脾虚证大鼠血清性激素和甲状腺激素水平的影响[J]. 河南中医,2008,28(3):26

李中华. 逍遥散加减治疗斑秃36例[J]. 光明中医,2008,23(5):659

凌利英,李艳飞,赵爱民. 降脂化纤胶囊治疗慢性乙型肝炎肝纤维化的临床研究[J]. 河北中医,2008,30(10):1021

刘柏炎,沈剑刚,蔡光先,等. 补阳还五汤对局灶性脑缺血大鼠脑内caveolinl、2的影响[J]. 湖南中医药大学学报,2008,28(1):22

刘芳,白雪松,刘柏炎,等. 补阳还五汤对脑缺血大鼠碱性成纤维细胞生长因子的影响[J]. 中国中西医结合急救杂志,2008,15(1):9

刘亚娴,霍炳杰,张莉,等. 银翘散在不同煎煮时间下对免疫抑制小鼠的调节作用[J]. 中医杂志,2008,49(12):1112

刘宜峰,邢之华,唐涛,等. 补阳还五汤对脑出血大鼠脑内Flt-1和Flk-1蛋白表达的影响[J]. 中国康复,2008,23(2):78

吕昊哲,李庆云. 半夏厚朴汤对慢性应激抑郁模型大鼠脑源性神经营养因子(BDNF)的影响[J]. 中医药信息,2008,25(4):49

M

马少丹,许文忠. 浅析五脏理论与方剂配伍的关系[J]. 天津中医药,2008,25(5):386

P

彭祖年,姚晓勃. 补阳还五汤对大鼠脊髓损伤后神经功能影响的实验研究[J]. 中医药导报,2008,14(5):109

Q

亓晓琳,张宏国,张静,等. 补阳还五汤对大鼠视网膜缺血再灌注损伤的作用[J]. 国际眼科杂志,2008,8(4):732

R

阮时宝,刘益臻,游世晶. 数据挖掘在方剂配伍规律研究中的现状与存在的问题[J]. 光明中医,2008,23(6):715

S

尚尔鑫,范欣生,段金廒,等. 方剂性味归经配伍规律的图形化知识挖掘研究[J]. 世界科学技术——中医药现代化,2008,10(1):39

佘序华. 逍遥散加减治疗经前期紧张综合征50例[J]. 广西中医学院学报,2008,11(2):33

石杜鹃,凌丽,薛金伟,等. 补阳还五汤药浴对大鼠周围神经损伤再生影响的实验研究[J]. 时珍国医国药,2008,19(5):1066

石君杰,戴玉英,徐发莹. 逍遥散对肠易激综合征大鼠血清皮质醇变化的影响[J]. 山东中医杂志,2008,27(1):46

宋霄宏,昝日增,王芳,等. 海藻玉壶汤加减方中不同比例海藻甘草配伍对桥本氏甲状腺炎大鼠肝肾功能及病理形态的影响[J]. 中华中医药学刊,2008,26(4):801

宋颖波. 丹栀逍遥散加减治疗痤疮80例[J]. 云南中医中药杂志,2008,29(11):33

宿树兰,尚尔鑫,叶亮,等. 治疗痛经方药的关联规则分析[J]. 南京中医药大学学报,2008,24(6):383

孙耀先,闫平正,姚培太. 逍遥散加减治疗心脏神经症[J]. 实用医技杂志,2008,15(27):3712

T

唐亚平,龚超奇,黄秋粤,等. 逍遥散对肝郁脾虚证大

鼠治疗作用的观察[J]. 甘肃中医,2008,21(10):53

W

王东生,唐发清,肖长红,等. 茵陈五苓散抗大鼠动脉粥样硬化作用的机理探讨[J]. 中医杂志,2008,49(1):67

王秦英. 逍遥散加减治疗乳腺增生 60 例[J]. 现代中医药,2008,28(2):32

魏凤环,罗佳波. 麻黄汤不同配伍对大鼠脑内 Glu/GABA 比值的影响[J]. 山东中医药大学学报,2008,32(3):228

魏绪华. 加味逍遥散治疗心脏神经官能症 79 例临床观察[J]. 四川中医,2008,26(5):58

文颖娟,潘桂娟. 气机升降运动在复方配伍中的应用[J]. 浙江中医杂志,2008,43(3):132

吴露,张伟,李花,等. 补阳还五汤及其有效组分生物碱和苷对大鼠血管内膜损伤后主动脉内膜增生和增殖细胞核抗原表达的影响[J]. 中西医结合学报,2008,6(8):836

X

肖红丽,睦道顺,李东海,等. 当归饮子对小白鼠被动皮肤过敏反应及血清白三烯 B4 水平的抑制作用研究[J]. 四川中医,2008,23(7):9

徐继辉. 桂枝茯苓丸加味治疗子宫内膜异位症 50 例[J]. 河南中医,2008,28(7):21

徐群,欧阳臻,常钰,等. 半夏厚朴汤君臣佐使配伍对和厚朴酚与厚朴酚含量的影响[J]. 中国实验方剂学杂志,2008,14(10):1

薛金伟,姜志刚,韩冬,等. 补阳还五汤药浴对大鼠周围神经再生组织形态学的影响[J]. 中国老年学杂志,2008,28(6):523

Y

杨威,肖柳英,潘竞锵. 补阳还五汤对诱导性佐剂关节炎大鼠的药理作用研究[J]. 中药材,2008,31(9):1405

姚金梁,徐立,李少康. 桃红四物汤及其拆方不同提取工艺的镇痛作用[J]. 中药新药与临床药理,2008,19(2):114

姚文亮,陈胜辉,万德芬. 人子生精汤治疗肾阳虚型男性少精症、弱精症 30 例临床观察[J]. 中医杂志,2008,49(8):709

叶亮,范欣生,卞雅莉,等. 古今治疗痛经的四物汤类方关联规则研究[J]. 南京中医药大学学报,2008,24(2):94

叶亮,范欣生,王崇骏,等. 方剂数据挖掘研究常用方法探讨[J]. 医学信息,2008,21(10):1734

易自刚. 理血剂组方配伍规律[J]. 广西中医药,2008,31(1):29

尹连荣,徐胜利. 补阳还五汤加减对高眼压大鼠视网膜神经节细胞的保护作用[J]. 眼科新进展,2008,28(3):177

尹天雷,蔡光先,李勇敏,等. 补阳还五汤对脑缺血模型大鼠脑组织 NGF 及 P13K/AKT 信号转导途径的影响[J]. 中国中医药科技,2008,15(1):24

尹中信,季春红,华浩明(指导). 浅析理气药在方剂中的配伍应用[J]. 新中医,2008,40(8):101

运峰,左军. 枳术丸衍化方中枳实与白术治疗痞满的配伍比例探析[J]. 中医药信息,2008,25(4):51

Z

张红珍,李丽,刘亚明. 补阳还五汤对动脉粥样硬化模型主动脉基质金属蛋白酶表达量的影响[J]. 中国中医急症,2008,17(5):649

张丽卿,李正军. 加味逍遥散治疗卵巢囊肿 36 例[J]. 陕西中医,2008,29(7):787

张楠,盖玉梅. 试述理气剂的主要组方配伍方法[J]. 光明中医,2008,23(4):513

张蜀,吴至久,廖伯年. 逍遥散加味治疗便秘型肠易激综合征 27 例[J]. 实用中医内科杂志,2008,22(3):31

张艳春,樊巧玲. 方剂相反相成配伍减毒的理论探讨[J]. 中医药导报,2008,14(9):13

张艳琴,夏桂选. 白术芍药散加味治疗抽动-秽语综合征[J]. 北京中医药,2008,27(11):875

张玉珍. 瓜蒌薤白半夏汤加味治疗高血脂血症 80 例疗效观察[J]. 河北中医,2008,30(4):389

张芸,司国民,许冬梅,等. 参芪解毒汤治疗浊瘀内停型慢性肾衰竭的临床研究及对外周血黏附分子的影响[J]. 上海中医药杂志,2008,42(3):26

钟建华,唐涛,张海男,等. 补阳还五汤对脑出血大鼠凝血酶敏感蛋白及受体 mRNA 表达的影响[J]. 中药新药与临床药理,2008,19(3):161

周华军,唐涛,钟建华,等. 补阳还五汤对脑出血大鼠脑内促血管生成素-1 及其受体 mRNA 表达的影响[J]. 中国中西医结合杂志,2008,28(4):343

周忠光,韩玉生,姜波,等. 补阳还五汤及拆方对 $A\beta_{1-40}$ 所致 AD 大鼠血清与海马组织 Aβ 和细胞因子含量的影响[J]. 山西医药杂志,2008,37(2):129

朱立华,蔡光先. 补阳还五汤促脑缺血后早期内源性神经再生的蛋白质组研究[J]. 湖南中医杂志,2008,24(4):103

朱晓勤,尹莲,徐立,等. 二妙丸系列类方有效部位群药效学比较研究[J]. 中医药导报,2008,14(2):12

邹佳丽,谢智勇,姜晓飞,等. 大黄黄连泻心汤不同配伍浸渍剂中蒽醌类成分变化研究[J]. 世界科学技术——中医药现代化,2008,10(4):61

四、养生与保健

【概述】

2008年，公开发表的有关中医养生保健的论文达2 000余篇，理论研究主要集中在对养生特色和内涵的研究、古代名家及古籍养生思想的研究、道家及儒家养生思想研究、养神与养生、经络与养生及治未病与养生等方面，实验研究主要集中在对亚健康状态的研究和延缓衰老的研究等方面。

1. 中医养生特色和内涵的研究

孟庆云将各家通过养生达到长寿目标的见解称为“寿命学说”，认为主要有主运动说、静养说、激荡说和重节奏贵和谐说。4种学说都有合理之处，都曾被中医学吸收援用。中医学养生理论体系的特色是：生生论的整体观，重视人体的时间结构，采用模型化的方法研究人体；临床操作体系是辨证论治；知识属性是重体验的意会知识。从技艺上概括中医养生保健，其目标和要领有五端：一是宝命全形，追求境界；二是防治养一体，修身养性同功；三是顾护正气，强筋健体，讲究套路；四是寓养于乐，与传统文化相通；五是门类丰富，各臻其妙，简捷适用。隋宇等认为，养生之道不离身形、精气、神志三者，其又以“和”、“顺”为贵，以“清”、“静”为尚。

2. 古代名家及古籍养生思想研究

对中医古籍及古代名家养生思想的研究是目前中医养生学探讨的热点。

蒋力生指出，“生生之谓易”，是《周易》提出的一个关于事物转化运动的一个命题，“生生”是宇宙万物发生发展普遍遵循的法则和推陈出新的基本规律，不仅是中医养生理论的渊源，也是中医养生的指导原则。郭继民等从对生命本体的重视、以德养生、调和阴阳养生、遵循自然养生以及预防疾病以养生等方面论述了《周易》的养生思想。赵鸿君等认为，秦汉子书中，《吕氏春秋》的养生理论主要包括顺应自然、适当运动和调节情志、形神相安。《淮南子》则以养性、养德为主，其次是禁嗜欲。《春秋繁露》强调中和乃安身立命之大本，及节欲养生。在节欲养生思想上，《淮南子》和《春秋繁露》提出了不同的方法，中医养生学吸收了《淮南子》的养生节欲思想；在情志调养方面，三书均注意到“气郁”是疾病产生的关键，因此疏导气机，调节精神，成为养生的重要方法，《吕氏春秋》的运动养生，《淮南子》的“静漠恬淡”，《春秋繁露》的和气安身，均成为中医养生的重要内容。在治疗上，《吕氏春秋》的养生治国须知本求本，被应用为治病“必求于本”；《淮南子》以规矩权衡论治法，《黄帝内经》则以规矩权衡论脉象；《淮南子》的疾病早期治疗思想，与中医未病先防的思想一致。邓敦等探讨了荀子《修身篇》中的养生之道，分析了宜与时通、修身自强、治气养心、虚一而静、阴阳大化与万物以生等养生观。李海英认为，嵇康继承了老庄的养生思想，所撰《养生论》是中国养生学史上第一篇较全面、系统的养生专论，提倡“导养得理可寿”，并精辟地阐述了“形神兼养，重在养神”等养生法则，其提出的“养生五难”尤为值得重视：“名利不去为一难，喜怒不除为二难，声色不去为三难，滋味不绝为四难，神虑精散为五难。”蔚晓慧等论述《老老恒言》中修心养性的养生思想和方法：认为养性以安命为要，应注意清心寡欲、淡泊名利；可通过作画、吟诗、扶琴、植花等方法来陶冶情操、修心养性。毛燕平等归纳《颜氏家训》的养生思想为：教育孩子重视日常保养，不能依靠炼丹服药苟且偷生；在进行多种养生的方法之外，还必须注意避祸，将修身养性和为人处世结合起来。林楚从饮食保健等方面论述了《千金方》的饮食养生观，主张饮食宜温、定时定量、饥饱适度，反对勉强进食或暴饮暴食及饥饱即睡。杜慧芳指出，张景岳认为人的寿夭不仅与先天遗传因素有密切关系，并深受后天养生的影响；提出未病先防以长寿及中年修理再振根基的学说，并认为养生应因人制宜。周俭等认为，《脾胃论》以调理脾胃为重点养生要义，提到“脾胃为元气之本”、“饮食劳倦则伤脾”、“饮食自倍，肠胃乃伤”、“损其脾者，调其饮食，适其寒温”等，在“摄养”、“远欲”、“省言箴”3

篇中道出了自己的养生观点，对后世有深远影响。濮正琪阐述了龚廷贤的老年养生观，龚氏强调人体的衰老与先、后天根本的动摇有密切关系，并与内伤脾胃有关；龚氏从脾肾入手，创制了八仙长寿丸、阳春白雪糕、延寿丹等防治老年病的有效方剂；龚氏养生重视性情、情欲、饮食等方面的日常养生。李成年等从节食寡欲、动静适度、法时应天、防病祛疾4个方面阐发了万全的养生理论与方法，万氏认为坚持长期服用延年养生中药，可尽享天年。李红梅等从平阴阳、重唯物、与道家相参及寓神仙于人事4个方面归纳了傅山的养生观点。冯毅翀等介绍了伍廷芳《延寿新法》运动养生的理论及方法。

"《内经》养生思想研究"详见专条。

3. 道家及儒家养生思想研究

道家养生与儒家养生是中医养生学的重要流派。赵文朝认为，道家养生学和道教养生学虽然有同源性，但各具鲜明独特的特征，前者注重养性或修性方面，后者则注重长生方面，二者不可混同，又不能截然分开。于璞认为，道教的养生原则可归纳为：天人合一、法于阴阳、和于术数、饮食有节、起居有常、不妄劳作、动而有常、清心寡欲、精神内守和性命双修。张丽霞等指出，老子认为，人是世间有形的活动者和体现者，道是无形的规范者和支配力量，有形要尊重和服从于无形，就是尊道。从而奠定了敬重自然，爱护万物，自存自化，避免"丧己于物"的养生观。道家的哲学思想不但开创了中医养生的先河，并且起到了承前启后的作用。马砚涛等认为，老子的自然观如"冲气以为和"、"道法自然"、"守静笃"等对中医养生学说有巨大影响，圣人"病病"、贵柔、检啬及虚静原则均与《黄帝内经》的养生体系密切相关。向鸿儒指出，在养生学的动养和静养问题上，道家也认为虚静乃天地自然之道，道法自然。动，是指形体的运动锻炼；静，是指心性的空寂清静。温茂兴认为，道教内丹学的理论和方法对中医心身医学有重要的启示和借鉴意义。郃东梅等认为，儒家养生贵"和"，能中和者必久寿，这种"仁者寿"的思想对中医的影响极为深刻，体现了一种"心身一元"的观念，也是中医学"形神合一"的理论源头。

4. 养神与养生

罗卫芳认为，养神在中医养生学中居于重要地位，养神的主要途径包括养德、怡情和入静。养德是养神的重要手段，其主要内容有"仁"与"善"，寡欲少私；怡情是养神的有效方法，入静则是养神的传统途径。顺应四时养神体现了中医"因时制宜"的原则，是中医养生学的特色。马晓北提出，可通过恬静淡泊以保神、愉悦自得以守神、顺应四时以畅神、顺志节志以和神、养性移情以怡神等适合现代人的5种养神的方法来调节人的精神情志，从而达到治未病保健康的目的。柴洋认为，"形"为"神"之体，"神"为"形"之用，神对形起着主导作用；心"主血脉"的功能是"心藏神"的物质基础，养心是精神养生的前提条件。

5. 经络与养生

李晓红等认为养生应注重调理经络，以经络畅通为人体健康的根本。蒋应时等认为，经络的作用不仅仅能治疗已发生的疾病，还通过经络进行疏理养生来预防"未病"。

6. 治未病与养生

刘燕平等认为，中医"治未病"重在"养生保健"，主张通过养神、动形、气功、药膳等方法进行调养，以使"正气存内，邪不可干"；并从形神合一的生命观、守神全形的养神观以及清静养神的方法论等3方面阐述了形神共养、养神为先的养生观，以及守神而全形的养生法。付国兵等对养生治未病的内涵进行了探讨，从"和于阴阳，顺应四时；调摄情志，修身养性；起居有常，劳逸适度；饮食调理，以资气血；养生方药，防病祛邪；养生锻炼，通调气血；按摩针灸，强身壮体；利用矿泉养生"等8个方面对历代中医文献提出的"却老全形"的摄生之道进行了归纳。李邓辉等认为，精神养生在"治未病"中占有主导地位并将发挥重要作用。

7. 亚健康状态与养生

赵益业等认为，亚健康状态与应激造成的神经内分泌、免疫、运动、睡眠、遗传、心理异常及个体差异等因素有关。中医养生方法能调节神经-内分泌-免疫网络，以恢复或增强自稳态，改善亚健康状态。王红玉等从养生理论角度探讨亚健康的调理治疗，提出如下观点：天人相应，形神共养以调情志为先；饮食有节，谨和五味以充气血为重；升降出入，形劳不倦以强筋骨为要；顺应四时，起居有常以安脏腑为常。亚健康的干预手段不应象针对疾病那样以针药治疗为主,而应多从生活方式、行为方式、饮食习惯、精神心理层面以及社会生产关系等入手,寻找适合个体的方案。

“亚健康状态的证候学研究”详见专条。

8. 延缓衰老与养生

曹建中认为,老年的特点是多脏虚损,肾衰为致病之本,补肾精应与调养五脏相兼顾,扶正固本,慎施戕伐,并当通过机体调摄、动静结合、适度饮食、慎应寒暑、补摄营养来强健身体延缓衰老。傅明光等从顺应自然(四气调神与自然和谐)、饮食调养、运动按摩、气功导引、生活规律、怡情养志、药物调补和治未病等8个方面对传统养生抗老延寿法进行了归纳。刘赞才认为导致人类早衰的主要原因有先天不足论、阴阳失调论、气血虚衰论、后天失调论、精耗神损论、气数衰老论。中医保健防衰的方法有四时养生法、锻炼养生法、怡神养生法、起居养生法、饮食养生法、气功养生法、固精养生法、药饵养生法。

“延缓衰老方药的实验研究”详见专条。

此外,陈弘从体质辨证有利于提高养生保健的准确性、体质差异决定养生指导原则的不同、体质辨证指导针灸养生和为药物调养提供重要依据等4方面论述了体质辨证在养生保健中的指导作用。陈卉华等认为,产后多虚多瘀和气血失衡,产后养生应寒温适宜、均衡饮食、劳逸结合、保证乳汁质量,并提出产后避“七害”(害食、害气、害冷、害劳、害房、害任、害睡)之说。

(周文泉　罗增刚)

【《内经》养生思想研究】

赵庆指出《内经》养生重在“和”,要与天时和谐,调和情志,饮食调和,行动调和。做到合其常度,以和为贵,以平为期,以达“尽终其天年”的目的。钱会南认为《内经》蕴涵了“中和”的生态学思想。在生理方面,对生命常态的描述重视内外调和,所谓“和之是谓圣度”,强调气血津液的和调、五脏之气和调、七情调摄、气和志达、脉象与体质之和、得天地之和、得时之和等;在病理方面,认为疾病的产生常责之于血气不和、阴阳不和、脏腑不和;调治摄生重在令其调达,而致和平,应以调和气血、调和阴阳、修养和神、调食和药为主要方法。李大伟从“生病起于过用”的发病观出发,强调“度”在养生中的重要性,“食饮有节,起居有常,不安作劳”是养生的重要原则。

韩素萍等认为《内经》以调摄精神情志为养生第一要义,把精神情志的调养作为防病和防止早衰的重要原则。积精全神是养生大法,精充、气足、神全是健康长寿之本。七情通于脏腑,恬淡是养气血的基本原则。应避免过度的情志活动,保持精神守持于内,使体内气血调畅,脏腑阴阳平衡。曹继刚探讨了《内经》形神共养的养生理论。动以养形,以形养神,动中有静;静以养神,以神养形,静中有动。养形包括谨和五味,起居有常等方面;养神包括思想清静,精神乐观,磨炼意志,言谈有节,培养良好的兴趣爱好等方面。动静结合,形神共养包括和于术数,形神共养;九窍通畅,形神共养。孙军刚等从养形和养神两个方面进行总结。养形包括效法自然,锻炼体魄,食饮有节,起居有常,不妄劳作等;养神包括恬淡虚无,精神内守等。

朱晓峰等将《内经》中所论衰老发生机理归纳为脏腑虚损、阴阳失调、血气不和等,而通过顺天守时、保精养神、饮食调摄、运动锻炼、节制房事等方法可以调节脏腑,调和阴阳气血,从而达到延年益寿的目的。认为《内经》奠定了中医学养生抗衰老的理论基础。刘家峰等认为《内经》的养生思想核心为“法于阴阳,和于数术,饮食有节,起居有常,不妄作劳”,通过顺四时,调情志,节饮食,适劳逸等方法可以达到“阴平阳秘,精神乃治”的目的。李晓红等从四时养生、情志养生、运动养生、饮食养生、房室养生方面总结了《内经》养生思想。谢惠玉指出“消积”、“去积”是《黄帝内经》倡导的重要养生观,“清泻祛积”可以使气血保持流通,精神安宁,骨肉强健,健康长寿。潘丰满等将《内经》的养生观归纳为顺应四时阴阳、调和饮食五味、调摄精神情志、劳逸结合和药物调理。张爽等指出“未病先防”和“既病防变”是《内经》“治未病”思想的两个主要方面。前者属于养生观的范畴,从调和四时阴阳、精神调养、饮食有节、劳作适度等方面进行调养,增强抗病能力,防止疾病发生;后者指掌握病变演变规律,候其病机,当机立断,采取有效措施阻止病变的发展。

(王庆其　薛　辉)

【亚健康状态的证候学研究】

邹杰等通过依据GB/T 1.1-2000和ZY/T001.1-94标准表述方法,拟定了《亚健康基本证候调查表》,并对郑州地区2 133份调查表进行分析。发现畏寒、疲乏、自汗、记忆差、易怒、气短、心悸等症状群为亚健康的主要临床表现;虚、湿、痰、郁、瘀、气滞、津亏等为主要证候要素;脏腑功能失调多见于心、脾、肾、肝、胆、胃、肺等;以心脾两虚证、心肾两虚证、肝郁气滞证、脾虚湿困证、痰气互结证、肾阴虚证、肾阳虚证、气虚证、肝郁化火证、湿热蕴结证等基本证候多见。魏育林等调查了205位亚健康人员的证候特征。发现病位主要在肾、心、肝、脾,证候以虚证为主,其中心肾不交证占66.3%,肾阳不足/肾阳虚证占64.9%,气虚证占51.2%,肾阴虚证占46.3%,肝郁脾虚证占45.9%。且各证型之间多相互兼夹。蓝惠玲等采用自制证候调查问卷,运用聚类分析方法,调查了712名高校教师。其中有效问卷为99.6%(709/712),有效问卷中符合亚健康标准的有449份问卷,占63.3%。主要证型有肝郁脾虚证(19.8%)、心脾两虚证(24.3%)、脾虚湿蕴证(15.4%)、肝肾两虚证(12.5%)、湿热蕴脾证(18.5%)、肝郁化火证(9.6%)。庞军等分析了广西部分城市1 467例亚健康人群的证候分布特征,发现肝脾不调证(肝郁脾虚证)、脾虚湿困证(脾虚湿盛证)、肝肾阴虚证、湿热内蕴证、脾气虚证、心脾两虚证、肾阴虚证、心气虚证、脾肾阳虚证、肝热脾虚证、心肾不交证等为基本证候。各证候涉及脾脏最多,其次依次为肝、肾、心、肺。张雅静等检索20年有关亚健康的文献报道,对亚健康证候及证候要素的频次进行分析。经初步规范后获取证候名称50个,出现频次最高的证候是肝气郁结证、心脾两虚证和肝肾阴虚证;病位类证候要素14个,出现频次居前3位的是脾、肝、肾;病性类证候要素16个,出现频次居前3位的是气虚、气滞和湿。指出亚健康证候类型的分布比较分散,而证候要素的分布相对集中。认为有必要从证候要素入手进行亚健康常见证候的规范化研究。

刘保延等认为亚健康的症状表现复杂多样,常以某一症状为主,伴有多种症状同时出现。最常见的症状群依次为情绪失调、疲劳、睡眠异常、二便失调、心态不平和、视疲劳和疼痛等。各症状群之间、症状群内症状与症状之间均存在强弱不等的因果关系,说明亚健康状态症状表现有其群集性和复杂性等特征。

(邱若虹)

【延缓衰老方药的实验研究】

李晶晶等将40只Wistar雄性大鼠随机分为正常组、模型组、维生素E组和补益肺肾组。每只大鼠颈背部皮下注射9%D-半乳糖溶液,按100 mg/(kg·d)的剂量连续注射6周。补益肺肾组、维生素E组分别给予补益肺肾煎剂(生晒参、黄芪、枸杞子、麦冬、五味子、菟丝子等)和维生素E混悬液灌胃。正常组、模型组均给予生理盐水灌胃,连续6周。结果模型组血清SOD活性较正常组显著降低($P<0.01$),与模型组比较补益肺肾组与维生素E组SOD活性明显升高($P<0.01$,$P<0.05$),而且补益肺肾组血清SOD活性显著高于维生素E组($P<0.01$)。模型组血清MDA与脑脂褐素含量较正常组显著增高($P<0.01$),补益肺肾组与维生素E组血清MDA与脑脂褐素含量显著低于模型组($P<0.01$,$P<0.05$),且补益肺肾组血清MDA与脑脂褐素含量显著低于维生素E组($P<0.05$)。模型组CD4、CD8表达率及CD4/CD8比值较正常组均明显降低($P<0.01$),维生素E组和补益肺肾组CD4、CD8表达率及CD4/CD8比值较模型组显著升高($P<0.01$,$P<0.05$)。提示补益肺肾煎剂可使衰老模型大鼠血清SOD活性上升,血清MDA含量下降,并有效抑制了脑脂褐素的生成和积聚,提高了衰老模型大鼠血中CD4、CD8表达率及CD4/CD8值。

李燕等以4～6个月龄雌性大鼠为正常对照组,10～12个月龄、阴道细胞学表现动情期延长的雌性大鼠作为初老大鼠模型。模型动物随机分为益胃汤(沙参、生地黄、麦冬、玉竹、冰糖)高剂量组、益胃汤中剂量组、益胃汤低剂量组、己烯雌酚组、模型对照组、六味地黄丸组。灌药4周后,取左侧卵巢用于检测卵巢血管。发现模型对照组卵巢微血管密度少于正常对照组($P<0.01$)。己烯雌酚组、益胃汤高剂量组卵巢微血管数多于模型对照组($P<0.01$),与正常对照组比较$P>0.05$;前两组间比较,$P>0.05$。益胃汤中剂量组卵巢微血管数多于模型对照组和低剂量组,均$P<0.01$,但低于己烯雌酚组、益胃汤高剂量组和正常对照组,均$P<0.01$。益胃汤低剂量组与模型对照组比较,$P>0.05$。六味地黄丸组卵巢微血管数多于模型对照组和益胃汤中、低剂量组,均$P<0.01$,但低于正常对照组,$P<0.01$。己烯雌酚组、益胃汤高剂量组、六味地黄丸组两两比较,均$P>0.05$。实验结果显示,初老模型大鼠较正常对照组大鼠卵巢微血管数目减少,导致卵巢的血供减少,加速了卵巢的细胞凋亡及卵泡闭锁,导致卵巢机能的衰退。益胃汤高、中剂量组,六味地黄丸组及己烯雌酚组可显著增加卵巢内的微血管数目。益胃汤可能通过改善卵巢局部的微循环,增加卵巢的供血供氧,从而起到延缓卵巢机能衰老的作用。

陈通文等将 20 只 22 月龄老龄雄性 SD 大鼠随机分为老龄组(SC)和补肾生精组(KT)各 10 只。KT 组灌胃给药补肾生精颗粒(菟丝子、枸杞子、淫羊藿等),连续用药 60 d 后,KT 组大鼠精子密度较 SC 组明显增加($P<0.05$);活动率和直线活动率显著上升($P<0.001$);KT 组生殖细胞凋亡率明显下降($P<0.05$)。与 SC 组相比,KT 组大鼠睾丸中有 7 种蛋白表达发生了显著变化,其中磷脂酰乙醇胺结合蛋白(PEBP)、磷酸丙糖异构酶(TPIS)、3-磷酸甘油醛脱氢酶(GAPDH)等 4 种蛋白表达上调,热休克蛋白 8(HSP7C)和谷胱苷肽转移酶 1(GSTM1-1)等 3 种蛋白表达下调。认为补肾生精颗粒可以提高老龄大鼠精子运动能力,减少生殖细胞凋亡。

(邸若虹)

[附] 参 考 文 献

C

曹继刚. 浅论《内经》形神共养观[J]. 中医药导报, 2008,10(3):11

曹建中. 论补肾益精与延年益寿[J]. 江西中医药, 2008,39(2):16

柴洋. 从形神关系论养心在精神养生中的作用[J]. 中外健康文摘(医学理论与实践),2008,(1):67

陈弘. 体质辨证在养生保健中的指导作用[J]. 中医杂志,2008,49(3):91

陈卉华,马艾菲,温佩文,等. 中医产后养生理论初探[J]. 中国中医基础医学杂志,2008,14(8):625

陈通文,曾金雄,王海鹰. 用蛋白质组学技术探讨补肾生精法对老龄大鼠睾丸生精功能影响的机制[J]. 上海中医药大学学报,2008,22(5):55

D

邓敦,曹成福,朱洁,等. 荀子的养生观探讨[J]. 江苏中医药,2008,40(10):100

杜慧芳.《景岳全书》的长寿思想研探[J]. 光明中医, 2008,23(3):292

F

冯毅翀,潘华山. 试论伍廷芳《延寿新法》运动养生理论及方法[J]. 光明中医,2008,23(7):903

付国兵,刘洋,彭玉清. 关于中医养生治未病内涵的理论探讨[J]. 北京中医药,2008,27(6):403

傅明光,傅丽洁. 传统养生延寿妙法探讨[J]. 内蒙古中医药,2008,27(1):73

G

郭继民,苗青.《周易》之养生理论探析[J]. 兰州学刊, 2008,(2):173

H

韩素萍,王强. 浅析对《内经》七情学说的认识[J]. 光明中医,2008,23(7):998

J

蒋力生. "生生之谓易"的养生学意义阐论(一)[J]. 江西中医学院学报,2008,20(2):1

蒋应时,李晓红,李烨,等. 经络养生研究概述[J]. 江西中医学院学报,2008,20(2):15

L

蓝惠玲,李艳萍,金友. 高校教师亚健康中医证候特征与成因分析[J]. 福建中医药,2008,39(2):4

李成年,李成文. 万全养生思想与方法探讨[J]. 中医药学报,2008,36(5):69

李大伟.《内经》"生病起于过用"发病观的探讨[J]. 光明中医,2008,23(2):135

李邓辉,张接发. 精神养生与治未病探要[J]. 实用中医内科杂志,2008,22(9):13

李海英. 读嵇康养生之"五难"[J]. 中医药文化,2008, 3(2):43

李红梅,王小芸. 浅析傅山的养生哲学[J]. 光明中医, 2008,23(7):914

李晶晶,殷涛. 补益肺肾法延缓衰老的作用机制研究[J]. 亚太传统医药,2008,4(12):7

李晓红,蒋应时,臧知明. 浅析养生以调理经络为本[J]. 时珍国医国药,2008,19(2):509

李晓红,林存奇,李烨.《黄帝内经》养生思想探讨[J]. 时珍国医国药,2008,19(6):1486

李燕,王毅,郭蓉晓,等. 补益阳明津气对初老雌性大

鼠卵巢微血管密度的影响[J]. 国医论坛,2008,23(5):40

林楚. 孙思邈的饮食养生观[J]. 医药与保健,2008,(12):62

刘保延,何丽云,李霞,等. 亚健康中医症状群的流行病学研究[J]. 中华健康管理学杂志,2008,2(4):229

刘家峰,任路.《内经》养生观与“治未病”初探[J]. 实用中医内科杂志,2008,22(4):20

刘燕平,黄岑汉. 论治未病与神形共养的养生之道[J]. 中华中医药杂志,2008,23(9):766

刘赞才. 浅谈中医养生防衰之道[J]. 甘肃中医,2008,21(9):8

罗卫芳. 论养神的途径与顺时养神[J]. 中国中医基础医学杂志,2008,14(6):410

M

马晓北. 调七情,重养神,治未病[J]. 中国中医基础医学杂志,2008,14(11):830

马砚涛,张丹. 老子养生思想对中医养生观的影响[J]. 甘肃中医,2008,21(10):38

毛燕平,邓欣博.《颜氏家训》中的养身观研究[J]. 科技信息(学术研究),2008,(28):133

孟庆云. 天佑苍生创岐黄——中医养生保健的特色及实践[J]. 中医杂志,2008,49(3):197

P

潘丰满,张德新. 从“生病起于过用”谈《内经》养生观[J]. 时珍国医国药,2008,19(1):216

庞军,唐宏亮,杨扬,等. 广西部分城市1 467例亚健康人群中医证候分布规律流行病学调查[J]. 广西中医药,2008,31(1):9

濮正琪. 龚廷贤老年养生观简述[J]. 江西中医药,2008,39(12):6

Q

钱会南. 从《黄帝内经》之“和”解读人文理念在中医理论的应用[J]. 中华中医药学刊,2008,26(3):461

S

隋宇,孙明杰. 生生之道归于身形、精气、神志[J]. 中国中医基础医学杂志,2008,14(12):961

孙军刚,康靓,彭霞,等. 浅谈《黄帝内经》的中医养生法与亚健康防治的联系[J]. 光明中医,2008,23(12):1880

T

邰东梅,王哲. 仁者寿——儒家致中和思想在中医养生学中的反映[J]. 中华中医药学刊,2008,26(2):393

W

王红玉,何丽云. 从养生理论看亚健康的调治[J]. 中华中医药学刊,2008,26(9):1893

蔚晓慧,孙睿阳,张曾昱,等.《老老恒言》安命养生思想[J]. 吉林医药学院学报,2008,29(5):276

魏育林,孔晶,刘国玲,等. 205例综合医院亚健康状态员工中医证候特征和主要证型探析[J]. 中华中医药杂志,2008,23(2):107

温茂兴. 论道教内丹学的养生意境[J]. 江苏中医药,2008,40(7):76

X

向鸿儒. 浅谈道家动静观与中医养生学[J]. 中外健康文摘(医学理论与实践),2008,(1):6

谢惠玉. 消积——《黄帝内经》独特的养生观[J]. 中医研究,2008,21(12):10

Y

于璞. 道教养生原则略述[J]. 中国道教,2008,(2):47

Z

张丽霞,吴水盛. 道家哲学与中医养生的和谐统一[J]. 中华中医药学刊,2008,26(12):2697

张爽,刘瑶. 浅析“治未病”思想在《黄帝内经》中的体现[J]. 贵阳中医学院学报,2008,30(6):2

张雅静,王天芳,薛晓琳,等. 亚健康状态中医证候及证候要素分布特点的现代文献分析[J]. 中西医结合学报,2008,6(12):1290

赵鸿君,刘庆宇. 略论秦汉子书中的养生与治疗思想[J]. 中医药文化,2008,(3):21

赵庆.《内经》养生重在“和”[J]. 辽宁中医药大学学报,2008,10(4):16

赵文朝. 道家养生学与道教养生学的关系辨析[J]. 华夏文化,2008,(1):15

赵益业,林燕钊,赵彩琼,等. 亚健康状态的神经内分泌机制及中医养生学防治[J]. 江苏中医药,2008,40(10):9

周俭,白克江.《脾胃论》养生特点及贡献探析[J]. 河南中医学院学报,2008,23(2):77

朱晓峰,张荣华,孙升云.《内经》衰老发生的机理和养生抗衰老理论探析[J]. 四川中医,2008,26(11):48

邹杰,石鹤峰,蔡永敏,等. 郑州地区亚健康人群中医基本证候的流行病学研究[J]. 中国中西医结合杂志,2008,28(7):610

五、医史文献

(一) 古籍文献

【概述】

2008年,有关医药古籍方面的论文约180余篇,涉及古籍考证、医籍简介、医家著述、版本考证、研究方法等多方面,现简要分述如下。

1. 古籍考证

孙非等认为,《素问·六节藏象论》中"故大小月三百六十五日而成岁,积气余而盈闰矣。立端于始,表正于中,推余于终,而天度毕矣"句具断代价值。从使用子正,运用"推余于终"的古置闰法,引用阴阳家的专业术语比《左传》更确实,以及古朴的九藏学说这4点综合判断,认为《六节藏象论》写作于公元前五世纪之前。傅妤娟指出《黄帝内经》所及古人众多,而无先秦诸子之踪影;所引古籍众多,而无先秦诸经之痕迹;不引诸经,而诸经多及《黄帝内经》。认为《黄帝内经》早于诸经,亦早于《孙子》、《易》。其用文字可能为甲骨文,故不能用后世演变的汉字形音义来误释《黄帝内经》。成建军认为,《难经》中有32难引文称"《经》言",其中有18处可以在现存《黄帝内经》中找到出处。另外49难与《黄帝内经》有如下关系:① 虽未明言出自《经》,但仍可在《素问》、《灵枢》中找到相应的文字。② 与《素问》、《灵枢》同中有异者,或有补充者。③ 未言出处,但在《素问》、《灵枢》中能找到相应的论述。④ 一些常见的理论问题。⑤ 为《难经》对《内经》理论的发挥。⑥ 不见于今《素问》、《灵枢》,为《难经》独有的理论。可以认为,《难经》解《内经》的说法还是有一定根据的。梁永宣认为,对比葛洪《肘后备急方》中与宋臣校本《金匮要略方》文字,并与《外台秘要》、《医心方》、《证类本草》内容核对,推测今本《金匮要略方》卷下第23篇部分文字及24、25篇,可能在王洙发现的《金匮玉函要略方》中已被视为张仲景内容,或者宋臣根据流传不可靠的张仲景医书抄本而加入《金匮要略方》中,本非张仲景文字。《外台秘要》所引"张仲景伤寒论"含有今本《金匮要略方》内容,不同于今本《伤寒论》,当为张仲景医书的综合性流传本;《医心方》及《证类本草》所参考的张仲景医书不同于宋臣参考本,亦不同于《外台秘要》所参本;宋臣整理张仲景《金匮要略方》时所参考的王洙本《金匮玉函要略方》中,可能已经夹杂了原非张仲景医书文字。钱超尘辑录《素问》王冰注引《周易》文字以解生理病理,天人之际,凡24处,从中可见《周易》对《内经》理论的指导与影响,亦可考知"医易同源"之说非空泛之论。钱超尘认为,《辅行诀》对《伤寒论》文献考证的启示在于,《辅行诀》以确切的资料证明,《伤寒论》是在《汤液经法》一书的基础上,勤求博采而撰成,证明我国方剂学至迟在西汉已经基本成熟,今传之《伤寒论》非全帙,《辅行诀》之行文乃保留仲景原始行文之古貌者。曾凤通过对《新雕孙真人千金方》与《备急千金要方》的对校研究,发现北宋校正医书局整理《千金要方》时增补了大量新内容。这些新增的医学资料,有些与同样经过宋人校定的《重广补注黄帝内经素问》、《金匮要略方论》、《脉经》、《针灸甲乙经》中的内容基本一致。认为目前尚不能断言宋人直接采用了这些书的内容,但极有可能是搜集了大量当时相关的文献材料,用以完善和补充校正医书局所有的校定之书。李应存等认为,现藏于俄罗斯的黑水城出土文献俄A21-1《神仙方论》系册页写本,共8页,存89行文字,行书书写,内容基本完整,书中记录了不少治病良方,系西夏时期的方书,所治病证包括脾胃不和、气毒不化、赤眼如桃、肾脏风及风毒流注、左瘫右挟(痪)、中风口眼㖞斜、赤白痢、大风疾、肠风、传尸劳等10余种病。其治病用方颇具特点,配伍严谨,药少而精。李应存、梁永宣等对一些敦煌残卷进行了考证。(详见专条)

2. 医籍简介

何丽春认为，陈伯坛居清末民初岭南四大伤寒家之首，足可与江阴曹颖甫等相颉颃而毫不逊色。其代表作《读过伤寒论》为岭南伤寒巨著，全书共18卷40余万字，被视为近代《伤寒论》研究史上第3次高潮的重要代表作之一。赫建斌等认为，黄庭镜于乾隆六年（1741年）著成《目经大成》，完善了五轮八廓学说，详辨病因，修正病名，结合内科辨治眼病，总结金针拨障术“八法”，针药并用，内外同治，全面而又系统地总结了清代以前的中医眼科学成就，被誉为清代乃至历代眼科专著之魁。于晓等认为，《华氏中藏经》作为中医的一部经典古籍，虽然其书真伪之争颇多，但其学术价值仍然值得重视。该书上承《内》、《难》，下启易水，论兼诸家，全书以脏腑辨证为核心，理法方药完备，其精妙独到的医论、诊疾察病的经验、遣方用药的思路都颇有可法之处。李苹等认为，《眼科宜书》来源于“光绪二十年孙奉铭抄于重庆天符庙李氏老叟处”。后多次刊印，流传甚广。该书认为外障眼疾并非纯火故不宜过用苦寒之剂，因而创辛温发散法，开郁为先的法则，代表方八味大发散。认为内障眼疾形成，多因气郁，应以调理气机为要，主张先理气开郁，再宜视其证候，或补肾填精、或升阳益气、或在不同方药中佐以理气解郁药味，均为气虚、气实不同证候而设。《眼科宜书》重视收集民间验方，提倡内外配合治疗。苏颖等认为清代著名温病学家熊立品的《治疫全书》主要遵从吴又可治疫理论，参之以喻嘉言论温之说，从症状与传变上对伤寒与瘟疫进行了区分，指出用治伤寒之法疗瘟疫则成“坏症”，使邪陷愈深。提出养生避疫法则，预防胜于治疗。对于疫病的治疗强调扶正与祛邪同等重要。周雪梅介绍了清代汪宏撰于光绪元年的望诊专著，《望诊遵经》。该书集前人之大成，叙述望诊在辨证论治方面的重要性，及其掌握运用的基本原则，正式提出“望色十法”理论，并结合周身部位、四时、五方、气质等因素，阐明气色与病证的关系，概述体表各部位的形容气色和分泌排泄物的变化，以辨识疾病之表里虚实寒热阴阳，并对疾病的顺逆安危做出分析预断。

3. 医家著述

程磐基在《永乐大典》中发现了北宋医家韩祗和《伤寒微旨论》的两篇佚文。张雪丹等对现存《永乐大典》儿科资料作了文献研究。张苇航对现存《永乐大典》中保留的宋明时期流行的二十余个美容医方做了介绍。马艺峰等通过研究《永乐大典》目录中《灵枢经》35篇篇名的所重字，由字及韵，由韵及卷，推导出了无据可考的46篇《灵枢经》的位置。（详见专条）崔云认为《外科正宗》重视整体观念和辨证论治，主张内外兼治，刀针药物配合，见解独特，自成一法。① 倡导在外之症必根于内，认为百病皆由火毒而生，痈疽必出于脏腑乖变，深化了膏粱厚味、劳欲所伤的认识。② 结合外科疾病的发生发展和邪正消长的趋势，确立消托补三法。③ 提出开户逐贼，使毒邪外出为第一的论点，首创、改革了许多外治手术方法。④ 强调内治需顾护脾胃，调理气血。杨金萍认为，陈复正的《幼幼集成》在儿科学方面有许多独到的见解及经验。理论方面，对小儿惊风一病独持卓见，反对偏执于惊风，滥投金、石、脑、麝之辈；在诊断方面，对小儿脉诊、指纹辨析等，都有重要发挥；治疗方面，对小儿痉病辨治有独到的理论及见解，阐发仲景伤寒痉病之义，并采王海藏、张景岳、喻嘉言、周虚中等众家经验进行发挥；辨治方法多样，除内治法外，尚有灯火、灸、敷、贴、熏、洗等外治之法；所收之方，既有正方，又附有简便经验之方，颇为实用。刘纳文认为，晚清名医雷丰（字少逸）的著作《时病论》，论述了各种时令病的病因病机、症状特点及治法，并附以自己的临证验案，作为印证。“按春温、夏热、秋凉、冬寒之候，而别新邪、伏气之疴，更审其体实体虚，而施散补之法”由于书中所述都是作者从多年的临床经验总结出来的，因此非常切合实际。夏展认为，《时病论》论四时之病七十二种，自拟治法六十种；提出以法统方，拟用诸方皆以法名之，杜绝用某方治某病；按四时五运六气治时病，不拘寒温之分，寒温合论，寒温并用，克服了历来寒温对立之局限。谢芬认为，清代名医程国彭所著《医学心悟》，积程氏30年临证心得，并融会《内经》、《难经》及历代名医精华，总结出八纲辨证、八法治病、伤寒主治四字论、火字解等学术思想，对临床治疗具有重要指导意义。他创制了许多有效方剂，如止嗽散、半夏白术天麻汤、消瘰丸、蠲痹汤等，至今仍为临床所常用。肖照岑等对《温病条辨》的用药特点进行研究。宋乃光等分析了《温病条辨》的方剂运用特点。唐清华等探讨了《温病条辨》一些病证的治疗

特点。(详见专条)魏睦新等对《伤寒论》脾胃病证治特点进行了研究。(详见专条)

4. 版本考证

张志斌认为,王士雄的《温热经纬》流传颇广,屡被翻刻,至今有30余种版本。张氏调研了三种所谓的咸丰二年版,认为该书的刊行年代最早可能是1863年。由于王士雄《温热经纬》收集的文献种类并不多,且不按照文献引用的规范收集,故其在文献学方面的价值并不大。但王氏著作中所体现的寒温融合治温病的学术观点,对后世温病理论的研究,产生了十分深刻的影响。钱超尘认为现藏于中国国家图书馆的《伤寒要旨方药》始刊于1171年,作者李柽,字与几,宋当涂(今安徽省当涂县)姑孰人。是书为南宋乾道七年所刻,但是有人怀疑此本可能为明刻者。钱氏通过考证认为,《伤寒要旨方药》从1171年至今,从未翻刻排印。现存初刻本极为罕见珍贵。钱氏认为,明代赵开美刻《仲景全书》存世5部。其中包含《伤寒论》、《注解伤寒论》、《伤寒类证》、《金匮要略》等4书。经对中国中医科学院与中国医科大学图书馆馆藏《仲景全书》中《伤寒类证》一书的对比研究,确认中国中医科学院本为首刻本,中国医科大学本为修刻本。石琳等对所掌握的《辅行诀脏腑用药法要》现存版本的来源及诸个版本进行了对比研究。(详见专条)

5. 研究方法

张如青认为要重视出土医学文献的整理研究工作,由此可探寻传世古医籍源头,梳理中医经典脉络;发掘古代医学的成就,充实、改写中国医学史;可据以校勘传世古医籍,匡正千年之讹,破释千古之谜。(详见专条)

(张如青 招萼华)

【古医籍语言文字研究】

古医籍语言文字研究的主要范围包括对中医传统经典、出土中医文献中字词的考释和对古医籍常用语词的整理研究,对于再现原始文本、正确理解文义有着重要意义。

1. 对中医经典文献语言文字的研究

范开珍以《内经》中的语言材料为依据,探究通假字与本字之间声、韵、调的古音关系,指出识别通假的主要依据是古音的相同或相近。贾成祥对《素问·异法方宜论》"其民陵居而多风"一句的文字进行了考释,认为全句当为"其地陵踞而多风"。连侃等从字义、语境和医理三个角度,引证诸家言,分析《素问·金匮真言论》中"冬不按蹻"中的"不"字为无意义的虚字,认为这句话并非说明推拿禁忌证,而可能是"冬必按蹻,春不鼽衄"之意。边海云等对以往将《灵枢·天年》篇"以母为基,以父为楯"解释为"人体胚胎的发生,是以母之阴血为基础,以父精所化阳气护卫为条件"提出异议,认为应将"基"释为"土地","楯"释为"种子或枝茎",是古医家借稼穑插枝之事对生命发生现象的生动说明。

林大勇等通过文献考证,深入诠释了《伤寒杂病论》中"须臾""洒""霍""搏"的含义,认为"须臾"约合今之48分钟;"洒"是对病人受寒时,皮肤上出现形若鸡皮疙瘩状凸起之状生动的描述;"霍乱"之"霍"是迅疾、突然之义;"搏"为"摶"字之误。黄海波对成无已《注解伤寒论》影印本中的"并"、"並"、"倂"三字的用法及字形源起进行了整理分析,认为"并"的核心意义是合并为或处于一个共同体,彼此相关或有冲突;"並"的核心意义是平列或处于非共同体中,同时出现而不相抵触;"倂"与"并"音义相同,而与"並"音义有别,"倂病"是邪气相传、合并而致病的含义。三字严格意义上不属于异体字。金永日等认为《金匮要略·脏腑经络先后病脉证篇》中"风中于前,寒中于暮","前"当作"俞","暮"当作"募";"病入膏肓"的"膏"字是"鬲"字的传误,"鬲"又是后来"膈"的通假字。姜燕等以黄龙祥校注的《针灸甲乙经》为底本,选取"搏""摶"二字在各种版本中有互混的9条材料进行考辨,认为"搏"、"摶"二字的混用现象非常复杂,当结合文义、医理进行综合判断。

2. 对出土中医文献中文字的考释研究

刘庆宇通过考察文字意义、论述疾病的顺序以及参阅《黄帝内经》与其他出土文献,指出《阴阳十一脉灸经甲本》中"耳彊"应是"肩彊",即"肩部活动不利"。金永日等认为马王堆帛书《足臂十一脉灸经》中的"脞"字当为"脽"字之误,指大腿上部近髋的部位;《阴阳十一脉灸经》足少阴脉病候"善怒"的"怒"字当是"恐"字之误。

李书田对马王堆古医书包括张家山医简《脉书》、《引书》中异文通用现象进行了穷尽性的整理统计,分析了异文通用的种类、原则及对应关系,认为异文研究对正确理解出土古医籍的意义，考证成书、抄写年代与地域有着重要意义。并以马王堆与张家山出土古医书中异文通用的用例补充了《汉语大字典》三十例条目的不足。

3. 对古医籍常用语词的整理研究

杨福泉从《说文》记载的“毒”的字形分析出发，认为“毒”是一个会意字，“从屮，从毐”或“从刀、萻”，本义是指能对人体产生不同程度侵害的某种草木。谢季祥列举古医籍中实词活用、虚词活用的词法现象及语序、省略、特殊句式的应用，说明医古文语法的在理解文义中的重要性。于恒等对古医籍中“月经”、大小便及排泄场所、“病”、“死”等词语的讳饰现象进行了整理，反映了中医的文化特征，有助于对古医籍内容的理解。

（张苇航）

【敦煌、马王堆出土医学文献研究】

张如青认为，甲骨、金石、简帛、敦煌卷子等出土医学文献，具有时间跨度长，载体种类多，内容涉及广，学术价值大，阅读研究难等特点。对其进行系统整理研究，可探寻传世古医籍源头，梳理中医经典脉络；发掘古代医学的成就，充实、改写中国医学史；可据以校勘传世古医籍，匡正千年之讹，破释千古之谜。重视出土医学文献的整理研究工作应成为中医医史文献学科的一个重要研究方向。通过对出土医学文献整理研究的历史、现状及原因作简要分析，就现存问题提出了相关的对策。

林伯欣等从马王堆医书的部分内容追寻当时中医学的生理观点，认为战国末年以降中医学的生理知识发展大致上以“脉”、“身体结构”与“内脏”为三大方向，以最初不相连属的状态同时进展的。杨峰等通过对马王堆房中养生文献与《内经》针灸理论的对比研究，发现《内经》针灸理论在建构过程中采纳了房中养生理论的“气至”概念，这是房中活动与针刺实践在感觉描述、实际操作术式方面的相似性所决定的。此外，虽然《内经》中建立了气在经脉系统中循环运行的理论模式，但房中养生理论中气向下运行的思想在《内经》某些关于病理与临床治疗的论述中依然有所反映。其疾病名包括：伤寒、寒热、伤汗、温、头痛、心腹、心腹支满、两胠箭急、四节不举、肠澼、带下病、伤腰、伤右手指、伤头、伤右脾。文中讨论“炅”与“热”实为一字异体，“胠”与胁义近。“两胠箭急”与“两胁里急”近似。资料还显示汉代边塞的烽燧一般都备有药物，缺乏医生因而耽误病情。治疗方法有汤药、外用膏药与针灸，病人经常占总人数五分之一以上，病死的士卒较多。

《辅行诀脏腑用药法要》（简称《法要》）是一部重要的敦煌遗书。钱超尘等经过六次访求共收集到 21 个民间抄本。石琳等对所掌握的《法要》现存版本的来源及诸个版本进行了对比研究。石琳认为小勾陈汤、大勾陈汤、小螣蛇汤和大螣蛇汤四首方剂不是《法要》原卷所有，乃张大昌依《伤寒论》和《金匮要略》增补而来。李具双对《法要》中《汤液经法》图进行试读，认为该图是《法要》中阐述五脏五行五味攻补原理的图示，也是五脏疾病遣方用药的原则。按照该图五脏补泻的用药原则是：泻五脏方逆时针按脏腑之间的生克关系及五脏五味之间的关系用药，补五脏方顺时针用药。胡冬裴认为天行时气病治疗是《法要》特色之一，主要从太阳、阳明、少阳、太阴、少阴等五经角度论治。从中可以看出《法要》与《素问·热论》、《伤寒论》所言之六经症状基本相同，皆以六经为纲，以经络循行所过的部位为依据归纳病证。张永文等探讨了《法要》中有关煎药及服药规律。

李应存等初步断定俄藏敦煌文献Дx18165R、Дx18165V 残卷为隋唐至五代时期的写本，其内容属“佛道儒医书”。其中 Дx18165R 提到“众生”“慈悲”等佛家用语，还引用了《神农本草经》、《本草经集注序录》中的片段。Дx18165V 中首先论述有十二时辰与男子阴阳五行之关系，其次论述儒家之仁、义、礼、智、信五常，最后提到神农黄帝论及“淋五浊”病名。梁永宣通过与元·邓珍本《新编金匮方论》以及《孙真人千金方》、《备急千金要方》、《外台秘要方》、《肘后方》、《诸病源候论》中记载内容的比较研究，认为敦煌残卷 S. 079碎片内容源自张仲景著作。

（丁 媛）

【现存《永乐大典》中医药文献研究】

从上世纪六十年代开始，就有学者对现存《永乐大典》的医学内容作了初步的整理。如范行准将现存《永乐大典》医学资料中所载的古医籍、作者作初步整理统计，并详细阐述了研究现存《永乐大典》的重要意义。郭振球对现存《永乐大典》中记载的大部分医学资料作了简要的分类和介绍，对现存《永乐大典》的进一步研究具有指导意义。1986 年，萧源等学者将现存《永乐大典》中的医学资料收集汇总,辑成《永乐大典医药集》一书,方便了对《永乐大典》医药文献的学习与研究。近年来,学者何任、程磐基、张如青等人都对其中的部分资料作了整理研究。

何任介绍了《永乐大典》在中药、疾病、妇女美容、抗衰老等方面的医药资料。何任认为《永乐大典》保留了明以前大量医药文献资料,而取材非常严谨,如《永乐大典》介绍肉苁蓉,引用了数十种珍贵古医籍及其他著作,从各个方面加以阐述。并强调《永乐大典》所载医药文献研究具有很高的研究价值。

程磐基在《永乐大典》中发现北宋医家韩祇和《伤寒微旨论》的两篇佚文,在《戒桂枝汤篇》中,韩氏从因时、因人、因地角度出发,主张根据区域、生活习性、时节、贫富不同而区别治疗,提出了慎用桂枝汤的观点,且另辟蹊径,创立新方。《辨桂枝葛根麻黄汤篇》对桂枝汤、葛根汤、麻黄汤等相关内容进行评述,韩氏根据"此数方中,形证颇不相顺,及药物似不对病",将有关条文进行了改动,从中可见,韩氏投发表药多避桂枝,论治外感热病注重脉象与阴阳盛衰。

张雪丹等研究认为,《永乐大典》引录明代以前儿科文献130余种,记载了小儿急慢惊风、小儿慢脾风、小儿慢肝风,小儿衄血,小儿诸丹等30多种儿科病证,载录儿科临证方剂1 600余首,特殊儿科疾病治法十余种。并认为研究《永乐大典》儿科文献具有重要的学术意义:① 可用于已佚儿科古籍的辑佚;② 可用于儿科古籍的校勘;③ 可从中发掘具有临床实用价值的儿科治法与方剂。

张苇航对现存《永乐大典》中保留的宋明时期流行的二十余个美容医方做了介绍,这些医方采自宋代日用百科类书籍《事林广记》与《山居备用》。按其用途可分为养发类、美颜类、香药类和治疮疡类。这些医方作为专门用途的一类方剂,不仅体现了中医药在美容方面的应用特点,也反映出当时的社会生活状况。

马艺峰等通过研究《永乐大典》目录中《灵枢经》35篇的篇名的所重字,由字及韵,由韵及卷,推导出了无据可考的46篇《灵枢经》的位置。为将《灵枢经》全部辑入《永乐大典·医书》提供帮助。

马泰来对《(永乐大典)研究资料辑刊》所收录的"《永乐大典》现存卷目表"作了补正工作。认为14 949、20 373二卷现藏处有误,20 573卷的卷次有误。应作以下更正:卷14 949(序次342)和卷20 373(序次393),现均藏美国普林斯顿大学东亚图书馆。卷20 572(序次398),应改为卷20 372,现藏台湾中央图书馆。

(张雪丹)

【《伤寒论》脾胃病证治研究】

在《伤寒论》脾胃病证治特点的研究方面,魏睦新等认为张仲景的《伤寒杂病论》开了调养脾阴治法之先河,其治或以培补营阴为主,或以养脾与泻胃并重,或急下以存阴,或慎下以扶阴,方法相当灵活,奠定了脾阴学说的临床学基础。胡军通过论述《伤寒论》中太阴之脾、少阴之肾的含义,分析了脾为六经传变之枢、为立法遣方之要及脾之吉凶预测,强调了《伤寒论》中脾肾二者的相关性,治疗上以四逆汤加减变化的应用为例,说明温脾之中兼寓补肾、温肾之时不忘顾脾。姜树民对《伤寒论》保胃气思想的理论渊源进行了分析,详述了其应用姜、草、枣、参健脾卫中焦、保胃助中气的配伍组合,辛开苦降、调和脾胃的用药特点,以及顺承胃气的治疗大法,和一些特殊的煎服法,并以胃肠功能障碍、多器官功能障碍综合征等的治疗为例,阐述了保胃气思想的临床意义。孙维峰等认为《伤寒论》将保胃气思想贯穿于六经辨治,其途径包括祛邪保胃气、扶正保胃气,并以胃气强弱辨病机测预后,瘥后调理注重保胃气。说明保胃气是治疗六经病的基本法则,为后世脾胃学说的发展奠定了基础。马瑞从预防、施治、用药注意等方面阐述了《伤寒论》中顾护胃气的学术思想在老年病中的应用体会。具体包括预防调摄、护胃为本,立法用药、无犯胃气,确立治法、挽救胃气等,具有很高的实用价值和研究意义。周英信从分析寒热错杂证的病因病机和寒热并用法的治病机制出发,针对仲景调和肠胃除痞、柔肝涩肠止利、清上温下降逆三法的具体运用进行了较为深入的探讨,认为寒热并用法具有升清降浊、分消湿热、疏通气机之功,是治疗慢性胃肠疾病的主要方法。宋国平等通过对厚朴生姜半夏甘草人参汤和旋复代赭汤药物配伍及证治异同的剖析,分析了仲景治脾重在运脾、治胃重视和降的治疗特色,体现了脾胃表里脏腑的密切联系和脾胃各自的生理特性。

在《伤寒论》脾胃病治疗用药的研究方面:苗化南对《伤寒论》中腹痛、腹满、呕吐、下利、黄疸、食欲不振、便秘、呃逆等脾胃病的诊治进行了整理分析，说明《伤寒论》不仅能指导外感热病的辨证施治，而且对内伤所致消化系统病的辨治颇具指导意义，开创了消化系统疾病辨治先河。马莎等分析了《伤寒论》中引起呕吐的病因包括外感表证、里热、虚寒、寒热夹杂以及水饮，病机为胃失和降、胃气上逆，针对病因采用的治法方药有解表法、清热法、调和寒热法、温阳利水法和温补法等。周英信通过统计《伤寒论》治疗脾胃病61首方剂的药对应用频率，分析了脾胃病六经主方药对、主证药对、补脾益胃药对。又运用比较归类法对《伤寒论》治疗脾胃病的桂枝汤类方、泻心汤类方、大承气汤类方、小柴胡汤类方等进行研究，分析其药物组成衍变及其药对应用，探索了方证之间的联系及仲景治疗脾胃病的组方用药规律。姜彤伟等从黄芩、黄连配伍的功效、气味、归经、形色出发，分析了芩连配伍在治疗痞证中的重要作用，在临床应用中，典型者为热痞、寒热错杂痞。张庆年等运用《伤寒论》厚朴生姜半夏甘草人参汤加味治疗功能性消化不良54例，总有效率为92.6%(50/54)。

（张苇航）

【《温病条辨》的方药应用研究】

肖照岑等通过对《温病条辨》中多频清热药物的筛选，探讨并分析吴氏清热药的应用规律，其中生地应用最频，多配伍玄参使用；清热解毒类药物以黄连、连翘、栀子、竹叶、石膏、知母、犀角、金银花等应用较多，且金银花与连翘、石膏与知母多配伍应用。鲁玉辉总结了该书中方药的特殊煎服法，如以甘澜水、急流水、百沸汤、苦酒、蜂蜜、米汤、姜汤等为溶媒煎药；服药因年龄、体质不同而用药剂量各异，急症、重症顿服药物等。陈秦英认为升麻、柴胡并非属辛温之品，温病不必禁用升麻、柴胡，吴氏在该书中禁用二药的观点并非正确。柴胡气味俱轻，能透表泄热，有抗流感病毒作用，已为现代药理研究所证实，即使应用柴胡以治斑疹，亦无悖于吴氏的“斑疹之邪在血络，只喜轻宣凉解”的说法。张斌认为该书中辛温药物运用范围甚广，尽管有“温病最忌辛温”之说，但其并非温病治疗之禁，临床当根据所感温邪之性质及兼挟、温病过程中病机转变及患病体质的不同，合理地应用辛温药物。

宋乃光分析了《温病条辨》中加减正气散五方的临床应用，认为一加减正气散以恢复脾胃升降为主旨，可用于消化系统、新陈代谢与内分泌系统中一些疾病的治疗，如慢性胃炎、消化性溃疡、肥胖症、高脂血症、脂肪肝等；二加减正气散治湿郁三焦，脾胃升降失常，见脘闷便溏者，也是治疗湿热痹之主方；三加减正气散可用于湿郁化热类病证及一些慢性内伤疾病致清阳不展，水湿不化等证的治疗；四、五加减正气散用于中焦湿热证湿从寒化证候的治疗。周江分析了该书中银翘散及其类方的组方特点和临床应用，指出银翘散具有辛凉透表、清热解毒之功效，现代药理研究表明本方具有较强的解热、抗炎和抗过敏作用，故治疗范围较广，凡是外感风热邪毒，邪在卫分，或卫气同病均可用之。邵雅斐分析了该书中“凉开三宝”之安宫牛黄丸、紫雪丹、至宝丹三方的临床应用，安宫牛黄丸长于清热豁痰、开窍安神，紫雪丹具有清热解毒、镇痉开窍的功效，至宝丹具有开窍通闭，化痰镇痉作用，三方在急性热病的治疗中均具不可磨灭的功勋。

唐清华等探讨了《温病条辨》中不寐的处方用药，以栀子豉汤治疗热扰胸膈之不寐，清营汤治疗热入营分之不寐，黄连阿胶汤治疗心肾不交之不寐，三才汤治疗气阴两虚之不寐。刘宏艳等研究了该书中治疗湿温病的方剂，认为三焦湿温病总以清热祛湿类方药为主，上焦轻宣芳化，轻开上焦肺气，以肺经用药为多；中焦以苦辛通降为主，常用芳香化湿药及利水渗湿药；下焦用药除祛湿外，尚以温补固涩为主。刘宏艳等还通过对该书中治“风温、温热、温疫、温毒、冬温”等方剂的研究，得出结论：上焦用清轻宣透为法，清热以保津，包括轻清宣气、辛寒清气及清营凉血，方剂有银翘散、桑菊饮、栀子豉汤、白虎汤、犀角地黄汤、玉女煎等；中焦用清热养阴法，有形热结用下法，急下以存阴，方剂有五承气汤、新加黄龙汤、增液汤等；下焦则以补益为主，方剂有加减复脉汤、一甲复脉汤、二甲复脉汤、三甲复脉汤及小定风珠等。

（汤晓龙）

【古代针灸文献研究】

近年来对古代针灸临床文献的研究报告较多。赵京生分析《内经》中头痛、心痛的刺治内容，结果发现，《内经》多取四肢远端一定节段内的腧穴，越接近四肢远端的邻近腧穴，主治病症的同一性越高，这个远端的界线基本在腕踝关节。如果腧穴主治的同一性以病证类别而论，则四肢远端腧穴的邻近范围可放大到肘膝关节之内，代表性的腧穴即五腧穴。何梅光等对《内经》中针灸治厥证的内容进行阐述，认为其特点是讲究选经脉，定补泻，使经气阴阳顺接，变逆为顺。

黄涛等对于古代不同时期大肠病证的取穴规律进行研究，认为在晋以前以针刺为主，多取合穴、下合穴；在晋隋唐时期以灸法为主，多取腹部，尤其是脐周穴位；在宋元明时期多灸腹背之穴，针刺四肢穴位；在明清时期，治虚寒者取腹部穴用灸法，实热者取四肢末端穴，用刺法。总的来说，在晋以前以合穴、下合穴为主，宋之后以大肠俞募穴为主，现代临床则两者并重。陈旭等对于古今文献中针灸治疗痛经的取穴规律进行探究，结果表明，常用主穴为三阴交，其次为小腹部的任脉穴以及膝以下的肝、脾、肾经穴。目前古代文献研究中，计算机检索技术得到广泛应用，徐彦龙运用计算机对《针灸甲乙经》治疗耳鸣耳聋、头痛、咳嗽的特点进行分析。结果显示，近道选用病变部位穴，如耳鸣耳聋选用患耳周围穴，头痛选用患侧头面部穴，咳嗽选用肺部周围穴；远道则选用与病变部位相连的经脉之穴，以肘膝以下特定穴为多。尚士强等应用计算机光盘检索古代中医文献703部，归纳整理足三阴经腧穴主治规律，结果显示，脾经穴主要治疗脾系病、妇科病、局部病、肾系病、脑系病；肾经穴主要治疗脑系病、肾系病、头面咽喉病、局部病、脾系病；肝经穴主要治疗脑系病、局部病、肝系病、肾系病、脾系病。三经的走行相近，但联系的脏腑不同，因此主治既有特性，又有共性，临床常配伍使用。刘立公等运用古代针灸文献研究与现代计算机应用相结合的方法，编著《难病针灸典籍通览》一书。该书是8年前《急病针灸典籍通览》一书的姊妹篇，汇集古代医籍中用针灸治疗30种疑难病证的原始记载，内容较为全面、准确，文献资料来源于马王堆帛医书至清代末年的90余种重要针灸著作。本书又利用计算机对各病证的治疗进行统计，归纳出临床治疗的特点，包括循经取穴、分部取穴、辨证取穴、针法灸法的特点，以求起到提纲挈领的效果，并提出临床参考处方。

（刘立公）

[附] 参考文献

B

边海云，陈利国. 对"以母为基，以父为楯"释义的商榷[J]. 山东中医药大学学报，2008，32(3)：225

C

陈秦英. 对《温病条辨》中禁用升麻、柴胡的看法[J]. 浙江中医杂志，2008，43(4)：192

成建军.《难经》与《黄帝内经》关系简考[J]. 山东中医药大学学报，2008，32(3)：223

程磐基.《伤寒微旨论》佚文两篇探讨[J]. 中医药文化，2008，3(3)：45

崔云，郑军状.《外科正宗》学术成就说略[J]. 中华中医药杂志，2008，23(3)：187

陈旭，解秸萍，朱江，等. 针灸治疗痛经取穴规律探究[J]. 上海针灸杂志，2008，27(6)：45

F

范开珍.《内经》通假例说[J]. 辽宁中医药大学学报，2008，10(2)：8

傅好娟. 以甲骨文本义重现《黄帝内经》[J]. 中国中医基础医学杂志，2008，14(6)：464

H

何丽春. 略论陈伯坛《读过伤寒论》的研究价值与现状[J]. 新中医，2008，40(2)165

何梅光，段晓荣. 浅谈《内经》中的针灸治厥证[J]. 云南中医中药杂志，2008，29(6)：2

何任.《永乐大典》医药内容述略[J]. 天津中医药，2007，24(2)：89

赫建斌，刘德荣，曹雪艳. 黄庭镜《目经大成》的学术成就[J]. 福建中医学院学报，2008，18(1)：48

胡冬裴. 天行时气 五经钩玄——陶弘景《辅行诀脏腑用药法要》启玄[J]. 山东中医药大学学报，2008，32(4)：322

胡军.《伤寒论》脾肾辨证规律浅探[J]. 河北中医，2008，30(5)：537

黄海波. 成本《伤寒论》"并"字用法考[J]. 中国中医基础医学杂志，2008，14(1)：15

何梅光，段晓荣，张沛霖. 浅谈《内经》中的针灸治厥证[J]. 云南中医中药杂志，2008，29(6)：2

黄涛，黄鑫. 古代不同时期大肠病症取穴规律研究[J]. 针灸临床杂志，2007，23(11)：3

J

贾成祥.《素问·异法方宜论篇》"陵居"考释[J]. 北京

中医药大学学报,2008,31(9):895

姜树民.试论《伤寒论》保胃气思想及临床意义[J].新中医,2008,40(2):1

姜彤伟,金东明.芩连治痔机理探析[J].吉林中医药,2008,28(8):600

姜燕,马新平.《针灸甲乙经》"搏""摶"正误辨[J].北京中医药大学学报,2008,31(3):561

金永日,李鼎.古医籍中几对形近致误字考辨[J].中医药文化,2008,3(1):54

L

李具双.《辅行诀脏腑用药法要》中《汤液经法》图试读[J].中国中医基础医学杂志,2008,14(5):325

李苹,李吉坤.简评《眼科宜书》学术思想及其临床实用价值[J].中国中医急症,2008,17(5):672

李书田.马王堆古医书异文通用说略[J].国医论坛,2008,23(2):42

李书田.以马王堆古医书补《汉语大字典》条目之不足[J].吉林中医药,2008,28(3):225

李书田.以马王堆古医书补《汉语大字典》义项之不足[J].河南中医,2008,28(10):94

李应存,李金田,史正刚.俄罗斯藏敦煌文献Дx18165R、Дx18165V佛儒道相关医书录释[J].甘肃中医,2008,21(4):17

李应存,李金田,史正刚.俄罗斯藏黑水城医药文献《神仙方论》录释[J].甘肃中医,2008,21(9):18

梁永宣.敦煌残卷S.079碎片与仲景关系考[J].中医药文化,2008,3(6):20

梁永宣.葛洪《肘后备急方》与张仲景《金匮要略方》对比研究[J].中国中医基础医学杂志,2008,14(6):413

林伯欣,李建民,林昭庚.从马王堆医书看先秦中医生理观[J].中华医史杂志,2008,38(1):19

林大勇,张丽艳,王树鹏,等.《伤寒杂病论》词义考[J].吉林中医药,2008,28(4):305

刘宏艳,韩娟.《温病条辨》温热类温病治法研究[J].河南中医,2008,28(2):23

刘宏艳,韩娟,肖照岑.《温病条辨》湿热类温病治法研究[J].吉林中医药,2008,28(2):139

刘纳文,肖照岑.《时病论》学术思想初探[J].河北中医,2008,30(3):315

刘庆宇."耳彊"蠡测[J].中医文献杂志,2008,26(2):28

鲁玉辉.《温病条辨》药物特殊煎服法探析[J].福建中医学院学报,2008,18(4):52

刘立公.难病针灸典籍通览[M].上海科学技术出版社,2007

M

马瑞.《伤寒论》胃气学说在老年病防治中的应用[J].江西中医学院学报,2008,20(1):6

马泰来."《永乐大典》现存卷目表"补正[J].文献,2006,(4):104

马莎,王舒.小议《伤寒论》治呕法[J].时珍国医国药,2008,19(7):1771

马艺峰,邵军辉,王瑞祥.《灵枢经》八十一篇在《永乐大典》中的分布[J].河北北方学院学报(社会科学版),2007,23(5):91

苗化南.浅谈《伤寒论》与脾胃病的治疗[J].甘肃中医,2008,21(9):10

Q

钱超尘.《伤寒要旨方药》作者与版本考[J].河南中医,2008,33(6):1

钱超尘.《素问》王冰注引《易》辑览[J].世界中西医结合杂志,2008,3(1):1

钱超尘.《汤液经法》、《伤寒论》、《辅行诀》古今谈(待续)[J].世界中西医结合杂志,2008,3(6):311

钱超尘.《汤液经法》、《伤寒论》、《辅行诀》古今谈(续一)[J].世界中西医结合杂志,2008,3(7):375

钱超尘.《汤液经法》、《伤寒论》、《辅行诀》古今谈(续完)[J].世界中西医结合杂志,2008,3(8):439

钱超尘,赵怀舟.《辅行诀》抄本寻踪[J].中医药文化,2008,3(6):13

裘锡圭.居延汉简中所见疾病名称和医药情况[J].中医药文化,2008,3(6):16

S

邵雅斐.《温病条辨》中"凉开三宝"用法初探[J].实用中医内科杂志,2008,22(5):14

石琳.大小勾陈大小螣蛇出处考[J].世界中西医结合杂志,2008,3(7):380

石琳,王庆国.《辅行诀脏腑用药法要》现存版本对比研究[J].中医文献杂志,2008,26(2):6

宋国平,陆明.浅析仲景方剂配伍中脾胃施治之异同[J].新疆中医药,2008,26(1):49

宋乃光.《温病条辨》加减正气散五方论[J].北京中医药,2008,27(8):606

苏颖,鞠煜洁.论《治疫全书》的医学思想[J].长春中医药大学学报,2008,24(1):1

孙非,张其成.《素问·六节藏象论》写作年代考释[J].中国中医基础医学杂志,2008,14(5):323

孙维峰,梁静.《伤寒论》的保胃气思想及其临床意义初探[J].贵阳中医学院学报,2008,30(3):3

尚士强,李琳.古文献相关足三阴经腧穴主治规律探讨[J].针灸临床杂志,2008,24(8):39

T

唐清华,贾微,陈升.《温病条辨》不寐的探讨[J].江苏

中医药,2008,40(9):17

W

魏睦新,管学忠.《伤寒论》调护脾阴法则的临床应用[J].湖南中医杂志,2008,24(4):54

X

夏展.《时病论》创新点探析[J].浙江中医杂志,2008,43(6):316

肖照岑,刘宏艳.《温病条辨》方剂多频清热类药物应用分析[J].江苏中医药,2008,40(3):3

谢芬.《医学心悟》的学术特点及对临床的指导意义[J].北京中医药,2008,27(4):268

谢季祥.医古文语法不可小觑[J].浙江中医杂志,2008,43(4):240

徐彦龙.《针灸甲乙经》对咳嗽的疗法特点分析[J].针灸临床杂志,2007,23(12):1

徐彦龙.《针灸甲乙经》治疗耳鸣耳聋的特点分析[J].上海针灸杂志,2008,27(2):49

徐彦龙.《针灸甲乙经》治疗头痛的特点分析[J].上海针灸杂志,2008,27(9):46

Y

杨峰,赵京生.马王堆养生文献对早期针灸理论的影响[J].中华医史杂志,2008,38(2):109

杨福泉."毒"字补正[J].中国中医基础医学杂志,2008,14(1):19

杨金萍.浅议陈复正《幼幼集成》儿科学特点[J].中华中医药杂志,2008,23(1):16

于恒.中医药古籍"月经"讳饰[J].吉林中医药,2008,28(8):619

于恒.中医药古籍大小便和排泄场所的讳饰[J].辽宁中医药大学学报,2008,10(10):18

于恒.中医药古籍中"病"之讳饰[J].吉林中医药,2008,28(7):540

于恒,傅海燕.中医药古籍中"死"的讳饰探析[J].甘肃中医,2008,21(10):41

于晓,武冰,严季澜.简述《华氏中藏经》之学术价值及影响[J].北京中医药,2008,27(5):353

Z

迮侃,朱鼎成."冬不按蹻"辨正[J].中医文献杂志,2008,26(3):18

曾凤.宋人增补《千金要方》内容考证[J].广州中医药大学学报,2008,25(1):88

张斌.浅谈《温病条辨》中辛温药物的运用[J].中医杂志,2008,49(3):282

张志斌.王士雄《温热经纬》的文献学研究[J].浙江中医杂志,2008,43(5):249

张庆年,李萍.中药治疗功能性消化不良54例[J].实用中医药杂志,2008,24(5):284

张如青.论出土医学文献的整理研究[J].上海中医药大学学报,2008,22(3):16

张苇航.现存《永乐大典》中的美容医方[J].中医药文化,2008,3(4):48

张雪丹,张如青.现存《永乐大典》儿科方药治法述评[J].上海中医药大学学报,2008,22(1):16

张雪丹,张如青.现存《永乐大典》儿科文献研究[J].中医文献杂志,2008,26(2):2

张永文,沈思钰,蔡辉.再探敦煌遗书《辅行诀脏腑用药法要》煎药及服药规律[J].中国中医药科技,2008,15(4):315

周江.《温病条辨》银翘散及类方辨析[J].中国中医急症,2008,17(1):87

周雪梅.《望诊遵经》的学术意义浅探[J].安徽中医学院学报,2008,27(3):1

周英信.论《伤寒论》脾胃病类方及其药对应用[J].广西中医学院学报,2008,11(2):2

周英信.论《伤寒论》脾胃病的类方运用规律[J].时珍国医国药,2008,19(9):2304

周英信.论《伤寒论》脾胃方中的药对应用[J].辽宁中医药大学学报,2008,10(8):29

周英信.运用《伤寒论》寒热并用法治疗慢性胃肠疾病探析[J].河南中医,2008,28(2):9

赵京生.头痛心痛刺治对认识腧穴主治规律的启示[J].针刺研究,2008,33(5):344

(二)医家学派

【概述】

2008年度,在中医各家学说和学派研究领域发表学术论文约220篇。其中金元医家研究文献约占22%,清代医家研究约18%,张仲景及其著作的研究约14%,明代医家研究约13%,近代医家研究约10%,晋、隋、唐、宋医家研究约5%。

徐佩认为,金元四大家的学术观点成为温病学说的奠基石,吴又可、叶天士、薛生白等一代温病大家皆受"火热论"的启示,"于辨治伤寒之外,另有体系,独树一帜"。在治疗方面,也继承了刘河间辛凉解表、养阴清热、滋阴泻火等寒凉为主的治疗方面,创银翘散、桑菊饮等名方。吴又可"开门祛邪"源于子和,主张瘟疫病以驱邪为急务,选用汗吐下三法治疗。曹洪欣等认为,李杲对温病的贡献主要在对"大头瘟"的认识与论治上。李杲确定了与伤寒不同的治疗方法,创制了普济消毒饮,成为后世治疗大头瘟的主要方剂。朱震亨对于温病的治疗提出了三法,即宜补、宜降、宜散,并制定了具体方药。罗天益在《卫生宝鉴》中提出了分三焦、用不同方剂泻热的方法,可谓后世三焦辨治的雏形。张志斌指出,罗天益除将热证分为"上焦热"、"中焦热"、"下焦热"来分别治疗外,还分"气分热"与"血分热"来进行分治。其所谓泻气分热,采用柴胡饮子与白虎汤;所谓泻血分热,用桃仁承气汤与清凉四顺饮(当归、甘草、赤芍药、大黄)。张焱指出,刘完素是中国医学史上研究、运用和发展《内经》学术理论集大成的主要医家之一。高健生认为,刘完素吸纳《内经》运气及道、儒家等学说,对人体视听嗅味觉、及大脑的思维意识、神志精神活动作研究,增加了玄府的感觉和精神论述。(详见专条)李媛等认为李东垣内伤热中证有广义和狭义之分。广义内伤热中证是内伤发热疾病的概括,出现在内伤诸病的中早期,围绕着阴火产生机制的不同而发展,有着完整的病理过程。狭义的内伤热中证是李东垣在《脾胃论》中阐述的"热中",是一个证候,在内伤发热疾病中处于初始阶段,其病位在上焦心肺,病机主要是内伤脾胃,心生阴火,其病理过程为脾胃气虚,心火亢盛,肺气亏虚。("李东垣学术思想研究"详见专条)

王象礼指出,傅山的道家师承有二,其一为还阳真人郭静中,其二为丹亭真人卢祖师。经傅山亲手笔录整理的丹亭门派道教医学著述凡4种:①《卢丹亭真人养真秘笈》,署太原傅青主录,有礼亭考证记。②《丹亭悟真篇》,署太原傅青主录。③《傅青主丹亭问答集》,署太原傅青主纂,有天笃老人石舟题字并序。④《丹亭真人卢祖师玄谈集》,署太原傅青主手录秘本。均为孤本,藏于台湾某图书馆。傅山将内丹修炼、丹功疗法与传统中医学基本理论有机结合,创立的道教医学丹功诊疗体系,是该著作系统的创新之处。余瀛鳌认为傅山医学名著如《傅青主女科》和《傅青主男科》对后世的学术、临床影响很大,其他的世传医著或刊本有《太原傅科》、《女科仙方》、《大小诸证方论》、《生化篇》、《小儿科》等。建国后,曾刊行《傅青主医学手稿》。《傅青主女科》既有前人流传之变化方,又有个人临证多年的经验效方,世传版本多达70余种。《傅青主男科》,主要以男性常见多发的内科杂病为主,阐论简要,辨证精细,方治体现了傅氏的脏腑辨证,除重视脾、肾外,亦据实情兼及它脏的综合辨析和整体疗法。傅氏方治的"王道",也是他的主要学术特色之一,即立方、遣药均注重患者的体质,轻易不用峻烈或毒性较重的药物。井贵平等对张景岳"从肾论治脾胃病"的理论作了深入探讨,认为在脾胃病治疗中兼用补肾法亦具有重要的意义。梁喆盈等认为张景岳系统地定义了情志之郁,明确地将情志之郁与五郁区分开来。强调从虚论治郁证,对三种情志之郁用温补治法。("张景岳学术思想及治法用药经验"详见专条)

凌芳等总结了喻昌顾护脾胃的学术思想,喻氏认为脾胃各有特点,当分体用而论。在对中风、单腹胀、虚损等病证的治疗中多从脾胃入手。林越整理了喻昌对消渴的认识。在病因病机方面,喻氏不拘泥于阴虚燥热之说,提出气虚致病的观点,并认为三消传变顺序为"始于胃而极于肺肾"。治疗上重视健运脾胃之气,适当运用温补药物。喻氏指出,不可盲目使用大黄、黄连等泻热,应根据"火"之在阴在阳,从其性而治之,可分别采用升、降、折、伏等治法。此外,喻氏还积极防治消渴的多种兼证、变证,如用于防治疮疡的有烂金丸和忍冬丸,对于已生痈疽的则采用蓝叶散。喻氏所用治疗消渴的方剂除汤剂外还有散剂、丸剂、膏剂等,充分利用丸剂、膏剂和缓持久的特点。任红艳认为叶天士卫气营血治法中蕴含着中庸之道,反映了通过调节机体而达到祛邪不伤正的思想。(“叶天士医学思想研究”详见专条)

舒莹认为,丁甘仁对外感热病的辨治必融贯伤寒、温病理论,即把《伤寒论》与温病学说的辨证方法联系起来,并不把时方和经方划分界限。同时由于人之禀赋不同、虚实不同,在病程中伤寒可以化热,温病亦能转寒。治疗上既有常法,又有非常法。治疗外感热病必“先定六经”,再“按经辨治”。《丁甘仁医案》将六经辨证与卫气营血辨证有机融合,在同一个医案中常常是伤寒方与温病方同时采用。至于外感热病中、后期出现的复杂证候,尽量用六经分证;若营卫分证清楚者即用温病辨证法。伤寒之邪外受,重在疏表透邪,“重用表药”。风温善行数变,利在速战速决。湿温弥漫缠绵,宜于宣化淡渗。时疫烂喉丹痧,以畅汗为要义。外感热病转寒,急拟回阳救逆。李悦认为,张锡纯治温病强调“透热”,因“温病初起,亦在太阳,特其传阳明甚速耳”。张氏对比《伤寒论》麻杏石甘汤条文与温病提纲,主张本方为温病初得之方,并以辛凉之蝉蜕、薄荷、连翘取代辛温之麻黄。又衡量表邪与里热之多少,调整解表药与石膏的剂量,创清解、凉解、寒解等方。张友堂指出,张锡纯治疗外感热病每多重用生石膏,且重视服法,应“徐徐温饮下,热退不必尽剂”。“郁热”为寒温外感的重要病机。张氏注重清透之法,给邪以出路,与吴又可“白虎汤为达热出表之剂”的认识同。外感热病,中夹滑泄脾虚,治热则碍脾,温脾则助长邪热。张氏每在清透外邪之时佐以生山药一味,以达健脾止泻之目的。阳明经证兼素体不足者应投以白虎加人参汤,以生山药代方中粳米,愈显稳妥。素体亏虚不耐攻下,或下后阴亏气耗者,张氏立一变通法,先投以白虎汤一两剂,大便往往得通,或实火已消,大便亦易下,可微以降下之药通之。或者服白虎汤至数剂后,单用人参煎汤继服,大便自下。郭哲阳探讨了张锡纯的“伏气”思想。张氏认为伏气的形成原因不外“冬伤于寒”与“冬不藏精”两方面,并需两个外部条件,一是春阳萌动,一是外感激发。伏气之邪侵入人体后,多伏于半表半里三焦脂膜之中,阻塞三焦气机升降,日久化热,可乘机窜入虚损之处。伏气致病,多为温热内发、脏腑受灼、阴液耗伤之证。招萼华报道,祝味菊和姜春华二位医家,学习西医之长,为我所用。他们看到温病学在认识疾病规律的情况下,存在治疗疾病,扭转病势的方法上的欠缺,提出“本体疗法”和“截断扭转”两种治法,提高了中医治疗热病的疗效。对于肠伤寒等热病,祝味菊反对早用清法、攻下,而姜春华则力主早用清法、攻下。从表面上看,彼此是对立的。因祝味菊当时未认识到中药的抗菌作用,故强调中医药提高抗病力的作用,主张用本体疗法即待期疗法,认为用清热攻下徒然伤人正气。而姜春华则既看到中医药有提高抗病力的一面,又有抗菌作用的一面。他们的研究,体现了在掌握西医知识的条件下,中医可以从“扶正祛邪”和“祛邪扶正”两个方面去发展自身的治法。董松泉等通过对蒲辅周运用附子及温法规律的总结,指出当前火神派传人存在极端倾向。董氏认为郑钦安的主要学术贡献在于把许多貌似阴虚实为阳虚的症状归纳起来,明确了附子的适用范围,而并不在于单执温法或大剂量使用附子。

(严世芸　招萼华)

【刘完素学术思想研究】

高健生认为,《内经》已建立玄府概念,主要指汗孔。刘完素在此基础上吸纳《内经》运气及道、儒家等学说,对人体视听嗅味觉、及大脑的思维意识、神志精神活动作研究,增加了玄府的感觉和精神论述。阐述了玄府学说、五运五脏发病,六气皆从火化、神、形神合一及七情(神病)皆从火化的发病观,共同组成寒凉学派的理论。高氏还阐述了玄府学说在眼科中的应用。《素问玄机原病式》中多次分析了疑难内障眼病,如目无所视、目视盲、目昏、视如蝇翅、黑花等的病因病机,认为是由热气怫郁,玄府闭密,致使玄府闭小、玄府闭合,而使气液、血脉、营卫、精神不能升降出入所致。为中医眼科学打下重要的基础。后世楼英《医学纲目》、王肯堂《证治准绳》、傅仁宇《审视瑶函》均运用了玄府理论治疗眼病。

崔淑兰等指出,刘完素治疗火热病证,对传统的辛温解表法和单纯的通泄攻下法进行了大胆的探索,以首创辛凉解表和表里双解法著称于世。在内科杂病方面,提出了多种具有特点的治疗法则。有凉散治热、清下祛热、养阴而退阳、润燥以祛热，并强调寒凉药的使用，是其治疗学特点。高妍总结刘完素治疗消渴经验指出，他认为消渴病因，与过食肥甘、嗜酒过度、情志失调、久服金石和久病阴亏有关。病机则为湿寒之阴气极衰，燥热之阳气太甚；尤其是燥热之气，乃致病关键。治法提倡宣津布液，并归纳出治疗消渴病的原则，为补肾水阴寒之虚，泻心火阳热之实，除肠胃燥热之甚，济身中津液之衰。提出上消、中消、肾消的症状、治法、可选方剂；刘氏治消渴以丸散剂型为主，并重视消渴饮食调理的重要性。王剑峰等分析了刘完素临证用方，指出其组方特点是重视和继承了《局方》，在此基础上发扬而成。他大量运用《局方》中成方；使用其剂型，如汤、煎、饮子、散、丹、丸、膏等。刘氏方剂大多附有加减法。重视运用药引，认为"药无引使，则不通病所"，故在其方剂中应用广泛。

温长路研究了刘完素生平及金元时代其他医家，认为在金元四家中，刘氏影响最大。刘氏最年长，其学说形成最早，对其他三家有很大影响。其中张子和、朱丹溪同属河间学派；张子和还是刘氏崇拜者和私淑者；朱丹溪是刘氏的三传弟子。李东垣之师张元素，与刘氏是同时代医家，成名于刘氏之后，年龄生活地域相近，互有交往和交流，故刘氏医学思想对其也有影响。故认为刘氏是金元时期医学创新的领军人物。

（方力行）

【李东垣医学思想研究】

升降理论是李东垣脾胃论治思想的重要组成部分，赵岩从四时阴阳升降角度分析了李东垣脾胃升降治疗观念形成的过程。四时与升降构成了李东垣学术思想的主线。四时是个重要的医学范畴，天地四时，同样出现在人体内，这是《内经》的思想，李东垣很好地继承了此点，并进行了重要的发挥，形成了水谷精气在人体内的代谢形成了人的春夏秋冬的变化观念。精气四时观也必然有相应的寒热升降变化：阳气上升，春夏之令得行，则生温热；阴气下降，秋冬之令得行，则生寒凉。精气（阳气阴气）在体内的升降，形成了人体内的温热寒凉的变化，这就是李东垣的本意。

易自刚总结了东垣运用升风药的意义，认为或用以升发脾胃清阳，长养元气而泻阴火，以治脾胃气虚发热；或用以升发清阳，通利九窍，以治清阳不升之耳、目、口、鼻诸病；或用以升阳除湿，以治清阳下陷之泻痢；或用以升举气血，以治下部之出血；或用以升散郁火，既用以治火热内郁之实火，又用以治脾胃虚弱，阳气不能升发而内郁的虚火；或用以升清布津以润燥，以治消渴、大便燥结诸证，等等。楼友根等报道李东垣处方遣药中有许多是 3 味药组合应用的，这种 3 味组合形式称之谓"角药"，并探讨李氏创制方剂中"角药"的配伍理论和应用规律。就黄芪、人参、炙甘草组合，人参、麦冬、五味子组合，羌活、防风、藁本组合；枳实、白术、荷叶组合；半夏、白术、天麻组合等作了具体分析。

李东垣著作中有 20 首治疗不同证型便秘的方剂。马玉芳等对相关方药药物进行统计，结果显示，李杲治便秘方中使用例次最多的药物依次是当归、桃仁和大黄。此三味药物的突出使用，提示李杲治疗便秘的三个基本方向，即和血、润肠和通下。当归与桃仁多次同用，说明李杲对养血活血以通便方法的重视。认为李杲从脾胃为气血生化之源，阳生阴长的理论出发，建立了益气升阳、养血通便、用通于补的用药特色。

（谭春雨）

【张景岳学术思想及治法用药经验】

余晴等从唯物主义自然观、朴素的辨证思想、唯物主义认识论的发挥等三个方面，论述了张景岳运用哲学思想指导医学研究。指出张景岳继承了唯物主义元气本体论，认为世界是客观存在着的物质"气"所构成，强调"医易同源"。对精神与物质的辨证关系，即肯定物质是第一性的，物质派生精神，又认为精神对物质有所反作用。

杜慧芳对《景岳全书》的长寿思想作了研探。在该书《先后天论》、《治形论》、《天年论》、《中兴论》等篇中，张景岳深入阐述了长寿之理，进一步继承和发展了《内经》的长寿学说。认为人的寿夭不仅与先天遗传因素有密切的关系，并深受后天养生的影响；提出未病先防以长寿及中年修理再振根基的学说；并认为养生应因人制宜，从而进一步发展了祖国医学的长寿学术思想。

李雅琴对张景岳运用补虚法作了浅析。《虚实章》中指出："疾病之实故为考虑，而元气之虚，应尤甚焉。故凡诊病者，必先察元气为主。"可见，张景岳在临床上十分重视顾护元气，提出："宁可失于误补，不可失于误攻"，强调培本固元，温补元阳，滋补真阴，使阴阳趋于平衡。他倡导精气互补之法，创制了"左归饮"、"右归饮"、"左归丸"、"右归丸"等精气互补的著名方剂。在立方选药方面，张景岳用得最多的是人参和熟地。至今临床的治疗，多广泛采用张氏补气、养血、滋阴、健脾、补肾等扶正固本方。

张晶等对张景岳五阴煎系列治方组成、功用、适应证及其辨分五脏补体助用、体用结合的应用特点予以深入分析，以着重示明此系列治方养阴清热，为治疗五脏阴虚病证的效方，其"补体助用"，即根据肾、心、肝、肺、脾五脏生理功能及病变特点的不同，分别在补阴中予以生精、安神、补血、益气、助化之治，从而着重说明景岳此种"五脏体用养阴法"的实质内涵及临证具体应用方法，对提高临证疗效大有裨益。

梁喆盈等从分类归属和辨证论治的角度，对张景岳论治郁证理论及临床经验进行了探讨。认为张景岳对抑郁证在中医归属上的贡献主要分为两方面：一是定义上的贡献，更系统地定义了情志之郁；二是分类上的贡献，明确地将情志之郁与五郁区分开来。在治法方面，景岳指出前代医家流弊，阐发《内经》要旨，强调从虚论治郁证。在《景岳全书·郁证·论情志三郁证治》中，便有了对三种情志之郁的温补治法，使得郁证的辨证论治开创出一片新的天地。

井贵平等对张景岳"从肾论治脾胃病"的理论作了深入探讨。系统总结了常见之反胃、噎膈、泄泻及便秘的病因病机、证治规律，发现对于肾病及胃者，其病虽在胃，但其本在肾，固当从肾论治；对于脾胃病非肾病所致者，在脾胃病治疗中兼用补肾法亦具有重要的意义。

吴梓新撰文从炮制、配伍等方面探讨了景岳运用干姜的规律，发现景岳不单熟谙干姜的药性，并能在组方上灵活配伍以达到临床不同需要。在用量与使用禁忌上，景岳用干姜以温阳散寒，在汤剂一般用3～9 g，阴虚内热多汗、热毒较盛者慎用干姜。景岳在《新方八阵》中广泛地运用干姜，他通过炮制和配伍，使干姜或发散外寒，或温通里寒，或上或下，随宜而用，张景岳善用熟地多为人知，但他巧用干姜，则未被普遍注意。

（梁慧凤）

【叶天士医学思想研究】

任红艳认为叶天士"在卫汗之可也，到气方可清气，入营犹可透热转气……入血就恐耗血动血，直须凉血散血"的卫气营血治法，其中渗透着与邪气进行适时适度的讲和，即施行温病治法之中庸之道，是给生命以宽缓的环境，让机体自身在自我调节的过程之中达到自我和谐，以求稳定发展。

奇经医案从清代始逐渐出现。衣华强就叶氏奇经八脉思想特点作了分析，认为生理上八脉隶乎肝肾，病理上肝肾病可以伤及奇经。对于奇经病论治叶氏首先强调分清虚实，实证多应用苦辛、芳香类药物以通脉络、消痹阻；虚证注重填精补髓，从肝肾论治。此外衣氏还就肝肾与冲脉、阳明与冲脉、冲脉与其他奇经以及从阳明论治冲脉病等角度作了探讨。朱慧萍等分别从督脉病证、任脉病证、冲脉病证、带脉病证、维脉病证、跷脉病证等六个方面总结了叶氏的奇经辨证理论，并指出奇经具有收摄精气、调节正经气血及维续、护卫、包举形体等功能，奇经既病，就影响这些正常的生理作用。此外，朱慧萍还就叶天士治奇经虚证理法方药作了分析，总结出了补肝肾之阴(精血)充养奇络法、温补下焦通阳摄阴法、通固中下二焦两法兼制、补脾肾之阳温通奇经、补肾纳气法等论治思想。

（谭春雨）

【针灸医家研究】

本年度中关于针灸医家的讨论亦有所开展。如对唐代孙思邈的灸疗思想，汤兴华从灸疗防病(包括未病先防与已病防变)、辑录灸方、加药艾灸、多种隔物灸、施灸讲究顺序、艾有生熟之分、热病施灸、针灸药并重、灸疗禁忌、看脉刺灸、灸宜权变等方面进行论述。

徐春娟等对南宋的著名针灸学家席弘，以及席弘学派与《席弘赋》进行研究。认为席弘及其后代将针灸薪火相传，达十二代之久，在第十代时又传徒，由家传变为师传，其中卓有成就的有陈宏纲、刘瑾等人，形成了席弘学派。针灸歌赋《席弘赋》是席弘学术思想的代表作，由席弘门徒根据席弘学术思想补辑或编写而成，其中的针法应用、针灸配穴具有特色和临床应用价值。

李宝金等对金元医家窦汉卿的著作与学术思想进行研究。根据对著作篇目的考辨，李氏认为朱良能刊行之书包括经络、腧穴两部分内容，其未得之篇目可能为针刺补泻法内容；窦桂芳所得《针经指南》一书包含针刺法的内容篇目，《针灸四书·针经指南》之《附针灸杂说》为窦桂芳摘录自《铜人腧穴针灸图经》，而《针灸避忌太一之图序》、《冬至叶蛰宫说》应归于《附针灸杂说》之内。李氏又对窦汉卿针灸学术思想进行探讨，对《卫生宝鉴》、《济生拔粹》、《针灸四书·针经指南》进行研究，将其中与“真言补泻手法”和“气血问答”两篇有关的内容进行对比，认为窦氏针灸学术思想受《素问》、《难经》影响较多，但似未受到《灵枢》的影响。

王勇等对近代针灸教育家、临床家承淡安的学术贡献作了介绍，创立的中国针灸学研究社上我国最早的针灸函授机构，创办的《针灸杂志》是中国历史上最早的针灸专业杂志，为推动针灸复兴发挥了极大的作用。承氏一生著作颇丰，较著名的有《中国针灸治疗学》、《铜人经穴图考》、《针灸薪传集》、《中国针灸学讲义》、《经穴图解》、《伤寒论新注附针灸治疗法》、《中国针灸学》。对承氏的学术思想及其著作进行研究，将有助于了解近代针灸学的发展与演变。

（刘立公）

［附］ 参 考 文 献

C

曹洪欣，赵静，张志斌，等. 金元医家对温病理论的创新[J]. 中国中医基础医学杂志，2008，14(5)：321

D

董松泉，李寅. 从蒲辅周用附子及温法的规律谈对火神派的思考[J]. 内蒙古中医药，2008，(6)：32

杜慧芳.《景岳全书》的长寿思想研探[J]. 光明中医，2008，23(3)：292

G

高健生，接传红，张丽霞，等. 刘完素玄府学说及其对中医眼科学的指导意义[J]. 中医杂志，2008，49(7)：584

高妍. 刘完素诊治消渴之经验探讨[J]. 甘肃中医，2008，21(4)：7

郭哲阳. 张锡纯“伏气”思想探讨[J]. 亚太传统医药，2008，4(3)：18

J

井贵平，郑立升，薛金发. 张景岳从肾论治脾胃病探讨[J]. 河南中医，2008，28(3)：19

L

李雅琴. 张景岳补虚法探析[J]. 中华中医药学刊，2008，26(10)：21

李媛，黄德超. 李东垣内伤热中证探析[J]. 新中医，2008，(10)：3

李悦，王秀莲. 张锡纯治温“透热”特色[J]. 中医杂志，2008，4(1)：89

梁喆盈，雷英菊，金玲. 张景岳论治郁证浅析[J]. 时珍国医国药，2008，19(2)：493

林越. 浅析喻昌对消渴病的认识[J]. 陕西中医，2008，29(5)：636

凌芳，刘景超. 喻昌脾胃学术思想探讨[J]. 江西中医学院学报，2008，20(1)：30

楼友根. 略论李杲对“角药”的配伍应用[J]. 中国中医基础医学杂志，2008，14(3)：226

李宝金，李桃花，刘清国. 窦汉卿针灸学术思想探源[J]. 中国针灸，2008，28(7)：540

李宝金，李桃花，刘清国. 窦汉卿著作篇目考辨[J]. 中国针灸，2008，28(4)：306

M

马玉芳，李杲治疗便秘方药统计及经验分析[J]. 四川中医，2008，26(3)：46

R

任红艳. 温病治法之中庸之道——叶天士“卫气营血”治法[J]. 光明中医，2008，23(8)：1096

S

舒莹. 丁甘仁治疗外感热病的临床经验和学术思想探讨[J]. 江苏中医药，2008，40(5)：18

T

汤兴华. 孙思邈的灸疗思想探析[J]. 上海针灸杂志，2008，27(4)：46

W

王剑峰，武士锋，李成文，等. 刘完素临证用方特色探讨[J]. 河南中医学院学报，2008，23(1)：134

王象礼. 傅山道教医学著述考[J]. 山西中医，2008，24(3)：35

温长路. 刘完素在金元医学创新中的领军地位[J]. 河北中医，2008，30(7)：762

吴梓新. 张景岳《新方八阵》运用干姜之规律[J]. 江苏中医药，2008，40(6)：68

王勇，黄龙祥. 承淡安著述钩玄[J]. 针刺研究，2008，33(5)：348

X

徐佩.金元医家对火热病证的研究及对后世的影响[J].中华中医药学刊,2008,26(10):2274

徐春娟,陈荣,杨永寿.席弘、席弘学派与《席弘赋》[J].中国针灸,2008,(11):845

Y

衣华强.叶桂奇经思想研究[J].中华中医药学刊,2008,26(2):402

易自刚.李东垣运用升散风药意义述要[J],辽宁中医药大学学报,2008,10(6):175

余晴,刘剑锋,赵廷虎.张景岳运用哲学思想指导医学研究探微[J].实用中医内科杂志,2008,22(3):17

余瀛鳌.傅山医著考略及其学验特色浅论[J].中医文献杂志,2008,26(1):2

Z

张晶,张宗明.张景岳五脏体用养阴法探析[J].甘肃中医,2008,21(10):3

张焱.刘完素对内经理论的研究运用与发展[J].中国中医基础医学杂志,2008,(2):81

张友堂,杨晖.张锡纯治疗外感热病经验探析[J].时珍国医国药,2008,19(4):1007

张志斌.金元时期的温病理论创新研究[J].辽宁中医药大学学报,2008,10(10):11

招萼华.祝味菊姜春华对热病的贡献[J].中医文献杂志,2008,26(1):20

赵岩.李东垣四时与升降的学术思想探析[J],时珍国医国药,2008,19(2):516

朱慧萍,连建伟.叶天士奇经辨证理论探析[J].江西中医学院学报,2008,20(2):9

朱慧萍,连建伟.叶天士治奇经虚证理法方药探析[J].中华中医药学刊,2008,26(10):2257

(三) 医史文化

【概述】

2008年医史文化研究主要涉及疾病史、方药史、疫病史、医事制度、医学人物、中医与传统文化等方面,从《中华医史杂志》、《中医药文化》及其他期刊上收集的相关论文有400余篇。现概述如下。

1. 疾病史

高少才从疾病史研究的回顾、范畴、意义三个方面进行论述。疾病史研究的理路主要是对每种疾病的病名、病因、病因、病机、病候、诊断、治疗等各方面的认识必然展现各个医家的学术思想。其意义在于阐明疾病出现的规律及其应对策略。王会梅等从梳理中医文献角度对消渴病名、病因病机、临床表现和治法方药等方面进行了全方位的探析,指出消渴病可分为五型,即:胃热内盛、脾阴不足证、阴阳失调、寒热错杂证、肺胃热盛、津气两伤证,肾阳衰弱、气化失司证,肾阴亏损、虚火内燔证。程志文认为在"阴黄"理论的发展中,《内经》、《伤寒论》奠定了黄疸及"阴黄"的理论基础,巢元方等隋唐医家始创"阴黄"的理论,宋代韩祇和、窦材两位宋朝医家将其推向成熟,明代张介宾使"阴黄"理论成为主流。吴娅娜认为中医历代"郁"的概念以《内经》五郁理论为纲领,五脏气机郁滞不畅,则可致气郁、湿郁、水郁、痰郁、热郁、血郁、食郁等,并因情志不遂所致郁者都有虚实之辩,总属气郁范畴。李学智分析了古人对"口眼㖞斜"的病位、病因病机、治疗及病程的记载,认为古医籍中对"口眼㖞斜"的主流认识指向是"周围型面瘫",而部分医籍中所描述的可能同时包含"特发性面肌痉挛"。傅维康介绍了百日咳在中西医历史上的名称、症状、治疗及预防。洪强从病因、病机及症状三个方面,探讨了与红斑狼疮相关的历代中医病名的论述。倪红梅等通过系统考证"泄泻"病名,分析《内经》对泄泻病因病机、辨证治疗,以及后世根据《内经》认识进一步的演绎和发挥。翁屹等分析了古人描述的九虫形态特征和致病性,探讨了"九虫"与现代寄生虫的对应关系。其中仅有蛔虫、白虫和蛲虫基本可以肯定,对伏虫、赤虫的描述存疑,而对肉虫、弱虫、肺虫和胃虫的认识可能存在谬误。

1232年汴京大疫是中国疫病史上的严重事件,在50多天中,死亡90余万人。李中琳等论述了大疫爆发的前因、经过及后果,对大疫的发生过程作了较详细地考索,并进一步分析了疫情的性质。牟重行推断汴京大疫系输入性鼠疫所致,病型以肺鼠疫为主,病原菌由围攻汴京的蒙古军队携带,强冷空气是触发大流行的动力因素。郭珂等认为元代疫灾较以前任何朝代都要严重,虽是由自然界的破坏力及人与人之间社会关系失调共同作用而引发的,但作用主体是有变化的,且时段划分比较明显。疫灾的时间分布密集,空间分布也较为平衡,而元政府在防疫方面也有许多积极举措。

肖梅华等考察了1872年至1911年上海疫病的防治状况,分别从市政管理、稽查消毒、食品卫生、预防接种、规章立法和卫生宣传等方面分析租界和晚清当局防疫工作的开展情况,总结了各自在防疫工作中的经验和教训。肖氏等认为租界疫病防治的经验对现代疫病防治仍有借鉴意义;卫生宣教的开展要符合疫病发生的时空特征和各易感人群的不同特点;疫病防治不能让中医药缺位。杨枝青等总结了近代上海中医防治疫病的"海派"特点。

韩毅论述了北宋淳化三年开封大疫的流行情况和病因,以及当时政府的应对措施。牟重行辑述了明清时期数例地震灾害与疾病流行记载。田刚介绍了20世纪30年代苏区群众卫生防疫运动的背景,颁布的卫生防疫法规,建立的卫生防疫组织,防疫运动的进行情况以及意义。

寇明先等总结了历史上引起重大疫苗事故的原因主要有:疫苗在制备或使用过程中由于污染、减毒不全或毒力过高、实验室管理漏洞以及疫苗使用不当等。

2. 方药史

张瑞贤等阐述了宋代中央政府对地方实行三级管理制,最高一级为路,二级为州(府、军、监),

三级是县,并以路为单位分别论述了北宋和南宋时期药材产地概况。朱德明等概述了古代杭州主要中药材的生产状况,其药材种植历史悠久、产量丰富、品质纯良、品类百种,其中"浙八味"、"杭十八"享誉海内外。张建荣等分析了近代杭州参燕及制胶行业的盛衰。

张水利等通过古今文献考证和植物学比较研究,结合实地考察进行分析,认为《履巉岩本草》所记载的天茄儿是茄科植物龙珠 Tubocapsicum anomalum (Franch, et Sav.) Makino。于文强指出乌梅丸与《伤寒论》中其他方剂在方意、大小、药味组成、用药计量单位、炮制方法、制作辅料等诸多方面存在许多不同之处,提出《伤寒论》原稿可能未记载乌梅丸。

樊玺按照远古至先秦时期、秦汉三国时期、两晋南北朝至隋唐五代时期和宋金元明清时期等四个阶段综述了中医美容方药发展史。张星华综述了从汉代至清代黄芪应用的历史沿革。张朋研究了古今牡丹皮产地与采收加工的沿革与变迁。牡丹皮古代主要产于四川,以野生为主;现以安徽皖南山区为主。采收季节在九、十月以及药用去木心的方法,古今差别不大。赵学龙等归纳和分析了汉代到近年的相关文献,认为牡丹皮作为药物始载于《神农本草经》,历代炮制方法很多,辅料以酒应用最多,古代生熟均有应用。王喜军等以时间为经,历代医家著述为纬,考辨阴黄证及茵陈四逆汤在阴黄治疗体系中的历史沿革,大抵经历了阴黄证概念的萌芽酝酿、诸家观点争鸣、阴黄诊治体系趋于完善的三个阶段。张渊盛通过对古代文献的整理与理解,重新审视古代医家对"十八反"的认识。曾祥法从古无"功效"专项、"功效"独立始于明清、"功效"在现代中药学中处于核心地位等三个方面对中药"功效"地位的时代变迁加以概述。李具双认为宋金元时期的制衡单位是:斤、两、分、钱、字,不同于明清时期的斤、两、钱、分、厘制,也不同于汉唐时期的斤、两、分、铢制。

3. 医学人物

侯洪澜对华佗历史形象、艺术形象进行了分析。历史形象的华佗,只是一个凝固在过去时空中的历史符号;而艺术形象的华佗,是对历史形象的超越的升华,是对历史形象的审美性建构,蕴含着人类追求真、善、美的精神诉求。强新民介绍了晋代皇甫谧的生平、从医原因及其著作《针灸甲乙经》。舒忠民介绍了葛洪生平和医学成就。余文海认为葛洪是中国历史上儒道兼综的杰出代表人物,他以炼丹为毕生事业,炼丹术理论和炼丹技术是其成就医业的坚强基石。葛洪的炼丹术为中药化学的研究开了先河,由他的炼丹术演绎出来的"内丹修炼法"为气功的起源开辟了道路。王蕊芳论述了孙思邈的医德理论对医德规范建设的启示。焦振廉探讨了孙思邈关于"医学"的理念及其人文思想的基础。杨晶鑫就鉴真对日本医学的贡献作了概述。李姝淳等考证了刘昉的生平著作、生卒年和赐名。李玉清考证了滑寿的生卒里籍、治学经过、医术医德、交友以及晚年概况。认为滑寿的医学成就与他的儒道知识背景分不开。张一群查阅了《文渊阁四库全书》,获得明代吴医沈宗常祖孙墓文,从中考证了其生平。孙博等认为在吴鞠通留世著作中多处论及其医德医风和治学方法,从中可以看出他仁爱救民,赤诚济世,以病人为本,不囿于名利;在学术方面孜孜以求,研习经典而不泥于古,博阅众家而学有定见,以明理为首要,格致诚正以续岐黄、仲景之精要。

杨杏林等概述了祝味菊的生平,祝氏学兼中西,擅长内科,喜用附子、麻黄的温热药治疗伤寒病而名噪一时,被时人誉为"祝附子",《四川省医药卫生志》将其列为"火神派"。司呈泉就民国时《废止中医案》的始作俑者余云岫作了客观的评价。傅维康简述了绍兴名医何廉臣的生平及其主要筹办的《绍兴医药学报》情况。傅维康对中国首家医史博物馆的创办人王吉民和伍连德,以及创办经过作了简述。何任介绍了其先父何公旦的生平和诗文瀚墨。周耀辉追忆了名中医王慎轩先生"佛医生"的由来。王振瑞论述了李经纬和中国医学史学的密切关联。楼绍来等介绍了浙江中医药大学老院长何任教授、沪上著名中医学家张镜人教授和上海市名中医沈仲理教授的治学成才之路。李海英等先后拜访了钱伯文、张其成、刘力红三位教授,探讨了治学之道、中医文化与发展、《思考中医》引发的再思考等话题。

4. 中医与传统文化

王世保认为五行理论是一种不同于西方因果性原理的共生性原理,其作为中医理论的基础,构成了脏腑和运气理论的主要框架。孟庆云认为古代医学家在积累大量临床经验后,以哲学和数学为理论化手段,其中数学对中医影响主要有:用数学模型构建中医学理论、提出生命是时间函数的科学命题、用数学思维方式辨治疾病。李志更等主要从《医贯》玄元肤论中的五行论篇入手，并结合临床治则治法归纳了《医贯》中的五行观点：生克相通、独重水火、五行互藏。张家玮等剖析了恽铁樵《群经见智录》中的五脏阴阳观，认为《内经》之五脏，非血肉的五脏；《内经》之阴阳，通《易经》之阴阳。又提出改进中医，应以中医学术为主；维护中医，倡导中西医学沟通。张蕾探讨了格物致知、取类比象思想在《寓意草》中的运用。佟晓洁等主要从墨家逻辑思想、认识论及墨家"五行毋常胜"观三方面进行阐述，认为墨家思想与中医学理论体系的形成有着密切联系。张欣等通过对巫、巫文化的概念诠释，分析我国早期的巫文化在传统医学的发展过程中扮演的角色问题，认为应该正确看待巫与医的关系。

赵鸿君等通过对《吕氏春秋》、《淮南子》和《春秋繁露》三书原文挖掘整理，提炼出具体的养生与治疗方法，并与中医养生学与治疗学相比照，考察秦汉时期中医养生和治疗的变化和发展。中国传统文化对中医学发展的影响、古代医事制度对中医学发展的影响详见专条。

（柳长华　汤晓龙）

【病证名称及源流考证研究】

中医病证名称的含义，各个时代不尽相同。弄清病证名称的内涵及沿革，须对病名加以考辨。2008年发表相关文章二十余篇，成为中医医史文献研究的热点之一。涉及病证有中风、腹痛、胃脘痛、不育症、消渴、胸痹、肿瘤、头痛、肺胀、眩晕、口眼㖞斜、郁证、阴黄证、肝阳上亢证、肾阳虚证、红斑狼疮、口腔黏膜病、脑性瘫痪等。

如恶性肿瘤的各种称谓，常见有瘤、积、息积、恶肉、瘜肉、癌、岩等，具体更不计其数。命名角度和依据不同，或从病因，或依病机，或据症状，邹万成等进行文义考析。其中，肠道肿瘤，可能归属"积聚"、"肠覃"、"肠风"、"肠游"、"肠瘤"、"癥瘕"、"脏结"、"下痢"、"泄泻"、"脏毒"、"虚劳"等不同范畴。吴晓莉等则探寻中医论治肠道肿瘤之源流，认为《内经》开创理论先河，历代医家就中医肠道肿瘤病因病机、症状、诊断、治疗的认识，更为深入、日趋完善。

袁博等对头痛进行了考证，就部位而言，有偏头痛、头项强痛、头项痛、头囟项痛、头项肩痛、头顶痛重、头背痛、头项几几、头皮痛等；就性质而论，有冲头痛、厥头痛、真头痛、头痛如破、溺时头痛、头痛如锥刺之、微头痛、头卓然而痛、头目碎痛等；从病因描述，有头风、首风、脑风、脑痛、大头风、摇头风等多个相关的名称。吴彼等认为宋代以前，胃脘痛常归属心痛，金元时期胃脘痛开始作为独立病名，明清时期辨证体系渐趋完善，胃脘痛病名正式确立。李永红等认为腹痛一词最早见于《山海经》。就部位而言，有环脐而痛、绕脐痛、当脐痛等；就性质而论，有腹中痛、腹皮痛、腹冷痛、冷气腹痛、腹暴痛等；自我感觉描述，有腹中干痛、腹中急痛、腹中绞痛、腹满痛、腹中虚痛、腹中刺痛、腹中切痛、腹烦痛、腹内坚痛、少腹弦急、少腹里急、少腹急结等多个相关病名。孙辉撰文探析肺胀源流，认为首见《内经》，仲景详尽论述肺胀的病因病机、证候分类、治法方药，为后世辨治奠定基础；晋唐时期，认识到肺胀属本虚标实之病，皇甫谧、巢元方等尝试针灸、气功治疗；宋元时期，朱丹溪提出肺胀属痰挟瘀血证候；明清时期，龚廷贤、李用粹、费伯雄等从病因病理、临床证候、辨证论治等方面补充对肺胀的认识。宋建平指出胸痹病名源于《内经》，《金匮要略》将胸痹范围扩大到心、肺及脾胃等脏器，后世又常把咽喉、食管病变纳入胸痹。但目前国家、行业标准等则将胸痹定位于冠心病，极大缩小胸痹范围。古今迥然，尤须详辨。

王会梅等和王庆华等分别撰文对古医籍中消渴进行梳理和分析。认为消渴之名首见《内经》，《伤寒杂病论》开创辨治方药之先河，《诸病源候论》初见分型论治的模式，《外台秘要》引出三消辨治的模型，宋《太平圣惠方》明确提出三消的概念，刘河间《三消论》初具"上、中、下三消"分型论治的雏形，为后世三消分治奠定基础。王海霞对肝阳上亢证源流进行分析，《小儿药证直诀》列有"肝有风"、"肝有热"、"肝有风甚"等证；而叶天士明确创立"肝阳上亢"之说。汤朝晖等从证候、治疗入手，认为肾阳虚的论述源于《内经》，仲景初步奠定肾阳虚辨证论治基础；晋唐宋元多元化发展，逐步深化对肾阳虚证治的认识；明清"命门学说"的兴起和大量医案的流传，使肾阳虚证治进一步丰富。男性不育症也是肾阳不足的常见症状。明清医家论述颇多，王家辉等对不育症中医理法方药体系进行考辨。历经万全《广嗣纪要》、俞桥《广嗣要语》、王肯堂《证治准绳·求子论》、陈士铎《石室秘录·子嗣论》等，逐步形成集理、法、方、药一体的较完整理论体系。曹敏等进一步从病因角度对眩晕进行探识,提出风、水(饮痰)、火、虚、瘀等皆可使然。赵永辰、陈国成分别撰文对中风的源流做了考证。"中风"病名曾指导"祛风"方药以治疗,但随着认识深入,"中风"病因病机早不囿于风邪为患,"中风"成为急性脑血管病的代名词,远非仲景命名时之原义。李学智等对历代文献条目进行辨析,指出古人对"口眼㖞斜"的主流认识指向"周围性面瘫",同时包含"特发性面肌痉挛",应加以辨别。

洪强对红斑狼疮的古今中医病名作了整理,根据病因命名有"日晒疮"、"肾脏风毒";据病机命名有"阴阳毒"、"温(瘟)毒发斑"、"热毒发斑"、"血热发斑"、"伏气温病"等;根据临床症状命名则更多。从命名发现,古代医家尤其重视红斑狼疮的皮肤表现,如"温毒发斑"、"红蝴蝶"、"鸦啗疮"、"赤丹"等病名,一定程度上反映红斑狼疮的特征性表现,可是仍比较局限,在不分型的情况下很难把握病情和预后。

(杨奕望)

【宋以前中药产地研究】

1. 宋代药材产地

张瑞贤等论述了宋代药材产地概况。宋代中央对地方的控制加强,地方行政机关职权分散,实行三级管理制,最高一级为路,二级为州(府、军、监),三级为县。北宋使用年代较长,相对稳定的是元丰 23 路。宋代史料记载的土贡也是以 23 路为准的。这 23 路为:京东东路,京东西路、京西南路、京西北路、河北东路、河北西路、河东路、永兴军路、秦风路、淮南东路、淮南西路、两浙路、江南东路、江南西路、荆湖南路等。对宋代药材产地的讨论也以此为单位,根据史志和《图经本草》记载,列表论述了各地所产的药材。宋代文献中药材产地记载少有至县以下的。后世的道地药材一词最早出现在南宋。

2. 古代杭州中药材生产状况

朱德明等论述了秦汉时期,杭州医药商业开始兴起,东晋以来,中药商业逐渐增多,北宋中药的采集和栽培技术有了提高,南宋建都临安,是当时的政治经济中心,政府重视京城临安等地的药业发展,使杭州药材种植面广,药材多达,70 多种,且大多分布在城郊、富阳、余杭、于潜、昌化等地。药市和药店鳞次栉比,太平惠民局配制的成药发卖,并由此推广到各府州县,相沿百年。元明清时期,杭州的药材更是蒸蒸日上。南北朝陶弘景《神农本草经集注》序言就记载钱塘有三建,即乌头、附子、天雄。隋唐五代十国时期,杭州的中草药材十分丰富,产地较广,品种较多。当时杭州盛产姜、木瓜、蜜、干姜、苣、牛膝、黄连、杞、佛手草。北宋时期,杭州又增产了云母、白术、藁本、五味子、木鳖子等中药材,南宋时杭州有 70～80 种药材。明朝杭州药材栽培的面积、品种均有扩大和增多,至民国初年最著名的有 18 种,俗称"杭十八",并大量出口。

3. 牡丹皮产地与采收加工沿革

张朋论述牡丹皮古代主产于四川,以野生为主。目前,以安徽皖南山区为主。牡丹皮采收季节在 9～10 月,古今的采收时间相差不大。古人以色赤者为好,用之去心,红根皮入药为佳。说明古人药用牡丹已去木心,与现在用法相同。丹皮药用虽有几千年历史,但从采收季节、药用部位方面来看变化不大。

(陈丽云)

【祝由源流及内涵研究】

中国传统文化的世界观、方法论和思维模式,指导并直接参与了中医学理论的构造,形成了中医学所特有的理论形式和内容。刘洋分析了先秦两汉文史文献中情、志、性观念,认为这是中医情志理论研究的基础。胡萍探讨了中医心理学的中国传统文化基础。中医的医学模式"医道"对中医心理学影响深远,中医心理治疗的历史为中医心理学奠定了基础。儒家文化的仁爱、中和、和合等思想,道家思想中的天人合一论、精气说、形神观,以及中国传统的阴阳学说、五行学说和整体观念,都为中医心理学的形成和发展提供了肥沃的土壤。王瑞美等分析了《内经》中的心理治疗原则和方法。心理治疗的原则主要是:① 在诊断和治疗心理疾病时,一定要全面综合地审察病人情况。② 在注重病人心理因素的同时,也必须发挥医生的能动性。③ 医生对病者的"主动—被动模式"要变为"共同参与模式"。④ 要注重"医德"与"医术"的结合。心理治疗的方法有:① 祝由。② 情志相胜法。③ 暗示疗法。④ 言语开导法。⑤ 气功行为治疗法。刘征彦从《微精神分析学》的角度出发,来认识《素问·移精变气论》中的三个关键问题，即移精变气的本质，祝由究竟为何物，祝由是如何通过移精变气达到治疗目的。刘氏认为精气就是虚空能量或生气或神，移精变气就是移动变化分布于人体的虚空能量，使其趋于合理化。而《内经》所言祝由是远古时代的某类人，全元起称之为“南方神”，亦即远古之“巫”，是当时人类族群、部落的领袖，也是当时能通神明的人。祝由是通过研究病人的状态，结合当时具体的时空环境，运用“虚空恒在能量规律”及“共冲动的运动性”调整心理生物实体的紧张状态。苏姗等认为祝由是中国古代特有的一种心理疗法，并总结了祝由术的起源、历史发展、历代医家的阐释和运用。何幽等认为祝由就是由医者分析其病之缘由，减轻病者对疾病的精神负担、唤起乐观情绪，是一种语言疏导的归因治疗。其实质是古代朴素的精神分析疗法。祝由可以移情，即把患者的注意力从疾病转移到别处，以减轻病情或使疾病转向痊愈。在药物治疗的同时，积极采取诱导方法解除其精神困扰，使机体调节达到平衡。张智勤等认为肝病患者在病程中由于压力会产生各种心理障碍，这些因素都直接影响着肝病的治疗效果和转归。通过祝由疗法，调节情志，改善心身机能状态在肝病的治疗方面起着重要作用。

（丁　媛）

【古代医事制度对中医学发展的影响】

医事制度的要求和医生所处的社会环境，往往因时代不同有所变化，受到社会经济、政治、文化、思想等多方面的影响与制约。孙作乾等对历代医事制度对中医学发展的影响做了研究。夏至西周时期，没有专职医生，巫医在整个社会的医疗活动中占据主导地位，对医学的发展有一定正面影响。春秋到西汉前期，医巫分家，医生作为“士”的阶层，医事制度随之建立。西汉中后期，医生以“士农工商”中“工”视之，医术归为方技之类，属于劳动性质的职业，医事问题难登殿堂，直至唐代方以改观。徐正东等撰文介绍唐代医事管理与医疗机构设置制度，当时中央医疗机构有太医署、尚药局、药藏局，地方上也设有医疗机构。唐代对于医疗机构及其医务人员管理的制度比较合理，不仅对因医致死伤（医疗事故）与借医行骗（非法行医或诈骗）等情况做了详细规定，还对妨害卫生，诸如卖假药、毒药等也做出专门规定，有一整套的处罚措施，反映出对于医疗卫生的重视。

韩毅分析了宋代医学诏令及其对当时医学发展的影响。指出自宋太祖建隆元年至宋末帝祥兴二年（960—1279），宋代皇帝和政府发布的医学诏令就有830次之多。诏令成为宋政府在医学领域内弘扬“仁政”治国思想和“正统”统治的工具，将发展医学称为“仁政之急务”。医学诏令主要涉及不同阶层疫病的救治、医学文献的整理和编修、医学教育的改革和普及、医学和医师地位的提高、不同阶层医学人才的选拔、巫术的控制和改造等诸多内容。诏令极大地促进公共卫生防治体系、军事医学和畜牧兽医的发展。同时，通过诏令积极营造社会上重医的风气，从经济制度、教育改革、机构建制、文化创新和科举制度等方面对医学给予很大的支持。这些措施的实行，使宋代成为中国古代医学发展的又一高峰。不少医事制度，在金元时期得以承袭。

刘聪等对唐宋两朝中官修医籍的标准地位进行了辨析。这些官修医籍，虽无“医学标准”之名，但实践中发挥医学标准的作用，可谓“有实无名”。唐宋两朝，中医理论日趋成熟（学术动因），医疗质量亟待提高（法制动因），社会逐渐重视医学（意识动因），医政机构不断完善（体制动因），官修医籍升华为医学标准，成为判定医疗纠纷责任归属的技术标准，得到法律认可。李具双认为宋元时期药用衡制单位有五个：斤、两、分、钱、字。继承汉唐衡制中的斤、两、分三个衡量单位，抛弃了“铢”，新增“钱”“字”两个单位，衡制间换算更趋合理，计算益加精细。

清朝的御药房发展甚快，徐江雁等指出清朝除设在紫禁城内的署所外，还在行宫别苑设置听差处或药房，并按内廷规制配备人员，以备不时之需。虽无御药房之称谓，却具御药房职能之实。徐氏还对清代紫禁城外御药房署所名称和居址进行考证，包括圆明园药房、颐和园听差处、中南海御用药房、承德避暑山庄听差处等。

宏观层面，文庠对中国古代医政组织的演进做了论述，呈现先有医官后有医政组织、医政组织体系不断分化并日趋庞大等特点。评价中国古代医政体制，以皇权为中心、“官本位”思想的渗透、封建等级制与现代行政等级制的因袭、古代专业型医官与现代专业行政人员的承袭等特征。

（杨奕望）

【中国传统文化对中医学发展的影响】

中医学的形成和发展有着多方面的因素，中国传统文化与中医学的形成和发展密切相关。

1. 道家与中医学

姚春鹏认为,老子是中国哲学史上第一次建立了以道为创生天地万物之本原的道论体系,老子的道论对包括中医学在内的古代学术的各个领域产生了重要影响。《内经》全面继承了老子的道论,并在医学实践的基础上对道论作出了新发展,为中医学的发展奠定了坚实的理论基础。吴志明等认为,阴阳学说源于《易经》,又深受老子哲学思想影响。老子首先明确提出阴阳属性普遍存在于天地万物中,对立面是贯穿于各个领域、各个方面的普遍现象,并将对立面抽象为阴和阳两个命题,以阴阳二气和谐作为万物得以存在的依据。中医"三阴三阳"是老子"二生三"论的思想延伸。

余文海论述了葛洪对炼丹术的两大贡献,葛洪的炼丹术为中药化学的研究开了先河,他在炼丹过程中发现许多化学变化,并巧妙地将炼丹术与医学相融合。由他的炼丹术演绎出的"内丹修炼法"为气功的起源开辟了道路,又叫"古代养生长寿术",是道家传统的健身功法,也是防病延年的气功健身术之一。温茂兴认为,内丹修炼是道教养生区别于医学保健和其他各家养生术的根本标志。道教内丹学强调形神相抱、性命双修,对中医心神医学中有关情绪调控影响疾病等理论和方法具有重要启迪意义。研究道教内丹学将有助于丰富心身医学的理论及方法学。

2. 儒家与中医学

崔刚等从儒家思想对《内经》的影响及对儒医功利观的影响两方面简要阐述其对中医学的影响。儒家天命观、三才观、儒家以和为贵、中庸思想对《内经》生命科学形成的影响。《内经》受儒家三才观(强调发挥天时、地利、人和的综合作用)的影响,其学术观点贯穿生理、病理、病证、诊法、治疗、养生等各个层面;儒家中庸思想还体现在《内经》运用五行理论说明五脏系统之间的动态平衡,认为相乘相克都应允中而行,否则即母子相及或相乘相侮。陈明华认为在儒家人本思想的影响,中国传统医德提出了生命神圣观念,并由此观点引申出了医学的社会职能及存在价值。《内经》从生命神圣观念出发,要求医学承担起"济群生"的职责。

李玉清认为滑寿长于医学,且儒道兼宗,使其能够以深厚的文字学功底校读《素问》、《难经》,开节略类编《素问》之先河,提高任督二脉的地位,建立十四经模式。张蕾论述了《寓意草》中广泛运用格物致知、取类比象的思维方法,以此阐发病机,协助辨治,别开生面。

3. 巫文化与传统中医

张欣等认为,巫文化在我国传统医学基本理论形成和发展过程中曾经发挥了一定的积极的促进作用。但是巫医不是科学,不论从观念上还是从方法上都是以相信鬼神为前提的,注定它有荒诞性和危害性。所以,在给予巫术应有的文化地位的同时,更要宣扬科学,要用科学的思维方式观察事物和现象,用科学的方法解决问题。臧守虎指出医、易二者之间有着密切关系,医易同源、医易相通,以《易经》中的词汇命名药物、方剂、医籍,以易象、易理阐发、说明医理等现象大量存在。臧氏从《泰》、《豫》、《蛊》、《无妄》等四卦的角度联系相关中医理论文化进行探讨。

4.《内经》与《周易》

蔡彦等针对目前中医学术界认为的"医易同源"的观点提出质疑,认为《内经》中的天人相应、阴阳学说、五行学说与《周易》的差异,有助于正确理解《周易》对中医学的影响程度。刘志群等对"医不三世,不服其药"本义作了重新的诠释,认为为医不熟读《周易》历经三世而成的书,很难成为高明的医生,不要轻易服用其开出的药方。

5. 中医学与兵法

黄浩炜指出中医理论与中国古代军事思想又密切联系,中医"治未病"的预防思想切合兵法"不治已乱,治未乱";《孙子兵法》的"知已知彼"、"因敌变化"、"全国为上"思想与中医治病的灵活性、中病即止的中医治疗学思想吻合;从合理组方与部署军队,集中优势兵力与用药"效宏力专","非危不战"与慎重用药,可以看出"用药"如"用兵"的思想。徐彩凤等认为兵法在《内经》的运用可以归纳为:战略、战术,克敌制胜思想,敌我势力消长观以及五行无常胜观等,这些对《内经》的病因、病机、治疗和养生都产生了重要影响。

(陈丽云)

[附] 参考文献

C

蔡彦,揭西娜.刍议《内经》与《周易》同源性[J].中华中医药学刊,2008,26(2):350

曹敏,郑丰杰,周端.眩晕源流犀义[J].辽宁中医药大学学报,2008,10(8):45

陈国成.从历代对中风病认识的演变看中医学理论的发展[J].吉林中医药,2008,28(6):394

陈明华.试论儒家思想对中国传统医学伦理思想的影响[J].医学与哲学,2008,29(4B):50

程志文.中医"阴黄"理论历代发展简评[J].浙江中医药大学学报,2008,32(2):154

崔刚,洪安林.儒家思想对中医的影响及意义[J].甘肃中医,2008,21(10):40

F

樊玺.中医美容方药发展史[J].吉林中医药,2008,28(1):73

范月静.中医治疗口腔黏膜病的历史回顾[J].中华医史杂志,2008,38(3):175

付雷,翁屹.中国古代蛔虫名称源流初探[J].中华医史杂志,2008,38(1):53

傅维康.百日咳史话[J].上海中医药杂志,2008,42(2):56

傅维康.何廉臣生平述略[J].上海中医药杂志,2008,42(6):69

傅维康.王吉民和中国首家医史博物馆的创办[J].上海中医药杂志,2008,42(7):72

傅文录.祝味菊先生——"火神派"沪上领军人[J].中医药文化,2008,3(4):46

G

高少才.疾病史研究述略[J].光明中医,2008,23(4):422

郭珂,张功员.元代疫灾述论[J].医学与哲学,2008,29(1B):59

H

韩毅.淳化三年开封大疫与北宋政府的应对[J].中华医史杂志,2008,38(2):72

韩毅.宋代医学诏令及其对宋代医学的影响[J].中医文献杂志,2008,26(1):4

韩毅.宋代医学诏令及其对宋代医学的影响(续完)[J].中医文献杂志,2008,26(2):10

何任.何公旦先生诗文翰墨简介[J].中医文献杂志,2008,26(1):43

何幽,邱鸿钟."祝由"的内涵实质及作用[J].医学与哲学(人文社会医学版),2008,29(10):74

洪强.红斑狼疮古今中医病名探源[J].中医文献杂志,2008,26(2):1

侯洪澜.华佗艺术形象的意义[J].甘肃中医学院学报,2008,25(4):55

侯树平.积滞病名源流及学术争鸣[J].中医药信息,2008,25(3):82

胡萍.中医心理学的中国传统文化基础[J].南京中医药大学学报(社会科学版),2008,9(2):72

黄浩炜.中医学与古代兵法[J].中医药文化,2008,3(5):12

J

焦振廉.人文医家孙思邈[J].中医药文化,2008,3(1):36

K

寇明先,姜亚芳.疫苗史上的重大事故及其启示[J].中华医史杂志,2008,38(1):33

L

李海英.《思考中医》引发的再思考——访著名中医学者刘力红教授[J].中医药文化,2008,3(5):15

李海英.守望中医文化 重建精神家园——"张其成教授谈中医文化与发展"专访[J].中医药文化,2008,3(4):17

李海英,王新华.学贵多师 医求济世——全国名老中医钱伯文教授谈医论学[J].中医药文化,2008,3(2):4

李具双.试论宋金元时期的药用衡制[J].中华中医药杂志,2008,23(6):478

李学智,梁繁荣,吴曦.对古代文献中"口眼㖞斜"现代医学病名指归的辨析[J].江苏中医药,2008,40(8):70

李永红,严季澜.腹痛病名考[J].吉林中医药,2008,28(6):462

李玉清.滑寿生平考[J].江西中医学院学报,2008,20(4):34

李玉清.谈儒道知识背景对滑寿医学成就的影响[J].中国中医基础医学杂志,2008,14(6):462

李志更,潘桂娟,刘理想.《医贯》中的五行学说思想[J].中华中医药学刊,2008,26(8):1701

李中琳,符奎.1232年金末汴京大疫探析[J].医学与

哲学,2008,29(6B):69

李姝淳.潮州名医刘龙图二三事[J].中医药文化,2008,3(4):42

李姝淳,刘小斌.刘昉生平及著作考[J].中华医史杂志,2008,38(4):243

刘聪,梁峻,徐江雁.略论唐宋官修医籍的标准地位[J].中华中医药杂志,2008,23(5):442

刘洋.对先秦两汉文史文献中情、志、性观念的探讨[J].中国中医基础医学杂志,2008,14(4):241

刘征彦.《移精变气论》探析[J].光明中医,2008,23(5):563

刘志群,邹世光,刘洋.从"医不三世,不服其药"谈医易相通观[J].中医杂志,2008,49(7):666

楼绍来.心系民生 情怀中医——浙江中医药大学老院长何任教授的成才之路[J].中医药文化,2008,3(4):4

楼绍来,张建中.格物自勉 学海无涯——著名中医学家张镜人教授的治学之路[J].中医药文化,2008,3(1):4

M

孟庆云.中医"术数"漫谈[J].中医药文化,2008,3(2):8

牟重行.1232年汴京大疫与气候因素探讨[J].中华医史杂志,2008,38(1):15

牟重行.明清时期地震灾害与疾病流行的记载[J].中华医史杂志,2008,38(4):252

N

倪红梅,方盛泉.《内经》"泄泻"之探析及演绎[J].上海中医药杂志,2008,42(9):45

P

潘新丽.中国古代病家之道思想探析[J].医学与哲学(人文社会医学版),2008,29(8):75

Q

强新民.晋代针灸学家皇甫谧[J].中医药临床杂志,2008,20(4):429

S

舒忠民.葛洪生平及医学成就述略[J].甘肃中医,2008,21(9):15

司呈泉.余云岫与《废止中医案》[J].中医文献杂志,2008,26(1):42

宋建平.胸痹范围源流与研究[J].浙江中医药大学学报,2008,32(1):19

苏姗,李兆健.简述祝由术的历史沿革[J].中医药文化,2008,3(4):55

孙博,李治罡.吴鞠通以德立医[J].中医药文化,2008,3(2):34

孙辉.肺胀源流探析[J].中医药学报,2008,36(1):7

孙作乾,刘涛,屈斌,等.历代医事制度对中医学发展的影响[J].光明中医,2008,23(10):1418

T

汤朝晖,李炜弘,严石林,等.肾阳虚证治发展的历史渊源初探[J].辽宁中医药大学学报,2008,10(10):35

田刚.20世纪30年代苏区群众卫生防疫运动[J].中华医史杂志,2008,38(4):223

佟晓洁,鲍晓东.墨家思想与中医学的关联性[J].江西中医学院学报,2008,20(4):6

W

王海霞.肝阳上亢证源流浅析[J].陕西中医,2008,29(1):127

王会梅,徐桂华,王丹文.消渴病古典医籍文献梳理浅析[J].实用中医内科杂志,2008,22(3):19

王家辉,陈东.男性不育症中医诊疗理论源流(二)——男性不育症中医理法方药体系的完善与发展考辨[J].实用中医内科杂志,2008,22(1):12

王庆华,徐小凡.关于三消的考辨[J].辽宁中医药大学学报,2008,10(9):39

王蕊芳,谭素娟.孙思邈的医德理论对医德规范建设的启示[J].辽宁中医药大学学报,2008,10(9):177

王瑞美,翟拥华,喇万英.《内经》中的医学心理学思想[J].长春中医药大学学报,2008,24(3):237

王世保.试论五行理论及其在中医领域中的应用[J].中医药文化,2008,3(2):12

王喜军,吴泽明,赵丽,等.茵陈四逆汤在阴黄证治疗体系中的历史沿革考辨[J].世界科学技术-中医药现代化,2008,10(3):12

王振瑞.李经纬先生与中国医史学[J].中华医史杂志,2008,38(3):131

温茂兴.论道教内丹学的养生意境[J].江苏中医药,2008,40(7):76

文庠.中国古代医政组织的演进及评价[J].医学与哲学,2008,29(3B):63

翁屹,付雷.中医"九虫"探源[J].山东中医药大学学报,2008,32(1):49

吴彼.中医文献关于胃脘痛病名及病因考释[J].实用中医内科杂志,2008,22(4):19

吴晓莉.中医论肠道肿瘤之源流探寻[J].江西中医药,2008,39(1):21

吴娅娜.中医"郁"概念的源流探析[J].中医文献杂志,2008,26(1):14

吴志明,石瑜.老子思想对中医阴阳学说形成影响初探[J].云南中医学院学报,2008,31(4):57

X

肖梅华,黄晓华,等.晚清上海地区疫病防治状况[J].中西医结合学报,2008,6(8):776

须义贞.天道酬勤　自强不息——记“上海市名中医”沈仲理教授[J].中医药文化,2008,3(3):4

徐彩凤,孙兰军.兵法对《黄帝内经》影响浅析[J].辽宁中医药大学学报,2008,10(9):18

徐江雁,梁峻,李经纬.清朝紫禁城外御药房署所名称与居址初考[J].中华中医药杂志,2008,23(7):590

徐正东,邓盛木,刘博.唐代医事管理与医疗机构设置制度初探[J].医学与哲学,2008,29(3B):65

Y

杨晶鑫.鉴真对日本医学的贡献[J].吉林中医药,2008,28(3):224

杨杏林,招萼华,郑雪君.一代名医祝味菊生平述要[J].中华医史杂志,2008,38(1):43

杨枝青,陈沛沛.近代上海中医防治疫病的“海派”特色[J].中医药文化,2008,3(5):53

姚春鹏.老子的道论与《内经》[J].南京中医药大学学报(社会科学版),2008,9(1):12

余文海.葛洪的炼丹术及其对中医药学的贡献研究[J].江苏中医药,2008,40(8):10

于文强.乌梅丸考证[J].中华中医药学刊,2008,26(9):2045

袁博,李永红.头痛病名考[J].吉林中医药,2008,28(9):694

Z

臧守虎.医易文化诠释四则[J].中医药文化,2008,3(2):32

曾祥法.中药功效在中药(本草)学中地位的时代变迁[J].湖北中医杂志,2008,30(5):28

张朋.牡丹皮产地与采收加工的沿革与变迁[J].甘肃中医,2008,21(9):48

张家玮,关静,王峰,等.从《群经见智录》中的五脏阴阳观谈中医学术发展之路[J].中华中医药学刊,2008,26(8):1671

张建荣,朱德明,廖鸿灵.近代杭州参燕及制胶行业的盛衰[J].浙江中医杂志,2008,43(8):487

张蕾.格物致知、取类比象思想在《寓意草》中的运用[J].中国中医基础医学杂志,2008,14(3):174,176

张瑞贤,王婧,张卫,等.宋代药材产地概貌(一)[J].江西中医学院学报,2008,20(1):15

张瑞贤,王婧,张卫,等.宋代药材产地概貌(二)[J].江西中医学院学报,2008,20(2):20

张瑞贤,王婧,张卫,等.宋代药材产地概貌(三)[J].江西中医学院学报,2008,20(3):42

张瑞贤,王婧,张卫,等.宋代药材产地概貌(四)[J].江西中医学院学报,2008,20(4):21

张瑞贤,王婧,张卫,等.宋代药材产地概貌(五)[J].江西中医学院学报,2008,20(5):25

张水利,熊耀康,高晓洁,等.《履巉岩本草》天茄儿的本草考证[J].浙江中医药大学学报,2008,32(3):296

张欣,冯慧卿,刘春兰.巫文化对传统医学发展的影响[J].中国中医药现代远程教育,2008,6(4):300

张星华.黄芪应用的历史沿革[J].江西中医药,2008,39(2):43

张一群.明代吴医沈宗常生平考略[J].中医药文化,2008,3(1):39

张智勤,蒋行健.祝由与肝病的心理治疗[J].河北中医,2008,30(4):375

张渊盛.试论古代文献于十八反药对的认识观[J].世界中西医结合杂志,2008,3(9):503

赵鸿君,刘庆宇.略论秦汉子书中的养生与治疗思想[J].中医药文化,2008,3(3):21

赵学龙,丁安伟,张丽,等.牡丹皮炮制历史沿革的研究[J].中华中医药学刊,2008,26(9):1907

赵永辰.“中风”病名探源及病机沿革[J].中华中医药杂志,2008,23(4):290

周耀辉.追忆名中医王慎轩先生(四)——“佛医生”的由来[J].中医药文化,2008,3(4):38

朱德明,李欣,范莉莉.古代杭州主要中药材的生产状况[J].浙江中医药大学学报,2008,32(1):104

邹万成,张六通,邱幸凡.古籍中恶性肿瘤之各种称谓文义考析[J].湖北中医学院学报,2008,10(2):16

六、民族医药

【概述】

2008年有关少数民族医药研究报道达数千篇，内容涉及文献整理、基础理论、实验分析、临床应用、科学评价、开发前景等多个方面，研究更加深入，可概括为以下几个方面。

1. 文献研究

少数民族文献中蕴含着丰富的民族医药内容，是全面认识和了解民族医药学理论和学术价值的重要来源。虞农报道清代西藏医学的发展经历两个主要阶段，即五世达赖喇嘛时期和十三世达赖嘛时期，这两个时期藏医学无论在藏医典籍的著述刊行、藏医学教育、藏医药物学以及对外交流方面都取得较大发展。斯钦图等将蒙医疗术文献研究发展分为以《四部医典》为代表的形成期、以《四部甘露》为代表的活跃期以及上世纪50年代至今的成熟期三个阶段。王晓华等研究了蒙医舌诊的源流与发展，它是在吸收古代印度医学、藏医学及汉医学有关内容的基础上发展起来的。滕红丽对壮药的定义、形成过程、理论体系及特点、资源开发、研究成果进行了系统整理，指出壮药历史悠久，资源丰富，药物多达2 300多种。

2. 理论研究

少数民族医药理论是指导临床用药的重要依据。吕剑涛等报道，藏医药理论是在吸收汉地、印度、波斯等医学成就的基础上，结合本地医药学而形成的独特民族医药理论体系，它在药物炮制、组方规律、用药方法、剂型用法等方面均颇具特色。尼玛次仁对《四部医典》中的有关藏医胚胎学知识进行阐释，指出了藏医将人体胚胎分为鱼形期、龟形期、猪形期三个阶段，其形成与构成人体的基本物质"五源"密切相关。拉毛报道了藏医的尿诊法，藏医常通过尿液的色泽、浓度来判断疾病寒热属性。陈义报道"三元辨证"在土家族医学中的应用非常广泛，上元包括脑髓、心、肺；中元包括脾、胃、大小肠；下元包括肝、肾、膀胱和男女生殖器。庞宇舟报道壮医"毒"的概念包括致病原因、有毒之物、毒药和解毒药、病证四个方面，并有多种分类，壮医"毒"论对辨治疾病具有广泛的指导意义。吴之刚报道侗医认为精神病致病因素有生理失调、自身中毒，代谢紊乱、内热炽盛，性格缺陷，机体功能下降，精神刺激及遗传六个方面。金玉明报道了朝医"四象"医学的理论体系特点为：天人性命整体观、阴阳和"四维之四象"理论结构、四象人辨象学说、"精、气、神、血"与肺脾肝肾及其"党与"的关系、"药乃局限于人"的药性观、创立四象病理学说、创立辨象施治原则、创立以四象养性为主要内容的预防医学思想。

3. 药物研究

少数民族药物蕴含量丰富，有关资源分布、药材鉴定、炮制加工、化学成分、药理作用等方面的研究报道越来越多。如沈黎明等报道藏药"藏茵陈"原植物在云南省的分布广泛，品种众多，其中紫红獐牙菜和椭圆叶花锚为广布种。刘毅等调查了重庆地区中草药和民族药资源，共收集到中草药和民族药标本872种，其中有8种为珍稀濒危保护植物。朱华报道了350种常用壮药分布区域，国内为广东、湖南、海南、贵州，国外以印度-马来西亚区域尤其是泰国一带有植物壮药的潜在资源。杨玉等报道矿物药是传统藏药学和藏医文化中不可或缺的一部分，有多种分类和种类，临床应用广泛，并有独特的炮制工艺。

在生药与实验研究方面，以药材鉴定、化学成分的报道为最多，如关于昆明山海棠、鸡肉参、青刺果、旋花茄、小叶锦鸡儿、河柏等药材鉴定研究报道；化学成分的报道有关藏药川西小黄菊、达乌里秦艽、蕨麻、小叶毛球莸等，蒙药白硇砂、冬葵子、苘麻子、小秦艽花、广枣等，维药睡莲花、香青兰、鹰嘴豆、芹菜根、老鼠瓜、黑种草子等，傣药人面果、坡扣等。药理研究既有单味药也有复方，如覃筱燕等报道藏药旺拉提取物CE对亚急性衰老小鼠的免疫功能具有调节作用。杜锦辉等报道蒙药如达溃疡散具有抗胃溃疡的作用，其作用机理可能与降低胃酸分泌有关。

在药物的效用上，田振华对苗药分类进行探讨，将苗药主要分为治毒药、通散药、补体药、健胃帮交环药、治伤药5类。陈平报道藏药的用药特点是重视药物采集与炮制、讲究调伏增效、适当配制、许多药方配药25种以上，剂型有散剂、水丸剂、汤剂、膏剂、脂剂5种。胥筱云等对傣医565首方中的295种动物药进行了分析，发现傣药中动物药的应用十分广泛，所治疾病多为傣族常见病、多发病。

4. 临床研究

少数民族独特的疗法和方药在临床上能取得较好的效果。达瓦欧珠报道了藏医"泄治法"的临床应用，所谓"泄治法"是通过内服藏药排除病源的一种疗法，分为经肠道泄治法和经尿路泄治法两种，对风湿、神经痛、黄水引起的顽固性皮肤病、泌尿系统疾病以妇科顽疾等疗效明显，还可用于痛风、水肿、肿瘤、伤口腐溃等，特别适用于脉系疾病。陈雪花报道朝医认为消渴病的主要发病因素是情志不畅，治疗上重在辨象和预防。

民族药物及疗法已用于临床各科，如尕日毛报道藏药白脉涂剂治疗坐骨神经痛21例，显效15例，有效5例，好转1例。刘延康等报道土家医针药合用治疗中风后遗症58例，总有效率为94.8%(55/58)。杨昌宽报告土家医烧灸疗法与方药合用治疗钻骨风症58例，总有效率为96.6%(56/58)。龙巴报道藏药獐牙菜治疗便秘80例，总有效率为97.5%(78/80)。唐桥莉报道藏药吾斯尼阿日布治疗妇女生殖系统炎症132例，总有效率为80.3%(106/132)。冯木兰等报道用温针加蒙药斯日希丸、如意珍宝丸治疗腰椎间盘突出症64例，总有效率为96.9%(62/64)。阿斯亚·吾甫尔等报道维药艾菲提蒙汤治疗脑动脉硬化80例，总有效率为91.3%(73/80)。

5. 比较研究

通过比较可以发现，中医与民族医药在理论和应用上既有相同的地方，也有不同之处。宝龙对蒙医传统思想观念的内容、特征、形式与中医学类似思想观念进行比较后发现，两者有其同一性，但亦存在较大的差异。宝龙还对蒙医与中医脉诊技术进行比较研究，认为两者具有渊源关系，中医脉诊的内容经过藏医学的吸收传入蒙古地区，成为蒙医诊断方法之一，但诊脉部位、时间、手法等有一定的变异。鲁法庭报道中医与傣医在对生理病理的认识以及药物采收、应用、诊疗等方面均融入了丰富的时间医学理论，但两者有差异。陈仁寿报道藏药与中药在药性理论、同一种药物的功效主治和用法部位方面存在相同和不同之处。图雅等报道通过对草乌在蒙医、中医中的用法、性味、功能、炮制、临床配伍、药理毒理等对比分析，发现中医和蒙医对草乌的药性和临床应用大致相近，但各有侧重。曲龙报道诃子在中医和蒙医中来源和药用部位、部分性味大都相同，但在炮制和临床应用中却有较大的不同，蒙医中诃子使用比中医广泛。

（陈仁寿）

【蒙医针药抗疲劳作用的实验研究】

阿古拉等采用21 d力竭游泳方式造成运动性疲劳大鼠模型，用蒙医温针刺激"顶会"、"心穴"，测定大鼠行为学、下丘脑脑组织中单胺类神经递质含量的变化及蒙医温针的治疗作用。结果在造模第7 d、14 d、21 d，温针组力竭游泳时间延长，悬尾不动时间缩短，与模型组相比，$P<0.01$或$P<0.05$。与正常组相比，模型组去甲肾上腺素(NE)、5-羟色胺(5-HT)、多巴胺(DA)含量降低，而蒙医温针治疗可使以上指标趋于正常。提示蒙医温针可通过降低运动性疲劳大鼠脑组织中单胺类神经递质含量，从而提高疲劳大鼠运动能力，改善疲劳状态。

布仁达来等将30只小鼠随机分为那仁满都拉组、康比特对照组和空白对照组，观察蒙成药那仁满都拉对小鼠负重游泳时间、耐热时间以及对小鼠在常压下缺氧时间的影响。结果蒙成药那仁满都拉组与空白对照组相比，小鼠负重游泳时间、耐热时间、常压下缺氧时间均显著延长($P<0.01$，$P<0.05$)；与阳性对照组康比特相比，小鼠负重游泳时间与对常压下耐缺氧时间均明显延长($P<0.05$)，但耐热时间无明显差异($P>0.05$)。提示蒙成药那仁满都拉具有抗疲劳作用。包秀兰等报道了在那仁满都拉组方的基础上加减配伍，形成蒙药组方塔米尔(人参、石榴、肉桂、红花、玉竹等)。研究发现，塔米尔可促进小鼠游泳运动诱导产生的脂质过氧化产物MDA的有效消除，并可增强小鼠脑组织和骨骼肌组织抗氧化酶活力，从而对运动源性自由基的消除产生促进作用，使机体组织细胞能够有效抵制自由基的氧化损伤，保护脂质膜，维持组织细胞正常的生理功能。

（包哈申）

【蒙药肝乐康胶囊剂抗乙型肝炎病毒的研究】

白梅荣等将蒙药肝乐康胶囊剂(花锚、栀子等)作用于乙型肝炎病毒(HBV)DNA克隆转染人肝癌细胞HepG2的2.2.15细胞系(HepG2.2.15),MTT法检测样品对HepG2.2.15细胞的毒性,ELISA法检测细胞血清中乙型肝炎表面抗原(HbsAg)、乙型肝炎e抗原(HbeAg)的变化,实时荧光定量PCR法检测细胞与其血清中HBV-DNA含量,综合评价蒙药肝乐康胶囊剂体外抗HBV效果,并探讨其药理机制。结果显示蒙药肝乐康胶囊剂对HepG2.2.15细胞毒性低,对细胞分泌HBsAg、HBeAg有较弱的抑制作用,对细胞内HBV-DNA拷贝数有一定的抑制作用。结论蒙药肝乐康胶囊剂在体外有一定的抗乙型肝炎病毒作用,可能是通过抑制HBV-DNA,诱惑感染HBV的HepG2.2.15细胞凋亡而发挥抗病毒活性。

(包哈申)

【藏药三味檀香散保护心肌缺血的实验研究】

杨梅等腹腔注射异丙肾上腺素(Iso)造成大鼠心肌缺血模型,随机分为模型组、正常组、心得安组及三味檀香散(檀香、肉豆蔻、广枣)大、小剂量组。治疗10 d后,三味檀香散大、小剂量组血清乳酸脱氢酶(LDH)、肌酸激酶(CK)活性、心肌组织中一氧化氮(NO)含量、一氧化氮合酶(NOS)、诱导型一氧化氮合酶(iNOS)活性以及心肌梗死范围均明显低于模型组($P<0.01$或$P<0.05$)。心肌组织电镜观察表明:三味檀香散组心肌组织超微结构损伤明显轻于模型组,心肌纤维排列整齐,肌膜平整光滑,线粒体嵴密集、排列整齐,肿胀及空泡明显减轻。其作用机制可能与保护心肌线粒体结构,改善缺血心肌的能量代谢和降低心肌中NOS和iNOS的活性,减少NO过量释放有关。陈芃等在实验中发现,三味檀香散大、小剂量组心电图T波变化和心率明显低于模型组($P<0.01$),左心室收缩压、舒张末压明显高于模型组($P<0.05$, $P<0.01$)。提示三味檀香散能改善大鼠心肌缺血损伤造成的左心房顺应性减退,提高心脏的收缩和舒张功能,从而纠正心脏的泵血功能,恢复对氧的供需平衡而发挥对心肌缺血的保护作用。马祈生观察发现,预先给三味檀香散后,心肌缺血模型大鼠心电图ST段改变明显,心肌梗死范围缩小,心肌细胞损伤程度和心肌炎症反应减轻;心肌细胞线粒体受到一定的保护。其作用机制可能与增强氧化酶活性,清除氧自由基保护心肌线粒体结构有关。

(丁洁韵)

【藏医药浴疗法】

谢宝安等报道了藏医独具特色的自然疗法——药浴法,即将全身或部分肢体浸泡于药液中,选择适当温度,洗浴全身或患部的一种治疗方法。介绍了蒸汽浴法、药水浴法、敷浴法等几种常用的药浴法。以"五味甘露散"(圆柏叶、杜鹃叶、水柏枝、麻黄、丛生黄菊)为基础方,临床调配成100余种系列方药进行对症药浴。这一传统治疗方法,具有廉、简、便、易等特点,适合在医院及家庭中开展应用,可起到舒筋活络、活血化瘀、祛风散寒、消肿止痛、调整三因、协调脏腑、通行气血、濡养全身等功效,兼预防保健、疾病康复、护肤美容等多种效用。

索南才让采用藏医药浴(五味甘露散:麻黄、水柏枝各2份,丛生亚菊3份,圆柏叶、黄花杜鹃叶各1份)治疗风湿、类风湿关节炎478例,7~10 d为1个疗程。治疗3个疗程后,总有效率为99.6%(476/478)。尕日毛采用藏医蒸浴(五味甘露散加拉日、五根、森登、甘松、麝香等药物药包放入蒸汽盆中加热,上盖蒸浴床板蒸浴,每日两次)配合藏药(二十五味珍珠丸、如意珍宝丸、二十五味沉香丸等)口服治疗坐骨神经痛102例。治疗7 d后,总有效率为93.1%(95/102)。

(丁洁韵)

【壮药拔罐针灸疗法治疗痹证的研究】

壮药拔罐针灸综合疗法是壮医富有特色、临床疗效显著的医技疗法。曾振东等采用此疗法治疗82例痹病患者。将壮药三钱三、藤杜仲、五爪风、三角风、八角枫、鸡屎藤等,煎成药液,浸煮竹罐。煮沸5 min后捞出甩净水珠,迅速扣于选定部位,10 min后取下竹罐。用浸过药液的消毒热毛巾热敷拔罐部位,3 min后取下。在拔罐部位常规消毒后,用消毒三棱针在拔罐部位皮肤上浅刺,以局部少量渗血为度。取煮热的竹罐在针刺部位再次拔罐,10 min后取下,最后再用消毒毛巾热敷即可。隔天拔罐一次,10次为1个疗程。针灸取穴采用龙路火路穴、梅花穴和关常穴的配穴方法。在四肢龙路火路循行部位在体表出现的结节、索状物、压痛、麻木、过敏反应点上取穴,以此穴为中心上下左右旁开1.5寸各取一穴,成梅花形。关常穴即取病患关节周围的特定穴位(髋关节常取环跳、髀关、巨髎穴，肩关节常取肩髃、肩贞、肩前穴；膝关节常取阳陵泉、梁丘、膝眼穴等）。结果治疗组总有效率为92.7%(76/82)，明显优于独活寄生汤对照组的85.0%(68/80)。两组均能改善痹病患者的疼痛、肿胀、活动障碍等症状，且壮药拔罐针灸综合疗法优于中药治疗；两组治疗后症状积分与治疗前比较，均有显著性差异($P<0.01$)。提示壮药拔罐针灸综合疗法综合了药物、拔罐、针刺、热敷等多种技法于一体，从而起到了药物作用、拔罐负压的物理刺激作用、针刺放血调节经气作用等多种功效。

曾氏等还观察了壮药拔罐针灸综合疗法对痹病患者免疫球蛋白的影响。运用上述方法治疗30例痹病患者，结果发现，治疗后原升高的免疫球蛋白IgG、IgA、IgM均有不同程度的下降，其中IgG下降较明显，与治疗前比较，$P<0.05$。提示壮医拔罐针灸综合疗法治疗痹病取效的关键，可能与其调节体液免疫的作用有一定关系。

（李永亮）

【壮医药线点灸的应用与研究】

宋宁采用壮医药线点灸治疗原发性痛经85例，体穴取脐周四穴、三阴交、足三里、承山、关元、中极等，实证加灸合谷、太冲，虚证加灸太溪、复溜；耳穴取子宫、内分泌、交感、肾、皮质下。经治3个月经周期，总有效率为98.8%(84/85)，优于西药组的74.3%(26/35)($P<0.05$)。宋氏治疗冻疮55例，体穴取中脘、肺俞、手三里、血海、神门等，耳穴取肺、相应部位、神门、皮质下；并与35例中药组（当归、桂枝、赤芍药、细辛、通草、桃仁等）进行对照。治疗10 d后，两组总有效率均为100%(55/55,35/35)，说明壮医药线点灸对冻疮有较好疗效。李安柯等取穴肝俞、脾俞、肾俞、命门穴、曲池、足三里等治疗类风湿关节炎36例。经治30 d后，总有效率为91.7%(33/36)。李珪等取穴大椎、肺俞、脾俞、肾俞、膻中、足三里点灸治疗肺虚哮喘患者30例，7 d为1个疗程。治疗2个疗程后，与治疗前比较，血清IgG、C_3、C_4含量明显提高，IgM、IgA 、白介素1β(IL－1β)水平明显降低($P<0.05$，$P<0.01$)。

王希琳等采用三伏天壮医药线点灸（取穴印堂、鼻通、下迎香、耳尖、大椎、肺俞等）加穴位贴敷（白芥子、细辛、甘遂、白芷、防风、苍耳子等，制成药饼贴敷于点灸穴位）治疗过敏性鼻炎132例，连续3年为1个疗程。结果总有效率为94.9%(131/138)，优于单纯穴位贴敷组($P<0.05$)。劳太兰将158例踝关节扭伤患者随机分为两组，治疗组急性期予冰敷加线点灸（选穴阳陵泉、丘墟、悬钟、解溪、昆仑、局部梅花穴等），急性期后采用线点灸和中华跌打丸局部外敷；对照组急性期予冰敷，急性期后仅采用中华跌打丸局部外敷。3 d为1个疗程，治疗2个疗程后，两组总有效率分别为91.3%(84/92)、69.7%(46/66)。组间比较，$P<0.01$。梁月俭采用线点灸（围绕带状疱疹病灶外围点灸一圈，后点灸病灶莲花穴、结顶穴，可配穴风池、大杼、曲池、合谷、血海、手三里等）配合中药（薄荷、生葱、大桉树叶、紫荆树叶、防风、荆芥）外洗治疗带状疱疹100例，对照组100例予阿昔洛韦静脉滴注，外涂炉甘石洗剂。治疗7 d后，治疗组总有效率为100%(100/100)，优于对照组的92.0%(92/100)($P<0.01$)。韦麟采用线点灸（取穴曲池、尺泽、消泺、天井、外关、后溪等）合穴位封闭（取网球肘穴、阿是穴）治疗肱骨外上踝炎105例，治疗10 d后，总有效率为100%(105/105)。冯桥等取穴外踝点、行间、太冲、养老、外关、丘墟点灸配合西药（聚肌胞、左旋咪唑）治疗扁平疣60例，对照组40例仅予西药。治疗21 d后，治疗组总有效率为96.7%(58/60)，复发率为11.1%(4/36)；对照组分别为80.0%(32/40)、34.8%(8/23)。组间比较，$P<0.01$、$P<0.05$。

（李永亮）

【苗医等民族医药治疗痛风的研究】

夏景富以苗药内服（土茯苓、山慈姑、萆薢、虎杖等）配合外敷治疗痛风，急性期红肿热痛剧烈者，取鲜折耳根（鱼腥草）、鲜虎杖各适量，捣烂醋炒热敷患处；症状缓解后取鲜七角枫根皮适量浸酒15 d后外擦患处。共治12例，经治30 d后，总有效率为92.3%(12/13)。欧沛修采用苗药“泻酸灵”治疗痛风，重者取适量拌酒糟，热敷于患处。30 d为1个疗程，治疗1～3个疗程，效果显著。

傣医认为，痛风是因感受外界“帕雅拢皇”（风热湿邪），导致体内“四塔”功能失调，“塔菲”（火）、“塔拢”（风）过剩，风热湿邪侵袭机体，气血不通，闭阻筋脉，停滞肢体关节而出现的病变。玉腊波采用傣药制剂“雅拢玫兰申”（痹通胶囊）内服结合傣医“果雅”治疗40例。“果雅”为包药疗法，取青牛胆具、姜黄等各适量，切碎，舂细，炒热，加少量傣药“喃莫”（淘米水）、“满母”（猪油）为引，包敷于患处。每次8 h后取出，每日1次。治疗7 d后，治愈23例,好转14例,总有效率为92.5%(37/40)。

马永祥等介绍藏医内服外浴法治疗痛风。采用藏医经典《四部医典》中的五味甘露汤(小叶杜鹃、水柏枝、藏麻黄、小叶亚局菊、刺柏)为君药,藏区通用的五味根本药物(虫草、拂手参、黄精、天门冬、白莨菪)为臣药,辅以决明子、黄葵子、乳香、西藏猫乳、宽筋腾、当归等为佐药,调剂成外浴药汤或外敷药袋,经加热敷于患处,每日3次,每次30～45 min,8～12 d为1个疗程。妇女经期禁浴,同时配合口服药,如二十五味儿茶丸、二十五味驴血丸、仁青芒觉、十味乳香、十三味鹏鸟丸等,疗效显著。

吴振东等采用内服壮药痛风饮、外敷痛风膏治疗痛风。痛风饮由藤黄连、山慈菇、透骨香、骨钻、三角风、石兰组成,具有清热解毒、利湿通络、消肿止痛、利水通淋消石的功效。痛风膏以痛风饮方按比例粉碎成末,加凡士林调煮成膏,外敷患处使药物直接作用于病变关节部位,疗效更佳。

蒙医学认为痛风是热型黄水(与生带来的一种液体物质)侵犯肾脏而引起的一种关节疾病,保护肾脏是治疗的关键。特古斯等采用早、中、晚分别给予森登四味汤、十三味痛风散、驴血二十五味丸治疗,15 d为1个疗程。十三味痛风散(益智仁、槟榔、广木香、苏木等)是治疗的关键方,具有补肾温脾、行气利水、活血化瘀、调节气血、清热解毒、通络止痛的功效。

(熊　俊)

【傣医傣药研究】

1. 理论研究

杨梅等从人体自身、天人合一、人与社会等三方面的整体性来阐述傣医学对人体生命运动规律及疾病变化的认识观念。傣医学认为人是一个整体的、系统的、相互联系的机体;人体结构是一个相互联系的结构系统;人生活在自然和社会环境中,人体的生理机能和病理变化,必然受到自然环境、社会条件的影响。人类在适应和改造自然与社会环境的斗争中维持着机体的生命活动。整体观念渗透于傣医临床诊治、预防疾病的各个方面。胥筱琳等对历代傣医药文献进行整理、研究,总结出傣医治则主要为调平四塔五蕴、分塔辨治、调平寒热、未病先防、先解后治、急缓分治或急缓同治、补抑并用、通利三盘等。

2. 临床应用

苏洁等采用内服雅解沙把(百解胶囊)、西药甲硝唑液湿敷合傣药雅休章(四棱豆根、大百解、刺桐树皮)磨药外搽综合治疗痤疮270例,总有效率为100%(270/270)。彭美玲等将96例脑梗死患者随机分为两组,对照组予西医常规扩血管治疗,治疗组在此基础上加服傣、中药活血方[嘿涛勒(鸡血藤)、罗罕(红花)、内梦(桃仁)、赤芍药]组成。经治10～14 d后,两组总有效率分别为97.9%(47/48)、72.9%(35/48)。组间比较,$P<0.01$。玉腊波采用阿雅方[更习列(黑心树心)、更拢良(腊肠树心)、哈管底(蔓荆根)、嘿罕香(通血香)、楠些(桂皮)、摆娜(冰片叶)]熏洗配合果雅[皇杖(火焰花)、皇旧(旱莲草)、皇曼(马蓝)、莫哈蒿(鸭嘴花)、莫哈爹(大驳骨丹)、摆短亨(小驳骨丹)]包敷疗法治疗老年性骨关节炎38例。治疗10 d后,总有效率为100%(38/38)。岩温龙等采用傣医验方"雅果阻伤"[里罗(文殊兰)、沙板(除风草)、莫哈朗(大驳骨)、莫哈蒿(鸭嘴花叶)、帕蚌板(平卧土三七)、抱冬电(微籽)等]外敷治疗急性软组织损伤153例,经治5～7 d,总有效率为100%(153/153)。玉波罕等采用"雅兰"("芽拉孟龙"、"芽南么"、"好莫"、"好南"、"好命"、"埋海仑")治疗"帕雅拢兰"(花斑癣)82例,30 d为1个疗程,治疗1～2个疗程,总有效率为97.6%(80/82)。

(熊　俊)

[附]　参 考 文 献

A

阿古拉,卢峻,陈英松,等.蒙医温针对疲劳大鼠作用的神经内分泌机制研究[J].北京中医药大学学报,2008,31(9):643

阿古拉,苏朝鲁门,张朝鲁门,等.蒙医温针对疲劳大鼠行为学及下丘脑脑组织中单胺类神经递质含量的影响[J].世界科学技术·中医药现代化,2008,10(1):129

阿斯亚·吾甫尔,艾合买提·买买提,米热古丽·卡米力.维药艾菲提蒙汤治疗脑动脉硬化80例临床观察

[J]. 中国民族医药杂志,2008,14(3):14

B

白梅荣,巴根那,高玉峰. 蒙药肝乐康胶囊剂抗乙型肝炎病毒体外实验研究[J]. 中华中医药学刊,2008,26(6):1229

包秀兰,爱华,哈斯苏荣,等. 蒙药组方塔米尔对游泳运动小鼠抗氧化的影响[J]. 中国中药杂志,2008,33(19):35

宝龙. 蒙医学与中医学传统思想观念的比较研究[J]. 中国民族医药杂志,2008,14(11):1

布仁达来,哈申图雅,爱华. 蒙药那仁满都拉恢复运动性疲劳的实验研究[J]. 世界科学技术—中医药现代化,2008,10(1):137

C

陈芃,杨梅,李永芳,等. 三味檀香散对实验性心肌缺血大鼠的保护作用研究[J]. 青海师范大学学报(自然科学版),2008,(3):833

陈平. 藏医用药的特点[J]. 辽宁中医药大学学报,2008,10(1):129

陈仁寿. 论藏药与中药药性与效用之异同[J]. 中国民族医药杂志,2008,14(7):39

陈雪花,方香顺. 浅述朝医对消渴病的治疗[J]. 中国民族医药杂志,2008,14(7):29

陈义. “三元辨证”在土家族医学中的应用[J]. 中国民族医药杂志,2008,14(5):56

D

达瓦欧珠. 藏医泄治法的临床应用[J]. 中国民族医药杂志,2009,14(9):9

定龙. 蒙医与中医脉诊技术比较研究[J]. 辽宁中医杂志,2008,35(10):1484

杜锦辉,张敏,色仁那木吉拉. 蒙药如达溃疡散对幽门结扎大鼠胃溃疡作用的实验研究[J]. 中国民族医药杂志,2008,14(4):45

F

冯木兰,咏梅. 温针蒙药治疗腰椎间盘突出症 64 例[J]. 中国民族医药杂志,2008,14(12):14

冯桥,王志萍. 壮医药线点灸配合西药治疗扁平疣临床疗效观察[J]. 四川中医,2008,26(6):110

G

尕日毛. 藏医蒸浴配口服藏药治疗坐骨神经痛的临床观察[J]. 青海医药杂志,2008,38(5):253

J

金玉明. 试论朝医四象医学理论体系特点[J]. 中国民族医药杂志,2008,14(3):7

L

拉毛. 简介藏医学尿诊法[J]. 中国民间疗法,2008,16(5):44

劳太兰. 壮医药线点灸配合中药外敷治疗踝关节扭伤疗效观察[J]. 广西中医药,2008,30(4):41

李安柯,邱洪进,刘丽明. 壮医药线点灸治疗类风湿关节炎 36 例[J]. 右江医学,2008,36(1):103

李珪,农朝赞,邓广业,等. 壮医药线点灸治疗肺虚哮喘免疫指标观察及作用机理探讨[J]. 中国民族医药杂志,2008,14(6):17

梁月俭. 壮医药线点灸配合中药外洗治疗带状疱疹 100 例[J]. 河南中医,2008,28(11):51

刘延康,罗会勇. 土家医针药合用治疗中风后遗症疗效观察[J]. 中国民族医药杂志,2008,14(5):13

刘毅,万德光,钟国跃,等. 重庆地区中草药与民族药资源调查研究[J]. 时珍国医国药,2008,19(11):2594

龙巴. 藏药六味獐牙菜治疗便秘 80 例[J]. 中国民族医药杂志,2008,14(1):71

鲁法庭,郑进,杨梅,等. 中医与傣医时间医学之比较[J]. 云南中医学院学报,2008,31(2):28

吕剑涛,王昭霞,唐学玺,等. 藏医药理论及用药特点[J]. 中华中医药学刊,2008,26(1):170

M

马祈生,杨梅,李永芳,等. 藏药三味檀香散抗心肌缺血损伤的形态学研究[J]. 陕西中医,2008,29(10):1412

马永祥,朵德祥. 藏医内服外浴治疗痛风症的临床研究[J]. 中华临床医学研究杂志,2008,14(9):1359

N

尼玛次仁. 浅谈藏医胚胎学[J]. 中国民族医药杂志,2008,14(6):6

O

欧沛修. 苗药泻酸灵治疗痛风的经验[J]. 中国民族医药杂志,2008,14(7):30

P

庞宇舟. 壮医毒论浅议[J]. 时珍国医国药杂志,2008,19(11):2810

彭美玲,张祥乐. 傣中西医结合治疗脑梗死临床疗效观察[J]. 中国民族医药杂志,2008,14(2):14

Q

曲龙. 诃子在中蒙医药中使用的异同及展望[J]. 中外医疗,2008,(10):52

S

沈黎明,崔志刚,何苗,等.藏药"藏茵陈"原植物在云南的地理分布特点[J].大理学院学报,2008,7(6):6

斯钦图,吉格木德.论蒙医疗术文献研究发展三个阶段[J].辽宁中医杂志,2008,35(5):696

宋宁.壮医药线点灸治疗冻疮临床疗效观察[J].中国民族医药杂志,2008,14(9):15

宋宁.壮医药线点灸治疗原发性痛经 85 例观察[J].中国民族医药杂志,2008,14(7):22

苏洁.傣西药结合治疗"拢动休"(痤疮)270 例[J].中国民族医药杂志,2008,14(2):13

索南才让.风湿、类风湿关节炎的藏医药浴护理[J].青海医药杂志,2008,38(3):47

T

覃筱燕,黎荣昌,云妙英,等.藏药旺拉提取物 CE 对亚急性衰老小鼠免疫功能的影响[J].中药材,2008,31(3):413

唐桥莉.藏药吾斯尼阿日布治疗妇女生殖系统炎症临床观察[J].光明中医,2008,23(1):101

特古斯,哈斯奇鹿.蒙医药治疗痛风[J].中国民族医药杂志,2008,14(1):16

滕红丽.壮药的形成与发展[J].中国民族民间医药,2008,17(3):5

田振华.苗药功效分类的探讨[J].中国民族医药杂志,2008,14(5):42

图雅,张贵君,王淑敏,等.草乌在中医和蒙医中应用概述[J].世界科学技术—中医药现代化,2008,10(1):113

W

王希琳,蒋吉刚,崔丽萍,等.三伏天壮医药线点灸加穴位贴敷治疗过敏性鼻炎临床观察[J].四川中医,2007,25(10):116

王晓华,宝龙,带籽.蒙医舌诊的源流与发展[J].中国民族民间医药,2008,17(1):64

韦麟.壮医药线点灸合穴位封闭治疗肱骨外上髁炎 105 例临床观察[J].中国民族民间医药,2008,17(12):67

吴振东,吴志.壮药治疗慢性痛风性关节炎的疗效观察[J].中国民族医药杂志,2007,14(7):21

吴之刚.浅淡侗医对精神病致病因素的认识[J].中国民族医药杂志,2008,14(6):11

X

夏景富.苗药内服外敷治疗痛风[J].中国民族医药杂志,2008,14(6):19

谢宝安,拥英.独具特色的自然疗法——藏医药浴[J].中国民族医药杂志,2008,14(1):20

胥筱云,贾克琳,杨梅,等.傣医治则研究(一)[J].中国民族医药杂志,2008,14(2):32

胥筱云,朱成兰,保丽娟,等.傣医治则研究(二)[J].中国民族医药杂志,2008,14(4):73

胥筱云,朱成兰,付新伟,等.动物药在傣医内科的应用分析[J].中国民族医药杂志,2008,14(7):46

Y

岩温龙,高世华,玉波罕.傣医验方"雅果阻伤"治疗急性软组织损伤 153 例临床疗效观察[J].云南中医中药杂志,2008,29(2):55

杨昌宽.土家医烧灸疗法与方药合用治疗钻骨风症[J].中国民族医药杂志,2008,14(5):14

杨梅,寇毅英,冯伟力,等.三味檀香散对大鼠心肌缺血损伤的保护作用及机制[J].中国药理学通报,2008,24(4):485

杨梅,周红藜,陈普.论傣医学之整体观[J].中国民族医药杂志,2008,14(2):5

杨玉,关紫烽.传统矿物藏药及其炮制工艺研究[J].中央民族大学学报(自然科学版),2008,17(3):83

虞农.清代西藏藏医学的发展[J].中国藏学,2008,(3):164

玉波罕,岩温龙,黄勇.傣药"雅兰"治疗"帕雅拢兰"(花斑癣)82 例疗效观察[J].中国民族医药杂志,2008,14(2):8

玉腊波.傣药内服包药治疗痛风性关节炎 40 例疗效观察[J].中国民族医药杂志,2008,14(6):24

玉腊波.傣医外治法治疗老年性骨关节炎 38 例[J].云南中医中药杂志,2008,29(6):80

Z

曾振东,韦涛,陈剑,等.壮药拔罐针灸综合疗法对痹病患者免疫球蛋白的影响[J].内蒙古中医药,2008,27(6):41

曾振东,韦涛,韦秀珍,等.壮药拔罐针灸综合疗法治疗痹病的临床研究[J].四川中医,2008,26(7):106

朱华,滕建北,蔡毅,等.350 种壮药的地域特点分析[J].中国民族民间医药,2008,17(1):70

七、港澳台中医药

【台湾中医药】

1. 基础理论研究

蓝先元选取35名忧郁症患者，进行汉氏忧郁量表评分及中医辨证分型，抽血分析其mRNA，并设35名健康者作为对照组。结果：实验组与对照组的RGS4基因表现与汉氏忧郁量表分数呈正相关（$r=0.401$），PSAT1基因表现与汉氏忧郁量表分数呈负相关（$r=-0.36$）；两组男性的RGS4基因表现呈现边缘显著性，实验组男性（2.37±1.11）与女性（0.98±0.66）的PSAT1基因表现有显著差异（$P=0.001$），提示性别会造成基因表现差异。谢庆良选取148位出血型脑中风急性期的患者，在发病7 d内施行神经学检查，并填脑中风登记表、生活功能独立执行测量表、Modified Rankin Scale、美国国家卫生研究院中风评量表、巴氏量表，再由两位资深中医师取得一致性中医四诊资料填写中风病辨证诊断量表。结果显示出血型脑中风急性期以风证、痰证、火热证和血瘀证为主，其中火热证、痰证和气虚证患者的临床表现较其他证型患者轻。

张宏州选取20名健康者及90名具有1年以上过敏性鼻炎病史且对尘螨过敏的患者，采集新鲜粪便进行选择性培养基细菌培养，同时对鼻炎患者进行临床症状严重程度评估及中医热证评分，分成非热证组（0～5分）及热证组（6～20分）。结果显示健康者肠道菌群中比菲德氏菌（Bifidobacterium）的比率与过敏性鼻炎患者相比有显著差异（0.51±0.29，0.34±0.24，$P=0.01$）；过敏性鼻炎患者的热证表现与肠道内比菲德氏菌群数占肠道菌丛数的比值，呈显著的负相关（0.48±0.32，0.31±0.21，$P=0.025$，$r=-0.36$）。

吴俊汉等发现高血压患者除正常质（43.6%）外，以阴虚质（33.3%）、痰湿质＋湿热质（29.8%）所占比例较多，不同体质间的血压变异数、左心室酯类指数、甘油三脂、高密度脂蛋白、低密度脂蛋白并无显著差异。药物治疗后仍无法回复到正常收缩压值内以阳虚质（75.0%）与气虚质（60.0%）最多。

陈嘉圣等探讨尿毒症血液透析患者的中医辨证分型，结果发现年纪较大、血液透析时间较长的患者以脾肾阳虚及阴阳两虚型最多，且较其他证型的简易智能测验分数低（MMSE score：23.9±5.4；23.4±4.7）（$P<0.05$）；各证型间的血清生化值并无显著差异，但血清白蛋白与肌苷酸在脾肾阳虚及阴阳两虚型有显著的低落现象（血清白蛋白3.5±0.4，3.3±0.3 g/dl；肌苷酸：8.3±1.8；7.8±1.7 mg/dl），提示这两型患者的营养状况较差。表明患者年龄越大，血液透析时间越长，越常出现脾肾阳虚及阴阳两虚的症状，且容易出现智能障碍及营养不良。陈建仲进行“新一代自动化诊断脉诊仪”的开发与研究。对脉学文献及研究成果进行整理、归纳与分析，总结出典型的脉波图，然后研究脉位长度以建立寸关尺的客观指标，并制作出初步的脉诊仪，完成稳定度的测试。陈氏应用脉诊仪测量正常人及慢性阻塞性肺病（COPD）患者的脉波，显示：① 身体质量指数（body mass index，BMI）值越大的人，其最佳脉波图（脉脊）的压力越大。② 痰热壅肺型COPD患者在右寸脉波的表现异于其他部位，符合“右寸主肺”的理论。③ 服用类固醇及支气管扩张剂会影响脉象进而影响到右寸脉波特异性的表现。郑振鸿摄取胃食道逆流患者的舌象，以HSL色彩空间为基础，利用影像处理技术分类出舌质量化数值，并对比胃食道逆流症患者与非胃食道逆流症患者的舌象，结果发现前者的S色彩饱和度影像阵列数字较大，L色彩亮度影像阵列数字较小，舌质颜色较暗沉。

2. 针灸研究

曾启权等以27位BMI大于27的肥胖症妇女为实验组，27位BMI小于27的非肥胖症妇女为对照组，进行针刺治疗，比较治疗4周前后各组内及组间的5分钟的平均RR间期（meanRR）、RR间期变异数（LnVar）和极低频功率

(LnVLF)、低频功率(LnLF)、高频功率(LnHF)、总功率(LnTP)、低频功率的正常化单位(LF%)、低频高频比(LnLF/HF)等指标。显示：① 针刺前两组间的年龄及 meanRR、LnVar、LnVLF、LnLF、LnHF、LnTP、LF%和 LnLF/HF 并无显著差异。② 治疗4周后，两组的体重、BMI、体脂比、腰围、臀围及腰臀比都较针刺前降低；HF较针刺前增高，而 LF%和 LnLF/HF 较针刺前降低。表明针刺治疗能减轻体重，提高副交感神经活动度，降低交感神经活动度。

赖佳君等认为肩颈疼痛合并胸闷、短气等呼吸不畅症状及斜角肌、胸锁乳突肌等呼吸肌肉僵硬疼痛是不正确的呼吸形态对呼吸辅助肌造成过度负担而引发的，因此应以针灸调整呼吸气机及治疗受损的呼吸肌肉为主，辅以教导患者正确的协调式呼吸法。

王世任等将104只3月龄SD雄性大鼠随机分为对照组8只，假手术组32只，脑出血实验组(简称实验组)32只，脑出血＋针刺组(简称针刺组)32只。实验组与针刺组采用脑立体定位仪向SD大鼠右侧脑尾状核注入0.8U(0.1 U/μl)胶原酶Ⅶ以建立脑出血模型；针刺组给予针刺大鼠大椎、风府、水沟穴，每日1次。显示：① 神经功能缺损(NDS)：针刺组48 h与72 h NDS均显著低于实验组相应时间点的 NDS($P<0.05$，$P<0.01$)。② 病理形态改变：实验组初期可见大量的中性粒细胞浸润；72 h血肿中心区可见中性粒细胞浸润减少、淋巴细胞与单核细胞浸润；7 d血肿区呈慢性炎症及纤维结缔组织增生改变。③ 针刺对神经细胞损伤的影响：实验组72 h时神经细胞损伤数显著多于针刺组($P<0.01$)。表明针刺能明显改善脑出血大鼠的神经功能缺损，在一定程度上减轻脑出血后的神经细胞损伤。

李静姿等发现天灸对已知过敏原的过敏性鼻炎患者具有较好的治疗效果；不能在三伏天施灸的患者，应给予更多次数的治疗才能达到相同的治疗效果。

3. 中药研究

(1) 中药资源　关甫心通过虎杖栽培研究发现虎杖芽体以含5%蔗糖的MS培养基培养60 d后可得良好根系，通过这种方式可建立虎杖的快速繁殖途径。取虎杖根部所诱导的愈合组织，培养于含不同浓度2,4-D的MS培养基中，经暗培养45 d后，发现以1 mg/L2,4-D与0.2 mg/L激动素(kinetin)组合获得最佳愈合组织，平均鲜重为70 mg。

(2) 中药化学　何世屏提取芦荟的核蛋白体，对其中第五、六、七3个基因体连锁群进行分离、浮力测定，获得DNA片断的克隆。其分离结果表明超高速条件下所形成的浓度梯度离心方法比流速细胞分离方法速度快、纯度高、耗费低。

林靖哲等将 Hypersil Hypercarb (porous graphitic carbon) 作为分离管柱，串联 UV 及 ELSD 检测器，使用0.1%甲酸水溶液及甲醇为流动相，于60 min内同时分析生地黄中的 catalpol (9)、熟地黄中的5-Hydroxymethylfurfural(5-HMF)(8)，及地黄所属的各种糖类成分 glucose (1)、sucrose (2)、melibiose (3)、manninotriose (4)、raffinose (5)、stachyose (6)、verbascose (7)共计9种化合物的含量。显示：① 以ELSD侦测的化合物1～7，其波峰积分面积的RSD值介于1.01～3.38%(同日)及1.24～3.33%(异日)之间。② 以UV侦测的化合物8、9，其积分面积RSD值同日为1.01%、1.23%，异日为1.24%、1.52%。③ 生地黄中主要糖类为(6)，熟地黄为(4)。林靖哲等用14批生地黄与13批熟地黄样品的分析统计后发现，当指标A数值为0～1.57，或指标B数值为-2.42～-0.34时，该样品为生地黄；指标A数值为8.09～9，或指标B数值为1.04～3.28，该样品为炮制良好的熟地黄。

(3) 中药炮制　刘崇喜对厚朴进行炮制，包括姜汁炒厚朴、姜汁煮厚朴、姜汁浸厚朴，结果发现炮制后厚朴酚(Magnolol)及和厚朴酚(Honokiol)的含量明显增加，尤其是姜汁炒厚朴的炮制方式，magnolol和honokiol的含量分别增加5.6倍及4.1倍。

(4) 中药药理　李美贤以酒精溶剂萃取鸡血藤，并以活性追踪方式抽取、分离、纯化其有效成分，发现鸡血藤中的3',4',7-Trihydroxyflavone具有抗老化与美白活性。谢长奇进行熊胆与兔胆的药理作用比较实验，发现在呼吸道过度反应中，熊胆或高剂量的兔胆可明显降低巨噬细胞与TNF-α的含量；体外试验显示熊胆与兔胆均可明显抑制NO的产生，降低肿瘤坏死因子-α(TNF-α)的产生，缓解发炎细胞的浸润与呼吸道的过度反应。因此，兔胆可作为在呼吸道过度反应中起抗炎作用的熊胆的替代药品。张淑芬以细菌内毒素(LPS)刺激巨噬细胞 Raw264.7 细胞株，并利用基因微阵及转录因子微阵分析各种解表药物影响的基因群及参与的转录因子，另以甲基强的松龙为正控制对照组。显示：① 接受 MP 处理后，老鼠发炎相关细胞激素或趋化物质及其受体，包括 TNF－α、巨噬细胞炎性蛋白－1A、巨噬细胞炎性蛋白－1b(MIP－1b)及巨噬细胞移动抑制因子等均受到明显的抑制。② 黄连、羌活、菊花、桂枝、麻黄、栝楼根对前述基因表现的抑制作用均较 MP 低，其中羌活、菊花及栝楼根的抑制作用与 MP 较相似。③ 调控路径分析显示：黄连、柴胡、知母、龙胆、菊花均能活化 GR 及 AP－2 转录因子的活性，羌活、荆芥、牡丹皮、连翘、地骨皮、白芷、桂枝、麻黄、青蒿、桑叶、栝楼根则活化 Oct－1 转录因子的活性。赖振宏发现汉防己甲素可抑制数十种肿瘤坏死因子活化的 T 淋巴球基因，主要抑制对象是 NF－κB；可抑制活化 T 淋巴球中 IκBα 的降解作用，其机理是抑制 IκBα 激酶的活性。雷公藤可有效抑制 T 淋巴球的活化，主要抑制对象是 NF－κB 和 AP－1。何丰名发现台湾赤杨 Oregonin 成分能抑制 LPS 所引发的诱导型一氧化氮合酶(iNOS)基因的转录及增加血红素氧合酶－1 (HO－1)的表现。

邱文慧等发现分离自小本山葡萄可有效抑制 LPS 所诱导的 Raw264.7 细胞株的一氧化氮(NO)生成以及诱导型 NO 合成酶(iNOS)的表现。其作用机理为：① LPS 刺激细胞可引起 NF－κB 转移入细胞核内，同时伴随细胞质中 IκB 的裂解，这些现象可以被 miyabenol A(3 及 10 μM)所抑制。② LPS 增加 c－Jun 的磷酸化及c－Fos转移入细胞核内的量，然而 miyabenolA 并不会影响前述活化反应。③ 由 LPS 所诱导的 JAK－1/STAT1 磷酸化增加会被 miyabenolA 所抑制。提示 miyabenolA 可能透过干扰 LPS 诱导的 NF－κB 及 JAK/STAT 途径而在 Raw264.7 细胞株表现出抑制 NO 生成的抗发炎活性。林昆宏等以 50%乙醇萃取 5 种台湾产猕猴桃属植物的茎部，包括台湾羊桃、阔叶猕猴桃、红茎猕猴桃、驼齿猕猴桃、硬齿猕猴桃。应用 Trolox 总抗氧化能力、FRAP 法、DPPH 自由基清除染色法、清除 DPPH 自由基能力、还原力等方法分析这 5 种植物的抗氧化活性，并测量其总多酚类和黄酮醇类成分的含量。结果：5 种猕猴桃属植物的抗氧化活性与其总多酚类成分含量有正相关性，其中以硬齿猕猴桃具有最高的抗氧化活性及总多酚类含量。张曼钊等比较新疆紫草根部水及甲醇萃取物的抗氧化活性，发现 AE 的抗氧化活性大于 LE。测定其成分，发现 AE 所含总多酚类、类黄酮类和黄酮醇类的量皆大于 LE。

(5) 方剂研究　侯钰琪收集市售 GMP 药厂三黄泻心汤浓缩散剂检品 11 种，并依据标准汤剂方式制备三黄泻心汤的水煎剂。采用交叉试验设计，随机将大鼠分为两组，以等量的大黄酸(rhein)为基准，一组给予三黄泻心汤水煎剂，另一组给予三黄泻心汤浓缩散剂，以自行开发的高效液相层析仪(HPLC)方法定量各成分原型和结合态代谢物，比较两种剂型活性指标成分的生物利用度。结果显示，口服浓缩散剂组除黄芩苷元外，芦荟大黄素、汉黄芩素、大黄酸、大黄素、大黄酚等结合态代谢物的曲线下面积低于口服水煎剂分别达 83.6%、42.2%、35.5%、46.0%、25.2%。显示三黄泻心汤水煎剂型比浓缩剂型有更佳的生物利用度。邓文炳发现复方中草药 YGK(枸杞、黄芪、山楂、重楼、当归、白花蛇舌草、山药、五叶参)有增强抑癌基因 p53 表现的趋势，对子宫颈癌主要的致病因子 E6/E7 有抑制功效。王大鹏将奈米银胶、奈米锌与达净磺胺银均匀分散于紫云膏中，测量紫云膏的酸碱值变化、评估其物理配伍性和抗菌活性，以创伤口面积与病理影像对糖尿病大鼠的全皮切除伤口进行创伤愈合评估。结果：紫云膏—奈米锌混合物有稳定的 pH 值与抑菌活性，稳定期至少可达 30 d；于糖尿病创伤可促进创伤前期微血管新生，增生后期即呈现出完整毛囊。谢庆良等将 SD 大鼠两侧总颈动脉和右侧中大脑动脉的血流阻断 90 min，随后再灌流 24 h 以建立脑梗死的大鼠动物模型。在血流阻断前治以桂枝茯苓丸或 MK－801，在血流阻断后治以桂枝茯苓丸。结果：桂枝茯苓丸可减少大鼠的脑梗死面积和神经缺损程度，减少 ED1，Il－1β、TNF－α、ICAM－1、MPO 免疫反应细胞和凋亡细胞的数目，其抗炎作用是经由脑缺血的 JNK 信息传导通路。张清贸等利用 Euclidean Distance 数学计算方法对中药“四气”、“五味”、“归经”三个属性作演算，计算方剂之间的相对距离，并以此分析宋本《伤寒论》中“附子类家族”之间的性能关系，再以丛集树状图(Hierarchical Clustering Tree)呈现结果，发现归属于清热泻火剂的附子泻心汤和其余9个含有附子的温经散寒剂有显著差异。谭思滩等探讨二金排石汤的药理作用机转,发现其在0.25～2 mg/ml浓度时会加强离体猪输尿管平滑肌自发性收缩的强度与频率,且具剂量依存性;对于高浓度去甲肾上腺素(NE)与5-羟色胺(5-HT)所致的强直性收缩也具有抑制作用。

4. 医史文献研究

林玟怡等总结了《伤寒论》的针灸治疗特点:强调"治未病"、"辨证论治"的学术思想;宣导阳证宜针,阴证宜灸;腧穴选用注重循径取穴、特定穴和局部穴。陈文戎对历代重要针灸典籍中有关补泻针法与非补泻针法的内容进行系统整理,结果发现在《内经》时代,除了补泻针法以外,还存在大量的非补泻针法,其内容见于《灵枢·官针》篇,也散见于《内经》部分章节中。隋唐以后,针具的演变、经络腧穴学的发展,使得补泻针法成为主流,非补泻针法因理论化的不足,渐渐被忽视。近代,不少相关的新刺法产生,加上现代医学的出现,使得非补泻针法重新受到重视。陈淼认为应以张仲景所处时代的河洛语来诠释《伤寒论》,才能真正理解张仲景的思维。

(黄　颖)

[附]　参考文献

C

陈嘉圣,陈光伟,林昭庚,等.血液透析患者中医辨证分型与血清生化值之研究[J].中医药杂志,2007,18(3-4):169

陈建仲.新一代自动化诊断脉诊仪开发与研究——中医脉学原理与实测脉波信号应用于临床诊断之研究[J].中医药年报,2006,24(3):157

陈建仲.中医脉学原理与实测脉波信号应用于临床诊断之研究(2-2)[J].中医药年报,2007,25(5):211

陈淼.研究《伤寒论》应从河洛语与厥阴病着手[J].中医药研究论丛,2008,11(2):6

陈文戎.针法新论——非补泻针法的源流探讨[J].中医药研究论丛,2008,11(1):127

D

邓文炳,中草药防治癌症之重要机转与特色——癌症逆转[J].中医药年报,2007,25(1):307

G

关甫伈.虎杖大量繁殖及品质鉴定之研究[J].中医药年报,2007,25(4):361

郭文隆,陈建志,张珀豪,等.印度油菊之类黄酮化学成分研究[J].中医药杂志,2007,18(3-4):1217

H

何丰名.从基因体层面探讨台湾赤杨 diaryl heptanoid 成分之抗发炎作用[J].中医药年报,2007,25(2):411

侯钰琪.三黄泻心汤浓缩方剂与水煎剂中活性指标成分相对生可用率之研究[J].中医药年报,2007,25(1):1

L

赖佳君,孙茂峰,洪金烈,等.针灸配合呼吸法治疗肩颈疼痛之临床思路探讨[J].中医药杂志,2008,19(1,2):1

赖振宏.从基因体学的层面探讨雷公藤和汉防己甲素对T淋巴球活化的调节作用总报告[J].中医药年报,2007,25(2):269

蓝先元.忧郁症患者之中医证型与周边淋巴球mRNA之表现[J].中医药年报,2007,25(2):427

李静姿,徐慧茵.天灸对过敏性鼻炎的长期临床疗效观察[J].台湾中医临床医学杂志,2008,14(2):123

李美贤.中草药功能性化妆品之应用开发[J].中医药年报,2007,25(1):147

林靖哲,许顺吉.地黄成分分析方法之开发及以醣类指标作生熟地黄之辨别[J].中医药杂志,2007,18(3-4):147

林昆宏,廖容君,彭文煌,等.五种台湾产猕猴桃属植物抗氧化活性及其总多酚类成分含量之研究[J].中台湾医学科学杂志,2008,13(1):19

林玟怡,黄雅慧,蓝英明.浅谈《伤寒论》中的针灸应用特色[J].台湾中医临床医学杂志,2008,14(2):141

刘崇喜.建立厚朴中药材饮片炮制基准及炮制厂规范[J].中医药年报 2007,25(4):89

Q

邱文慧,古揆廷,黄钰玲.MIYABENOL A 在 RAW 264.7 细胞株透过干扰 LPS 诱导之 NF-KB 及 JAK/STAT 途径而表现出抗发炎活性[J].中医药杂志,2008,19(1,2):73.

T

谭思滙，蔡辉彦，吴启瑞，等. 二金排石汤对于离体猪输尿管平滑肌具双向调节作用[J]. 中台湾医学科学杂志，2008，13(4)：173

W

王大鹏. 探讨紫云膏中西药并用之交互作用[J]. 中医药年报，2007，25(1)：347

王世任，陈原风，姜桂美，等. 对脑出血模型大鼠急性期行为学及血肿周围脑组织组织病理学的影响[J]. 台湾中医临床医学杂志，2008，14(1)：12

吴俊汉，杨添麟，刘耕豪，等. 101 例原发性高血压患者的中医体质辨证研究[J]. 中医药杂志，2007，18(3－4)：113

X

谢长奇. 保育类药材——熊胆替代药品对小鼠药理作用之研究[J]. 中医药年报，2007，25(1)：375

谢庆良，侯庭镛，苏珊玉，等. 桂枝茯苓丸经由抗发炎作用减少缺血-再灌流损伤大鼠的脑梗死[J]. 中台湾医学科学杂志，2008，13(1)：1

谢庆良. 出血型脑中风急性期中医证型之研究[J]. 中医药年报，2007，25(5)：1

许志楧. 利用 cDNA 微阵列来建构一个分子生物层级的中草药分析平台(3－3)[J]. 中医药年报，2007，25(2)：339

许志楧. 利用 cDNA 微阵列来建构一个分子生物层级的中草药分析平台[J]. 中医药年报，2007，25(2)：15

Z

曾启权，张恒鸿，谢庆良. 针刺对妇女肥胖症及心脏自律神经活动性之影响[J]. 中医药杂志. 2007，18(3，4)：101

张宏州. 从肠内菌菌落分布情形建立过敏性鼻炎中医辨证之客观依据[J]. 中医药年报，2007，25(5)：145

张曼钊，黄冠中，何玉铃，等. 新疆紫草及紫草之抗氧化活性研究[J]. 中台湾医学科学杂志，2008，13(3)：113

张清贸，侯庭镛，朱学亭，等. 附子在温经散寒及清热泻火剂之数学模式表现[J]. 中台湾医学科学杂志，2008，13(3)：152

张淑芬. 微阵分析解表药对巨噬细胞基因活性之影响[J]. 中医药年报，2007，25(2)：253

郑振鸿. 胃食道逆流在舌诊上之探讨[J]. 中医药年报，2007，25(5)：559

八、国外中医药

【国外中医药科研、教育、法规简况】

黄涛介绍，美国国立健康研究院（National Institute of Health）近年来对60项针灸临床研究进行了资助（美国本土39项，加拿大2项，欧洲7项，中东4项，东南亚8项，中国大陆的复旦大学2项）。其资助的项目有规模较小、设计严谨、立题新颖、实用性强、着重安全等特点。

廖德顺等介绍，马来西亚的国家传统/辅助医药政策（国家传统医药政策）提出了传统医药在马来西亚的发展方向应有利于其融入国家健康体系，该政策提出通过教育、研究和培训等策略，达到提升传统医药质量和水平的目的，并注重国际的合作，最终目的是使马来西亚建立起多元化的保健及健康网络，以造福更多的医药从业者及民众。

祝静介绍了美国临床药师管理制度和管理模式，美国临床药师的职责、绩效评估与再注册制度，美国高等院校临床药学课程设置等。美国的临床药师管理体系分为政府管理和行业协会监管，行业协会可代表政府行使部分政府职能。从事药学工作的人员分为临床药师和药师技工。临床药师必须持执照上岗，可独立工作；药师技工必须在临床药师的指导监督下工作。医院对临床药师有一套完整的临床药剂师评估考核制度，考核评估的绩效与次年的晋级紧密相关。考核分为四个等级，采用量表的形式。临床药师实行两年一注册制度，两年需要修满30小时的继续教育学时方可再注册。临床药学专业学制为6年制，前两年主要学习基础学科，后四年必须在药学院完成学业。学生毕业后，可取得Farm－D学位。药学院毕业后要成为临床药师，还必须参加美国联邦政府组织的药师执业考试，同时要通过所在州政府的有关药学法律法规考试，且本州有效。

（杨淑静）

【国外对中草药抗癌作用的研究】

人参 刘怡介绍Shibata等研究了韩国特制人参制剂（Sun Gin seng，SG）对改善癌症患者生活质量的影响。患者分为治疗组（32例，每日接受3 000 mg的SG，分3次）与安慰剂组（21例，给以相应的处理共12周）。使用两套调查表即WHO的生活质量评价体系（WHOQOL－BREF）和综合的健康调查（GHQ－12）。开始治疗前SG组的WHOQOL－BREF和GHQ－12得分略低于安慰剂组，但这种差异无统计学意义。经12周治疗后，SG组的WHOQOL－BREF得分和GHQ－12得分都高于安慰剂组，尤其在环境和心理健康方面的改善更为显著；在社交关系方面的变化两组无显著差异。推测本研究所示的作用可能与SG中人参皂苷类介导的神经活化甾体与GABAA受体和配体的结合有关。

紫锥菊 Chicca A（英）研究了紫锥菊属*Echinacea* Moench. 植物紫锥菊*E. purpurea* (L.) Moench、狭叶紫锥菊*E. angustifolia* DC. var. *angustifolia*和淡紫紫锥菊*E. pallida* (Nutt.) Nutt. 根的已烷提取物对胰腺癌MIAPaCa－2与结肠癌COLO320细胞系的细胞毒活性与凋亡诱导作用。将上述3种植物根粉碎，用已烷浸提4 h，真空干燥后用DMSO溶解。将2种癌细胞加入含1、50、100、150、200、250、300 μg/ml提取物的96孔板中，于37℃、5%CO_2条件下培养4～72 h，再加入细胞增殖试剂WST－1，60 min后于450 nm处测吸光度，以测定细胞存活率。结果显示，淡紫紫锥菊、紫锥菊、狭叶紫锥菊为1～300 μg/ml时，质量浓度相关地抑制2种癌细胞活力，对MIAPaCa－2细胞的IC_{50}依次为46.41、62.92、82.86 μg/ml，对COLO320细胞的IC_{50}依次为10.55、23.36、31.78 μg/ml。淡紫紫锥菊抗癌细胞增殖的时间相关性：在4～72 h，25～100 μg/ml时，该提取物的时间反应曲线随质量浓度的增加而左移，并使IT_{50}值明显降低。以50、100 μg/ml淡紫紫锥菊提取物分别对MIAPaCa－2细胞与COLO320细胞作用24 h后，发现提取物为100 μg/ml时，与细胞凋亡效应期相关的2种酶cas-pase－3或－7的活性在MAIPaCa－2细胞提高了2.12倍；提取物50 μg/ml时，使COLO320细胞该活性提高2.26

倍;且在这2个质量浓度明显增加2种癌细胞溶质组蛋白相关DNA的碎片,但并未发现有坏死细胞死亡。

百部属植物 Stemona curtisii Limtrakul P(英)研究了百部属植物S. curtisii Hook.根乙醇提取物对肿瘤细胞多药耐药性(MDR)表型、P-糖蛋白(P-gp)与多药耐药结合蛋白-1(MRP-1)功能潜在的调节作用。实验采用4种细胞:细胞①(P-gp高度表达的MDR子宫颈癌细胞KB-V1,这类细胞对长春碱、紫杉醇、秋水仙碱等公认的化疗药物有耐药性);细胞②(缺乏P-gp表达的、药物敏感的子宫颈癌细胞KB-3-1);细胞③(MRP1-HEK293细胞是用pcDNA3.1-MRP-H10稳定转染的人胚肾细胞,这种细胞MRP-1高度表达);细胞④(野生型pcDNA3.1-HEK293)。实验以MTT法检测提取物对细胞生长和存活的影响;以免疫蛋白印迹法分析P-gp和MRP-1蛋白水平;检测了提取物对MDR细胞对化疗药物敏感性的影响;观察肿瘤细胞对^3[H]长春碱的摄取和积累。结果显示:提取物对细胞③(MRP1-HEK293)和细胞④(pcDNA3.1-HEK293)具细胞毒活性并呈质量浓度相关,IC_{50}分别为142、196 μg/ml。与细胞②(KB-3-1)相比,细胞①(KB-V1)对长春碱、紫杉醇和秋水仙碱显示耐药性;提取物可逆转细胞①(KB-V1)的MDR,在非细胞毒质量浓度(50、150 μg/ml)下,明显增加细胞①(KB-V1)对上述3个化疗药物的敏感性。提取物在25、50 μg/ml未逆转细胞③(MRP1-HEK293)对依托泊苷的MDR。与细胞②(KB-3-1)相比,提取物还明显增加细胞①(KB-V1)对^3[H]-长春碱的摄取,明显减少^3[H]-长春碱从细胞内外流,从而导致^3[H]-长春碱在细胞内积累的增加。而提取物或维拉帕米对细胞②(KB-3-1)^3[H]-长春碱的积累与未经各试药处理组的相同。提示该植物根提取物可调节P-gp的活性,而对MRP-1的活性无作用,可在体外作为P-gp调节剂发挥重要作用,并可能对多药耐药肿瘤的治疗有效。

紫杉 Salvato relli E(英)研究了紫杉烷与表柔比星合用时的心脏耐受性,并与多柔比星做了比较。在存在或不存在紫杉醇和紫杉萜条件下,将人心肌条与10 μmol/ml的多柔比星、表柔比星、多柔比星酮以及新鲜人血浆共同培养,4 h后制备可溶的和完整的心肌条膜匀浆,用HPLC法检测其中的两种蒽环抗肿瘤药的次生代谢产物。结果显示,0.25~2.5 μmol/ml紫杉醇或紫杉萜可刺激多柔比星醇的形成,且在紫杉烷类为1 μmol/ml时作用达峰值。但这2个紫杉烷类化合物在实验浓度对表柔比星醇的形成无明显刺激作用。用人心脏细胞溶质对蒽环类醇次生代谢产物形成的催化效率($V\ max/Km$)进行了测定,结果:表柔比星与醛还原酶的反应有低的$V\ max/Km$值,表明紫杉醇和紫杉萜对表柔比星醇的形成仅有弱的刺激作用,提示紫杉醇和紫杉萜对表柔比星没有变构作用。有紫杉烷类存在的情况下,人心肌条与蒽环类化合物、人新鲜血浆共同培养,紫杉醇和紫杉萜未影响多柔比星或表柔比星在心肌条可溶部位中的稳态水平,但对多柔比星醇或表柔比星醇有所改变。醛还原酶是蒽环类抗肿瘤药代谢过程中的主要催化剂。它们的产物多柔比星醇或表多柔比星醇的透膜性很差,致使其在心脏中不断累积,以致造成心脏毒性。多柔比星而非表柔比星还能诱导心肌条膜部分产生活性氧自由基,紫杉醇并未提高活性氧自由基的水平。提示紫杉烷与多柔比星联用时通过促进多柔比星醇的生成而增加多柔比星的心脏毒性。而紫杉烷与表柔比星联用时没有类似的作用,因而有利于增加心脏的耐受性。

(杨淑静)

【国外在植物药中新发现的化合物】

Mathela C S(英)从长序缬草(Valeriana hardwickii var.)挥发油中分离得一新的倍半萜类化合物epoxysesqu ithu jene (1)。该植物新鲜的根和根茎用水蒸气蒸馏2 h,水蒸馏物用氯化钠饱和并以己烷-二氯甲烷提取。有机相在无水硫酸钠上干燥并在薄膜转子蒸发器上蒸发,得油状物(即挥发油)。将该油状物置硅胶CC柱上,用正己烷→30%乙醇-正己烷梯度洗脱。将乙醇-正己烷(5%)洗脱的部位Ⅲ放入填装μ硅胶珠的柱中进行色谱法精制,得化合物1。化合物1为无色液体,$[\alpha]_D^{20}$-39.04°(c,0.34,CHC_{13}),分子式$C_{15}H_{24}O$。该植物挥发油含20多种化合物,鉴定了其中的15种,主要有α-蒎烯(0.12%)、β-蒎烯(0.16%)、莰烯(1.42%)、对繖花烃(0.10%)、苎烯(0.12%)、γ-萜品烯(0.26%)、冰片(0.30%)、百里酚甲醚(1.81%)、香芹酚甲醚(0.58%)、乙酸冰片酯(20.45%)、顺式-石竹烯

(3.22%)、甲基百里氢酯(0.51%)、反式-石竹烯(0.36%)、芳基姜黄烯(1.17%)。化合物1在挥发油中约占50%,且尚未在同属植物中发现。

Fleer H(英)使用离体豚鼠回肠和气管两种模型检测了长叶车前(*Plan ago lanceolata* L.)乙醇提取物、已知部位和分离的化合物的抗痉挛作用。① 对回肠试验的结果显示,提取物10、20 μL/ml使乙酰胆碱(ACh)诱导的豚鼠回肠收缩浓度-反应曲线向右下方移动,使ACh诱导的收缩分别减少40%、55%;亦使组胺对回肠的浓度-反应曲线向右下方移动,抑制率分别为25%、68%;对氯化钾和氯化钡诱导的回肠收缩的浓度-反应曲线有相似作用,对氯化钾的抑制率分别为20%、43%,对氯化钡的抑制率约为17%、26%。从长叶车前中分离得到的黄色黄素68 μL/ml对ACh诱导收缩的抑制率为55%,梓醇乙酸酯100 μL/ml的抑制率为63%,大车前苷亦显示了一定的作用。而梓醇、异咖啡酸糖酯、薰衣草叶苷对ACh诱导的豚鼠回肠收缩未产生影响。② 对豚鼠离体气管实验的结果显示,长叶车前提取物能减轻钡离子诱导的豚鼠气管收缩,10、20 μL/ml时的抑制率分别为24%、41%;咖啡酸糖酯、黄色黄素在相当于提取物30、285 μL/ml浓度时,使钡离子诱导的豚鼠气管收缩的浓度-效应曲线向右下方移动;黄色黄素、梓醇、梓醇乙酸酯对ACh诱导的收缩亦有相似作用。以上结果表明长叶车前提取物对ACh、组胺、钡离子和钾离子诱导的动物回肠和气管收缩显示抗痉挛活性,是有价值的治疗手段。

Tanaka N(英)从金丝桃(*Hypericum chinense*)茎中分离出6个新的(化合物1~6)和4个已知的(7~10)呫吨酮类化合物。该植物茎碾碎后用甲醇于60℃提取4 h,真空浓缩,剩余物用正已烷、醋酸乙酯、水分配,醋酸乙酯部位经CC硅胶柱色谱分离得13个部位。从第7部位得3-羟基-2-甲氧基呫吨酮(7)和1,5-二羟基-3-甲氧基呫吨酮(8);从第9部位分得化合物5、6、4、2、1以及3,4-二羟基-2-甲氧基呫吨酮(9)、1,5,6-三羟基-3-甲氧基呫吨酮(10);从第8部位分得化合物3。化合物1为珠光白色粉末,分子式$C_{15}H_{12}O_6$,结构为4,6-二羟基-2,3-二甲氧基呫吨酮。化合物2为黄色粉末,分子式$C_{15}H_{12}O_6$,结构为2,6-二羟基-3,4-二甲氧基呫吨酮。化合物3为珠光白色粉末,分子式$C_{16}H_{14}O_6$,结构为6-羟基-2,3,4-三甲氧基呫吨酮。化合物4为珠光白色针晶,分子式$C_{15}H_{12}O_6$,结构为3,6-二羟基-1,2-二甲氧基呫吨酮。化合物5系黄色粉末,分子式$C_{15}H_{12}O_6$,结构为4,7-二羟基-2,3-二甲氧基呫吨酮。化合物6为黄色粉末,分子式$C_{15}H_{12}O_6$,结构为3,7-二羟基-2,4-二甲氧基呫吨酮。

Yam auchi H(英)从欧活血丹(Glechoma hederacea L.)全草中分离鉴定了2个新糖苷(化合物1和2),同时还分得4个已知化合物(3~6)。将干燥的全植物在室温下用甲醇提取,减压浓缩后将浓缩物悬浮于水中,依次以氯仿、醋酸乙酯、正丁醇和水提取,正丁醇提取液经硅胶柱色谱分离,氯仿-甲醇-水(30:10:1)洗脱得106个部位。部位12经制备性HPLC精制,得到化合物1、2、3和4;从部位9中分得迷迭香酸;从第14部位中分得化合物6;从第80部位中分得化合物5。化合物1为无定形粉末,$[\alpha]_D^{27}+2.6°$(c,0.112,MeOH),分子式$C_{28}H_{38}O_{14}$,经紫外、圆二色谱、质谱、1HNMR,13CNMR以及酶水解产物分析证实化合物1结构为7S,7′S,8R,8′R-淫羊藿醇A2-9-O-β-D-吡喃葡糖苷。化合物2亦为无定形粉末,$[\alpha]_D^{26}+43.4°$(c,0.0303,MeOH),分子式$C_{20}H_{28}O_{11}$,经紫外光谱、质谱、1HNMR,13CNMR以及酸水解产物分析证实化合物2的结构为4-烯丙基-2-羟苯基-1-O-β-D-芹菜糖基-(1→6)-β-D-吡喃葡糖苷。已知化合物为:肉苁蓉苷E(3)、二氢去氢二松柏醇-4-O-β-D-吡喃葡糖苷(4)、芹黄素-7-O-β-D-吡喃葡糖醛酸苷(5)和木犀草素-7-O-β-D-吡喃葡糖苷(8)。

Turner A(英)从大果越橘(Vaccinium macrocarpon Ait.)果汁中分离得到2个新的香豆酰环烯醚萜类化合物10-对-反式-香豆酰-1S-二氢水晶兰苷(1)和10-对-顺式-香豆酰-1S-二氢水晶兰苷(2);还分得一个已知的缩酚酸类化合物2-O-(3,4-二羟基苄基)-2,4,6-三羟苯基乙酸甲酯(3)。化合物3仅从虞美人Papaverrhoeas中分得过。虽然这些化合物没有独立的抗黏附活性,但它们可能是大果越橘活性部位的标志化合物群。化合物1为无色无定形固体,分子式为$C_{25}H_{30}O_{13}$,$[\alpha]_D^{25}-44.4°$(c,0.20,MeOH)。化合物2与化合物1为同分异构体,亦为无色无定形固体,分子式$C_{25}H_{30}O_{13}$,$[\alpha]_D^{25}+$

37.8°(c,0.10,MeOH)。化合物3为无色无定形固体,分子式$C_{16}H_{14}O_8$。

(杨淑静)

【国外对针灸的应用与研究】

针灸戒毒 Liu S等对针灸戒毒进行研究。观察到毒瘾禁戒后,下丘脑的功能变化持续存在。通过功能性核磁共振成像(fMRI)研究表明,健康志愿者和海洛因成瘾者下丘脑的激活与针灸刺激相关。对皮质酮水平和生理反应(包括得气感觉、焦虑和锐痛)进行考察发现,在针灸刺激中,成瘾者下丘脑的激活比健康者要强,针灸治疗中海洛因成瘾者的得气分值显著高于健康者。

针灸治疗疼痛 Sakai S等对针灸所引起的感觉间的相互关系、交感神经和副交感神经自治功能的效应以及脑电图(EEGs)的变化进行研究。结果表明,针灸可显著降低心率(HR),增加收缩压(SBP)。光谱分析指出针灸可显著降低HR变异(HRV)和SBP变异(SB-PV)中低频成分(LF),显著缩减HRV的低频和高频(HF)的比率(LF/HF,为交感神经活动度指数),而且HRV的LF/HF比率和已报道的特异针灸感觉的数目呈显著负相关,HRV的HF和针灸感觉的数量之间呈显著正相关。EEG数据分析表明,针灸的非特异性使得除了γ波以外,所有谱带的强度增加。而且H(副交感神经活动度指数)的变化和HRV的总强度(自主神经系统的总活动度)与θ、α和γ波强度变化呈正相关,而SBPV的LF和HRV的LF/HF变化与所有谱带的强度变化呈负相关。该研究结果提示,针灸引起的感觉自主变化可通过中枢神经系统尤其是前脑(如EEG的变化)介导,这对通过交感神经活动抑制而减轻慢性疼痛有益。

针灸麻醉 Wang H研究针灸刺激乌拉坦麻醉大鼠骶段的EEGs和蓝斑核(LC)神经元活性。结果表明,在112个试验中有71个当EEGs出现小幅而高频时,对骶段的刺激可以诱导大幅和滞后范围从<450 s、持续32 s到>42 min的慢波EEGs。刺激诱导的EEGs其δ波显著增多,β和θ波则显著减少。腹腔注射荷包牡丹碱(GABA拮抗剂)后,刺激骶段却不能诱导EEG式样的变化。NE能LC神经元的电频率从(2.9±1.5)Hz显著降至(1.1±0.8)Hz($n=11$,$P<0.001$)。神经元活性的降低和EEG振幅的增高密切相关。提示针灸刺激骶段可改变动物从轻度麻醉到深度麻醉的状态,而且这个状态的变化是通过GABA能系统抑制NE能LC神经元来介导的。

针灸延缓老化 Ding X等将雄性8月龄快速老化模型小鼠亚系(SAMP10)和其对照抗快速老化模型小鼠(SAMR1)随机分为4组:SAMR1对照组(Rc)、SAMP10对照组(Pc)、SAMP10针灸组(Pa)和SAMP10非穴位组(Pn),穴位有膻中、中脘、气海、足三里、血海,采用含有588个基因的cDNA芯片观察其转录谱。结果表明,在Pa组,穴位刺激能够完全或部分逆转老化海马中的一些基因表达趋势,而另一些与脑老化相关的基因表达则不受针灸的影响。非穴位组对老化无关的基因表达有影响,而对老化相关的基因表达有微小的或相反的效应。该研究亦采用反转录2聚合酶链反应(RT2PCR)和Northern blot2ting对芯片检测的与氧化损害紧密相关的3个基因即热休克蛋白84(Hsp84)、热休克蛋白86(Hsp86)和Y盒结合蛋白1(YB21)进行了验证。表明针灸是一个延缓哺乳动物老化中发生相关分子事件的有效干预手段。

韩国温针 李茜指出,韩国温针是在晋唐时期从中国传到韩国,韩国温针所用的器具有艾炷、防热板、管针、棉布/弹力护膝、小型焊接喷火器、螺旋铁丝环等,并介绍了韩国温针的治疗范围、临床疗效和存在的不足等。

(杨淑静)

【国外对气功的研究】

1. 气功提高自我身心调摄能力

Naropa J(英国)研究表明,气功有助于控制慢性疲劳综合征。8名英国女性受试,要求持续6个月学练气功,每天至少15 min,并完成2周期限内的RAND医疗效果问卷(RANDMOS)的核心部分,以及睡眠日记。结果表明,在试验的第3和第6个月,气功干预显著改变了睡眠的得分以及部分RANDMOS的分值,其中包括SF36生活质量、睡眠问题、社会活动力、社会活动受健康的限度、身体疼痛、心理卫生系数以及心理幸福程度。

JM Griffith(美国)等对医院工作人员习练气功是否降低应激水平进行了研究。其中受试者16名,进行6个月气功习练,对照组21名,通过感知觉应激量表(Perceived Stress Scale)、36项生活质量简明量表(SF-36)和疼痛比拟量表(100-mm analog pain scale)等进行评估。结果表明,气功习练减少了医院工作人员的感知觉应激水平(相对于对照组,$P=0.02$,下同),改善了SF-36中的社会相互作用($P=0.04$)。组内分析表明,气功组表现出显著的疼痛强度的减轻($P=0.03$),而对照组无变化。回归分析显示,气功组中高应激状态与改善情况存在相关性[R(2)=0.34;$P=0.02$]。

Jennifer A. Chrisman等发现气功作为一种身心调节技术,有助于培养心理咨询学生的基本技能。在一个持续15周的自我关注课程中,学生通过写作来记录练功的起初阶段和练功后的感受。生理、情绪以及心理变化通过各自量表来反映。其他的指标,比如习练的熟练程度、组织集体意识和相互依赖性在气功习练的最后阶段形成。研究表明,气功作为一个沉思性的锻炼方式,对培养心理咨询学生具有积极的效应。

2. 气功适用于临床辅助治疗

Xin Liu(澳大利亚)等对11名高血糖症受试者(3男,8女,年龄42～65岁)教练太极和气功锻炼,每周3次,每次1～1.5 h,持续12周。试验前后自身对照,受试者具有较好的稳定性和较高的接受程度。代谢综合征的7项指标中,有4项显著提高,包括BMI(平均差异,-1.05,$P<0.001$),腰围(-2.80 cm,$P<0.05$),收缩压(-11.64 mmHg,$P<0.01$)和舒张压(-9.73 mmHg,$P<0.001$),以及HbA1c(-0.32%,$P<0.01$),胰岛素抵抗(-0.53,$P<0.05$),应激(-2.27,$P<0.05$),抑郁症状(-3.60,$P<0.05$),SF-36心身综合分数(5.13,$P<0.05$)和总健康亚量表(19.00,$P<0.01$),心理健康(10.55,$P<0.01$)与活动度(23.18,$P<0.05$)。

Sumalee Kiatboonsri(泰国)等用9节改良型太极气功(包括撅唇呼吸)教学17名顽固性哮喘患者(平均年龄57±11.8岁,预计FEV157.06±11.2%),每周1次,其余时间在家每天习练,维持6周。通过太极气功的习练,受试者显著提高了最大呼吸量的变异,哮喘控制测试(ACT)分数值,负压吸气(NIP,cmH2O),6分钟步行试验(6-MWD,meters)和生活质量[分别是87.88vs83.24,$P=0.03$;23.0±1.54vs20.65±3.10,$P=0.002$;100.71±20.4vs92.24±20.02,$P=0.001$;499.12±54.69vs457±46.38,$P<0.001$and16.03±9.53vs25.52±16.12,$P=0.01$respectively]。蹬车运动试验表明增加了最大工作效率(W),最大耗氧量(VO2max,L/min),运动耐力时间(min),等时线VE和等时线Vt[85.64vs75.17,$P<0.001$;1.067±0.24vs0.87±0.19,$P=0.001$;14.84±10.4vs7.64±3.8,$P=0.001$;27.36±9.12vs25.12±8.52,$P=0.03$and1.05±0.28vs0.92±0.32,$P=0.03$respectively],但等时线IC和等时线RR仍未改变。

B. Oh(澳大利亚)等尝试以医疗气功来改善肿瘤患者的生活质量(QOL),控制症状以及治疗的毒副作用,并延长生存期。将43例诊断为肿瘤的患者分为两组:对照组($n=21$)接受常规医疗,干预组($n=22$)参加为期10周的医疗气功项目,同时接受常规医疗。结果表明:医疗气功干预组显著改善了肿瘤患者的疲劳(t30=2.67,$P=0.012$,mean difference=5.9)、总生活质量(t30=1.22,$P=0.017$,mean difference=10.2)以及性生活满意度(t12=2.38,$P=0.035$)。同时医疗气功干预组也减少了副作用(恶心、疼痛和失眠),但情绪和炎症因子(CRP:c-reactive protein C反应蛋白)相对于对照组,没有显著差异。

T Haak(瑞典)等评估7周气功干预对纤维肌痛综合征(FMS)的功效。57名FMS女性受试者被分为干预组($n=29$)和等待对照组($n=28$)。两组均进行治疗前后数据采集以及4个月的随访跟踪。结果,干预组不同特征的疼痛和心理健康均显著改善。几乎相同的效果在等待对照组后续试验中被发现。通过4个月的随访,这些结果的大部分被维持或提高。

Y Yang(美国)等研究了传统太极和气功习练能否提高老年人对流感疫苗的免疫反应。25名老年人被招募习练太极和气功5个月,对照组25名。受试者均接受2003～2004流感疫苗,在疫苗接种前采集血样,以及接种后3、6和20周分析抗流感血凝抑制反应效价。结果表明,相对于对照组,气功习练者流感疫苗抗体反应的强度和持续时间有显著增加,接种疫苗后的3周和20周两组间比较,$P<0.05$。在第20周,气功组的效价相对于接种前显著升高,而对照组无变化。大部分气功组成员表现为对流感A菌株积极的抗体反应,但组间无显著差异。

(沈晓东 李小青)

[附] 参考文献

B

B. Oh, P. Butow, B. Mullan, et al. Randomized clinical trial: The Impact of Medical Qigong (traditional Chinese medicine) on fatigue, quality of life, side effects, mood status and inflammation of cancer patients. Journal of Clinical Oncology, 2008, 26(15S): 9565

C

Chicca A(英), 吕昔琴(摘). 紫锥菊属植物根的己烷提取物对人癌细胞系的细胞毒活性[J]. 国外医药：植物药分册, 2008, 23(2): 80

D

Ding X, Yu J, Yu T, et al. Acupuncture regulates the aging2related changes in gene profile expression of the hippocampus in senescence2accelerated mouse (SAMP10) [J]. Neurosci Lett, 2006, 399(1-2): 11

F

Fleer H(英), 韩燕全(摘). 长叶车前提取物及其分离化合物的抗痉挛活性[J]. 国外医药：植物药分册, 2008, 23(2): 81

H

黄涛. 美国国立健康研究院(NIH)资助的针灸临床研究内容与特点[J]. 亚太传统医药, 2008, 4(1): 14

J

Jennifer A. Chrisman, John Chambers Christopher, and Sarah J. Lichtenstein. Qigong as a Mindfulness Practice for Counseling Students: A Qualitative Study. Journal of Humanistic Psychology 2008, doi: 10.1177/0022167808327750

JM Griffith, JP Hasley, H Liu, et al. Qigong stress reduction in hospital staff[J]. J Altern Complement Med, 2008, 14(8): 939

L

Limtrakul P(英), 吴烨(摘). 百部属植物 Stemonacurtisii 根提取物对多药耐药性癌细胞中 P-糖蛋白和多药耐药相关蛋白-1 功能的作用[J]. 国外医药：植物药分册, 2008, 23(2): 79

Liu S, Zhou W H, Ruan X, et al. Activation of the hypothalamus characterizes the response to acupuncture stimulation in heroin addicts [J]. Neurosci Lett, 2007, 421(3): 203

L

李茜. 韩国温针方法及疗效简介[J]. 上海针灸杂志, 2008, 27(8): 41

廖德顺, 廖春华. 马来西亚的国家传统/辅助医药政策[J]. 亚太传统医药, 2008, 4(4): 9

刘怡(摘). 人参对癌症患者生活质量的影响[J]. 国外医药：植物药分册, 2008, 23(1): 39

M

Mathela C S(英), 何远(摘). 长序缬草中一新的倍半萜类化合物 epoxysesquithujene[J]. 国外医药：植物药分册, 2008, 23(1): 25

N

Naropa J, Mike Craske, Warren Turner, et al. Qigong Ameliorates Symptoms of Chronic Fatigue: A Pilot Uncontrolled Study. Evidence-based Complementary and Alternative MedicineSkip, published online on July 15, 2008 eCAM, doi: 10.1093/ecam/nem088

S

Sakai S, Hori E, Umeno K, et al. Specific acupuncture sensation correlates with EEGs and autonomic changes in human subjects [J]. Auton Neurosci, 2007, 133(2): 158

Salvato relli E(英), 李宏树(摘), 张莉(摘). 表柔比星-紫杉烷联合化疗对心脏耐受性的观察[J]. 国外医药：植物药分册, 2008, 23(2): 79

Sumalee Kiatboonsri, Phatteera Charitwatchara, Theerasuk Kawamatawong, et al. Effects of taichi qigong training on exercise performance and airway inflammation in moderate to severe persistent asthma. Chest Meeting Abstracts, 2008, 134(4): s54003

T

T Haak and B Scott. The effect of Qigong on fibromyalgia (FMS): a controlled randomized study. Disabil Rehabil, 2008, 30(8): 625

Tanaka N(英), 闫兆威(摘). 从金丝桃茎中分得新的咕吨酮类化合物[J]. 国外医药：植物药分册, 2008, 23

(1)：27

Turner A(英)，魏安华(摘). 大果越橘中的香豆酰环烯醚萜类和缩酚酸类化合物[J]. 国外医药：植物药分册，2008,23(2)：76

W

Wang H, Tanaka Y, Seki H, et al. Acupuncture stimulation to the sacral segment affect s state of vigilance in rats [J]. Neurosci Res, 2007, 57(4): 531

X

Xin Liu, Yvette D Miller, Nicola W Burton, et al. A preliminary study of the effects of Tai Chi and Qigong medical exercise on indicators of metabolic syndrome, glycaemic control, health related quality of life, and psychological health in adults with elevated blood glucose. Br J Sports Med. Published Online First: 16 October 2008. doi: 10.1136/bjsm, 2008.051144

Y

Y Yang, J Verkuilen, KS Rosengren, et al. Effects of a traditional Taiji/Qigong curriculum on older adults' immune response to influenza vaccine. Med Sport Sci, 2008, 52: 64

Yam auchi H (英)，陈蕙芳(摘). 从欧活血丹全植物中分离出 2 个新的糖苷[J]. 国外医药：植物药分册，2008,23(1)：27

Z

祝静. 美国临床药师制度概况[J]. 北京中医药，2008，27(6)：469

九、教学与科技研究

（一）教学研究

【中医学专业教育模式研究】

张伯礼等认为要建立符合时代需求的、完整、系统的注重能力与发展的教育教学模式，应从几个方面创新与改革：① 延伸学生发展空间，课堂与课外、校园与社会有机结合，使教育成为立体的、多途径的，充分关注学生个性发展的需求，建立课内——课外——共性——个性相结合的培养模式；② 在课程设置与教学内容上体现整合与优化原则，积极开展讨论式、案例式教学，培养与建立学生自主学习能力与习惯；③ 注重实践与创新能力的培养；④ 积极进行考核与评价方式的改革，使评价既指向于知识传承，更指向学生的发展。朱乔青倡导培养方案的英才化，强调基础宽厚、多学科交叉，要通过重新构建课程体系、整合课程内容体现学科交叉，提高课程的广度、深度、难度，特别要开设科学研究方法论方面课程和学科前沿讲座。梁华龙等认为除公共课程模块、执业资格考试课程模块外，中医专业课程可包括中医学基础课程模块（包括《中医思维学》、《中国古代科学技术史》、《中医哲学基础》、《中国传统文化概论》等），中医理论基础及临床基础课程模块（包括《中医理论基础》、《中医发展史》、《中医临床基础》）；必修经典课程模块（《内经》、《伤寒论》、《金匮要略》和《温病学》等）。何军认为改革人才培养模式，要制订弹性较大的教学计划满足学生的主体需要；要注重基础性，为学生打下创新的功底和发展的潜力；要加大研究性课程的比例；要注重实践性，加大见习、实习在教学中的比重。彭坚认为要加强中医经典著作的学习，重视“中国古代医学文化”课，要调整和重组西医课程等。

（闫晓天　程鸿斌）

【中医药教育质量保障体系】

王慧生着重探讨了构建教学质量监控体系应注意的六个关键问题：制度要健全，落实是关键；标准要明确，合理是关键；机构是保证，独立是关键；监控形式多样化，综合评价是关键；运行模式要闭合，反馈是关键；管理与监控并举，配合是关键。刘文等总结贵阳中医学院近三年来构建教学质量监控体系的有关实践，该校从分析体系构建的目的与要素入手，结合当前中医院校教学质量的现状与问题，确定了由总体目标、质量标准、教学评估、信息收集、反馈和调控等6个环节构成的教学质量监控体系。该体系通过三年的运行得以进一步完善，过程管理更加规范，教师教学与实践教学水平得到较大提高，质量意识深入人心。

（闫晓天　程鸿斌）

【医学生综合素养培养】

罗列娜等认为“仁心仁术”是中医学人文教育的一个中心环节，它以“人”为本、以“仁”为支撑并体现了医学人文教育的社会性，提出应在课堂教学中融合文化素质与科学素质教育，以仁心仁术构建中医人文教育。陈玲等认为中医药院校应在医学人文教育过程中，进一步丰富现有课程内容与设置，在课程实施方式上尝试多元化，并改革现有课程考核方式。殷平善等认为作为中医药学的重要载体，《医古文》教学要借助现代教育信息技术不断创新教学模式，发挥其在促进学习者准确把握中医药理论和开展临床实践，以及推动中医药学国际化和重建当代大学人文精神进程中的重要作用。翟佳滨提出应吸收传统文化因素构建符合我国国情的心理教育体系。邹开军分析了导致目前中医药大学生信息素质薄弱的主要原因：主观方面，中医院校信息教育落后使学生在信息利用中存在多种不正确心理；客观方面，中医院校信息教育存在信息资源开发手段落后、开发人员素质偏低、相关师资与课程难以适应要求，导致中医院校信息教育尚未形成完整体系。王强提出中医院校的信息素质教育，必须在教育内容上涵盖通用信息与专业信息内容,在教学方式上应根据不同学习对象采用相应的教育方案与教学方式。

(闫晓天　程鸿斌)

【中医师承教育研究】

师承教育是中医药学术传承的重要形式之一,在中医药高等教育体系中融入师承教育的理念和方法是近年来中医药创新人才培养研究中比较重要的议题。

1. 中医师承教育的改革思路

王自立等认为当代中医师承教育应以培养名医为宗旨,以遴选指导教师和继承人为核心内容的"双优组合法"为主要教学模式,在加大宣传与投入力度的同时,不断丰富传承工作的手段,以带动中医药学术队伍的发展。石君杰等认为中医学与传统艺术相似,是一门以技艺为表象的科学,其理论因术语概念的弱逻辑化特征而呈现出很大灵活性,并决定了中医学术适宜以师徒方式相传,而正是继承人对名医学术思想的不同理解与发挥,才使得中医药学在各流派百家争鸣中得以发扬。刘宁等反思了京城名医王鸿士由多元途径求学、精研经典并勤于临证而成才的实例,提出中医药高等教育模式应适应当代的社会实际与需求,以改革教学方法为重点,在传统教育模式之外进行有益的尝试。

2. 中医临床人才培养的改革与实践

张卫东强调当前中医教育应着眼长远,在现代大学体系中不断创新师承教育模式并改革现有中医临床人才评价标准。李真等提出,建立有中医特色的本科生临床导师制是将院校教育与师承教育相结合的有益尝试。

3. 中医师承教育的实践模式研究

曹丽娟提出中医传统型人才的培养应遵循"跟名师、读经典、做临床"的总原则,在培养过程中应以中医为主、先学中医,重编体现整体观和辨证论治理念且概括中医学知识全貌的教材,同时吸收民间名老中医参与教学,在促成学校与医院互动中恢复师承教育,为推动中医院校教育模式的整体改革奠定基础。张参军结合自身随名老中医跟师学习的体会,提出管理部门应加强师承教育的监督管理工作;学习者应加强中医经典的深化学习,在跟师临证时重点领悟导师的辨证特点,并通过自身临床实践不断强化,多方面保证中医传承教育的效果。

(闫晓天　程鸿斌)

【PBL及案例式教学改革】

1. 中医PBL教学改革的思路

PBL是建构主义理论指导下的以学习者为中心的一种教学方法,它强调学习者通过合作解决真实性问题的过程,培养其分析、解决问题的能力,并成为有效的合作者和自我激励的学习者。孙贵香等总结了"提出问题——学生自学——分组交流——大班讨论——教师归纳讲评"的实施步骤,提出教师在PBL教学过程中应注意转换角色、引导学生重视基础理论学习、保持中医特色以及构建科学的评估体系等问题。刘晓伟等认为PBL教学促进了教师教学理念与知识的更新,同时应注意问题设计的目的性、学生参与的主动性以及效果评估的科学性问题。辛昕等认为PBL教学法具有提高学生理论结合实践能力、避免重复授课等优势,但存在成本较高及课程整合设计等方面的问题。张胜等提出PBL教学法受授课学生在语言表达、板书规范及课堂讨论的驾驭能力等限制,教师应安排合适的教学内容并综合多种教学法进行弥补。张宁探讨了PBL教学法在中医临床课程教学中应用的可行性,提出应在增加学生自学研讨时间、加强课程结构优化、合理把握PBL教学法的适用课程及应用比例、合理设置选修课等方面加以完善。

2. 中医教学运用案例式教学方法的实践研究

黄剑分析了中医学中案例教学与传统病案教学法的区别,指出二者均以案例作为教学手段,但传统的病案教学法主要突出教师讲授和学生被动接受,以传授知识为目的,而案例教学法更强调学生学习的主动性,着眼于提高学生的创造能力和分析解决实际问题的能力;提出案例教学的意义在于:① 能巩固学生专业思想和提高学生学习兴趣;② 能开发学生智力和培养学生的临床思维能力;③ 注重理论联系实际。在中医各专业课程教学运用案例教学方法进行改革的实践中,李荣群等在肯定传统教学促进学生掌握基础知识方面优势的同时,认为案例教学法提高了学生的学习自觉性,有利于发掘、培养其潜在的科研能力,并养成其基本的科研素养。符逢春等认为，病案教学法可以在全面提高学生综合素质及临床实践能力的同时，促进教师素质的提升。吴玉泓等提出，在实施案例式教学改革中应注意循序渐进播放案例，认真听取同学发言并及时对案例教学进行调整。王丹等主张教师在案例教学中要选取具有新颖性和针对性的案例，对案例的分析要有逻辑性。

（闫晓天　程鸿斌）

【中医经典课程教学改革研究】

中医经典教学如何从结构、内容到方法进行改革以实现学生的有效学习是教学改革研究的重点。

1. 经典课程结构与内容改革

林大勇认为中医药院校应树立“中医大经典观”，将以基础到临床各个学科的经典著作为授课主体内容，从而不断促进中医课程结构性改革。提出设置6类体系，即以《内经》《难经》为主，辅以《中医基础理论》的基础理论课程体系；以《神农本草经》为主，辅以《中药学》的中药学课程体系；以《伤寒论》《金匮要略》为主的经典精读课程体系；以“温病四大家”之经典著作为主要授课内容的温病学课程体系；以《脉经》等经典著作为主，辅以《中医诊断学》的诊断学课程体系；以《针灸甲乙经》为主，辅以《针灸学》的针灸学课程体系。刘光华等提出在“温病学”教学中，舍弃教材各论部分，取《温热论》、《湿热病篇》、《温病条辨》相关内容进行理法方药的全方位阐释。史红等认为《内经》教学中要处理好精读与泛读关系，有些篇章由于学生有中基、中诊的基础较易掌握，可将其列为泛读内容，教师仅予以一定的辅导即可。

2. 教学方法改革

赵庆采用“觅食”《内经》教学法，以讲、听、看、习、研结合，让学生手、脑、眼等感官均参与学习过程，提高经典课程的学习效果。王忠山借用戴尔“经验之塔”理论，将学生学习分为做的经验、观察的经验和抽象的经验的递进层次，提出在教学中采用病案教学法、讨论法、床边教学、增加临床实习时间、采用多媒体教学等方法可以弥补“观察的经验”不足，再结合临床实习时将病例上升到《伤寒》、《金匮》、《温病》特有的概念及证治规律，更有利于学生更容易和透彻地理解经典著作。李赛美在《伤寒论》教学中采用讨论式教学方法，结合名医验案、现场实例、名医查房培养学生六经辨证思维、训练临床综合素质。黄仰模等对《金匮要略》讨论式教学，主张病案讨论宜安排2～4学时，每次1～2学时用于讨论，余下的时间用于班级讨论及教师总结，教师应引导和启发学生临床分析和思维。

（闫晓天　程鸿斌）

［附］　参考文献

C

陈玲，孙红燕. 中医药院校教育中如何融入医学人文教育[J]. 现代中西医结合杂志，2008，17(19)：3074

曹丽娟. 近年高等中医院校师承教育试点班研究[J]. 医学与哲学，2008，29(4B)：59

F

符逢春，刘百祥，刘彬. 病案教学法在《中医内科学》教学中的应用[J]. 中国中医药信息杂志，2008，15(4)：110

H

何军. 试论地方高校创新教育与教学改革[J]. 湖北中医学院学报，2008，10(1)：70

黄剑. 典型案例教学在中医骨伤教学中的运用[J]. 河南中医学院学报，2008，23(4)：87

黄仰模，刘浩，姜迎萍. 病案讨论教学法在《金匮要略》本科临床教学中的应用[J]. 中华中医药学刊，2008，26(6)：1135

L

梁华龙，彭新，高天旭，等. 中医专业五年制本科新课程体系的课程设置[J]. 河南中医学院学报，2008，23(3)：65

刘文，王盈盈，丁先露. 地方中医院校教学质量监控体系的构建及实践[J]. 贵阳中医学院学报，2008，30(1)：35

罗列娜，刘四军，冯小权. 用仁心仁术构建中医人文教育[J]. 中医药导报，2008，14(7)：125

李真，辛军华，张运克，等. 中医临床本科教学中建立

导师制的意义[J]. 河南中医学院学报,2008,23(2):73

刘宁,王国玮,李文刚,等. 从京城名医王鸿士成才之路探索思考当前中医教育[J]. 北京中医药,2008,27(3):235

李荣群,郑小伟,丁婷. 案例教学法在实验中医学中的应用[J]. 中国中医药信息杂志,2008,15(7):110

刘晓伟,许文学,段新芬,等. 中医诊断学 PBL 教学法实施的探索与思考[J]. 河南中医学院学报,2008,23(1):74

李赛美. 经典与临床方向班案例版《伤寒论》教学设计与实践[J]. 中华中医药学刊,2008,26(2):243

林大勇. 树立"中医大经典观"促进中医课程结构性改革[J]. 中华中医药学刊,2008,26(1):205

刘光华,艾华.《温病学》"三基"教学法研究[J]. 甘肃中医学院学报,2008,25(3):49

P

彭坚. 关于中医教育改革的几点建议[J]. 湖南中医杂志,2008,24(1):4

S

石君杰,王锡. 浅谈中医和传统艺术的相似性及其启示[J]. 光明中医,2008,23(9):1253

孙贵香,任婷.《中医诊断学》PBL 教学模式的应用与思考[J]. 光明中医,2008,23(5):686

史红,安乐君.《内经》教学应正确处理的几个关系[J]. 新疆中医药,2008,26(1):65

W

王慧生. 教学质量监控体系构建中几个关键问题探讨[J]. 天津中医药大学学报,2008,27(2):89

王强. 关于强化中医院校信息素质教育的思考[J]. 中国中医药信息杂志,2008,15(5):111

王自立,刘国安. 浅谈中医的师承教育[J]. 甘肃中医,2008,21(B01):38

王丹,李光辉.《信息存储与检索》课程案例教学探索[J]. 安徽中医学院学报,2008,27(4):54

吴玉泓,骆文郁. 中医诊断学案例式教学改革初探[J]. 甘肃中医学院学报,2008,25(4):43

王忠山. 从"经验金字塔"理论看中医临床经典课程的教学[J]. 中华中医药学刊,2008,26(6):1319

X

辛昕,宫育卓,徐秋玉. 探讨 PBL 教学法在针灸治疗学教学中的应用[J]. 甘肃中医,2008,21(7):49

Y

殷平善,罗仁. 中医大学生语文素质的培养与医古文多媒体教学[J]. 中医药学报,2008,36(4):67

Z

张伯礼,于越,周桂桐. 中医药高等教育教学改革思路探讨[J]. 2008,27(2):87

朱乔青. 关于大众化背景下高等中医药教育若干问题的思考[J]. 光明中医,2008,23(1):112

翟佳滨. 有感中医学传统文化的心理教育[J]. 光明中医,2008,23(5):677

邹开军. 中医药大学生信息能力现状及问题分析[J]. 湖北中医学院学报,2008,10(3):63

张参军. 浅谈对中医传承的体会[J]. 甘肃中医,2008,21(B01):49

张卫东. 试论优秀中医临床人才成长之路[J]. 甘肃中医,2008,21(1):53

张宁. 浅谈 PBL 教学法在中医高等教育临床课程教学中的应用[J]. 国医论坛,2008,23(5):45

张胜,秦竹,熊洪艳. 讨论式教学法在方剂学教学中的运用[J]. 中华中医药学刊,2008,26(2):409

赵庆.《内经选读》教学方式思索[J]. 中医药导报,2008,14(1):99

(二)科技研究

【中医学的交叉学科研究】

定性研究起源于社会学研究领域,以关注人的行为、认识、信念和动机等方面的信息为主,其具备在自然环境中进行、研究者既是研究工具又是研究主体、资料收集方法多样(如访谈、观察、实物分析法等)、以归纳分析为主及研究者和被研究者之间是互动关系等特征。谢雁鸣等结合中医临床研究的现状,认为从中医认识疾病和诊疗过程到中医临床发现,都可以找到与定性研究的共鸣之处,中医临床研究中无法量化的"软指标"和对"辨证论治"如何着手研究以及对中医师个人经验和患者个体化的诊疗进行研究,定性研究的使用能起到一定的作用。廖星等认为,面对中医研究的"黑箱"探讨,必须引进更为合适的研究方法进行探索,长期以来的定量研究仅仅涉及中医临床研究的一个方面,而其他许多错综复杂的层面还未触及,以定性研究作为定量研究的补充探索,是可取之道。

阮善明等认为,中医对疾病诊治的认知具有层次观,而不是单纯以线形的数字化模式所能阐述之。理论方面,中医是借鉴了《易经》中道、象、器3个层次而对病人展开研究,一阴一阳之谓道,阴阳学说是中医指导思想的最高层次;藏象学说、经络、六气、脉象等都是"象"这一层次;现代医学所依据的客观事实,包括人体解剖、器官、脏腑、细胞、分子等,属中医"器"这一层次。辨证方面,脏腑辨证、经络辨证的重点是从"空间"位置上辨别所在的脏腑、经络,主要适用于"内伤杂病"的辨证;六经辨证、卫气营血辨证及三焦辨证都是从"时间"上区分病情的不同阶段、层次,适用于"外感时病"的辨证。目前,不依据中医特有的层次观,冀望于把疾病分成几种证型就能解决问题,那只会陷入困境甚至走向衰亡。此外,中医对疾病的治疗、预防和诊断等方面均体现了层次观。

一般系统论把所研究和处理的对象当作一个系统,并分析此系统的结果和功能(包括演化、协同和控制)的一般规律,研究系统、要素、环境三者的相互关系和变动的规律性;系统论的出现使得辨证法的内容得到了极大的丰富和发展,形成了系统辨证法。胡天佑等认为,纯粹的矛盾辨证法难以全面阐述并有效解决人体疾病用药这个复杂的系统问题,系统辨证法从宇宙整体出发看世界,提出比矛盾更大的哲学范畴,把仅仅从事物矛盾出发的哲学发展为从系统整体出发的哲学,因而是矛盾辨证法的发展趋势,中药验方在辨证立法的基础上使药物配伍后的综合效用与所立治法高度统一,中医脏腑理论、经络系统理论、辨证施治思想等都是系统论的深刻体现;中医药走向现代化必须继承和发扬系统理论,逐步摆脱古代朴素辩证法和玄学的束缚,用系统辩证法作为指导思想。王智瑜等从人类认知过程入手,分析了证候系统的形成过程,认为其就是将不同症状、体征按照一定特征联系在一起的过程,该过程从时间的同一性开始,经产生因素、部位、性质等的同一性的补充,最终由影响因素(尤其是治疗因素)的一致性而终结,其中治疗因素是证候系统建立的一个重要依据。

王鹏伟认为,循证医学是现代医学的崭新实践模式,只是现代医学的发展和完善,其本质仍然是实验生物医学;中医学与现代医学差别很大,因而与循证医学也无本质联系,但对中医药现代化有一定的启发作用,一方面可使得诊断过程仪器化,推进中医诊断的物化、客观化;另一方面可以患者主观感受、症状、体征和生存质量为核心,建立符合中医药理论的中医药疗效评定指标标准体系。高音等认为,应用随机控制试验研究中医疗效至少面临前提假设不符合中医临床实践的一些根本原则(因人、因地、因时制宜原则)及无法揭示中医临床实践赖以成功的基本动力学原则(阴阳五行的生克原则)两种局限性。中医理论具有非线性特征,而其中最重要的非线性系统是耗散结构。非线性动力学理论框架源于西方科学,根据此框架设计临床观察试验、收集和分析数据,利用非线性数学的时间系列数据分析揭示复杂数据间的特定动力学构型,并显示出治疗前后病人的某些生理方面的特定动力学构型所发生的变化,如血压的动力学构型的变化,这项研究比传统中医理论更容易为西方生物医学界及公众所理解,而且可以帮助中医研究人员开创现代科学研究中医动力学性质的新领域。

代谢组学是研究代谢组在新陈代谢某一动态时刻变化规律的一门学科,薛骞认为代谢组学技术尤其是核磁共振技术适合中医的理论体系,与中医的辨证施治思想挈合;代谢组学技术可活体地、临床地、全面地、动态研究机体确实已经发生了的代谢事件,可尝试用来描述"证"的生化状态,避免从前在西医"病"下才能研究中医"证"的机械规范及孤立、静止的研究所造成的种种误区,结合蛋白组学、基因组学的研究成果,甚至可能对中医"阴阳"的理解有重大突破;应用代谢组学构建中药指纹图谱标记研究、有效开展中药安全性整体评价研究具有巨大优势。

崔蒙等分析了中医药学与信息学共同的理论基础及在方法学上的结合点,提出中医药信息学的定义、内涵和外延、学科基本框架及其主要研究领域和研究方向。刘家强等认为,基因组是人体精气的凝聚态,是人体微观信息调控中心,体现了人体的整体性,含有生命的全部信息。中医阴阳、五行理论等可以解译基因组。

(袁久林)

【数据挖掘技术在中医药研究中的应用】

黄山等简述了数据挖掘的主要方法:① 决策树:是建立在信息论基础之上,对数据进行分类的一种方法。② 神经网络:人工神经网络是一种通过训练来学习的非线性预测模型。③ 关联规则挖掘:关联规则表示数据库中一组对象之间某种关联关系的规则,如"同时发生"或"从一个对象可以推出另一个对象"。④ 多层次数据汇总归纳:数据库中的数据和对象经常包含原始概念层次上的详细信息,将一个数据集合归纳成更高概念层次信息的数据挖掘技术称为数据汇总。⑤ 统计学方法。李志更等对中医药科研中几种常用的数据挖掘方法进行了归纳和分析,如聚类分析、主成分和因子分析、判别分析、logistic 回归分析、神经网络、贝叶斯网络、粗糙集理论、信息熵理论。这些方法在实际运用中各有其特色和适用条件,不同研究目的和不同变量类型往往需要不同的方法,只有正确地运用这些先进的方法,才能得到准确的结果。

李瀚等阐述了中医证候信息学的思路与方法。目前,对于可以客观量化的证候信息可通过数据采集系统直接采集,尚难直接量化的证候信息可通过证候量表转化方式采集。随着证候信息采集的客观化、规范化研究的不断进步,证候信息的采集分别按视觉信息、声音信息和触觉信息的采集进行技术改进。根据证候信息学研究需要提供数理统计和数据挖掘工具,可用于中医证候知识整合、知识发现等领域,为实现中医辨证规范化,建立临床病证疗效评价体系和辨证论治支持系统的目标提供方法学支撑。中医证候数据库的建立及其知识发现功能的实现,可以为中医药的科学研究和临床医疗提供规律性的依据,通过虚拟现实技术不仅可以简化实验程序,而且在寻找传统中医和现代科学的结合点上起到积极有效的作用;通过辨证论治支持系统的运用,可以得到有价值的辨证论治虚拟结果供临床医生参考。

沈亚诚等认为中医证治是一个非线性的、多维多阶的可以无限组合的复杂系统,无法用线性研究的方法来规范。中医证治数据中含有大量模糊词语和概念,虽可转为进行定性表述为 0 和 1 两种状态,但远未能表达出其中医含义,这不但与中医语言非规范化有关,也与中医语言的个体表达存在差异有关,在制定望、闻、问、切四诊等资料的收集标准时,要坚持循证医学的基本原则,并考虑辨证论治的基本特点和证候动态性特点,紧密结合疾病的主要结局指标,要以临床疗效为评判标准。在对中医数据进行预处理时,最好先建立一个专家规范知识库,并采用模糊匹配技术对中医数据进行规范化处理。

陆翔等深入挖掘和利用"新安"地域 389 位医家,400 余部医籍,提出用数字化技术整理新安医籍的可行性。中医古籍文献内容存在着"聚类"和"模块"等较明显的结构现象。"聚类现象"是按文献内容归属于某个大类,按现代分类方法,将中医医籍文献分为:医经、基础理论、伤寒金匮、诊法、针灸腧穴、推拿、本草、方书、临床各科、养生、医案医话医论、医史、综合性著作等大类。这些大类即可作为分别建库的依据。"模块现象"是指文献中具有共性特征的内容结构,大致可分为阴阳、五行、脏腑、情志、经络、腧穴、诊法、辨证、治法、病因、病机、证候、药物、方剂等。这些属性词是在文献语言中呈现为动态并且具有建构能力的基础词,通过这些关键性概念在文献中的不断被使用,可以将文献中的复杂内容归属于一个个"整体",并建立起同属"整体"之间的相关联系。

胡雪琴等把数据仓库技术应用到中医临床诊

疗信息的数据挖掘中。运用Oracle数据仓库技术和OWB软件,以OLAP技术为前端展示工具,实现中医临床诊疗信息的数据挖掘。建立了OLAP平台,并提供方便快捷的查询统计工具,从中得到丰富的辅助决策信息。认为构建中医临床诊疗信息数据仓库,不仅使大量的诊疗信息得到充分利用,加速了中医临床诊疗的信息化发展,而且也为今后中医临床决策支持系统奠定基础。

(张玉萍)

【中医临床疗效评价体系研究】

倪量等认为可从借鉴循证医学的理念和方法改善中医药临床疗效评价的研究现状,促进疗效评价的现代化研究。① 制定中医药临床评价指标体系,客观、科学地对中医药疗法的有效性和安全性作出评价。② 建立中医证候客观化和规范化的诊断的方法和体系,提高中医证候的疗效评价的可操作性和重复性,以得到国际医学界的认可。③ 对现有的中医药临床研究的文献进行收集和整理,建立中医药临床疗效评价的数据库,并对其中质量较好的文献进行定量的Meta分析,促进与国际的学术交流。④ 针对中医药治疗疾病的特点,严格按照循证医学和临床流行病学方法,设计规范、合理的临床试验,对中医药的临床疗效进行验证,增加临床证据的说服力。窦志芳等提出可以按照“以方统证”。或“以证统方”、“方证对应”的方法建立适合中医特色的系统评价理论体系。另外,由于中医学的学科性质,专家经验在中医临床实践中所起的作用还是相当大,如果盲目地按照循证医学系统评价的要求方法进行中医药的系统评价,其结论是值得怀疑的。为了强调个体化诊疗和评价,商洪才等提出引入单个患者的随机对照试验方法,该方法是对传统随机对照试验方法的革新,专门针对单个患者进行设计,体现了以“患者为中心”进行临床研究的一种设计方法,能针对不同的患者提出不同的治疗措施。

杨巧芳等在三个方面提出了一些探索性的方案。① 在临床科研设计方面,可以用常规的西医治疗作为基础治疗,在此基础上做中药的随机对照。中医的辨证论治灵活多变,不易规范,在随机对照试验中难度较大,可以采取以法统方、逐步缩小范围的办法。② 在建立评价标准方面,应该包括患者对治疗的总体满意程度,患者客观指标(包括辅助检查和实验室指标)的恢复程度以及患者症状的改善程度。但不同疾病这三者在疗效评价中的地位不同,所占的比重应有所差异,赋值的多少需要进一步研究。③ 在统计学方面,要加强对统计学的学习和运用,必要时应请教统计学专家。

张亚军等认为应在形神一体观指导下构建临床疗效评价体系。具体方法:① 尽可能将中医四诊信息量化,使医生的判断趋于客观化。② 探索反映疾病本质的生物学指标,评价解剖学指标、病理损害指标等全面体现医患之外的客观存在。③ 引入生活质量量表、患者自我报告量表(PRO)等能反映患者“神”的各种量表。对引进的量表需进行调适,调适量表时应能体现形神一体观念,体现中医诊疗特色,并对量表的信度、效度和反应度等科学性进行考核,以便确认其有效性和可操作性。④ 重视专家经验判断,密切与临床结合,借鉴临床流行病学、循证医学以及信息技术在内的各种方法,确立适应于中医特色的临床疗效量化评价的目标。

谢雁鸣等认为中医临床疗效评价是因果关系评价。应用因果模型评价中医药干预措施与临床结局之间是否有因果关联的研究,符合事物的因果特征,具有可行性,不仅将中医药对临床疗效的主观判断引入客观推导,而且可以正确评价干预措施产生的因果效应,提高评价结论的真实性,减少了随意性。谢氏分析了两种因果模型在中医临床疗效评价中应用。虚拟事实模型可以明确表达事物间的因果关系,但是应用该模型需要较大的样本量,运算过程需要很多的假设条件;贝叶斯网络可以通过图形的方式直观显示事物间的因果关系,应用该模型不需要大的样本量,但是该模型运算过程不是很明确,其精确度、可信度没有虚拟事实模型好。罗智博等指出应以系统论整体性原理和系统论层次结构性原理为指导,借鉴循证医学的思路和方法,引入模糊数学,建立中医临床疗效评价体系。对结构复杂、又相互关联的评价指标,考虑各层次之间和内部的相互作用大小及对总体的影响,从整体出发进行综合评价,创新中医药疗效评价方法。徐慧等认为在完善现代临床评价体系的过程中,如果借鉴评定量表的相关信息,建立基于患者报告的结局评价指标量化测量体系来评价中医临床疗效,可能解决中医疗效评价中的模糊性和不确定性问题。将临床结局报告量表研究的相关内容与评定量表相结合,借用量表测评的方法,可建立符合中医自身规律和特点的临床疗效评价方法。

(邱若虹)

【中医学原创思维的传承与发展】

王永炎指出，中医学是中国特有的原创性思维，更要重视对中医学原创思维的传承与发展。所谓原创思维，是指特有的、与众不同的、创造性的思维方式。中医学是历代医家数千年来通过不断深入的观察与反复临床实践所总结的对健康与疾病的认识，具有与西医学完全不同的视角与思维方式，形成了具有特定概念与理论的医学体系。它是中国医生群体智慧的结晶，是真正意义上的原创思维。在概念时代，要求任何学科的发展必须具有原创思维。只有具备了原创思维的学科，才能拥有原创性的成果与原创性的优势，才会不断的发展与完善。中医学素以形象思维和整体观念为核心，重视临床医学，其原创思维既体现了科学与人文融合，也强调天人相应、调身与调心并重。中医学原有的概念与形象思维是中医学原创思维的基础与源泉。重视中医原创思维传承，也是重视中医药学的传承，是发展中医、创新中医的主要途径。王氏认为当前的迫切任务是基于经验，结合现代科学前沿方法学，将形象思维与逻辑思维相结合，并运用其方法系统阐释与发展中医学的原创思维。

孟庆云认为中医学的创新意识就是中医学术主体性的求新。即使是交流引进，也应有所取舍，否则便可能是邯郸学步。中医创新的三大障碍是缺乏自信，依傍西医和惟仪器所是的"仪器主义"。其次，创新要借重于方法，方法既构建了中医的学术大厦，也是决定中医学发展取向的因素之一。任何学术体系对方法的使用都是有所选择的。中医学所运用的方法包括观察方法、实验方法、调查方法、医案学方法、文献学方法、类比推理方法、模型化方法、逻辑学方法、数学方法，以及具有信息和控制意识的系统科学方法等等。这些方法与西方科学的归纳演绎和公理化方法不同。其特点是精于观察，善于推理，善于运数，长于辨证，明于求道，重于实用。传统的研究方法要发展更要创新，例如信息科学和信息技术、动物模型方法等还有待进一步完善。孟氏强调方法论的突破与转型，是中医发展的重要标志之一。

樊永平等认为和谐是中医理论的核心思想，技术创新是中医理论和临床不断发展的动力。中国医学在几千年的发展过程中，政府在医疗的组织管理、体制建设等方面有许多发明创造，如按照疾病进行分科，对医生医疗水平实行考核，按照医生等级发给俸禄，以及政府组织编写药典、医籍，等等。至今仍值得认真总结、研究、整理、提高。樊氏指出目前中医学发展的关键是落实中医政策，如中西医并重，保证中医的投入和中医就业人员的待遇；保障中医的合法性、中医治法的合法性；要借助中国文化复兴机会，宣传中医，加强中医科普教育，逐渐使我们的年轻人了解中医、接受中医、热爱中医、选择中医；要大力提倡和鼓励中医的发展创新，如理论创新、药物创新、技术创新、重大疾病的治法创新；要重视人才培养；要广泛促进学科交融与合作，积极开展与西医同行的沟通和对话，形成中医药为主多学科参与的创新团队；要重视实验研究，注重数据采集和分析，努力促进中医经验向科学的转化，把临床实践与科学研究放在同等重要的位置。

廖志峰等认为加强中医学经典的教学是培养中医思维的切实方法。主张练好基本功，熟记《内经》、《伤寒论》、《金匮要略》、《本草纲目》等经文，理解原文旨义，将对经典的理解和掌握作为衡量学生中医理论水平高低的重要标准。尹冬青认为必须强化中医对自身"体"(即"整体论")的认识和应用，如果以"还原论"的方法规范"整体论"的中医，中医必然消亡。要继承和发展中医学，就必须从中国传统文化中寻求根本，了解古人的思维模式，掌握并建立起中医思维模式。所以除了采取为中医立法、改革人才培养格局、培植中医重点学科、强化科研意识等措施外，更要重视中国传统文化的教育和传播。

朱少均指出，哲学作为中医理论的基础在今天仍具有合理性。哲学理论贯穿于中医的整个理论体系，去掉了中医的哲学特质，中医理论也就解体了。医学的发展必然向具有辩证思维的医学形态回归，而辩证思维正是中医的天然优势。中医的发展和研究需要哲学的指导，需要中医工作者和哲学工作者共同合作。董襄国等认为中医的思维源于中国古代哲学思维，当时占统治地位的哲学思想如精气学说、阴阳学说和五行学说都很好地融入中医的原创思维中。指出中医药工作者应在继承优良经验的基础上，运用现代科学技术诠释之，从而达到新的认识，创建出新的理论为现代临床服务，从而使中医踏上可持续的发展之路。

徐珊等从系统思维的角度探讨中医对生命现象与疾病本质的认知方式，并着重分析其在人体信息的认知加工过程中所体现出的认知层次的飞跃与提升、注重系统的整体涌现性以及认知主体智能的涌现等特征。发现中医理论体系内所蕴含的天人合一、整体和谐、对立统一、以系统和动态的观点看待生命和疾病、注重功能活动及模型化的朴素、直观的整体系统思维,具备了现代系统思维的诸多特征。认为用现代的系统思维来阐释中医对生命现象与疾病本质的认知方式是继承与发展中医思维的途径之一。

(邱若虹)

[附] 参考文献

C

崔蒙,尹爱宁,李海燕,等.论建立中医药信息学[J].中医杂志,2008,49(3):267

D

董襄国,阮善明.从原创思维看中医学的传承与发展[J].浙江中医药大学学报,2008,32(2):141

窦志芳,郭蕾,张俊龙,等.运用循证医学思维建立具有中医特色的系统评价理论体系[J].中华中医药学刊,2008,26(2):267

F

樊永平,张庆.弘扬中医原创精神加快中医理论和技术创新[J].中华中医药学刊,2008,26(7):1385

G

高音,William EHerfel,Dianah Rodrigues.一个新的中医研究范式:从非线性动力学的角度解读中医[J].医学与哲学,2008,29(4B):70

H

胡天佑,王嘉怡.基于中医药比较矛盾辩证法和系统辩证法[J].医学与哲学,2008,29(5B):19

胡雪琴,周昌乐,顾超.数据仓库在中医临床信息分析中的应用研究[J].中医药信息,2008,25(2):1

黄山,郭立玮.数据挖掘技术在医药研究中的应用[J].中华中医药学刊,2008,26(2):357

L

李瀚,毛树松.中医证候信息学概论[J].中华中医药学刊,2008,26(7):1374

李志更,王天芳,任婕,等.中医科研中几种常用数据挖掘方法浅析[J].中医药学报,2008,36(2):29

廖星,谢雁鸣.将定性研究引入中医临床研究中的尝试[J].中国中医基础医学杂志,2008,14(6):458

廖志峰,田旭东,陈世旺,等.回归经典理论构建中医思维[J].甘肃中医,2008,21(B01):15

刘家强,王米渠.中医学与生物遗传基因密码[J].中华中医药学刊,2008,26(1):174

陆翔,李锋刚,部峦.利用数字化技术整理新安医籍的设想[J].中医药临床杂志,2008,20(4):326

罗智博,张哲,张会永,等.以系统论为指导构建中医临床疗效评价指标体系[J].中华中医药学刊,2008,26(2):257

M

孟庆云.至道流行,徽音累属——2008年寄语[J].中国中医基础医学杂志,2008,14(1):1

N

倪量,李峰.循证医学在中医药临床疗效评价中的应用[J].山西中医,2008,24(10):57

R

阮善明,沈敏鹤.层次观论中医[J].中华中医药学刊,2008,26(6):1296

S

商洪才,张伯礼,李幼平.中医药临床疗效评价实践中的思路与方法[J].中国中西医结合杂志,2008,28(3):266

沈亚诚,王小云,蔡永铭,等.数据挖掘技术在中医证治研究中的应用与展望[J].中国中西医结合杂志,2008,28(9):847

W

王鹏伟.循证医学与中医药现代化[J].中医杂志,2008,49(4):363

王永炎.概念时代应重视中医学原创思维的传承与发展[J].中华中医药学刊,2008,26(4):677

王智瑜,王天芳,王庆国.从人的认知过程初探中医证候系统之形成[J].北京中医药大学学报,2008,31(7):440

X

谢雁鸣,廖星.定性研究的主要方法及其在中医临床研究中切入点的探讨[J].中医杂志,2008,49(6):550

谢雁鸣,宇文亚,耿直,等.基于因果模型的中医临床疗效评价方法探讨[J].中国中医基础医学杂志,2008,14(10):777

徐慧,崔蒙.中医临床疗效评价方法的建立[J].中国中医药信息杂志,2008,15(8):9

徐珊,孟庆刚.基于系统思维的中医认知方式特征探析[J].北京中医药大学学报,2008,31(1):26

薛骞.代谢组学技术:中医药发展的重大契机[J].中华中医药学刊,2008,26(1):176

杨巧芳,孟庆刚,牛克梅,等.对中医药临床疗效评价的思考[J].中国中医基础医学杂志,2008,14(7):522

Y

尹冬青.论中国传统文化影响下的中医思维模式[J].医学与哲学,2008,21(11):12

Z

张亚军,李友林,胡立胜,等.构建形神一体观指导下的临床疗效评价体系[J].中华中医药杂志,2008,23(9):772

朱少均.中医发展研究不能拒斥哲学思维[J].中华中医药学刊,2008,26(7):1413

记　　事

一、学术会议

▲第318次香山科学会议 于2月23日至24日在北京举行。卫生部陈竺部长、中国中医科学院王永炎教授、中国中医科学院陈可冀教授、中国医学科学院刘德培教授、同济大学颜德馨教授担任会议执行主席。会议邀请了以中医界为主的多学科跨领域专家学者80余人，以"中医药发展思路与继承创新思维和方法"为主题，中心议题包括：中医药自身规律和中医药继承创新应如何遵循自身规律、中医药的特点和中医药继承创新如何突出特点、中医药需要继承和创新的内容、中医药继承创新需要建立的思维方法与技术和中医药发展的战略目标与政策建议。王国强以"整体思维、系统运行、三观互动、科学管理——对中医药工作系统和科技发展的认识与思考"为题作了会议主题报告。

▲2008年卷《中国中医药年鉴》(学术卷)编委会议暨审稿会 4月27日至30日在山东省青岛市召开。国家中医药管理局办公室副主任徐皖生、综合处处长陈伟，全国政协常委、山东省政协副主席、山东中医药大学校长王新陆，山东省青岛市卫生局副局长鲍国春等有关领导、嘉宾、编委及编辑部工作人员共40余人出席了会议。与会领导及各位编委对《年鉴》如何进一步完善发展，从整体构架、栏目调整、编纂方法等方面充分发表了意见和建议。

▲第八次全国中西医结合耳鼻咽喉科学术会议 于6月4日至7日在广西北海召开，由中国中西医结合学会耳鼻咽喉科专业委员会主办、解放军303医院承办。出席代表180余人，会议期间进行了专题讲座，13位专家进行了专题演讲和手术示教。会议期间进行了第五届中国中西医结合学会耳鼻咽喉科专业委员会的第二次全国委员会议，增补了8位委员和1位专业委员会秘书。

▲中国中西医结合学会脊柱医学专业委员会学术年会 于6月6日至8日在福州召开，由中国中西医结合学会脊柱医学专业委员会主办，福建省中西医结合学会骨科分会及福建省人民医院承办。全国各地代表共150人参加了会议，10余家医疗、医药厂家参展。12篇论文在大会上进行了交流。

▲全国中西医结合肾脏病中青年论坛 于7月10日至14日在江苏省南京市召开，由中国中西医结合学会肾脏疾病专业委员会主办，江苏省中医院肾内科全国中医肾病医疗中心和江苏省中西医结合学会肾病专业委员会共同承办。来自全国22个省市自治区，以及日本、马来西亚等参会代表共214人，收到学术论文129篇，内容涵盖了IgA肾病、膜性肾病、狼疮性肾炎、糖尿病肾病、慢性肾脏病(CKD)2～3期和腹膜透析技术及常见问题等6大方面的内容。论坛期间，同时举行了"中国中西医结合学会肾脏疾病专业委员会工作会议"，"中国中西医结合肾病论坛网络工作会议"。

▲中华中医药学会第十六届仲景学说学术研讨会 于7月12日至14日在乌鲁木齐市召开，由中华中医药学会仲景学说分会主办、新疆医科大学中医学院协办。近100名代表参加了大会。共收到学术论文100余篇，覆盖仲景学说的学科、理论、文史、方药、治略、教学、实验、临床研究领域，体现了当前仲景学说的研究水平。

▲中华中医药学会中医诊断学分会第九次学术研讨会 于7月18日至22日在云南省大理市召开，由中华中医药学会中医诊断学分会主办，云南中医学院承办。约120名代表参会。对证的标准研究、证的要素研究、四诊研究、辨证方法体系研究、中医病证规律研究、临床报道、实验研究、教学研究、特色诊法及民间诊法研究等九个方面分别做了相关研讨。

▲全国中西医结合肿瘤新技术治疗学术研讨会 于7月25日至28日在深圳市召开，由中国中西医结合学会消化系统疾病专业委员会主办、广州复大肿瘤医院和深圳市第五人民医院承办。出席会议的代表有300余人，包括汤钊猷、倪嘉缵院士在内的20余位专家作了学术报告，还进行了经皮冷冻肝癌的操作表演。

▲中华中医药学会制剂分会第九届学术研

讨会 于7月27日至28日在吉林省长春市召开。共有113位代表参加了会议,收到论文118篇,内容涉及中药及其制剂理化性质研究、中药制剂前处理新技术和成型工艺研究、中药制剂体内外评价技术研究、制剂质量标准等方面。会议推选罗杰英教授为主任委员,王玉蓉教授等任副主任委员,秘书长由王玉蓉教授兼任。

▲ **中华中医药学会中药鉴定分会第九届学术研讨会** 于7月27日至29日在浙江建德召开,由中国人民解放军第二军医大学药学院和浙江省建德市人民政府承办,杭州双马生物工程有限公司协办。共收到论文220余篇,有162名代表参加了会议,在中药资源研究利用、中药鉴定技术、中药质量标准、影响中药品质的因素、民族植物学与民族药物学以及中医药教学等多个领域进行了交流。

▲ **中华中医药学会中医药文化分会第十一届学术研讨会** 于7月29日至31日在江西庐山召开,本次会议和第十届全国易学与科学研讨会共同召开,由江西中医学院承办。中华中医药学会文化分会名誉主任委员钱超尘教授、主任委员张其成教授以及全国各地包括香港大学的代表70多人出席了会议。16位代表在大会上进行了论文报告。

▲ **第十七次全国中西医结合肝病学术会议** 于9月17日至21日在山东省泰安市召开,由中国中西医结合学会第七届肝病专业委员会主办,山东省中西医结合学会肝病专业委员会、上海中医药大学肝病研究所承办,泰安市中医院医院协办。本次会议共收到论文214篇,到会代表264名。其中大会专题报告11篇,大会交流论文15篇,壁报交流论文40余篇,这些内容涵盖了病毒性肝炎、脂肪肝、肝纤维化与肝硬化、肝癌等中西医结合研究的内容,反映了近期我国中西医结合肝病临床与基础研究的新进展。

▲ **中华中医药学会肛肠分会学术交流大会暨"先进省学会"、"第二批中医肛肠学科名专家"表彰大会** 于9月20日至21日在沈阳召开,由中华中医药学会肛肠分会主办、辽宁省肛肠医院承办。来自全国32个省、市、自治区及港、澳、台地区的400余人参加。会上向12个荣获"先进省学会"称号的集体、8名荣获"突出贡献名专家"称号、37名荣获"第二批中医肛肠学科名专家"称号的个人颁发了证书。大会通过了中华中医药学会肛肠分会第五届增补理事名单,新增补副会长3名,常务理事39名,副秘书长2名,理事134名。

▲ **中华中医药学会儿科分会第25届学术研讨会暨中医药高等教育儿科教学研究会** 于9月24日至27日在辽宁省沈阳市召开。来自全国27个省、市、自治区以及新加坡、新西兰等地的代表共200余名参加了会议。共收到学术论文203篇,内容涉及名医精粹、病例报告、实验研究等11个方面。多位专家作了学术报告:李德新教授的中医临床创新研究的思路,汪受传教授的基于证候动态变化的病毒性肺炎疗效评价方法研究,徐荣谦教授关于痞证的讲座,马融教授的小儿癫痫治疗中的难点及对策,丁樱教授的重新认识雷公藤的治疗作用及其副作用,朱锦善教授的中医儿科发展现状与前瞻,王霞芳教授的"董氏"指压法治疗婴儿吐乳症的临床研究等。反映了国内外近年来的中医儿科学术发展状况。

▲ **中华中医药学会脾胃病分会第二十次学术交流会暨委员工作会议** 于9月25日至28日在兰州召开。150余位脾胃病专家、学者、代表参加会议。共有30篇论文参加了大会交流,就消化道肿瘤、溃疡性结肠炎、慢性胃炎、脾胃湿热证和孟河学派等的学术问题进行了专题研讨。委员工作会议上,中华中医药学会脾胃病分会主任委员张声生教授做了2007年度以来的工作总结报告,增补了新的委员。

▲ **中华中医药学会肿瘤分会学术研讨会** 于9月26日至28日在北京召开,由中华中医药学会主办,中华中医药学会肿瘤分会、中华中医药学会名医学术思想研究分会、中医药管理杂志社共同举办。国家中医药管理局吴刚副局长,卫生部原副部长、中国医师学会会长殷大奎教授,北京市中医药管理局原局长谢阳谷教授,中华中医药学会副秘书长曹正逵及来自国内外的代表200多人参加。北京大学、北京中医药大学、中国中医科学院、香港、日本等国内外著名学术团体的专家进行了大会特别演讲。

▲ **第五届国际中西医结合肾病学术会议** 于9月28日至29日在加拿大温哥华召开,由中国中西医结合学会肾脏疾病专业委员会主办,上海中医药大学附属龙华医院和加拿大马尼托巴大学共同承办。共有中国、加拿大、美国、澳大利亚、日本、中国香港等国家和地区的专家52人参加,收到论文67篇。会议按基础研究和中西医结合

防治肾脏疾病的临床研究两方面内容进行了讲座和交流。

▲ 中华中医药学会中医基础理论分会第二届学术年会 于10月9日至12日在安徽省黄山市召开，来自全国各高校、科研机构、医院的代表共计120人出席了本次会议。大会围绕“藏象及其证候关键科学问题”主题，采取了特邀专题报告、大会报告及大会交流等形式。国家自然基金委员会生命科学部暨中医基础理论分会主任委员王昌恩教授结合自然基金委员会20年来的中医药立项资助的情况作“国家自然科学基金中医基础研究前沿动态”主题报告。辽宁中医药大学李德新教授就国家“973”重大研究计划中医理论基础研究专项与中医基础理论学科建设作了主题报告。

▲ 中华中医药学会针刀医学分会学术年会 于10月10日至12日在天津召开，针刀医学分会主任委员、副主任委员、秘书长、副秘书长及全国各地代表共200余人参加了会议。会议围绕着针刀医学进社区和针刀医学规范化议题进行了5个主题报告和20个学术报告。

▲ 中华中医药学会中药炮制分会学术研讨会 于10月11日至14日在江西省樟树市召开，由中华中医药学会中药炮制分会主办、江西樟树天齐堂饮片有限公司协办。来自全国高等医药及中医药院校、科研机构、医疗单位的专家、学者及企业代表150余人出席了会议，征集论文118篇。会议主要讨论了四个议题：① 中药炮制教学改革问题；② 中药饮片质量控制及监管问题；③ 中药炮制科研问题；④ 中药饮片产业化及科学管理问题。最后，与会代表向全国医药界发出倡议，“让我们共同努力，提高饮片质量，保证临床安全有效”。

▲ 全国第八次中医妇科学术研讨会 于10月16日至18日在四川省成都市召开，自全国22个省市和香港、台湾地区及日本、新加坡的代表167人参加了会议。共收到学术论文166篇，内容涉及妇科常见病及疑难病中医药诊治及其评价、中医药治疗妇产科病证的基础与临床研究进展、中医妇科名家学术传承及其方法研究、中医妇科教学法研究、中医妇产科古籍学习体会、中医妇产科验案及临床思维评价等，其中有3篇反映汶川地震灾区妇科疾病、震后育龄妇女的身心健康、震后妇女月经失调的病因病机。

▲ 第十一届全国中西医结合肿瘤学术大会暨国际中医、中西医结合肿瘤学术交流大会 于10月24日至26日在北京召开，由中国中西医结合学会肿瘤专业委员会、世界中医药学会联合会肿瘤专业委员会主办，中国抗癌协会传统医学专业委员会、中国癌症研究基金会中医药肿瘤专业委员会协办，中国中医科学院广安门医院（全国中医肿瘤医疗中心）承办。大会主题为“将中医、中西医结合肿瘤规范化治疗推向国际”。参会的国内、国际代表共300余人，收到论文163篇。

▲ 中华中医药学会老年病分会学术年会 于10月24日至27日在海南省海口市召开，由中华中医药学会老年病分会主办，海南省中医药学会、海南省中医院承办。160余位代表参加了会议。围绕着老年病的防治、延缓衰老、养生保健等优势领域开展了主题报告4个，学术报告11个。针对中医药治疗老年病及延缓衰老和养生保健方面的优势与不足进行了讨论。

▲ 中华中医药学会肾病分会第二十一次学术会议 于10月31日至11月2日在北京召开，由中华中医药学会肾病分会主办，卫生部中日友好医院、北京中西医结合医院承办。来自全国各地的300余位代表参加了本次会议。全国名老中医张大宁、王永钧、陈以平等就中医肾病的发展中如何促进中医辨证施治，如何提高临床疗效等问题进行了发言。在常委会议上，张大宁主任委员指出中医肾病分会除日常学术工作外，还应就中医肾脏病领域中的一些难点、热点问题作广泛的流行病学调查，制定流行病学调查的方法和方案。会议一致通过增补鲁盈等16位同志为中华中医药学会肾病分会副主任委员、常委、委员。

▲ 中华中医药学会中药分析分会第三届学术交流暨换届会议 于11月6日至7日在北京市召开，由中华中医药学会中药分析分会主办，北京中医药大学中药学院承办。中华中医药学会曹正逵副秘书长，中华中医药学会学术部孙永章主任，中华中医药学会学术部刘平副主任出席了会议。会议收到论文50篇，来自全国中医药高等院校及有关教学科研单位的代表62人参加了会议。中药分析分会主任委员乔延江介绍了中药分析学科的发展概况和学术进展，提出了学科建设的思路和设想，明确了分会的发展目标和工作计划。大会选举出由乔延江教授为主任委员、梁鑫森教授等副主任委员组成的第二届中药分析委员会，

卢建秋教授任秘书长。

▲ **中药有效物质基础研究与药物创新暨中华中医药学会中药化学学术年会**　于11月7日至9日在北京中医药大学召开。本次会议的宗旨是交流国内外中药有效物质基础的研究,提高中药研究的创新能力,加强各地中医药企业、大学、研究机构的经验交流与互动。特别邀请了中国科学院上海药物研究所研究员郭跃伟博士、西北大学生物系主任孙文基教授等几位专家做了专题讲座。

▲ **全国中医学方法论研讨会**　于11月8日至10日在广东省东莞市召开,由中华中医药学会和中国哲学史学会联合主办,中国中医科学院中医基础理论研究所与广州中医药大学中医药发展研究中心联合承办。来自中国中医科学院、中国社会科学院、中国科学院、北京大学、清华大学、南京大学、北京师范大学、北京中医药大学、上海中医药大学、广州中医药大学等70余位代表参加了会议。会议围绕中医方法论主题进行了多个角度的深入交流与探讨。

▲ **第二十次全国中西医结合消化系统疾病学术会议**　于11月13日至16日在上海市召开,由中国中西医结合学会消化系统疾病专业委员会主办,上海中医药大学附属曙光医院具体承办,上海市中西医结合消化专业委员会和上海市教委脾胃重点学科协办。到会代表203人,收到学术论文279篇,有24位专家在大会做了专题报告,31位专家在大会做了学术报告。同时还举办了全国中西医结合肝、胆、胰疾病及早期胃癌诊治新进展学习班、中西医结合消化病中青年学术论坛。

▲ **中华中医药学会防治艾滋病分会换届暨第六次学术会议**　于11月14日至16日在安徽省合肥市召开,来自全国各地的120位专家学者参加了会议。收到学术论文80余篇,进行艾滋病防治相关的专题报告24个,内容涉及艾滋病的中医、中西医结合临床治疗和科学研究等诸多方面。与会代表在中医药防治艾滋病的理论创新、临床治疗、科学研究等方面进行了广泛交流。会议选举产生了防治艾滋病分会第二届委员会,委员分布于全国15个省市自治区。彭勃教授再次当选为新一届委员会主任委员,郭会军教授当选为秘书长。

▲ **中华中医药学会血栓病分会第二次学术年会暨全国心脑血管病中西医结合防治论坛**　于11月14日至16日在广州市暨南大学举行。来自全国各省、市、自治区及部队医疗单位的近90位代表参加了会议。中华中医药学会血栓病分会主任委员吉中强在会上作了"抓住机遇开拓创新开创学会工作新局面"的工作报告。会上10名专家作了关于心脑血管病中西医结合防治专题的学术报告,涉及心衰中西医结合诊疗进展及中医药疗效评价的思考,冠心病中医药干预研究,亚健康的临床对策,中医中药与心肌纤维化的研究等临床与基础研究进展。

▲ **全国第二届中西医结合传染病学术会议暨国家中医药管理局首届传染病协作组会议**　于11月28日至30日在北京国际会议中心召开,收到论文301篇,实际到会代表280多人。国家中医药管理局医政司梁咏梅处长出席了开幕式,并作重要讲话。中国疾病控制中心病毒研究所侯云德院士、浙江大学李兰娟院士等专家作了学术报告。

▲ **中华中医药学会中医医史文献分会第十一届全国中医医史文献学术会议**　于11月30日至12月1日在广西省南宁市召开,来自全国各地的110余位专家、学者参加了会议。会议收到学术论文90余篇。中华中医药学会学术部主任孙永章对中医医史文献分会所做的工作给予了高度评价,对医史文献学科进行了高度概括,认为医史文献是中医学术的根本,必须深入研究,加以提高。中华中医药学会中医医史文献分会主任委员高文柱强调要认清形势、抓住机遇,努力促进学科建设与学术研究。

二、中外交流

▲ 架起中英生物科技及中医药合作交流的桥梁 2月26日，英国伦敦国王学院干细胞实验室主任史蒂夫·明格教授、英国驻上海领事馆科技参赞等一行参观访问了上海中医药大学附属曙光医院。双方就中英生物科技及中医药的深入合作交换了意见。

▲ 法国制药企业开始青睐传统中药研发 3月11日，法国皮尔法伯制药公司副总裁 Jean Deregnaucourt 等一行来到了上海中医药大学附属曙光医院展开了关于中药研发合作方面的洽谈，签署了《关于中医药科研的合作意向书》。

▲ 中意合作加强残疾人康复项目合作 3月19日，意大利蒙塞拉特协会与北京市残疾人联合会举行新闻发布会，就合作实施的残疾人康复试点项目进行通报。

▲ 厦门中医院举办"马来西亚中医临床高级研修班" 5月26日，来自马来西亚的11名学员顺利地取得了北京中医药大学厦门临床医学院及厦门市中医院的中医临床研修证书。

▲ 中美签署整合医学和中医药领域合作谅解备忘录开启中美中医药合作新篇章 6月16日，卫生部副部长、国家中医药管理局局长王国强在美国首都华盛顿与美国卫生和公众服务部莱维特部长共同签署《中华人民共和国卫生部与美利坚合众国卫生和公众服务部在整合医学和中医药领域合作的谅解备忘录》。明确了中美双方开展深入的高层次合作的基础、优先合作领域和两国政府部门为落实合作的目标所应开展的步骤与措施。

▲ 希腊卫生官员高度评价中国传统医学 7月2日，中国卫生部与希腊卫生与社会互助部共同举办的"医学与奥林匹克精神：中国—希腊卫生研讨会"在北京举行。中希两国卫生界的专家学者就医学发展史、奥运会卫生保障和传统医学等议题进行交流。

▲ 王国强会见印度卫生部国务秘书阿尼塔·达斯 7月4日，卫生部副部长、国家中医药管理局局长王国强在北京会见了印度卫生部国务秘书阿尼塔·达斯女士一行。双方就落实今年年初两国签署的《中国国家中医药管理局与印度卫生与家庭福利传统医学局传统医药领域合作谅解备忘录》中的内容交换了意见。

▲ 中华医药走进英国议会 7月15日晚，"英国中医药周"专场招待酒会在英国议会举行。中国驻英国大使傅莹和英国议会跨党派中国小组主席查普曼、副主席琼斯勋爵、鲍尔迪等英两院议员、"时代中国"首席执行官姚世敏、查尔斯王子基金会和在英中医药机构代表等各界人士近80人出席。

▲ 尼泊尔政党青年领袖代表团参观白云山和黄中药 7月18日，以尼泊尔中国青年友好协会主席普拉卡什·保德尔为团长的尼泊尔政党青年领袖代表团一行10人参观访问了白云山和黄中药。参观了公司的展览室，以及我国首个半开放式中医药博物馆——神农草堂。

▲ 开创中医药国际合作新局面 7月22日至30日，由卫生部副部长、国家中医药管理局局长王国强率领的中国中医药代表团访问了法国和英国，开展了一系列双边活动，有力地促进了中医药国际合作的新进展。代表团访问法国期间，王国强与法国工程院院长基诺先生共同主持了中法中医药合作委员会第二次会议，双方就第一次会议确定的疾病病种范围开展药物、临床基础以及技术方法等方面合作研究项目的联合招标组织申报和有关工作程序达成一致意见并签署了会议纪要。

▲ 中法中医药合作委员会召开第二次会议 7月24日，中法双方在巴黎共同召开了中法中医药合作委员会第二次会议。本次会议中方出席人员包括作为中方委员会主席的卫生部副部长、国家中医药管理局局长王国强和中方委员会副主席、国家中医药管理局副局长李大宁，以及卫生部、科技部、国家食品药品监督管理局和我国驻法使馆的代表；法方出席人员有法方委员会主席、法国工程院院长基诺，法方委员会副主席、法国国家科学研究中心主席布黑士尼雅克，法方委员会副

主席、法国皮尔法伯公司总裁顾问德海尼奥库荷,以及法国卫生部、科研署、健康产品卫生安全署、外交部和高等教育与研究部的代表。

▲ 北京同仁堂与新加坡孔子学院签订合作备忘录 7月24日,北京同仁堂新加坡科艺公司和新加坡南洋理工大学孔子学院签订合作备忘录,旨在携手推广中华语言文化与中医药文化的发展。

▲ 中医药立法成"英国中医药周"焦点 7月27日,由中国国家中医药管理局、中国驻英国大使馆和英国王子基金会(中国)共同主办的首届"英国中医药周"在位于伦敦的英国皇家医学会拉开帷幕。本次活动是英国"2008·时代中国"活动之一。

▲ 法国卫生部长巴切罗参观中国中医科学院广安门医院 8月14日下午,法国卫生青年体育和社团生活部部长巴切罗在卫生部副部长、国家中医药管理局局长王国强等人的陪同下参观了中国中医科学院广安门医院。在会谈中,巴切罗表示,中法两国在中医药合作方面前景光明。

▲ 爱沙尼亚总统夫人访问北京中医药大学 9月17日下午,爱沙尼亚总统夫人伊芙琳·伊尔韦斯一行专程访问北京中医药大学,参观了该校中药学院、国医堂中医门诊部和中医药博物馆。参观结束时,高思华校长代表北京中医药大学向伊芙琳赠送了一套九针针具。

▲ 中国回族"汤瓶八诊"开始向国外发展 10月11日,首批6名精通回族"汤瓶八诊"疗法的专家前往马来西亚进行为期3个月的医学交流活动,并对马来西亚"东方医疗保健中心"的职工开展培训。

▲ 中新两国加强中医药服务贸易 10月23日,商务部长陈德铭与新加坡贸工部长林勋强代表各自政府在北京人民大会堂签署了《中华人民共和国政府和新加坡共和国政府自由贸易协定》。

▲ 王国强与英国卫生大臣会谈 10月27日,卫生部副部长、国家中医药管理局局长王国强,在中国中医科学院广安门医院会见了英国卫生大臣艾伦·约翰逊阁下,双方就两国在中医药方面的合作与交流交换了意见。艾伦·约翰逊一行还参观了广安门医院,对医院给予高度评价,部分随行人员还体验了中医诊疗手法。这是英国卫生大臣二十年来第一次访问中国并参观中国的中医医疗机构。

▲ 纽约国际中医峰会发表宣言 11月1日至2日,纽约国际中医峰会召开。来自美国和世界各地的近300名学者和临床医师就中医药的国际发展、教育、科研、临床实践等议题进行了广泛的交流和讨论,会后发表"2008纽约国际中医峰会宣言"。宣言指出,以针灸为代表的中国传统医学(中医)于上世纪70年代初开始在美国等西方国家兴起,30多年来取得了迅速的进展,针灸等中医疗法逐渐在发达国家找到了应有的位置,成为医疗保健的重要组成部分。鼓励建立独立中医诊所,重视中医在社区和基层医疗的作用,发挥中医疗法在预防疾病、减轻病痛、提高生活质量方面的作用。在医疗改革中,充分考虑中医和中西医结合的优势,鼓励患者选择安全有效的中医疗法。

▲ 李克强会见出席世卫组织传统医学大会的主要代表 11月7日,中共中央政治局常委、国务院副总理李克强,在人民大会堂会见了前来参加世界卫生组织传统医学大会的世卫组织总干事陈冯富珍博士及主要代表。李克强代表中国政府对世卫组织首届传统医学大会在中国举办表示祝贺。

▲ 王国强会见墨西哥卫生部次长 11月8日下午,卫生部副部长、国家中医药管理局局长王国强会见了前来北京参加世界卫生组织传统医学大会的墨西哥卫生部次长 Maki Esther Ortiz。双方就传统医学的立法、人员培训等方面交换了意见。

▲ 国外卫生官员参观我国中医机构 11月9日上午,在世界卫生组织主办的传统医药大会期间,缅甸卫生部长敏特、南非卫生部副部长赛弗拉洛、澳大利亚药监局局长哈莫特、赤道几内亚卫生部秘书长迈凯姆博和 WHO 基本药物政策司司长汉斯等参观了中国中医科学院广安门医院和北京部分社区卫生服务站。先后到门诊药房、针灸门诊和推拿门诊,仔细了解中药饮片的功能作用、煎煮方法和注意事项等,详细询问针灸针的使用方法、治疗原理,现场观看中医推拿通过按压经络、穴位治病的演示,并听取了广安门医院院长王阶关于该院医疗、科研、中西医结合工作情况的介绍。

▲ 马来西亚学员到天津中医药大学学习 12月8日,马来西亚吉隆坡中医学院19名学员到天津中医药大学进行学习和交流。他们的主要

学习内容为中医阴阳学说。天津中医药大学历来与马来西亚一些医疗机构有着密切的联系。今年11月9日马来西亚卫生部高级代表团一行23人对学校进行了参观访问。据马来西亚吉隆坡中医学院的师生们说，马来西亚国内已经开始承认中国的中医文凭和资格，同时这也预示着中医药在马来西亚获得了更广阔的发展，为两国中医界合作交流打下了基础。

三、动态消息

▲ **李大鹏当选中国工程院院士** 中国工程院院士增选结果揭晓，浙江中医药大学中药学“重中之重”学科带头人李大鹏研究员名列其中。其主要成果有：从薏苡仁中发现并分离具有抗癌作用的薏苡仁酯；自主创研中药新剂型，创立静脉乳剂共性技术平台，成功研发抗肿瘤中药康莱特注射液；创立现代化的二氧化碳超临界萃取工艺技术平台并率先实现产业化。

▲ **黄璐琦、张军获中国青年科技奖** 在中国青年科技奖第十届颁奖大会上，由中华中医药学会推荐的临床药理分会秘书长、中国中医科学院中药研究所所长黄璐琦研究员和骨伤分会副秘书长、中国中医科学院骨伤科医院张军教授分别获奖并受到表彰。

▲ **中医药发展讲坛启动** 1月9日，由中国中医科学院主办的“中医药发展讲坛”启动仪式在北京举行。全国人大常委会副委员长许嘉璐作了题为“中医振兴：历史的必然，世界的需求”的主题演讲。该讲坛将每月举行一次，旨在以高层次、高规格、多学科、宽领域为特点，更好地搭建多层次学术平台。

▲ **上海启动治未病健康工程** 由国家中医药管理局、上海市卫生局主办的上海市开展“治未病”试点工作座谈会暨“治未病健康工程”启动仪式于1月11日举行。

▲ **中医治疗“铜中毒”研究获阶段性进展** 安徽中医学院第一附属医院是我国目前唯一的肝豆状核变性治疗中心，该院以“清热解毒、通腑利尿”法治疗本病，取得显著疗效。

▲ **肖培根、李连达两院士获唐氏中药发展奖** 1月17日，中国工程院院士肖培根、李连达获得2007年度中国中医科学院唐氏中药发展奖。该奖项系中国中医科学院与美国唐仲英基金会合作设立，奖励在中药基础研究领域和中药应用领域获突出成就者。

▲ **全国中医药工作会议** 于1月24日在北京召开。会议的主要任务是：高举中国特色社会主义伟大旗帜，认真学习贯彻党的十七大精神和科学发展观，深入贯彻落实中央经济工作会议和全国卫生工作会议精神，回顾总结2007年工作进展，研究部署2008年工作任务，进一步解放思想，改革创新，明确重点，狠抓落实，团结和谐，奋发有为，努力开创中医药工作新局面。国务院副总理吴仪出席会议并发表了重要讲话。

▲ **国家药品标准提高行动计划实施** 我国将加强中药标准化建设，完善技术标准体系，建立国家中药标准物质库，努力将我国中医药优势技术提升为国际标准。

▲ **中国中西医结合学会第六次全代会** 于4月19至20日在北京召开。陈竺、王国强、刘谦、冯长根、吴刚等出席，陈凯先当选为新一届会长。

▲ **国家中医药管理局认定46家中医药国际合作基地** 4月22日国家中医药管理局召开中医药国际合作基地建设工作会议，认定中国中医科学院广安门医院等46家机构为中医药国际合作基地。

▲ **安徽省制定中医药防治手足口病临床技术方案** 5月1日由安徽省卫生厅中医药管理局发布，供各地在防治肠道病毒(EV71)感染导致的手足口病过程中应用。

▲ **国内首家中药数字化研究机构在天津成立** 5月10日，国内首家以中药数字化分析及中药配伍组分研究为特色的研究机构——天津市组分中药技术工程中心正式挂牌成立。

▲ **国家中医药管理局发布《抗震救灾医疗救治应用中医药技术指导意见》** 5月19日发布，内容涉及闭合性骨折、单纯性软组织损伤、创伤后并发症等治疗。

▲ **国家中医药管理局发布《在震区灾后疾病防治中应用中医药方法的指导意见》** 5月21日发布，内容涉及腹泻、感冒、皮肤湿疹等疾病的预防和治疗。

▲ **针灸专家孙介光绘制出首张舌针穴位图** 6月11日孙介光在香港宣布，由他主持的舌针研究课题取得阶段性成果，绘制出首张舌针穴位图，并发现了舌下襞肿与脑病的关系。首部舌针专著

《实用舌针学》也已经出版。

▲ **首届中国民族卫生医药发展论坛** 6月19日在南宁市举办，由中国民族卫生协会主办，广西省卫生厅和食品药品监管局协办。论坛以“民族·民生·民康”为主题，分设蒙、回、壮、瑶等民族医药和中医药发展战略等专题论坛。

▲ **大型中医工具书《中国中医古籍总目》面世** 由上海辞书出版社出版发行。收录了全国150个图书馆(博物馆)馆藏的1949年以前出版的中医图书13 455种。

▲ **国家中医药管理局编写印发《地震灾后常见病多发病中医药治疗手册》和《震后灾区中医药防病知识》宣传手册** 6月，由国家中医药管理局组织专家编写完成。《地震灾后常见病多发病中医药治疗手册》内容包括病毒性肝炎、细菌性痢疾、乙脑、皮肤湿疹等40种灾区常见病、多发病的中医药治疗方案。《震后灾区中医药防病知识》立足于“预防为主”，从生活常识入手，介绍了适合震后灾区群众防病的中医药知识。

▲ **中药标准化国家工程实验室落户上海** 6月21日，在长沙举行的第二届中国生物产业大会上，国家发改委为10个生物工程实验室授牌，中科院上海药物所中药现代化研究中心获准建设“中药标准化国家工程实验室”。

▲ **国家药用植物种质资源库运行** 我国首座现代化的国家药用植物种质资源库在中国医学科学院药用植物研究所内落成并正式运行。已入库药用植物种质2万份，实现了对193个科1 017个属种种子的长期保存，保存期为50年。

▲ **11项针灸国家标准正式实施** 7月1日，在中国针灸学会主办的“国家标准针灸技术操作规范新闻发布会”上，11项针灸国家标准正式实施。针灸技术操作规范研究工作由国家标准化管理委员会立项，由国家中医药管理局负责、中国针灸学会组织。

▲ **山东中医药大学在埃及建立中医中心** 山东中医药大学与埃及苏伊士运河大学共同建立埃及首个中医中心，为今后在埃及开展中医药教育、医疗和科研工作打下了基础。

▲ **首个国家级中药学教学团队在北京中医药大学建立** 7月2日，北京中医药大学举办国家级中药学教学团队教学师承暨团队建设研讨会。该教学团队现有全国优秀教师1名、教育部高校优秀骨干教师1名、教育部新世纪优秀人才1名、重点学科带头人3名、北京市高校青年骨干教师3名。

▲ **西藏评选首批名藏医** 西藏首批名藏医评选目前已完成推荐和申报工作，共推荐了21名名藏医和5名荣誉名藏医候选人。

▲ **巴西中医药针灸学会成立25周年** 巴西总统鲁拉致电表示祝贺。巴西中医药针灸学会成立于1983年，由旅居巴西的华人中医针灸执业者创建。

▲ **中华中医药学会向奥组委赠送“志愿者清暑凉茶”配方** 中华中医药学会从2007年9月24日起聘请业内专家，针对奥运志愿者和工作人员，以清凉解暑、增强体能为主要目的，研制了“志愿者清暑凉茶”配方，由金银花、淡竹叶、乌梅、冰糖、绿茶、柠檬酸等组成。

▲ **新加坡设立首个中医奖学金** 新加坡南洋理工大学首届生物医学双学位课程班两名学生获得传统中药行余仁生中医奖学金。该课程班学生将在北京修读两年中医。

▲ **我国首次发表《中国的药品安全监管状况》白皮书** 7月18日，国务院新闻办公室发表了《中国的药品安全监管状况》白皮书。白皮书分为药品供应和质量安全概况、药品安全监管的体制与法制、药品安全监管的政策措施、中药和民族药的监管、药品安全监管的国际交流与合作等五部分。

▲ **中国民族医药学会会长诸国本提出苗医药发展要以医带药** 7月24日在贵阳召开的“中国民族医药论坛”上与会专家指出苗药发展形势喜人，而苗医培养不容乐观。中国民族医药学会会长诸国本认为，民族医药的发展要坚持特色，以医带药，这是民族医药的生命所在。

▲ **政府出招净化中医医疗广告市场** 全国中医医疗广告出证查询系统于8月1日起启用，这一系统将从机制上最大限度地避免虚假违法中医医疗广告的发布。该查询系统是为进一步规范中医医疗广告市场秩序，方便全社会对中医医疗广告进行查询及监督，同时有利于各种媒介在发布中医医疗广告时核查。系统启用后，各地在审批新的中医《医疗广告审查证明》后5个工作日内，须将《医疗广告审查证明》及其成品样件传送至国家中医药管理局政策法规与监督司，以及时更新查询系统。

▲ **中医推拿首次大规模服务奥运赛场** 北

京奥运会组织者在运动员驻地和主新闻中心设立了免费中医推拿点。推拿医师来自北京中医药大学、中国中医科学院等专业院校的研究生。

▲西藏藏医药科研工作取得新进展 2008年,西藏首次承担国家科技支撑计划重点项目——“藏医药现代化发展关键技术研究与示范”,获得国家支持资金1 757万元,计划于2009年完成。2006年成立的西藏藏医药研究院已经具备藏医药基础研究、应用研究、理论与临床研究和藏医天文历算研究能力和条件,具有传统和现代相结合的研究资源优势。

▲黑龙江省中医研究院、南京大学生命科学院中医药生物工程研究中心成立 8月4日,中心揭牌仪式在黑龙江省中医研究院举行。该中心的成立将有利于中医药分子生物学的研究及高级中医药人才培养。

▲第四批全国老中医药专家学术经验继承工作指导老师及学术继承人名单公布 经国家中医药管理局审核,确定王嘉麟等530名同志为第四批全国老中医药专家学术经验继承工作指导老师,韩义红等1 052名同志为第四批全国老中医药专家学术经验继承工作学术继承人。

▲山东省卫生厅制定《中医药防治小儿泌尿系统结石技术指南(试行)》 山东大学齐鲁儿童医院、齐鲁医院等定点医院采用中西医结合方法治疗“问题奶粉”导致的结石患儿效果良好。

▲广东中医开出宝宝排石汤 广州中医药大学第一附属医院儿科专家协商开出专门针对“问题奶粉”导致肾结石的宝宝排石汤。药物组成:金钱草、白茅根、海金砂、石韦、玉米须、车前草。

▲中药首次带上神七飞船 从神舟五号飞船起,中医药就开始运用到航天员的医监医保中。神舟七号首次携带“太空养心丸”,供航天员在飞行期间服用。该药含有十几味中药,可提高心血管功能,增强人体适应性和耐受性。

▲南京举办中药饮片质量标准国际论坛 由南京市人民政府主办的中药饮片质量标准国际论坛于9月24日至25日召开。来自国内外中药饮片研究及使用单位、中药生产企业、中医药管理部门及欧、美、亚多个国家和地区的200多位中药专家围绕中药饮片质量标准进行了深入探讨,以期创新发展思路,探讨中药饮片生产规范化、设备现代化和质量标准化,进一步推动中药饮片质量标准化、国际化进程。

▲《中华本草》编纂课题通过验收 《中华本草》编纂研究课题于10月7日正式通过由国家中医药管理局组织的专家组验收。卫生部副部长、国家中医药管理局局长王国强称这是中国历史上的第6次官修本草,是由政府组织编纂的巨著。该课题由国家中医药管理局组织,南京中医药大学总负责,全国65家医药院校和科研单位的507名专家共同参加。课题自1989年正式启动,历时15年之久,分三个阶段完成。1998年1月,《中华本草》精选本出版发行;1999年9月,《中华本草》30卷本出版发行;2002年～2005年底,《中华本草》民族药4卷本陆续出版发行。总字数近4千万,是继《本草纲目》之后规模最大、内容最全的本草著作。

▲全国中医药科普高级论坛 2008年全国中医药科普高级论坛暨表彰先进大会10月11日至13日在河南省洛阳市举办。107名“全国优秀中医健康信使”和中国中医科学院广安门医院等73个“全国优秀中医健康俱乐部”受到表彰。

▲世界中联中医特色诊疗研究专委会成立 世界中医药学会联合会中医特色诊疗研究专业委员会于10月26日在北京人民大会堂召开成立大会。会议选举王新陆教授为会长,刘剑锋教授为常务副会长兼秘书长。

▲首届世界中医药教育大会在津召开 由世界中医药学会联合会主办,世界中联教育指导委员会和天津中医药大学承办的首届世界中医药教育大会11月5日在天津召开。

▲首届全国民间名中医学术经验暨特色疗法演示大会 于11月5日在北京举行,由中国民间中医医药研究开发协会主办。110人荣获首届全国民间名中医称号,180人荣获首届全国民间特技人才奖。大会旨在为民间中医药人士搭建交流切磋中医理论和中医医疗技艺的平台,提高民间中医药人员业务素质,促进民间中医药发展。

▲六部门联合主办中国中医药展 为迎接世界卫生组织在北京召开世界传统医学大会,进一步宣传我国中医药方针政策,集中展示我国中医药和民族医药所取得的成就,经国务院批准,11月6日至9日在北京举办中国中医药展。本次展览由卫生部、国家中医药管理局、国家食品药品监督管理局、教育部、科技部和解放军总后勤部卫生部联合主办,中国中医药科技开发交流中心承办。

展览以文字、图片、视频、实物、体验等丰富多样的方式，全方位展示中医药源远流长的历史文化，中国中医医疗体系的服务能力、规模和服务特色。

▲世界卫生组织通过《北京宣言》呼吁各国政府将传统医学纳入国家卫生体系 11月8日晚，世界卫生组织传统医学大会的国际政府间论坛闭幕，经过讨论和审议，缅甸卫生部长宣读了《北京宣言》。宣言认为发展传统医学有助实现"人人享有卫生保健"的目标，呼吁各国政府将传统医学纳入国家卫生体系。宣言指出，必须维持和保护关于传统医学、治疗和实践的知识以及对其可持续应用不可或缺的自然资源，保障传统医学实践的安全性、有效性和可及性。各国政府有责任保障本国人民的健康，应作为国家综合卫生体系的一部分，制定国家政策、规章和标准，确保传统医药的安全、有效使用。

▲111人获全国"杰出青年中医"称号 经全国各省市中医药学会推荐，中华中医药学会专家委员会评审，最终确定111人获全国"杰出青年中医"称号。

▲颜德馨基金会优秀论文奖颁奖 上海颜德馨中医药基金会第四届优秀论文颁奖大会在上海同济大学举行。参评作者队伍扩大，论文质量超过往届。

▲广西颁布壮药质量标准 12月8日，广西壮族自治区食品药品监督管理局颁布《广西壮族自治区壮药质量标准》。共收载壮药材品种164个，并对95个壮医药常用相关的理论及其名词、术语进行了规范化表述。

▲国家中医临床研究基地建设单位公布 按照国家中医临床研究基地遴选程序，经过初审、复审、终审以及公示，国家发展改革委、国家中医药管理局共同确定了国家中医临床研究基地建设单位。

▲"中医中药中国行"2008年工作动态 "中医中药中国行"2008年首场活动在山东济南拉开帷幕，随后进入安徽、上海、浙江、福建、广西、湖南、陕西、甘肃、宁夏、青海、新疆、江苏、湖北等14个省(区、市)和澳门特别行政区。组委会成员单位在去年17个部委和机构的基础上增加了发改委、财政部、铁道部、文化部、民航总局等5个部门。活动以"传承中医国粹、传播优秀文化、共享健康和谐"为主题，突出科普性和惠民性。

▲中非政府向我援外医疗队授予"骑士勋章" 中非政府在首都班吉举行隆重仪式，向即将回国的我国第12批医疗队授予"骑士勋章"，包括浙江省绍兴市中医院中医针灸科俞竹青医师。中非卫生部部长发表讲话说，中国医疗队在中非工作期间，以高尚的医德向中非人民提供了优质的服务。他代表博齐泽总统、中非政府和中非人民向医疗队颁发勋章，以表达对医疗队的感激之情和崇高敬意。

▲25名医药工作者获第十届"吴杨奖" 两年一届的"吴阶平医学研究奖—保罗·杨森药学研究奖"(简称"吴杨奖")在北京举行第十届颁奖仪式，25名有突出贡献的医药学工作者获奖。全国人大副委员长、中国药学会理事长、中国工程院院士桑国卫获特殊贡献奖。"吴杨奖"创立于1994年，由西安杨森制药有限公司捐资与卫生部国际交流与合作中心共同设立，是我国医药学界颇具权威性的非官方科学技术奖之一，旨在奖励医药学研究领域中有突出贡献的中青年医药工作者，鼓励他们在基础研究、临床实践等各项科研工作中严谨治学、求实创新。

▲中央财政首次安排中医药知识宣传普及专项资金 为深入贯彻落实科学发展观，推动中医药事业在新时期又好又快发展，财政部社会保障司、国家中医药管理局办公室(财务司)在北京联合召开了中央财政支持中医药事业发展专题研讨会，安排专项资金3 100万元组织实施中医药知识宣传普及项目。通过项目实施，大力宣传普及中医药知识和文化，扩大中医药影响，树立中医药形象，加强人民群众对中医药的理解和认识。

索　　引

附　录

《中国中医药年鉴》(学术卷)(2009卷)主题词索引

A　阿艾癌安

B　八巴白百斑板半贝鼻痹壁萹扁便槟冰兵病补不

C 苍草柴蟾产长肠陈程痴赤抽出除传刺促痤

D 达大带戴丹胆淡膻当道灯地癫丁定冬窦毒读杜多

E　阿莪耳二

F　发方肥肺扶辅妇复傅腹

G　干甘肝肛高葛膈功宫狗古骨固瓜关冠归桂果

H 海鼾诃和红喉厚呼花华滑化坏黄回会混活

J 鸡疾脊甲间肩健姜降绞疖接结截金经精颈桔菌

K 开抗咳口苦

L 莱阑榄雷藜李理利连凉淋灵苓刘流六龙绿

M 麻马脉芒毛茅泌密绵面民膜木目墓

N 内那男脑尿牛脓

O　欧

P　炮泡配盆皮枇脾偏贫品平葡

Q　芪蛴气牵前羌强秦青清祛缺

R　人荣柔儒乳褥润

S 三山伤上烧芍舌蛇参肾升生神失湿十石食视手纾疏舒水四松酸损娑

T　塔台太痰糖绦疼藤体天调葶通痛头土退吞脱

W　王望围胃温蜗乌巫吴五

X 仙纤腺消逍小哮泄心辛新星醒性徐续宣玄眩血荨循

Y 亚咽眼厌养氧腰药野叶夜医胰遗颐乙异抑益薏阴茵银英硬疣鱼语育郁喻毓远

Z　藏枣藻泽增张赵浙贞针珍镇支知脂直植枳志制治智中肿重皱朱竹注祝壮滋子紫

2009卷《中国中医药年鉴》(学术卷)特邀编委单位名录

范永升　浙江中医药大学校长

马　骥　辽宁中医药大学校长

李大鹏　浙江康莱特集团有限公司董事长

刘晖晖　深圳三九现代中药有限公司董事长

郭　娇　广东药学院副院长

李　宁　首都医科大学附属北京佑安医院院长

谢海燕　丽珠集团利民制药厂总工程师

斯拉甫·艾白　新疆维吾尔自治区维吾尔医医院院长

吴以岭　河北以岭医药集团有限公司董事长

闫希军　天津天士力制药股份有限公司董事长

余甘霖　重庆三峡医药高等专科学校校长

池明宇　辽宁省血栓病中西医结合医疗中心院长

王　键　安徽中医学院院长

王之虹　长春中医药大学校长

周永学　陕西中医学院院长

吕志平　南方医科大学中医药学院院长

曹文富　重庆医科大学中医药学院院长

钟　森　成都中医药大学附属医院院长

梁　健　广西中医学院附属瑞康医药院长

何光远　安徽中医学院中西医结合医院院长

宋柏林　长春中医药大学附属医院院长

刘玉泉　陕西省安康市中医医院院长

陈建杰　上海市浦东新区传染病医院院长

北京中医药大学东直门医院

南京中医药大学

新疆医科大学中医学院

浙江康莱特集团

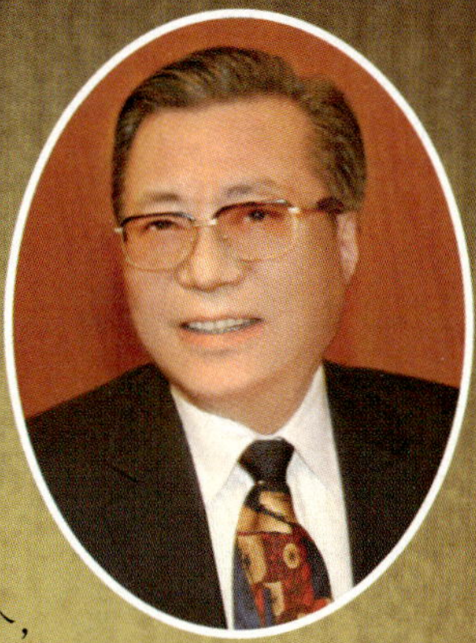

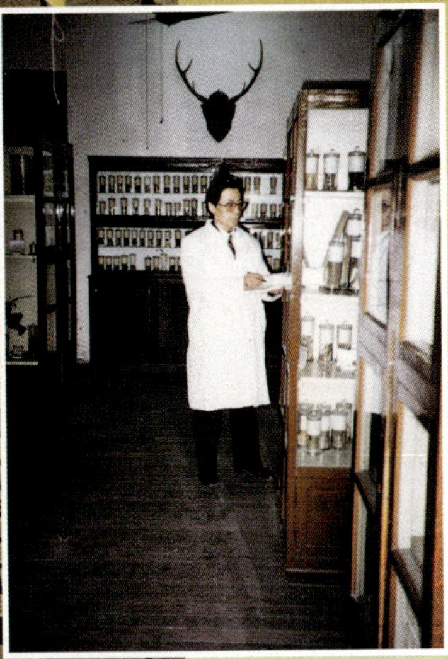

李大鹏在实验室（早期）

李大鹏 浙江中医药大学教授、博士生导师，浙江康莱特集团董事长，中华中医药学会副会长，第十一届全国人大代表。2007 年当选中国工程院院士，成为中国首位中药制剂领域的院士。三十多年来，李大鹏院士坚持科技自主创新，先后主持 13 项（次）国家级中医药重大攻关课题（项目）；研发新药 5 个，在研 3 个；获中、美、日、欧（共体）、俄等国的发明专利 24 项。科研硕果累累，先后获得了国家技术发明二等奖、国家技术发明三等奖、国家科技进步二等奖，以及部（省）级一等奖 4 项，二等奖 3 项。

自幼迷爱中药的李大鹏从 1975 年开始，经过多年的潜心研究，从中药薏苡仁中发现并分离提取到一种抗癌新化合物——薏苡仁甘油酯，并设计研制成功国际新兴尖端的静脉乳剂剂型，形成最终产品“康莱特注射液”。1993 年，康莱特注射液通过了科研成果鉴定，并获得中、美、日、欧（共体）等国专利。1995 年获得新药证书，先后获得国家技术发明三等奖和国家科技进步二等奖。

在科研成果获得成功后，在 1995 年，李大鹏积极响应国家“改革开放”、“科技人员领衔创办高新技术企业”的号召，克服种种困难，自筹资金，领衔创办了国家级高新技术企业——浙江康莱特药业有限公司，将“产、学、研”有机结合。经过十余年的艰辛创业，建成了拥有 10 余亿资产的浙江康莱特集团。

康莱特注射液作为“国家重点新产品”，拥有自主知识产权，是目前国内外肿瘤临床理想的抗肿瘤治疗药物之一。已在 3000 余家大中型医院得到推广应用，70 余万例肿瘤患者由此受益，市场占有率连续多年位居我国中西抗肿瘤药第一，累计实现产值销售 40 多亿元，纳税 4 亿多元。

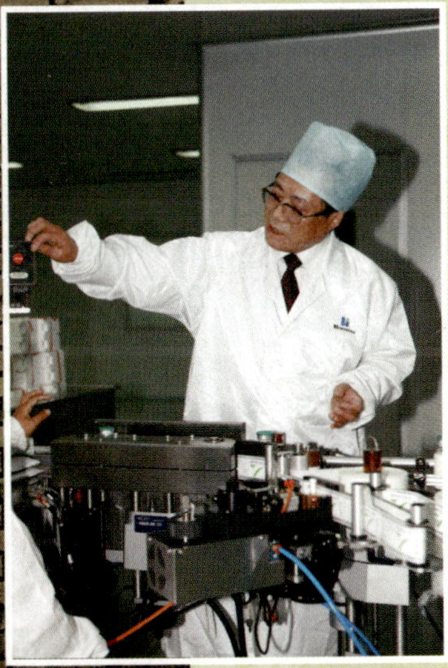

李大鹏董事长在车间指导生产

如今，康莱特注射液作为中药处方抗癌药正积极拓展海外市场。在 2001 年已被美国 FDA 通过 IND 审查并被批准进行临床试验。2003 年圆满完成 I 期临床试验，III 期临床方案经过几年的预试后目前已启动临床试验。同时，在俄完成临床试验后，于 2003 年 12 月俄罗斯卫生部批准康莱特注射液作为抗肿瘤（肺癌）治疗处方药在全俄上市应用，使中药走向国际实现了零的突破，成为第一个走出国门的中药处方药。

李大鹏没有满足康莱特注射液取得的巨大成功，为了中药现代化事业，一直在中药制备工艺的创新上苦苦求索。1996 年立题攻关研究“超临界二氧化碳萃取（简称 SFE）中药有效成分产业化应用”。经过近十年的不懈攻关，使该自主创新的新技术新工艺成功地应用于薏苡仁油等产品的产业化提取分离，并获得发明专利和国家技术发明二等奖。创新工艺打破了传统中药制备工艺，使中药现代化迈开了新的一步。新工艺实践证明，可以显著提高产品得率和纯度，大幅度降低生产成本，缩短工时近 50 倍，并且“节能减排”，每年可为国家节约数万吨的石油能源。该新工艺展示出巨大的同行业产业化应用推广前景。

李大鹏在几十年漫长的科研、创业历程中，有一个坚定明确理想奋斗目标，始终坚持“弘扬祖国传统医药学，振兴民族医药工业，为人类健康事业拼搏、自强、开拓、务实”、“取之社会，用之社会”为宗旨，不仅为建设中国特色社会主义作出贡献，产生巨大社会和经济效益，同时又把自己所得无私奉献给社会公益事业和慈善事业。迄今他已累计认养了 1800 余名孤残儿童，捐资 5000 多万元用于赈灾扶贫，建立了 5 所希望小学，还设立了中国中医药事业发展基金、抗癌事业基金、下岗女工救助基金、失学儿童和贫困大学生助学基金以及孤寡老人养老基金等各类援助社会弱势群体基金共计 2.2 亿元。2008 年四川汶川发生特大地震，他又在第一时间将自己的科研成果提成 100 万元作为“特殊党费”上交党组织，支援灾区抗震救灾工作，还号召企业和员工为灾区捐款捐药 250 余万元。

这就是李大鹏的人生奋斗目标和潜心科研、创办企业的宗旨。几十年来，李大鹏用实际行动实现着自己的誓言，从一位药学专家转为“产、教、研”三合一的复合人才，带领一批同道志士坚持科技创新，获得了一个又一个科技成果，创造了一个又一个奇迹，为人类的健康和公益事业做出了重大贡献。

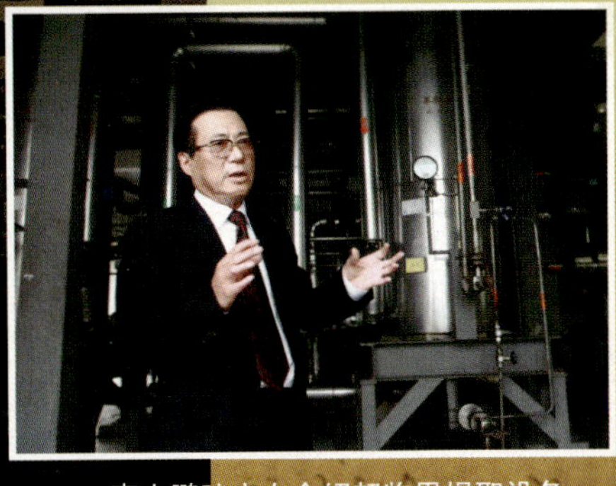

李大鹏院士在介绍超临界提取设备

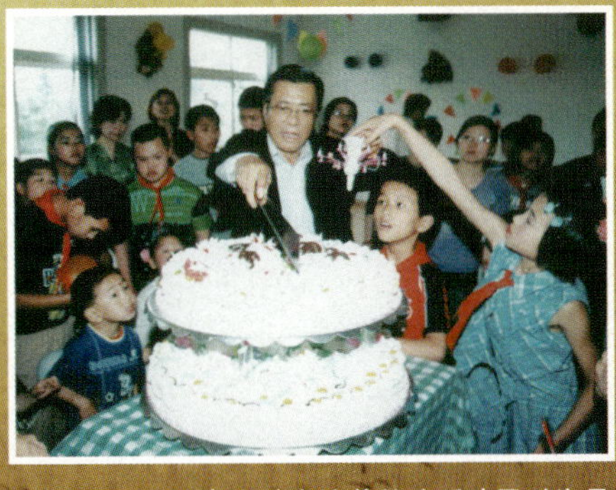

孤儿不孤——李大鹏为认养的残孤孩子过生日

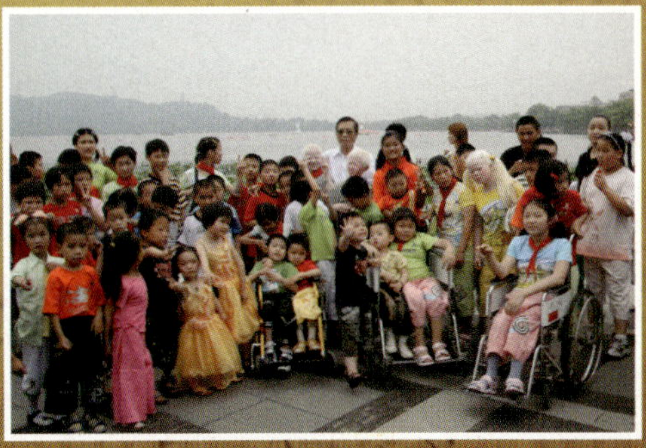

李大鹏带认养的残孤儿童游览西湖

浙江中醫藥大學

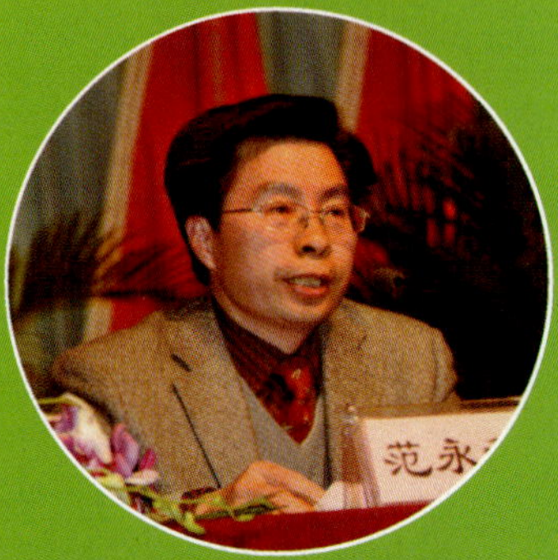

校长：范永升

范永升 教授、博士生导师。1981 年浙江中医学院硕士研究生毕业，留校任教。历任基础部副主任、主任，浙江中医学院副院长，浙江中医药大学副校长、校长，国务院政府特殊津贴奖获得者，教育部高等学校中医学专业教学指导委员会委员，中华中医药学会风湿病专业委员会副主任委员，国家科技支撑计划中医药专家咨询委员会委员，第四批全国老中医药专家学术经验继承工作指导老师，第五届中华中医药学会常务理事，浙江省特级专家，浙江省名中医。

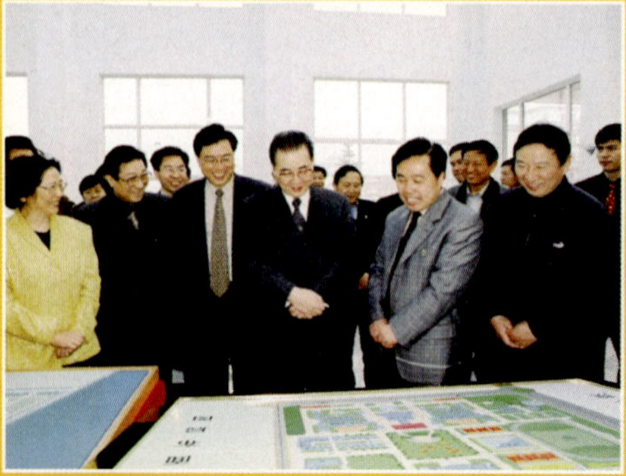

时任中共中央政治局常委、全国人大常委会委员长李鹏来校视察

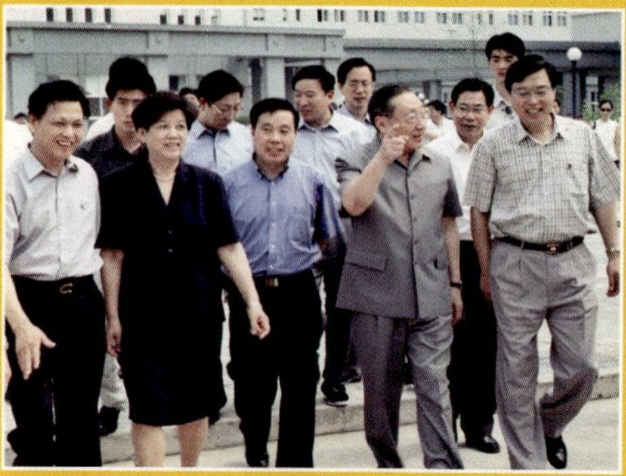

时任中共中央政治局常委、国务院副总理李岚清，教育部部长陈至立来校视察

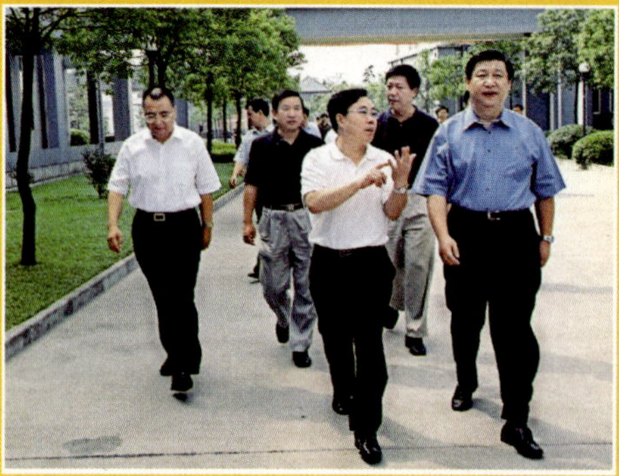

时任中共浙江省委书记，现任中共中央政治局常委、国家副主席习近平来校视察

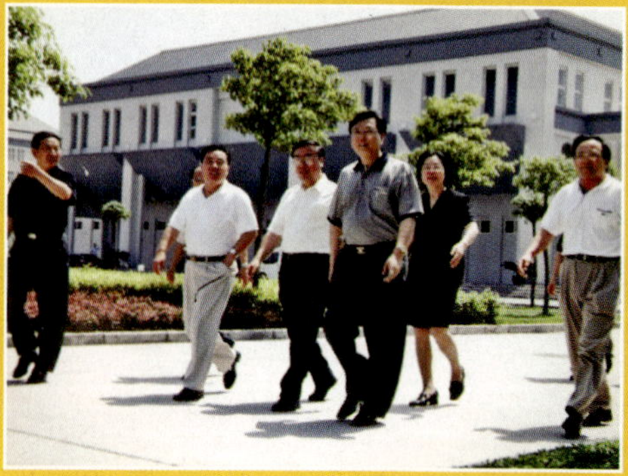

时任中共浙江省委书记，现任国务院副总理张德江来校视察

学校概况

浙江中医药大学座落于历史文化名城浙江省杭州市钱塘江南岸，与国家级风景名胜六和塔隔江相望。学校的前身是创办于 1953 年 7 月的浙江省中医进修学校。1959 年 6 月，浙江中医学院正式成立，校址位于杭州市区庆春路原浙江大学旧址；2000 年 3 月，学校整体迁至现址。2006 年 2 月，更名为浙江中医药大学。

建校以来，广大师生员工秉承“求本远志”精神，遵循高等教育规律，解放思想，更新观念，创新模式，开拓进取，学校实现了跨越式发展，现已成为一所以中医中药为主，医、理、工、管、文多学科协调发展，在省内外具有一定影响的省属高校。学校于 1978 年取得硕士学位授予权，1987 年取得对港、澳、台地区招生权，1998 年取得博士学位授予权并成为开展在职人员申请硕士学位工作单位，2000 年设置七年制中医学专业并成为开展临床医学硕士专业学位试点工作单位，2001 年获得教育部首批本科教学工作随机性水平评估优秀，2003 年设立中医学博士后科研流动站并被批准为高校教师在职攻读硕士学位工作单位，2006 年获得推荐优秀应届本科毕业生免试攻读硕士学位研究生工作资格，2007 年中医临床基础学科成为国家级重点学科，李大鹏研究员当选中国工程院院士，2008 年获教育部本科教学工作水平评估优秀，附属第一医院成为国家中医临床研究基地。

学校坚持以本科教育为主体，积极发展研究生教育，形成了较完善的从学士到博士的培养体系。学校现设有 12 个学院，建有 12 个研究机构，拥有 3 所直属附属医院、12 所非直属附属医院。现有各类在校生 12917 人，其中本科生 9301 人、硕士生 1188 人、博士生 127 人、成教生 2301 人、

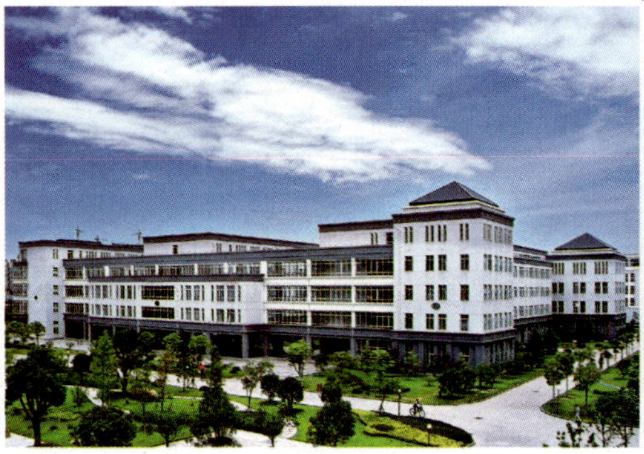

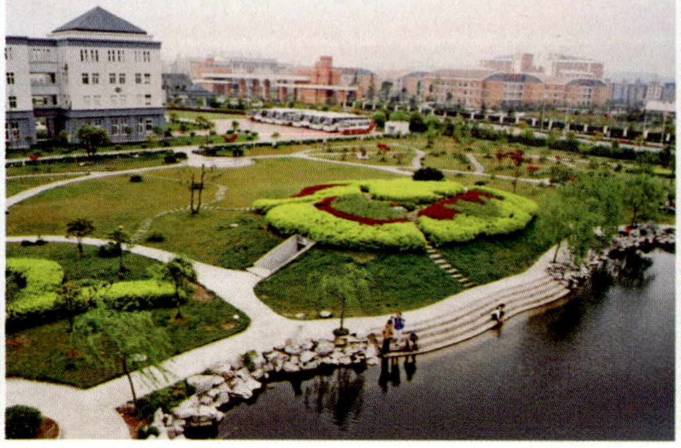

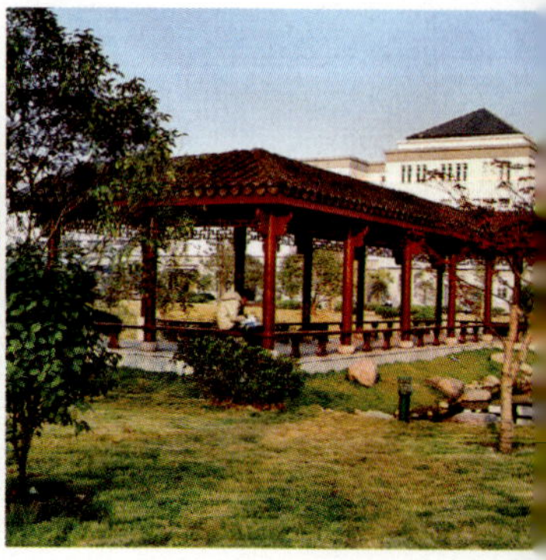

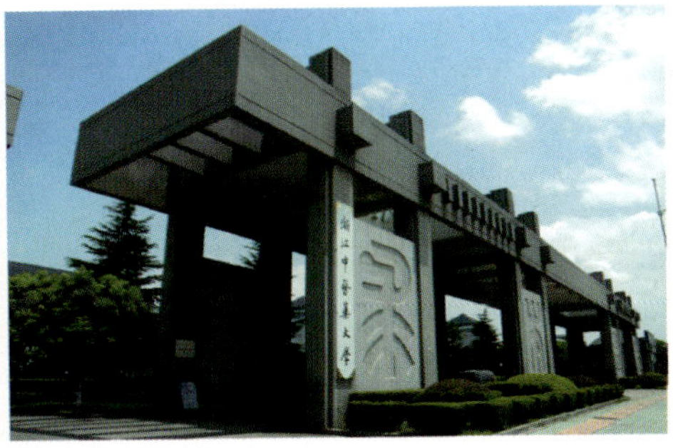

校 门

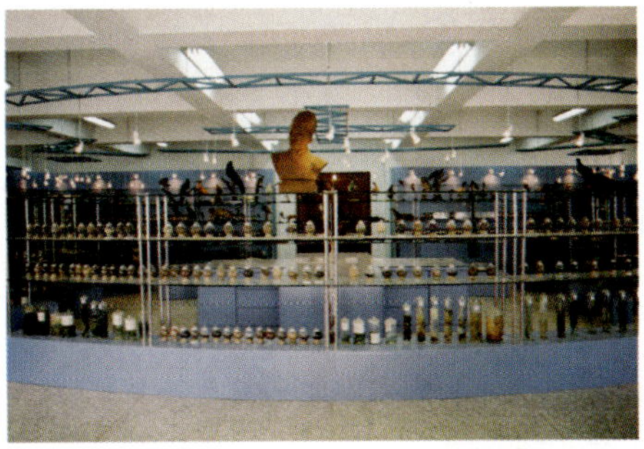

中药标本馆

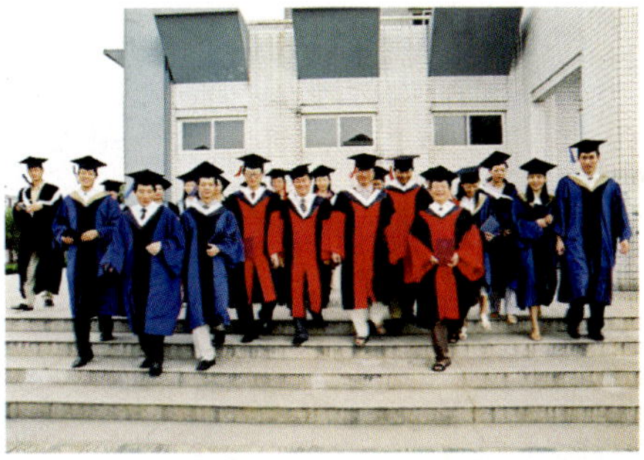

研究生培养

留学生及港澳台生 294 人。全校设有 21 个本科专业，分属医、理、工、管、文等 5 个学科门类，其中有国家级第一类特色专业 2 个，浙江省重点专业 5 个；设有 23 个硕士点、5 个博士点和 2 个博士后科研流动站。

学校现有教职工及医护人员 3328 人，其中高级职称人员 615 人。有浙江省省属高校唯一的由本校产生的中国工程院院士 1 名，享受国务院政府特殊津贴专家 21 人，全国老中医药专家学术经验继承工作指导老师 22 人，卫生部有突出贡献中青年专家 1 人，教育部高等学校医学学科（专业）教学指导委员会委员 4 人，浙江省特级专家 1 人，浙江省教学名师 4 人，浙江省有突出贡献中青年专家 2 人，浙江省“新世纪 151 人才工程”入选者 91 人，浙江省高校中青年学科带头人 20 人。学校从 1988 年起具有卫生技术副高级职务评审权，1993 年起具有副教授职务评审权，2004 年起成为国家中医药管理局中医师资格认证中心工作基地，2006 年起具有中医内科学、中医骨伤科学、中医临床基础、中药学等 4 个学科教授职务任职资格评审权。

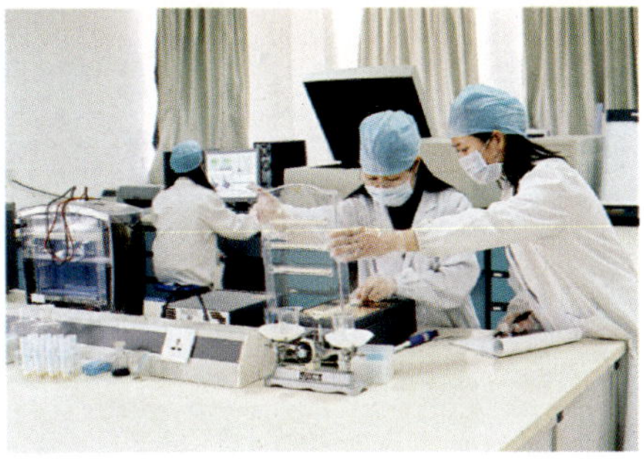

科研实验

学校现有浙江省省属高校中唯一的国家级重点学科 1 个，省部级重点学科 9 个，其中浙江省“重中之重”学科 4 个、国家中医药管理局重点学科 2 个；国家中医临床研究基地 1 个，国家中医药管理局重点研究室 3 个，国家食品药品监督管理局药物临床试验机构 1 个（12 个专业）；省部级重点实验室 15 个，其中国家中医药管理局三级科研实验室 3 个，省属高校实验室建设项目 10 个（科研）；省公共科技条件平台 2 个；国家中医药管理局重点专科、专病中心 16 个，省级重点专科、专病中心 31 个。学校主办《浙江中医药大学学报》、《浙江临床医学》等两种学术期刊，《浙江中医药大学学报》是全国对外发行最早的中医学术刊物之一，在 20 多个国家和地区发行，已被美国《化学文摘》等国际著名检索系统收录。

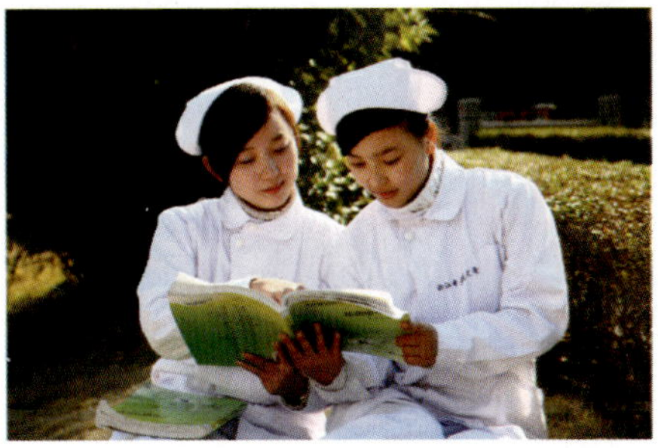

学生培养

2000 年以来，学校承担了各级各类科研项目 1464 项，其中国家“973”计划、国家自然科学基金、国家“863”计划、“十五”国家科技攻关计划、“十一五”国家科技支撑计划等国家级项目 53 项，省部级项目 248 项。科研成果获各级各类奖励 305 项，其中国家科学技术进步二等奖、技术发明二等奖各 1 项、省部级奖励 71 项。开发了康莱特注射液、参麦注射液等单品种年销售额超 2 亿元的中药新药。在近两次教学成果奖评选中，学校获得国家级教学成果二等奖 1 项，省级教学成果一等奖 2 项、二等奖 3 项。

学校积极扩大国际交流与合作。先后与 21 个国家与地区的 37 个教育、科研、医疗单位建立了合作关系，招收了 31 个国家与地区的国（境）外学生。学校具有聘请外国文教专家资格，先后聘请了 35 位外国专家学者为客座教授。曾成功举办中医中药针灸诊治疑难杂病国际学术会议。

学校的建设和发展受到了党和国家领导人及各级领导的高度重视、社会各界的广泛关注。时任中共中央政治局常委、全国人大常委会委员长李鹏，时任中共中央政治局常委、国务院副总理李岚清，时任中共浙江省委书记张德江、习近平及教育部、卫生部多位领导都先后来校视察，对学校改革与发展的成绩给予了充分肯定。中央电视台也对我校进行了专题报道。

目前学校以提高质量为核心，以内涵发展为主导，以创建高水平中医药大学为目标，以“深化改革、科学发展、提高质量、增强能力”为总要求，全面推进学校由教学型向教学研究型大学转变，努力为建设创新型国家、实现中医药现代化作出积极贡献。

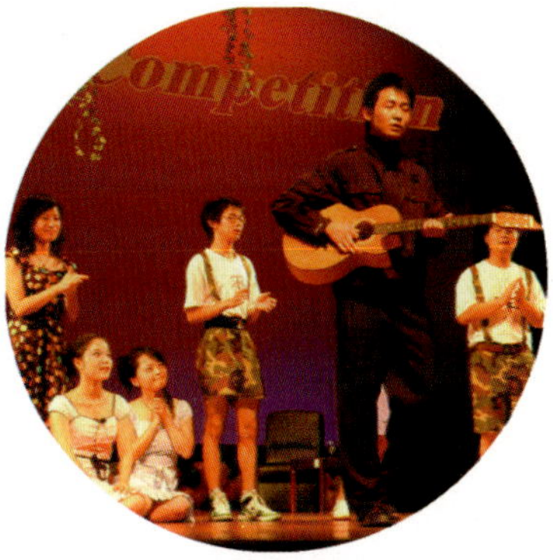

校园文化

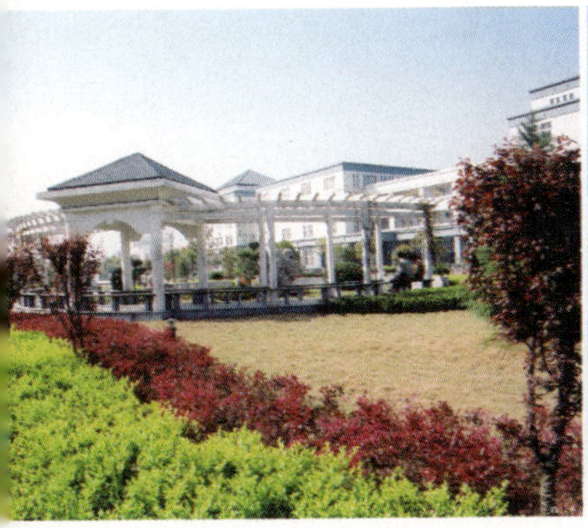

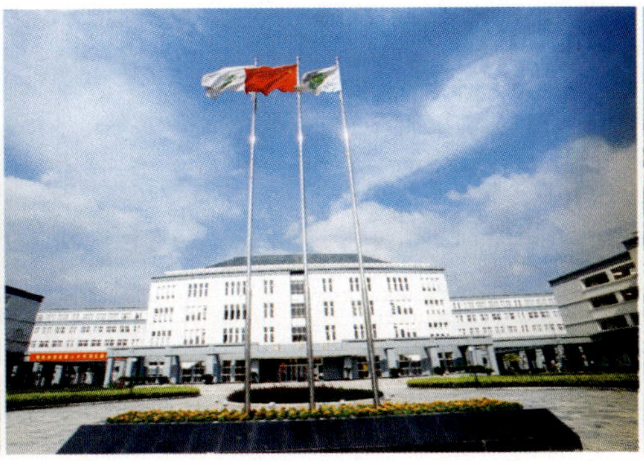

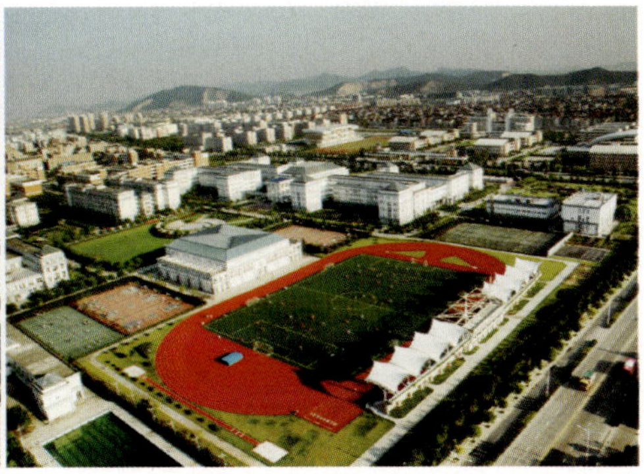

遼寧中醫藥大學

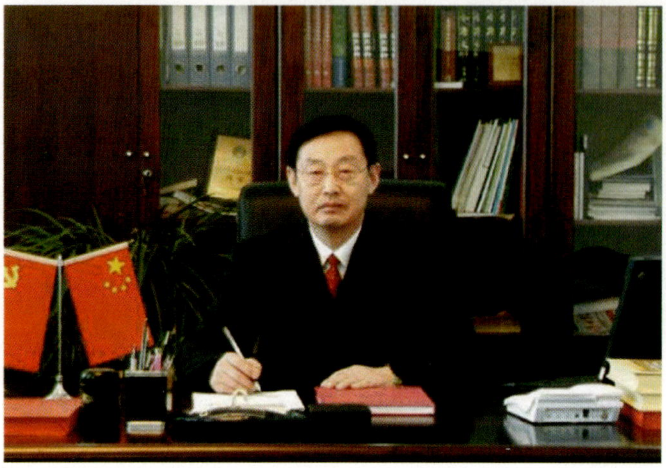

校长:马 骥

马骥 教授，博士生导师。1969年毕业于辽宁中医学院中医系，先后担任过辽宁中医学院教务处副处长、处长，辽宁中医学院副院长、院长，现任辽宁中医药大学校长，辽宁中医药大学学位评定委员会主任委员，辽宁省重点学科——方剂学科带头人。马骥教授是辽宁省高校科研创新团队（方剂学科科研创新团队）、辽宁省高校省级教学团队（方剂学科教学团队）的带头人，获辽宁省政府自然科学专项津贴，享受国务院颁发政府特殊津贴；兼任中华中医药学会常务理事及方剂分会副主任委员，全国临床医学中医中西医结合专业学位教育指导委员会委员，《中国中医药年鉴》（学术卷）特邀编委、中华医学会辽宁分会医学教育学会副主任委员，辽宁省中医药学会副理事长，全国普通高等教育中医类规划教材编审委员会委员，辽宁省政府学位委员会委员，辽宁省自然科学研究系列专业技术职务评审委员会委员等职务，已被载入《世界名人录》、《中国当代高级科技人才系列辞典》。

马骥校长曾任辽宁省政协委员，连续四届被选为沈阳市皇姑区人大代表、两次被选为中国共产党沈阳市代表大会代表，曾多次被学校党委评为优秀共产党员、被中共沈阳市委科教工委评为优秀共产党员、被中共沈阳市委员会授予优秀共产党员称号。

马骥校长长期从事中医方剂的教学、科研以及医疗和管理工作，在中医组方研究上造诣颇深，其研究方向为中医方剂配伍规律及其治疗作用机理，重点为中药复方治疗血液病的研究、中药复方治疗类风湿的研究、方剂学文献研究、中药复方治疗癌性疼痛机理的实验研究等。专业理论水平深厚，擅长中医内科血液病的临床治疗，在全国方剂专业领域享有较高的声望和影响力，有很强的组织管理和培养指导能力，曾多次应邀前往意大利、马来西亚、韩国、日本、澳大利亚等国家地区讲学和考察。马骥校长积极开展教学研究与教学改革工作，目前主要承担本硕七年制方剂学、硕士研究生方剂学导论，博士研究生方剂学关键问题及方剂配伍方法等课程，培养博士后、博士研究生、硕士研究生20余名。其主持的"面向21世纪的外向型中医药人才培养的研究与实践"教改课题于2001年获国家教育部教学成果二等奖，"外向型中医药人才三位一体构建模式"教改课题于2005年获辽宁省教育厅教学成果一等奖。

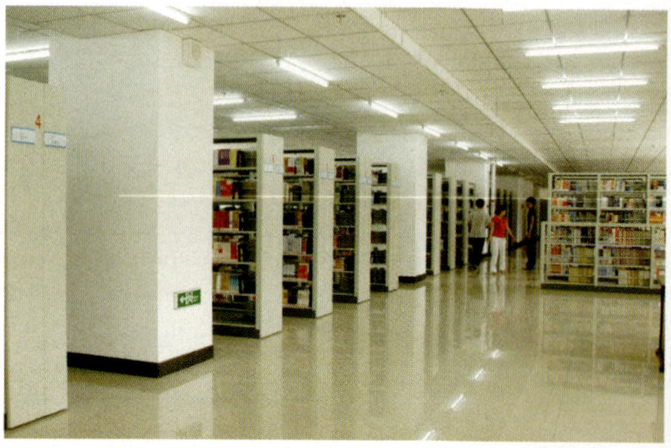

图书馆一角

1990年以来，马骥校长先后主持及主要参与省部级以上项目10余项，如国家教育部博士点基金课题"中药精选小复方抗免疫性血小板减少性紫癜的分子机制研究"，国家中医药管理局课题"活血化瘀治疗原发性ITP免疫调控的实验研究"、辽宁省教育厅课题"紫癜颗粒对ITP模型小鼠脾脏B细胞凋亡及其凋亡基因调控机制的研究"、"益气活血法治疗原发性ITP免疫调控的实验研究"、"古代经典方剂配伍的生物效应及物质基础研究"等。主要参与编写的学术论著5部，如《医方发挥》、《现代新方剂学》等，在国内外学术会议上和国家级、省级学术刊物上发表《导赤散虚实辨》、《中药复方研究方法探讨》、《中医药现代化进程中方剂学现代化的思考》、《分子生物学与中医方剂现代化》等学术论文40余篇；其中《导赤散虚实辨》于1995年获中国自然科学核心期刊优秀论文一等奖。获省部级以上科技进步奖多项：1995年获辽宁省政府科技进步三等奖；1996年12月获辽宁省政府科技进步三等奖；"紫癜冲剂的临床与实验研究"2001年获辽宁省科技进步三等奖，"益气化瘀治疗原发性ITP免疫调控机制的研究"2005年获沈阳市科技进步三等奖。

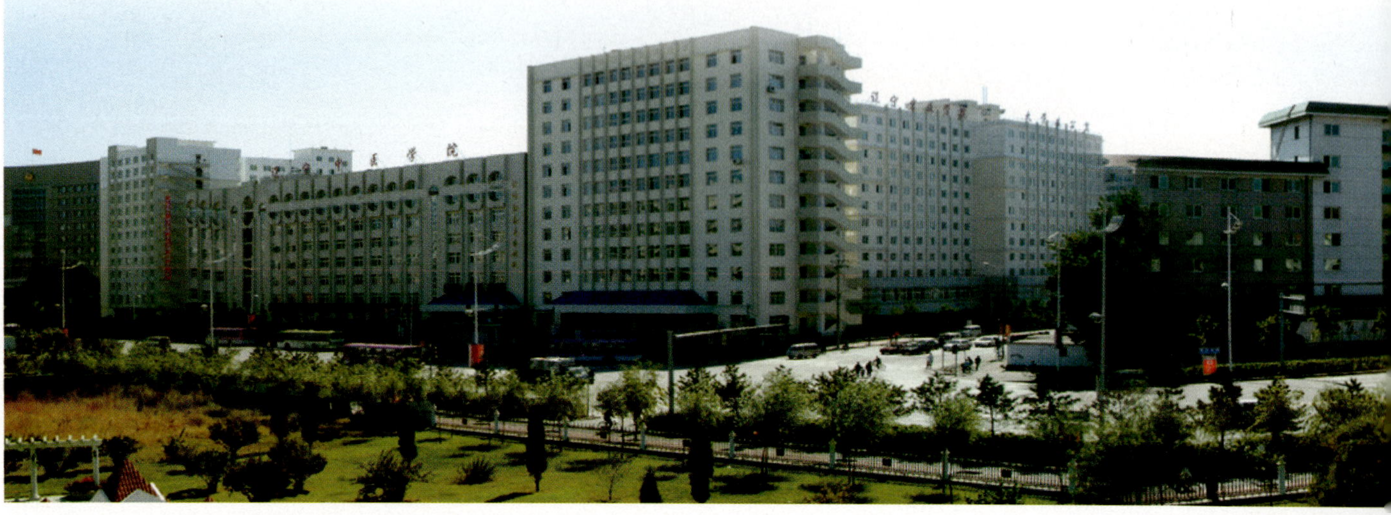

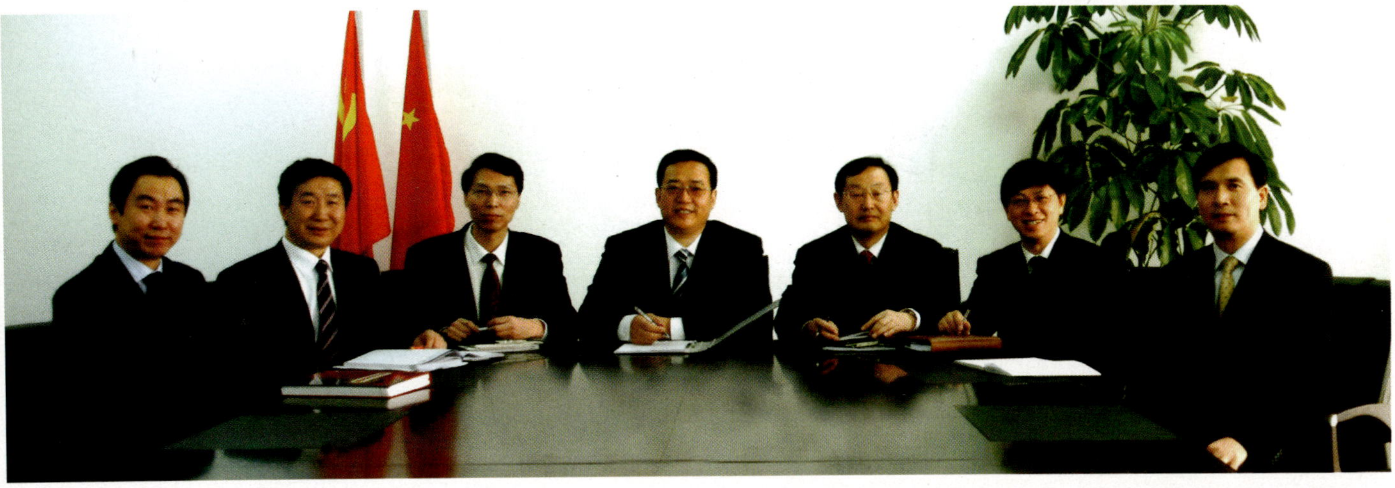

学校领导班子（左起：杨关林副校长、康廷国副校长、初杰副书记、王明玉书记、马骥校长、石岩副校长、季惠斌副校长）

辽宁中医药大学前身为创建于 1958 年 8 月的辽宁中医学院，2006 年 2 月经教育部批准更名为辽宁中医药大学，主校区位于沈阳市北陵附近，分校区位于大连市双 D 港，是辽宁省举办的全省唯一的一所中医药高等院校。学校先后获得全国教育纪检监察先进集体、全国平安和谐校园及辽宁省先进党委、辽宁省先进集体、辽宁五一奖状、辽宁省精神文明创建工作先进单位、辽宁省依法治校示范校、全省平安建设示范校园及沈阳市先进党委、先进单位等荣誉称号，2007 年被教育部确定为本科教学工作水平评估优秀院校。

学校现有在校生万余人，设置医、理、工、管、文 5 个学科门类，30 个本科专业和专业方向，设置了 16 个二级学院、2 个教学部、2 个研究院、1 个编辑部；拥有 1 个国家重点学科、3 个博士后科研流动站、2 个一级博士学位授权学科、8 个二级博士学位授权点、3 个一级硕士学位授权学科、18 个二级硕士学位授权点、4 个国家中医药管理局重点学科、7 个省级重点学科、11 个国家中医药管理局科研三级实验室、16 个国家中医药管理局科研二级实验室、11 个省级重点实验室及工程中心；师资力量雄厚，博士生导师 55 人，硕士生导师 306 人，享受国务院特殊津贴专家 47 人，国家级名师 1 人，省级名师 5 人，国家级名医 19 人，省级名医 34 人，国家级百千万人才工程 2 人，省级百千万人才工程百人层次 17 人、千人层次 46 人，省高校学科拔尖人才 1 人，中青年学科带头人 1 人，优秀青年骨干教师 21 人；获得 4 项国家级教学成果奖、1 项国家级精品课程、20 项省级精品课，3 个省级实验教学示范中心，实现了本科教学评估优秀目标；获得 973 国家重点基础研究发展计划项目、国家自然科学基金重大项目 56 项，科研影响、科技实力和科研管理水平不断提升，科研总经费近亿元；4 所直属附属医院均为全国三级甲等医院，拥有局级重点专科、专病医疗中心 10 个，省级重点专科、专病医疗中心 14 个；建立了 40 所教学医院、实习医院，有 30 家药学实习基地；学校是国家中医药国际合作基地，目前已经与美国、英国、日本、韩国、澳大利亚等国家和地区的 70 个大学或机构建立了合作关系及合作办学项目，承办了多次国际型学术会议，具有一定的海外影响力和知名度。

在改革中不断前进的辽宁中医药大学，本着“不求最大，但求最强”的办学理念，实施“学科立校、人才强校、科技兴校”战略，全面加强内涵建设。在人才与师资队伍建设、教学与医疗服务、学科建设与科学研究、对外教育与国际交流、中医药传统文化建设等方面取得长足进展，形成自己的特色和优势，在振兴辽宁老工业基地方面发挥了应有的作用，为祖国中医药事业的传承和发扬做出贡献，正向着国内一流、国际知名的中医药大学目标昂首迈进！（http://www.lnutcm.edu.cn/）

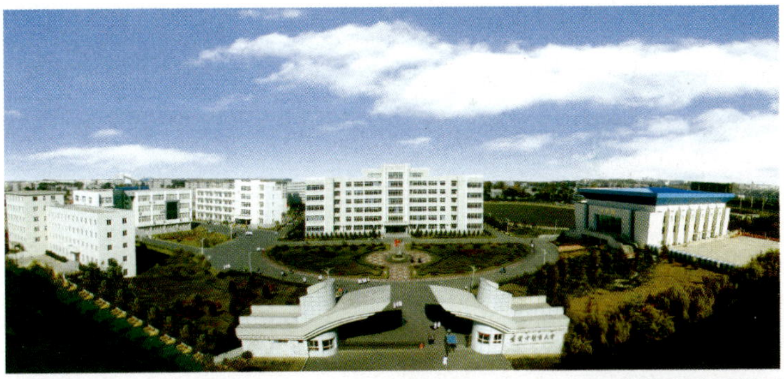

沈阳苏家屯校区

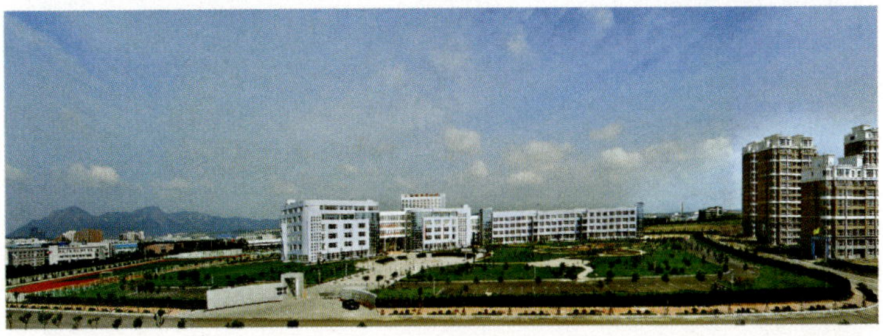

大连分校区

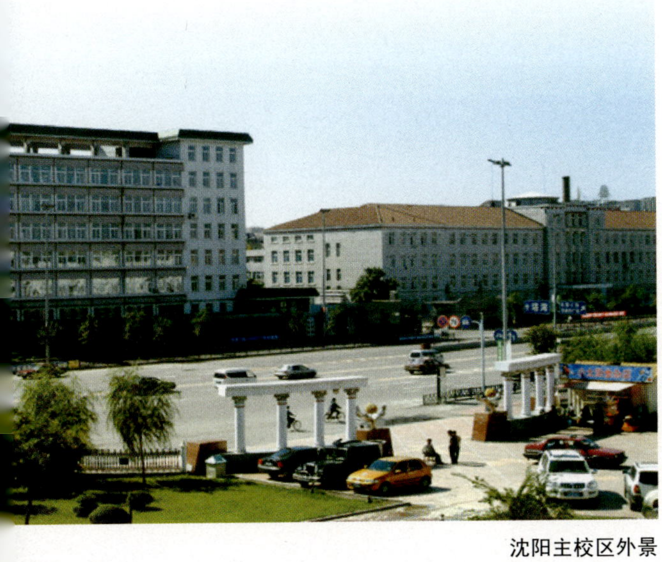

沈阳主校区外景

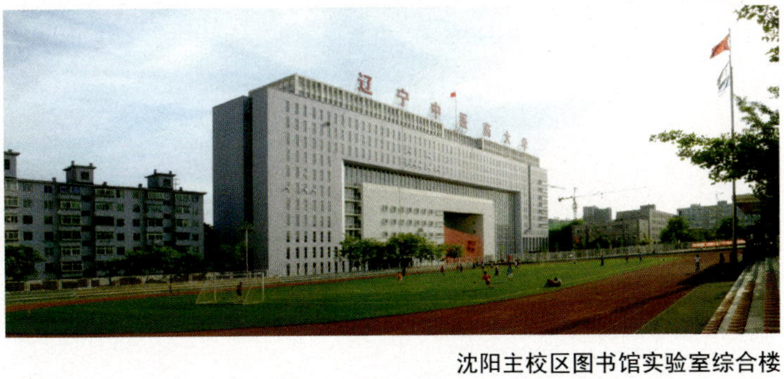

沈阳主校区图书馆实验室综合楼

深圳市三九现代中药有限公司

【精益求精 黄金品质】

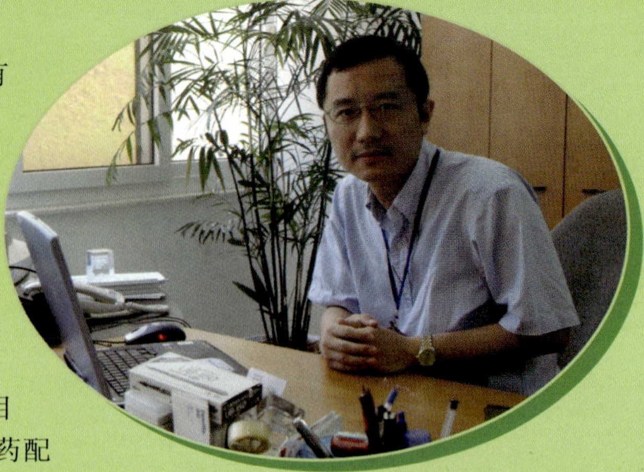

董事长：刘晖晖

深圳市三九现代中药有限公司（以下简称“现代中药公司”）是三九医药股份有限公司下属的一家全资子公司，公司成立于 2003 年 4 月，是国家药监局批准的生产、经销三九单味中药配方颗粒的专门公司，已通过 GSP 认证。目前，公司生产、经销单味中药配方颗粒 530 多个品种，拥有专业的 GMP 生产基地、质检、销售队伍。市场覆盖国内 23 个省、直辖市的 600 家中医院与中医医疗机构，有近 6000 名医生在临床上处方三九单味中药配方颗粒，同时，在北美、欧洲、大洋洲、港澳、东南亚等海外市场均有产品销售。

999 单味中药配方颗粒项目从 2000 年开始立项、推广，年增长率一直保持在40%以上，2008年销售额过2亿，在同类生产企业中处于前列。在产品研发方面，依托于三九医药技术开发中心，联合中国中医科学院、中国药科大学、广州中医药大学等多家学术机构，对单味中药配方颗粒的生产工艺、质量标准、药理药效等方面进行了深入系统的研究。几年来，三九医药在单味中药配方颗粒项目上的累计投资已经超过 3 亿元人民币。

现代中药公司现有员工 200 人，平均年龄 27 岁，90%以上的员工拥有中医药专业本科及以上学历，我们的员工朴实、勤奋、热爱中医药，我们的公司充满朝气与生机！

现代中药公司秉承着继承、发展、弘扬中国传统中医药的理念，运用现代的营销思维，先进的制剂技术，把致力于推动“中药现代化”——中药配方颗粒的发展作为企业的使命，把致力于推动中药标准化、客观化、国际化作为企业的追求目标。公司的业务目标：2009年——2.2亿、2010年——3亿、2015年——10亿；公司的科研目标：2010 年——建立广东省中药配方颗粒质量标准、2011 年——建立国家中药配方颗粒质量标准、2020 年建立全球中药配方颗粒质量标准。公司的社会责任目标：一杯水＋几包配方颗粒，解决老百姓日常用药问题！

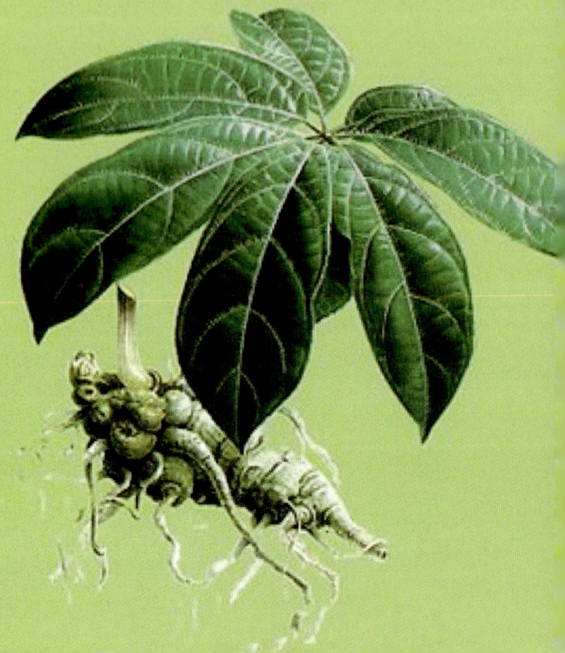

现代中药公司始终坚持“以客户为核心”的营销理念、坚持“精益求精、黄金品质”的服务理念，以道地中药材种植基地建设为基础，贯穿原料采集、药品生产、质量控制、销售管理、市场推广、学术支持、客户服务等各个环节。在每一个环节都为客户提供的不仅是优质的产品，更是一种“贴心、放心、安心”的服务。我们不仅要让客户满意，更要让客户感到惊喜和感动！

广 东 药 学 院

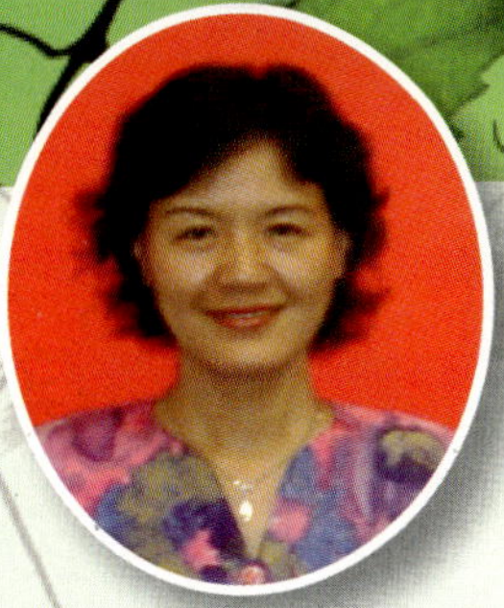

郭姣　医学博士，教授、主任医师，博士生导师，广东省十届政协特聘委员，广东省妇联副主席（兼）。现任广东药学院副院（校）长，广东药学院中医药研究院院长，学校学术委员会副主任，学校学位评定委员会副主席，国家中医药管理局“高脂血症调肝隆脂”重点研究室主任，国家中医药管理局“脂代谢”三级实验室主任，《广东药学院学报》副主编，国家科技重大专项负责人，广东省科技进步一等奖第一完成人，广东省优秀教学成果一等然第二完成人，广东省高层次人才“千百十”工程“十”（国家）级人选。兼任世界中医药学会联合会药膳食疗研究专业委员会副会长，中华中医药学会海外中医药师注册认证工作委员会副秘书长，中华中医药学会中医基础理论分会常委，香港中药学会顾问，广东省第四届学位委员会学科评议组成员，广东省中西医结合学会副理事长，广东省女医师协会副会长，广东省药膳食疗专业委员会主任委员，《中药材》杂志编委会副主任，《中国实验方剂学杂志》、《中国药科大学学报》、《药学教育》等杂志编委。

主要研究方向为中西医结合防治代谢性疾病。近年来，在中医药防治高脂血症研究领域取得了突破性进展，首次提出“社会生活方式变化 – 机体情志变化 – 肝失疏泄 – 高脂血症”的发病模式，明确提出“肝”是高脂血症发病的关键，创立“调肝隆脂”理论，在该理论指导下，研发了高效、安全的调肝降脂创新中药，丰富发展了高脂血症中医病因病机学说体系，拓展了中医药防治高脂血症的思路。建立了广东省脂代谢研究平台，成为国家中医药管理局以创新理论命名的首个也是唯一的“高脂血症调肝降脂”重点研究室和国家中医药管理局“脂代谢三级实验室”。

研究成果“中药复方防备治高脂血症临床与实验研究”经专家鉴定达到“国内同类研究的领先水平，理论创新和对中药复方的系统研究方法及对转基因鼠的药效学研究等关键性技术指标达到同类研究的国际先进水平”，获得2008年度广东省科技进步一等奖。先后多次在国际、国内学术会议上进行交流，得到学术界高度评价。

目前，主持国家科技“十一五”重大专项 1 项、国家自然科学基金资助项目 2 项、广东省重大决策咨询研究项目 1 项、广东省产学研结合项目 1 项及其他省部级以上项目 3 项，已完成国家及省部级科研项目 10 余项，获资助经费 1300 余万元；先后获省部级以上科技进步奖3项，获省级教学成果奖2项；主编“十一五”规划教材《中医营养治疗学》、全国高等医药院校规划教材《中医药学概论》、《中医药营养学》及香港大学教材《中医营养学》等 4 部，其中《中医营养学》获第五届世界传统医药国际优秀科技成果奖，参编全国高等医药院校规划教材《中医诊断学》、《中药学》、《中医学基础》3部，出版专著1部；申请发明专利5项；发表学术论文50余篇。

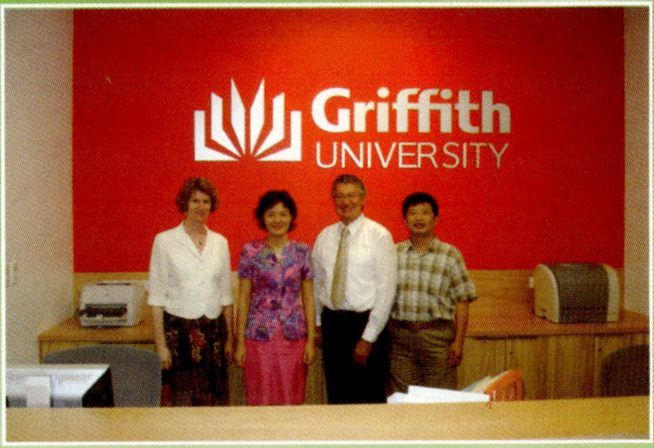

与澳大利亚griffth大学校长、副校长合影

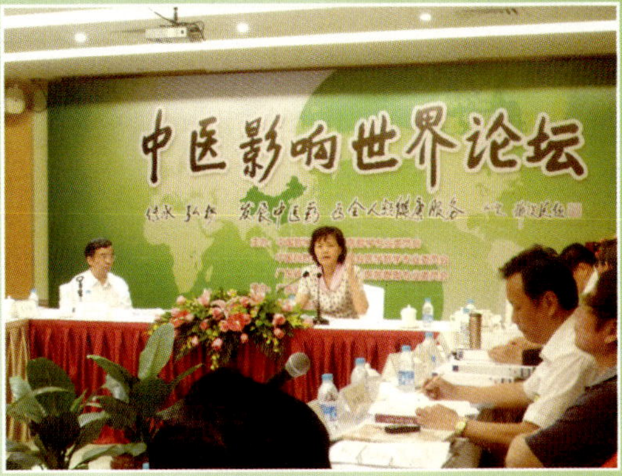

在“中医影响世界论坛”作主题报告

广东药学院坐落在风光旖旎的岭南历史文化之名城、改革开放的前沿——广州市，由位于广州的广州大学城校区、赤岗校区、宝岗校区和位于孙中山故乡的中山校区四个部分组成，其中大学城校区是主校区，校园占地面积 190 多万平方米。广东药学院是我国独立建制的三所高等药科大学之一，广东省热门高校，广东省培养药学、预防医学和临床医学人才的摇篮，广东省国家执业药师培训中心，广东省医药卫生系统继续教育的重要基地。

经过 50 多年的建设和发展，学校形成了本科教育、研究生教育、成人教育、留学生教育等不同层次的教育体系，已发展成为一所融医学、理学、工学、管理学、经济学等学科门类于一体，医药与医药类相关专业并举，在广东省有较大影响的医药院校。现设有药科学院、中药学院、生命科学与生物制药学院、公共卫生学院、临床医学院、医药信息工程学院、医药商学院、食品科学学院、护理学院、基础学院等 16 个二级院（部）以及图书馆、现代教育技术中心 2 个教辅单位。设有药学、药物制剂、中药学、中药资源与开发、预防医学、卫生检验、临床医学、护理学、生物科学、生物技术、制药工程、化学工程与工艺、计算机科学与技术、生物医学工程、食品质量与安全等 25 个本科专业，其中，药学专业、药物制剂专业和预防医学专业是广东省高校名牌专业。现有中药学、药剂学、药物化学、药物分析学、内科学、流行病与卫生统计学、病原生物学、人体解剖与组织胚胎学 8 个硕士学位授权学科，其中一级学科 1 个，二级学科 7 个。广东高教精品课程 3 门，省厅级以上重点实验室 8 个。截至 2008 年 12 月，共有普通高等教育全日制在校生 22415 人。

学校现有教职工 2541 人，专任教师 1254 人，教授 99 人，副教授 292 人；具有博士学位人员 170 人、硕士学位人员 521 人；硕士生导师 123 人。享受国务院、省政府特殊津贴专家 12 人，教育部教学指导委员会委员 6 人、省教育厅教学指导委员会委员 2 人，国际级裁判员 1 人、国家级裁判员 3 人，国家、省部级优秀教师 30 人，广东省思想政治理论课名师培养对象 1 人，广东省“千百十工程”重点培养教师 31 人（其中国家级培养对象 1 人）。

学校重视素质教育，主动适应区域医药产业和卫生事业发展的要求，培养具有良好思想道德品质、创新精神和实践能力的高素质应用型人才。始终将质量和特色作为办学的生命线，坚持深化教育改革，尤其是近年来，及时抓住广东高等教育快速发展的机遇，科学定位，明确发展思路，全面加强内涵建设，不断探索和实践创新人才的培养模式，及时优化专业和学科结构，大力拓展办学空间，改善办学条件，办学规模迅速扩大，办学质量和效益显著提高。近十年来，我院毕业生深受用人单位和社会的欢迎，一次就业率一直处于全省高校前列，多年以来本科毕业生就业率均超过 96%。绝大多数毕业生已成为广东省医药和卫生行业的技术骨干和中坚力量，为广东省医药卫生事业的发展做出了重要贡献。

学校重视科研与科技开发工作，设有国家中医药管理局重点研究室、国家中医药管理局三级实验室、广东省药物新剂型重点实验室、省教育厅现代中药重点实验室、广东省科教兴医重点实验室，以及药物研究所、生物制药研究所、中药开发研究所、中医药研究院、实验动物中心；有直属附属医院 1 所，非直属附属医院 2 所，非直属附属制药厂 1 家，产学研基地 4 个等。仪器设备先进，形成较为完整的科研体系，积极承担国家、部省级科研项目并获得丰硕的科技成果，积极与企业开展横向合作，为医药企业的科技创新提供了技术服务，取得了良好的社会效益和经济效益，为广东省的经济建设和社会发展做出了应有贡献。

学校对外合作与交流活跃，与美国州长州立大学、加拿大多伦多大学、英国赫特福德大学、英国利物浦大学、日本大板滋庆教育集团、澳大利亚昆士兰大学、台湾嘉南药理科技大学等建立了合作交流关系。1997 年学校经教育部批准与香港大学合作培养药学人才，对香港的中医药人才培养起到了积极的促进作用。

春华秋实，桃李芬芳。在新的历史时期，学校将秉承“药学中西，医道济世”的校训，继承和发扬广药人“自强不息，务实创新”的优良传统，加快发展步伐，全面提高教学质量、科研水平和社会服务能力，朝着以药为主、医药结合、多学科协调发展，办学特色鲜明、综合实力位居国内省属同类院校前列医药大学的目标努力迈进。

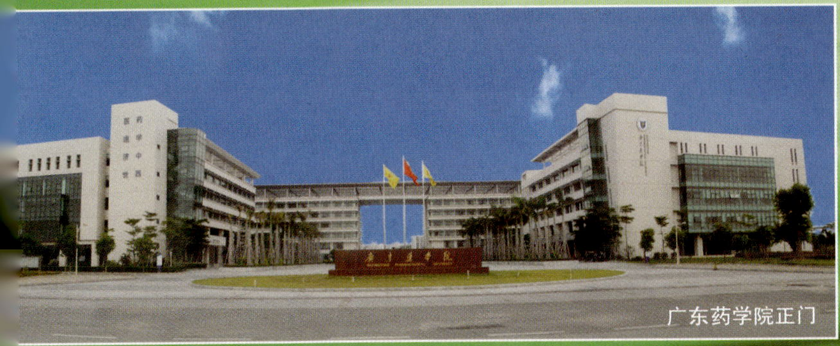

广东药学院正门

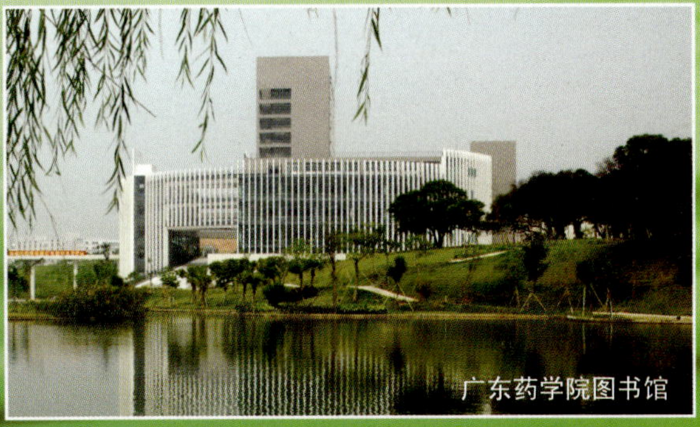

广东药学院图书馆

首都医科大学附属北京佑安医院

Beijing You'an Hospital,Capital Medical University

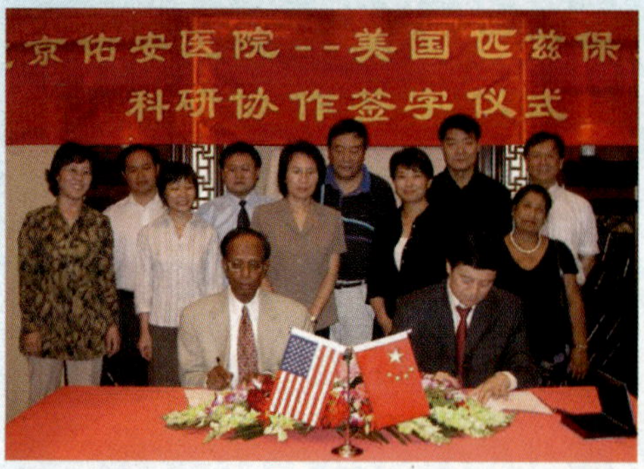

佑安门位于北京城西南，建于明嘉靖43年，取“安宁、安定”之祥意。建国初期，彭真市长亲临右安门，规划兴建北京第二传染病医院，其建筑规模及学科设置为亚洲之首。1989年亚运会前夕，更名为北京佑安医院。1997年被卫生部获准为三级甲等专科医院。2003年成为首都医科大学附属北京佑安医院、首都医科大学第九临床医学院并设有北京市卫生局肝炎研究所及北京市性病艾滋病临床诊疗中心。

北京佑安医院是一家以感染和传染性疾病群体为服务对象，集预防、医疗、保健、康复为一体的大型综合性专科医院。医院秉承“尊道厚德、互佑平安”的文化理念，坚持求实、奉献、精湛、创新之训导，努力打造国际水平的现代化医学中心。

医院占地面积52250平方米，开放床位750张，建有“病毒性肝炎与肝病、感染、免疫与生物治疗、新发传染病和艾滋病及热带病与寄生虫”等重点学科。设有首都医科大学临床病理中心、首都医科大学病源微生物生物安全研究中心、北京市人工肝治疗培训中心、北京市肝病消化内镜治疗会诊中心、北京市中西医结合肝胆疑难病会诊中心、中美肝脏移植协作中心及北京市性病艾滋病临床诊疗中心。其先进的医疗仪器装备、完善的基础研究设施、精良的专科医疗技术、团结奋进的学科梯队及广泛的学术交流，使佑安医院成为在国内外享有盛誉的知名医疗机构；与美国匹兹堡大学合作的肝脏移植中心，年完成各类肝移植手术近百例，各项疗效指标达到国际先进水平；与美国生命治疗公司合作完成生物人工肝三期临床试验，其技术成果居世界领先；肿瘤肝胆介入微创诊疗技术、中西医结合治疗肝病技术、乙肝产妇母婴阻断技术、肝病消化内镜诊疗技术、肝病合并尿毒症肾透析技术、肝胆外科技术、性病艾滋病诊疗技术成为医院发展的重点优势学科。佑安医院创建了关爱艾滋病患者和感染者的NGO组织——“爱心家园”和关注肝病患者、体现人性化服务的“肝病康乐家园”，形成了以防、治、保、康为一体的慢病综合管理服务体系。医疗服务立足首都，面向全国、走向世界，是卫生部全国传染病进修医师培训基地、卫生部艾滋病临床医师培训基地、国家中医药管理局传染病建设基地、中国性病艾滋病防治协会关怀与治疗工作委员会主任委员单位、中国医院协会传染病医院管理分会主任委员单位所在地。在全国倡导成立了佑安医疗联盟，联盟单位遍及全国23个省、市、自治区，成员达60家医院，为全国培养了大批传染病专业技术骨干。国际合作遍及全球，与美国NIH、匹兹堡大学医学院、英国牛津大学医学院、牛津大学人类遗传与分子生物学研究所等多个世界级医学研究机构建立了长期的学术交流、人才培养和技术合作关系。近年来，医院大力引进、开展新技术、新业务、新项目，获得了多项国家级、省部级科研课题及成果，取得了显赫成绩。与中国初级卫生保健基金会合力创建佑安肝病 / 艾滋病基金。连续被评为全国卫生系统先进集体、首都精神文明建设先进及标兵单位，荣获全国“五一”劳动奖状、全国“三八”红旗集体等光荣称号。胡锦涛总书记、温家宝总理、吴仪副总理、北京市委刘淇书记、王岐山市长等党和国家领导人均先后亲临佑安医院视察，给予佑安人极大的鼓舞和鞭策。

在新时期构建现代化公共卫生救治体系建设中，佑安医院正以饱满的改革创新精神，高举中国特色社会主义伟大旗帜，以人为本、与时俱进、科学发展，为建设具有国际水平的研究创新型、资源节约型、人文和谐型医学中心而努力奋斗。

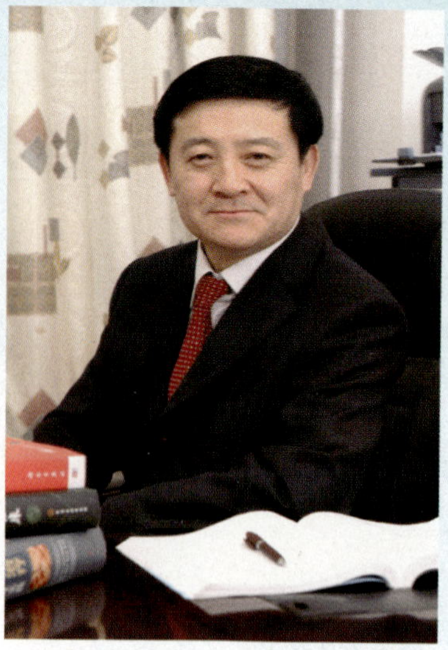

院长：李 宁

李宁 1982年毕业于首都医科大学医疗系，同年分配到首都医科大学附属北京朝阳医院普外科，1992年任北京朝阳医院副院长，2006年5月到首都医科大学附属北京佑安医院工作。

现任：北京佑安医院院长、外科主任医师、教授、博士研究生导师。

从事专业：重点从事肝、胆、胰外科、外科危重病医学及肝脏移植的临床与基础研究。主要研究方向：肝移植围手术期脏器功能保护、移植免疫、肿瘤基因治疗、肿瘤光动力治疗、外科营养、人羊膜干细胞分离培养技术及生物学特性、胃肠粘膜屏障功能损伤及防治等。

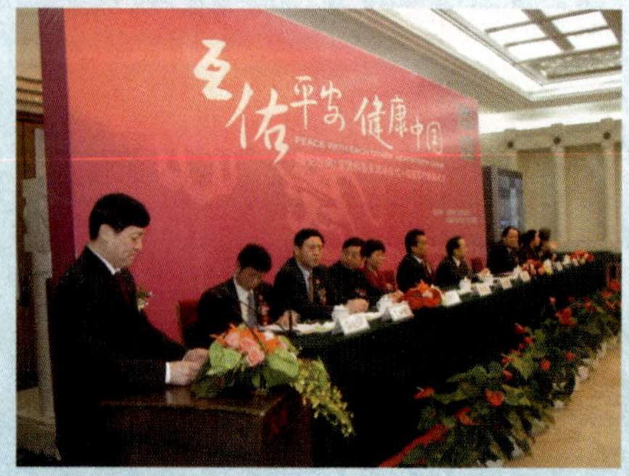

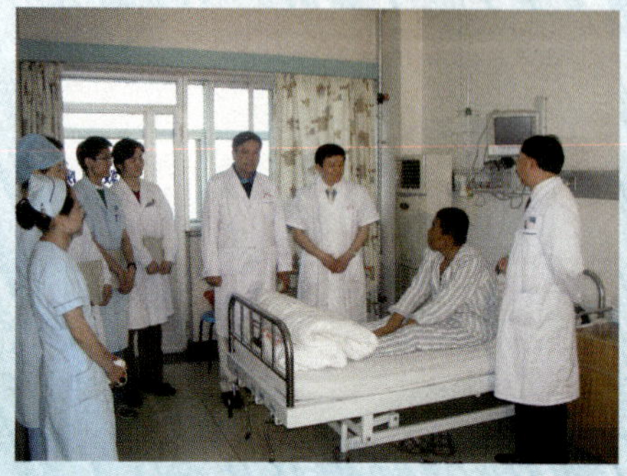

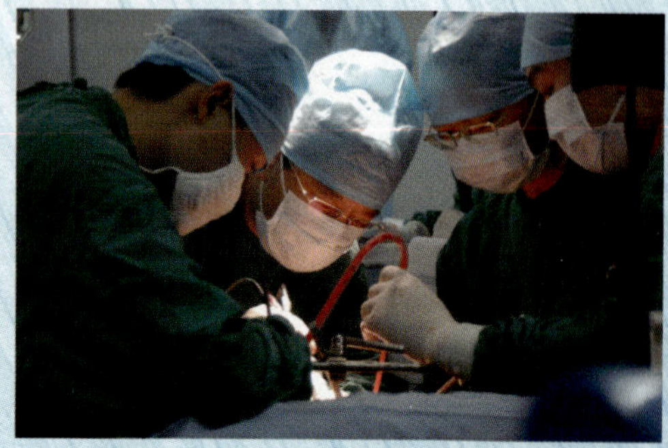

咨询电话：010－83997599　网址：www.bjyah.com.cn

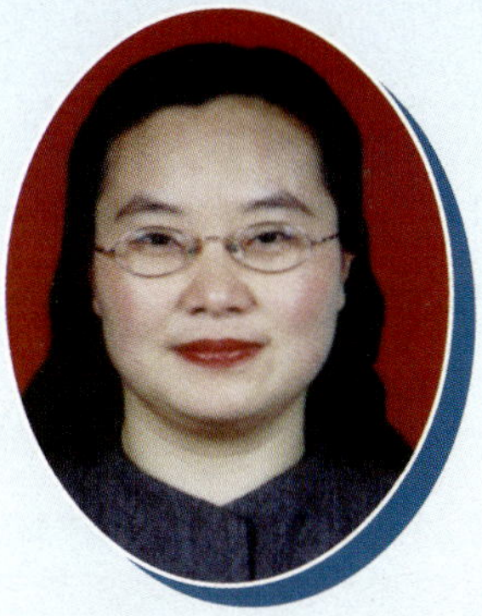

谢海燕 丽珠集团利民制药厂总工程师，1994年7月，毕业于中国药科大学中药制药专业，2006年，获得沈阳药科大学天然药物化学硕士学位。目前在香港浸会大学攻读博士学位。1994年至1999年，在利民制药厂从事新药研究、新药临床、注册工作；1999年至2004年，先后担任技术科副科长、大输液车间主任、中药提取车间主任等职；2004年至2005年，任副总工程师兼质量管理部经理；2005年10月至今，任丽珠集团利民制药厂总工程师，主管科研、质量、技术工作。

主要工作成绩：毕业后从事新药研究多年，主持和参与了复方氨基酸注射液（18AA）、盐酸利多卡因注射剂（溶煤剂）、复方对乙酰氨基酚片、血栓通注射液（100ml）、参芪扶正注射液等产品的新药研究开发。

主持了中药注射剂指纹图谱研究、中药活性成分筛选及药理研究、现有中药注射剂品种的工艺改进与质量提升研究、银杏叶中活性成分的提取工艺研究、莪术油葡萄糖注射液的工艺改进、大输液车间GMP认证技术改造、丁基橡胶瓶塞与参芪扶正注射液的相容性试验、复方氨基酸注射液（18AA）配制工艺正交试验方案的设计、参芪扶正注射液等系列输液品种的工艺改进。获得了广东省、北京市等地的多项科技成果奖。还应邀担任广东省药学会药物制剂与制药工程技术委员会委员，发表学术论文近10篇。

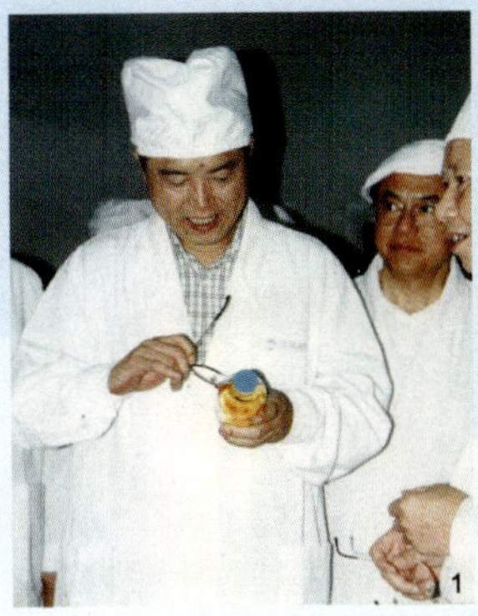

丽珠集团利民制药厂是珠海丽珠医药集团股份有限公司下属的集医药生产、科研、开发为一体的中外合资企业，是国家中药现代化工程技术研究中心的中试基地和注射剂研究所。2006年被认定为两个密集型企业并列入广东省首批创新型试点企业，2007年经广东省科技厅、发改委、经贸委同意组建广东省数字化中药工程技术研究开发中心，并通过了职业健康安全及环境管理两个体系（IS014001/OHSAS18001）认证，2008年被认定为高新技术企业。

利民制药厂主要生产经营大容量注射剂、小容量注射剂、片剂、胶囊剂、颗粒剂、医药原料等40多个品种，2008年产值2亿元，利税达1.3亿，是丽珠集团重要的大容量注射剂、小容量注射剂、中药提取生产基地。

利民制药厂科研、技术力量雄厚，仪器、设备先进，设有独立的医药研究所。坚持以市场为导向，以开发高新技术产品为企业的发展方向，先后研制开发了复方氨基酸注射液系列产品和防治心脑血管病药物系列产品，质量、技术指标均居国内先进水平。

利民制药厂一直以来坚持以技术创新推动企业技术进步，与中国药科大学、沈阳药科大学、国家中药现代化工程技术研究中心、香港中文大学、香港浸会大学、广东药学院、暨南大学、上海中药标准化研究中心、北京大学中医药现代研究中心、中日友好医院等国内外多家科研院所建立长期的科技合作关系，形成“产、学、研”结合的企业技术创新网络，不断提高企业的产品技术创新水平和市场竞争能力。

利民制药厂建有完整的企业章程和严格的技术、质量、生产、财务、科研、人力等管理制度，推行“GMP”、“ERP”、“TPM”、“5S”管理等先进的企业管理方法，借助先进、有效的企业管理手段来进一步提升企业管理水平，并不断完善现代企业管理制度，创造企业优势。利民制药厂重点发展现代中药品种，开创数字化中药的道路，打造中药大输液第一品牌，为民族医药及人类健康事业做出积极贡献。

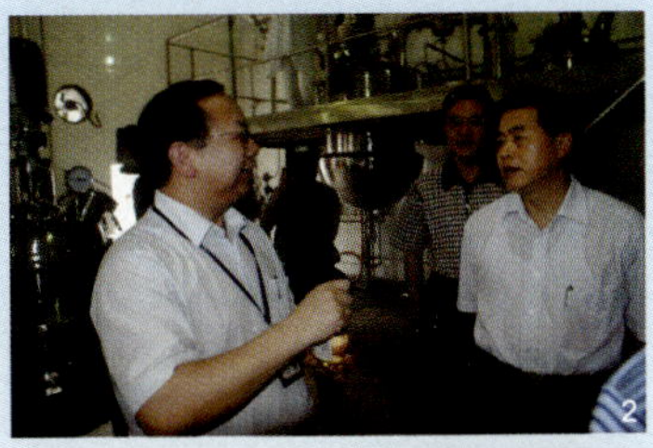

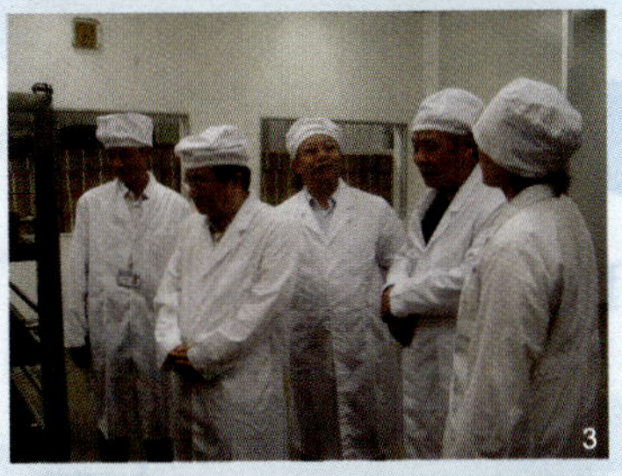

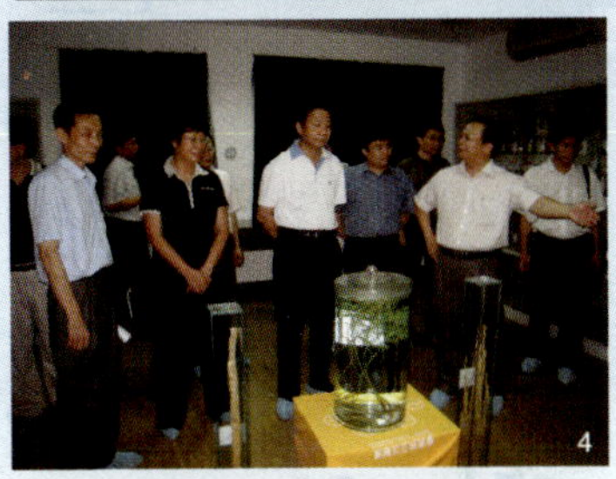

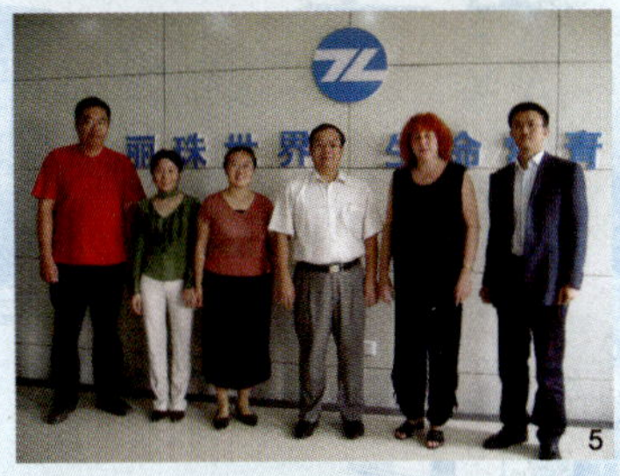

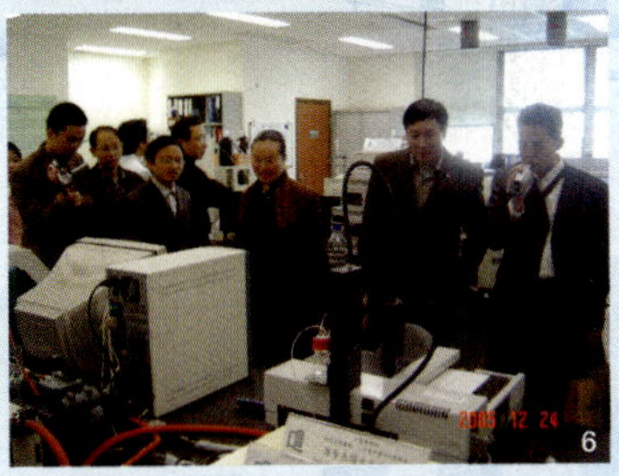

1. 2003年7月，中共中央政治局委员、广东省委书记张德江视察我厂
2. 2009年5月，广东省委副书记、省长黄华华莅临我厂调研
3. 2008年4月，国家中医药管理局副局长房书亭到我厂调研
4. 2007年8月，省科技厅厅长李兴华到我厂调研
5. 非PVC生产线设备供应商来我厂参观
6. 谢总带科研团队在香港浸会大学参观学习

丽珠集团利民制药厂

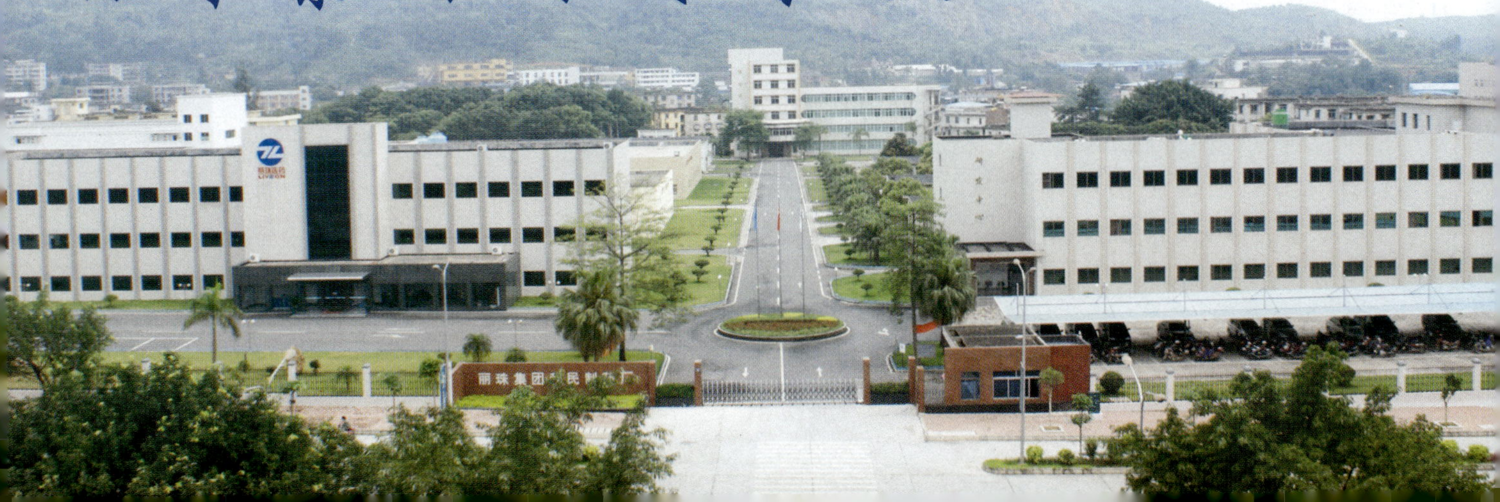

新疆维吾尔自治区维吾尔医医院

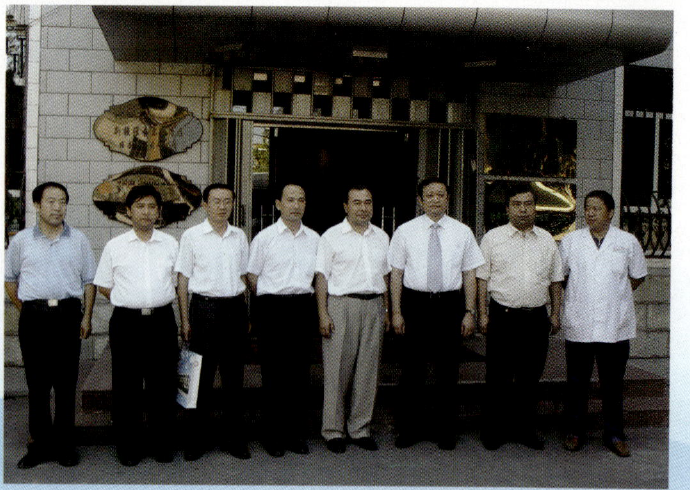

维吾尔医具有 2500 多年的历史，具有浓郁的西域文化和民族医学特色，在中国乃至世界范围内具有不可替代性，是我区医疗卫生事业中独具特色和优势的学科，有其自身的主体特征和发展规律，形成了自己独特的基础理论和丰富的临床经验。目前区内维吾尔医疗机构已发展到 43 家，维药院内制剂 1000 多种，基层维医医院床位使用率均超过 100%。

近年来，自治区维吾尔医医院在各级政府的正确领导和大力支持下，为进一步提高诊疗水平和学术水平，坚持“科教兴院、人才立院、质量建院、特色促发展的”办院思路，完善管理制度，加强内涵建设，加大专科专病的投入，注重科学研究和人才梯队建设以及临床科研能力建设等，在各项工作中取得了一定进展。

医院始建于 1954 年。经过 50 多年的发展，已成为新疆唯一一所集医疗、教学、科研、预防、保健为一体的综合性三级甲等维吾尔医医院。是“全国维吾尔医示范医院”、“全国重点民族医医院建设单位”、“自治区维吾尔医学高等专科学校临床实习医院”、国家中医药管理局“维吾尔医白癜风诊治重点研究室”建设单位。“自治区级文明单位”。自治区级“患者满意单位”，是区、市城镇职工基本医疗保险和自治区新型农牧区合作定点医院。

医院占地总面积 2.78 万平方米，业务用房 2.45 万平方米。现有职工 464 人，能熟练掌握运用维吾尔医药治疗方法的医师占 82%。初步形成了结构基本合理、实力较强的维医药专业技术人员队伍，为医院的可持续发展提供了人才保证。

目前，全院现有 11 个临床科室，5 个医技科室；医院拥有白癜风，膝骨性关节炎，宫颈糜烂专病和皮肤科专科等国家中医药管理局重点专病专科；拥有维医特色的理疗科，银屑病、冠心病等自治区重点专科专病；拥有国家中医药管理局“维吾尔医白癜风诊治重点研究室”。医院拥有皮肤科、骨伤科、妇科、心血管内科、消化科等五个专业的 GCP；设有分院一所；拥有达到 GPP 标准的维药制剂室一所。

医院建有达到国家食品药品监督管理局 GPP 要求制剂室，目前生产制字号维吾尔药制剂 108 种，剂型有片剂、胶囊、颗粒、丸剂、糖浆剂、糖膏剂、蜜膏剂、口服液（合剂）、散剂、软膏剂、栓剂、搽剂和酊剂等 14 种。生产的品种除供医院临床、科研使用外，还调剂供应全疆基层维吾尔医医院临床使用，解决了基层民族医院临床需求。

斯拉甫·艾白 教授，研究员，自治区维吾尔医医院院长，自治区维吾尔医研究所所长，国务院津贴专家，自治区有突出贡献优秀专家，乌鲁木齐中医药、民族医药突出贡献优秀专家。自治区维吾尔医研究所国家食品药品监督管理局 GLP 中心主任。新疆民族医药学会常务副会长、新疆医学会副会长、中国药理学会中药药理专业委员会委员、新疆药学会药理专业委员会副主任委员。

他作为维吾尔医研究所所长，根据研究所的定位，在维医维药及天然药研究与开发技术平台的建设、维药新产品的研究与开发等方面作了创造性地工作，为我区维医维药的研究与开发提供了技术平台，强化了研究所从事医药科学研究与产品开发的职能和培养具有较高研究水平的科研队伍的能力。尤其是在维医药的研究与开发方面在本所缺乏研究经费的情况下，通过各种渠道申请课题，投标中标，解决了科研经费。近 10 年主持了“维吾尔医药的现代化研究与产业化示范”等国家科技支撑计划、国家自然科学基金、科技部、国家发改委、卫生部、国家中医药管理局、自治区科技厅及卫生厅等委托的 25 项科研项目。主持和参与研究开发西帕依固龈液等 21 种新产品，这些产品在新疆奇康哈博维药有限公司、新疆维吾尔药业有限公司等生产后，产生了较大的经济效益和社会效益，同时对维吾尔医药的发展起到了较大的作用。申请专利 27 项，获得专利 15 项。在学术刊物发表 40 余篇学术论文，在一定程度上扩大了维医医药的学术影响，对我区维吾尔医药事业的发展做出了突出贡献。

作为自治区维吾尔医医院党委副书记、院长，组织制定了一系列以提高医疗质量、医疗安全为宗旨的考核体系，为医院科学化、规范化、制度化管理打下了坚实的基础。组织开展维医维药特色明显的诊疗技术研究，拓展了维吾尔医特色专病专科建设，规范了维吾尔医 20 多种病种的诊疗标准，并将其译成汉文，为维吾尔医的标准化建设奠定了基础。同时在维药药材的质量、技术改造、生产管理等方面做出了一系列创造性的工作，为维吾尔药新药的研发和利用做出了贡献。由他作为首席科学家组织的“十一五”国家科技支撑计划项目“维吾尔医药的现代化研究与产业化示范》”，以及国家科技支撑计划《银屑病等 5 种优势病种维吾尔医诊疗技术规范化研究》等 3 个课题的研究和完成将对维吾尔医药事业的标准化建设起到积极的示范推动作用。

作为区维医药学学术带头人，新疆民族医药学会常务副会长、新疆医学会副会长、国家药典委员会执行委员、中国药理学会中药药理专业委员会委员、新疆药学会常务理事、国家自然科学基金委评委、《维吾尔医药杂志》副主任委员、《中国民族医药杂志》编委，组织从事民族医药工作者，积极参加学术会议，同时围绕民族医药发展的机遇和挑战展开讨论，并对目前在民族医药临床、科研、教学和制药企业等领域存在的突出问题及解决的措施提供了自己的建议和意见，这对民族医药的发展起到了积极的作用。

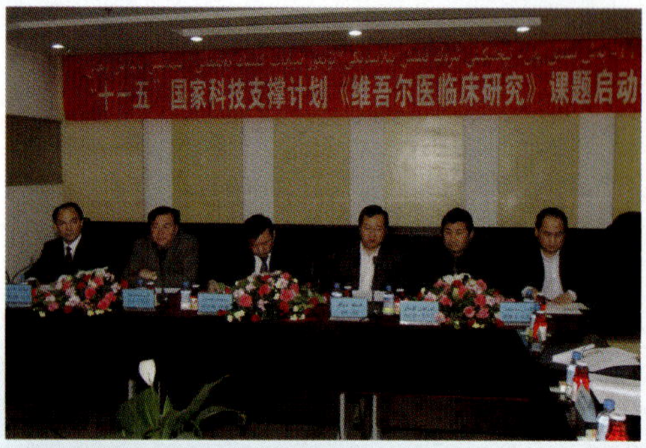

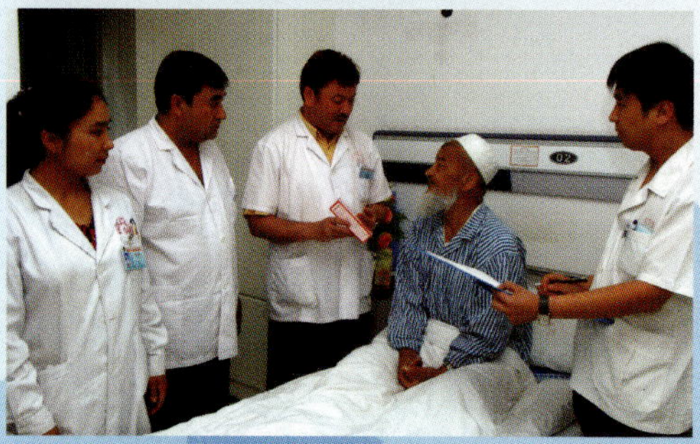

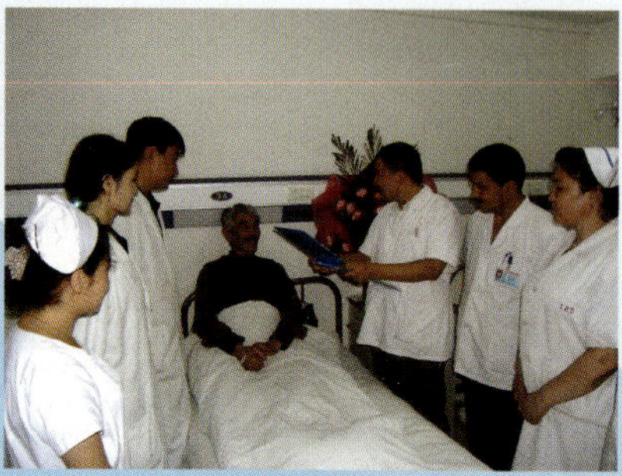

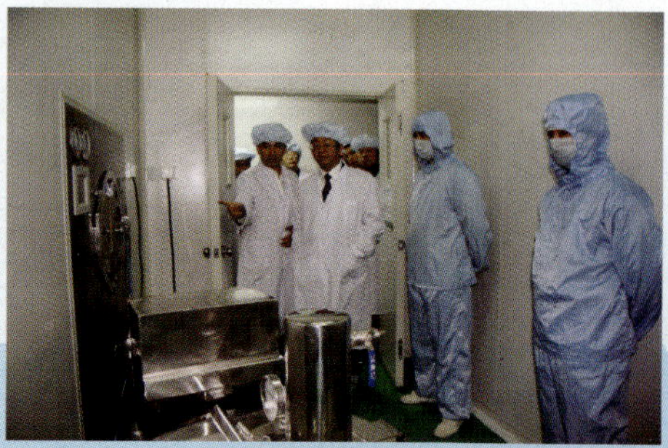

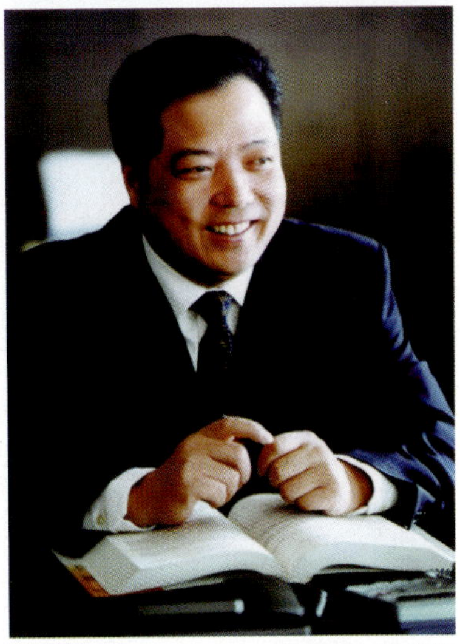

董事长：闫希军

闫希军 在职研究生学历，博士学位，主任药师，国务院特殊津贴专家，第十一届全国人大代表，第十四届、第十五届天津市人大代表。

现任天士力集团有限公司党委书记、董事长，兼天士力制药股份有限公司董事长。并任天津市工商业联合会副主席、天津市企业联合会副会长、中国药学会药事管理专业委员会副主任委员、环渤海企业合作促进会会长等职务。

九十年代初，闫希军在解放军第254医院任药械科主任期间，自主研制成功复方丹参滴丸、养血清脑颗粒等产品；1994年，创建天士力公司。十五年来，他带领天士力全面推进中药现代化、国际化，全力打造大健康产业第一品牌。公司资产由创业初期的1200万元发展到现在的85亿元，员工由几十个人发展到现在的6600多人，累计利税44亿元。

闫希军提出了"现代中药"新概念，建立了"组分中药"新思路，首创了"生物活性中药"新方法，并致力于现代中药产业链的研究建设。伴随着改革开放的深入，以科学发展观为指引，围绕大健康理论、大健康产业、大健康服务、大健康教育四个方面，不断解放思想，加大创新力度，为我国健康产业国际化贡献力量。

闫希军曾先后获得军队科技进步二等奖两项，国家科技进步三等奖一项，天津市科技进步一等奖一项和国家级企业管理创新成果一等奖一项，获"全国劳动模范"、"全国优秀科技工作者"、"全国优秀社会主义事业建设者"、"全国十大社会公益之星"、"联合国和平使者"等荣誉。并荣立军队二等功一次、军队三等功四次。2007年8月，作为转业军人艰苦创业的优秀代表，光荣出席庆祝中国人民解放军建军80周年暨全军英雄模范代表大会。

天士力集团

天士力集团自1994年成立以来，坚持打造现代中药第一品牌，不断推进大健康产业的发展。在做专做精、做大做强现代中药的基础上，向化学药、生物药和特色专科医疗行业扩展，形成以医药为主要领域的生命安全产业板块；并逐步进入健康生物茶、保健品、健康食品、化妆品、安全饮用水等生命健康产业领域。

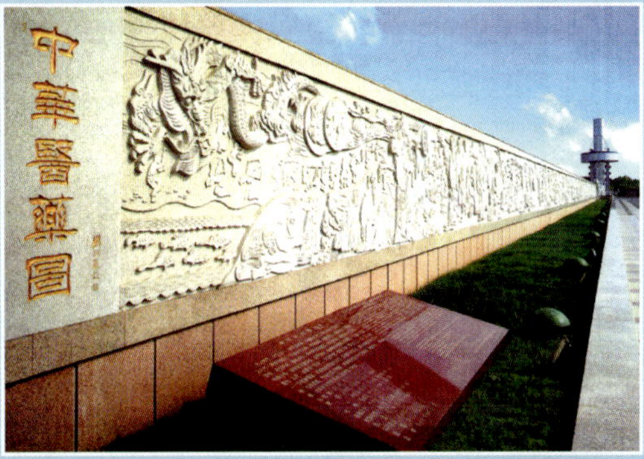

中华医药图

天士力积极推动中药现代化和国际化，以高新技术改造传统中药业，倡导"现代中药"新概念，建立"组分中药"研发新模式，并致力于建设集药物研发、药材种植、中药有效组分分离、制剂生产和市场营销各环节于一体的现代中药产业链。在陕西商洛建立国内第一个符合GAP的药源种植基地，率先提出并制定出中药有效成分分离GEP新标准，将多元指纹图谱质控技术成功运用于中药质量控制。打造了现代中药先进技术制造平台，建设了数字化控制、全球规模最大的滴丸制剂生产线。

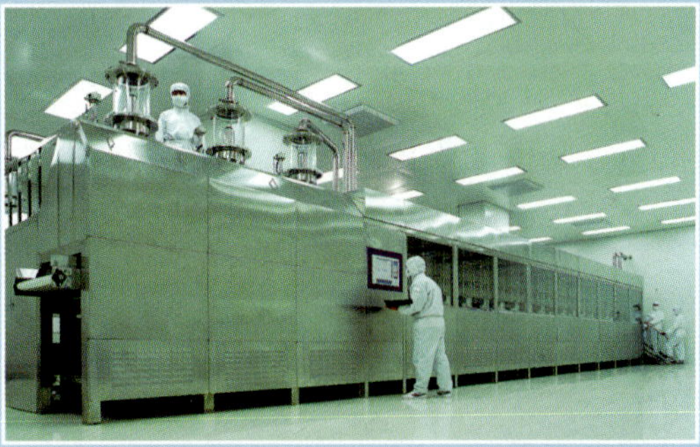

天士力拥有自主知识产权的全球规模最大的自动化滴丸生产线

按照"大病种、大品种、系列化"的研发思路，天士力逐步形成了由心脑血管系统用药、抗肿瘤与免疫系统用药、胃肠肝胆系统用药、抗病毒与感冒用药构成的药品体系。复方丹参滴丸是我国首例通过美国FDA IND临床用药申请的复方中药制剂，目前正在美国、澳大利亚、加拿大开展II期临床研究。天士力研究院已先后承担国家"九五"、"十五"、"十一五"、863计划、973计划、国家重大新药创制科技专项等重点科研项目40多项，被评为"国家级企业技术中心"，国家人事部在天士力设立博士后科研工作站。2008年，天士力集团被评为国家首批"创新型企业"。

面向未来，天士力将坚持"追求天人合一，提高生命质量"的企业理念，以"创造健康，人人共享"为目标，致力于大健康社会工程建设，倡导大健康理念体系，普及大健康教育体系，创新大健康技术体系，发展大健康产业体系，完善大健康服务体系，努力保障人生达到"生得好，活得长，病得晚，走得安"的目标。

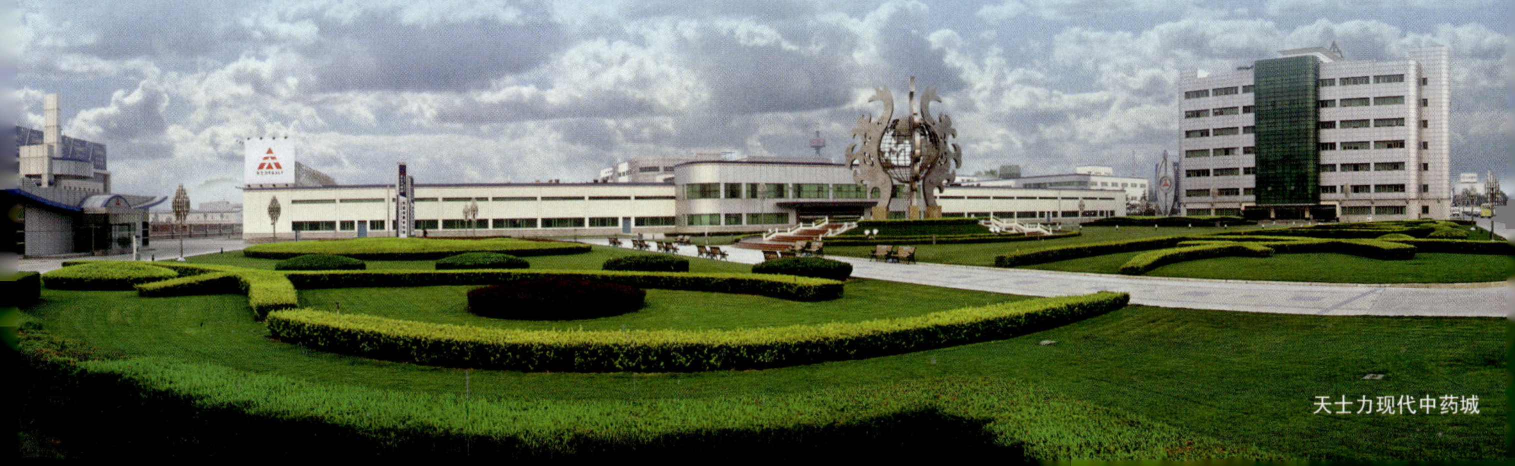

天士力现代中药城

以岭医药集团 科技健康明天
YILING PHARMACEUTICAL GROUP

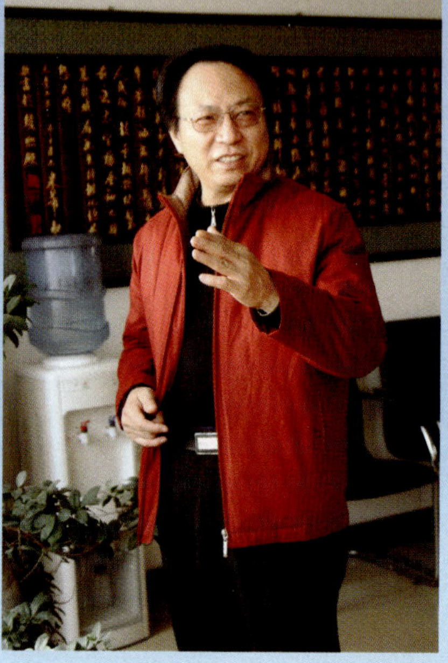

吴以岭教授

任职与兼职

河北医科大学教授、主任医师、博士生导师

河北省中西医结合医药研究院院长

河北以岭医药集团董事长

国家“973”项目首席科学家

中华中医药学会科技创新首席专家

第三届全国优秀科技工作者

享受国务院政府特殊津贴专家

全国政协委员、全国教科文卫体委员会委员

中华中医药学会副会长、络病分会主任委员、

内科分会副主任委员、糖尿病分会副主任委员

中国中西医结合学会副会长

世界中医药学会联合会心血管病专业委员会副会长

河北省中医药学会副会长

《疑难病杂志》总编辑

主要学术成就

从事中医络病理论研究近30年，始终坚持工作在科研、医疗一线，致力于中医络病理论及其应用研究，先后承担国家“973”计划项目、“863‘重大专项、国家“十五”攻关、国家发改委产业化重大专项、国家自然科学基金、国家新药研究基金项目等一大批国家、省部级科研课题，获国家科技进步二等奖3项，国家技术发明二等奖1项，省部级科技进步奖10余项；主编高校教材1部、著作4部，发表论文145篇，SCI收录8篇；运用络病理论研制国家级新药9个并实现产业化。

1. 系统研究络病理论，初步建立“络病证治”，为络病学新学科奠定理论基础

提出络病理论框架“三维立体网络系统”，指出络脉不同于经脉的空间结构及气血运行特点，从络脉与经脉时空差异性切入研究络病发病、病机、辨证与治疗，承担的国家中医药管理局课题——络病理论及其应用研究经专家鉴定认为：“按照中医学术自身发展规律对络病学说进行了全面系统研究，初步建立‘络病证治’体系，首次形成系统络病理论，为络病学学科建立奠定理论基础。”获2006年国家科技进步二等奖。

2. 运用络病理论指导难治性疾病治疗显著提高临床疗效并促进国家新药研发

开展络病理论指导心脑血管病、心律失常、慢性心衰治疗研究 首先提出冠心病“络气虚滞、脉络瘀阻、细急而痛”的病机新观点，首次将搜风解痉药全蝎、蜈蚣、蝉蜕用于冠心病治疗研制出通心络胶囊，获2000年国家科技进步二等奖；2007年采用超微粉碎技术对通心络方中虫类药进行工艺提升，显著提高临床疗效获国家技术发明二等奖；结合指导通心络组方的络病理论获得2006年国家科技进步二等奖，通心络因组方、理论及工艺先后获得国家三项大奖。提出“整合调节——心律失常干预新策略”，指出“气阴两虚、络虚不荣、脉络瘀阻”为主要病机，研制寒温、通补配伍的参松养心胶囊组方，显示出快慢兼治、整合调节抗心律失常的独特作用，获2009年国家科技进步二等奖。提出络息成积是慢性心衰发展加重的基本病机，以“益气温阳、活血通络、利水消肿”为治法研制的芪苈强心胶囊，不仅改善血流动力学，还可抑制心室重构，体现出西医学治疗慢性心衰联合用药的治疗特点。

从奇经理论与络病学说论治神经肌病：提出“奇经论治、五脏分证、三焦分治”的痿证治疗新论，指出“奇经亏虚，八脉失养，络气虚滞”为神经肌病所致痿证的基本病机，以“扶元起痿，养荣生肌，通畅络气”为治法研制的肌萎灵系列制剂，针对运动神经元病不同证候群疗效确切，经专家鉴定居国际领先水平，1995年获河北省科技进步二等奖，与美国杰克逊实验室合作研究表明明显提高肌萎缩侧索硬化转基因模型小鼠动物存活时间，延迟瘫痪症状出现时间。以“温理奇阳，扶元振颓，通畅络气”治法研制的强肌力片，显示出对重症肌无力双向调节作用，列入国家科技部保密品种。上述新药均完成新药临床前研究，有望填补治疗上述世界性疑难病中成药空白。

以络病理论指导流感及恶性肿瘤研究也取得显著成效：运用络病理论空间概念，探讨外感热性病“阳络→经脉→阴络”的发病及病机传变规律，提出“卫气同治，表里双解 先证用药，截断病势；整体调节，多靶治疗”积极干预策略，制订“清瘟解毒，宣肺泄热”治法以及连花清瘟胶囊组方，研究证实明显抑制甲型流感H3N2病毒、SARS病毒、禽流感病毒、手足口病EV71病毒，基础与临床研究均明显抑制甲型H1N1流感病毒，列入卫生部《甲型H1N1流感诊疗方案》及《人禽流感诊疗方案》推荐用药，获2009年中华中医药学会科学技术一等奖。把“散结通络”药用于肿瘤治疗研制的国家专利新药养正消积胶囊，获2007年河北省科学技术进步二等奖。

3. 推动建立络病学中医新学科

主编《络病学》专著及教材，在国内20余家高等医学院校开课，出版《络病学》教材英文版；创建国内首个省级络病重点实验室——河北省络病实验室，建立国家中医药管理局络病重点研究室；发起成立中华中医药学会络病分会，推动多省市建立络病专业委员会；作为首席科学家主持国家973计划项目“脉络理论指导血管病变防治基础研究”，制定定性与定量相结合的脉络病辨证诊断标准，建立脉络病证候、病理及病证复合模型，阐明通络药物干预血管病变病证法药相关性，发展完善络病学学科分支——脉络学。通过络病研究开展，带动了全国范围内相关研究的快速发展，络病研究文献由1989-1993年的3435篇，迅速增加到2004—2008年的25732篇，成为中医学新的研究热点。国家中医药管理局组织专家论证同意建立国家中医药管理局重点学科—络病学。

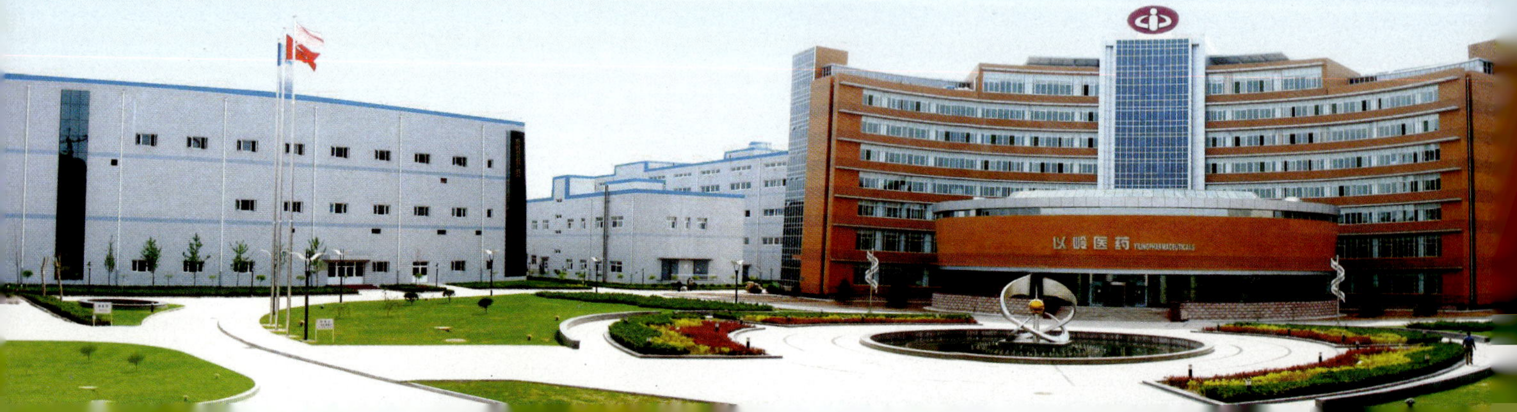

国家重点高新技术企业——以岭医药集团，创办十几年来始终坚持以科技为先导，以市场为龙头，科研、临床、生产、营销、教学一体化，坚持以中医学术创新带动中医药产业化，运用现代高新技术研发中药、西药和生物药。集团公司在发展历程中，凝聚了一大批科研、医疗、生产精英，包括外国专家与归国博士、硕士及副高职以上的科技人员达 300 多名，并被国家人事部批准为博士后科研工作站，高素质的人才队伍和高新技术与设备的应用使现代中药、西药、生物药的研发、生产取得了举世瞩目的成就。以岭医药集团在董事长吴以岭教授的带领下，先后承担了国家 973、863、国家“十五”攻关、国家自然科学基金、国家高技术发展计划项目等 30 余项，荣获国家科技进步奖、国家技术发明奖、何梁何利奖、省部级奖励 20 余项，获国内外发明专利 100 余项，研发出一批具有自主知识产权的国家级新药。以岭医药集团已经发展成为拥有以岭医药研究院、以岭医院、石家庄以岭药业、北京以岭药业、北京以岭生物医药、安国以岭中药饮片 6 大分支机构，在国内具有较大影响的现代医药集团。

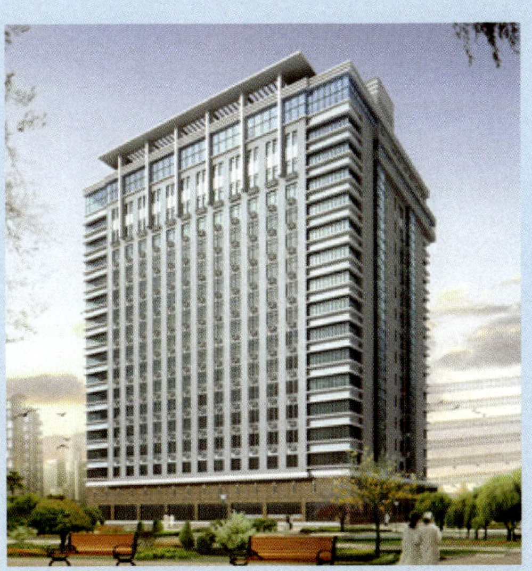

现代化的以岭医院病房大楼

河北以岭医药研究院是集团公司发展的龙头，构建了符合 GLP 标准的现代高技术研发平台，拥有科研人员 100 余人，海归博士、博士后 18 人，硕士 27 人，副高以上职称人员 35 人，并与国内外知名院校和科研院所的院士专家合作开展研发项目，强大的人才队伍，为新药的研发提供了强有力的技术支撑，十几年来，研发具有独立知识产权的国家新药 8 个。

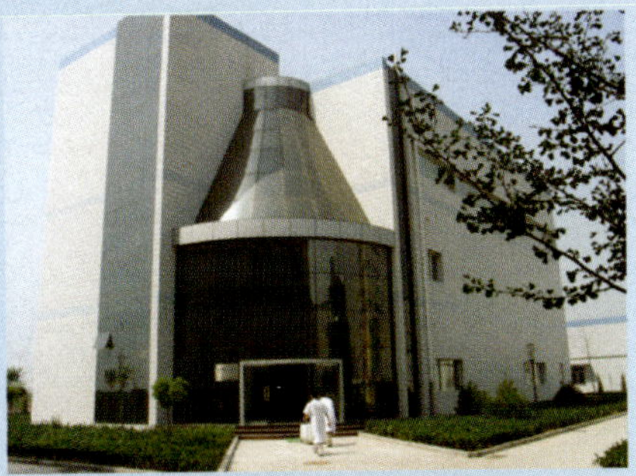

符合 GLP 标准的药理实验楼

以岭医药研究院设立药学部、药理部、临床部、注册专利部，配备了高效液相、气相色谱、薄层扫描、原子吸收、核磁共振、红外光谱、气质联用等具有世界先进水平的分析仪器和超临界萃取、吸附分离、膜分离、纳米制备等先进工艺研究设备以及完备的中试车间，建立了现代中药有效成分或有效部位的提取分离、纯化研究体系和中药指纹图谱质量控制体系，以岭医药研究院具备中药复方、中药单体、中药组分配伍各类新药的研发能力和西药仿创药研发能力，成为在国内具有一定影响的药物研发机构。

石家庄以岭药业拥有通过 GMP、ISO9001 质量体系认证的胶囊、软胶囊、片剂、颗粒剂、针剂、滴丸生产线，符合欧盟认证标准、外国专家组指导的化药生产车间，年产值可达 50 亿元人民币。以岭药业在中药大生产各环节引入先进设备与技术，采用动态提取、外循环浓缩、CO_2 超临界萃取、高速离心喷雾干燥、一步制粒等先进技术提升了现代中药的品质。与清华大学共同承担的国家高技术发展计划项目——通心络胶囊超微粉工艺提升项目，第一次将超微粉技术成功应用于中成药生产，并成为国家标准，获得国家大奖。现代化的生产线，可靠的产品质量，强大的生产能力，保证了科研成果迅速转化为高品质的新产品推向市场。

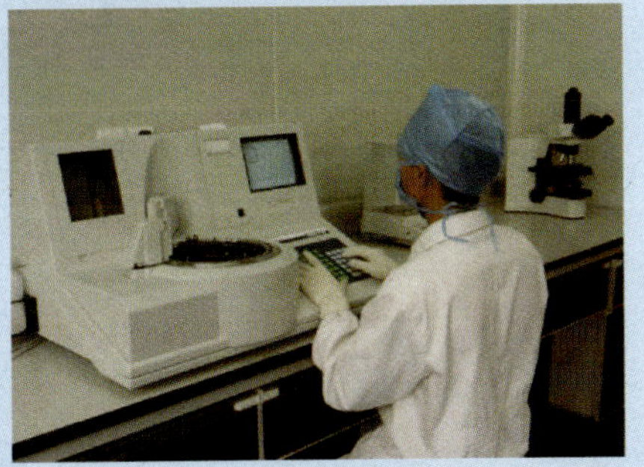

完善的质控体系保障药品质量

以岭中药饮片有限公司是以岭医药集团的原材料基地，公司位于药都安国，占地面积 $20000m^2$、建筑面积 $10000m^2$，是一家集中药材规范化种植（养殖）、传统中药饮片、精制饮片的加工和贸易为一体的现代化企业，2004 年率先通过国家食品药品监督管理局中药饮片 GMP 认证。为保证原材料质量，公司在安国、吉林、故城等地建立了符合 GAP 要求的种植、养殖基地，并且建立了 QA、QC 质量保证体系，饮片公司同时开展中药饮片的加工销售业务，与上千家医院、医药公司建立了良好业务关系。

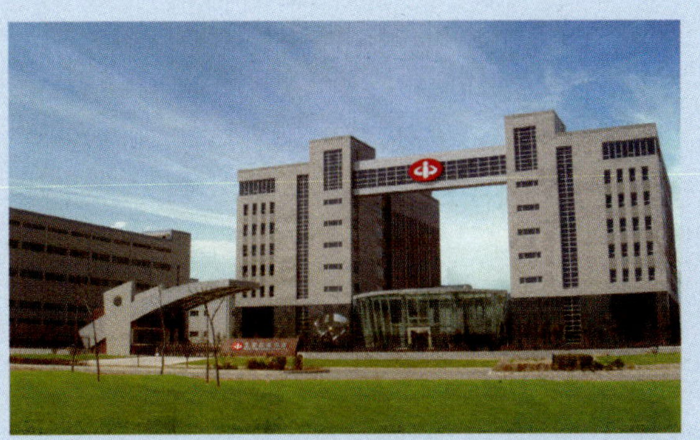

北京以岭药业

北京以岭药业——北京以岭药业拥有符合欧盟 GMP 认证标准的 80000 平方米生产车间，由外国专家组指导设计建设，生产设备与技术均达到国内领先水平。建立了符合国际药品生产标准的质量控制体系。北京以岭药业集聚了一批国内外药物研发、生产、国际贸易和营销精英，运用现代高新技术研发现代特色中药、化学药和保健品。北京以岭药业外向、跨越、与国际市场高度融合的发展战略，让外国人使用上高品质的中国药。

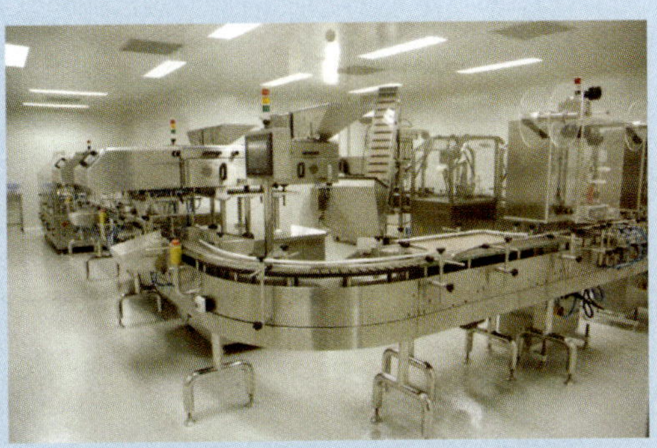

全自动包装线

以岭医药集团主导品种——超微粉通心络胶囊是公司自主研制、自行开发、自有产权的治疗心脑血管系统疾病的中成药。它首创运用中医络病理论，探讨冠心病的发病机理，以其独特的理论和组方及确切的疗效，成为我国第一个荣获国家科技进步二等奖治疗心脑血管病的中成药，列入国家高新技术产业化发展计划项目、国家“十五”科技攻关课题、国家中药保护品种、全国中医院急诊必备中成药、国家中医药管理局科技成果推广项目、国家基本医疗保险药物（甲类）。2008 年 1 月 8 日在北京人民大会堂举行的全国科技大会上，通心络“虫类药超微粉碎（微米）技术及应用”获得 2007 年国家技术发明奖二等奖。通心络胶囊在全国 5000 多家大中型医院中广泛应用，在北京、上海、广州几百家三甲医院中，500 多名著名专家进行了有关通心络的课题研究，40 多名医学博士以通心络胶囊为论文研究课题，取得了大量科研新成果，证明了通心络的临床价值，发表了学术论文 800 余篇。通心络胶囊畅销全国，为我国治疗心脑血管病中成药的主导品牌，国内市场占有率名列前茅，并出口韩国等许多国家。

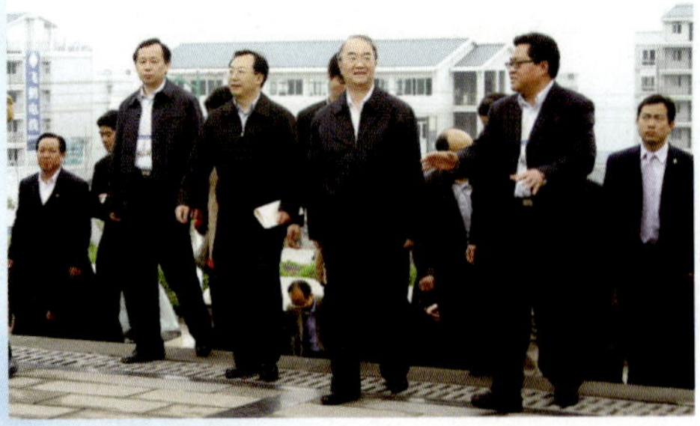

2009 年 4 月 11 日，全国人大副委员长、农工党中央主席桑国卫（右二）率团来校视察

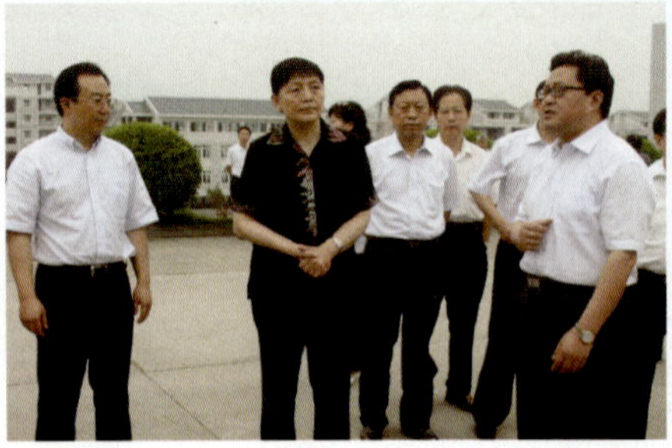

2009 年 6 月 11 日，全国政协副主席、民盟中央第一副主席张梅颖（左二）来校视察

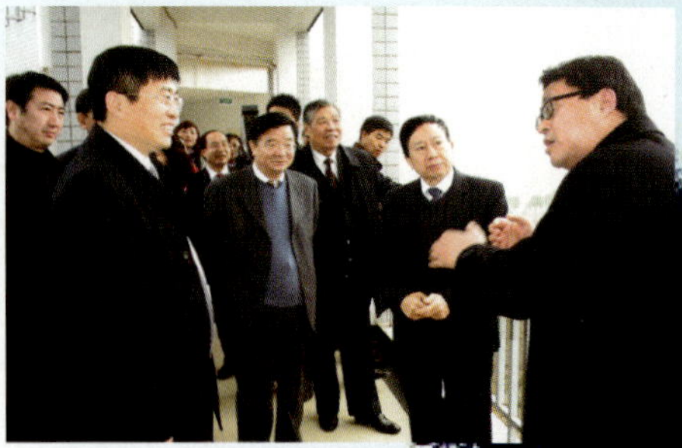

2008 年 12 月 9 日，国家中医药管理局副局长于文明（左一）、中国中药协会会长房书亭（中）来校视察工作

重庆三峡医药高等专科学校

重庆三峡医药高等专科学校是 2006 年 2 月经教育部批准设置的医药类全日制普通高等专科学校，由重庆市教育委员会主管。

学校地处长江三峡库区腹心——重庆万州，占地 614 亩，校舍建筑面积 31 万平方米，馆藏图书 36 万册。

学校现有在校学生 13000 余人，教职工 586 人，离退休职工 203 人。专任教师中正高级专业技术职务 13 人，副高级 137 人，博士、硕士研究生 92 人，双师型教师占 75%。有 76 名教师在省级以上学术团体任职。

学校实践教学体系完善，有直属附属医院 1 所，非直属附属医院 7 所。校内建有基础实验中心、护理实训中心、临床实训中心、针灸推拿实训中心和药学实训中心，与全国 120 余家二甲以上医院、大中型企业通过院校、校企合作，订单培养等方式建立了实习及就业创业基地。

近年来，学校承担国家级、市、区级科技项目 41 项，获得省部级科技奖励 4 项。在全国性刊物上发表学术文章 900 余篇，编著出版学术专著和主编、参编教材 140 余部（种）。学校建立三峡中药研究所，致力于三峡库区中药产业发展，濒危药材抢救，优质药材资源调查与保护开发，为中药产业发展做出了突出成绩，所取得的成果获得重庆市科技进步奖。学校主办有《重庆三峡医药高等专科学校学报》和《三峡中医药》等刊物，为促进学术交流与信息沟通发挥了很好的作用。

学校重视加强与国际的交流与合作，自建校以来先后与美国、乌克兰、新加坡、东帝汶等国家和地区进行友好互访。

学校秉承立足三峡，辐射周边，统筹城乡，服务基层的办学定位，以医学教育和卫生职业教育为主体，为三峡库区医药卫生人才培养、保障人民群众健康作出了贡献。近年来，学校紧紧围绕建设内陆开放高地和西部教育高地目标，紧贴三峡库区经济社会发展需求，积极打造优势专业品牌，其中中药、针灸推拿、骨伤、护理等专业在全市乃至全国有较大影响。目前开设有临床医学、中医学、针灸推拿、中医骨伤（体育运动保健方向）、护理（社区护理、涉外护理方向）、助产、中药、药学、药品质量检测技术、药物制剂技术、医学检验技术、口腔医学技术等 15 个高职高专专业（方向）。

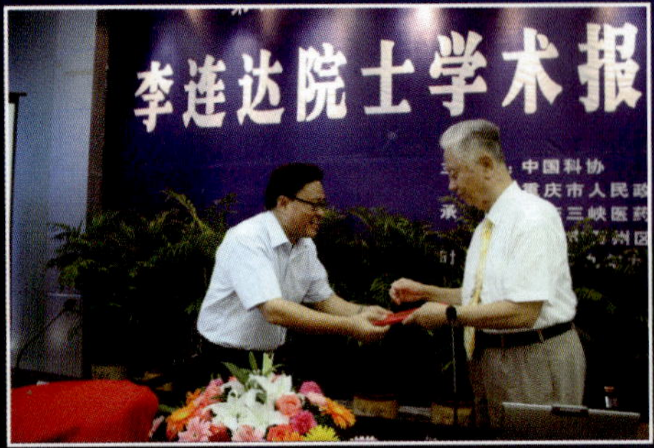

余甘霖校长为李连达院士颁发学校“名誉教授”聘书

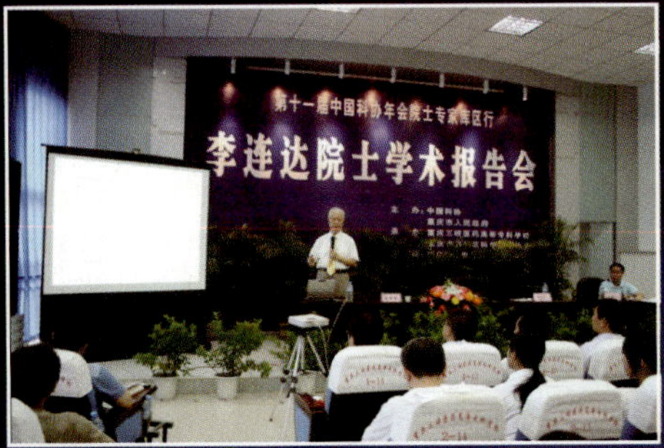

2009 年 9 月 10 日，中国工程院院士李连达教授来校作专题学术报告

学校办学特色和办学成绩得到了社会各界的认可，是教育部、卫生部确定的“全国护理领域技能型紧缺人才培训基地”，卫生部、国家中医药管理局确定的“乡镇卫生院中医临床骨干培训基地”、“乡镇卫生院院长培训基地”，是“重庆市农村基层卫生人才继续教育培训基地”、“三峡移民劳动技能培训基地”，是重庆市教委批准的“三峡中医药国际培训中心”，是重庆市卫生局、劳动和社会保障局设置的“重庆市卫生职业技能鉴定站”。学校先后被国家中医药管理局、重庆市政府授予“职业教育工作先进集体”、“全国中医药科技工作先进集体”、“毕业生就业工作先进集体”、“最佳文明单位”等荣誉称号。

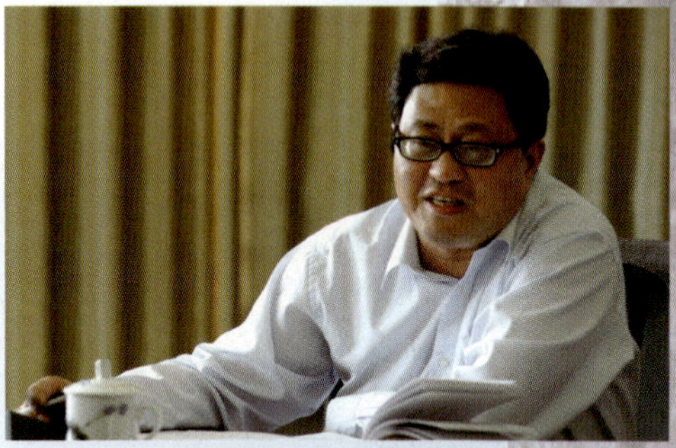

校长：余甘霖

余甘霖 重庆三峡医药高等专科学校校长、教授，万州区首批学术与技术带头人，万州区科学技术协会第二届常委，全国中医药职业教育学会常务理事，万州区职业技术教育学会副理事长，重庆市中医药学会常务理事，万州区中医药学会理事会会长，万州区药事协会副会长，《实用中医药杂志》、《中国药科大学学报》常务编委等。

在科技教育方面，余长期致力于医学教育及科技创新工作，取得了多项在全国、全市及全区处于领先水平的科研成果，为我国中医药事业做出了突出性贡献。

近年来，他先后组织和带领学校科技人员开展课题研究 15 项，推广引进新技术新项目 12 项，重点专科建设 5 个。由他自己承担的两个教育教学改革项目在 2000 年分别获得重庆市职教成果一等奖和二等奖。他领衔主研的“长江三峡库区中草药资源调查、保护利用与数据库建设研究”成果，获万州区委区人民政府2005年度科技进步一等奖；所开展的“水灵芝野生变家种研究”，获万州区 2003 年度科技进步三等奖。他先后担任 3 部著作的主审，分别是《儿科临床效验方》、《中国百年百名中医临床家·龚去非》丛书、《中国现代百名中医临床家·李寿彭》丛书。主编全国中西医结合临床专科系列教材《中西医结合内科学》，主编全国普通高等教育“十一五”中医药高职高专规划教材《中医内科学》。相继在《中国中西医结合杂志》、《中医教育》、《中国中医急症》等期刊上发表理论研究类、学术探讨类论文数十篇。

由于他学习勤奋，工作敬业，领导及管理有方，所获各级各类表彰奖励甚多。1996 年获四川省“科技教育先进工作者”称号，1997 年获万县市人民政府“优秀教育工作者”称号，2001 年被重庆市卫生局评为“医药卫生科技教育先进个人”，2002 年被万州区委区人民政府授予“有突出贡献的中青年专业技术拔尖人才”称号，2003 年获重庆市“优秀教育工作者”称号，2006 年获全国中医药科技管理工作“优秀工作者”称号，2009 年 9 月获“重庆市先进工作者”称号，1999 ~ 2008 年，先后获重庆市及万州区一、二、三等科技进步奖 5 项，优秀著作奖、优秀教材奖 6 项，医药科技论文一、二、三等奖共计 15 篇等。

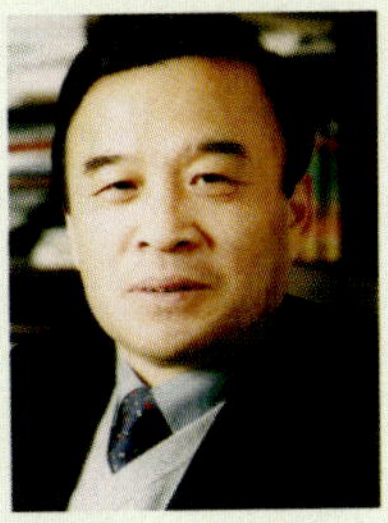

池明宇 1989年毕业于沈阳职工医学院（现沈阳医学院）临床医疗专业，中西医结合主任医师、教授、硕士生导师。现任全国中医血栓病医疗中心、辽宁省血栓病中西医结合医疗中心、沈阳市第二中医医院、沈阳市苏家屯区中医医院党委书记兼院长、我院国家三级中药理实验室主任、沈阳血栓病研究所所长。社会兼职：中华中医药学会理事、中华中医药学会医院管理专业委员会副主任委员、中国中西医结合学会神经科专业委员会委员、中国中西医结合学会活血化瘀专业委员会委员、中国老年保健协会脑保健专业学术委员会常务委员、辽宁省血栓病专业学术委员会主任委员，沈阳市医师协会常务理事等。主要学术观点和成就：主张中西医结合治疗血栓性疾病，突出中医特色、提倡中西结合康复，他组织研制的中药制剂“蝮龙抗栓丸”获国内外专利奖，国家、省、部级科技进步。目前，承担国家课题4项，部级1项，省市级4项，国内外发表论文20余篇，主编《中西结合血栓病学》、《临床常用药物手册》、《我帮你 你自立 偏瘫患者肢体康复方法》、《出血性脑卒中治疗学》等著作10部。享受国务院特殊津贴。2000年被评为全国劳动模范。

辽宁省血栓病中西医结合医疗中心 沈阳市第二中医医院

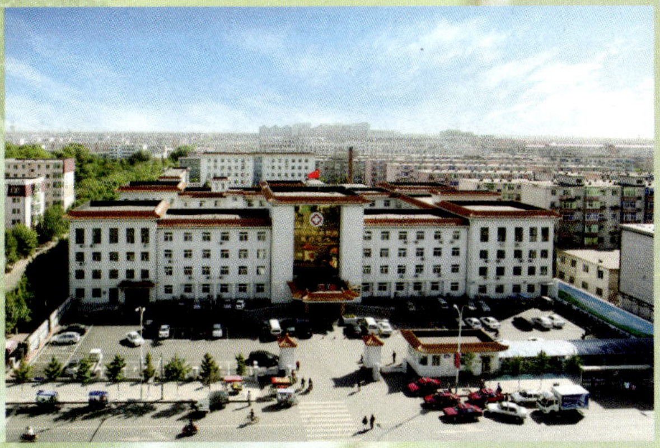

全国中医血栓病医疗中心暨辽宁省血栓病中西医结合医疗中心沈阳市第二中医医院（原沈阳市苏家屯区中医医院），位于辽宁省沈阳市苏家屯区雪松路49号，是国家中医药管理局批准的重点专科医院。该院按三级甲等建制，是全国示范中医医院、辽宁省重点专科医院、辽宁中医药大学教学医院、辽宁中医药大学杏林学院。医院所辖沈阳血栓病研究所、国家三级中药药理实验室和国家二级血管生物学实验室。辽宁省血栓病专业学术委员会挂靠该院。

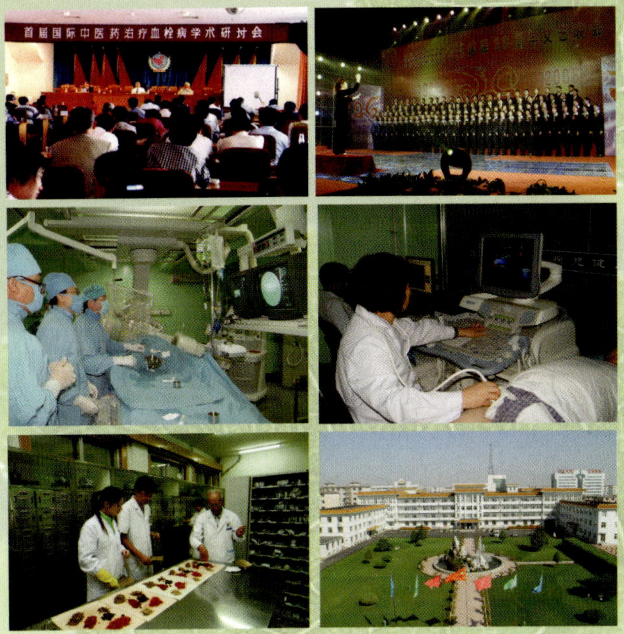

医院始建于1988年12月，全院占地21384平方米，建筑面积26220平方米，现开设床位400余张，年门诊量近50万人次，日均门诊量1400余人次，年住院量1.5万余人次。设有27个临床科室，2个制剂室。医疗设备总价值为5000余万元，拥有日本岛津公司DSA成像系统、美国GE公司开放式永磁型磁共振、德国西门子16层容积CT和西门子AR-SP全身螺旋CT、美国GE公司Vivid7彩超、美国GE公司LOGIQ9型多级编码彩色超声诊断系统和HDI-3000型彩色超声多普勒、美国GE公司500毫安X线机、日立公司800毫安透视摄影装置、X线摄影装置、日本全自动血脂分离系统、日本产EXERA系列奥林巴斯电子内窥镜、德国产经颅多普勒、瑞典AKTA蛋白纯化分析仪、全自动生化分析仪、美国产988型腹腔镜等诊断、治疗、科研设备。

建院以来，血栓病专科建设，突出中医药特色，中西医结合，个体化治疗，疗效显著。先后接待了全国二十多个省、二百多个县市的血栓性疾病患者，同时美国、韩国、俄罗斯、马来西亚、台湾、香港等国家和地区的患者也纷纷前来就医，良好的声誉名扬海内外。该院先后研制出治疗脑血管、心血管及周围血管血栓性疾病的纯中药制剂蝮龙抗栓丸、蝮龙抗栓胶囊、通脉胶囊、蝮龙金丸、抗黏降脂丸等14种专科药品。其中，国家专利产品蝮龙抗栓丸（胶囊），始终受到血栓病患者的青睐，成为临床治疗血栓性疾病的首选药品。该院科研临床制剂先后荣获多项国家、省、市政府奖。该院坚持发展是硬道理，开展高科技介入放射治疗技术为急危重患者开辟了一条绿色通道。在保证中医药治疗特色基础上，干细胞治疗、基因治疗已成为医院发展新的追求。

医院1997年牵头成立辽宁省血栓病专业学术委员会，出版了学术刊物--《血栓研究信息交流》现名为《中国血栓研究》。1997年6月5日与韩国东绪病院结成了友好医院并每年进行专家学术交流。1998年与中华中医药学会（原中国中医药学会）共同成功举办了首届国际中医药治疗血栓病的学术研讨会，并由沈阳出版社公开出版了《血栓病中医药治验》一书。2001年开办了国际互联网《中国血栓病研究》网站。2004年4月与北京天坛医院签订协议，成为技术合作医院。2004年5月中华中医药学会理事、院长、中西医结合主任医师池明宇教授主编的《中西医结合血栓病学》由人民卫生出版社公开出版发行，从而标志着该院在治疗血栓性疾病方面从临床走向了学术理论的高度。2006年1月池明宇教授等主编的《临床常用药物手册》由辽宁科学技术出版社公开发行。2007年2月池明宇教授等编著了偏瘫患者康复训练自学教程《我帮你你自立偏瘫患者肢体康复方法》一书，由人民卫生出版社出版发行。国家卫生部原部长张文康教授、原国家卫生部副部长兼国家中医药管理局局长佘靖教授等领导先后到该院视察，鼓励医院要“做深、做细、做精、做强”，在全国示范中医院中当好表率。该院连年荣获沈阳市卫生系统白求恩杯，连年荣获沈阳市文明单位标兵，并先后获得沈阳市“五一”先进集体、沈阳市十佳文明服务示范医院、辽宁省绿化先进单位、辽宁省卫生特等模范单位等称号，1999年该院又获得辽宁省十佳单位、省文明单位标兵、全国卫生系统先进集体，2000年荣获全国卫生系统文化建设先进集体称号，院长池明宇同志荣获全国劳动模范光荣称号。2003年1月，该院被中央文明委授予全国精神文明建设单位光荣称号。2005年该院被中央文明委授予全国文明单位。2006年该院除获上述殊荣外又获辽宁省模范职工之家；辽宁省诚信杯优秀单位；沈阳地区医院管理年活动优秀单位。

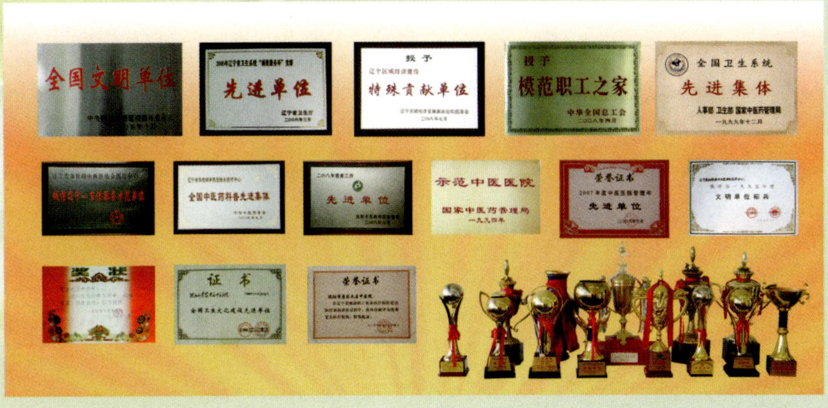

展望21世纪，该院全体医护人员以“居安思危、精医济世”为座右铭，坚持“五要、四抓、一个方针”和“三个适应”，在改革与发展的道路上践行科学发展观，努力提高学术水平与临床医疗水平，更好地服务于社会，服务于广大患者。

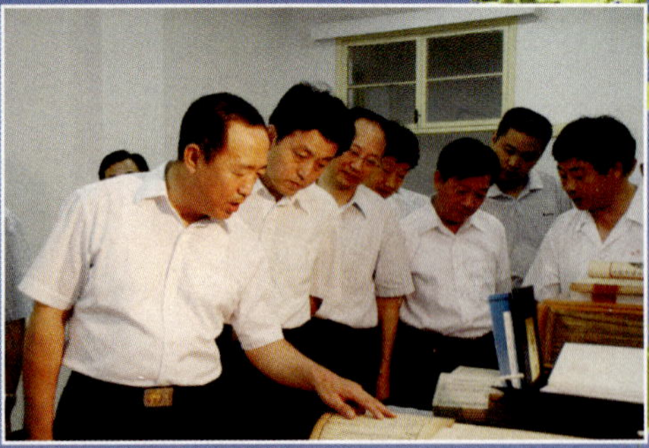

安徽省委副书记、副省长谢广祥一行来校调研工作

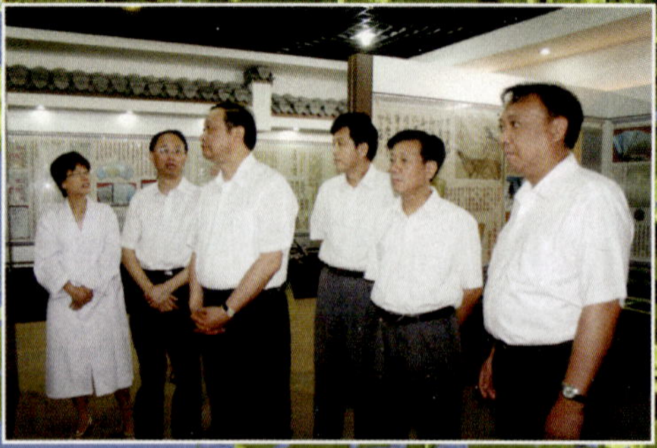

卫生部副部长王国强来校视察

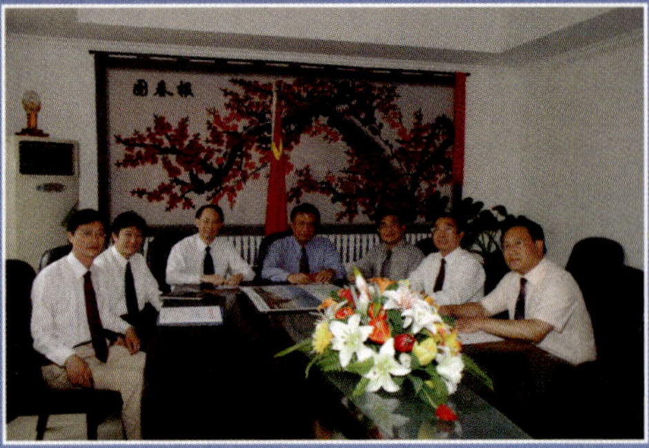

团结奋进的领导班子

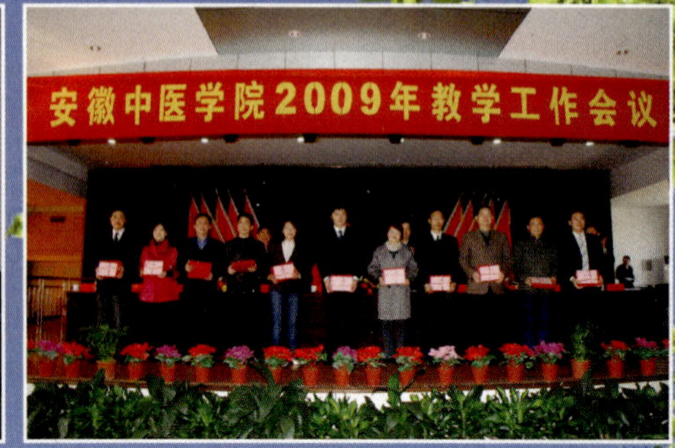

2009年教学工作会议

安 徽 中 医 学 院

安徽中医学院创建于 1959 年，坐落于安徽省城合肥市。学校是国家中医临床研究基地建设单位，是国家新增博士学位授权立项建设单位，是国家中医药对外交流与合作基地，是硕士研究生免试推荐单位，是安徽省第七、八届文明单位。

学校占地总面积 328 亩，分东、西两个校区。现有在校本专科生 8604 人，硕士生 489 人，留学生（台湾学生）77 人，成教生 2333 人。现有硕士点 18 个，博士生联合培养基地 5 个，本科专业（方向）26 个。

现有 11 个二级教学院部，2 所直属附院，3 所非直属附院，10 个中医药研究所。现有教职工 2209 人（含两所附院），具有教授等高级职称者 139 人，副教授等副高职称者 313 人，讲席教授 2 人，博士生导师 10 人，硕士生导师 148 人，享受政府津贴 27 人，博士 80 人。有来自国内外的 30 名知名专家学者担任我校客座教授。建立了新安医学省级科技创新团队，现代中药研发产业创新团队进入省首批“115”产业创新团队。

有 3 个国家教育部高等学校特色专业（中医学、中药学、针灸推拿学）、1 个国家中医药管理局重点建设学科（中医内科）、1 个省级重中之重（A 类重点）学科，7 个省级重点建设学科、9 个国家中医药管理局重点建设专科、5 个省级重点专科、9 个省级重点实验室及工程研究中心、4 个省级教改示范专业、3 个省级基础课实验教学示范中心、6 门省级重点课程、14 门省级精品课程。

学校与美国、加拿大、丹麦、澳大利亚等 16 个国家和地区的 30 多个医疗和教育机构建立了友好合作关系。1995 年学校获准招收国外留学生，2001 年开始招收硕士学位国外留学生。2002—2008 年共选拔了 84 名学生赴韩国、瑞典留学。

新的历史时期，学校将秉承安徽“北华佗、南新安”的医学传统，坚定中医信念，弘扬中医精神，主动适应地方经济和社会发展的需要，主动适应中医药事业和产业发展的需要，主动适应中医药现代化国际化发展的需要，发挥特色与优势，继续走“质量立校、人才兴校、科技强校、特色弘校、文化塑校、和谐融校”之路，不断提高教学、科研、医疗和国际交流与合作水平，全面推进学校新一轮跨越式发展。

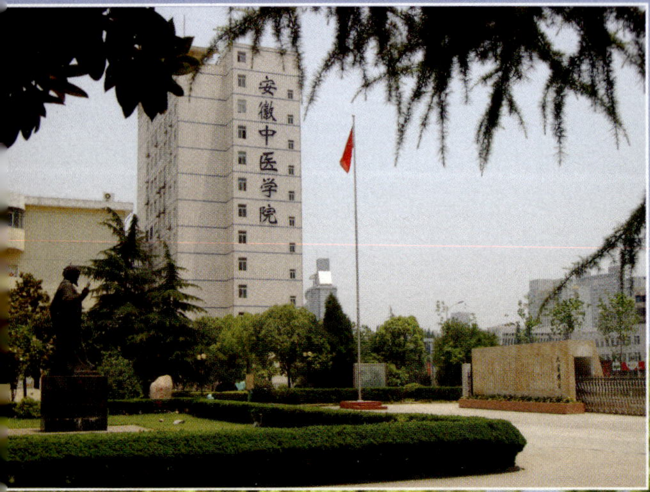

校园一角

校址：安徽省合肥市梅山路 103 号
邮编：230038
电话：0551-5169009
传真：0551-2819950
网址：http://www.ahtcm.edu.cn

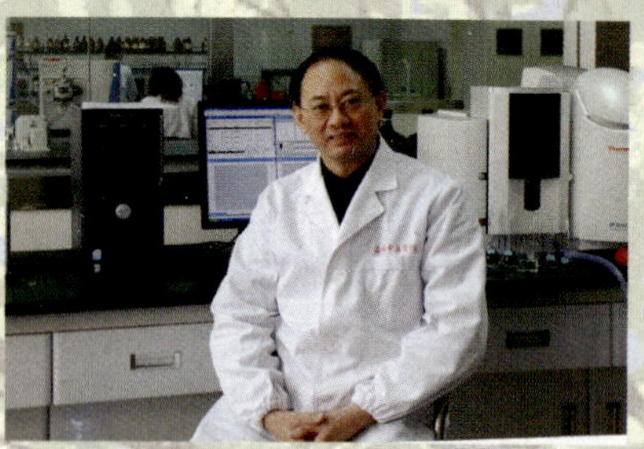

院长：王　键

王　键　硕士，教授，中医学学科带头人，北京中医药大学博士研究生导师。安徽中医学院院长，安徽省学科与技术带头人，出身新安医学世家。现为国家中医药重点学科建设与指导委员会委员、中华中医药学会中医基础理论委员会副主任委员、中国中西医结合学会基础理论分会副主任委员、中华中医药学会理事、中国针灸学会理事、国家教育部中医学教育指导委员会委员、全国高等中医药教材建设研究会副理事长、国家中医药教材建设委员会委员兼秘书长、国家教育部本科教学工作评估专家、国家“973”计划项目专家组成员，中华中医药学会中医药文化研究会副主任委员、全国中医药产学研专业委员会副主任委员，中国医学高等教育学会常务理事、世界中医药联合会心血管专业委员会委员、世界中医药联合会中医药国际教育委员会委员、安徽省中医药学会常务副理事长、安徽省学位委员会委员、安徽省科学技术协会常委、安徽省新安医学创新团队带头人、安徽省级中药研究与开发重点实验室主任。《世界中医药》、《中国中医基础医学杂志》、《中国实验方剂学杂志》、《中国中医药学刊》、《中医文献杂志》等杂志编委。全国优秀教师、首届中国百名杰出青年中医专家银奖获得者。

长期致力于新安医学的系统整理和研究，近年则以新安医学治则治法作用机理及其临床应用为主要研究方向，重点研究心脑血管疾病的临床辨治规律及其新安医学有效方药的筛选与作用机制。在益气活血治法及其中药新药脑络欣通的系列研究中取得积极进展。首次系统提出缺血性中风“气虚血瘀”病机学说，创建多因素复合制作气虚血瘀证局灶性脑缺血动物模型，并初步建立客观化、定量化评价标准。已在分子生物学水平上初步阐明了脑缺血中神经细胞凋亡的多元调节、脑缺血后内源性神经干细胞增殖分化规律及有效方药的干预机制，为提高缺血性中风的中医药临床疗效提供了理论与实验依据。其研究成果先后多次在国际传统医药大会进行报告，受到学术界较高评价。

目前，主持国家 973 计划项目 1 项，国家自然科学资金资助项目 1 项，国家中医药管理局中医基础理论研究和新药开发专项各 1 项；完成省部级以上科研项目 7 项，获华东地区优秀科技图书一等奖 1 项，国家优秀教学成果二等奖 1 项，安徽省级优秀教学成果一等奖 2 项，安徽省科技进步三等奖 1 项，安徽省社会科学成果三等奖 1 项，安徽省高校优秀科技成果一等奖 1 项，安徽省科学技术二等奖 1 项，中华中医药学会科技进步三等奖 1 项。主编“十一五”国家规划教材《中医基础理论》1 部，“十五”规划教材《内经选读》、《中医基础理论》第一副主编，研究生教材《中医基础理论专论》副主编，“十一五”规划教材《实验中医学》副主编，参编《黄帝内经研究大成》等中医学术著作、教材 15 部，发表论文 80 多篇。

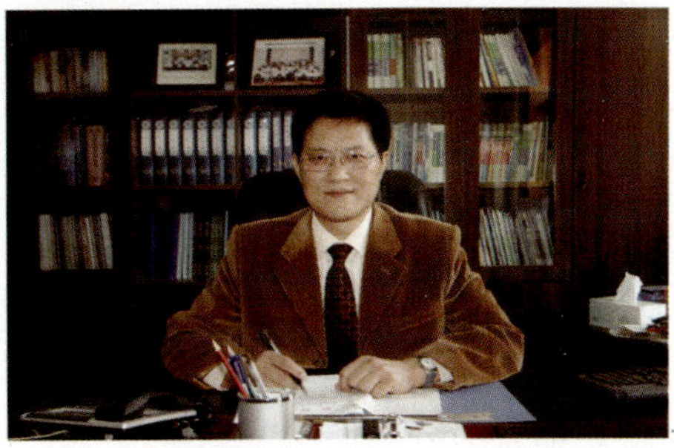

院长、党委副书记：周永学

周永学 中医内科学教授，博士生导师。现任陕西中医学院院长，党委副书记。历任陕西中医学院成人教育学院院长、高等职业技术学院院长、陕西中医学院党委委员、院长助理、陕西中医学院副院长。兼任教育部高等学校中医学教学指导委员会委员、中华中医药学会方剂专业委员会常委、陕西省中医药学会副会长等。2007 年被评为陕西省普通高校教学名师。

长期坚持教学科研工作，为学校《方剂学》学科学术带头人。重视高等中医教育的改革与发展的研究，已完成国家教育科学“九五”规划重点研究课题和国家“十五”科技攻关课题 3 项，获得陕西省优秀教学成果奖两项，校级教学成果奖 3 项。主编新世纪全国中医院校规划教材《方剂学》和创新教材《方剂学》各 1 部；参编规划教材 3 部；出版《温病发微》、《中医临证指要》等专著 8 部；发表中医药学术论文及教育科学研究论文 46 篇。现承担国家级、省部级科研课题各 1 项，厅局级课题 4 项。

陕西中医学院

陕西中医学院的前身是 1952 年创建于西安的西北中医进修学校，1959 年升格为陕西中医学院，1961 年迁至古都咸阳，是陕西惟一一所培养高级中医药人才的普通高等院校，是 1978 年中共中央 56 号文件确定的全国 8 所重点建设中医院校之一，1981 年被国务院学位委员会批准为首批硕士学位授予权的高等医药院校。

一、基本情况

学校占地面积 616024.4 平方米，分南、北两个校区。新校区位于连接西安咸阳的世纪大道南侧，沣河之滨，交通便利，环境优美，是广大学子求学的理想场所。新校区基础设施完善，功能齐全。全校拥有 77 个教研室，35 个实验中心，23 个多媒体教室，4 个语音室，6 个计算机室。教学仪器设备总值 6435.7 万元，生均 6404.3 元；图书馆藏书 827033 册，生均 82.3 册，建有电子图书阅览室和校园文献网络化管理及服务系统 拥有 400 米塑胶跑道的标准运动场、体育馆、体操房、篮球场、排球场、乒乓球羽毛球场及 200 米跑道的田径训练场。

学校现有基础医学院、中医临床医学院、中西医结合学院、临床医学院、药学院、继续教育学院等 6 个二级学院，有针灸推拿系、护理系、医学技术系、公共卫生系、人文科学系、英语系、体育部、社会科学部等 8 个教学系部；有 2 所直属附属医院、7 所非直属附属医院、1 家制药厂、1 个陕西医史博物馆。

二、师资队伍

学校现有教职工 2300 人（含两所直属附属医院），专任教师 687 人，其中副高以上职称 404 人，硕士研究生导师 224 名。有兼职博士生导师 8 名，分别与北京、广州、成都、上海、黑龙江等中医药大学联合培养博士研究生。有享受政府特殊津贴专家 14 人，陕西省“三五”人才 2 人，省级教学名师 2 人，省级名老中医 7 人，省级名中医 9 人，全国老中医药专家学术经验继承项目指导老师 13 人，陕西老中医药专家学术经验继承项目指导老师 19 人。经过 50 多年的艰苦奋斗，形成了一支学术水平高、教学经验丰富、敬业精神强的师资队伍。涌现出张学文、杜雨茂、傅贞亮、王朝宏、郭谦亨、郭诚杰、马振亚、孙绍良、吕兰薰、李石蓝、张登本等一批国内知名专家。

三、人才培养

开设中医学、中医骨伤科学、针灸推拿学等 22 个本科专业，基本形成了以中医药为核心的，医、理、文、管、工等学科相互渗透、相互促进、协调发展的专业结构。学校自 1978 年开始招收硕士研究生，1981 年获得硕士学位授予权，已培养 28 届毕业生。已经形成了专科、本科、硕士研究生教育不同层次，全日制教育、成人教育、留学生教育等不同类型的人才培养体系。学校全日制在校生共计 10049 人（含留学生 49 人），其中本科生 6107 人，硕士研究生 690 人，高职学生 1631 人，成人脱产学生 1621 人。

2004 年以来，学校共建成省级名牌专业 5 个，省级特色专业 2 个，省级人才培养模式创新实验区 1 个，省级教学团队 1 个，省级精品课程 7 门，校级精品课程 20 门。2004 年以来主编、副主编各类教材 87 部，获省级优秀教材奖 3 项。承担省级以上教育科学研究课题 11 项，近两届获省级教学成果一等奖 2 项，二等奖 1 项。

近 50 年来，学校坚持立足陕西、面向西北、辐射全国，为国家培育了 2 万余名德才兼备的优秀中医药人才。他们有些已成为当代大学生学习的光辉榜样，有些已成为德高望重的国家名老中医，有些已成为国家“973”项目首席科学家，有些已成为卫生事业的高级管理人才，有些已成为优秀的医药企业家。广大校友在各自工作岗位上的杰出表现，是学校教学质量和人才培养水平的体现。

近几年来，该校学生在省级以上各种比赛中获奖 39 项。在校学生发表论文 170 篇，在非英语专业全国大学生英语竞赛中获奖 7 人次。

四、科学研究

学校现有国家药物临床试验机构 1 个、省级重点实验室 2 个、省级工程研究中心 2 个、省级重点研究室 2 个、国家中医药管理局中医药科研三级实验室 3 个、二级实验室 8 个；国家中医药管理局重点学科 3 个，省级重点学科 4 个，厅局级重点学科 4 个。

2004 ～ 2008 年，学校承担了 287 项厅局级以上纵向科研课题，237 项横向科研课题；2004 年以来共获得省部级以上科技成果奖励 26 项。全校主编学术著作 50 部、副主编学术著作 14 部；发表学术论文 2480 篇，年均发表论文 496 篇。

学校编辑出版的学术刊物《陕西中医学院学报》、《现代中医药》等是省级优秀刊物，在省内有较大影响。《中医药教育研究》是出版多年的教育研究期刊，成为学校教育教学研究成果交流的重要载体。

五、医疗服务

学校有 2 所直属附属医院，设置床位 1400 余张，特色突出，优势互补，年门诊量 80 多万人次、住院人数 3.6 万余人次均居咸阳市前列，年业务收入超过 3 亿元。第一附属医院是国家“七五”期间确定的全国 7 所重点建设的中医医院之一，具有五十多年历史，是一所中医特色突出的三级甲等医院。先后被评为“全国示范中医医院”、“陕西省文明单位标兵”。有国家中医药管理局“十一五”重点建设专科 3 个（脑病科、肿瘤科、骨伤科），省中医管理局重点建设专科 3 个（中医眼科、中西结合肿瘤科、肛肠外科）。第二附属医院是一所综合医院，妇产科、心血管内外科、眼科等专科在省内有较高的知名度和较大的影响力，有以获 2007 年度“中国医师奖”的心脏外科专家柏本健教授为代表的一批优秀临床带教队伍，为医学类专业学生提供了很好的临床实践教学基地。

六、科技产业

学校大力推进产学研结合的力度。在主动进入区域经济建设主战场、为地方经济和社会发展服务的同时，突出以科研带动产业，以产业支持教学，形成了产学研相互促进的机制。学校制药厂自主研发的“固肠止泻丸”、“骨痨敌”等药品，年销售收入达 5000 余万元。借助学校学科和人才优势带动地方经济，使咸阳市辖区制药厂由九十年代初期的 10 余家，发展到现在的近 40 家，其中 36 家通过了 GMP 认证，成为咸阳市的支柱产业之一。学校支持、帮助省内商洛、宝鸡、咸阳等地区规模种植中药材，使之成为陕西经济发展的重要增长点。

七、对外交流

学校重视对外交流与合作，促进中医药的发扬光大并走向世界。先后同韩国、加拿大、吉尔吉斯斯坦、日本、新加坡、马来西亚等国家和台湾、香港等地区的高校建立校际交流关系。2003 年以来，累计出国出境留学、研修或学术交流人员 60 多批次，接待来访 100 多人次。目前有在校留学生 49 人，其中本科生 48 人，硕士研究生 1 人。

八、校园文化

学校校园文化体育生活丰富多彩，学生社团活动十分活跃。坚持 20 多年的“百花奖”文艺汇演、大学生辩论赛、田径运动会、球类比赛及冬季万米长跑赛等，已成为学校传统的文体项目。现有岐黄研究会、诗歌研究会、大学生艺术团、大学生军乐团等校园社团 47 个，为学生学习人文知识、提高整体素质、锻炼和展现才能提供了广阔的舞台。2004、2006、2007 年被团中央评为全国大中专学生“三下乡”社会实践活动先进集体。2005 年学校被国家体育总局授予“全国群众体育先进集体”称号。

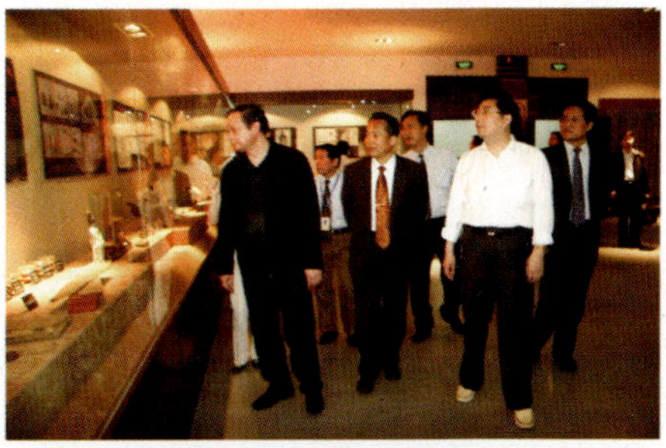

卫生部副部长王国强来我校检查工作

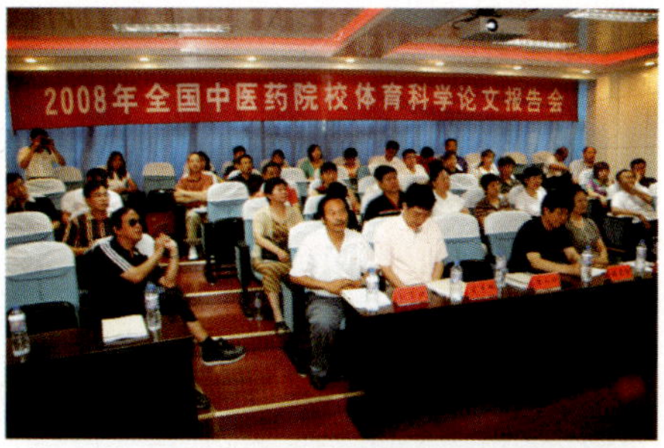

学校承办的会议

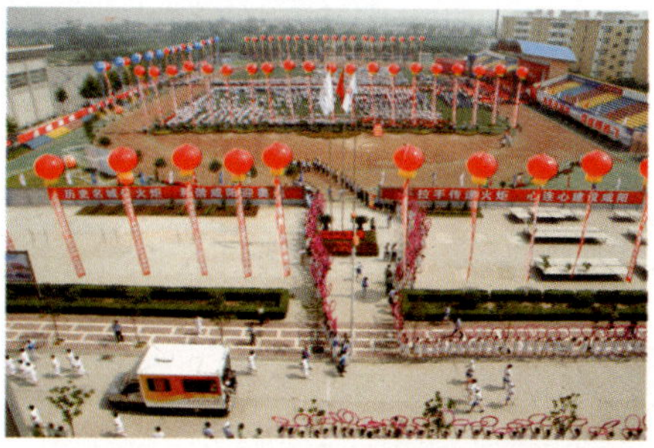

奥运圣火在陕西中医学院体育场传递交接现场

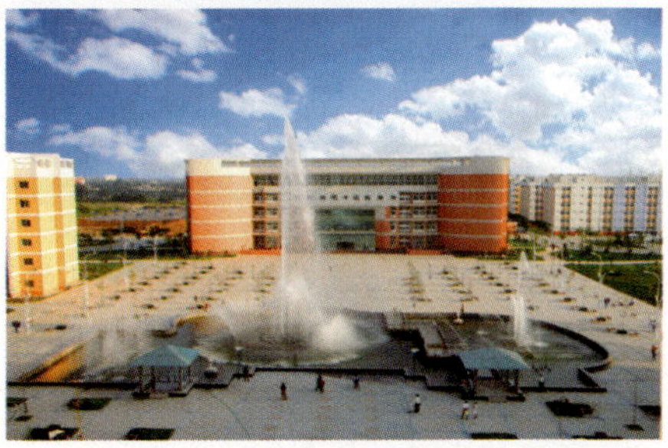

学校的远志广场

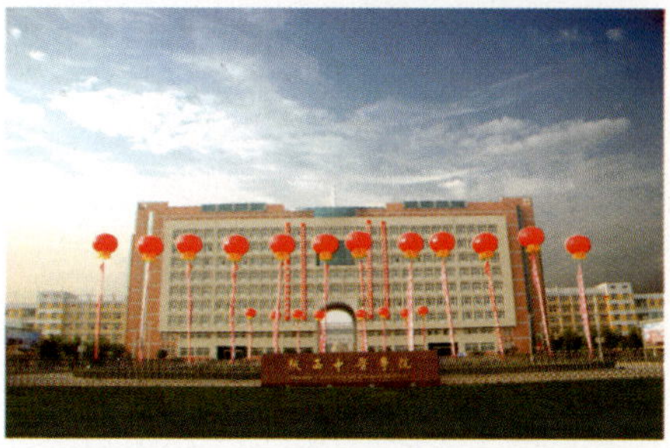

学校正门

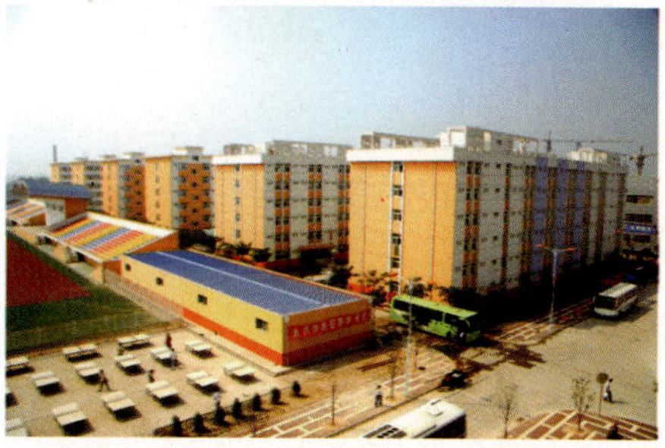

校园一角

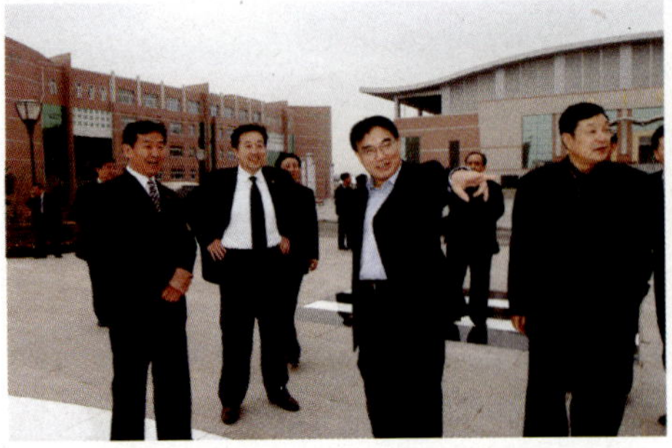

省委书记王珉视察我校

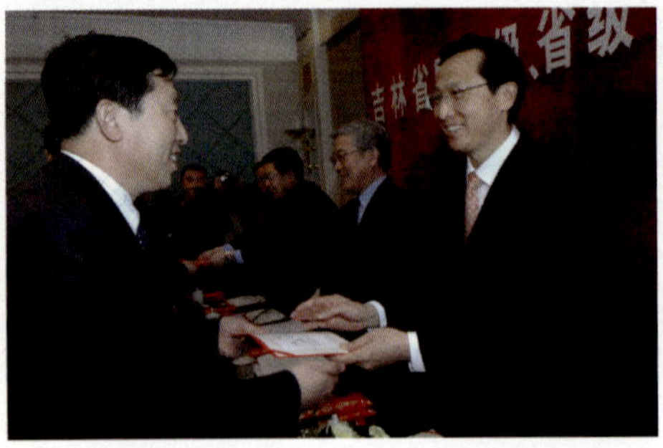

韩长赋省长为王校长颁发国家特殊津贴证书

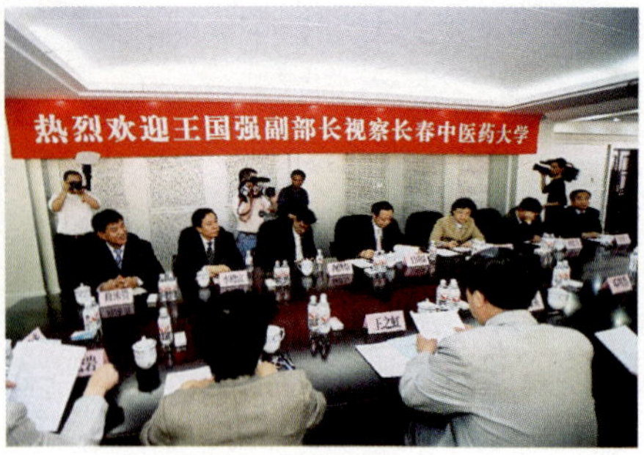

卫生部副部长兼国家中医药管理局王国强视察我校

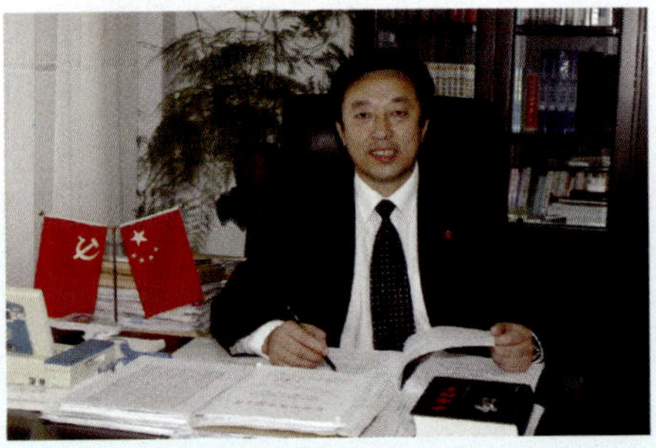

王之虹校长

王之虹 教授，博士生导师。吉林省政协委员、世界中医药联合会教育委员会副会长、世界中医骨伤联合会副主席、吉林省科协副主席、中国针灸学会副会长、中华中医药学会常务理事、吉林省针灸学会会长、吉林省中医药学会副会长、吉林省食品药品监督协会副会长。省级重点学科——针灸推拿学学术带头人，国家精品课程《推拿手法学》课程负责人。

王之虹教授精通中医理论，临床经验丰富，对颈椎病、腰椎间盘突出症、中风偏瘫等疑难病的治疗有独到之处。共承担国家、部、省级科研课题 8 项。主持的“针刺对剥夺性弱视猫视觉系统脑源性神经营养因子的影响”课题获 2005 年吉林省科学技术进步二等奖；“合募配穴治疗腹病的研究”项目获得 2007 年吉林省科学技术进步二等奖；《中国针灸大系、微针疗法大全》获省中医药科技成果三等奖。

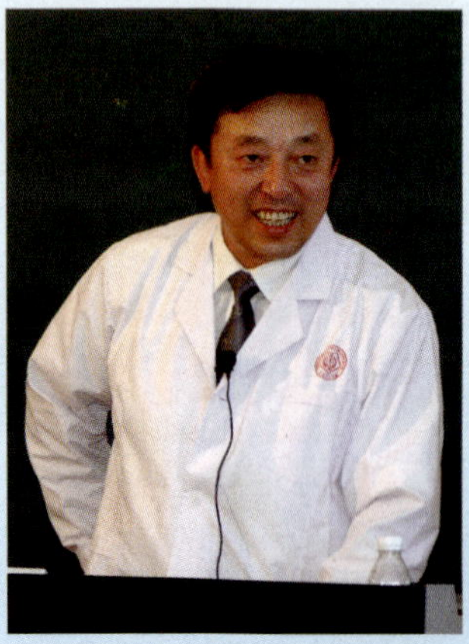

王之虹校长在给学生授课

2006 年，作为课题主要负责人，王之虹教授获得国家基础研究重大项目“973”课题一项，目前该课题研究已取得突破性研究成果。他主持研究的经络疏通仪、太极八卦组场治疗仪等项目已在全国普遍推广。他承担了国家中医药管理局和省级科研项目“曼马胶囊的开发”的研究。

王之虹教授主编的《中国推拿大成》获国家中医药管理局基础研究三等奖。主编的《推拿治疗手法图解》、《推拿手法彩色图谱》、《热敷熨法治百病》、《气功推拿百病疗法》、《新穴奇穴图谱》、《腧穴病种疗法大全》等著作，受到广大读者的好评。他主持编写了 2 部全国高等中医药院校本科生教材，其中《推拿手法学》获 2005 年全国高等学校医药优秀教材一等奖，获奖 10 万元图书捐赠学校图书馆。主编普通高等教育“十一五”国家级规划教材 1 部；主编的《现代中医必备丛书》（共 20 部）已出版；主持编写著作共 30 余部，取得了良好的社会效益。

王之虹教授既是中医理论的研究者，又是教育改革的领导者和实践者，在学校发展建设中发挥了十分重要的作用。他紧紧抓住高等教育大发展和振兴吉林老工业基地的有利时机，团结和依靠全校师生员工，提出并积极践行“启古纳今，厚德精术”的办学理念，深化教育改革。“十五”期间，完成了学校新校区搬迁；成为博士学位授权单位；学科水平位居全国具有博士授权一级学科的第六名、第九名；学校跻身于吉林省属重点高校行列；更名为长春中医药大学；在教育部本科教学水平评估工作中，获得优秀成绩。他本人还多次担任教育部本科教学水平评估专家组组长。

因工作业绩突出，又有特殊贡献，王之虹教授曾被评为长春市劳动模范；2002 年被评为吉林省第七批有突出贡献的中青年专业技术人才；2005 年被评为“吉林省优秀专业技术人才”，入选吉林省首批拔尖创新人才工程人选；2006 年被评为吉林省“五一劳动奖章获得者”；2006 年享受国务院政府特殊津贴；2007 年被评为吉林省第三届“创业先锋”、获振兴长春老工业基地贡献奖；2008 年被评为吉林省名中医和吉林省省管高级专家；2009 年荣获吉林省特等劳动模范称号。

长春中医药大学

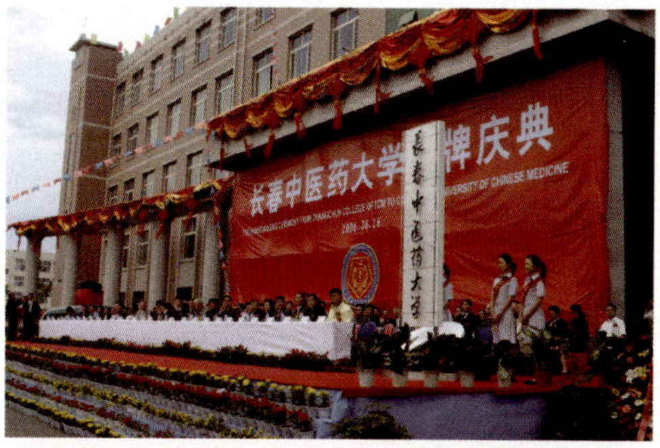

学校更名长春中医药大学

长春中医药大学前身为1958年成立的长春中医学院，2006年更名大学，是吉林省重点高校。在50余年的办学历程中，学校始终秉承“启古纳今、厚德精术”的校训精神，突出办学特色，坚持教育创新，形成了较完整的教学、科研、医疗体系，具有学士、硕士、博士学位授予权，成为吉林省唯一一所以中医药学科为主，医、理、工、管、文等多学科协调发展、具有鲜明办学特色和广泛社会声誉的省属重点大学。

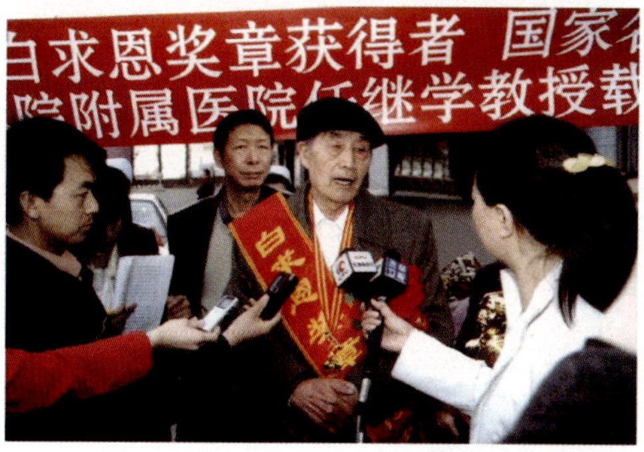

任继学教授载誉归来

进入新世纪以来，学校紧紧抓住难得的发展机遇，创造性地开展工作。在充分发挥自身的品牌、学科和人才优势的基础上，励精图治、科学发展，实现了内涵建设与外延建设的齐头并进，取得了十项具有标志性意义的成就：净月新校区建成并投入使用；成为博士学位授权单位；中医学、中药学两个一级学科在全国具有博士学位授权一级学科整体水平评估中位居第7名、第9名；成为省属重点高校；更名为长春中医药大学；中医学、中药学成为博士后流动站；教育部本科教学工作水平评估获得优秀；与省政府共建吉林省人参科学研究院；成为国家中医临床研究基地；任继学教授荣获“白求恩奖章”、“国医大师”、“吉林骄傲”称号。今天的长春中医药大学生机勃发，教育教学质量明显提高，科研实力不断增强，办学条件显著改善，综合实力全面提升，形成了拥有万人大学、千亩土地、创建一流中医药大学的办学格局。

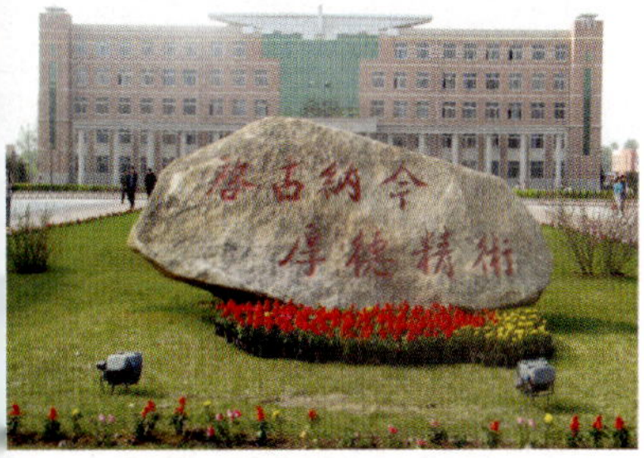

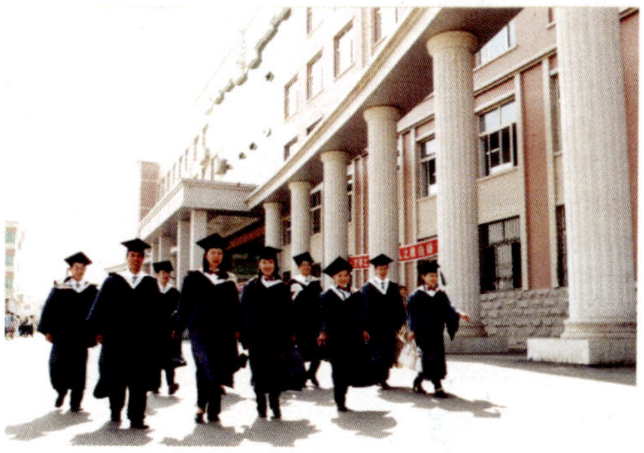

学校培养大批高质量博硕士研究生

学校占地面积1000亩，建筑面积36万平方米。主校区坐落在净月经济开发区，毗邻净月潭国家森林公园。学校现有本科专业14个，硕士学位授权点22个，博士学位授权点3个，博士后流动站2个。全日制在校生8138人。现有教职工1802人，具有高级专业技术职务人员465人，其中正高级专业技术职务人员141人，副高级专业技术职务人员324人。享誉全国的终身教授6人；博士生导师20人，硕士生导师140人；国家“白求恩奖章”、“国医大师”获得者1人，国家级优秀教师3人，享受国务院特殊津贴者33人，国家及省级有突出贡献的中青年专家16人；吉林省特等劳动模范1人；吉林省高级专家、优秀专业技术人才6人，教学名师2人，新世纪首席教授1人；吉林省名中医17人。

学校现有国家级精品课程2门，省级精品课程12门，省级优秀课程41门。主编国家“十一五”规划教材13部。在近两次省级优秀教学成果奖评选中获一等奖3项，二等奖2项，三等奖5项。学校有省级实验教学示范中心3个国家级规范化中药药理实验室1个，省现代中药工程研究中心1个。省部级重点学科8个，省部级重点实验室4个。学校教学科研仪器设备总值8060万元。馆藏图书114.3万册，有一批学术价值很高的珍、善本典籍。出版发行《长春中医药大学学报》《吉林中医药》等学术期刊及《老来乐》等科普期刊。学校是教育部首批批准招收国外留学生的中医药院校，留学生培养涵盖本科生、研究生教育两个层次。学校广泛开展国际学术交流与合作，多次主办中医药国际学术会议，与多个国家和地区的高校与研究单位保持着长期的友好往来。

学校今后将继续坚持以人为本，落实科学发展观，按照“十一五”发展规划的宏伟蓝图，积极为经济建设和社会发展服务，为中医药事业的发展服务，把学校早日建成国内同类院校一流，在国际上有一定影响，具有鲜明办学特色的中医药大学。

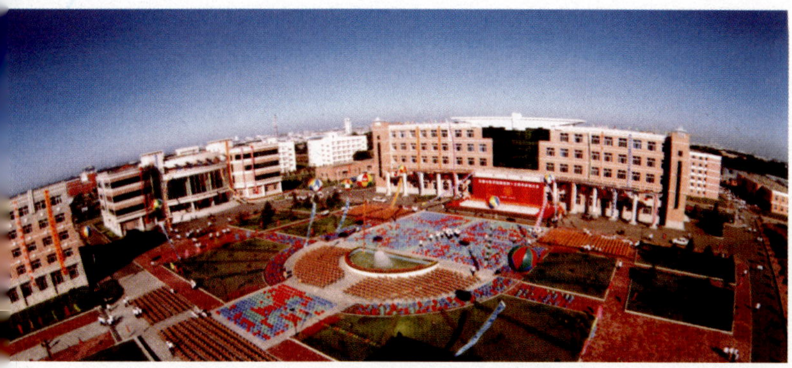

校区全景

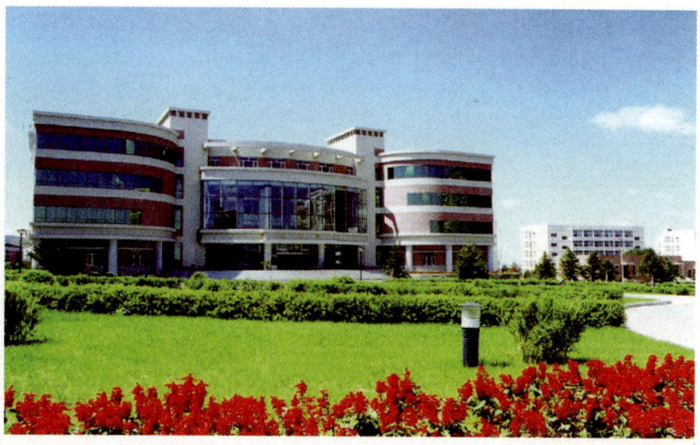

现代化的图书馆

南方醫科大學

Southern Medical University

中医药学院

school

school of Traditional Chinese medicine

南方医科大学中医药学院座落在风景秀丽的广州市白云山东麓，目前是中医药学院、中医药研究所、中西医结合医院，院院所合一的组织架构。拥有国家重点学科 1 个：中西医结合临床医学；国家中药管理局重点学科 3 个：中医脑病学、中医肾病学、中药制剂学；国家中医药管理局重点专科 3 个：中西医结合慢性头痛专科、中西医结合风湿病专科、针灸推拿专科；广东省重点学科 1 个：中西医结合临床；广东省中医药管理局重点专科 2 个：中西医结合肝胆病、中西医结合脾胃病。国家中医药管理局三级实验室 1 个：中药新药急症实验室；广东省重点实验室 1 个：中药药剂实验室；广州市中药品种开发中心 1 个；广东省名牌专业 2 个；国家中药临床试验基地 1 个。

学院教学优势明显。现有教职员工 160 余人，教研室和研究所 18 个。拥有中西医结合临床医学、中药学 2 个一级学科博士学位授权点，硕士学位授权点 5 个。有一支由国家级突出贡献中青年专家、国家中医药师承制导师、国家和总后系统优秀教师等优秀人才组成的师资骨干队伍，博士、硕士研究生导师 30 余人。已开设中医学、中药学、中西医结合医学三个一级学科本科专业和针灸推拿、中药制药 2 个专业方向。中医学、中药学是广东省名牌专业，中医内科、中医诊断是广东省精品课程。目前学院已形成了以本科生、研究生培养为主体，留学生培养为特色，以中西医结合为教学模式、学历教育和继续教育相结合的完整培养体系。已为军队和地方培养本科生近 4000 名，博士、硕士研究生近 500 名，为 30 多个国家培养留学生和中医药技术人才 300 多名。学院科研成果显著。"十一五"期间各类科研课题 130 余项，其中"973"课题 2 项、"863"课题 1 项、国家"十一五"科技支撑计划课题 3 项、国家自然基金重点项目 1 项、国家自然基金面上项目 25 项，总经费 1500 余万元。取得国家发明专利 6 项，获得各类科研成果 16 项，其中省部级二等奖 5 项。

学院在中药新制剂、新剂型、中医急症新药研究方面处于国内领先进水平。学院专家研究开发的正天丸、三九胃泰、脾胃双补丸、尿毒清、双黄连粉针剂等成为国内各家大型药企的拳头产品，创造了巨大的社会效益。

医疗特色鲜明。拥有 3 个中医门诊部，开设中医、中西医结合等 30 个特色专科门诊，3 个中医科病房共展开床位 160 张。拥有 800 张床位，集医、教、研于一体的中西医结合医院一期工程已经完工，二期工程已正式启动。

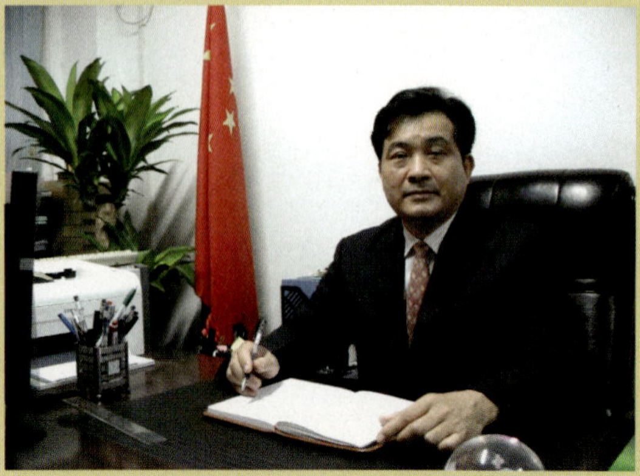

院长：吕志平

吕志平　南方医科大学中医药学院院长，教授、主任医师，博士生导师。国家重点学科中西医结合临床医学学科带头人，中华中医药学会常务理事、中国中西医结合学会常务理事、全国中医基础理论专业委员会副主任委员、全国中西医结合基础理论专业委员会副主任委员，中国中西医结合医师学会执行常委，广东省中医药学会副会长、广东省中医基础理论专业委员会副主任委员、广东省中西医结合学会常务理事，广东省肝病学会专家委员会委员。为《中国中西医结合杂志》、《中华中医药》及《中西医结合学报》等杂志编委。国家自然科学基金、国家食品保健品评审专家。

吕志平教授主持国家自然科学基金 3 项及省部、市多个重点科研项目。获中国中西医结合学会科学技术一等奖 1 项，广东省科技进步二等奖 1 项，军队医疗成果二等奖 1 项，三等奖多项。发表论文 80 余篇（SCI 收录 2 篇）。出版著作 40 部（册）。并获国家发明专利 2 项。

校址：广州市广州大道北 1838 号
邮编：510515
电话：020-61648244
传真：020-61648244
网址：http://web2.fimmu.com/zhongyiyao/

重庆医科大学中医药学院

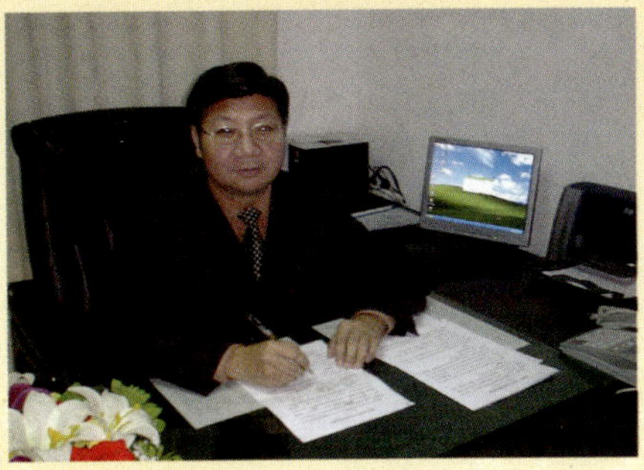

院长：曹文富

曹文富 教授，主任医师，重庆市名中医，硕士生导师，医学科学博士。1981年7月参加工作。大学毕业于成都中医药大学中医专业，硕士研究生毕业于重庆医科大学内科学（肾脏病）专业，博士研究生毕业于重庆医科大学内科学（内分泌与代谢病）专业。清华大学中医药管理干部高级培训班学习结业，北京大学国学与领导者素质提升高级研修班学习结业。

现任重庆医科大学中医药学院院长，重庆医科大学中医药实验教学中心主任。兼任中国政协重庆市第三届委员会委员，中国农工民主党重庆市委员会医药卫生专业委员会副主任，全国高等医药教材建设研究会理事，重庆市中医药行业协会副会长，重庆市中西医结合学会副会长，重庆市医疗事故鉴定委员会专家，《实用中医药杂志》常务副主任。重庆市医学重点学科《中医内科学》学科带头人。

学术状况简介：

1. 发表论文：63篇。分别发表在《中医杂志》、《中国中西医结合杂志》、《中国中药杂志》、《中草药》、《中成药》、《中医基础医学杂志》、《中药新药与临床药理》、《重庆医科大学学报》等学术刊物上。
2. 主持和主研课题：17项。包括各省部级课题、各厅局级课题，教学改革课题。
3. 获得科技成果奖励：3项。其中：重庆市人民政府科学技术进步一等奖1项，重庆市人民政府科学技术进步三等奖1项，重庆市卫生局中医药科技成果二等奖1项。
4. 参与科研项目获得国家新药证书：3项。
5. 编写出版专著：18部。其中主编2部，副主编著作9部，编委或参编著作7部。
6. 编写出版教材：5部。副主编出版全国高等医药院校本科教材2部，编委出版全国高等医药院校本科教材1部，主编重庆市卫生系统继续医学教育教材2部。

重庆医科大学中医药学院成立于2001年，其前身是1951年西南军政委员会卫生部创办的重庆中医进修学校。重庆中医进修学校是我国建立最早的中医药教育基地，曾被国家中医药管理局领导誉为“中医黄埔”，曾先后更名为四川省重庆中医学校、重庆市中医学校，2001年整体并入重庆医科大学时为国家中医药管理局重点中医药学校，我国著名中医药学家鲁之俊、任应秋、吴棹仙、冉雪峰、胡光慈、沈仲圭等曾在这里执教和任职。

学院现有2个省级重点学科（中西医结合临床、中医内科学）；1个一级学科硕士学位授权点（中西医结合），5个二级学科硕士学位授权点（中西医结合基础、中西医结合临床、针灸推拿学、中医临床基础、生药学）；7个本科专业及方向（中医学、中西医临床医学、中医康复治疗学、中医骨伤科学、针灸推拿学、中药学、中药制药学），4个专科专业（针灸推拿学、中医骨伤科学、中药学、中药分析与鉴定），2个成人高等教育本科与专科专业（中西医临床医学、中药学）。学院以培养高层次中医药人才为主体，紧紧围绕中医学（包括针灸推拿）、中西医结合医学、中药学三个一级学科，充分应用重庆医科大学医学、理学、工学、管理学、文学、法学等学科门类的整体优势，培养包括硕士生、本科生、专科生在内的高等中医药专业人才。办学类型涉及普通高等教育、成人高等教育、继续教育、对外中医药教育等多种形式，形成了以人才培养高层次、教育教学特色化为发展方向的中医药高等教育体系。

学院拥有一批知名的中医药教学、科研和临床专家，国家级名中医1人、重庆市名中医3人，重庆市学术和技术带头人1人，重庆市学术和技术带头人后备人选1人，重庆市中医药学会副会长1人，中医药行业协会副会长1人，针灸学会副会长1人，保健按摩行业协会副会长1人，各学会副秘书长及常务理事8人，各学会专业委员会副主任委员以上职务15人。现有在职中医药专业教师82人。教授6人、副教授30人、讲师46人、博士生导师1人、硕士生导师19人，高级职称人员比例占44%；学历结构为博士8人、硕士43人、学士27人、大学专科4人，硕士以上高学历人员比例为62.2%。设有10个中医药教研室（中医学基础、中医临床基础、中医临床综合、中医骨伤科学、针灸推拿学、中药与方剂学、中药综合、中医内科学一、中医内科学二、中医儿科学教研室），1个中医药实验教学中心（下设中药分析与鉴定、中药制剂、中药炮制、中药化学、中药生药鉴别、方药药理、针灸推拿、实验针灸学、中医骨伤、中医康复10个专业实验室）。拥有中医附属医院1所，中医教学医院5所，中医实习医院8所，中药实践教学基地15个。学院科研工作不断发展，近年来，在学术期刊上发表学术论文326篇；承担包括国家自然科学基金在内的各级科研课题70项；出版学术著作25部，其中，主编12部，主编译著1部；出版教材45部，其中主编13部，副主编17部，参编15部。获得科研成果12项。学院主办的《实用中医药杂志》创刊于1985年，为《CAJ-CD规范》执行优秀期刊、中国核心期刊数据库收录期刊。

学院坚持以“人才培养、科技创新、社会服务、传扬文明”为己任，以提高教育教学质量为核心，努力探索西医院校中医药高等教育发展模式，着力突出办学特色，以造就高素质创新型中医药人才为目标，努力构建以培养高层次人才为主体的中医药高等教育体系；以建设重点学科为龙头，努力打造优势突出、覆盖面广的中医药学科与专业体系；注重办学的开放性，广泛进行中医药国际交流，努力推进中医药国际化进程。

“严谨、求实、勤奋、进取”的重庆医科大学中医药学院将在弘扬祖国传统医学的诸多领域乘风破浪，扬帆奋进！

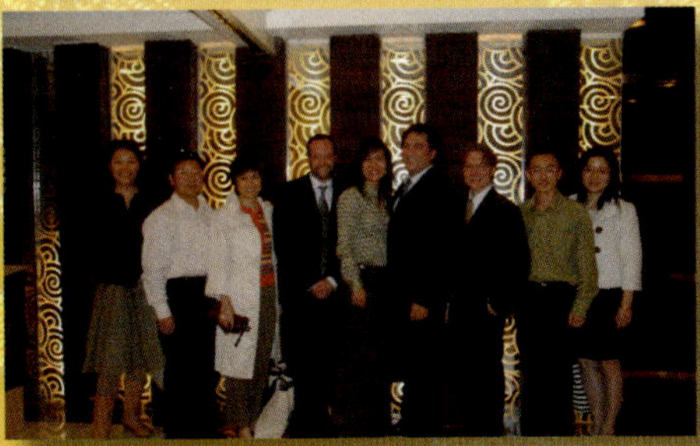

曹文富院长与来访的加拿大威尔弗雷德·劳里埃大学副校长Bruce.Arai博士一行

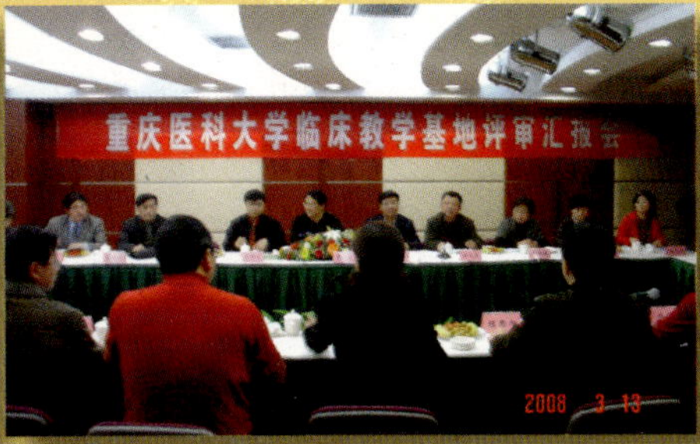

临床教学基地建设

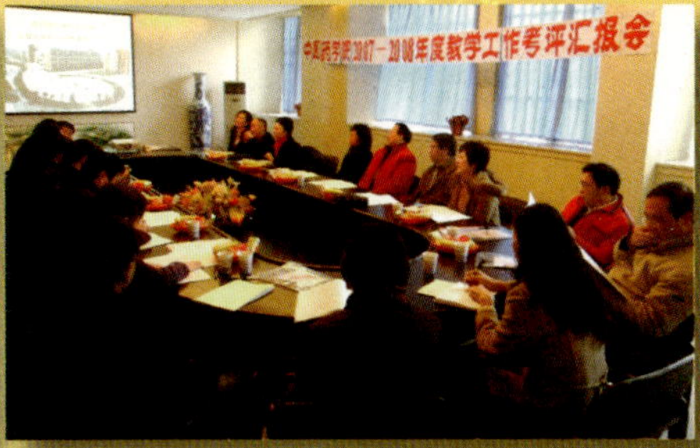

教学质量评估考核

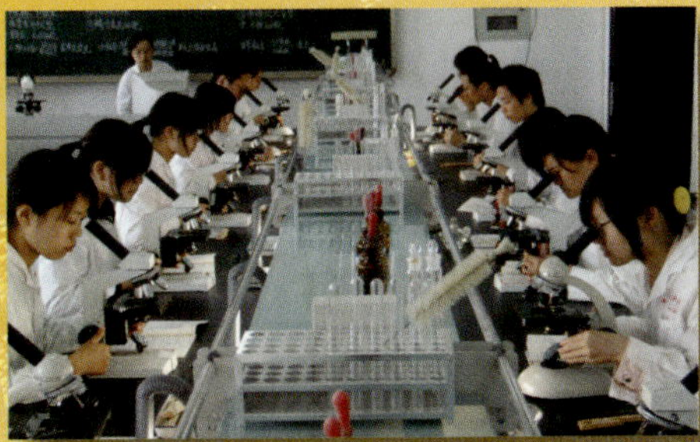

学生中药实验课

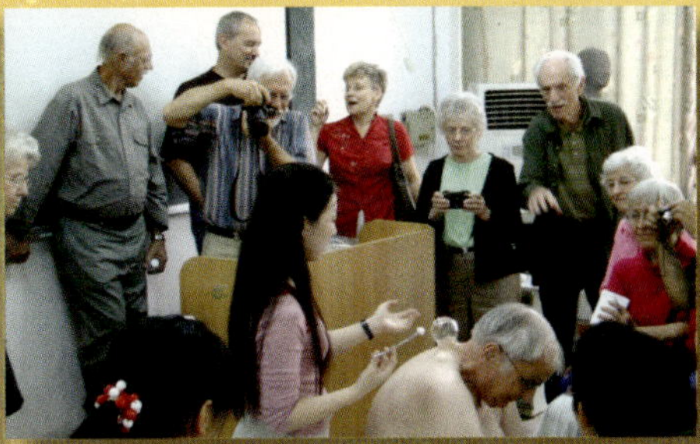

外宾体验中医非药物疗法的神奇魅力

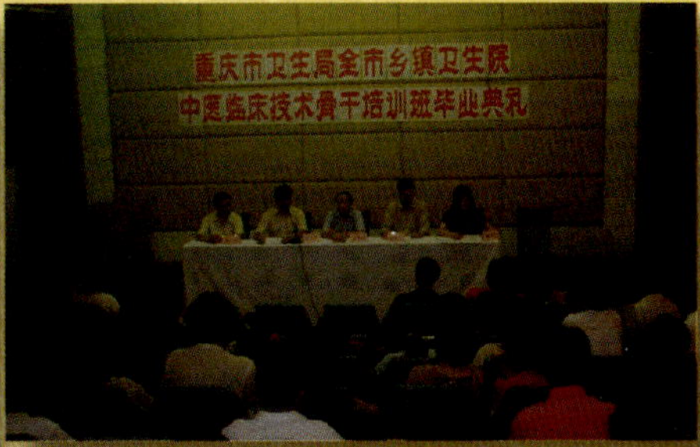

培养社区中医临床技术骨干人员

院长：曹文富
党总支书记：杨林森
副院长：李 进 周长青

院址：重庆市沙坪坝区虎溪镇大学城杰青路
邮编：401331
院办公室电话：023-65712064；65712063

传真：023-65712061
网址：http://www.cqmu.edu.cn
E-mail：68423727@163.com

成都中医药大学附属医院

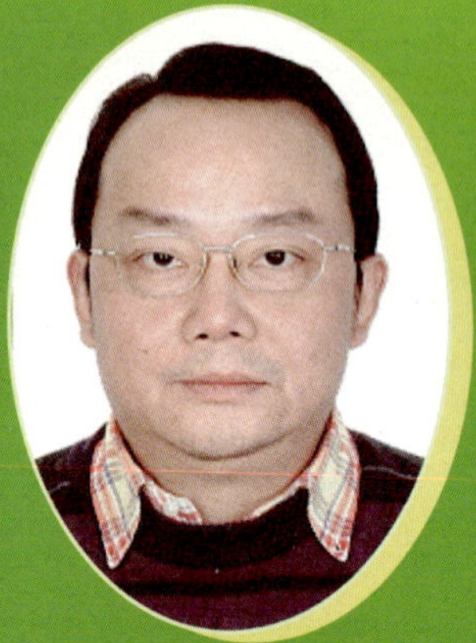
院长：钟　森

钟森　教授、主任医师、博士生导师，国务院政府特殊津贴获得者。1983年、1989 年及 1994 年分别毕业于四川省泸州医学院、广东省暨南大学和重庆医科大学，分获医学学士、硕士和博士学位。1995 年和 1998 年分别破格晋升为传染病学副教授和教授。

历任泸州医学院附属医院传染病科主任、传染病学教研室主任和传染与免疫研究室主任，附属医院副院长 / 临床医学系副主任，附属医院院长 / 临床医学院院长，泸州医学院科研处处长和四川省第六人民医院（非典病人集中收治医院）建设现场指挥部指挥长。2005 年作为人才引进调入成都中医药大学附属医院任副院长，2008 年担任成都中医药大学附属医院院长。现为四川省学术和技术带头人，中国中西医结合学会传染病、肝病专业委员会委员，四川省中西医结合学会肝病专业委员会副主任委员，省防痨协会副理事长，省感染病学专业委员会常务委员。

临床方面，自 1983 年以来一直从事传染病临床工作，积累了丰富的实践经验，如在省内率先应用低分子肝细胞再生因子和胸腺肽混合制剂治疗重症肝炎，挽救了许多患者的生命。2003 年抗击“非典”期间，完成了省第六人民医院的建设和全省该专业救治队伍的培训，2004 年被评为省防治非典工作优秀共产党员。

教学方面，承担过不同层次的教学任务，教学效果曾受到教育部本科评估专家的好评，1999 年被评为省优秀青年教师标兵。

科研方面，积极开展科学研究，承担各级科研课题 10 余项，获科研经费 200 余万。已负责完成国家自然科学基金课题 2 项，正在开展省科技攻关项目“病毒性肝炎的综合防治研究”。获省科技进步二等奖 2 项，参编专著 5 部，发表论文 80 余篇。目前正在编写《突发公共卫生事件应急医学》。1998 年被评为省优秀中青年科技创业奖，2002 年被评为省学术和技术带头人。

管理方面，担任泸州医学院附属医院院长期间，积极探索医院的经营管理的方法，使医院和职工的效益明显增加，病人的费用明显降低，医疗服务也明显好转。2000 年被评为全国卫生系统先进个人。

www.sctcm120.com

广西中医学院附属
瑞康医院

广西中医学院附属瑞康医院（广西中西医结合医院、广西中医学院瑞康临床医学院）始建于 1951 年，是三级甲等医院、广西十佳医院、全国卫生系统先进集体，目前，医院已发展成为一所拥有华东路总院，南城分院一间分院，共和、秀厢、二桥西、大学东、五里亭、贵康整脊手法培训基地六个分门诊的大型中西医结合医院。

医院占地面积 1.2 万平方米，建筑面积约 8 万平方米，开设有床位 1200 张，年门诊量 60 余万人次，住院病人 2.5 万余人次，年手术 1 万余台次。服务范围辐射广西省内外乃至东南亚、欧洲、澳大利亚等地，医院是东盟博览会的定点医疗机构，承担中央领导及外宾等来广西视察、访问的医疗保健任务。

医院先后被确定为国家中西医执业医师资格实践技能考试基地、卫生部药物临床试验机构、国家中医药管理局国际交流合作基地、卫生部妇科内镜（腹腔镜、宫腔镜）培训基地、广西城市社区卫生服务技术指导中心、广西全科医生临床技能培训基地、广西乡村骨干医生培训基地临床、贵康整脊手法培训基地（世界手法医学联合会培训基地），是广西高级医学人才培养的重要基地。

多年来，医院坚持中西医结合的办院方针，在充分发扬和继承中医药的基础上，对现代医疗技术精益求精。

医院现已拥有多个特色鲜明、疗效显著的专科专病，其中脑病科、骨伤科是国家中医药管理局重点专科，脾胃病科、肿瘤科是国家中医药管理局重点建设专科，脊柱退行性疾病整治手法研究室是国家中医药管理局重点研究室，消化内科、骨科是广西卫生厅重点学科，拥有一批像荣远明教授这样的全国名老中医、广西名老中医。医院还与澳大利亚、德国、马来西亚、泰国、阿联酋、香港、台湾等世界多个国家和地区在中医药领域开展交流与合作。

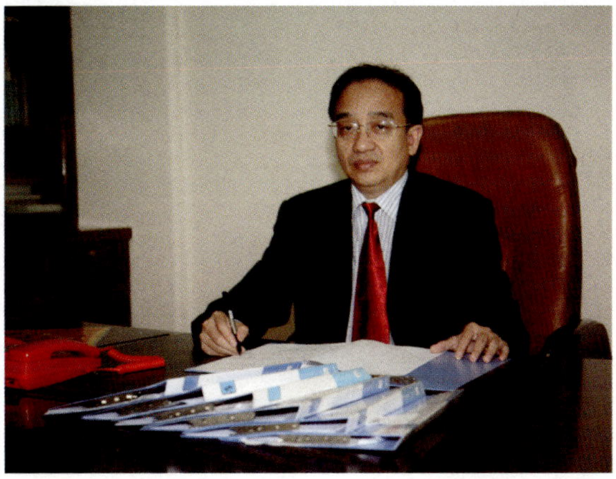

院长：梁 健

梁健 1987 年毕业于广西医科大学，硕士研究生学历，在读博士研究生，硕士研究生导师，教授，主任医师。现任广西中医学院附属瑞康医院院长，中国中西医结合学会理事、广西中西医结合学会常务副会长、广西中西医结合消化专业主任委员、中华医学会广西分会消化专业副主任委员、广西中西医结合内科专业主任委员，《微创医学》、《广西医学》、《广西中医学院学报》、《内科》编委，国家自然科学基金评审专家。专长消化内科，主要研究方向为消化性疾病基础和临床研究，根据中西医结合优势，提出肝纤维化中西医结合早诊早治，首次发现天然牛磺酸抗肝硬化门脉高压作用，科研成果达到国际先进水平，2 次获得广西科技进步三等奖。主持国家自然科学基金、国家“十一五”计划攻关课题及自治区卫生厅课题等科研项目多项，发表专业论文 30 多篇，主编著作 1 部。

医院可开展各种先天性心脏病矫治术及大血管置换术、冠状动脉搭桥术、心脏瓣膜成形及置换术、心脏介入诊疗技术、活体肾移植术、射波刀治疗肿瘤、脑立体定向精确定点治疗药物成瘾热凝疗法、全身多处关节（髋、膝、踝、肩、肘）置换术、股骨头再造术、下肢延长术、显微外科手术、腔镜微创手术等先进医疗技术，特别是脑立体定向精确定点热凝疗法、心脏不停跳下冠状动脉搭桥术、主动脉瓣关闭不全成形术、先天性心脏病合并重度肺动脉高压矫治术、大动脉瘤切除血管置换术、保留肺动脉瓣功能的法洛四联症根治术等具有鲜明特色与显著优势，技术水平处于国内领先、国际先进地位。

“广聚人才、科技兴院”是医院持续发展的根本。2003 年以来，医院共承担省部级以上科研课题 182 项，其中国家级科研项目 36 项，省部级科研项目 146 项。63 项科研成果通过科技成果鉴定，16 项获广西科技进步三等奖，27 项获广西医药卫生适宜技术推广奖。

医院坚持自主创新，建设创新型医院；坚持以人为本，建设和谐医院；坚持科学管理，建设节约型医院。医院围绕“以病人为中心”的服务宗旨，遵循“治疗精心、检查细心、护理耐心、服务热心、病人放心”的医院精神，竭诚为广大病友提供一流的医疗健康服务。

瑞康人将继续以“激情、创新、诚信”谱写医学新篇章，开拓新的医学领域，努力打造全国一流中西医结合医院。

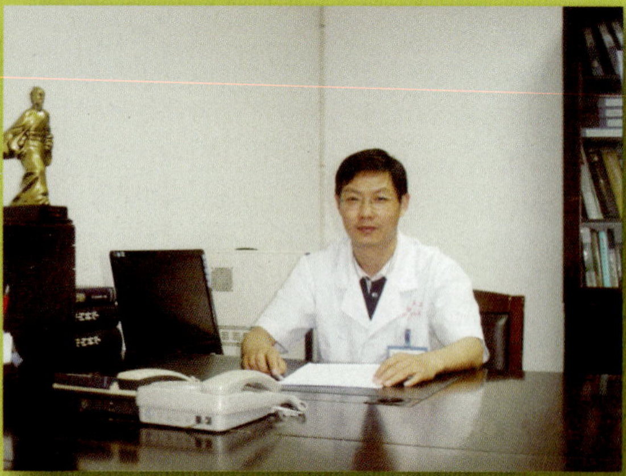

院长：何光远

何光远　副主任医师，安徽中医学院中西医结合医院院长。

于1992年毕业于安徽中医学院后一直师从于著名神经病学专家杨任民教授，从事神经内科和神经康复科临床、教学和科研。曾在中国康复研究中心研修脑血管疾病偏瘫、截瘫、小儿脑瘫等中西医结合康复治疗。发表论文十余篇，近五年出版论著有:《实用小儿推拿》、《实用美容推拿》、《推拿学》、《中国疾病相关基因与基因诊断》、《中医康复学》。其中《实用小儿推拿》、《推拿学》被安徽中医学院选为本科生教材，《中医康复学》为全国高等中医药院校教材。

曾参加国家中管局、省卫生厅、省教育厅、省科技厅等多项科研课题项目研究，获省科技成果奖1项。对脑血管疾病偏瘫、外伤性截瘫、小儿脑瘫、老年性（血管性）痴呆、帕金森氏病、颈椎病、腰椎间盘突出症、颈肩腰腿痛的临床康复具有颇深的研究，康复疗效显著，对亚健康人群如失眠、头痛、慢性疲劳综合征、“六高一低”（高血糖、高血脂、高血粘度、高血尿酸、高血压、高肥胖、低免疫力）、慢性脑供血不足等康复保健治疗也疗效明显。

现任中国中西医结合学会养生学与康复医学专业委员会常务委员、中国中西医结合学会管理专业委员会常务委员、中华中医药学会管理专业委员会委员、中国传统医学手法研究会常务委员、安徽省中医药学会推拿专业委员会副主任委员、安徽省中医药学会理事、安徽省中西医结合学会常务理事、安徽省性医学会副会长。《中华中西医临床杂志》、《医学综述》第三届编委会编委。

安徽中医学院中西医结合医院

安徽中医学院中西医结合医院是安徽省最大的中西医结合医、教、研一体化基地，是集中、西医于一体，集医疗、教学、科研、康复、预防、保健于一体的全民非营利性省、市城镇职工基本医疗保险和居民二级医保定点医疗机构，安徽省新型农村合作医疗定点单位。

医院总面积9000M2，分东、西区，共200余张床位。东区位于市中心三孝口金寨路452号（省博物馆对面），西区位于青阳路1号（青阳路与贵池路交叉口）。

医院拥有一批省内外著名的老中医和中西医结合的专家、教授，技术力量雄厚，设备精良，科室齐全。设有内科、外科（普外科、胸外科、骨外科、手足外科）、心脑血管病专科、康复医学科、针刀专科、中西医结合妇科（中医妇科、西医妇科）、儿科、针灸骨伤科、针灸推拿科、口腔科、中西医结合肿瘤科、中西医结合烧伤科、中西医结合糖尿病专科、康复矫形科、针灸专科等专业科室20余个，其中不少学科已形成专科技术特色：如康复医学科、针刀专科、康复矫形科、中西医结合外科、中西医结合骨科、手足外科、中西医结合妇科等，省内外慕名前来求治的病人络绎不绝。

医院始终坚持“中西医并重，中西医结合”特色治疗，疗效显著，取得了良好的社会效益。2007-2008年度医院被安徽中医学院评为“先进集体”称号，何光远院长荣获“全国中医院优秀院长”称号，2009年9月医院被合肥市评为“科技创新优秀单位”。医院一直坚持“您的康复、我的追求”的服务宗旨，始终以严谨的医疗作风、精湛的医疗技术、热情的服务态度、低廉的医疗价格服务于省内外病人。

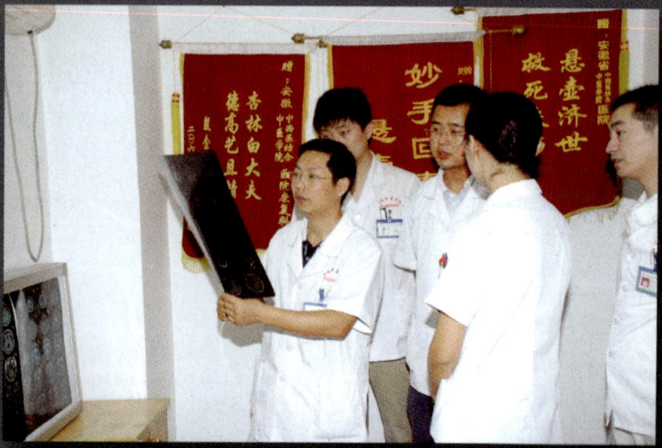

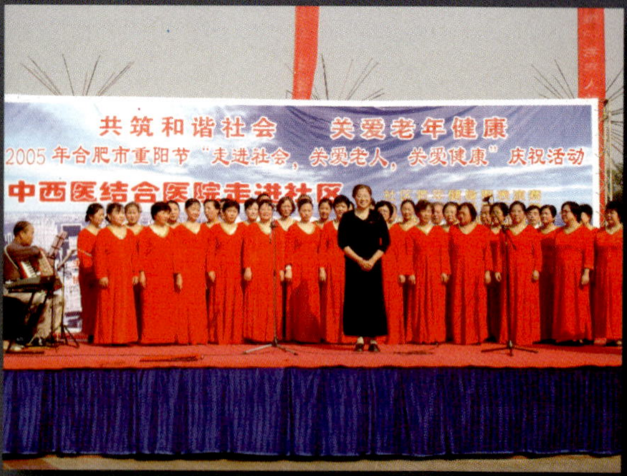

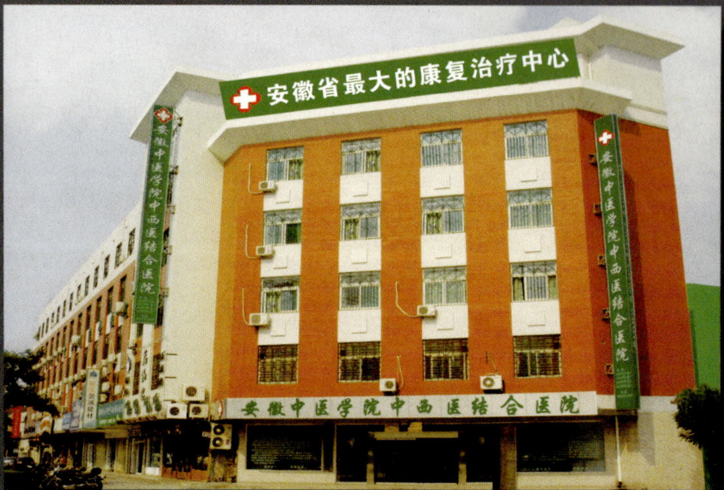

东区地址：合肥市金寨路452号
西区地址：合肥市青阳南路（青阳路与贵池路交叉口）
健康咨询电话：5171065
医保咨询专线：5169366
服务投诉电话：0551-5169198
值班电话：13855123129

安康市中医院

做陕南中医药事业发展的“领头羊”

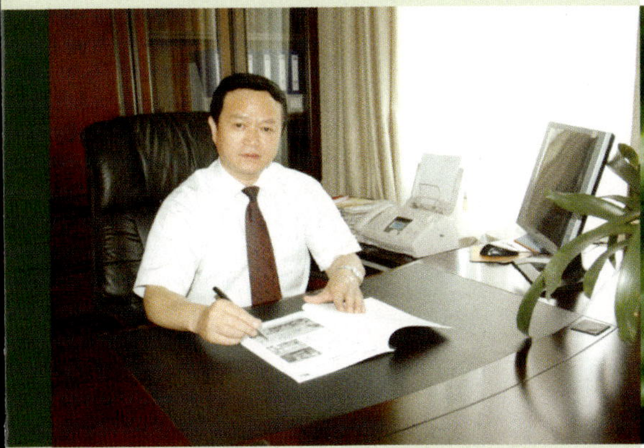

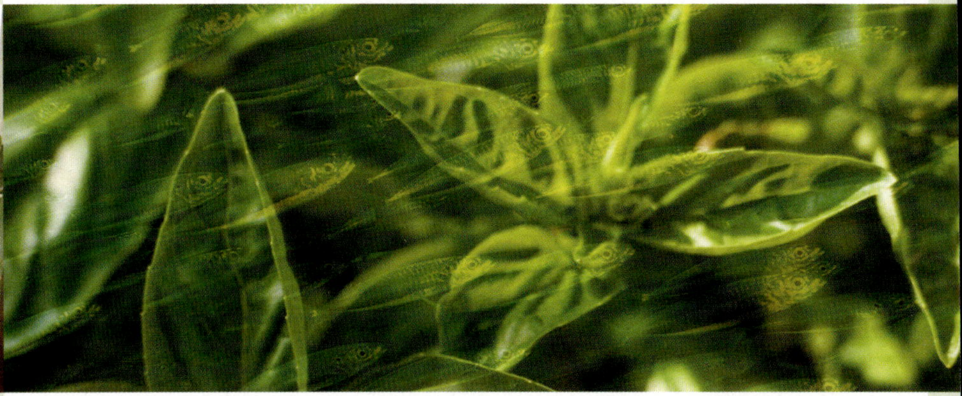

院长：刘玉泉

刘玉泉 1954年出生，1971年1月入伍，在兰州军区后勤部第28分部汽车第26团卫生队从事医学检验，1973年12月加入中国共产党，1985年毕业于兰州军医学校检验专业。1987年12月从部队转业到安康地区医院（现名安康市中心医院）工作，1988年4月任该院检验科副主任，1994年任检验科主任。1992年参加中华医学会与北京医科大学举办的检验大专班学习，1998年任安康地区医院副院长，1999年中央党校函授学院本科行政管理专业毕业，2001年从湖北省郧阳医学院临床医学本科毕业，2004年3月至2005年3月参加北京大学医学部院长EMBA高级研修班学习。2001年10月任安康市传染病院院长。兼任中华医学会陕西省检验学会常委、安康市医学会常务理事、安康市医学检验专科委员会主任委员、安康市临床检验中心主任、陕西省卫生专业高级职称评委、安康市医学会医疗事故技术鉴定专家库成员及《安康医药》杂志编委等。

刘玉泉于1994年12月参加了《安康临床检验志》的编写及审校工作。1994年撰写的“应用尿液检测甲胎蛋白的探讨”在《中华预防医学》杂志第6期发表，1997年撰写的“628例婴幼儿急性腹泻病原菌调查及流行病学分析”在《中华医学检验》杂志第6期发表，2001年撰写的“同步检测183例血清9项HBV标志物结果分析”发表在《免疫标记与临床》第2期。“经内镜逆行胰胆管造影诊治胰胆疾病临床应用研究”曾经获2002年安康市科技进步一等奖，“同步检测183例血清乙肝五项Pre-S2、PHSAR、HBsAg-IgM、HBV-DNA及其相互关系的探讨”获2000年安康市科技进步二等奖。刘玉泉曾荣获1997年陕西省卫生厅“创佳评差”最佳个人、荣获市直卫生系统“优秀共产党员”称号，2003年被市卫生局党委授予抗击“非典”优秀党员，2004年被陕西省科协评为优秀学会工作者，2008年被省中管局评为优秀中医院院长。在长期的医疗实践和医院管理工作中，刘玉泉同志善于学习现代医院管理知识，有较强的开拓创新意识和勤奋务实的工作作风，在中心医院工作期间，为传染病医院、急救中心向政府贷款，科技楼项目实施及人才培养引进、财务管理，筹资等方面做出了显著成绩。

安康市中医医院始建于1975年，是一所中医特色突出，西医优势明显，集医疗、急救、预防、保健、康复、科研、教学为一体的综合性三级甲等中医医院。医院开设床位600张，是陕西中医学院附属医院，郧阳医学院、西安交大、安康职业技术学院实习教学医院。是省级文明单位、省级示范中医医院、陕西省先进中医院、百姓放心医院、陕西省白求恩奖先进单位、省市“创佳评差”最佳单位、陕西省文明窗口示范单位、安康市价格诚信单位。

医院占地面积22821平方米，医用建筑面积35000平方米，于2005年投入使用的16层住院大楼，内设标准病房、中央空调、中心供氧及中心吸引等一系列现代化设施。国家市级重点中医院建设项目门诊综合大楼于今年7月8日正式动工建设，教学综合楼项目已完成了主体验收任务，两项目建成后将进一步的改善医院的医疗、科研、教学条件和服务能力，为医院提供更广阔的发展空间。

医院有在职职工612人，其中具有高级职称98人，中级职称230余人。开放床位600张，设置临床医技科室32个。妇产科、儿科有享受国务院政府特殊津贴的专家各1人；40余名专业人员是国家、省级学会专业委员会成员，10余名同志担任市级学会专业委员会主任委员；省卫生系统“215”人才及全国优秀中医临床人才培养对象各一人；有市级名中医3人及高级职称名老中医32人。

医院大力实施“人才兴院、科技强院、质量立院”的可持续发展战略，坚持名科、名医、名院的“三名”战略，骨伤科是国家中医药管理局“十一五”重点专科建设单位；有省级重点专科2个；市级诊疗中心2个；安康市医学重点学科13个。近年来，医院共荣获省科学技术三等奖1项，省级科技成果8项，获奖1项，市级科技一等奖2项，二等奖7项，三等奖3项，市级科技进步奖7项。其中，多项新技术填补了本市乃至陕南地区空白，年发表省级以上论文90余篇。

医院有螺旋CT、遥控X线机、数字胃肠机、准分子激光治疗系统、眼底血管荧光造影仪、彩超、腹腔镜、胆道镜、电子宫腔镜、关节镜、全自动生化分析仪、泌尿外科钬激光、等离子气化电切镜、肾透析机等大中型设备300余（台）件，设备总值6500万元。在宏扬国粹，传承中医药事业工作中，医院结合现代诊疗手段，充分展现了中医、中西结合诊疗技术的优势。现有专科专病40多个，全院各科中医、西医、中西医结合诊疗水平颇具特色。医院所属市中医药研究所，不断开展中药新药的临床研究，自制银硼吸入液、止晕茶、肝复胶囊、氯水盐、银硼吸入液、生肌玉红膏、九华膏、铁箍软膏、接骨散等60余种中西药制剂，疗效稳定，收到了良好的临床效果，深受患者的欢迎，被国家中医药管理局确定为制剂室能力建设单位。

医院始终秉承“厚德、精医、求实、创新”的医院精神，坚持“质量兴院，诚信为本”的服务理念，强化科学管理，狠抓内涵建设，注重人才培养，加强学科建设，不断完善基础设施，加快实施国家市级重点中医院建设项目。医院将以创建国家级示范中医院为目标，奋力实施第二次创业，全面推进医院可持续发展，把医院建设成为管理规范、环境优美、技术精湛、服务一流的、中西并举的综合性现代化中医医院。

长春中医药大学附属医院（吉林省中医院）

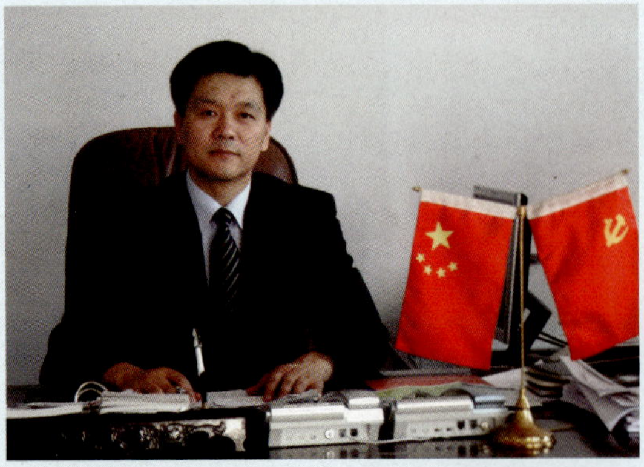

长春中医药大学校长助理
附属医院院长　宋柏林 教授

中华中医药学会医院管理分会副会长、全国高等中医院校骨伤教育研究会副会长、中国人才研究会骨伤人才分会副会长、中国中西医结合学会第六届理事会理事、《中国现代医生杂志》编委会委员、吉林省中西医结合学会会长、吉林省中医药学会副会长、第四届吉林省针灸学会副会长、中华中医药学会民间传统诊疗技术与验方整理研究分会委员、国家自然科学基金委员会评审专家、国家奖励评审专家、中华中医药学会科技评审专家库专家、李时珍医药创新奖评审专家库专家、吉林省中医药管理局专家库专家、吉林省科技厅奖励评审专家、长春市十三届人大代表。2007 年被中华中医药学会评为全国优秀中医医院院长，2008 年 1 月被卫生部、人事部评为全国卫生系统先进工作者，2008 年 1 月被吉林省中医药管理局评为省中医医院管理工作先进个人。

长春中医药大学附属医院（吉林省中医院）创建于 1958 年，是集医疗、教学、科研于一体 ，以中医为主、中西医结合的现代化综合性中医医院。医院名老中医荟萃、临床学科齐全、中医特色显著、诊疗设备先进、科研实力雄厚，是三级甲等中医院、国家中医临床研究基地、国家临床药理基地、国家药品临床试验管理规范基地、国家中医师资格认证中心考试基地、国家中医药国际合作基地、国家中医药管理局脑病专科协作组副组长单位，曾获全国卫生系统先进集体、全国百佳医院、全国示范中医院、吉林省十佳医院、全国放心药房、省诚信单位、省市精神文明建设先进单位等荣誉称号。

医院现有职工 936 人，建筑面积 6.5 万平方米，床位数 800 张，资产总值 3.3 亿元，设内、外、骨、妇、儿、眼、针灸、肛肠、急诊等 38 个临床科室。

医院现代化诊疗设备有全身 16 排螺旋 CT 机、彩色超声诊断系统、核磁共振等，总值近亿元。

医院医疗、教学和科研实力雄厚。现有国家中医药管理局重点专科 7 个：脑病科、心血管科、眼科、骨伤科、肛肠科、儿科、推拿科；省中医药管理局重点专科 6 个 ：针灸科、五官科、糖尿病科、肾病科、呼吸科、消化科。

医院是学校第一临床学院，有国家中医药管理局重点学科 1 个，省教育厅重点建设学科 4 个，省中医药管理局后备重点建设学科 4 个。

医院有“国医大师”任继学，有享誉盛名的国家名老中医刘柏龄、王烈、杨宗孟等终身教授，有众多吉林省名中医、博士生导师、硕士生导师、教授和主任医师，专家队伍实力雄厚。

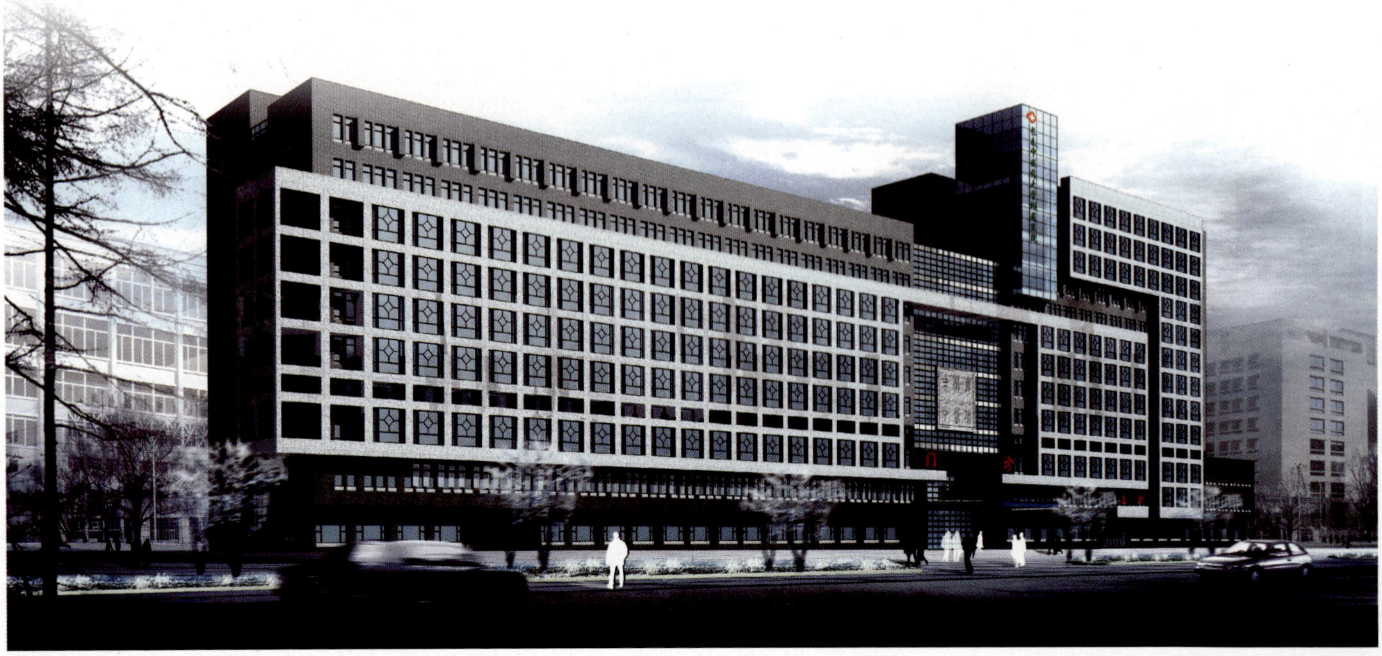

医院综合大楼效果图

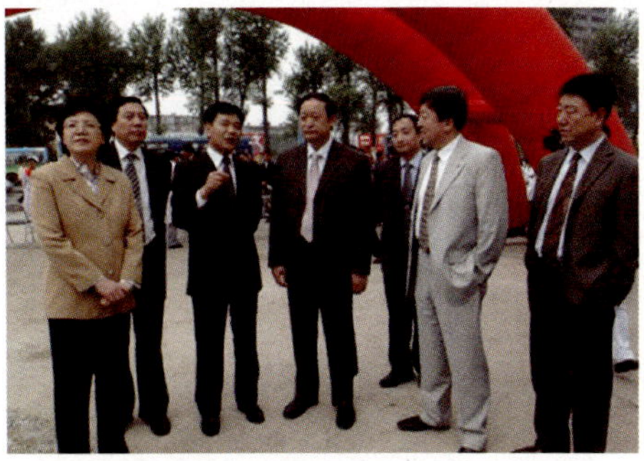

国家卫生部副部长、国家中医药管理局局长王国强等领导来院调研

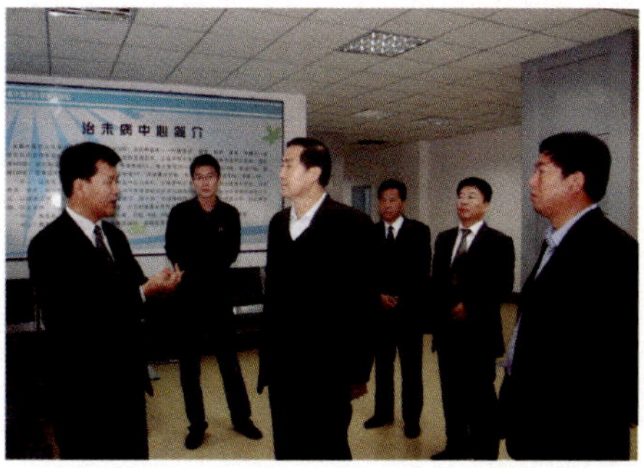

国家中医药管理局医政司司长许志仁视察医院“治未病”中心

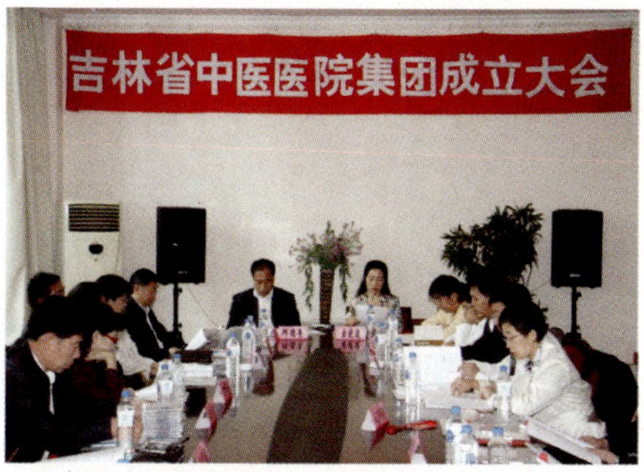

医院牵头成立吉林省中医医院集团

2000 年以来，医院承担国家、省部级科研课题 204 项，其中国家级 36 项，省部级 168 项；医院还完成多项国家“七五”至“十五”攻关课题。包括国家“863”、“973”、世界卫生组织合作课题、国家新药基金课题等。获得国家级、省部级科技进步奖 36 项。

医院是国家科技部三个规范化药理实验室之一，其新药研究中心，跻身于国内专业药品研究机构行列。有国家三级实验室和省二级实验室多个，曾完成多项国家级攻关课题并获奖。

医院始终坚持“突出中医特色，发挥专科特长，体现时代特点，提高综合实力”的“三特一提高”办院方针，狠抓内涵建设，促进了医院长足发展。医院注重突出中医特色，加快创新发展，以人才强院、科教兴院、质量立院、服务荣院为发展战略，以提高综合实力和核心竞争力为核心，在激烈的医疗市场竞争中，自加压力，自求奋进，自强不息，向经营、管理、质量和服务要效益，使医院稳立改革潮头，呈现出喜人的发展态势，成为吉林省中医医疗机构的“龙头”，带动了全省中医药事业的和谐快速发展。

医院把全心全意为患者服务作为根本宗旨，努力提高医疗技术和服务质量，坚持一切以患者为中心，注重抓好服务过程中的每一个环节，坚信患者的满意是医院永恒的主题和追求。

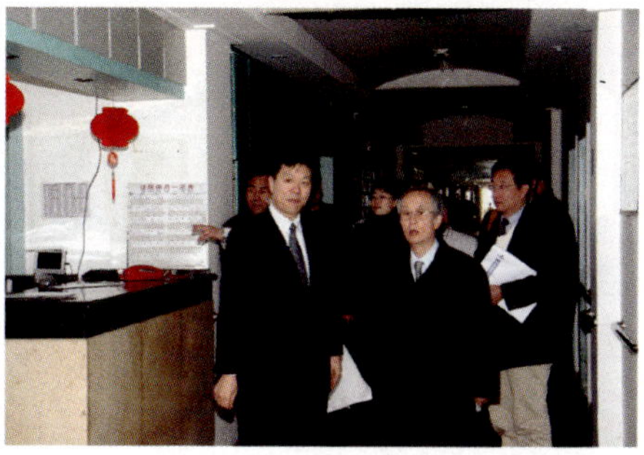

日本医药学家来医院访问

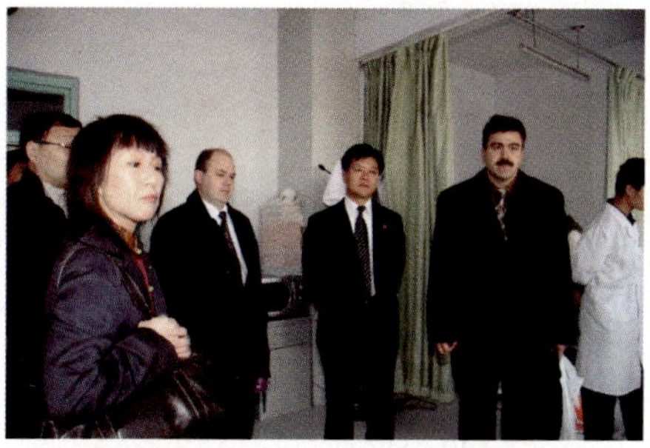

白俄罗斯国家卫生部官员来医院参观访问

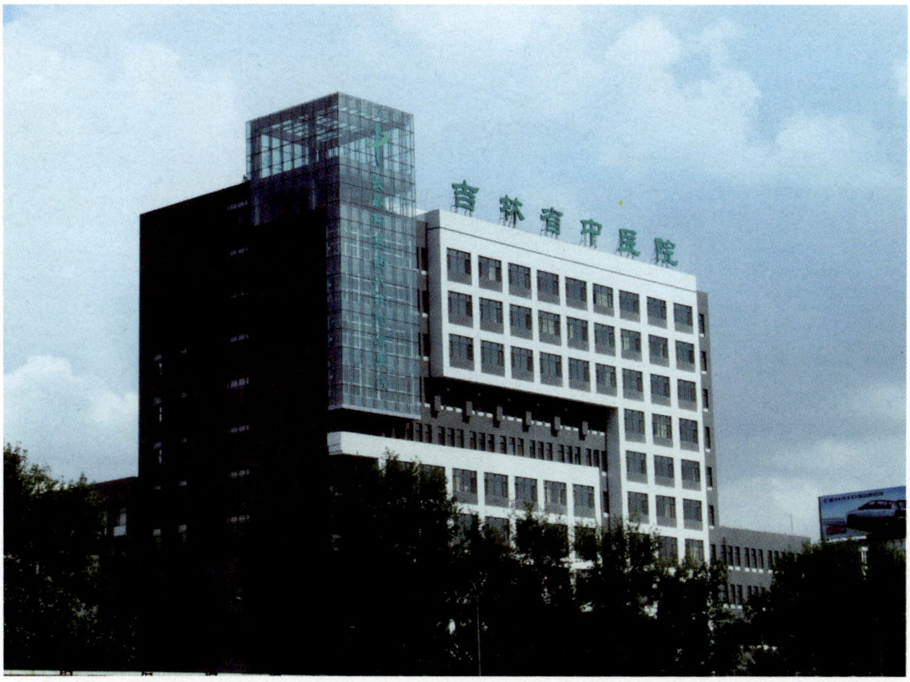

医院综合楼一期工程

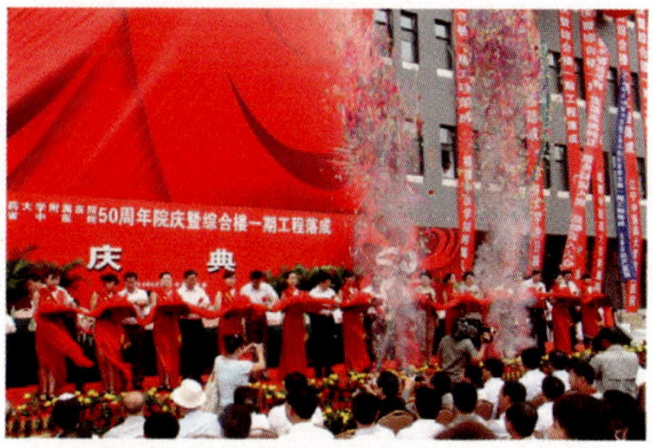

国家、省、市和学校领导为医院建院 50 周年暨综合楼一期工程落成庆典剪彩

地址：长春市朝阳区工农大路 1478 号
邮编：130021
电话：0431-86177012　85656164
传真：0431-85656164　86177222
E-mail:yuanban7012@163.com
http://www.jlhtcm.com/

浦东新区传染病医院建设进展

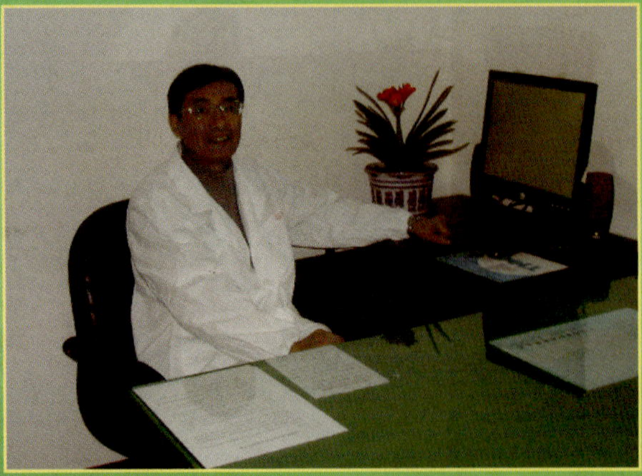

院长：陈建杰

浦东新区传染病医院是浦东新区唯一的二级传染病专科医院，承担着诊治各类法定传染病的重任。自 2003 年起我国著名的中西医结合传染病专家，上海中医药大学附属曙光医院博士生导师陈建杰教授开始担任我们浦东新区传染病医院院长。在新区政府的大力支持下，近几年投入了近 4000 万元进行医院整体改建和设施更新，在陈建杰院长的领导下，该院建立了包括免疫实验室、基因扩增（PCR）实验室、微生物实验室、病毒血清库等传染病实验室，在基础建设、学科建设和人才培养取道了巨大的成绩，医院整体诊疗水平得到了明显的提高，极大地提高了我们应对重大公共卫生事件的能力。

陈建杰教授由于在 2003 年抗击“非典”中成绩突出被评为“上海市抗击‘非典’先进个人”，2005 年由于在学术领域的显著成绩被列为“上海市医学领军人才”，2008 年被列为“上海市领军人才”，同年被列为“浦东新区名中医”，并成立了“（陈建杰）名中医工作室”，由于在卫生系统的突出贡献，陈院长荣获了 2008 年“浦东新区卫生系统人民健康好卫士”称号。

近年来该院在传染病领域的学科建设中取得了很大的突破，2004 年该院的中西医结合肝病科被列为“上海市医学重点专科”，2005 年被列为上海市唯一的“国家中医药管理局（中西医结合）传染病临床基地”，2007 年被列为“上海市加强公共卫生体系建设三年行动计划”建设单位，同年被浦东新区列为“浦东新区中医服务体系项目建设”单位。作为“国家中医药管理局十一五，中医重点专科协作组”成员单位，参与了慢性乙型肝炎等传染病的中医诊疗规范协作研究。

今年 3 月起新型传染病“甲型 H1N1 流感”迅速在全球蔓延，该院作为上海市首家口岸“发热病人医学观察点”，自 2009 年 4 月 29 日起积极按照上级有关部门的部署，开始启动应对重大公共卫生事件的各项工作。医院接收由上海市浦东口岸门诊点、集中医学观察点、新区各发热门诊点等不同观察点的发热疑似病例到我院留观治疗，截止到 2009 年 8 月 5 日该院留观处置了发热疑似病例 1387 例，其中确诊甲型 H1N1 流感病例 125 例，为阻止或延缓疫情的蔓延发挥了积极的作用。

该院作为传染病临床基地，在防控新型甲型流感工作中还承担了辐射培训的任务，参与起草了“上海市甲型 H1N1 流感中医药诊疗方案（试行稿）”；参加了首例浦东新区口岸发热疑似病例的诊治工作；参与组织了上海市甲型流感中医药诊疗防控的培训；参与指导原南汇区、奉贤区等单位口岸的发热病区收治工作等等。近一年来，该院的中西医结合传染病专家和专业医务人员有 8 次 30 余人次参加了“卫生知识进社区”的专题讲座活动，把中医防治传染病专业知识送到群众身边，深受社区居民的欢迎。

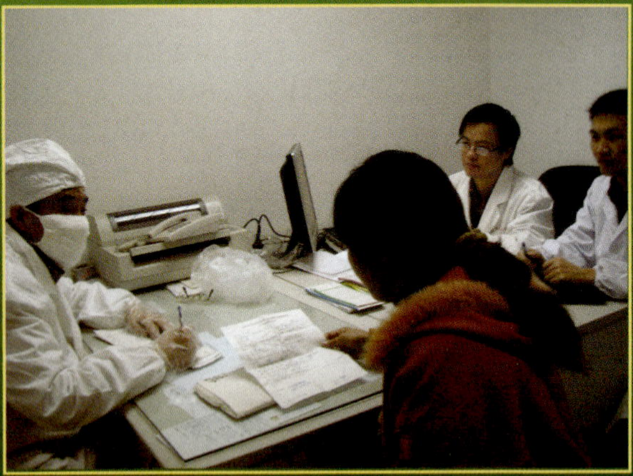

陈建杰院长在工作中

针对新型甲型 H1N1 流感的临床证候，该院在临床诊疗过程中积极发挥中医药的独特作用，按照中西医结合传染病临床基地建设的要求，参照国家卫生部《甲型 H1N1 流感诊疗方案（2009 年试行版第一版）》和上海市卫生局“甲型 H1N1 流感中医药诊疗方案”中的有关要求，积极进行中医汤药和中成药的治疗，部分病例进行了单纯中医药治疗，通过对 100 余例甲型 H1N1 流感确诊病例的临床观察，初步显示了中医药对改善确诊病例的积极作用。

总之，浦东新区传染病医院将在市卫生局和浦东新区各有关部门的领导下，积极承担起各类突发和重大传染病的防控任务，不断提高医疗质量，继续推进中西医结合传染病学科建设和人才培养，为建设一流的二级中西医结合传染病专科医院而不断努力。

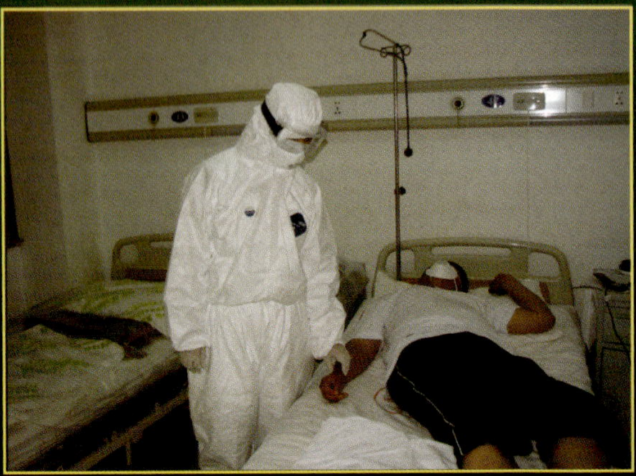

甲型流感隔离病区

南京中医药大学
NANJING UNIVERSITY OF CHINESE MEDICINE

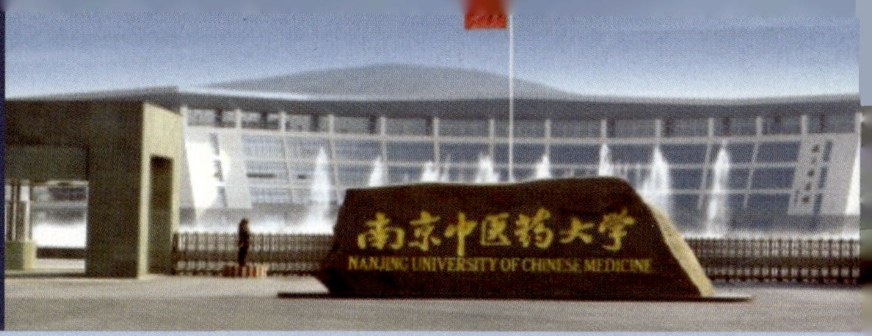

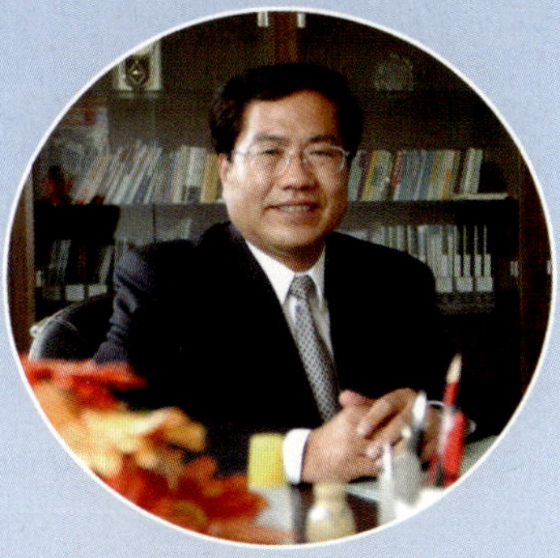

党委书记：黄成惠

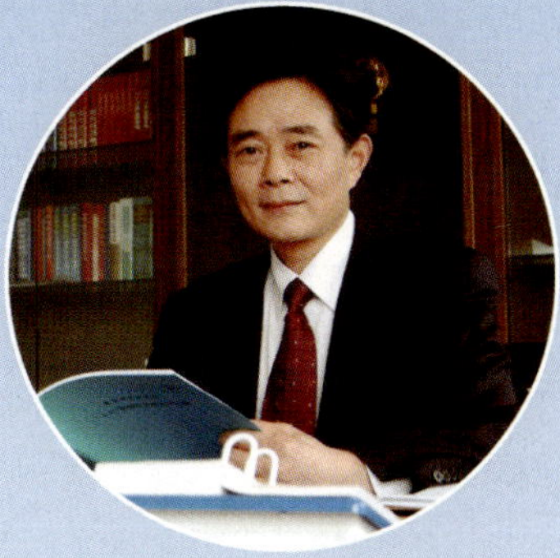

校长：吴勉华

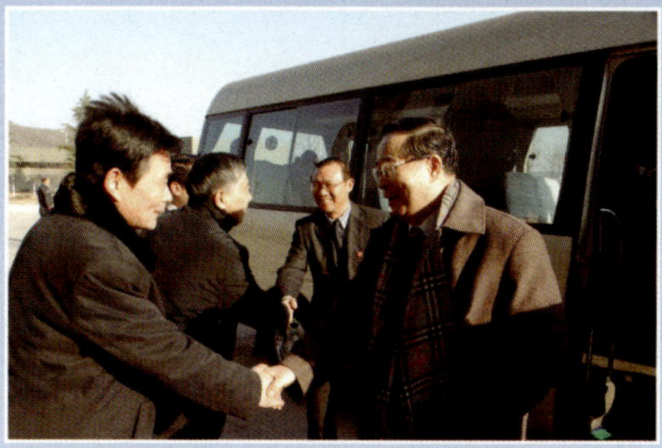

教育部章新胜副部长视察我校

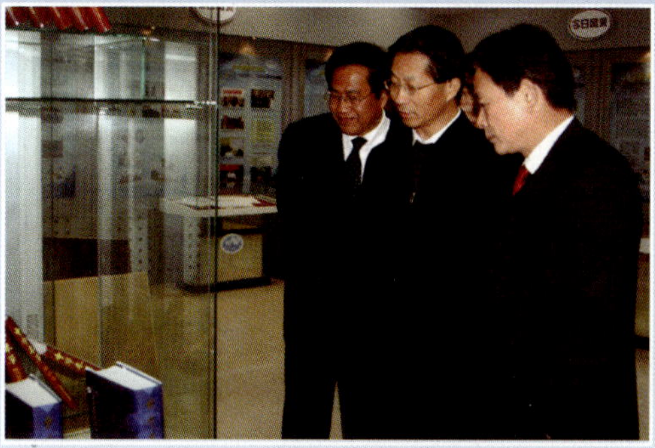

曹卫星副省长在参观校史馆

南京中医药大学始建于1954年，是全国建校最早的高等中医药院校之一，也是江苏省重点建设高校。半个世纪以来，南京中医药大学为新中国高等中医教育培养了第一批师资、主持编写了第一套教材，培养并诞生了新中国中医药界最早的学部委员，为新中国现代中医高等教育模式的确立和推广做出了重要贡献，被誉为新中国高等中医教育的摇篮。

学校座落在六朝古都南京，拥有汉中门和仙林两大校区。学校现设有基础医学院、第一临床医学院、第二临床医学院、药学院、经贸管理学院、护理学院、外国语学院、信息技术学院、心理学院共9所直属学院，18个本科专业，涉及医、管、理、工、经、文等六个学科门类，初步形成了以中医药为主体、中西医结合、多学科为支撑协调发展的办学格局。学校拥有中医学、中药学、中西医结合 3 个博士后科研流动站，21 个博士点和 29 个硕士点，博士点覆盖中医、中药、中西医结合所有二级学科，具有博士生导师自审权和主要学科专业的教授评审权，建成中医内科学、中医外科学等 27 门省级优秀课程（群），温病学、中医儿科学更被列入国家精品课程，大批特色专业和品牌专业不断涌现，综合办学实力稳步提升。学校现有 18 所附属医院，3 所中西医结合临床医学院，各类教学及毕业实习基地逾百所，实践教学培养实力雄厚。2006 年 4 月，在教育部本科教学工作水平评估中被评为优秀。

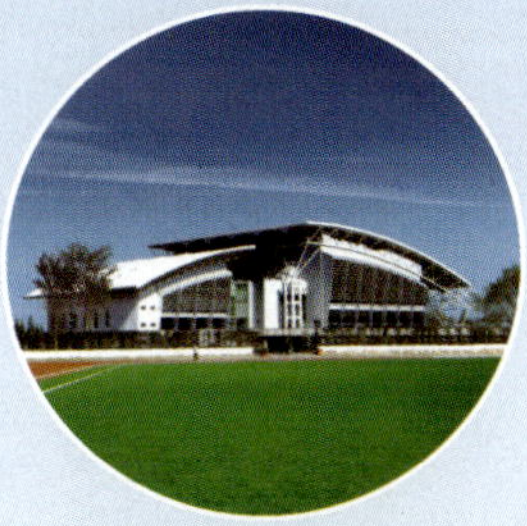

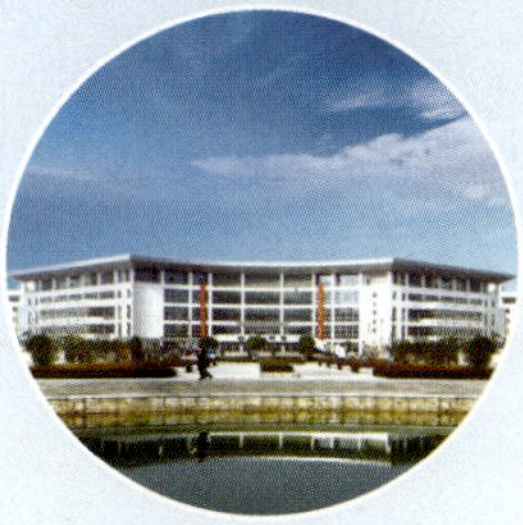

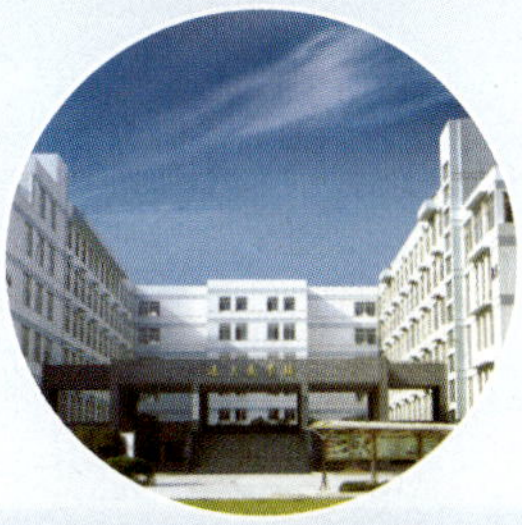

学校科研实力雄厚，是国家科技部 GCP 中心和国家食品药品监督管理局临床药理基地、江苏省植物药深加工工程研究中心、江苏省海洋药物研究开发中心、江苏省中药质量控制工程技术研究中心的挂靠单位。学校目前拥有国家级重点学科 3 个、国家中医药管理局重点学科 7 个、江苏省重点学科 8 个（其中列入国家重点学科培育点 1 个），8 个国家中医药管理局三级实验室，1 个部省共建针药结合实验室，4 个江苏省重点实验室，1 个 SPF 级动物实验中心。

学校治学严谨，学术氛围浓厚，名家云集、人才辈出，涌现了一批又一批蜚声海内外的专家、学者和教授。近年来，先后有 10 余人次荣获“国家教学名师”、“全国模范教师”、“全国优秀教师”、“全国先进工作者”、“全国师德建设先进个人”、“国家级有突出贡献中青年专家”等各类全国性荣誉称号和表彰。近日，由国家人力资源和社会保障部、卫生部、国家中医药管理局联合作出表彰决定，授予我校周仲瑛教授、第一附属医院徐景藩教授、南通附属医院朱良春教授“国医大师”荣誉称号。

学校是世界卫生组织（WHO）传统医学合作中心；国家卫生部确定的国际针灸培训中心、全国中医师资进修教育基地、中国中医文献检索中心分中心。学校目前与世界 90 多个国家和地区有着广泛交流和联系，并与世界 30 多个国家和地区的政府、高等院校或学术团体及机构建立了友好的合作关系，拥有较高国际知名度，是首批获准接受和培养留学生及台湾地区学生的高等院校之一。

经过“十五”期间的建设与发展，学校专业结构更趋合理，办学规模适度扩展，办学活力显著增强，综合实力明显提升。面向“十一五”，南京中医药大学将继续传承并进一步升华 50 余年办学的优良传统和作风，不断深化内涵建设，着力提升办学质量，通过办学规模、结构、质量、效益的协调发展，努力建设“国内一流、国际著名”的研究教学型中医药大学，跻身于全国具有特色的重点大学行列。

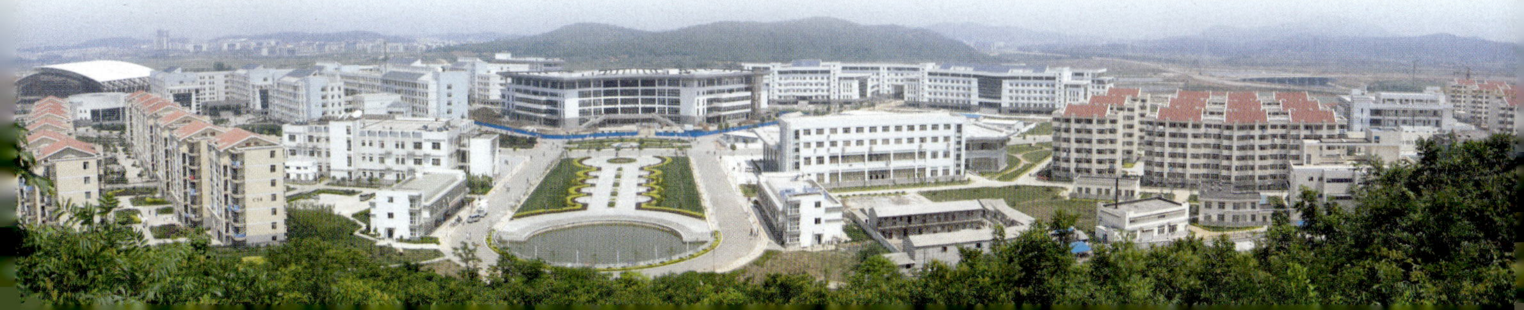

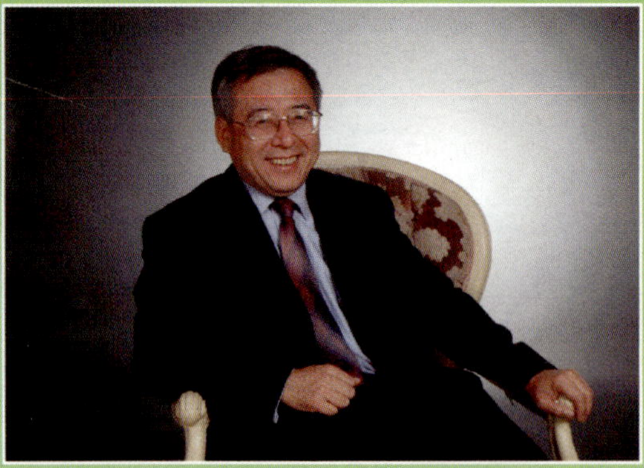

中国首届中医博士姜良铎教授

姜良铎 北京中医药大学教授（二级）、主任医师、博士研究生导师，享受国务院特殊津贴。

1976年毕业于陕西中医学院，1978年至1981年师从张学文、郭谦享教授就读于陕西中医学院，并获得中国首届中医学硕士学位；1983年至1986年师从著名中医专家、中国工程院院士董建华教授，获中国首届中医博士学位，同年留东直门医院工作至今。

担任中国教育部重点学科、国家中医药管理局重点学科、首都科研基金重点学科“中医内科学”学科带头人与北京中医药大学211工程建设项目第一负责人。兼任中国国家药品食品监督管理局药品评审专家，中国国家劳动和社会保障部医疗保险中药目录咨询专家，国家级公共卫生应急专家，第六届中国科学技术协会委员，第九届药典委员会委员，中央保健委员会会诊专家，中华中医药学会内科分会、急诊分会副主任委员，北京中医药学会感染病专业委员会名誉委员，北京中西医结合传染病专业委员会名誉委员北京中医药大学学术委员会委员，北京师范大学、台湾长庚大学客座教授等职务。

自1968年开始行医，从医四十余年，在发热性疾病、肝病、老年病及内科疑难病症的诊疗方面有丰富的经验且疗效突出，素以解决疑难病症著称。擅长制定医疗决策和健康计划。提出“排毒解毒调补养生”理论，建立“通则不病，病则不通”的生物管道学说，发明“排毒养颜胶囊”取得了重大社会经济效益。提出“胚芽促进健康动力”理论，发明“胚芽滋养胶囊”。创立从状态辨治理论，提出“从息论态，综合施治”的观点。目前承担中央保健委员会会诊工作，有来自全国各地及国外的患者，包括疑难病例刘海若，以及台湾的“珊瑚儿”等疑难杂症患者。并曾多次赴台湾、美国等地区进行学术交流，在国内外享有很高的声誉。

曾承担国家“八五”、“十五”攻关课题及教育部、首都医学科研基金项目等课题。1991年被国家教委、国务院学位委员会授予“有突出贡献的中国博士学位获得者”荣誉称号。作为第一作者获得北京市科技进步三等奖2项，作为参与人员获得北京市科技进步一等奖1项、卫生部重大科技成果奖一项，中华中医药学会科学技术三等奖2项，获北京中医药大学科技进步奖多项。“风温肺热病辨治方案及症候疗效评分法”获1986年卫生部重大科技成果奖；“董建华教授热病全病域论著诊疗系统软件”获北京中医学院科技进步三等奖；“急性热病辨证规范的临床与实验研究”获北京中医学院科技进步二等奖；参与编写的《中医临床内科学》1998年获北京市科技进步一等奖；主持研究的“中医药治疗病毒性下呼吸道感染的研究”1999年获北京中医药大学科技进步一等奖，2001年获北京市科技进步奖三等奖；主持研究的“通补法延缓衰老”获1999年北京中医药大学科技进步三等奖；主持研究的“宣肺解毒通络法对慢性支气管炎缓解期作用机制研究”获2002年北京中医药大学科技进步二等奖。同年被北京市教育委员会、经济委员会、科技委员会评为产学研工作先进个人。2003年被中华中医药学会评为先进会员。其“解毒祛湿、益气养阴法治疗SARS的临床研究”2005年获北京市科学技术奖三等奖；“下呼吸道感染的中医药防治研究”2005年获中华中医药学会科学技术奖三等奖。发表学术论文100余篇。其中“论外感病的内伤基础”一文被评为中国名医高新理论与实践优秀论文；“论外感病的内伤基础”、“从毒论治”、“论环境毒”等在学术界引起较大反响。主编学术著作11部，为普通高等教育十五国家规划教材《中医急诊学》主编，卫生部研究生教材《中医急诊学》主编。

著名的中医肿瘤·血液病临床专家陈信义教授

陈信义 主任医师，教授（二级）。北京中医药大学东直门医院大内科主任，兼任血液·肿瘤科主任、北京中医药大学第一临床医学院肿瘤血液诊疗中心主任；博士生导师、国家级重点学科“中医内科学”学术带头人，国家中医药管理局重点学科“中医内科血液病学科”带头人。

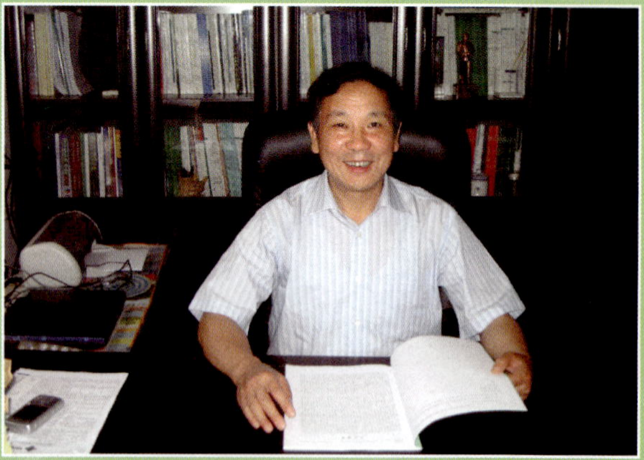

兼任国家食品药品监督管理局新药审评专家、科技部中小型企业创新基金评审专家、科技部新药基金评审委员、社会劳动保障部国家医疗保险药物选审专家、国家重点新产品计划评审专家、国家基本医疗保险咨询专家、国家科委（863）评委、中华医学会医疗事故鉴定委员会专家、北京市科学技术奖励评审委员会专家、北京市市药品不良反应专家咨询委员会委员、国家自然科学基金委员会同行评议专家、中华中医药学会科技奖励评审专家、北京中医药大学学位委员会委员、北京中医药大学高级技术职务评审委员会委员。

兼任中华中医药学会肿瘤专业委员会副主任委员、中华中医药学会中医内科血液病学术委员会副主任委员、中国中西医结合研究会血液病专业委员会副主任委员、北京市抗癌协会中医肿瘤专业委员会副主任委员、世界疼痛医师协会中国分会癌痛专业委员会副主任委员。同时，兼任《中医杂志》特邀编审、《北京中医药大学学报》临床版编委/特邀编审、《中国中医药学报》特邀编审、《中国中医方剂研究》杂志编委、《中国中草药》杂志编委、《中华中西医结合临床》杂志编委、《中华实用医学》杂志常务编委、《中国中西医结合》杂志编审、《北京中医药》杂志编审、《现代生物学研究进展》杂志编委、《美国淋巴瘤.白血病》杂志编委（英语）。

曾获全国卫生战线精神文明先进工作者、中国百名杰出青年中医师、北京市优秀青年骨干教师、北京市爱国立功标兵称号。

从事中医及中西医结合临床医疗近30年。以中医内科及中西医结合血液、肿瘤疾病为专业特长。特别对骨髓增生异常综合征、再生障碍性贫血、难治性血小板减少性紫癜、缺铁性贫血、急性白血病、肺癌、肝癌等辨证施治有独特见解，且临床疗效显著。近年来，主要从事中医药治疗难治性白血病、中医药治疗难治性血小板减少性紫癜、中医药预防/逆转肿瘤多药耐药研究。共培养硕士30余名，博士30余名，博士后2名；有多名博士生曾在清华大学、军事医学科学院、美国弗吉尼亚大学、美国东田纳西州大学等国内外知名高校或研究机构的博士后流动站工作；与美国东田纳西州大学、佛罗里达大学联合培养博士生2名。作为大学科研骨干，曾先后主持国家九五重大科技攻关计划课题1项，主持并参加国家十五重大科技攻关课题各1项，主持并参加国家“十一五”支撑计划项目各1项；主持国家自然科学基金委员会课题4项、卫生部科研基金课题3项、教育部高等学校博士点专项基金4项、国家中医药管理局科研基金2项、首都医学发展基金重大联合项目2项、北京中医药大学科研基金6项，指导下级医师开展科研课题研究10余项。获包括中华中医药学会科技进步二等奖、中国中西医结合学会科技进步三等奖在内的科研成果与奖励6项；获得国家发明专利4项，申报发明专利3项；开发中药新药2项（益中生血片、龙香平喘胶囊）。以第一作者或通讯作者发表论文150余篇，主编《内科常见病诊疗常规》、《骨髓增生异常综合征症治》、《中西医结合血液病手册》、《实用中医血液病学》、《常见血液病中医诊疗范例》、《恶性淋巴瘤中西医结合治疗对策》6部著作；主审《中医血液病学》、《中医肿瘤学》；副主编编著并出版21世纪高等中医药院校全国规划教材与北京市高等学校精品教材《中西医结合肿瘤学》、《中西医结合内科学》、《实用中西医结合肿瘤内科学》教材3部；目前，正主编《中医内科常见病中医诊疗常规》、《常见恶性肿瘤中成药用药指南》、《难治性急性白血病中医研究对策》3部著作。

北京中医药大学第一临床医学院中医内科学

北京中医药大学第一临床医学院（东直门医院）“中医内科学”于1989年、1993年分别被国家教委、国家中医药管理局确定为重点学科建设单位，并为中医药行业首批确定的硕士、博士研究生培养点与教育部“211”工程建设项目《中医内科学建设项目》单位。全体医护员工为中医内科拥有著名的中医学家董建华教授、王永炎教授两位工程院院士而感到无比自豪和荣耀；田金州教授是全国中医院校第一批上岗的教育部“长江学者奖励计划”的“中医内科学”特聘教授。中医内科历经董建华院士、王永炎院士、姜良铎教授三代学科带头人的亲临指导，已经形成以博士学位为主体的高学历、高层次的医教研学术队伍，其医疗水平、教学质量、科研成果数量及其质量位于全校之首，在中医学术界也产生了极其重要的影响。历届中华中医药学会中医内科分会主任委员单位、《中医内科学》统编教材与规划教材主编或副主编单位，《中医内科学》被国家教委与北京市教委确定为精品课程以及中医行业多种诊疗技术规范的制定充分证明中医内科的学术水平处于国内领先地位。几十项国家科技攻关（科技支撑）项目与863、973、国家自然科学基金以及部局级课题，多项国家科技进步奖，几十项省部级科技进步奖以及“胃苏冲剂”、“清开灵注射液”、“益中生血片（胶囊）”、“排毒养颜胶囊”等中药新药的研制及其推广进一步巩固了中医内科在全国的学术地位。

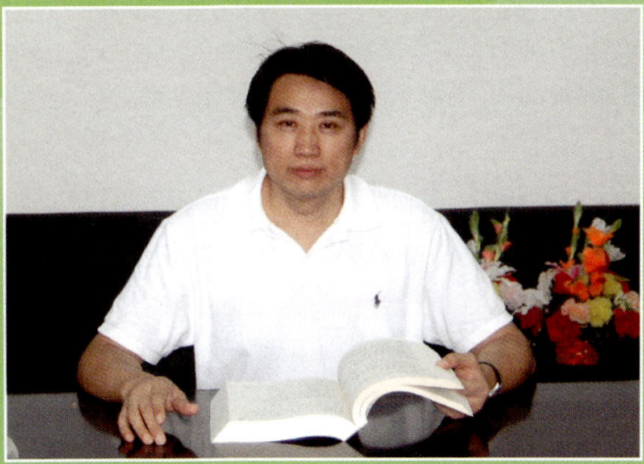

田金州 教授，教育部“长江学者奖励计划”中医内科学特聘教授、教育部重点学科“中医内科学”学术带头人、教育部“211工程建设项目《中医内科学建设项目》”负责人、东直门医院副院长

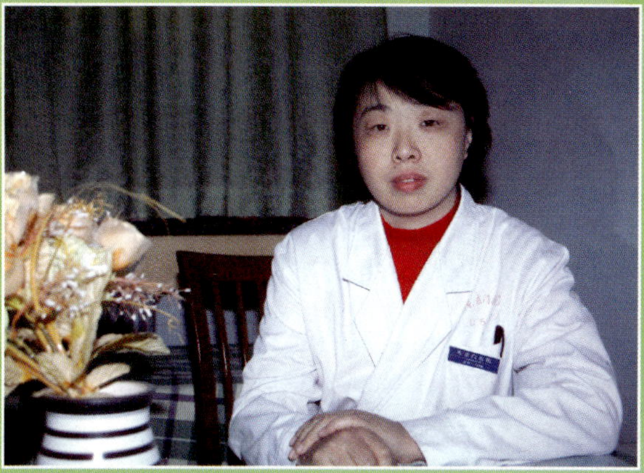

高颖 教授，教育部重点学科“中医内科学”学术带头人、教育部“211工程建设项目《中医内科学建设项目》”负责人、国家中医药管理局“中医脑病”重点学科带头人与脑病研究主任、东直门医院副院长

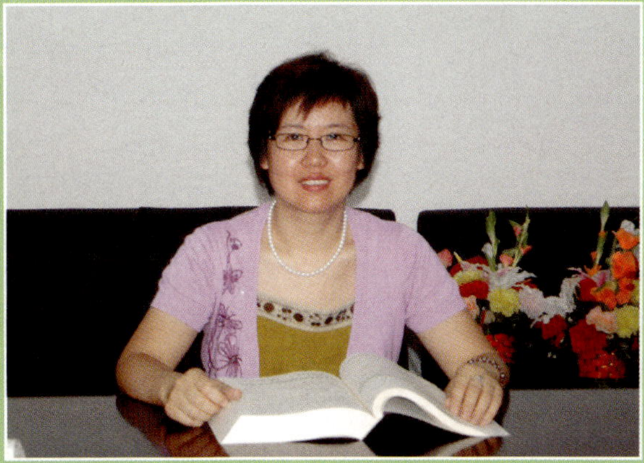

王新月 教授，教育部重点学科中医内科学”学术带头人、教育部“211工程建设项目《中医内科学建设项目》”负责人、内科副主任兼任中医内科学教研室主任

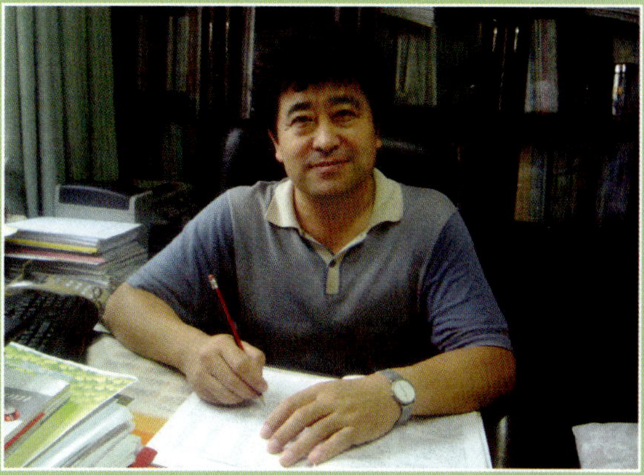

张永涛 教授，内科副主任兼内科学教研室主任、北京市精品 教材《中西医结合内科学》主编

中医内科是以著名的中医临床学家董建华院士、王永炎院士学术思想为指引，在全面继承焦树德教授、宋孝志教授、胡希恕教授、单玉堂教授等老一辈中医临床专家学术思想，总结廖家祯教授、殷凤礼教授、李英麟教授、吕仁和教授、杜怀棠教授、田德禄教授、武泽民教授等中西医名家临床医学理论以及于维杰教授、李康教授、林越教授、王世成教授、郭维琴教授、武维屏教授、周平安教授、李秀琴教授、邓振民教授、申享淳教授、姜浩教授、王秀琴教授、乐兆升教授、孙颖立教授、李恒敏教授等临证经验基础上，形成了由姜良铎教授、田金州教授、高颖教授、王新月教授、陈信义教授组成的新一代学术团队核心集体，并在以陈信义教授为内科主任的领导班子集体配合下，大力发展学术、加强人才建设、完善学科体系，使脑病、肾病、消渴病、心系病、脾胃病、肿瘤病、血液病、老年病、肺病的中医诊治具有鲜明中医特色，在全国具有很高的知名度。国家中医药管理局重点中医专科、专病“脑病、肾病、脾胃病、急诊”与国家中医药管理局重点学科“脑病学科、内分泌学科、呼吸病学科、血液病学科”已形成了专科与学科建设规范，在中医行业中发挥了应有的辐射效能。教育部重点实验室与北京市重点实验室（中医内科学），国家中医药管理局三级实验室“临床药理学实验室”、“神经细胞分子生物学实验室”与国家中医药管理局重点研究室“脑病中医证治研究室”、“心脉气血证治研究室”的科学研究已达国内同行业先进水平。

新疆医科大学中医学院

新疆医科大学中医学院是新疆维吾尔自治区培养高等中医药人才的副厅级单位，多年来为边疆培养各类中医药人才6300余人，其中少数民族1000余人。他们遍布天山南北以及国内许多大城市，部分已成为“留得住、信得过、用得上”的专家教授、中高级干部和学术带头人。同时，学院凭借特有的地缘优势，向周边国家及中亚地区辐射，接待了美、日、法、俄等30多个国家学者的来访与诊疗，并招收了留学生，扩大了中医药在周边国家的影响和知名度，这为中医药文化的传播与发展奠定了良好的基础。

经过多年的发展，学院现有博士、硕士、本科等多个办学层次。现有中医学、中西医临床医学、中西医结合本硕连读、中药学、中维药资源开发与利用、针灸推拿学、针灸推拿外向型共7个专业方向。培养合格的中医药卫生事业人才是学院办学的核心。随着学科和专业的不断建设，学院以打造学科为重点，并得到了中央与地方共建高校特色优势学科项目的大力支持，确定了中、维、西医结合为优势特色学科，中医内科、中医外科和方剂学科为重点学科。

近年来，中医学院的科研平台建设取得了重大的发展，经国家和自治区政府批准建立了国家中医药管理局临床疾病研究基地、国家中药临床药理基地、新疆名医名方与特色方剂学区级重点实验室、新疆中药民族药标本馆、自治区级实验教学示范中心等平台，不仅成为了西北地区先进的中医药研究平台，更为学院各项科研工作的顺利开展提供了技术支持与保障。利用这些高层次的科研平台，学院科研工作取得了较大的发展。近3年学院累计成功申报各类科研项目120项，获得科研经费1502.85万元。其中国家级24项，省部级26项，厅局级28项，包括国家自然科学基金重大项目、国家杰出青年科学基金、国家“十一五”科技支撑计划、国家中医药管理局科研专项和国家星火计划项目等。

为保持学院在西北地区的重要地位，学院领导制订了教学、科研、医疗三位一体的发展模式。在有效整合现有资源的基础上，极大地提高了各类资源的利用率。学院以技术优势和附属医院的临床优势相结合，共同开展中医药的理论和临床研究，这种相互融合发展的管理模式使学院的教学、科研、医疗形成了其特有的体系，为培养符合西北地区发展需要的中医药卫生人才建立了平台和模式，成为新疆中医药事业发展的桥头堡。

此外，为充分发挥高校服务社会的职能，学院为教师的科研成果再发展提供了政策、信息支持，并积极牵线搭桥与企业建立项目合作。如与新疆中药民族药研究所合作建设鲤鱼山中草药种植园、与新疆金海娜公司合作开发生发系列产品项目、与库尔勒鹿茸企业合作开发鹿茸血产品项目，以及与新疆盐湖公司合作开发盐业资源。学院非常重视产、学、研一体化的发展道路，为新疆人民医疗水平的提高和经济社会发展贡献力量。